《植物名实图考》新释

（上册）

王锦秀
汤彦承
吴征镒

—— 著 ——

上海科学技术出版社

图书在版编目（CIP）数据

《植物名实图考》新释 / 王锦秀，汤彦承，吴征镒
著. -- 上海 ：上海科学技术出版社，2021.12
ISBN 978-7-5478-5185-2

Ⅰ. ①植… Ⅱ. ①王… ②汤… ③吴… Ⅲ. ①药用植
物－植物志－中国－清代②《植物名实图考》－注释
Ⅳ. ①R282.71

中国版本图书馆CIP数据核字(2020)第260140号

《植物名实图考》新释

王锦秀　汤彦承　吴征镒　著

上海世纪出版(集团)有限公司
上海 科 学 技 术 出 版 社　出版、发行
（上海市闵行区号景路159弄A座9F-10F）
邮政编码201101　www.sstp.cn
上海雅昌艺术印刷有限公司印刷
开本 889×1194　1/16　印张 128.25
字数 3000千字
2021年12月第1版　2021年12月第1次印刷
ISBN 978-7-5478-5185-2 / R·2225
定价：980.00元

内容提要

　　《植物名实图考》（以下简称《图考》）为清嘉庆二十二年（1817）状元、封疆大吏吴其濬（1789—1847）所著，道光二十八年（1848）在山西太原由陆应谷校刊出版。全书共三十八卷，分谷类、蔬类、山草、隰草、石草、水草、蔓草、芳草、毒草、群芳、果类和木类十二类，附图1 800多幅，图文并茂地记录了我国19个省区的1 738条植物。书中所记物种之多，涉及地域范围之广，为中国历代本草和传统植物学专著之最，堪称清代的《中国植物志》，在国内外植物学界享有极高的声誉。书中所录植物大约四分之三为本草，就其新收录本草的数量，或描述本草的质量而言，都是前所未有的，堪称中国古代本草的巅峰之作。遗憾的是，《图考》出版已逾170年，国内外研究其中植物一百五十余载，迄今尚未有专著能清楚回答全书究竟收录了多少植物，分别是哪些物种。

　　本书以1880年濬文书局本为底本，先进行点、校和注，后逐一考证每一条图文中的植物，确定拉丁学名，并给出详细的考证依据。本次研究共考证出植物约940属，1 750种（含变种、栽培品种），其中包含江西、贵州、云南、广西和广东等地区新记录的民族民间药900多种，这为科学传承古代本草和开发我国民族民间药奠定了重要的植物分类学基础。书后附植物中文名称、植物拉丁学名索引。

　　本书可供植物学、本草学、中药学、中医学、农学、林学、园艺学以及科技史、美术史等专业研究人员使用，也可供以上学科的爱好者研读。《图考》绘图精良、文字优美，也可作为文学作品阅读、赏析。

序一

  《植物名实图考》（以下简称《图考》）是我国历史上的一部植物学巨著。书中附图 1 800 多幅，记录植物 1 738 条，所记物种之多、涉及地域范围之广、植物性状把握之精准，达到我国历代植物学研究之空前水平，堪称 19 世纪的《中国植物志》。我国现代植物学奠基人之一胡先骕先生，称颂"此诚旧日植物学书籍中之不朽著作也"。1870 年，《图考》经 E. Bretschneider 在《中国植物学文献评论》中介绍，在世界植物学界声名大著，引起了西方植物学界采集和研究中国植物的热情。

  老一辈植物分类学家很重视《图考》研究。20 世纪 20 年代后期，《图考》精湛的植物绘图吸引了植物分类学家胡先骕先生。在他的推动下，我国植物科学绘画先驱冯澄如先生，潜心钻研《图考》绘图技法，开创了特殊的软笔白描法，在世界植物科学画技法中独树一帜。植物分类学的另一奠基人，北平研究院植物研究所所长刘慎谔先生，不但自己考证《图考》中的植物，还在 20 世纪 30 年代特邀钟观光教授北上，专职研究《图考》等植物学古籍，拟以拉丁学名"贯通古今"，将我国古代记录的植物和现代分类学描述的物种一一对应起来。植物分类学在考证古代典籍中的植物时具有其他学科难以替代的优势。经过几代分类学家的努力，目前《中国植物志》采用《图考》植物名作为植物科、属和种中文名的分别有 10 个、55 个和约 340 个，在《云南植物志》中考证出的《图考》植物近 700 种。目前，这些考证成果在植物学、农学、园林园艺学、中医药学和传统植物文化研究等多个领域正被广泛应用，可谓影响深远。

  《图考》又是继明代李时珍的《本草纲目》后，我国本草研究达到前所未有之研究水平的一部伟著。本书的成书目的是务必让每一植物"名实相符"。为达这一目标，吴其濬考证了 800 多种旧本草，仿绘了约 400 幅旧本草图，就实物绘成约 400 幅新图；他又新描述了 900 多种民族民间药，每种皆附新图。全书这 1 800 多幅精美的植物图，对研究古代本草的基原来说，价值非同寻常。《图考》称得上是我国传统本草研究发展到清代的巅峰之作。

  步曾先生曾赋诗云："博闻强识吾儒事，笺疏草木虫鱼细。致知格物久垂训，一物不知真所耻。"受此影响，我平日较留意古代植物。20 世纪六七十年代中草药运动中，我受命组织《中国高等植物图鉴》及后来承担《中国植物志》编研，有意加强了古籍中的本草考证研究。我曾查阅我所珍藏的《图考》，尝试用形态、地理证据考证了"翠雀""乌头""堵刺"和"转子莲"等十多种植物，深知考证出一种本草的基原对中医药健康发展的重要意义，也体会过考证一种植物需要付出的艰辛。由此对《图考》作者吴其濬深怀敬意，钦佩不已！中国现代植物分类学界一直追求的"原本山川，极命草木"精神，盖于两个世纪前，已被清代豫籍状元、封疆大吏吴其濬有所实践。如今，年轻一代有能力并愿意承担这项基础研究的学者越来越少了。

  王锦秀博士得汤彦承先生和吴征镒先生指导，承继中国科学院植物研究所从事植物考证研究的传统，二十年磨一剑，成《〈植物名实图考〉新释》一书。本书主要运用植物分类学上的形态和地理证据，全面考证《图考》文、图中记载的植物，目前已考证出分布于我国 19 个省区的植物逾 940 属、1 750 种（含变种、栽培品种）。这真是令人振奋的大手笔！本草的基原清楚了，距离对书中所记药物和方子的深入研究和应用也就不远了。受益者何止我国亿万民众！据悉，在《〈植物名实图考〉新释》之后，王锦秀博士对《本草纲目拾遗》《质问本草》和《图经本草》等重要本草的研究成果也将陆续付梓，这对科学传承和发扬我国传统植物文化，功莫大焉！学科后继有人，我国本草宝库中蕴藏的丰富宝藏将得以科学发掘和利用，倍感欣慰。特为之序！

中国科学院植物研究所研究员

中国科学院院士　王文采

2021 年 8 月

序二

　　中医药是中华文明的重要组成部分。我国历史上的本草典籍，诸如《神农本草经》《本草经集注》《图经本草》《本草纲目》和《植物名实图考》（以下简称《图考》）等，宛如一颗颗璀璨的明珠，在中医药文化的历史长河中熠熠生辉。要继承和发展中医药传统文化，需科学地研究之、利用之、创新之。科学诠释诸本草，发掘中医药宝库中的宝藏，是服务于中医药现代化发展和亿万国民福祉安康的需要，是时代赋予中医药及相关研究领域的历史使命。近几十年来，本草典籍的版本整理和点校注研究成果丰硕，这是科学诠释古代本草的先期准备工作。若要深入阐明古代本草，则需要分类学的介入。分类学家要承担的首要任务是科学鉴定每部本草中所记药物的基原，确定它们在现代分类学上属于哪个物种或哪些物种。在不同历史时期、不同地域上多部本草中每种药物的基原考证清楚了，基原利用的演变历史就清楚了，也就实现了对本草的"正本清源"。

　　我国古代本草中记录的药物有两三千种，但目前已完成"正本清源"研究的并不多，更多药物尘封于古代本草文献中，亟待被发掘利用；在以往整理研究的众多古代本草中，《本草纲目》可以算是国内外投入科研力量最多的一部。这部本草共收录药物 1 895 种，插图 1 160 幅，但迄今考证出的药物仅约 1 300 味。其他诸部重要本草的基原考证研究要达到这一水平，还有漫长的路要走。分类学家任重而道远！

　　清代吴其濬所著《图考》是继《本草纲目》后，我国最后一部重要的本草典籍，其科学成就达到了空前的高度。全书共 38 卷，收录中国历代旧本草和吴其濬新描述的植物 1 732 条，附图约 1 800 幅。每条图文呈现的植物分类学性状较为充分，性味、主治和功效齐备，无愧我国古代本草的巅峰之作。遗憾的是，《图考》出版已 170 多年，国内外植物学界研究其中植物已逾一百五十载，至今没有一项研究能够全面、清楚地回答这部科学巨著中究竟收录了多少物种，每种本草的基原，隶属现代植物分类学上的哪一个或哪些物种。也因此，该书还未能像《本草纲目》那样发挥出它应有的科学价值。

　　吴征镒先生、汤彦承先生和王锦秀博士，三代植物分类学家历时半个多世纪，接力研究《图考》，终成《〈植物名实图考〉新释》一书。吴、汤二老是我相识几十年的良师益友，他们是植物分类学和本草学研究的鸿儒硕学，王锦秀博士传承他们的衣钵，这可以说是植物分类学界传承研究的典范。《〈植物名实图考〉新释》一书共考证出植物逾 900 属、1 750 种。就我熟悉的研究领域，我看到这一研究成果的科学价值有三：一是考证出《图考》收录的前代本草 800 多味，这为我国本草的"正本清源"打下了坚实的分类学基础；二是鉴定出《图考》新记录的我国江西、贵州、云南和两广等地的类群 900 多个，这些新类群多是我国历史上首次记录的民族药，书中所附药方将由此获得新生；三是这项研究为我国现代药物的自主研发做出了重要的分类学铺垫。试举两例：《图考》第十六卷记载"千层塔"，从中提取的"石杉碱甲"是我国自主研发的几十种药物之一，目前被应用于改善记忆和治疗阿尔茨海默病。此前"千层塔"的基原被考证为蛇足石杉 *Huperzia serrata*，本次研究将其厘定为分布于南方的 *Huperzia javanica*，药物的基原更精确了。《图考》第三十八卷记载有"檵花"，

"其叶嚼烂，敷刀刺伤，能止血"。本次研究将其基原鉴定为金缕梅科檵木属植物檵木 *Loropetalum chinense*。据悉，针对该品止血凝血的功效，我国正在自主研发新药。《图考》中这 1 800 多种古代本草的基原清楚了，我国现代药物自主研发的步伐可以更快、更稳。

    是书之成，今后将在植物学、中医药学、现代药学、农学和林学等各学科的实践应用中体现出巨大的价值！乐为之序！

中国医学科学院药用植物研究所 研究员

中国工程院院士

2021 年 8 月

导言

一、《植物名实图考》简介

《植物名实图考》（吴其濬，1848）[1]（以下简称《图考》）不失为前清 19 世纪中叶刊行的一部奇书，全书收录前代旧有和新描述植物 1 738 条，附图 1 805 幅，共记录我国 19 个省区植物逾 940 属 1 750 种（含变种）。其所收物种之多、分布地域范围之广、性状把握之精准，达到中国历代本草和植物学研究前所未有之高度，堪称清代的《中国植物志》。"中国植物学界的老祖宗"胡先骕多次高度评价《图考》[2, 3]"……在吾国科学前期而有此伟著，不能不引起自豪也"（1935），"此诚旧日植物学书籍中之不朽著作也"（1951）。

该书奇就奇在，它脱离了旧本草的窠臼，开始了纯粹的植物学研究（周建人，1926；胡先骕，1934、1935、1951；吴征镒等，2007）[2-6]。它是中国历代王朝，无论官修或私修本草的最后一部巨著；又是中国自古以来，第一部以"植物"命名，具有现代植物学研究意识萌芽的著作。从它开始，抛弃了陶弘景以来旧本草按玉石、草木、虫兽、果、菜和米食分类的方法，正式将藻类、地衣、苔藓、蕨类和种子植物等，无论花草树木、自生或寄生，食用、药用或观赏用的通通列为"植物"，这在当时当地实在是一个惊人的创举（吴征镒等，2007）[6]。尽管它的形态学、分类学水平仍然很低——如不分单叶、复叶，不分偶数羽状复叶和奇数羽状复叶，也不分花和花序等，落后于世界植物学何止两百年，但它又实实在在在试图摆脱旧本草以实用为目的的分类思想，开始记录不显眼的物种，有了初步的现代种、属及科的概念。《图考》出版 10 年后，李善兰（1858）在编译《植物学》[7]一书时，放弃了中国古代一贯使用的"本草"或"草木"等专有名词，接受了"植物"这一专有术语。

该书奇还奇在，它虽可算作一部本草，药用植物约占全书总条目的 3/4 约 1 300 条，但作者又不是医生或采药人，而是一位"正途出身"的"封疆大吏"。作者吴其濬，字瀹斋，自号雩娄农，河南固始人，生于乾隆五十四年（1789），卒于道光二十七年（1847），只活了 58 岁。他是嘉庆二十二年（1817）的状元，时年 28 岁。从近代植物学史来看，此时正是著名的瑞士 De Candolle 世家三代"显赫"的时候。而从书中内容可知，吴其濬做翰林修撰时，曾得到嘉庆帝的咨询，并受到赐"密罗果"的恩宠（见书中仙人掌、密罗果条），还可利用殿版《古今图书集成》。大约那时，他已经开始了《植物名实图考长编》[8]（以下简称《长编》）（吴其濬，1848）的文献搜集整理工作，名扬在外。因此本书中所收文献，有些可能是来自内廷秘本。吴其濬丁忧固始李家花园 8 年间，继续整理记录当地植物，故本书记录的河南植物最多。此后外放，曾任湖北、江西学政，又入为兵部侍郎，出为湖南、湖北、云南、贵州、福建和山西等省的巡抚或总督，卒于山西太原官署。他的遗著《图考》及《长编》是在他去世的第二年，由他曾经的幕僚，时任太原知府的蒙自人陆应谷校刊印行。遗憾的是，吴其濬虽然"宦迹半天下"，但终因官身所限，未能到许多植物的原产地考察探访，可能也没有登上 2 500 米以上植物最丰富的高山，又没有受过现代植物分类学训练，所以该书虽务使植物"名实相符"，却在许多方面并未能做到。

　　该书奇还奇在，刊行后，并未立刻受到国内学术界的重视，却先引起了域外植物学家的关注。著名植物学家 E. Bretschneider（1870）在其著述的《中国植物学文献评论》[9]中，对《图考》评价极高，特甄选书中 8 幅植物绘图，如苘麻、商陆（如下两图）加以展示。由此引发了西方植物学家采集、研究中国植物的更多热情。《图考》随即在世界植物学界声名大著，被林奈学会的许多会员和域外多家图书馆收藏。而在国内，《清史稿》虽为吴其濬列传，却没有提到该书；《辞海》据之，仍未提及。想来，清廷对植物学是不重视的，李善兰等译编的《植物学》受到冷遇即是另一例。直至 1880 年，曾国荃关注到其本草价值，督促山西濬文书局补充了一些版后重印。日本东京帝国大学植物学教授伊藤圭介（1803—1901）自《中国植物学文献评论》获知中土有此巨著，托人购买，阅后遂着手组织翻刻，此即 1884—1889 年耗时 6 年方成的日版。随后，日本植物学家积极研究书中植物。当时日本学者考证《图考》植物的研究结果多收入东京帝国大学松村任三在 19 世纪末编著的《植物名汇》中。此书悉以《图考》《本草纲目》和《救荒本草》（以下简称《救荒》）三部书记录的植物为考证对象，而尤以《图考》为主要。至《改订植物名汇汉名之部》[10]（松村任三，1915），收录已考证出的《图考》植物约 400 种，另收鉴定到科或属的约 500 种。后连同植物学上许多专有名词和术语，陆续由光绪年间译学馆的华蘅芳等及后来的留日学者，如编写《植物学大辞典》[11]的黄以仁（他是该书作者中唯一的生物学学者）等，原封搬回国内。而《图考》也终于在 1919 年得商务印书馆按繁体铅字排印后，方在国内"大行于世"。

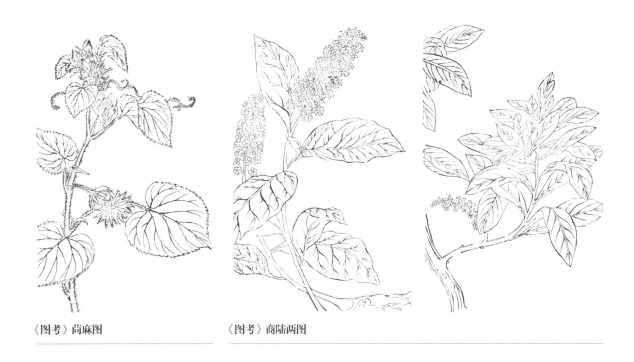

《图考》苘麻图　　　　　　　　《图考》商陆两图

　　该书奇又奇在，它一次性描述了中国的新类群逾 900 个，据实物新绘图逾 1 400 幅。吴其濬虽系状元出身的高官显宦，却虚怀若谷，不耻下问。凡与植物有关的名物，他所耳闻目睹的，都"笔之于书"。他建立起一套完整的植物分类描述体例，是对自宋《本草图经》和明代《救荒本草》[13]以来中国植物描述体例的又一次较大提升。以《中国植物志》[12]（以下简称《中志》）为例，现代植物分类学描述植物的体例，大略包括以下内容：学名，习性，根、茎、叶、花、果、种子、花果期，产地、生境和植物功用等。《图考》对新类群的描述体例已较接近现代植物分类学。此外，他就新鲜实物，亲自或指导绘制出精致的植物图，与每一物种的形态描述相辅相成。如虾须草图（右图），今植物分类学专家可按图索骥，直接鉴定到种 Sheareria nana。这是世界上首次描述这一长江流域的特有种，性状生动而完备。27 年后，该种的拉丁学名才由欧洲植物学家 S. Moore 发表。清末张绍棠即被《图考》精美绘图所吸引，1885 年他翻印《本草纲目》[14] 时，不惜将《本草纲目》绘图近 400 幅，用《图考》同名图替换。吴其濬不耻下问，他的询问对象，下及"舆夫、舟子，傍及俚医、土医"。有些还指名属下州县以实物进呈，甚如哈密瓜，他虽然未见活植株，但哈密瓜的描述仍细腻而生动。因此书中除去前代本草、方志、游记等旧籍所记植物约 800 条之外，新增植物数量过半。在这些新类群中，他留意到了云南、江西、湖南、湖北、贵州和两广等地不起眼的、尚未发现有经济价值的奇花异草。即如新传入的百子莲 Agapanthus umbellatus L' Hér. 等 30 多种外来植物，也得以描述记录。

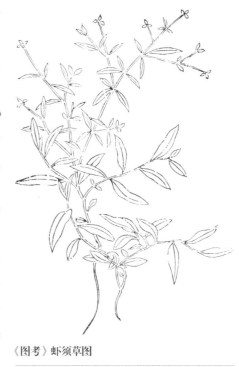

《图考》虾须草图

此书是"未完成的杰作"，少数条目有图无说或无名；有的条目采用《图经本草》《救荒》等旧籍文字，附图仿绘旧籍图，实为憾事！

二、《图考》版本及其沿承情况

《图考》出版迄今已 170 余年，重刻或再印多次。现简述其版本及沿承情况（详见下图）。

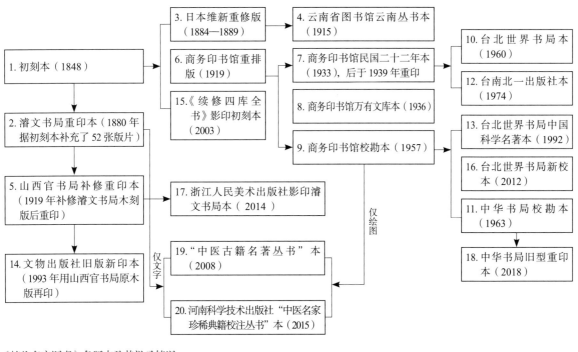

《植物名实图考》各版本及其沿承情况

（1）清道光二十八年（1848）初刻本：书首有陆应谷序。每卷首页有"固始吴其濬著，蒙自陆应谷校刊"字样。全书共38卷，一卷一册，单页大图。该本国内外多家图书馆有收藏。该版对植物性状把握较准确，所绘形态栩栩如生，尤其适合植物分类学和本草基原物种考证研究使用。

（2）山西濬文书局本（1880）：此本主据1848年的初刻木版。但因有52张旧版片散失，故"从印本叶摹刊如每数，依次补入"。书首增曾国荃序。该本文、图较初刻版出入较小，为仅次于初刻版的好本子。国内外多家图书馆收藏。

（3）日本维新重修版（1884—1889）：书名《重修植物名实图考》，伊藤圭介校阅、小野职愨重修，冈松甕谷句读。书首有伊藤圭介《重修植物名实图考序》序。版本据1848年初刻版，却将《长编》800多条植物的文献，拆分附在《图考》对应的各条之后。该本每幅植物绘图旁，添加了植物中文名；目录中每条增加了"和名"。全书作48卷，版式改小。该本国内多家单位收藏。

（4）云南省图书馆云南丛书本（1915）：乃据龙云所借日版重印，发行200部。增龙云重刊植物名实图考序。

日系两种，因重新刻版，植物绘图与1848年版出入较大，有些植物性状失真，有些缺少初版绘图栩栩如生的神韵。

（5）山西官书局补修重印本（1919）：此本采用1880年旧版，对"板之漫漶者，更之图之，剥落者补之"，具体数量未知。增阎锡山序。

（6）商务印书馆竖排排印版（1919）：该本未标点，有校注。全一册，829页。版式缩小为32开精装，原图摄影缩小成约为原图的2/5，书末附植物中文名称检索。该版未交代所据版本。本研究认为其依据的是1848初刻版，并参考过日版。每条附图旁添加了植物中文名。

（7）商务印书馆民国二十二年（1933）本：系王云五利用商务1919年重印本排印，全一册，无标点，829页，32开。该本于民国二十八年（1939）再印。

（8）商务印书馆万有文库本（1936）：王云五主编，万有文库第二集，国学基本丛书（18册），所据仍是商务1919年排印本。32开。

（9）商务印书馆校勘本（1957）：利用商务印书馆1919年排印本，据1880年濬文书局本校勘，加新式标点，全一册。校改了旧本排印及原书中的一些错误。书末附有人名、地名、引书、植物名称四种索引。索引据四角号码检字法。版式采用30开本。全书892页。

（10）台北世界书局本（1960）：分上、下两册。可能据1933年商务本影印。

（11）中华书局重印本（1963）：据商务印书馆旧型（1957）重印，分上、下两册。删除每卷目录后"固始吴其濬著，蒙自陆应谷校刊"字样。

（12）台南北一出版社本（1974）：该本据1933年上海商务本影印。25开，829页。

（13）台北世界书局中国科学名著本（1992）：为杨家骆主编的中国科学名著第一集收录，全书加新式标点，采用的是1957年商务本。无索引，892页。

（14）文物出版社旧版新印本（1993）：利用山西官书局补修重印本（1919）的原木版再印。

（15）《续修四库全书》本（2003）：该本据山东省图书馆藏清道光二十八年（1848）初刻本影印。

（16）台北世界书局本（2012）：书名为《新校植物名实图考》。分上、下两卷，版式21厘米。采用底本为商务印书馆1957年本或中华书局1963年本。

（17）浙江人民美术出版社古刻新韵丛书本（2014）：依据浙江图书馆藏的山西濬文书局1880年

本影印。32 开本。

（18）中华书局旧型重印本（2018）：依据中华书局 1963 年本，旧型重印。书末新增加了汉语拼音与四角号码对照表。

近年有两个研究性质的本子，见（19）（20），文字采用的是山西濬文书局 1880 年本。但书中黑白线图却非 1880 年本绘图，或许采用的是商务印书馆系列本或中华书局 1963 年本的绘图。

（19）中医古籍出版社"中医古籍名著丛书"《植物名实图考校释》[15]（张瑞贤等，2008）：据校释说明，校勘所用底本为山西濬文书局 1880 年本。该书所附绘图，似在商务印书馆系列本或中华书局 1963 年本绘图的基础上进行了图像处理。绘图线条清晰了，但中国传统软笔线图的特点不明显了。

（20）河南科学技术出版社"中医名家珍稀典籍校注丛书"《植物名实图考校注》[16]（侯士良等，2015）。

以上是我们见到的《植物名实图考》各版本及其沿承的基本情况。有学者曾提到《图考》先后由德国、日本、美国等国翻译出版。迄今，我们尚未发现有其他语言的译本。

三、国内外研究《植物名实图考》的进展

E. Bretschneider（1870）在《中国植物学文献评论》一书中，建议研究中国植物的植物学家，有必要一读《图考》。因此林奈学会的许多会员和各国大的图书馆，多托 E. Bretschneider 购买此书。E. Bretschneider 自己考证了多种《图考》中的植物，详见他的专著《中国植物》（*Botanicon sinicum*）[17-19]（1882，1893，1895）。现在看来，其中一些考证意见多牵强。

日版《图考》问世时，恰逢明治变法，科学初兴。《图考》被奉为至宝，风行日本，供不应求。日本本草学界和植物学界对《图考》中植物开始了漫长的现代植物分类学物种考证研究，至《牧野日本植物图鉴》[20]（Tomitaro Makino，1940）似乎达到顶峰。松村任三 1895 年编著《植物名汇》时，书中植物悉以《图考》《本草纲目》和《救荒》三部书中植物汉名为依据，而尤以《图考》为主要。至《改订植物名汇汉名之部》（松村任三，1915），书中已收录日本学者考证的《图考》植物约 400 种，另有约 500 种植物鉴定到科或属。但松村本人晚年感慨"汉土植物，唯汉人能自决尔"，可能认识到其学名考证存在的诸多不足。日本植物分类学之父牧野富太郎（Tomitaro Makino）时任《改订植物名汇汉名之部》的助编，他对《图考》的重视程度，反映在他后来编著的《牧野日本植物图鉴》中。该书物种皆附和、汉和拉丁名，凡标汉名时，大半用《图考》的中文名为正名。

中国学者对《图考》植物附以拉丁学名，最早见于留日学者孔庆莱、杜亚泉等（1918）编纂的《植物学大辞典》。该书收录了日人考证《图考》植物的部分结果。可惜他们没有意识到日人考证物种的欠妥之处，基本照抄照搬日人考证结果，如将葶苈误释作 *Draba nemorosa* L.。至国民政府颁布《植物学名词审查本》时[21-23]，对日人错误考证《图考》植物的学名同样视而不见。我国现在许多植物出现"名不符实"的情况，与这一时期我国学者采用"拿来主义"[24]（鲁迅，1934）的不严谨治学态度不无关系。如本草"溲疏"被日人误订为 *Deutzia*。至今《中志》中，我国产该属及属下 50 多种，仍以"溲疏"为词根，名某某溲疏。

1926 年，时任上海商务印书馆编译所编辑的生物学家周建人，在《自然界》撰文《〈植物名实

图考〉在植物学史上的位置》，高度赞扬《图考》"是中国植物学中最近的，也是真正的植物学发端的书"。中国现代植物学奠基人之一胡先骕博士，肯定了《图考》在中国古代植物学研究中前所未有的学术地位（胡先骕，1928，1933，1950）；刘慎谔先生不但亲自考证研究《图考》中的植物，还特邀钟观光北上北平研究院植物学研究所，专职整理中国古籍中的植物，《图考》即他和钟观光选定的重点植物学古籍之一。可能受钟观光呼吁[25, 26]（1932a，1932b）正确采用植物中文名的影响，此后中国植物学家在选用植物中文名时，多有意识地查阅《图考》等旧籍，参见陈嵘（1937）《中国树木分类学》[27]。钟补求[28]（1935）、陈封怀[29]（1936）曾从类群研究角度对《图考》桔梗科、报春花科植物进行过考证。吴征镒幼时从父亲书桌上得见商务印书馆1919年版《图考》，按图核对家中花园里的植物，激发了他对植物学的兴趣（见《吴征镒自传》）。后在西南联合大学和中国医药研究所任职时，与吴蕴珍一起，立志考证该书植物。他将《图考》和《滇南本草》记载的金铁锁与昆明采集到的实物准确对应，发表新属种 *Psammosilene tunicoides* W. C. Wu & C.Y. Wu[30]（经利彬等，1945），成为中国旧本草植物考证和现代植物分类学研究完美结合的一个典范，在战时成为学界一美谈。但新中国成立后，我国老一代植物学家对《图考》植物的考证结果，大多未以论文形式发表，只收录在诸如《中国种子植物名称》[31]（中国科学院编译局，1954）、《中国主要植物图说禾本科》[32]（耿以礼，1958）、《中国高等植物图鉴》[33]（1975—1986）、《中志》和《云南植物志》[34]等一些重要的植物学工具书中。"文革"期间，吴征镒受冲击挨斗，他凭借强闻博记和早年对《图考》植物的研究积累，"偷闲"考证《图考》中的植物，经学生偷偷传递出记录下来。这一考证工作，后来反映在《云南种子植物名录》[35]（1984）、《新华本草纲要》[36]（上、中、下，1988—1991，简称《纲要》）和《云南植物志》中，共考证出约700种。王文采在编写《中志》时，曾考证《图考》毛茛科等多个类群，并在《中志》中文名后注明出处。据黄胜白和陈重明[37]（1986）年统计，中国现代植物分类采用《图考》的科、属中文名分别为10个和55个。属下物种的中文名，又多以属名为词根，附加其他性状名称等构成中文名，如某某马瓟儿、某某虎耳草。若以此统计，恐种下类群要以千计。本研究粗略统计，《中志》种或种下等级直接采用《图考》植物中文名的约有340个；《云南植物志》标明出《图考》的植物名称逾600个。

本草学、中药学或中药资源学的专家学者，也做了大量考证研究。如赵橘黄[38-40]的《中国新本草图志》（1931a，1931b）和《祁州药志》（1936）涉及《图考》多种植物；裴鉴自1939年开始，后与周太炎等连续出版《中国药用植物图鉴》[41, 42]8卷，共考证了旧籍中400多种药物的基原，其中不少出自《图考》；黄胜白、谢宗万、肖培根、陈重明、胡世林等诸位先生，在《中药材品种论述》（上、中）[43]（谢宗万，1964，1984）、《中药鉴别手册》（三册）[44-46]、《新编中药志》[47]（肖培根，2002—2007）和《本草学》（黄胜白、陈重明，1988）等著作中也都考证过《图考》中的植物，可谓精彩迭出。

目前在《中志》《云南植物志》和《纲要》等几部重要工具书中，我国学者考证出的《图考》植物已有730多种。但其中误释的例子不少，比如最常见的"胡麻"非"芝麻"（吴征镒等，2007），"粉条儿菜"非"肺筋草"[48]（王锦秀，2006）等。导致出现这些问题的一个重要原因是，本草基原的物种考证研究受我国植物物种多样性本底调查的限制。在《中志》（1955—2003）未完成之前，对中国植物物种的本底调查还不充分，考证《图考》所收录地跨中国19个省区物种并非易事。在19世纪末、20世纪上半叶，《图考》在世界上首次描述的物种还没有拉丁学名，欧洲和日本学者无论如何也鉴定不出物种来的。即便熟悉中国面上植物的吴征镒先生，对自己前期考证出的约 700 种《图考》植物仍不满意。因此，2004 年，他在主编完成《中志》后，对《图考》全书植物又重新批注。原因之二，日本学者最早对中国古籍文献中的植物开展考证研究。19 世纪末、20 世纪上半叶他们考证《图考》中的植物，多依据日本本土植物物种。中、日两国植物区系虽有相似之处，但仍有诸多不同。所以日人对《图考》植物考证结果存在很多不足或错误。原因之三，编研《中志》《云南植物志》的部分专家或限于时间和精力，对日人或我国早年学者考证出《图考》植物的学名，没有再仔细核实《图考》的原始记录。因此有些植物学工具书中采用出自《图考》中一些植物，其学名仍有可商榷之处。

李约瑟博士[49]（Joseph Needham，1986）评价《图考》是一部非常伟大的体现中国传统植物学知识的巨著。但《图考》出版至今逾 170 年，国内外植物学界和本草学界考证研究其中植物逾 150 年，至今还没有一项工作能够回答清楚这部巨著究竟记载了多少物种，其中记录的 1 700 多条植物分别隶属现代植物分类学上的哪些物种。近 30 年来，利用植物形态和地理证据对《图考》中的植物进行物种基原考证的研究论文仅零星见于学术期刊[50-52]（如杨亲二，1990；陈重明等，1992a，1992b）。国内近年来陆续出版了几部《图考》著作，如中医古籍出版社（2008）和河南科学技术出版社（2015）的两部，也有中华书局（2018）和浙江人民美术出版社（2017）再印的两部。这些工作对普及《图考》很有帮助，遗憾的是都不解释其中的植物，没有给出书中描绘植物拉丁学名。

中国古代本草收录的植物物种不过 3 000 多种。单就物种数量而言，一部《图考》收录的物种即已过半。如能将《图考》全部物种考证清楚，给出准确的拉丁学名，才有可能将这些古代植物知识与现代科学如植物学、现代药学等学科对接，古代本草方能真正服务于中医药现代化发展的需求。本研究以《图考》1880 年山西濬文书局的本子为底本进行点校和注。在此基础上，将书中描述的物种，主要采用植物分类学上的形态—地理方法，辅以生境、俗名和功效等证据，科学鉴定出来，给出拉丁学名。我们希望，本次研究能为多个学科，如植物学、中药学、本草学、农学、园艺学、民族植物学、现代药学、植物学史、科学画史和传统植物文化研究等开展深入研究奠定可靠植物分类学基础。

四、《图考》各卷内容简析

《图考》全书共 38 卷，总目列 1 714 条，实收 1 738 条，绘图 1 805 幅。下分谷类 2 卷，蔬类 4 卷，山草 4 卷，隰草 5 卷，石草 1 卷多，水草 1 卷多，蔓草近 5 卷，芳草 1 卷多，毒草 1 卷多，群芳 5 卷，果类 2 卷，木类 6 卷（表 1）。这 12 种类型的划分，既根据生态类型（山草、隰草、石草和水草），又依据植物性状（蔓草），还依据植物的功用（谷类、蔬类、芳草、毒草、群芳、果类）。在每一类下，分别以图文的形式记述植物，包括每种的名称、形态、产地、性味、用途和植物图等。有的类群，吴其濬有意识收入同一卷，如兰科、蕨类等。

本次研究，就《图考》图文描述的物种而言，已鉴定出逾 940 属 1 750 种（含变种、栽培品种）。本研究初步统计吴其濬记录的新类群约 938 个（见下表），新绘图约 1 440 幅。尚有多条，或是吴其濬新描述的植物，或引用前代旧籍的植物，目前难以确定科属，暂存疑或待考。

《图考》收载的植物数量和吴其濬新描述类群数量的初步统计结果

	分类	隶属卷	总目条目	实际条目	新描述类群（种、变种、品种）
1	谷类	1～2	27+25=52	27+26=53	2+10=12
2	蔬类	3～6	45+33+67+31=176	46+33+67+31=177	14+2+1+24=41
3	山草	7～10	32+58+61+50=201	32+59+65+53=209	8+11+66+53=138
4	隰草	11～15	55+67+46+68+48=284	56+67+44+69+50=286	12+16+45+6+50=129
5	石草	16～17	64+34=98	66+34=100	38+44=82
6	水草	17～18	10+27=37	10+27=37	10+3=13
7	蔓草	19～23	53+46+43+39+54=235	54+46+43+40+54=237	51+3+34+12+75=175
8	芳草	23、25	11+60=71	11+60=71	10+10=20
9	毒草	23～24	11+33=44	11+34=45	21
10	群芳	26～30	27+27+28+31+29=142	27+27+30+31+29=144	106
11	果类	31～32	57+45=102	57+45=102	22
12	木类	33～38	54+30+66+51+32+39=272	54+30+66+52+34+41=277	179
	总计	38	1 714	1 738	938

现按《图考》所分十二类38卷，简单介绍收录的植物情况。

（一）谷类两卷

古代"谷"字，从禾从壳。从禾，应为作物，从壳，必有稃甲，可理解为禾本科栽培作物，后演绎作百谷的总名。从本书前两卷所列物种来看，吴其濬对谷类的定义，不限于谷的原始义禾本科作物，也不限于现代农业上所指的粮食作物，而指可充粮食食用的植物，无论野生或栽培。

卷一总目列 27 条，图文实际描绘不同科属的植物约 30 个种，其中新类群 3 个，新绘图 27 幅。稃头，实为高粱 Sorghum bicolor (L.) Moench 植株局部侵染了黑粉菌科玉米黑粉菌（玉蜀黍黑粉菌）Ustilago maydis (DC.) Corda 形成的孢子堆（俗称灰包），显然据高粱收入本卷。雀麦 Bromus japonicus Thunb. ex Murr.、黧豆 Mucuna pruriens (L.) DC. var. utilis (Wall. ex Wight) Baker ex Burck. 等为野生植物。新类群有稃头 Ustilago maydis 和湖南稷子 Echinochola frumentacea (Roxb.) Link 等。

卷二总目列 25 条，图文实录不同科属的植物约 30 种，新绘图 20 幅。出《救荒》中的植物 11 种，仿绘《救荒》图。但仿绘图对《救荒》原图中的植物性状有改变，如山绿豆 Indigofera kirilowii Maxim.ex Palibin、回回豆 Cicer arietinum L.、山扁豆 Lens culinaris Medic. 等；或吴其濬不识，错误鉴定作他种，如《救荒》野黍记录的是稷 Panicum miliaceum L. 的逸生者，但《图考》图另绘作野黍 Eriochloa villosa (Thunb.) Kunth。本卷收录了纤维植物黄麻 Corchorus capsularis L.。另苦马豆 Sphaerophysa salsula (Pall.) DC.、野豆花 Crotalaria ferruginea Grah. ex Benth.、野黍 Eriochloa villosa (Thunb.) Kunth 和燕麦 Elymus kamoji (Ohwi) S. L. Chen [Roegneria kamoji Ohwi]

等皆野生植物。新类群有光头稗子、野黍、龙爪豆（两种）、云扁豆、野豆花、黑药豆、蝙蝠豆、黄麻和山黄豆等 10 种。

谷类两卷 52 条中，吴其濬描述了 12 个新类群。

（二）蔬类四卷

蔬，《说文》：菜也。《尔雅注》凡草菜可食者，通名为蔬。本书所记蔬菜，包含了十字花科、百合科、锦葵科、菊科、苋科、葫芦科、薯蓣科、姜科、伞形科、罂粟科和豆科等多个科属栽培和野生植物共 176 条，较符合《尔雅注》的定义。

卷三总目列 45 条，实收 46 条。附图 47 幅，其中新绘图 46 幅。本卷图文中记录植物约 70 种，新类群 13。菥蓂图描绘的非十字花科菥蓂属植物菥蓂 *Thlaspi arvense* L.，而是与荠菜图相同的物种荠 *Capsella bursa-pastoris* (L.) Medic.。菘菜图花序性状较初刻版图有出入，应是 1880 年新刻的 50 张版片之一。

卷四总目列 33 条，图文描述植物约 35 种，仿绘旧图 3 幅，新类群 2 个。本卷记录多是茄子、黄瓜、菠菜、蘹香、莴笋、落葵、甜菜、芸薹、萝卜和芜菁等常见的栽培蔬菜，也有繁缕、鸡肠草、薇、野豌豆、翘摇、黄瓜菜和资州生瓜菜等野生可食用植物。

卷五总目列 67 条，皆出《救荒》的可食用植物，图文实际描绘了 68 种，仿绘《救荒》图 60 幅。除野胡萝卜、地瓜儿苗、野园荽、苦瓜和地梢瓜考证准确外，吴其濬多不识。如遏蓝菜，《救荒》原记 *Thlaspi arvense* L.，吴其濬误绘作 *Rumex acetosella* L.，此为一新种。由本卷可略窥吴其濬鉴定明代《救荒》中植物的水准。

卷六总目列 31 条，均新绘图。记载了常见蔬菜如辣椒、丝瓜、芥蓝、套瓜、南瓜、阳芋和胡萝卜等，也有木耳菜、野木耳菜、排菜、霍州油菜、诸葛菜、豆叶菜、绵丝菜、高河菜、金刚尖、芝麻菜和紫姜等 26 个新类群。其中还收录了云南的金刚尖、高河菜、百合、庐山豆叶菜、广信长沙绵丝菜等地方野菜。《本草纲目》的燋菜应为 *Rarippa indica* (L.) Hiern，吴其濬误定作碎米荠 *Cardamine hirsuta* L.。甘薯今主要为粮食作物，本卷列作蔬类。

蔬类四卷共收植物 176 条，吴其濬共描述了约 40 个新类群。

（三）山草四卷

此山草非确指生长在山中之草本植物，观所记物种及其功用，所指似为野生本草。

卷七总目列 32 条，所记多为前代旧本草，仿绘旧图 16 幅。吴其濬未考证的类群，如秦艽、知母（三图）、白鲜（两图）、防葵、柴胡、徐长卿、升麻、肉苁蓉、巴戟天和赤箭等，附图皆仿绘旧本草图。新描述的类群附新图，如大柴胡、小柴胡、广信柴胡、葽蕤、滇产紫参和滇产紫草等 8 种。已鉴定出的旧本草，附新图。

卷八总目列 58 条，所记多为前代旧本草。新描述的类群有莫草、鬼见愁、麦条草、白马鞍、杏叶沙参和西叶沙参等 7 个。吴其濬未鉴定出《图经本草》《本草补遗》所记福州、信州、天台山等地多种旧本草和《本草纲目》的朱砂根、锦地罗等，因此未附新的文字描述，仿绘旧图。本卷仿绘旧本草图共 35 幅。

卷九总目列 61 条，皆新绘图。所记多为吴其濬新描述的江西本草，仅少数几种非江西产，产广

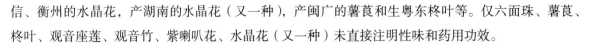

信、衡州的水晶花，产湖南的水晶花（又一种），产闽广的薯莨和生粤东柊叶等。仅六面珠、薯莨、柊叶、观音座莲、观音竹、紫喇叭花、水晶花（又一种）未直接注明性味和药用功效。

卷十总目列 50 条，多为吴其濬新描述的湖南、江西和云南本草，皆新绘图。只有小槐花、无名（一种）、山胡椒、小二仙草和大二仙草未直接注明性味和药用功效。

山草四卷，共收录本草 210 条，吴其濬描述了 136 个新类群。宋代及宋之前本草描述和绘图比较粗陋，可用于现代植物分类鉴定的性状不多。利用现代植物分类学上形态和地理证据科学鉴定，难度不小，对没有受过现代植物分类学训练的传统本草学家吴其濬来讲，其困难可想而知。

（四）隰草五卷

《说文》：隰，阪下湿也。本书隰草，可理解为生长在低湿生境的野生草本药用植物。

卷十一总目列 55 条，实收 56 条，所收皆为前代旧本草。新绘图显示的是吴其濬对古代本草基原的鉴定意见，反映的是 19 世纪中叶一些本草在各地基原利用的具体物种。如菊条下收两图，一图为古代一直利用的菊花 Chrysanthemum morifolium，另一图为今小红菊 Chrysanthemum chanetii。仿绘旧图的诸条，如蓍、紫菀、连翘等，是吴其濬未能或尚未鉴定出的旧本草。

卷十二总目列 67 条，多出《救荒》。有的条目为新绘图，有按语或评述，此为吴其濬已完成考证的情况。在这些条目中，有吴其濬考证错误的物种：如《救荒》小虫儿卧单原图为大戟科地锦 Euphoria humifusa Willd.，吴其濬误订为习见蓼 Polygonum plebeium R. Br.；满天星本为一新种 Alternanthera sessilis (L.) R.Br.（苋科莲子草），吴其濬误以为即《救荒》耐惊菜 Eclipta prostrata (L.) L.（菊科鳢肠）；《救荒》水蓑衣图为爵床科水蓑衣 Hygrophila salicifolia (Vahl) Nees，吴其濬鉴定为玄参科蚊母草 Veronica peregrina L.。其中还有一类文字采用《救荒》原文，无按语和评述，图仿绘《救荒》图者，为吴其濬未考证出的植物。有沙消、沙蓬、山蓼、猪尾巴苗、狗掉尾苗等共 40 条。这些仿绘图与原图多少有出入。其他如野西瓜苗条缺文；柳叶菜文字出《救荒》柳叶菜，描述的是 Epilbium hirsutum L.，《图考》图误配成《救荒》的柳叶青图，所绘为 Anaphalis margaritacea (L.) Benth. et Hook. f.。可能陆应谷在校刊时未下足功夫核实。犁头草和牛尾蒿为旧有植物，非出《救荒》；柳叶蒿、地耳草和矮桃（又一种）为新描述的种。

卷十三总目列 46 条，实收 44 条。多为新描述的江西本草；少数几种如沙消、附地菜（又一种）为旧本草，本卷仅仿绘旧图 1 幅。本卷将多种禾本科植物狼尾草、淮草、莩草、鱼腥草并列，想来为吴其濬有意为之。

卷十四总目列 68 条，多为前代旧本草。吴其濬多不识，因而仿绘旧图达 32 幅。如茜、鏊菜、狼杷草、胡卢巴、秦州无心草、丽春草、水英、见肿消、曲节草、阴地蕨和水甘草等。旧名下有吴其濬描述的地方新类群 6 种。

卷十五总目列 48 条，皆为吴其濬新描述的江西、湖南本草。

隰草五卷共收植物 283 条，吴其濬新描述物种 129 种，多为西南和中南地区的民族药，多载有性味、主治和功效，甚至附有药方。

（五）石草两卷

此两卷草本乃据石生生境分类，但水仙条中云"其花未藉土而活，应入石草"，显然未反映真实的生境。卷十六总目列 64 条，为吴其濬有意集中安排的蕨类、兰科植物。多是新描述的湖南、江西物种。水仙之后多条出自旧本草，仿绘旧图 13 幅，吴其濬多不识。卷十七总目列 34 条，全是吴其濬新描述的云南本草，皆附新图。

石草两卷共收录植物 98 条，吴其濬共描述新类群 82 种！

（六）水草两卷

此两卷为滨水或水生植物，无论淡水或海水。卷十七中列水草类 10 条，皆为新描述的云南物种。卷十八总目列水草 27 条。有水生的水萍、萍等，也有滨水生长的酸模、羊蹄。旧本草 17 条皆仿绘旧图，如泽泻、菖蒲和菰等。新描述的物种有鱼蓑草、水粟草共 3 种。本卷除了有淡水生长的莼、荇菜外，还有海洋藻类昆布、海藻、海蕴紫菜和鹿角菜等。

水草两卷共收录植物 37 条，其中描述的新类群有 13 种。

（七）蔓草四卷

蔓草理应为草质藤本，但蔓草四卷中实际收录了草质和木质藤本外，还收录了草本和灌木。

卷十九总目列蔓草 53 条，皆新绘图。多为新描述的江西、湖广物种。吴其濬鉴定前代旧本草略显不确定，他将《救荒》的泼盘茅莓 *Rubus parvifolius* L. 鉴定作了同属的 *Rubus hirsutus* Thunb.；《图经本草》血藤"未知的否"，附图新绘了木通科大血藤属植物大血藤 *Sargentodoxa cuneata* (Oliv.) Rehd. et Wils.，此为木质藤本。

卷二十总目列 46 条皆旧本草。吴其濬多不识，仿绘旧图 36 幅，如梿藤子、山豆根和预知子及之后诸条。末条出《救荒》的木羊角科，原图为杠柳 *Periploca sepium* Bunge，按语中吴其濬误作旧本草猕猴桃属之一种 *Actinidia* sp.。

卷二十一总目列 43 条，新描述湖南、江西物种 34 种；收前代旧本草 19 种，皆新绘图。本卷吴其濬对旧本草有误鉴定为其他种者，如无名一种，刺犁头、鲇鱼须、金线吊乌龟和金莲花等。金莲花条中记录了 *Tropaeolum majus* L. 和 *Trollius* sp. 两个类群。卷末为几种蔷薇科植物，从绘图来看，有几种具想象成分。

卷二十二总目列 39 条，多出《神农本草经》《名医别录》《桐君采药录》和《唐本草》等旧本草。本卷显示吴其濬鉴定旧本草的能力不强：所附新图者是吴其濬鉴定出的物种；仿绘旧图 10 幅，吴其濬似尚未鉴定出。历代旧本草的文图，有的条下混淆了多种植物，吴其濬意识到"此药习用，而异物非一种……"真是难能可贵，又如何能要求他一一考证鉴定准确？以通草为例，本条涉及多种植物。《神农本草经》通草，可能指五加科通脱木属植物通脱木 *Tetrapanax papyrifer* (Hook.) K. Koch，其茎髓大，质地轻软，颜色洁白，称为"通草"，切成的薄片称为"通草纸"。"旧说皆云……藤中空，一枝五叶，子如小木瓜，食之甘美。"即《中志》29：5 描述的木通科木通属植物木通 *Akebia quinata* (Houtt.) Decne.。燕覆子，为旋花科旋花属植物打碗花 *Calystegia hederacea* Wall.，《图考》图只给出此一种。本卷赤地利作蓼科荞麦属植物金荞麦 *Fagopyrum dibotrys* (D. Don) Hara，非藤本，而是多年生草本植物。羊桃图中错配有"黄环"图。

卷二十三总目列 54 条，多为吴其濬新描述的云南物种。该卷各条文字在性状描述之后，多附药用功效，为西南地区民族药，如竹叶吉祥草 *Spatholirion longifolium* (Gagnep.) Dunn.。少数如青刺尖、鸡血藤，出地方志；昆明沙参出《滇本草》，吴其濬添加新的性状描述。20 世纪 40 年代，吴征镒和吴蕴珍据这两则文献记录，采集到了昆明沙参实物，发表新属种金铁锁 Psammosilene tunicoides W. C. Wu et C. Y. Wu。滇兔丝子 Tibetia yunnanensis (Franch.) H. P. Tsui，非藤本。本卷末收芳草类 11 种，此处不讨论。

蔓草四卷共收植物 235 条，其中吴其濬描述的新类群达 175 个。

（八）芳草两卷

卷二十三和卷二十五两卷收芳香植物，未分草、木、蔓。

卷二十三总目列芳草 11 条，多为新描述的云南植物，仅瑞香为旧本草，老虎刺为贵州新物种，以上皆新绘图。

卷二十五总目列芳草类 60 条，其中配新图或有文字评述的前代旧本草，为吴其濬已考证清楚的类型；未鉴定出者皆仿绘旧图，如荜澄茄、茅香花、缩砂蔤和福州香麻等。新描述类群有高良姜、郁金香、大叶薄荷、小叶薄荷、元宝草和排草等 10 种。

芳草两卷共收录植物 71 条，其中吴其濬描述了 20 个新类群。

（九）毒草类两卷

毒草两卷记录了 40 多种有毒植物，未分草、木、蔓。

卷二十三总目列有毒草 11 条，皆新绘图，为新描述的云南药用植物。

卷二十四总目列 31 条，实收 33 条。新类群 10 种，如乳浆草 Euphorbia esula L. 图、藜芦 Veratrum mengtzeanum Loes. f. 图。有吴其濬误鉴定作新物种的旧本草，如滇钩吻两图和藜芦图；吴其濬未鉴定的前代本草如狼毒、狼牙、大黄、茵芋、荛花和莨菪等仿绘旧图，共 8 幅。

毒草两卷共收录植物 44 条，其中吴其濬描述了 21 个新类群。

（十）群芳类五卷

此五卷总目作群芳，具体卷册中作"群芳类"，为吴其濬记录的园艺花卉物种，今在园林园艺中大多仍在栽培。有外来植物的新记录。旧有植物多出明代《花镜》《群芳谱》和清代《广群芳谱》等。

卷二十六总目列 27 条皆新绘图。外来花卉记录了千叶石竹、晚香玉、长春花和小翠等。本卷将绣球、八仙花、锦团团、粉团、野绣球和珍珠绣球等同类群的植物有意识地排列在一起。兰花和红兰并排，未归入卷二十八中。

卷二十七总目列 27 条皆新绘图。吴其濬新描述了 10 多个种，如玉桃、满天星、净瓶、半边月和盘内珠等；外来物种记录了万寿菊和野茉莉。

卷二十八总目列 28 条，实收 30 条，皆新绘图。本卷多为新描述的云南兰科植物，广义百合科植物记录了鹭鸶兰、天蒜、佛手兰、红花小独蒜、黄花小独蒜。吴其濬对同属植物有性状比较，如"独占春与虎头兰花同，而色白润洁无纤纤缕"；将天蒜与佛手兰的根叶相比较；或判断作某近缘类群如"元旦兰即莲瓣之一种"。吴其濬似已具初步的兰科与广义百合科概念。

卷二十九总目列 31 条，皆新绘图。本卷多为新描述的云南植物，只"珍珠梅"无产地；佛桑、丈菊等出旧文献。卷末两种兰花按理应归入前一卷。

卷三十总目列 29 条，皆新绘图。本卷收录的是闽、广及岭南（交广）、澳门的园艺花卉物种。新记录了百子莲 *Agapanthus africanus* Hoffmanns.、文兰树 *Amaryllis* sp. 等外来物种。"珊瑚枝"前后广东产的几种植物，绘图性状把握不太准确。如百子莲花被片误作 5；鸭子花叶的性状不符；铃儿花只绘有花序。

群芳类五卷共收录 144 条园艺花卉植物，新描述的类群多达 106 种！此五卷记录的两广植物，与江西、云南、山西等地新类群的绘图风格迥异，性状描绘较粗放，原因不详。为不同画师所绘？或为吴其濬早年主持广东乡试时描绘植物的经验不够所致？

（十一）果类两卷

果类两卷似据可食用部位果实（种子）而收录。不分类群，不论生态型。

卷三十一总目列 57 条，记录的多为岭南植物，仿绘旧图 5 幅，新记录了多种外来植物如番石榴、番木瓜、瓦瓜等。人面子绘有果实的横切面，展示名称的由来，此似首次描绘果实横切面，匠心独具。该卷所绘多种植株形态未展示出物种的关键性状，如一些类群的叶互生或对生、复叶或单叶，奇数或偶数羽状复叶，叶缘有锯齿或全缘等描绘得不到位。荸荠食用部位应为块茎，收入本卷略为牵强。瓦瓜今多作蔬菜食用。

卷三十二总目列 45 条，以前代旧有植物居多，但皆附新图。少数几种如南华李、慈姑（又一种）和山樱桃为新类群。本卷壳斗科栗与茅栗；锥栗、苦槠子与面槠；槲实与橡实；芸香科橘、柚与橘红；葡萄科葡萄与蘡薁；睡莲科莲藕与芡等；蔷薇科桃、杏与梅并列，绝非偶然，吴其濬分类理念似已具有现代分类学中科或属级类群概念的雏形。本卷多幅绘图的性状与实物有出入，如枣图、软枣图、都角子图等，似非据实物所绘，其图有想象成分。枣和软枣图所示为奇数羽状复叶，与实物出入较大而其叶形、叶缘、果柄竟与卷三十一羊矢果图如出一辙，令人困惑。乌芋、慈姑按理可入蔬类。

果类两卷共收录植物 102 条，吴其濬描述了 22 个新类群。

（十二）木类六卷

木类六卷，多收木本植物，但也有蕨类植物和茯苓、猪苓等纳入本卷。

卷三十三总目列 54 条，主要收《神农本草经》《名医别录》中的旧本草，新描述了蒙自桂树、桂寄生和滇南皂角树。本卷多处显示吴其濬鉴定旧本草有误。如五加皮基原应为 *Acanthopanax gracilistylus* W. W. Smith，吴其濬鉴定作江西的白簕 *Acanthopanax trifoliatus* (L.) Merr.。女贞图中将女贞 *Ligustrum lucidum* Ait. 和冬青 *Ilex chinensis* Sims 绘在一幅图中。不识传统的榉树 *Zelkova*，绘图误作胡桃科枫杨属植物枫杨 *Pterocarya stenoptera* C. DC.。山茱萸（正文图 1545）绝非山茱萸 *Cornus officinalis* Sieb. et Zucc.；猪苓 *Polyporus umbellatus*(Per.) Fries 配图似木质藤本。桂寄生非寄生，实为蕨类植物骨牌蕨 *Lepidogrammitis rostrata* (Bedd.) Ching。本卷仿绘旧本草图 8 幅，盖吴其濬不识，如桂、杜仲、巴豆和猪苓。榆树图绘有两物种，反映出吴其濬榆属概念，含今榆属 *Ulmus* 和刺榆属 *Hemiptelea* 两个类群。

卷三十四总目列 30 条，多出《救荒》之木本植物。本卷文多直接引用《救荒》原文，无"雩娄农曰"；图皆仿绘《救荒》图，改绘痕迹较重，与《救荒》原图出入较大。少数几种有吴其濬按语，如槭树芽、兜栌树和椴树，但并未新绘图，可能尚未完成鉴定。椴树后附文献未收入《长编》，该卷显然是未完稿。

卷三十五总目列66条，多出旧本草。其中26幅图仿绘旧本草图，如石瓜、醋林子和乌木等，此为吴其濬未鉴定或未能鉴定出基原者。南椰、真乌木产海南，吴其濬未到过海南，可能凭文献得来。新描述类群仅江西的"柞树（又一种）"。

卷三十六总目列51条，多为新描述的云南木本植物，只蝴蝶戏珠花未记产地，蜡树产贵州。本卷将寄母、老虎刺寄生纳入木类。

卷三十七总目列32条，所记木本植物有的出旧本草，新描述的类群皆新绘图。有些绘图提供可用于分类鉴定的性状较少，如椆、桦木、黄芦木、栾华、蔡木、蚊子树等，如仅据绘图，很难鉴定科属。蕤核两条，吴其濬不敢合并作一种。棕榈竹条罗列文献，未收入《长编》，也未有新的性状描述或按语，显然吴其濬尚未定稿。

卷三十八总目列39条，多新描述的江西和湖南木本植物，少数出《救荒》《本草纲目》等旧本草，如马棘、吉利子树和山桂花等。文字中有按语，按语中多有该种植物的性状描述，或吴其濬对旧本草的评述，绘图皆为新绘。此为吴其濬对旧本草鉴定完成后，采用的图文表现形式。也即吴其濬追求"名实图考"的研究目标。

木本六卷共收录木本植物274条，吴其濬描述了大约179个新类群。

以上为本研究对《图考》各卷内容的简单介绍。

五、《图考》及作者吴其濬的一些特点

通过对全书植物的全面考证研究，我们对《图考》一书的内容有了进一步的了解。现向读者介绍《图考》和吴其濬的一些特点。

（一）《图考》已进入现代植物分类学研究的萌芽阶段

描述和命名药用植物和农作物是植物学研究初级阶段的特点。除药用植物和农作物外，吴其濬关注了较多的园艺植物，如群芳类五卷；他还对一些并不"美丽"、也没有经济价值的野生小草本植物加以描绘记录，如卷十三之小无心菜、臭草、纽角草、喇叭草和马鞭花等；卷十五的无名四种、粟米草等。对这些暂时没有功用物种的描述，是出于纯粹的科学探索的兴趣。吴其濬对植物研究的浓厚兴趣，在文中屡次提及，如蜜罗条所记。我国植物学研究至此已开始摆脱旧时代以应用为目的的研究羁绊，开始进入纯粹的现代植物学研究的萌芽阶段。这不能不引起植物学史研究者的重视。

（二）《图考》据实物绘图，绘图精美而量多

植物学界和本草学界普遍认为《图考》绘图精美。本研究归纳《图考》绘图特点如下。

（1）据实物绘图是《图考》的一大亮点。本书总附图1 805幅，据实物新绘图约1 440幅。新描述的900多个新类群多附据实物绘图；800多旧本草中，有400多条的绘图据实物绘新。中国历代本草中，编修者据实物科学绘图的本草不多。明代（1405）《救荒》据实物绘图，但仅有414幅。《图

考》附图的数量和据实物新绘图的数量，为历代本草之最。

（2）绘图描绘植物的真实性状，科学性较强。《图考》绘图为白描图，运用中国特有的细毛笔为绘图工具，线条注重一气呵成，细部特征采用点线结合、虚实相间、线条粗细搭配，来表现植物的各种性状，凸显活植物的生动神采。中国植物分类学家凭借《图考》图，可将它们中的大部分较为准确地鉴定到属。其中一些绘图对植物性状把握精准，即便和当前的植物科学绘图相比也毫不逊色。凭借这些绘图，植物分类学家可直接鉴定到种，如虾须草 *Sheareria nana* S. Moore，铁灯树 *Ainsliaea macroclinidioides* Hayata 等。E. Bretschneider (1870) 在《中国植物学文献评论》中对《图考》绘图精美的积极评价不为过誉。

自 20 世纪 20 年代以来，中国生物科学绘图法的创始人冯澄如，在胡先骕、陈焕镛等植物学先驱的鼓励之下，精心琢磨《图考》的绘图的技法，研究出特制的中国绘画工具，开创了有中国特色的植物科技绘画法——软笔白描线图。与同时代国际上植物科技绘图采用硬笔线描、素描法大相径庭。这门技法，对画工技艺要求甚高。现在能运用这一画法绘图的专家很少了。

（3）部分绘图未能科学地反映物种性状。如以现代植物分类学标准审视《图考》1 000 多幅新图，总能发现这样那样的问题：如将花三基数两轮的物种绘成了单轮五基数，见卷三十"百子莲"图，"鸭子花"图叶片非姜科植物的性状特征；如卷三十二枣图未能绘出其叶基出三脉的特征，软枣、都角子、乌榄、橄榄、桃榔子等图，具较多想象成分；枣图与软枣图，与卷三十一羊矢果图，在植物叶形、叶缘和果柄等多个性状很相似，令人难以理解。

（4）《图考》仿绘旧籍近 400 幅，较原图性状多有改变。以仿绘的《救荒》图性状改变最为明显。根据改绘图提供的植物性状，很难准确鉴定物种。根据性状改变的《图考》仿绘图粉条儿菜图、獐牙菜图，日本学者给出错误鉴定。

（三）《图考》开启了对我国中南、西南区域进行大规模植物调查的先河

本书所记物种涉及 19 个省区，新类群主要集中在吴其濬曾任职的江西、云南、湖南、湖北等地。本书开启了对我国中南和西南地区进行区域性植物调查的先河。书中记录江西、湖南两个省份植物类群在 400 种上下，湖南记录接近 300 种。此类区域性物种调查，一次性描述 900 个新类群，不仅在中国植物学史上，即便在同时期世界植物学史上也不多见。在此之前，中国区域性植物志性质的专著，一为嵇含（约 306）《南方草木状》记载交广地区物种约 80 个，二为朱橚（1406）《救荒》记载以开封为中心的中原地区植物约 400 条。对我国西南地区植物进行大规模描述记录，吴其濬是第一人。

（四）《图考》新记录了 30 多种外来植物

《图考》新记录了 37 种外来植物（见下表）。这些物种多引种自欧美，有栽培作物如番木瓜、瓦瓜、阳芋等；有园艺花卉如百子莲、香石竹等。这些记录不但提供了植物性状，还提供了栽培地点，可为探讨这些作物传入我国的时间和途径提供重要依据。此为研究清代中西方植物交流史或作物传播史不可多得的第一手证据。

《图考》还收录了莴苣、莴笋、胡萝卜、菠菜、茼蒿等几十种前代传入我国的作物在不同历史时期的文字记录，可作为研究外来物种在中国栽培历史的证据。

《图考》新记录的外来植物

卷	《图考》名	鉴定结果	
		中 文 名	拉 丁 学 名
1	湖南稷子	湖南稗子（禾本科稗属）	*Echinochloa frumentacea* (Roxb.) Link
2	龙爪豆	荷包豆（豆科菜豆属）	*Phaseolus coccineus* L.
3	丝瓜 （文中记）	蛇瓜（葫芦科栝楼属）	*Trichosanthes anguina* L.
6	搅丝瓜	西葫芦的一品种（葫芦科南瓜属）	*Cucurbita pepo* L. var. *fibropuiposa* Makino
6	套瓜	笋瓜的品种（葫芦科南瓜属）	*Cucurbita maxima* Duch. ex Lam. cv. *buttercup* Tapley et al.
6	水壶卢	西葫芦（葫芦科南瓜属）	*Cucurbita pepo* L.
6	阳芋	阳芋（茄科茄属）	*Solanum tuberosum* L.
9	土三七	落地生根（景天科落地生根属）	*Bryophyllum pinnatum* (L. f.) Oken
22	堕胎花	厚萼凌霄（紫葳科凌霄属）	*Campsis radicans* (L.) Seem.
26	翠梅	待考	待考
26	狮子头 （千叶石竹）	香石竹（石竹科石竹属）	*Dianthus caryophyllus* L.
26	晚香玉	晚香玉（石蒜科晚香玉属）	*Polianthes tuberosa* L.
26	小翠	金雀儿（豆科金雀儿属）	*Cytisus scoparius* (L.) Link.
26	长春花	长春花（夹竹桃科长春花属）	*Catharanthus roseus* (L.) G. Don
27	茑萝松	茑萝松（旋花科茑萝属）	*Quamoclit pennata* (Desr.) Boj.
27	野茉莉 （粉豆花）	紫茉莉（紫茉莉科紫茉莉属）	*Mirabilis jalalpa* L.
29	莲生桂子花	马利筋（萝藦科马利筋属）	*Asclepias curassavica* L.
29	缅栀子	鸡蛋花（夹竹桃科鸡蛋花属）	*Plumeria rubra* L. cv. *acutifolia*
30	凤凰花	粉叶决明（豆科决明属）	*Cassia glauca* Lam.
30	夜来香	夜来香（萝藦科夜来香属）	*Telosma cordata* (Burm. f.) Merr.
30	文兰树	疑似孤挺花属（包括朱顶红）	*Amaryllis* L.（Incl. *Hippeastrun*）
30	黄兰	小依兰（番荔枝科依兰属）	*Cananga odorata* (Lamk.) Hook. f. et Thoms. var. *fruticosa* (Craib) J. Sinclair
30	鹤顶	朱顶红（石蒜科朱顶红属）	*Hippeastrum rutilum* (Ker-Gawl.) Herb.
30	西番莲 （即转心莲）	西番莲（西番莲科西番莲属）	*Passiflora coerulea* L.
30	百子莲	百子莲（石蒜科百子莲属）	*Agapanthus africanus* Hoffmanns.
30	珊瑚枝	土人参（马齿苋科土人参属）	*Talinum paniculatum* (Jacq.) Gaertn.

卷	《图考》名	鉴定结果	
		中文名	拉丁学名
30	玲甲花	紫荆花（豆科羊蹄甲属）	*Bauhinia × blackeana* Dunn.
31	露兜子	凤梨（凤梨科凤梨属）	*Ananas comosus* (L.) Merr.
31	鸡矢果	番石榴（桃金娘科番石榴属）	*Psidium guajava* L.
31	番荔枝	番荔枝（番荔枝科番荔枝属）	*Annona squamosa* L.
31	番瓜	番木瓜（番木瓜科番木瓜属）	*Carica papaya* L.
31	瓦瓜	佛手瓜（葫芦科佛手瓜属）	*Sechium edule* (Jacq.) Swartz

（五）吴其濬的分类思想

在《图考》中，吴其濬没有完全沿用旧本草的人为分类理念，而有意识地将同科或同属植物排列在一起，如在卷三中将多种菊科植物苦菜、光叶苦菜、滇苦菜、苣荬菜、野苦荬、家苣荬和紫花苦苣并列；将冬葵、蜀葵、锦葵和菟葵并列；在卷二十一中将多种蔷薇科植物并列；卷二十八将云南兰科植物独立成卷，将多种蕨类植物排放于卷十六。这表明，他已经能识别一些比较自然的科属，具备了一些模糊的现代植物分类学意义上的科、属概念。

（六）吴其濬擅长发现和描述新类群

吴其濬对新类群敏锐。我们初步统计，吴其濬在《图考》中一次性描述的新类群有 900 多个，这在世界植物分类学史上，几无先例。这些新类群有命名，有性状描述，有绘图，有分布，有生境，有功用等，且《图考》为正式出版物。这一新类群描述形式，如以现代植物分类学上发表新类群的标准衡量，相当于有效，但不合法发表。缺少的，或唯拉丁学名耳。之前有学者统计《图考》描述了不见于前人文献的新物种 519 种，也有学者统计《图考》比《本草纲目》新增植物 519 种，根据的可能只是统计总目中所列条数，并非现代植物分类学意义上具体的物种数。

（七）吴其濬鉴定旧籍中植物的能力不强

相比对新类群的敏锐，吴其濬考证旧籍中植物的能力不强。吴其濬虽然重视文献，对"所读四部书，苟有涉于水陆草木者，靡不剟而辑之"，拟在日后遇到该名称植物时，加以考订，重新绘图，以期做到"名实相符"。但实际上，他对《救荒》《图经本草》等前代已经记录的植物 800 多条，并不能真正做到"名实相符"。一是旧籍中的许多物种他未能鉴定出；二是鉴定出的物种，鉴定错误的不少。有的鉴定结果实际上描述了一新类群。详细可见本书对《图考》卷五、卷十二和卷三十四三卷收录《救荒》植物的鉴定情况初步统计表（表 3）。具体例子如卷五遏蓝菜，《救荒》图为菥蓂 *Thlaspi arvense* L.，吴其濬错误鉴定作《图考》图中的小酸模 *Rumex acetosella* L.。吴其濬鉴定准确的物种，多为常见植物或栽培作物如枣、漆树等。但这些植物绘图描绘的性状，却多少存有疑问。对不认识的植物，吴其濬喜欢咨询他人，接受咨询之人有农民或翰林院编修吴存义等学者，身份背景

表3　吴其濬对出《救荒本草》三卷物种的鉴定情况统计表

卷	植物数量（条）	未鉴定者（条）	已鉴定（条）	错误鉴定（条）	错误率 %
5	67	61	6	1	16.7
12	61	40	21	10	47.6
34	30	30	0	0	/
总计	158	131	27	11	40.7

注：三卷总计158条，未鉴定131种；已鉴定出的27种中，有11种鉴定错误。仅就鉴定出的物种计，错误鉴定率高达40.7%。如推算他的鉴定能力，158条，只鉴定出16种，吴其濬对《救荒本草》中植物的鉴定准确率仅约为10%。

各不相同，掌握植物知识水平也不一样，吴其濬有时难免被误导。如襄荷条的八仙贺寿草，描绘的明明为百合科大百合属植物大百合 *Cardiocrinum giganteum* (Wall.) Makin.var. *yunnanense* (Leichtlin ex Elwes) Stearn，被误导作旧本草襄荷 *Zingiber mioga* (Thunb.) Rosc.。许多现代论著中评论吴其濬纠正了前代本草许多名不符实的错误。实际看来，吴其濬确实纠正了一些错误但同时也增加了不少新错误。这些新错误积极的一面，是又描述了一些新类群。

（八）《图考》的植物形态学水平仍然很低

以现代植物形态学标准衡量，《图考》的形态学水平仍然很低。具体表现在：不分单叶、复叶；没有偶数或奇数羽状复叶之分；不分花和花序；对豆科和葡萄科等藤本植物卷须的着生位置、分枝等细节关注较少。对叶的对生、互生着生方式；叶缘全缘、具齿、细齿、粗齿、重齿还是波缘等表现不细腻。但有些细节，也许受限于刻版技术。

（九）《图考》物种重复记录较多

吴其濬对许多植物重复记录。如卷三十四兜栌树、卷三十五薅香、卷三十九化香树所指实为一种植物化香树 *Platycarya strobiacea* Sieb. et Zucc.；卷三十三之蕤核为蔷薇科扁核木属蕤核 *Prinsepia uniflora* Batal.，但在卷三十七中又连续描述两次；钓鱼竿和刀尖儿苗，都为萝藦科植物徐长卿 *Cynanchum paniculatum* (Bunge) Kitag.；赤地利和透骨消都指蓼科荞麦属植物金荞麦 *Fagopyrum dibotrys* (D. Don) Hara；卷二十一的白心皮与锦鸡儿皆为豆科锦鸡儿属植物锦鸡儿 *Caragana sinica* (Buc'hoz) Rehd.。这样的例子还有不少，说明吴其濬对旧本草的鉴定能力不强，也反映出吴其濬对部分"种"把握不准，当然也可能是《图考》编研历时漫长，吴其濬未及最后梳理定稿所致。

（十）《图考》为未完稿

《图考》有的条目有图无文，如珠子参；有的具图文但尚未命名，如江西多种植物；有的植物错配成他图，如柳叶菜图；有的条目未见吴其濬对物种形态归纳描述或评述，只罗列前代文献，如卷二十六末条芸；还有的只引用古代文献原文并仿绘旧图，未有吴其濬的按语或附新图等研究过的痕迹。此外，本书山西植物记录不多，吴其濬在山西并未像江西、云南任上时深入多地发现描述新物种，想来吴其濬到任山西不久即患病，未来得及调查记录更多物种，也未来得及整理全书。《图考》

注明陆应谷校刊，看来陆应谷只帮助刊印，似未做文字改动，也未仔细核实校对。

以上是我们对《图考》特点的一些理解。

六、关于本次研究

本书研究重点是从植物分类学角度，考证解释《图考》文图中描述的物种，给出准确的拉丁学名。

（一）点校

本书以 1880 年山西濬文书局本为底本，以《图考》1963 年中华书局重印本校，以《重修政和经史证类备用本草》（简称《政和本草》，张存惠原刻惠明轩本，人民卫生出版社 1957 年影印本）和《救荒》（嘉靖四年本）参校。

（1）标点采用现在通行的中文标点符号。

（2）本书底本为繁体竖排，本次研究采用简体横排，个别易混淆者保持原用繁体字。原文中的异体字，一般改为通用体，如匾作扁，喫作吃；原文中同音借字改为正字；讹字改为正字，如刾作刺，刾作刺等。依上下文理校者，注明底本讹作某。衍字或脱字一般予以注出。

（3）书中各条植物根据底本植物的排列顺序，依次编排了阿拉伯数字序号，附图序号据附图的先后顺序依次填加。一般一图一序号。

（二）新释

本次研究新释重点是鉴定各条文字描述和所附线图描绘的植物，给出拉丁学名，尽可能给出鉴定的依据。本书收录的植物可分为三类：一为吴其濬新描述的类群，本研究利用植物分类学上的形态和地理证据，综合生境、功用、药性功效等辅助证据大多可以鉴定，此类逾 900 种。二为全文引用古籍文献中的植物，如全文引用《救荒》约 300 条。三为吴其濬前代对旧籍所记植物的鉴定结果。此类研究较为复杂，因各条文字中引用了不同历史时期的不同文献，每部文献所记可能不止一个物种；有时图、文不符，文字描述了一个种，绘图又是另外的种。本次新释在诠释出文字和绘图所记物种后，尽可能附物种的现代地理分布和功用，以方便不同专业读者使用。

少数条目绘文提供性状不充分或自相矛盾，难以准确鉴定，暂时存疑，在新释中多用"待考"字样，留待以后进一步野外调查解决。

《图考》各条正文中提及的一些植物名未附性状描述，不是本次考证的重点，这些内容一般归到【注】中。

本次研究所采用的拉丁学名主要参考《中志》、*Flora of China*、《云南植物志》和《中国高等植物图鉴》等志书，少数参考了最新分类学研究进展。

（三）注

涉及物种、植物形态术语、历史文献、人名、典故和难字等。

1. 物种　即本书各条正文中提及的不作为本次考证重点的植物名。

2. 植物形态术语　《图考》采用的一些植物形态术语，与现代植物分类学术语有所不同，如书中的"菁葵"，并非现在植物学意义上的菁葵果（follicle），而有花蕾、花骨朵等含义；"叶"，本书不但指叶子，有时还指复叶上的一枚小叶；"茎"，并非仅仅指树干、枝条，有时还指单叶的叶柄或一枚复叶的叶柄；"角"，并非单指角果，有时还指豆科植物的荚果等；"花心"，有的是指菊科植物头状花序中心的所有管状花。如若作为鉴定物种的性状，在【新释】中已经提及，本书不另注。

3. 文献　《图考》中涉及古籍文献约 450 种，覆盖经、史、子、集各类。本书对各文献和作者简要加注。

4. 地名　文中涉及地名，多牵系具体物种的地理分布，一般在【新释】中探讨，不再另注。

5. 其他　一些读者阅读过程中可能需要借助工具书才能理解的人名、典故、难字等，有选择地加注。

（四）图

本书植物图采用底本原有的黑白线图，较原始图有缩小。原图中有的线条已模糊不清，考虑到历史上植物类专著版本重刻、重描或修图后绘图失真的教训，我们尽可能保留原图，不再补绘线条或修图。

七、索引

为方便读者查阅《图考》中植物，本书附有植物中文名和植物拉丁名两种索引。

主要参考文献

[1] 吴其濬.植物名实图考[M].陆应谷校刊.太原：太原府署，1848.

[2] 胡先骕.二十年来中国植物学之进步[J].科学，1935，19（10）：1555.

[3] 胡先骕.种子植物分类学讲义[M].北京：中华书局，1951.

[4] 周作人.植物名实图考在植物学史上的贡献[J].自然界，1926，1（4）：358-362.

[5] 胡先骕.《中国植物学杂志》发刊辞[J].中国植物学杂志，1934（1）：1.

[6] 吴征镒，王锦秀，汤彦承.胡麻是亚麻非脂麻辨——兼论中草药名称混乱的根源和《神农本草经》的成书年代及作者[J].植物分类学报，2007，45（4）：458-472.

[7] 李善兰，韦廉臣，艾约瑟.植物学[M].上海：墨海书馆，1858.

[8] 吴其濬.植物名实图考长编[M].陆应谷校刊.太原：太原府署，1848.

[9] E. Bretschneider.中国植物学文献评论[M].1870.（石声汉译，胡先骕校.南京：国立编译馆，1935.）

[10] 松村任三.改订植物名汇前编汉名之部[M].东京：丸善株式会社，1915.

[11] 孔庆莱，吴德亮，李祥麟，等.植物学大辞典[M].上海：商务印书馆，1918.

[12] 中国植物志编辑委员会.中国植物志（1～80卷）[M].北京：科学出版社，1955-2004.

[13] 朱橚.救荒本草[M].1406.（嘉靖四年本，1525.）

[14] 李时珍.本草纲目[M].1596.（张绍棠刻本，1885.）

[15] 张瑞贤，王家葵，张卫，等.植物名实图考校释[M].北京：中医古籍出版社，2008.

[16] 侯士良，崔瑛，贾玉梅，等.植物名实图考校注[M].郑州：河南科学技术出版社，2015.

[17] E. Bretschneider Botanicon sinicum. Part Ⅰ: Contribution towards a history of the development of botanical knowledge among eastern Asiatic nations[M]. London：Trubner & Co, 1882.

[18] E. Bretschneider Botanicon sinicum. Part Ⅱ: The botany of the Chinese classics[M]. Shanghai：Kelly and Walsh, 1893.

[19] E. Bretschneider Botanicon sinicum. Part Ⅲ: Botanical investigations into the materia medica of the ancient Chinese[M]. Shanghai: Kelly&Walsh, 1895.

[20] 牧野富太郎.牧野日本植物图鉴（增订版）[M].东京：北隆馆株式会社，1940.

[21] 科学名词审查会.植物学术语[M].科学名词审查会植物学名词审查组第一次审查本，1922.

[22] 科学名词审查会.植物种名（卷一）[M].科学名词审查会植物学名词审查组第二次审查本，1923.

[23] 科学名词审查会.植物属名[M].科学名词审查会植物学名词审查组第三次审查本，1924.

[24] 鲁迅.且介亭杂文Ⅲ[M].上海：三闲书屋，1934.

[25] 钟观光.论植物邦名之重要及其整理法[J].中央研究院自然历史博物馆特刊，1932，13（1）：1-8.

[26] 钟观光.科学名词审查会植物学名词审查本植物属名之校订[J].中央研究院自然历史博物馆特刊，1932，13（1）：9-52.

[27] 陈嵘.中国树木分类学[M].上海：中华农学会，1937.

[28] 钟补求.中国桔梗科植物之初步研究[J].北平研究院植物研究所丛刊，1935，3（1）：61-122.

[29] 陈封怀.述植物名实图考所记载报春之科类及植物名称[J].中国植物学杂志，1936（3）：1263-1265.

[30] 经利彬，吴征镒，匡可任，等.滇南本草图谱：第一集[M].中国医药研究所，云南省立药物改进所发行，1945.

[31] 中国科学院编译局.种子植物名称[M].北京：中国科学院，1954.

[32] 耿以礼.中国主要植物图说禾本科（本书简称《禾本图说》）[M].北京：科学出版社，1959.

[33] 中国科学院植物研究所.中国高等植物图鉴（本书简称《图鉴》）[M].北京：科学出版社，1975-1986.

[34] 吴征镒.云南植物志（本书简称《云志》）[M].北京：科学出版社，1977-2006.

[35] 中国科学院昆明植物研究所.云南种子植物名录：上、下[M].昆明：云南人民出版社，1984.

[36] 吴征镒.新华本草纲要：上、中、下（本书简称《纲要》）[M].上海：上海科学技术出版社，1988-1991.

[37] 黄胜白，陈重明.本草学[M].南京：南京工学院出版社，1988.

[38] 赵橘黄.中国新本草图志：第一集第一卷[M].中央研究院化学研究所集刊（第三号），化学研究所印行，1931.

[39] 赵橘黄.中国新本草图志：第一集第二卷[M].中央研究院化学研究所集刊（第六号），化学研究所印行，1931.

［40］赵橘黄.祁州药志［M］.北平：国立北平研究院铅印本，1936.

［41］裴鉴.中国药用植物志（1）［M］.上海：中国社会科学出版社，1939.

［42］裴鉴，周太炎.中国药用植物志（2～8）［M］.北京：科学出版社，1951-1965.

［43］谢宗万.中药材品种论述：上、中［M］.上海：上海科学技术出版社，1964-1984.

［44］北京药品生物制品鉴定所，中国科学院植物研究所.中药鉴别手册：一［M］.北京：科学出版社，1972.

［45］卫生部药品生物制品鉴定所，中国科学院植物研究所.中药鉴别手册：二［M］.北京：科学出版社，1979.

［46］杨兆起，封秀娥.中药鉴别手册：三［M］.北京：科学出版社，1997.

［47］肖培根.新编中药志（1～5）［M］.北京：化学工业出版社，2002-2007.

［48］王锦秀.粉条儿菜和肺筋草的考释［J］.植物分类学报，2006，44（1）：100-107.

［49］Joseph Needham. Science and civilization in China[M]. Cambridge: Cambridge University Press, 1986.

［50］杨亲二.堵喇原植物的考证［J］.云南植物研究，1990，12（3）：247-253.

［51］陈重明，王铁僧，陈建国，等.《植物名实图考》中的毛茛科植物（Ⅰ）［J］.中药材，1992（3）：41-44.

［52］陈重明，王铁僧，陈建国，等.《植物名实图考》中的毛茛科植物（Ⅱ）［J］.中药材，1992（4）：38-41.

植物名实图考叙

　　易曰：天地变化，草木蕃明乎。刚交柔而生根荄，柔交刚而生枝叶，其蔓衍而林立者，皆天地至仁之气所随时而发，不择地而形也。故先王物土之宜，务封殖以宏民用，岂徒入药而已哉！衣则麻桑，食则麦菽，茹则蔬果，材则竹木；安身利用之资，咸取给焉。群天下不可一日无，则植物较他物为特重；其名昉于《周礼》，其实载在《本经》。采其实，斯著其名，三百六十品中，殆无虚列。嗣是《别录》《图经》，代有增益；《纲目》晚出，称引尤繁。顾其书，类皆旁及五材，兼收十剂，胎卵湿化，纷然并陈；求其专状草木，成一家言，如贾思勰之《要术》，周宪王之《救荒》，殊不易得。岂其识有所短，而材力有未逮欤？抑拘于其业，囿于其方，未尝游观宇宙之赜，品汇之庬，而知其切于民生日用者，至利且便也？瀹斋先生具希世才，宦迹半天下，独有见于兹，而思以愈民之瘼。所读四部书，苟有涉于水陆草木者，靡不剟而缉之，名曰《长编》。然后乃出其生平所耳治目验者，以印证古今。辨其形色，别其性味，看详论定，摹绘成书。此《植物名实图考》所由包孕万有、独出冠时，为本草特开生面也。夫天下名实相副者尠矣，或名同而实异，或实是而名非。先生于是区区者，且决疑纠误，毫发不少假；等而上之，有关于人治之大，其综核当何如耶？读者由此以窥先生之学之全、与政之善，将所谓医国苏民者，莫不咸在；仅目为炎黄之功臣，则犹浅矣。若夫登草木，削昆虫，仿《贞白》《千金翼方》之作，为微生请命，则尤其发乎至仁，而以天地之心为心也。然则是书之益，又可量哉！余不敏，尝传言焉，颇识其用意所在，故序刻之以广其传。

　　　　道光二十有八年岁次戊申三月清明后五日，蒙自陆应谷题于太原府署之退思斋

尝读《本草纲目》一书，其于水陆草木，博采尽兼收，各有宜忌。植物之利民用大矣哉，而村间市井，稍能读药性，辄敢悬壶。其所尝常用，不过数十品，仍不能施用得当，是曰以仁术杀人，不仁孰甚！

近年山西医士固陋，较他省为尤甚，推求其故，盖由书籍不多，不足以资考核。去年春，余仿东南各省规模，为请于朝，在于省会地方设立濬文书局，于刊刻四书子六经之外，购求善本医书，镂板以行，亦欲饷文人而甦民命耳。曩者葆芝岑中丞为言《植物名实图考》一书，煞费作者匠心，足补绛《纲目》验《经疏》所未备。板存太原府署，散失板片五十有二，芝岑商于余，从印本叶摹刊如每数，依次补入，工费无几，庶几是编得称全书，使如数千百十板，不致终为爨下物，诚善举也。议甫定，适余奉命督师山海关，防御海疆，朝廷即以芝岑代余抚晋，于是芝岑所商于余所者，遂以专属之。芝岑考是编为吴瀹斋先生手著，为及刊行而陆稼堂先生刊行之，今书板散失，又得芝岑为之刊补。吁噫！一书之成，其难如此，况吾辈身任筹疆，因时沿革，欲成一方之务，不尽重赖二三同志，后先共商济也哉。书成，芝岑属文于余，窃幸芝岑救世之苦心与余同，即与瀹斋、稼堂两先生，亦无不同也。

时光绪庚辰东十月湘乡曾国荃补序

---

[1] 此两字底本无。

总目录

上册

下册

索引

上册目录

---

［1］ 山草类：正文作"山草"，此处据上下文补。

《植物名实图考》

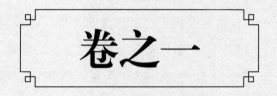

卷之一

固始吴其濬　著　蒙自陆应谷　校刊[1]

谷　类

---

［1］《图考》1880 本每卷有此字样，商务 1957 本删除。

1. 胡麻

胡麻，即巨胜，《本经》[1]上品，今脂麻也。昔有黑、白二种，今则有黄、紫各色。宜高阜、沙壖，畏潦。油甘、用广，其枯饼亦可粪田养鱼。叶曰青蘘，花与秸皆入用。

雩娄农[2]曰：一饭胡麻几度春[3]，此道人服食耳，非朝饔而夕飧也。东坡《服胡麻赋》序谓：梦道士以茯苓[4]燥，尚杂胡麻食之。且云世间人闻服脂麻以致神仙，必大笑。然其性实热。宋人说部[5]有谓久服巨胜，乃至发狂欲杀人，其烈同于丹石，则苏子之言，亦未可尽信。独其功用至广，充腹耐饥。饴饵得之则生香，腥膻得之则解秽。以为油，则性寒去毒，而药物恃以为调。其枯，美田畴，亦可救荒。说者云大宛[6]之种，随张骞[7]入中国[8]，其语无所承。然宜暵[9]而畏湿特甚，元人赋[10]云：六月亢旱，百稼槁干。有物沃然，秀于中田。是为胡麻，外白中元。又俗言芝麻有八拗[11]，谓雨旸[12]时薄收，大旱方大熟。开花向下，结子向上。炒焦压榨，才得生油，膏车则滑，钻针乃涩。观此数端，可知其性。

[新释]

《植物名实图考长编》（以下简称《长编》）卷一收胡麻和青蘘的历代主要文献。《植物名实图考》（以下简称《图考》）胡麻条开篇即混淆了"胡麻"和"巨胜"两种作物。其中"入中国"的"大宛之种"胡麻，应为《中国植物志》（以下简称《中志》）43（1）：102描述的亚麻科亚麻属植物亚麻 *Linum usitatissimum* L.，历史上又称鸦麻（《图经本草》，以下简称《图经》）、壁虱胡麻（《本草纲目》，以下简称《纲目》）和山西胡麻（《图考》）。该种原产地中海地区，大约汉代前后传入中国，现各地有栽培，以北方和西南高寒地区栽培较多。

文中提到《本经》的"巨胜""芝麻"和本条的胡麻图（图1），应是《中志》69：63描述的胡麻科胡麻属植物芝麻 *Sesamum indicum* L.。历史上该种又通称脂麻，叶名青蘘。陶弘景时

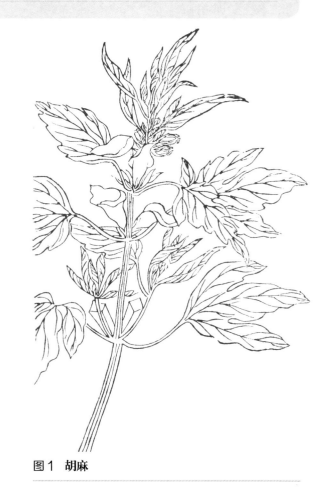

图1　胡麻

已讹作本草"胡麻"，在江南地区入药取代了 *Linum usitatissimum*。《中志》69：63 认为该种原栽培于印度及其邻区，传入中国的时间和途径不详。目前在我国的主要种植区是黄河及长江中下游各省。本条提及元人赋记录的"胡麻"及"又俗言芝麻有八拗，谓雨旸时薄收，大旱方大熟，开花向下，结子向上"者，皆是该种。

魏晋南北朝时，两种作物入药已混淆。详见：吴征镒，王锦秀，汤彦承.胡麻是亚麻非脂麻辨——兼论中草药名称混乱的根源和《神农本草经》成书的年代及作者［J］.植物分类学报，2007，45（4）：458-472。

松村任三《改订植物名汇汉名之部》（以下简称松村）：*Sesamum indicum*。吴批：胡麻 *Linum usitatissimum*，巨胜、青蘘 *Sesamum orientale*。

〔注〕

［1］《本经》：即《神农本草经》，又称《本草经》。作者不详。全书共 3 卷，载药 365 种，分上、中、下三品，似为秦汉以后的用药经验。书中提出了"君臣佐使"的方剂配伍规则以及"七情合和"的原则，对后来中药用药实践影响深远。

［2］雩娄农：本书作者吴其濬的自称。

［3］一饭胡麻几度春：出唐王昌龄诗《题朱炼师山房》。

［4］茯苓：多孔菌科茯苓属植物茯苓 *Poria cocos* (Schw.) Wolf。

［5］说部：旧指小说、逸闻及琐事一类文学作品。

［6］大宛：汉代西域地区的国名，在今乌兹别克斯坦费尔干纳盆地，王治贵山城（今塔吉克斯坦的苦盏），详见《史记·大宛传》。

［7］张骞（？—前 114）：字子文，西汉汉中成固（今陕西城固东）人。建元二年（前 139），奉汉武帝之命出使西域，复通了汉朝通往西域的南北道路，以军功封博望侯。中国古代将多种作物传入的功劳都归于张骞。现在看来，这只是美好的附会，没有直接证据。

［8］中国：上古时代，华夏民族居于黄河流域一带，以为天下之中，故称"中国"。后来泛指中原地区，而把周围地区称为四方。"中国"与下条之"蛮貊"相对应。

［9］暵（hàn）：干旱。

［10］元人赋：指宋末元初文学家戴表元（1244—1310）所著《胡麻赋》。

［11］拗：指果实上的棱。

［12］旸（yáng）：天晴，出太阳。

2. 大麻

大麻，《本经》上品。《救荒本草》[1] 谓之山丝苗，叶可食。一名火麻。雄者为枲[2]，又曰牡麻；雌者为苴[3]麻。花曰麻蕡[4]。又曰麻勃、麻仁，为服食药，叶、根、油皆入用。滇黔大麻，经冬不摧，皆盈拱把[5]。

雩娄农曰：麻为谷属，旧说皆以为大麻，陶隐居[6]创为胡麻。而宋应星[7]遂谓诗书之麻，或其种已灭。火麻子粒压油无多，皮为粗恶布，无当于谷。斯言过矣。《月令》[8]：以麻尝犬[9]。《周礼》[10]：朝事之笾[11]，其实麷[12]蕡。蕡为枲实，亦曰苴。《豳风》：九月叔苴，以食农夫[13]。《说文》[14]作萉，或作黂[15]，其无子者为牡麻。大抵古人食贵滑，麻子甘润。《南齐书》[16]纪陈皇后[17]生高帝乏乳，梦人以两瓯[18]麻粥与之，觉而乳足。则齐时尚以为饭食。《食医心镜》[19]亦云：麻子仁粥治风水腰重等疾，研汁入粳米煮粥，下葱椒盐豉食之。盖麻子不以入食，始于近代。若其衣被之功，则与苎并行。《周官》[20]专设典枲[21]以隶冢宰，绩麻、沤麻，妇子所事。三代[22]以前，卉服[23]未盛，蚕织外舍麻固无以为布。圣人以纯为俭，盖纫丝之功，省于缏缕。后世棉[24]利兴，不复致精于麻，岂古之布必粗恶哉！今之治苎[25]葛[26]者，纤细乃能纳之筒中，纺麻者何独不能？夫一物之微，而衣人食人如此，何乃屏之粒食之外？《诗》云：虽有丝麻，无弃菅蒯[27]。昔与丝伍，今乃芥视[28]。又苘麻[29]利重，竞植于田，而斯麻播植益稀，物理盛衰，良可增慨。古之粗不如今之细，古之拙不如今之巧，而天地之生物，亦日出不穷，移人情而省人功者，凡物皆然。执今人之所嗜，以订古人之所食，是犹以不火食之蛮貊[30]而较中国鼎火烹饪之剂也，岂有合欤？

[新释]

《长编》卷一收"麻"的历代主要文献，可能包含名"麻"作纤维用途的多种植物，并非指大麻 *Cannabis sativa* L. 一种。

《图考》图为新绘（图 2）。据《图考》文、图，为一草本，植株下部叶互生，上部叶似为对生，叶有长柄，具 5～6 裂片，裂片披针形，基部钝，先端锐尖，边缘具锯齿，具羽状脉，中裂片每边达 12 条侧脉。雄花序（该种雌雄异株）呈开展的圆锥状。上述性状，与《中志》23（1）：223 和《云南植物志》（以下简称《云志》）1：159 描述的桑科大麻属植物大麻 *Cannabis sativa* L. 在概貌上基本相同。该种原产不丹、印度和中亚地区，我国各地有栽培，或有逸生。新疆常见野生。《救荒本草译注》释"山丝苗"为该种。

[注]

① 《救荒本草》：明太祖第五子、定王朱橚（1361—1425）为救荒而于永乐四年（1406）编著的一部区域性经济植物志，书中用简练的文字和精美的绘图，记录了中原地区 414 种可食用植物。

② 枲（xǐ）：大麻的雄株。东汉崔寔 2 世纪已认识到大麻雌雄异株，在《四民月令》中分别称雄株为"枲"或"牡麻"；雌株为"苴"或"子麻"。

③ 苴（jū）：大麻的雌株。

④ 蕡（fén）：大麻的花。

⑤ 拱把：指径围大如两手合围。

⑥ 陶隐居（456—536）：即陶弘景，医药家、炼丹家和文学家。字通明，自号华阳隐居，卒谥"贞白先生"，南朝丹阳秣陵（今江苏南京一带）人。撰《本草经集注》7 卷，共载药物 730 种，首创以玉石、草木、虫、兽、果、菜、米实的药物分类方法，对后世本草学的发展影响巨大。

⑦ 宋应星（1587—约 1666）：明代科学家，字长庚，江西奉新人，著《天工开物》。本条宋应星的议论出自《天工开物·乃粒第一》，原文为"凡麻可粒可油者，惟火麻、胡麻二种。胡麻即脂麻，相传西汉始自大宛来。古者以麻为五谷之一，若专以火麻当之，义岂有当哉？窃意《诗》《书》五谷之麻，或其种已灭，或

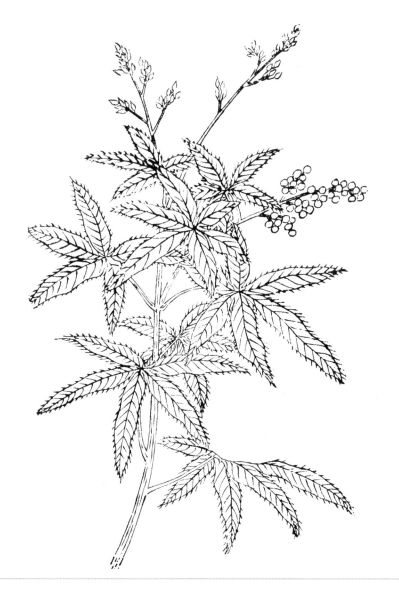

图2 大麻

即蒉、粟之中别种，而渐讹其名号，皆未可知也……火麻子粒压油无多，皮为疏恶布，其值几何"？该段所讨论的内容多处欠妥，因此吴其濬认为"斯言过矣"。

⑧《月令》：儒家经典《礼记》中的一篇，全名为《礼记·月令第六》。分为孟春之月、仲春之月等共13篇。

⑨ 以麻尝犬：《礼记·月令》原文作"仲秋之月……以犬尝麻，先荐寝庙"。商务1957本改为"以犬尝麻"。

⑩《周礼》：十三经之一，原名《周官》。王莽时期被列入官学，并更名为《周礼》。书中记载先秦时期汉族社会政治、经济、文化、风俗和礼法诸制等。

⑪ 笾（biān）：古代祭祀宴飨礼器的一种，用于盛果脯之类的食品。形似豆而盘平浅、沿直、矮圈足。有竹编、木制、陶制和铜制多种。

⑫ 麷（fēng）：炒熟的麦子。

⑬ 九月叔苴，以食农夫：出《诗经·豳风·七月》"九月叔苴，采荼薪樗，食我农夫"。《豳风》，《诗经》十五国风之一，共七篇，为先秦时代豳地华夏族民歌。豳，同邠，古都邑名，在今陕西旬邑、彬县一带，据称是周族部落的发祥地。《七月》是一首记录周代早期的农业生产状况和农民日常生活情景的诗歌。

⑭《说文》：汉代许慎（约58—约147）编纂

的一部以六书理论系统分析汉字字形、解释字义、辨识声读、考究字源的字书，反映了上古汉语词汇的面貌。

⑮ 黂（fén）：麻子。

⑯《南齐书》：南齐萧道成之孙萧子显（约489—537）编写的一部纪传体断代史。记述了自齐高帝建元元年（479）至齐和帝中兴二年（502），共二十三年史事。本条文字内容出卷二十《列传第一·皇后》。

⑰ 陈皇后：南齐高皇帝萧道成的母亲。她产后乳少，梦中食麻粥，醒来乳足。但麻子是否有催乳功效尚未得到证实。

⑱ 瓯（ōu）：古代器物，形状有争议。《说文》作：瓯，小盆也。

⑲《食医心镜》：又名《食医心鉴》，唐代成都人昝殷撰于大中年间（847—859）的食物疗法专著。原书三卷，宋代后散失，现零散存于《证类本草》等本草著作中。

⑳《周官》：即《周礼》。

㉑ 典枲：先秦官职，掌布缌、缕、纻之麻草之物，以待时颁。

㉒ 三代：对中国历史上夏、商、周三个朝代的合称。

㉓ 卉服：用缔葛做的衣服。

㉔ 棉：锦葵科棉属 *Gossypium* 多种植物的种子纤维。棉花传入中国至迟在南北朝时期，原多在边疆种植。规模化传入内地当在宋末元初。在吴其濬之前，我国栽培历史较久的多是树棉 *Gossypium arboreum* L. 和草棉 *Gossypium herbaceum* L. 等。

㉕ 苎：荨麻科苎麻属植物苎麻 *Boehmeria nivea* (L.) Gaudich.，中国南方主产的纤维植物，驯化栽培历史悠久。

㉖ 葛：豆科葛属植物葛 *Pueraria lobata* (Willd.) Ohwi，中国重要的纤维植物和药用植物。

㉗《诗》云……无弃菅蒯：出《左传·成公九年》，现《诗经》中无此句。菅（jiān），禾本科菅属植物菅 *Themeda villosa* (Poir.) A. Camus；蒯（kuǎi），植物名，学名待考。

㉘ 芥视：轻视。芥，十字花科芸薹属植物芥菜 *Brassica juncea* (L.) Czern. et Coss. 的种子，常用来形容细小之物。

㉙ 苘麻：锦葵科苘麻属植物苘麻 *Abutilon theophrasti* Medicus，参见本书卷之十四"苘麻"条。

㉚ 蛮貊（mò）：古代称南方和北方某些部族为"蛮貊"，与前条注中"中国"相对应。

3. 薏苡

薏苡仁，《本经》上品。江西、湖南所产颇多。北地出一种草子，即《图经》[1]所云小儿以线穿如贯珠为戏者，盖雷敩[2]所谓糯米也，与薏苡仁相似，不可食。

雩娄农曰：薏苡明珠[3]，去瘴疠[4]而来姜斐[5]，然服食几何，乃以车载耶？五岭间种之为田，余掷之庑砌，辄秀而实，非难植者。《帝王世纪》[6]载有莘氏[7]吞薏苡而生禹[8]，此与苤苢[9]宜男之说相类。《逸周书》[10]西戎[11]献桴苡[12]，其实若李。今南方候暖，薏苡高如木，实形似李，但小耳。说《诗》者或以桴苡为苤苢，然二者今皆为孕妇禁方矣。

[新释]

《长编》卷一收薏苡仁历代主要文献。《图考》图为新绘图（图3）。图、文描绘的即《中志》10（2）：290描述的禾本科薏苡属植物薏米 *Coix chinensis* Tod.，吴批 *Coix lacryma-jobi* L. var. *ma-yuen* (Roman.) Stapf，《中志》作其异名。该种另有中文别名苡米（《本草求原》）、六谷米、绿谷（云南地方名）、马援薏苡（《台湾植物志》），回回米（《救荒本草》以下简称《救荒》）。据地理分布，应为《中志》10（2）：290描述的薏米原变种 *Coix chinensis* var. *chinensis*，我国东南部常见栽培或逸生，产于辽宁、河北、河南、陕西、江苏、安徽、浙江、江西、湖北、福建、台湾、广东、广西、四川、云南等省区。生于温暖潮湿的河边地和山谷溪沟，海拔2 000米以下较普遍。模式标本采自中国。《台湾植物志》作马援薏苡，"*ma-yuen*"，是为纪念汉代马援将军（前14—49）从中南半岛引入栽培品种而命名。今本草用其颖果作薏苡仁，入药有健脾利湿、清热排脓之效。

文中提及北地出一种草子，即《图经》所云"小儿以线穿如贯珠为戏"者，应为《中志》10（2）：291描述的禾本科薏苡属植物薏苡 *Coix lacryma-jobi* L.。我国产于辽宁、河北、山西、山东、河南、陕西、江苏、安徽、浙江、江西、湖北、湖南、福建、台湾、广东、广西、海南、四川、贵州和云南等省区；多生于湿润的屋旁、池塘、河沟、山谷、溪涧或易受涝的农田中，海拔200～2 000米处常见，野生或栽培。其总苞坚硬，有白、灰、蓝、紫等各色，平滑而具光泽，基端孔大，古代常做成念佛珠或珠帘。该种颖果小，质硬，淀粉少，遇碘呈蓝色，不能食用。《中志》10（2）：291谓《本经》薏苡即本种。

松村：*Coix agrestis* Lour.。吴批：*Coix lacryma-jobi* L. var. *ma-yuen* (Romanet) Stapf，糯米 *Coix lacryma-jobi* var. *lacryma-jobi*。

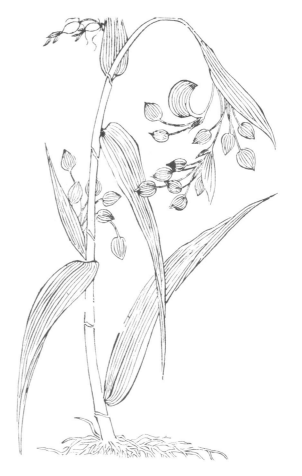

图3　薏苡

[注]

❶《图经》：指《本草图经》，又名《图经本草》，宋苏颂（1020—1101）等编撰。书成于1061年，21卷。共收药物780种，药图933幅。原书佚，内容多见于后来诸家本草中。苏颂，字子容，福建泉州同安县（今属厦门市）人。北宋杰出的天文学家、天文机械制造家和药物学家。庆历二年（1042），登进士第，官至刑部尚书、吏部尚书，哲宗时拜相。

❷ 雷敩（xiào）：生平不详，南朝宋时药学家。著《炮炙论》三卷，记载药物的炮、炙、炒、煅、曝、露等十七种制药法。原书佚，内容为后来诸本草收录。

❸ 薏苡明珠：成语，指无端受人诽谤而蒙冤。典出《后汉书·马援列传第十四》，伏波将军马

援征交趾，见薏苡实大，援欲以为种。平定归来，载回一车薏苡，被误为珍珠，遭诬告。

4 瘴疠（zhàng lì）：感受瘴气而生的疾病。亦泛指恶性疟疾等病。

5 萋斐（qī fěi）：花纹错杂貌。语本《诗·小雅·巷伯》："萋兮斐兮，成是贝锦；彼谮人者，亦已大甚！"

6 《帝王世纪》：皇甫谧（215—282）著，专述帝王世系、年代及事迹。现存 10 卷。皇甫谧，幼名静，字士安，晚年自号玄晏先生。安定朝那（今宁夏固原东南，一说甘肃灵台境内）人。著《针灸甲乙经》；还编撰了《高士传》《逸士传》《列女传》和《元晏先生集》等书。

7 有莘氏：出自姒姓，以国名"有莘国"为氏。

8 禹：姓姒，名文命（也有禹便是名的说法），字（高）密。史称大禹、帝禹，为夏后氏首领。

相传禹治理河有功，受舜禅让而继承帝位。

9 苤苢：《诗经》中记载的植物之一，隶属物种有争议。有学者释为薏苡 Coix lacryma-jobi L.；也有学者释为车前科车前属植物车前 Plantago asiatica L.。

10 《逸周书》：作者和成书具体年代不详，本名《周书》，《隋书·经籍志》又题为《汲冢周书》。今本全书 10 卷，正文七十篇。又序一篇。正文按所记事之时代早晚，记录上起周文、武王，下至春秋后期的灵王、景王时事，是一部周时诰誓辞命的记言性史书。

11 西戎：古代居住于中原地区的汉民族自称华夏，把周围四方的各族人，分别称为东夷、南蛮、西戎、北狄，以区别华夏。西戎即是古代华夏人对西方非华夏民族的泛称。

12 稃苢：疑似薏苡 Coix lacryma-jobi L.。

4. 赤小豆

赤小豆，《本经》中品。古以为辟瘟良药，俗亦为馄沙馅，色黯而紫。医肆以相思子半红黑者充之，殊误人病。

[新释]

《长编》卷一收赤小豆历代主要文献。《中志》《云志》释《本经》赤小豆为豆科豇豆属植物赤小豆 Vigna umbellata (Thunb.) Ohwi et Ohashi [《纲要》2：472 释作 Phaseolus calcaratus Roxb. 为其异名]。该种我国南部野生或栽培。种子供食用；入药，有行血补血、健脾去湿、利水消肿之效。文"色暗而紫"，即此。

《图考》图为新绘（图 4）。该图荚果较宽，非赤小豆 Vigna umbellata "荚果线状圆柱形"

的特征。似赤豆 Vigna angularis (Willd.) W. T. Wight.。但其荚果具种子 8～10 颗，又合赤小豆 Vigna umbellata 荚果中种子的数量。绘图有疑问。暂释作赤小豆 Vigna umbellata (Thunb.) Ohwi et Ohashi。

《中志》41：268 和《云志》10：647 赤小豆 Vigna umbellata 下中文别名中列有"饭豆"，但并未注明饭豆出处。饭豆即本卷下条"白绿小豆"的云南土名。吴征镒旧时批这二条均为 Phaseolus radiate，新批仅本条为 Phaseolus radiata。该学名即《中志》41：284 和《云志》10：646 描述

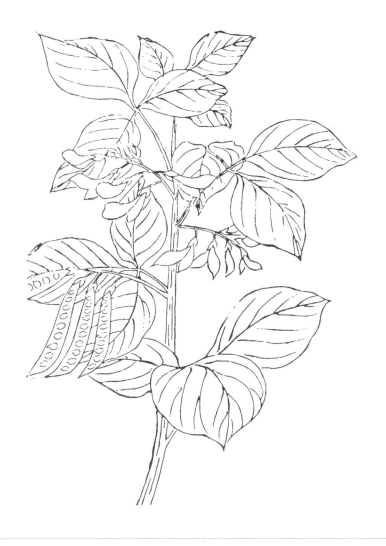

图 4　赤小豆

的豆科豇豆属称作绿豆（《开宝本草》）的 *Vigna radiata* (L.) R. Wilczek。似非。

　　文中提及"相思子半红黑者"，乃《中志》40：123 描述的豆科相思子属植物相思子 *Abrus precatorius* L.。其种子椭圆形，平滑具光泽，

上部约 2/3 为鲜红色，下部 1/3 为黑色，因此有"相思子半红黑者"。该种我国产于台湾、广东、广西、云南。生于山地疏林中。

　　松村：*Phaseolus mungo* L. var. *subtrilobata* (Fr. et Sav.) Matsum。

5. 白绿小豆 花小豆

　　赤小豆，以入药特著。其白、绿二种，亦可同米为饭，云南呼为饭豆，贫者煮食，不糁[1]米也。其形微同绿豆，而齐近方。然唯赤者作饭，色、味、香皆佳。又有羊眼豆、苬科豆，色绿有黑晕；又彬豆，色褐；蚂蚱眼，色黄白，皆小豆类。

［新释］

赤小豆，《中志》和《云志》释《本经》赤小豆为豆科豇豆属植物赤小豆 *Vigna umbellata* (Thunb.) Ohwi et Ohashi。该种荚果具种子仅6～10颗，非《图考》绘图中荚果中种子多数的性状。

《图考》图为新绘（图5），小叶浅三裂；荚果线状圆柱形，具种子11～17（～19）颗。性状概貌确如文字所述，较近豆科豇豆属植物绿豆 *Vigna radiata* (L.) R. Wilczek（参见本卷绿豆条）。此图与前一种赤小豆荚果的特征比较，显然非同一物种。又据本条文字，种子"其形微同绿豆，而齐近方然，惟赤者作饭，色、味、香皆佳"。文、图所记性状，概貌颇合《中志》41：298描述的豆科豇豆属植物豇豆 *Vigna unguiculata* (L.) Walp. 的特征。该种下分三个栽培亚种，其中短豇豆 *Vigna unguiculata subsp. cylindrica* (L.) Verdc. 种子颜色有黄白、暗红或其他颜色，较合。

该变种荚果短，我国各地栽培。种子供食用，可掺入米中做豆饭、煮汤、煮粥或磨粉用，故又称饭豆。

松村：*Phaseolus*。吴批前条"赤小豆"为 (*Phaseolus*) *Vigna radiata* (L.) Wilczek，《云志》10：646称作绿豆（《开宝本草》），而批"白

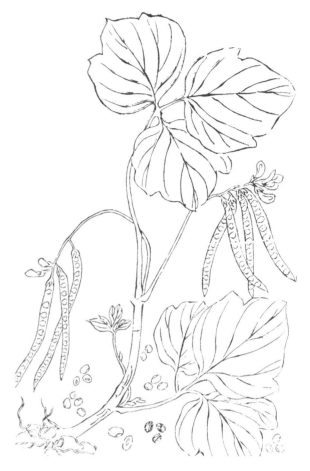

图5　白绿小豆

绿小豆"为 *Phaseolus*……但吴旧批两者均为 *Phaseolus radiata*。

［注］

1 掺（sǎn）：以米和羹。

6. 大豆

大豆，《本经》中品。叶曰藿，茎曰萁。有黄、白、黑、褐、青斑数种。其嫩荚有毛，花亦有红、白数色。豆皆视其色以供用。

零娄农曰：古语称菽，汉以后方呼豆，五谷中功兼羹饭者也。黑者服食，栈中上料，若青、黄、白皆资世用。夫饭菽配盐，炊其煎藿，食我农夫，独殷北地。而仓卒

湿薪，饥寒俱解；咄嗟煮末，奢靡相高；沙饼翠釜，同此酥腴耳。淮南制腐[1]，理宜必祭，清吏所甘，同乎宰羊。若浸沐生蘗[2]，未原其始，大豆黄卷[3]，或权舆[4]焉。明陈巘《豆芽赋》[5]曰：有彼物兮，冰肌玉质，子不入于污泥，根不资于扶植。金芽寸长，珠蕤双粒；匪绿匪青，不丹不赤；白龙之须，春蚕之蛰。信哉斯言，无惭其实。

[新释]

《长编》卷一收大豆历代主要文献。《图考》图为新绘（图6）。《图考》图、文描述的物种即《中志》41：234 记录的豆科大豆属植物大豆 *Glycine max* (L.) Merr.。

《中志》和《云志》将大豆 *Glycine max* (L.) Merr. 分成 2～3 种，又有劳豆 *Glycine soja* Sieb. et Zucc. 和宽叶蔓豆 *Glycine gracilis* Skv.。日人早已证明大豆 *G. max* 和劳豆 *G. soja* 可以杂交，第二代有繁殖力，应以同种视之，而宽叶蔓豆 *G. gracilis* 更无主要区别特征，参见《中志》10：238 附记。本研究认为三种实际应成一种，名称宜采用 *Glycine max* (L.) Merr.。但考虑到这是一种重要的驯化作物，为方便农业育种交流需要，可分出野生类型作野大豆 *Glycine soja* Sieb. et Zucc.。《图考》卷三的"鹿藿"和卷二的"黑药豆"即为劳豆 *Glycine soja*。但现实物种鉴定操作中，多有将栽培逸生的大豆鉴定为劳豆 *Glycine soja* 的情况发生。大豆是在我国驯化成功的重要粮食作物之一，现知约有 1 000 个栽培品种。但大豆驯化的时间、地点等具体驯化事件，仍有争议。

在本书卷之二"黑药豆"条下，有我们对历史上"鹿藿"一名的详细解释，鹿藿为 *Glycine soja* Sieb. et Zucc.。

松村：*Glycine hispida* Maxim.（*Glycine soja* Bth.）；吴批：*Glycine max*。

[注]

1 淮南制腐：即淮南王刘安发明豆腐的故事。

2 浸沐生蘗：此处指大豆经水浸泡至发芽。

3 大豆黄卷：中药名，为大豆成熟种子经发芽干燥的炮制加工品。

4 权舆：起始、萌芽、新生。

5 《豆芽赋》：即《豆芽菜赋》。明宣德年间，朝

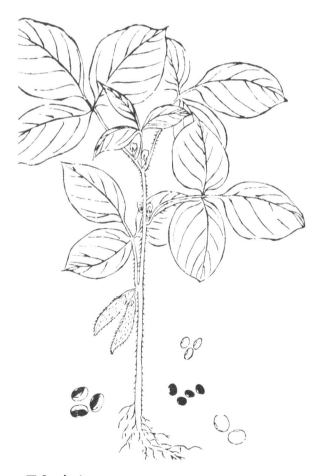

图6 大豆

廷为选贤良方正，招天下有志之士考试应选，试题为《豆芽菜赋》。陈嶷（nì）（生卒年不详）的

赋文不仅描述了豆芽菜的生长过程和形态，还称赞它的品格与功用，寓意深刻，被录为第一名。

7. 大白豆[1]

大豆，昔人多以为即黄豆[2]，然自是两种。大豆花如扁豆[3]，有黄、白各色，豆有白者、黄者、绿者、褐者、黑者。绿有透骨、鸭蛋等名。市中以为烘青豆者是。褐者俗曰茶豆，形长圆，大抵皆炒以为茶素[4]。种者皆于蜀秫[5]隙地植之，不似黄豆用广。黄豆今俗呼毛豆，种植极繁，始则为蔬，继则为粮，民间不可一日缺者。其花极小，豆色黄，或有黑脐，形微扁，亦有大小、早迟各种。聚而观之，乃能详辨。

〔新释〕

《长编》卷二收《嘉祐本草》"白豆"文献，无性状描述，不知是否本种。

《图考》本条为吴其濬新描述的豆科Leguminosae植物（图7）。核对《中志》41卷菜豆亚族Subtrib. Phaseolinae，疑似《中志》41:298描述的菜豆属植物棉豆 *Phaseolus lunatus* L. 但叶形有出入。

松村：*Dolichos lablab* L.，又作 *Phaseolus*。吴批：*Phaseolus*。

〔注〕

1 大白豆：底本和1848版该条目录和本条植物名作"大白豆"，绘图作"白大豆"；日版统一作"白大豆"；商务1919统一目录和绘图作"白大豆"。

2 黄豆：豆科大豆属植物大豆 *Glycine max* (L.) Merr.，见上条"大豆"释。

3 扁豆：豆科扁豆属植物扁豆 *Lablab purpureus* (L.) Sweet，详见本卷"扁豆"条。

4 茶素：也叫素茶，即素食的糕点茶食。

5 蜀秫：即蜀黍，指禾本科高粱属植物高粱 *Sorghum bicolor* (L.) Moench，详见本卷"蜀黍"条。

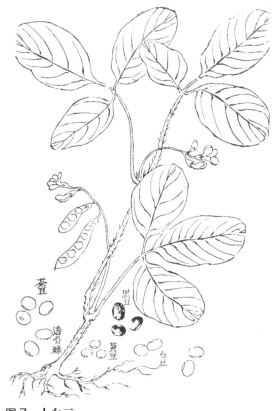

图7　大白豆

8. 粟

　　粟，《别录》[1]中品。诸说即粱之细粒者一类，而种各异。固始[2]通呼寒粟，耐旱而迟收。凡畏水之地，伏潦后始种之。北地惟以粱与粟为粥饭，故独得谷名。《齐民要术》[3]谓今人专以稷[4]为谷，具载晚、早数十种，有赤粟、白粟、苍白稷诸名，则名粟者即稷矣。《尔雅注》[5]以江东呼粟为粢。释稷，谓粟为稷，其来已古。考《说文》，嘉谷实曰粟，盖兼禾黍。今之粟专属此种，与古异，其种名尤繁。北谚曰：百岁老农，不识谷种。为粱、粟言也。俗语简质，浑曰小米，而谷种益难辨，姑以俗之呼粟者图之。既与粱有别，而方言无呼此为稷者。泥古则不能通俗，故乃标粟名。

〔新释〕

　　《图考》图为新绘（图8），所图显示为一草本的植株上部，秆直立。叶鞘松裹茎秆，叶片长披针形，先端尖，基部钝圆。花序呈总状圆柱形，下垂。绘图似具毛。上述性状特征，非禾本科黍属 *Panicum* 植物，而是狗尾草属 *Setaria* 植物粱 *Setaria italica* (L.) Beauv.，俗称小米。该种可能在我国驯化起源，在很长一段历史时期，是我国北方黄河流域的主要粮食作物，经过长期的选育，培育出了异常丰富的品种资源。现广泛栽培于欧亚大陆的温带和热带。

　　吴批：*Setaria italica*。

〔注〕

[1]《别录》：即《名医别录》，成书年代和作者有争议。内容最早见于梁代陶弘景撰的《本草经集注》。陶氏在《本草经集注》中，收载《神农本草经》365种药物，又辑入《名医别录》的365种药物，分别记述其性味、有毒无毒、功效主治、七情忌宜和产地等。

[2] 固始：今河南固始县。本书作者吴其濬即固始人。《图考》记载中原植物，多为吴其濬回乡丁忧时期（在现固始李家花园）整理完成。

[3]《齐民要术》：北魏末年（533—544）贾思勰著述的一部综合性农学著作。该书系统总结了6世纪以前黄河中下游地区农牧业的生产实践经验，对后来中国古代北方农学的发展产生

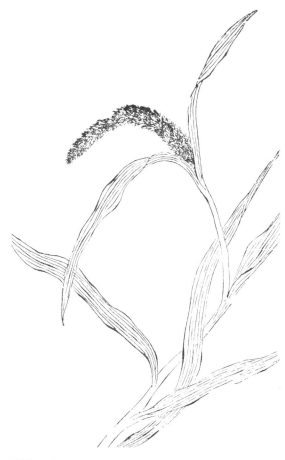

图8　粟

巨大影响。

4 稷：禾本科稷属植物稷 *Panicum miliaceum* L.，见本卷"稷"条。

5 《尔雅注》：晋代文学家郭璞（276—324）给《尔雅》作的注。他以晋代江南某地方言中的动植物名称、性状、生态、生境等信息，解释《尔雅》中的动植物名称。对中国后来的植物考据研究影响较深。

9. 小麦

小麦，《别录》中品。《广雅》[1]云：大麦[2]，牟也；小麦，来也。土燥亦燥，土湿亦湿。南北不同，故贵贱异。

雩娄农曰：此物大热，何故食之？此西方人语，《本草》无是说也。近世医者，多以麦性燥，戒病者勿食。北人渡江，三日不餐面，即觉骨懈筋弛，夫岂有患热者哉？大抵谷种，皆藉热蒸而成，稻之新也，湿热尤甚。风戾而廪之，经时即平和滋益矣。北之麦、南之稻，人所赖以生。然稻能久藏，所耗少，麦经岁则虫生。其色黑，故俗呼曰牛。簸扬[3]辄减十之二三，谷之飞亦为蛊，为麦蛀[4]也。三十年之蓄，尚稻而不尚麦者以此。余既为麦雪谤，而并及之。

［新释］

《长编》卷一收小麦历代主要文献。《图考》图为新绘（图9）。所图即《中志》9（3）：51描述的禾本科小麦属植物普通小麦 *Triticum aestivum* L.。该种传入我国的历史较早，但传入的具体时间、路线和传入的次数尚有争议。现为我国主要粮食作物，我国南北各地广为栽培，品种很多。

松村：*Triticum vulgare* Vill.；吴批：*Triticum aestivum*。

［注］

1 《广雅》：三国魏人张揖仿《尔雅》体例编纂的一部训诂书。原书分为上、中、下3卷，篇目分为19类。书名《广雅》，有增广《尔雅》的意思。

2 大麦：禾本科大麦属植物大麦 *Hordeum vulgare* L.，详见本卷"大麦"条。

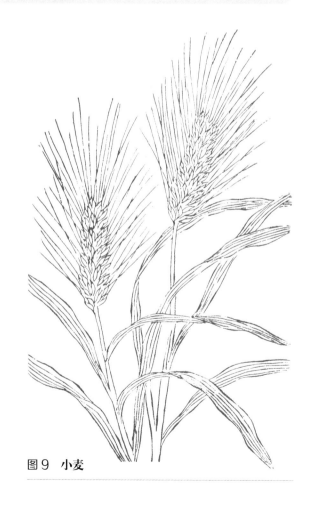

图9 小麦

3 簸（bò）扬：用簸箕上下颠动，扬去粮食中的糠秕、尘土等杂物。

4 麦筬：黑粉科黑粉菌属大麦坚黑粉菌 *Ustilago hordei* (Pers.) Lagerh.。

10. 大麦

大麦，《别录》中品。陶隐居谓为稞麦。《唐本草》[1]遂云出关中，即青稞麦。《本草拾遗》[2]已斥之。今青稞出西北塞外，性黏尤寒，与大麦异种。大麦，北地为粥，极滑。初熟时用碾半破，和糖食之，曰碾黏子。为面、为饧、为酢、为酒，用至广。大、小麦用殊而苗相类，大麦叶肥，小麦叶瘦；大麦芒上束，小麦芒旁散。谚曰：谷三千，麦六十。得时之麦，粒逾六十，此其数矣。

[新释]

《长编》卷一收大麦历代主要文献。《图考》图、文描绘的是《中志》9（3）：33 描述的禾本科大麦属植物大麦 *Hordeum vulgare* L.，今我国南北均有栽培（图10）。现代植物分类学上，青稞被视为大麦的青稞变种 *Hordeum vulgare* L. var. *nudum* Hook.f.，下有多个品种，详见本卷"青稞"条。之前学者们据考古证据认为大麦在新月沃地驯化后传进中国。Fei Dai 等人 2014 年基于遗传学证据认为，中国西藏可能还存在一个大麦驯化中心，此即指青稞。

松村：*Hordeum vulgare* L.；吴批：*Hordeum vulgare*。

[注]

1 《唐本草》：即《新修本草》，为世界上第一部官修并由政府正式颁布的药典。公元657年，唐高宗指派李勣等组织长孙无忌等二十二人编纂，苏敬为实际负责人。书成于显庆四年（659），全书有本草 20 卷（现残存 11 卷），目录 1 卷；图 25 卷，目录 1 卷；《图经》7 卷（已佚）；共 54 卷，收集药物 850 种。

2 《本草拾遗》：本草书。唐陈藏器（约687—757）著。书名为拾取唐《新修本草》遗漏之意。原书佚，内容存《证类本草》中。

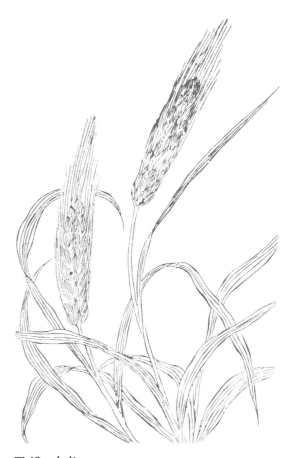

图10 大麦

11. 矿麦

矿麦，《别录》中品，苏恭[1] 以为大麦，陈藏器[2] 以为麦壳，《图经》以为有大、小二种，言人人殊。今山西多种之，与大麦无异。熟时不用打碾，仁即离壳。但仁外有薄皮如麸，打不能去。《山西通志》[3]：矿麦皮肉相连似稻，土人谓之草麦，造曲用之，亦有碾其皮以食者。考《齐民要术》，矿麦、大麦类，早晚无常。《九谷考》[4] 以为大麦之别种是也。《说文》：矿，芒粟也。麦为芒谷，不应此种独名矿。西北志书多载露仁麦，似即矿麦。又或以为青稞，《说文》：稞，谷之善者，一曰无皮谷。青稞与矿麦迥异，然皆不需碾打而壳自落，疑矿麦即稞麦一声之转，而青稞以色青独著。《唐书》[5] 谓吐蕃[6] 出青稞，而《齐民要术》已有青稞之名，与矿麦用同。盖外国[7] 方言皆无正字，如山西之呼莜、呼油，皆本蒙古人语；而作《唐书》者，以中国之产译为青稞，非必来自外国也。《天工开物》[8] 谓矿麦独产陕西，一名青稞，即大麦随土而变，皮成青黑色。此则糅杂臆断，不由目睹也。

[新释]

《长编》卷一收矿麦主要文献。《图考》图为新绘（图 11）。据图、文，宜释为《中志》9（3）：33 描述的禾本科大麦属植物大麦之青稞变种 *Hordeum vulgare* L. var. *nudum* Hook. f.。其颖果成熟时易于脱出稃体，在我国西北、西南各省常栽培，较适宜西北清凉气候。

文中提及的“莜、呼油”，非青稞 *Hordeum vulgare* var. *nudum*，乃《中志》9（3）：170 描述的禾本科燕麦属植物莜麦 *Avena chinensis* (Fisch. ex Roem. et Schult.) Metzg.。

松村：*Hordeum vulgare* L.；《纲要》：*Hordeum vulgare* L. var. *nudum* Hook. f.。吴批：*Hordeum*？待考。

[注]

■ 苏恭（599—674）：即苏敬，陈州淮阳（今河南淮阳）人，宋时因避赵佶讳，改为苏恭或苏鉴。曾任朝仪郎、右监门府长史骑都尉。主持编撰了《唐本草》。

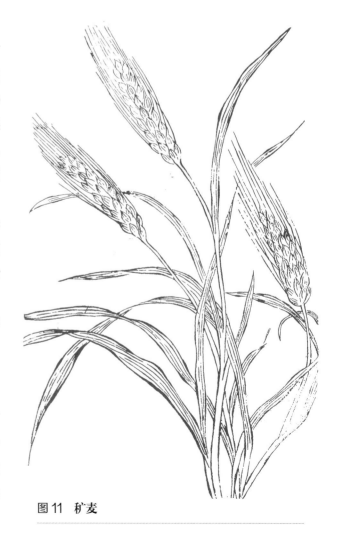

图 11 矿麦

② 陈藏器（约 687—757）：中国古代药学家，唐四明（今浙江宁波）人，著《本草拾遗》。

③ 《山西通志》：据《四库全书》，山西之有《通志》，始于明成化中督学金事胡谧，后嘉靖中副使周斯盛、万历中按察使李维祯，皆踵事排纂。至康熙壬戌，督学道刘梅又因旧本重编。雍正七年（1729），罗石麟等奉诏纂辑，乃开局会城，因旧本续加增订。吴其濬所指《山西通志》，推测为后者。

④ 《九谷考》：清代学者程瑶田（1725—1814）对粱、黍、稷、稻、麦、大豆、小豆、麻等九种粮食作物的考证研究。该书的成书年代有争议，近人罗继祖认为撰于乾隆三十九年（1774），也有人认为完成于乾隆四十五年（1780）至乾隆五十年（1785）间。

⑤ 《唐书》：五代后晋时刘昫、张昭远等编写的唐代纪传体史书。全书 200 卷，其中帝纪 20 卷，志 20 卷，列传 150 卷。记载了唐代自高祖武德元年（618）至哀帝天佑四年（907）共 290 年的历史。北宋编撰的《新唐书》问世以后，《唐书》始有新旧之分。

⑥ 吐蕃（tǔ bō）：即吐蕃王朝（618—842），是青藏高原历史上第一个有明确史料记载的古代藏族政权，松赞干布改变了青藏高原各部原本各自为政、分散孤立发展的局面，通过制度、法律和驿站等建设，各个小邦政权和部落联盟凝聚成强大力量，逐渐走出内陆高原。

⑦ 外国：我国古代指中央政府以外的政权，后用来指本国以外的国家。

⑧ 《天工开物》：明代宋应星（1587—约1666）编纂的一部关于农业和手工业生产的专著。原书分作 18 卷，依次总结了中国古代的各项手工业技术，反映了明代末年中国的生产力状况。书初刊于 1637 年，迅速引起重视，被翻译成多国文字。西方学者称它为"中国 17 世纪的工艺百科全书"。

12. 粱

　　粱，《别录》中品。种有黄、白、青各色。苏颂谓粟、粱一类，粟虽粒细，而功用无别。是以粒大者为粱，细者为粟。李时珍[1]谓穗大而毛长、粒粗者为粱，穗小而毛短、粒细者为粟，其说相符。然二者迥别，而种尤繁，今北地通呼谷子，亦有粘、不粘之分。《氾胜之书》[2]粱为秫，粟也。西北皆呼小米，固始呼粟为野人毛，正肖其形。其秆为秫，牧者以其丰歉为繁羸也。

　　零娄农曰：谷粟皆粒食总名，《周礼注》以粟为稷，《齐民要术》从之，盖以稷为谷长，故独以粟名。后世以谷为粱，以粟为粱之细穗者，此自俗间称谓，不可以订古经也。秫为粱粟之黏者，《说文》以为稷，《尔雅注》以为粟，《图经》以为黍，《古今注》[3]以为稻，说各不同。按糯为稻之黏者，而他谷之黏者亦多曰糯，即药草亦然，则秫似亦可通称也。

[新释]

《长编》卷二收粱、秫历代主要文献。《图考》图为新绘（图12）。所图为一禾本科植物，顶生穗状花序，下垂。似有芒。非顶生圆锥花序。该图描绘植物的性状，较合《中志》10（1）：353描述的禾本科狗尾草属植物粱 *Setaria italica* (L.) Beauv.。该种是我国古代黄河中上游地区的主要粮食作物。经过几千年的选择培育，中国拥有了世界上最丰富的品种资源。中国古代认为粒大颖长为粱，粒小颖短为粟。苏敬判断为一种作物。吴其濬认为二物不同种。现代分类学上有原变种粱 *Setaria italica* var. *italica* 和粟 *Setaria italica* (L.) Beauv. var. *germanica* (Mill.) Schred. 之分。

松村：*Setaria italica* Beauv.；吴批：*Setaria italica* var.。

[注]

1 李时珍（1518—1593）：字东璧，晚年自号濒湖山人，湖北蕲春人，明代著名医药学家。著有《本草纲目》《奇经八脉考》和《濒湖脉学》等医药著作。

2 《氾胜之书》：氾胜之（生卒年不详）于西汉末年撰写的一部农书，主要对西汉黄河流域的农业生产经验和操作技术加以总结。《汉书·艺文志》著录作《泛胜之十八篇》。该书早

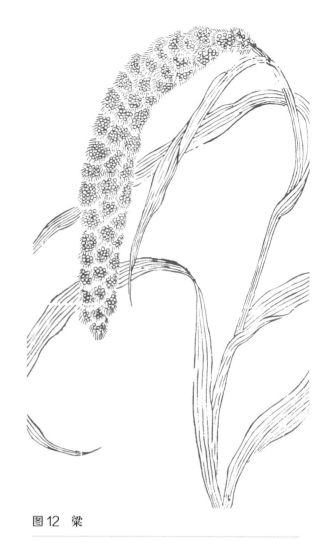

图12 梁

佚，北魏贾思勰《齐民要术》多处引用。

3 《古今注》：晋代崔豹（生卒年不详）著述的一部对古代和当时各类事物进行解说诠释的著作。共3卷，卷下有一篇释草木的内容，我国古代植物学作品多有引用。

13. 扁豆

扁豆，《别录》中品，即蛾眉豆[1]。白扁豆入药用，余皆供蔬。或云：病疟者食之即发，盖即陶隐居所谓患寒热者不可食之义。

雩娄农曰：扁豆供蔬、供饵，佳矣。观其矮棚浮绿，纤蔓萦红。麂眼临溪，蛮声

在户。新苞总角，弯荚学眉。万景澄清，一芳摇漾。杨诚斋[2]诗：白白红红遍豆花。秋郊四盻，此焉情极。若乃凄霖莓[3]长，清飙篝隄，破茆零落，乱苇欹横。断桥溃港，枯树孤根，无数牵缠，有限条达，褪花色涴，余荚棱高，豆叶黄、野离离，当此之时，何以堪之！夫繁华满径，易于推排；冷秀栖园，难为淡泊。天寒翠袖，倚竹独怜；陌暖金钩，采桑成曲。况复秋莼[4]渐老，顷豆将其，除架何时，抛藤焉往？虫声不去，雀意何如，纵此流连，岂殊寂寞哉！

[新释]

《长编》卷二收扁豆历代主要文献。《图考》图为新绘（图13）。据《图考》图、文，可知本品为草质藤本；叶互生，具柄，具三小叶，侧生小叶扁卵形，偏斜，基部钝圆，先端具小尾尖，顶生小叶较大，宽卵形，基部近圆形并渐渐狭成柄，两者均具羽状脉，边全缘；花有白、紫二种，正如杨诚斋诗描述的"白白红红遍豆花"；荚果长椭圆状镰形，扁平，先端有弯曲的尖喙，上部边缘具细小疣状体；种子有黑、白两种，种脐线形，包围种子约1/2。综合上述性状，其概貌与《中志》41：271 和《云志》10：641 所描述的豆科扁豆属植物扁豆 Lablab purpureus (L.) Sweet [Dolichos lablab L.] 基本相似。该种现在我国各地广泛栽培。其嫩荚作蔬食，白花和白色种子入药。《中志》认为可能原产印度。

松村、《纲要》（2：134）：Dolichos lablab L.。

[注]

1 蛾眉豆：出杨诚斋诗。

2 杨诚斋（1127—1206）：即杨万里，字廷秀，号诚斋。南宋著名文学家、爱国诗人。光宗曾为其亲书"诚斋"二字，后来学者尊称"诚斋先生"。

3 莓：即梅雨意。古人呼梅雨为"莓雨"，或"霉雨"。

4 莼：睡莲科莼属植物莼菜 Brasenia schreberi J. F. Gmel.，参见本书卷之十八"莼菜"条。

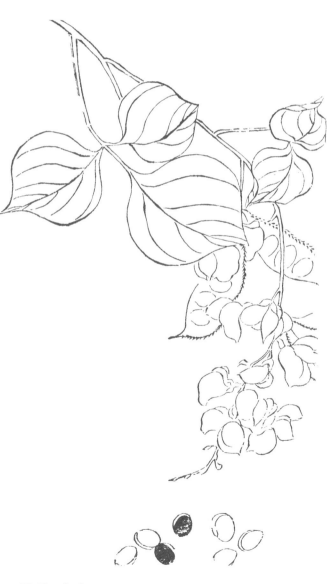

图13　扁豆

14. 黍

黍,《别录》中品。有丹黍、黑黍及白、黄数种,其穗长而疏,多磨以为糕。苗可为帚,京师所谓黍子条帚也。

雩娄农曰:黍稷盛于西北、河南,朔已不遍植。江左南渡,议礼诸家,固无由睹其状而哜其味也。《内则》[1]:饭黍稷稻粱。黍至黏,近世亦不甚以为饭,而糗饵粉粢则资之。我朝祀事,荐黍荐稷,尚方有打浆糕,糜之、捣之,法如糍。白者比玉、黄者侔金。五月五日荐角黍,以黍作之,不用糯也。丹黍、秬黍,北方亦种之,而黄白者用广。稷有赤、白、黄、黑数种,而种黄色者多。京师有摊于案而负以售者,计钱多少削之,呼曰切糕,盖以黍与豇豆和合为之。稷则通呼为糜,亦曰穄,黄者独曰黄米,与《唐本草》符。民间以为饭,且酿,又抟为馒首而空其中,形如钟,曰黄米面窝窝,皆畿辅之制也。黍、稷虽相类,然黍穗聚而稷穗散,亦以此别。大抵南方以稻,北方以麦与粱为常餐,黍、稷则乡人之食,士大夫或未尝取以果腹,即官燕蓟者偶食之,亦误认为黄粱耳。余所询于舆台[2]者如此,他日学稼,尚谘于老农。

《说文》:黍,禾属而黏者也,故黏字从黍。黏,或曰魸。《说文》引《左氏》[3]:不义不昵作不魸,黏也。今谓物之胶滞者为腻,当作魸。又作黐。《尔雅》:黐,胶也,《注》:胶,黏黐。《疏》引《方言》[4]:黐,㩻,黏也。《释文》[5]:女一切,则音同。魸,《集韵》[6]音刃,俗谓物之相凝著曰汻,宜作黐。㩻或作黐,音汝,今乳钵宜作此字。又曰黏,《集韵》:黏也。今通作纽,饴糖有纽劲,字宜作此字。又曰黏,《集韵》:音护,黏也。今糊字,俗作去声读,宜作此字。又曰黏,《广韵》[7]音谨,黏也。与黐音相近。又曰黐,当与魸字通。《类篇》[8]乃礼切,《玉篇》[9]黏也。又曰黏。《说文》:黏也,《集韵》音胡。一曰煮黍米及面为鬻,则饷口之饷可通。或作粘、黏、糊、黏、黏、秖、黏。又曰黏,曰黏、黏,或作黏。曰黏,曰黏,所以黏鸟。曰黏,音搏,义同。曰黏。凡黏之字皆从黍,则谷属黏者无逾于黍矣。其异名则曰糜。《说文》,穄也。曰黏,冀州谓之黏,《集韵》作黏。皆穄也,而从黍,则洵黍类矣。《说文》:稗,黍属似稻者为稗,则稗其野黍欤?其溃叶曰黏,《说文》治黍禾豆下溃叶也,音菔,或音愎。其疏长之貌曰黏,《集韵》音黏,黍、禾疏貌。其香气曰黏,与秘同,而香本字从黍,则黍为谷之最馨者欤?其敊皮为黏,其不黏则曰黏,音晒。观从黍之字与音,则其形状、性味,不亦了然不紊哉?《说文》:黎,履黏也。作履黏以黍米,则古用黍黏,正如今人以麦面为黏。

[新释]————————

《长编》卷一收黍历代主要文献。《图考》图为新绘(图14)。据《图考》图、文,该种为一年生草本;秆粗壮,直立,单生;叶鞘松弛,叶片线状披针形,长,顶端渐尖,基部近圆形；圆锥花序顶生，较紧密，下垂，分枝纤细，上部密生小枝与小穗。综合上述性状，颇合《中志》10（1）：202 描述的禾本科稷属植物稷 *Panicum miliaceum* L.。该种在我国西北、华北、西南、东北、华南以及华东等地山区都有栽培，新疆偶见野生。由于长期栽培选育，品种繁多。《本草纲目》称黏者为黍，不黏者为稷；民间又将黏的称黍，不黏的称穈。

松村、《纲要》：*Panicum miliaceum* L.；吴批：*Panicum miliaceum* 黏者。

［注］

1 《内则》：《礼记》的篇名。

2 舆台："舆"和"台"是我国奴隶社会中两个社会低等级的名称。古代泛指奴仆或社会地位低下的人。

3 《左氏》：即《左氏春秋》，或称《春秋左氏传》，简称《左传》。相传是春秋末年鲁国的左丘明为《春秋》做注解的一部史书，与《公羊传》《谷梁传》合称"春秋三传"，是中国第一部叙事详细的编年体史书，记述了历史上起鲁隐公四年（前 722）下迄鲁哀公二十七年（前 468）。

4 《方言》：西汉扬雄（前 53—18）著《𬨎轩使者绝代语释别国方言》，简称《方言》，是一部对方言词汇进行比较研究的语言学工具书。

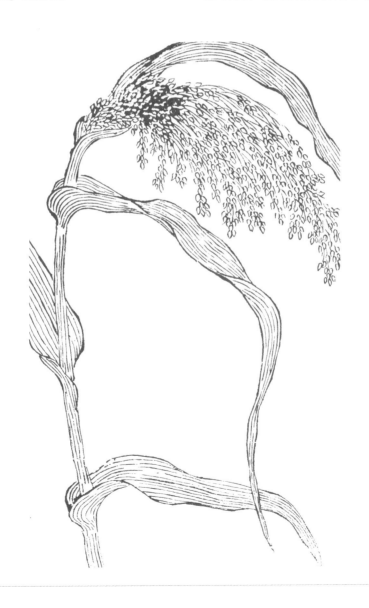

图 14　黍

5 《释文》：即《经典释文》。唐代经学家陆德明（约550—630）撰，是对汉魏至唐初，群经音义的总汇，全书30卷。

6 《集韵》：北宋朝廷颁布的一部韵书，是在《广韵》基础上修订完成，书成于仁宗宝元二年（1039）。

7 《广韵》：全称《大宋重修广韵》。北宋初年，陈彭年、丘雍奉旨，在前代韵书基础上编修的一部官修韵书，是我国宋以前音韵之集大成者。该书保存完整，为研究古代文字的重要工具书。

8 《类篇》：宋代司马光整理的一部研究语言文字的重要字书，书成于1067年。

9 《玉篇》：南朝齐梁间顾野王（519—581）撰写的一部字书。历代有增补。是继《说文》后，影响中国文字学较大的一部字书。

15. 稷

稷，《别录》下品，陶隐居云稷米，亦不识此北谷。苏恭始以穄为稷。朱子释《诗经》[1]：稷小于黍[2]。各说以粘者为黍，不粘者为穄，姑以穄图之。直隶人谓黍秆生而有毛，穄秆无毛，其色于根苗可辨。穄亦有粘者，特不似黍之极黏耳。近世《九谷考》《广雅疏证》[3]皆以高粱[4]为稷，比音栉字，创博无前，已录入《长编》[5]，以广异闻。但闳儒博辨之学，与习俗相沿之语，不妨并存。穄音近稷，农家久不知稷，但知有穄，高粱则不闻呼稷也。黍性固粘而粗于粱，穄小于黍而粗于黍，山西以米为饼，只呼为黄，以售于市，或漉粉以浆衣，盖谷之贱者，谓之疏食亦宜。又湖南有一种稷子，其形似稗[6]，与黍、穄、粱、粟皆不类。《通志》[7]据《画墁录》[8]以为粟，殆宋时以旧说谓稷为粟，故载笔仍曰粟耳。今湘人皆曰稷，无呼粟者。北方之稼，遗种江湘，正如宋蔡唐之裔，播迁湖黔，礼失求野，此其类与？但古书不详稷之状，究未敢遽信无差，仍别图湖南稷子，以俟博考。

[新释]

《长编》卷二收稷历代主要文献。《图考》图为新绘（图15）。据《图考》图、文，该种为一年生草本；秆粗壮，直立，单生；叶片线状披针形，长，顶端渐尖；圆锥花序顶生，开展，分枝较粗，具棱槽，上部密生小枝与小穗。据上述性状，与前一条之黍图，应为同一种，即《中志》10（1）：202描述的禾本科稷属植物稷 *Panicum miliaceum* L.。

文中提到湖南稷子，非禾本科稷属 *Panicum* 植物，乃禾本科稗属植物湖南稗子 *Echinochloa frumentacea* (Roxb.) Link，详见本卷"湖南稷子"条。

松村：*Panicum miliaceum* L.；吴批：*Panicum miliaceum* var.，又黏者即穄。

[注]

1 《诗经》：我国第一部诗歌总集。传为尹吉甫采集、孔子编订。收载了公元前11世纪至前6世纪的古代诗歌305首，6首只存篇名而无诗文的"笙诗"，世称"诗"或"诗三百"。按《风》《雅》《颂》编辑，内容呈现了西周初期到春秋中叶约500年间的社会面貌。西汉时被儒家奉为经典，称为《诗经》。

2 稷小于黍：出朱熹《毛诗集传》"稷亦谷也，一名穄，似黍而小"。

3 《广雅疏证》：清代王念孙（1744—1832）对《广雅》一书所做的音、义等训诂研究。书成于乾隆六十年（1795）。

4 高粱：即禾本科高粱属植物高粱 *Sorghum bicolor* (L.) Moench，详见本卷"蜀黍"条。

5 《长编》：吴其濬《图考》的姊妹篇——《植物名实图考长编》，为吴其濬对中国古代记录的800多种植物的文献汇总。

6 稗：禾本科稗属植物稗子 *Echinochloa crusgalli* (L.) Beauv.，详见本书卷之二"稗子"条。

7 《通志》：指《湖南通志》，清乾隆年间大学士陈宏谋等监修的一部湖南省志。

8 《画墁录》：北宋张舜民所作笔记。该书世久无传，清修《四库全书》时，从《永乐大典》袭辑成编，别著于录。

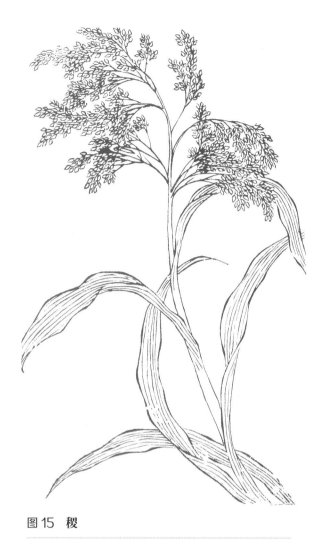

图 15　稷

16. 湖南稷子

湖南沿湖田多种稷，五月上旬，即可收获，伏涨未来，泽农赖之。其苗实似北地水稗[1]，俗皆呼稷，或稷逾江而变。

零娄农曰：《湖南志》[2]谓湘中旧不莳杂谷，遇旱潦无稻，民即无食。有驻兵其地者，令民纳刍，必以粟秆，相率渡湖赴襄樊，儳载以来，费且重劳。乃致其种漫布于硗确湏淏，而供其禾藁焉，盖以为厉民也。后岁凶，遂藉以充肠而免道殣。今濒洞庭[3]、近肸㟅[4]，水无防、山无泉者，皆莳之。其穗与北地粱、粟稍异，盖人力不专也。夫民可与乐成，难与虑始，非严其罚则令不行，令行而游移牵掣，则民得其扰而不得其利。褚衣冠、伍田畴[5]，不及三年而易相，则东里终为蛮尾矣。江南沮洳[6]，水耕刀耨而艺粱、粟者不乏收；然则河北高印之田，既宜麦菽矣。其污邪水潦所钟，独不可以江南之种种之乎？元时于几甸开渠灌田，其利甚巨，明季以转漕斯留，议复故迹，有倡为风水之说者，事遂寝。今涞水[7]、潞水[8]、滦水[9]、洺水[10]之旁，皆有引以稼下地者，扩而行之，不在人为哉！李元则[11]守长沙，令民纳粟米秆草，事见《画墁录》。又曰：至今湖南无荒田，粟米妙天下。

《乌台笔补》[12]：范阳督亢旧陂，岁收稻数十万石。《燕山丛录》[13]：房山石窝稻色白，味香美，为饭虽盛暑经数宿不馊。《遵化州志》：稻有东方稻、双芒稻、虎皮稻，糯有旱糯、白糯、黄糯。《河间府志》：隋时沧州鲁城县地生野稻、水谷二千余顷，燕魏民就食之。《邢台志》：稻有红口芒稻。《广平府志》：府西引滏水灌田，白粲不减江浙，按《畿辅通志》所载如此。今稻田益扩矣，瀛莫之间，是生旅稻[14]，钟水皋物，陂而稼之，所收当何如耶？

[新释]

吴其濬新描述的物种。《图考》图为新绘（图16）。所图显示一草本植物，直立；叶线形，似无叶舌，长；圆锥花序直立，紧密；具细长芒。综合上述性状特征，同意释为《中志》10（1）：261描述的禾本科稗属植物湖南稗子 *Echinochloa frumentacea* (Roxb.) Link。该种广泛栽培于亚洲热带及非洲温暖地区，我国河南、安徽、台湾、四川、广西、云南等地引种栽培，作为优良饲料或粮食。吴其濬推测为稗子"或稷逾江而变"，欠妥。

《中志》10（1）：261中名谓湖南稗子（《植物名实图考》），应为"湖南稷子"之讹。本条文字最后一段论稻，应为下条"稻"的内容。

松村：*Panicum frumentaceum* Roxb.；《中志》10（1）：261和吴批：*Echinochloa frumentacea* (Roxb.) Link。

[注]

❶ 水稗：禾本科稗属植物稗 *Echinochloa crusgalli* (L.) Beauv.，参见本书卷之二"稗子"条。

❷《湖南志》：即《湖南通志》。

❸ 洞庭：湖名，即洞庭湖。

❹ 牂牁（zāng kē）：古水名，古代指贵州境内的乌江。

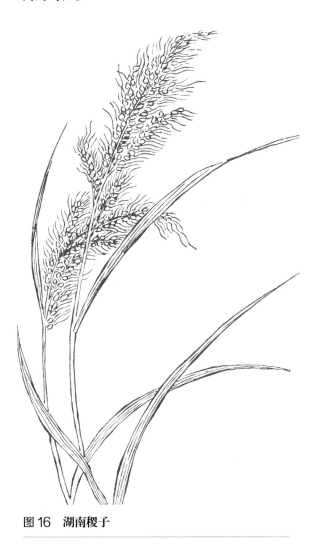

图16 湖南稷子

5 褚衣冠、伍田畴：出明代吕坤《呻吟语·治道篇》"铸刑书，诛强宗，伍田畴，褚衣冠"。意指治理国家的宽严之道。

6 沮洳（jū rú）：低湿的地方。

7 涞水：古水名，三水之一，三水分为易水、涞水、拒马河。三水同出一地，源头位于涞源县城南侧。

8 潞水：古水名，又称潞川。今沿《上党记》：浊漳河名。

9 滦水：古代水名，即滦河。古名濡水，发源于河北省丰宁县，在乐亭县南兜网铺注入渤海。

10 洺水：古代水名，即洺河，古称寝水、千步水、南易水。发源于河北省武安市小摩天岭，

为季节性河流。

11 李元则（？—652）：疑为李渊第十二子，唐太宗李世民的异母弟弟。

12 《乌台笔补》：官制史书。元代王恽（1227—1304）撰，10卷。主要叙述其任内御史台之因革故事。

13 《燕山丛录》：明徐昌祚（生卒年不详）撰写的笔记类作品，约成书于万历三十年（1602）。22卷。昌祚字伯昌，江苏常熟人。约明神宗万历三十年（1602）前后在世，曾为刑部、比部官。因辑《太常寺志》，得征各州县志，采录成编。以居燕京所录，故以"燕山"名书。

14 旅稻：栽培逸生的水稻，非野生稻。

17. 稻

　　稻，《别录》下品，曰糯、曰粳、曰籼。凡宜稻之区，种类辄别；志乘[1] 所纪，不可殚悉。然细者粒光，粗者毛长，早者耐旱，晚者广收，其大较也。粳，中品。

　　雩娄农曰：《本经》不载稻，《别录》列下品。《说文》：沛国谓糯为稻。盖糯性滞，不易消，故养生者慎食之。抑大河以北宜麦粟，民有终身不尝稻者，性亦弗喜。中原九谷并用，江以南则唯稻是饫[2]。注《本草》者，以粳与籼皆附于稻，为下品，殆未解古人意欤？然《生民》[3] 一诗述后稷之穑，曰荏菽[4]、曰禾役[5]、曰麻麦、曰秬秠[6]、曰穈芑[7]，而独不及秜[8] 稻，岂粒食之始，尚缺水耕火耨[9] 邪？抑下地之稼，其性果出黍稷下耶？虽然稻味至美，故居忧者弗食。膏粱厌饫，则精力委苶[10]。君子欲志气清明，固宜尚粗粝而屏滑甘。《别录》厕[11] 稻于下品，夫亦谓所以交于神明者，非食味之道也。

　　《天工开物》云：五谷遗稻者，以古昔著书圣贤，皆在西北。按职方氏[12]，并州宜五种，幽州宜三种。郑康成[13] 注皆云黍稷稻。雍州、冀州独宜黍稷。然豳风获稻，丰年多稌，汧渭[14] 之间，未尝无澦池[15] 也。今渭南、韩城为关中上腴。《史记·河渠书》：郑国[16] 凿泾溉卤泽之田，徐伯[17] 穿渭通漕，肥地得谷；而河东守番系言引汾溉皮氏、汾阴下，引河溉汾阴、蒲坂下，实为山西水利之始。旧志闻喜、临汾、文水产粳糯，今太原、晋水、赵城、霍泉稻田尤饶。其缘滹沱、汾、系州县，及沃泉[18]

曲沃以泉得名、滥泉清源等处有皆平地涌泉、涧溪、灞汋[19]，无不穿地厮渠。而塞外天镇、阳高、大同，亦间引溜灌注，勺泽蹄涔[20]，惜如甘醴。然岁常苦暵，夏潦未降，经渎千里，辄不能濡轨。惟漳[21]、沁[22]所从来者高，难潴为利。闻河内旧有沁渠，昔西门豹引漳灌邺[23]，或疑沙壖地不可为稼，盖未知西北所溉者，大抵麦、菽、禾、黍，如浇园疏。俗曰：饮田不尽，稻生止水也。蒲、解间往往穿井作轮车，驾牛马以汲，殆井渠之遗？然不宜稻。

[新释]

《长编》卷二收稻、粳的历代主要文献。《图考》图为新绘（图17），所绘植物即禾本科稻属植物稻 *Oryza sativa* L.。今《中志》9（2）：6-8 该种下分籼 *Oryza sativa* L. subsp. *indica* Kato 和粳 *Oryza sativa* L. subsp. *japonica* Kato 两个栽培亚种。目前水稻的驯化起源地点、驯化次数和驯化时间仍有争议，但我国是一个重要的驯化中心毋庸置疑。

松村、《纲要》和吴批：*Oryza sativa* L.，吴按：籼 *Oryza sativa* var. *indica*，糯 *Oryza sativa* var. *glutinosa*，粳 var. *japonica*。

[注]

1 志乘（zhì chéng）：志书。综合就某地自然和社会方面有关历史和现状的著作。亦称地方志。

2 饫（yù）：本义饱，引申为食物。

3 《生民》：《诗经·大雅》篇名。是一篇歌颂周始祖后稷的诗歌。

4 荏菽：荏，即荏子，唇形科紫苏属紫苏 *Perilla frutescens* (L.) Britton。菽，即豆科植物大豆。

5 禾役：禾，西北的禾当指禾本科黍属之稷 *Panicum miliaceum* L.；役，《郑笺》谓"役，列也"。如据此义，禾役可能描述的是稷栽培行列有序。

6 秬秠（jù pī）：秬，古书中记录的一种黑黍，疑为禾本科黍属植物稷 *Panicum miliaceum* L. 中果实色黑的类型。秠，《尔雅·释草》云"秠，一稃二米"。如按此性状，可释其为禾本科黑麦属植物黑麦 *Secale cereale* L.。

7 穈芑（méi qǐ）：疑似禾本科黍属植物稷 *Panicum miliaceum* L. 的两个栽培类型。

8 稌（tú）：即稻，为侗台语音译词。

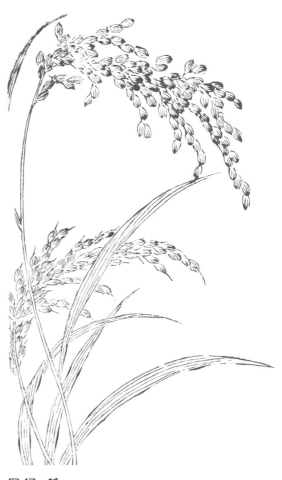

图17　稻

⑨ 水耕火耨：水稻和旱稻的两种耕作方式。水稻利用水田插秧栽培；旱稻在旧时利用旱地，采用火烧迹地进行种植，类似现代云南热带旱地的刀耕火种。

⑩ 茶（niè）：疲倦的样子。

⑪ 厕：混杂。

⑫ 职方氏：《周礼》中官名。谓夏官司马所属有职方氏，设中大夫四人，下大夫八人，中士十六人，以下尚有府、史、胥、徒等人员。掌地图，辨其邦国、都鄙及九州岛人民与其物产财用，知其利害得失，规定各邦国贡赋。

⑬ 郑康成：即郑玄（127—200），字康成。东汉著名经学家。他遍注群经，为汉学之集大成者。

⑭ 汧（qiān）渭：皆水名。汧，今作千河，源出中国甘肃省，流经陕西省，入渭河。渭，源出甘肃省渭源县鸟鼠山，流经陕西省与泾河、北洛河会合，至潼关县入黄河。

⑮ 滮（biāo）池：古水名。一做滮沱河，亦名冰池、圣女泉。在今陕西西安市西北。滮，水流貌。《说文》作"淲"。

⑯ 郑国：生卒年不详，战国时期韩国卓越的水利专家。生于韩国都城新郑（今河南新郑），曾任韩国管理水利事务的水工（官名），参与过治理荥泽水患以及整修鸿沟之渠等水利工程。后被韩王派去秦国修建水利工事以"疲秦"。郑国渠修成后，韩国没有达到"疲秦"的政治目的，却使秦国关中成为"天府之国"。

⑰ 徐伯：生卒年不详，齐郡（今山东临淄）人。西汉著名的治水专家、水利学家。汉武帝命徐伯测量地形，发兵卒数万人修建"漕渠"和"龙首渠"，其间水工们还在徐伯鼓舞下发明了开井渠法。

⑱ 沃泉：在今山西省曲沃县与绛县交界。出《尔雅·释水》"沃泉悬出"。悬出，下出也。

⑲ 瀱汋（jì zhuó）：井水时盈时竭。

⑳ 蹄涔（cén）：原指牛蹄印中的雨水，形容容量、体积等微小。

㉑ 漳：古代水名，即漳河。源出山西省，至河北省入卫河。

㉒ 沁：古代水名，即沁河。源出山西省，至河南省武陟县入黄河。

㉓ 西门豹引漳灌邺：据《史记》，战国魏文侯时邺（治今临漳县西南邺镇）令西门豹创建引漳十二渠，又称西门渠。这是战国初期以漳水为源的大型引水灌溉渠系，灌区在漳河以南（今河南省安阳市北），邺城遂发展成为魏国重镇。

18. 雀麦

雀麦，《唐本草》始著录。《救荒本草》图说极晰，与燕麦异，前人多合为一种。按《尔雅》[1]：蘥，雀麦。《说文》作爵麦，别无异名。《郭注》[2] 乃以为即燕麦。今燕麦附茎结实，离离下垂，尚似青稞[3]。雀麦一茎十余小穗，乃微似穄[4]。二种皆与麦同时，而叶相似，其实殊，非麦类。《唐本草》仅以催乳录之，又云一名燕麦，他方只云雀麦。古谓食燕麦令人脚弱，其性盖下行。但旅生谷实熟即落，故古歌云：道傍燕麦，何尝可获。医者取其易生易落，以治难产，则二种应可通用。或谓《七发》[5] 稻麦[6] 服处，即此雀麦。段氏《说文注》[7] 已驳之。

[新释]

《长编》卷二收雀麦历代主要文献，《图考》图为新绘（图18）。《救荒本草译注》释雀麦图为禾本科雀麦属植物雀麦 *Bromus japonicus* Thunb. ex Marr.，《图考》图所绘植物仍是该种。目前在我国产于辽宁、内蒙古、河北、山西、山东、河南、陕西、甘肃、安徽、江苏、江西、湖南、湖北、新疆、西藏、四川、云南和台湾等地，生于山坡林缘、荒野路旁、河漫滩湿地，海拔50～2 500（～3 500）米。

《郭璞注》将"雀麦"注作"燕麦"。但中国古籍中的"燕麦"可能非指现代禾本科燕麦属植物燕麦 *Avena sativa*，也非指雀麦属

Bromus 植物。《救荒》及后来多部植物学古籍中记录的"燕麦"，多可释为禾本科披碱草属植物柯孟披碱草 *Elymus kamoji* (Ohwi) S. L. Chen［即《中志》9（3）：59记载的鹅观草 *Roegneria kamoji* Ohwi］。《救荒》之前古籍中所指的"燕麦"是何种，尚待考。禾本科燕麦属植物燕麦 *Avena sativa* 传入中国的历史，也待深入研究。吴其濬已意识到"雀麦"与"燕麦"不同，《长编》雀麦条明确指出"与燕麦异"。可参考本书卷二"燕麦"条。

松村：*Bromus japonicus* Th.；《纲要》《中志》9（2）：368 释《唐本草》雀麦：*Bromus japonicus*。吴批：雀麦（《唐本草》《救荒本草》）*Bromus inermis*。

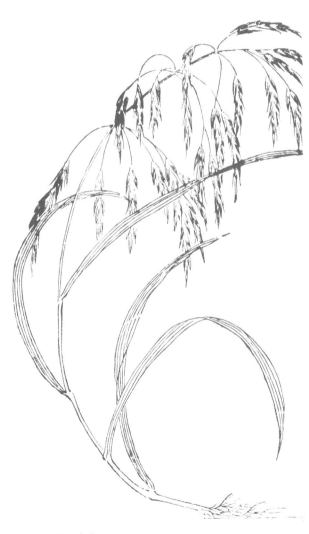

图18 雀麦

[注]

1️⃣《尔雅》：作者不详，成书年代可能在汉初。《十三经》之一，中国第一部词典，书名大意拟以当时的书面语，即以雅正之言解释古汉语词和方言词。全书收词4 000多个，植物方面，有《释草》《释木》两篇。《图考》多次引用其中植物。

2️⃣《郭注》：即晋代郭璞（276—324）给《尔雅》作的注。

3️⃣ 青稞：详见本卷"青稞"条。

4️⃣ 穄：口语称穄子，又名糜子，禾本科黍属植物稷 *Panicum miliaceum* L.。

5️⃣《七发》：汉代辞赋家枚乘（？—前140）的一篇讽喻性赋作，主旨在于劝诫贵族子弟不要过分沉溺于安逸享乐。此赋是汉大赋的发端之作，它以主客问答的形式，连写七件事的结构方式，形成赋中的"七体"。枚乘，字叔，淮阴人（今江苏淮安市淮阴区西南）。西汉辞赋家。因在七国叛乱前后两次上谏吴王而显名。

6️⃣ 穱（zhuō）麦：禾本科 Gramineae 植物之一种，疑为麦。

7️⃣ 段氏《说文注》：指段玉裁（1735—1815）所著的《说文解字注》。

19. 青稞麦^[1]

青稞即莜麦，一作油麦。《本草拾遗》谓青稞似大麦，天生皮肉相离，秦陇以西种之是也。山西、蒙古皆产之，形如燕麦，离离下垂，耐寒迟收，收时苗叶尚有青者。云南近西藏界亦产，或即呼为燕麦。《丽江志》^[2]误以为雀麦。《维西闻见录》^[3]：青稞质类穄麦，茎叶类黍，耐霜雪，阿墩子^[4]及高寒之地皆种之，经年一熟。七月种，六月获，夷人炒而舂面，入酥为糌粑。今山西以四五月种，七八月收，其味如荞麦而细，耐饥，穷黎嗜之。性寒，食之者多饮烧酒、寝火炕，以解其凝滞。南人在西北者不敢饵也。将熟时忽有稞粒皆黑者，俗名厌麦。亟拔去，否则难入种中，来岁与豆同畦，则豆皆华而不实，老农谓厌麦能食豆云。滇南丽江府粉为干糇，水调充服。考《唐书》，吐蕃出青稞麦。《西藏记》^[5]拉撒谷属产青稞，亦酿酒，淡而微酸，名曰呛其。里塘^[6]台地寒，不产五谷，喇嘛皆由中甸、丽江携青稞售卖，则沿西内外产青稞者良多。《唐本草》注误以大麦为青稞，宜为陈藏器所诃。《山西志》^[7]但载油麦，《咸阳志》^[8]谓大麦露仁者为青稞，皆不如《维西闻见录》之详核也。

［新释］

《长编》卷二收青稞麦历代主要文献。《图考》图为新绘（图19）。

本条开篇"青稞即莜麦，一作油麦"即混淆了"青稞"和"莜麦"两种植物。青稞通常指《中志》9（3）：34描述的大麦的一个变种青稞 *Hordeum vulgare* L. var. *nudum* Hook. f.。我国西北、西南各省区的高原气候清凉地区常见栽培。

而莜麦，即《山西志》油麦，为《中志》9（3）：170描述的禾本科燕麦属植物莜麦 *Avena chinensis* (Fisch. ex Roem. et Schult.) Metzg.，其外形如原文所描述的"形如燕麦，离离下垂"。此处"燕麦"，非本书卷之二"燕麦"所描绘的禾本科披碱草属柯孟披碱草 *Elymus kamoji* (Ohwi) S. L. Chen，或为山西"将熟时忽有稞粒皆黑者，俗名厌麦"的禾本科燕麦属植物野燕麦 *Avena fatua* L.。《图考》所图显示小穗轴弯曲即为莜麦 *Avena chinensis*，在我国西北尤多

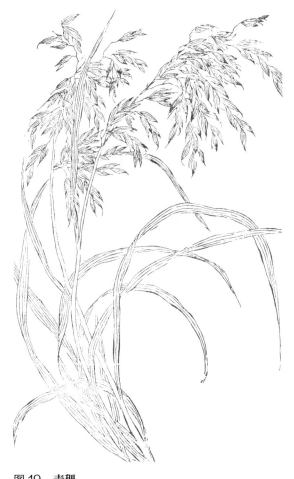

图19　青稞

栽种，此为该种在我国的最早准确描绘。文中提及的"云南近西藏界亦产，或即呼为燕麦"者即此，今云南中部及西北仍有栽培。但吴其濬此处误作青稞 Hordeum vulgare L. var. nudum，欠妥。吴其濬实已在《长编》卷二"燕麦"条末指出，"按云南燕麦，即青稞，其形似燕麦，大寒地种之"。

古代文献中提及的"燕麦"所指具体物种，及和"雀麦"的关系，尚需要开展专门研究。文中提及《丽江志》误以为雀麦，此"雀麦"，疑指《中志》9（2）：368 释《唐本草》中的雀麦，作禾本科雀麦属植物雀麦 Bromus japonicus Thunb. ex Murr.。

松村：Avena fatua L.；吴批：青稞 Hordeum sativum var. nudum，非即莜麦、油麦。

［注］

1 青稞麦：目录及绘图皆作"青稞"，无"麦"字。

2 《丽江志》：指《丽江府志略》，是一部综合性的地方志。管学宣、万咸燕撰，乾隆八年（1743）正式成书，凡十余万字，分上、下两卷。系统记载了丽江经济、政治、文化等各方面的情况，也收录了丽江的江河湖海、祠庙寺观、名胜古迹、水利交通等。

3 《维西闻见录》：游记。清代师范纂辑。与清代余庆远著《维西见闻纪》不是一部书。师范（1751—1811），字端人，号荔扉，又号金华山樵。官至望江县知县。晚成《滇系》百卷，为研究西南舆地重要资料。

4 阿墩子：即清代云南迪庆州德钦县。1935年以"德钦林"之音，改为德钦。

5 《西藏记》：作者及书有争议。有学者疑为清代果亲王允礼著。还有人认为《西藏记》是清乾隆五十九年（1794）石门马俊良著。

6 里塘：今四川甘孜理塘。

7 《山西志》：可能为明代李维祯纂修，祝徽于崇祯二年（1629）作序并付梓的《山西通志》，记事止于万历四十二年（1614）。

8 《咸阳志》：地方志。清康熙二年（1663）黄中璜修，四十四年（1705）张枚增修。是志是对《顺治江志》进行增补续修而成，体例亦按旧志。

20. 东蘠

东蘠，《本草拾遗》始著录。相如[1]赋：东蘠雕胡[2]。《魏书·乌丸传》[3]：地宜东蘠，似稷。《广志》[4]：东蘠粒如葵子，苗似蓬，色青黑，十一月熟，出幽、凉、并、乌丸地。臣伏读圣祖《御制几暇格物编》[5]：沙蓬米，凡沙地皆有之，鄂尔多斯所产尤多。枝叶丛生如蓬，米似胡麻而小，性暖益脾胃，易于消化，好吐者食之多有益。作为粥，滑腻可食，或为米，可充饼饵茶汤之需。向来食之者少。自朕试用之，知其宜人，今取之者众矣。仰见神武远敷，翠华所届，仰观俯察，纤芥不遗。遂使穷塞小草，上登玉食，犹后菲饮，《豳风》勤稼，千载符节。小臣备员山右，得睹此谷，时际丰盈，民少捃摭。考《保德州志》[6]产登相子，沙地多生，一名沙米，作羹甚美。

又《天禄识余》[7]云：《辽史》西夏出登相，今甘、凉、银夏之野，沙中生草，子细如罂粟[8]，堪作饭，俗名登粟，皆东廧也。然则今之沙蓬米，即古东廧。爰绘斯图，恭录圣制，俾抚斯民者，知沙漠寒朔，亦有良产，勿耽膏粱，罔知艰难云尔。

[新释]

《长编》卷二收东廧历代主要文献。《图考》图为新绘（图20）。据《图考》图、文，所描绘的植物即《中志》25（2）：48 描述的藜科沙蓬属植物沙蓬 *Agriophyllum squarrosum* (L.) Moq.。本种在我国产于东北、河北、河南、山西、内蒙古、陕西、甘肃、宁夏、青海、新疆和西藏。喜生于沙丘或流动沙丘之背风坡上，其种子含丰富淀粉，可食用。

吴批：东廧，音讹为登相，沙蓬子 *Agriophyllum squarrosum*。

[注]

1 相如：即司马相如（约前179—前118），字长卿，巴郡安汉县（今四川省南充市蓬安县）人，一说蜀郡（今四川成都）人，西汉辞赋家。景帝时为武骑常侍。代表作品有《子虚赋》和《上林赋》。

2 雕胡：禾本科菰属菰 *Zizania latifolia* (Griseb.) Stapf.。其颖果作米食用，叫菰米，也叫雕胡米，曾被列入"九谷"之一。但该种由于菰黑粉菌 *Ustilago edulis* P. Henn. 寄生在菰茎基部，使菰茎基部膨大，形成茭白，开花结实受到抑止。此后菰米作为粮食淡出日常生活。

3 《魏书·乌丸传》：指《三国志·魏书·乌丸鲜卑东夷传》。

4 《广志》：晋代郭璞（晋郭义恭）著，原书佚。

5 《御制几暇格物编》：清代康熙皇帝（1662—1722）在万几之暇所作的一本笔记。内容主要是康熙本人对天文、地理、古生物、动物、植物、医药、哲学等科学文化现象的调查和实验，其中在植物学方面有不少独到的见解。

6 《保德州志》：始修于明永乐十九年（1412）到正统五年（1430）间的志书，是对明代及明代之前保德州县的历史变迁、人物风土、重大事件、地域文化等的记载，后世多次重修和编撰。

7 《天禄识余》：清代史学家高士奇（1645—1704）的著作。高士奇，字澹人，号江村、全

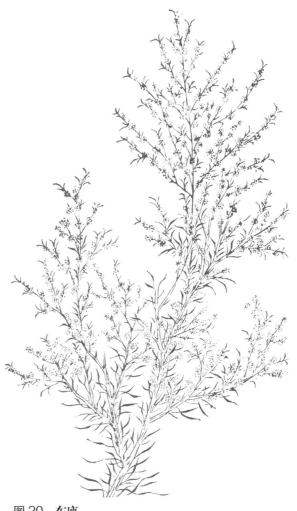

图20 东廧

祖，钱塘（今浙江杭州）人。以诸生供奉内廷，为清圣祖康熙帝所崇信，官詹府少詹事。以植党营私，被劾、解职归里。后复召入京，官至礼部侍郎。卒，谥文恪。著有《春秋地名考略》

《左传记事本末》《清吟堂集》和《江村消夏录》等。

8 罂粟：罂粟科罂粟属植物罂粟 *Papaver somniferum* L.，见本书卷之二十六"罂子粟"条。

21. 黎豆

黎豆，或作狸豆。《本草拾遗》始著录。按《尔雅》：櫐，虎櫐。《注》：今虎豆，缠蔓林树而生，荚有毛刺，江东呼櫔櫶[1]。陈藏器谓子作狸首文，人炒食之。陶隐居所谓黎豆即此。细核其形，盖即固始所呼巴山虎豆也。细蔓攀援，花大如扁豆花，四五荚同生一处，长瘦如绿豆荚，豆细长如鼠矢而不尖，滇南即呼为鼠豆，盖肖形也。有白、红、黑花各种，花者褐色黑斑，殆即陈氏所云狸首文也。俗以红黑豆和米为粥，碾破为馄沙馅。白花者为豆芽。恐亦小豆别种，本野生而后种植耳。李时珍以櫐讹为狸，余谓古人谓黑为黎，而色杂亦曰黎。天将昕曰黎明，则明暗甫分也；面目曰黎黑，则赤与黑兼滞也。牛之杂文曰犁牛。犁、黎字古通用，文杂而色必晰，故物之划然者亦曰犁。然则豆之文驳而分明者，名之曰黎，亦宜。《书注》黎民、青黎皆训黑，秦改黎民为黔首，其义正同。《孔传》则训众，黎明或作迟明。《汉书注》黎训比，是皆异义。《尔雅正义》[2]引《古今注》：虎豆一名虎沙，似狸豆而大。又云：郭注《山海经》[3]以櫐为虎豆、狸豆之属。狸豆一名黎豆，虎豆则虎櫐也。盖一类，以大、小色纹异名。

［新释］

《长编》卷二收黧豆历代主要文献。本条文字："黎豆，或作狸豆，《本草拾遗》始著录。按《尔雅》：櫐，虎櫐；《注》：今虎豆，缠蔓林树而生，荚有毛刺，江东呼櫔櫶。"其中，"缠蔓林树而生，荚有毛刺"描绘的应是《中志》41：185 描述的豆科黧豆属植物黧豆 *Mucuna pruriens* (L.) DC. var. *utilis* (Wall. ex Wight) Baker ex Burck。该种种子和嫩荚有毒，但经水煮熟或浸泡一昼夜后，可供蔬食。在中国产于广东、海南、广西、四川、贵州、湖北和台湾（逸生）等省区。文中"滇南即呼为鼠豆"描述的是黧

豆果实如鼠屎的形态特征，因该种种子长圆形，长约 1.5 厘米，宽约 1 厘米，干后与鼠屎似。

《图考》图为新绘（图 21），显示非黧豆 *Mucuna pruriens*，黎豆果实密被浓毛，种子 6～8 枚，更似豇豆属植物绿豆 *Vigna radiata* (L.) Wilczek。

松村：*Phaseolus*；《云志》10：593 和《中志》41：185：*Mucuna pruriens* (L.) DC. var. *utilis* (Wall. ex Wight) Baker ex Burck。吴批：*Stizolobium pruriens=Mucuna pr.*。

［注］

1 櫔櫶：读音作 liè shè。

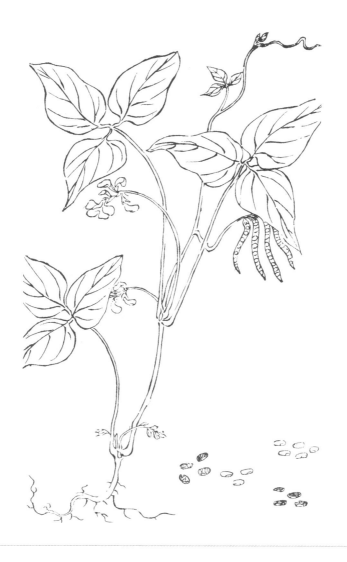

图 21　黎豆

2 《尔雅正义》：清邵晋涵（1743—1796）撰。是书以郭氏为主，兼采诸家分疏于下，凡郭注不详明者，又考三家《诗》、马融、郑玄之《易》注、《书》注及诸经、先秦诸子、汉人撰注之书，与郭注相为证明，采证广博，已断多可信。邵晋涵：字与桐，一字二云，号南江，浙江余姚人。清代史学家、经学家、训诂学家。

3 《山海经》：古代神话为主的作品，内容包罗万象。成书时间和作者不详。

22. 绿豆

绿豆，《开宝本草》[1] 始著录。高阜旱田种之，迟早皆以六十日而收。豆用甚广，又为解毒、去热良药。

雩娄农曰：菉豆不见于古字，或作绿，亦侔其色。《农桑通诀》[2]：北方用最多，为粥为饭，为饵为炙，为粉为面，济世之良谷也。南方间种之。宋《孙公谈圃》[3]乃谓粤西无此物，每承舍入京，包中止带斗余，多则至某江辄遇风浪，不能渡。到彼中，凡患时疾者，用等秤卖。一家煮豆，香味四达，患病者闻其气辄愈。其说近奇。按《湘山野录》[4]，真宗闻占城稻耐旱，西天绿豆子多而粒大，各遣使以珍货求其种，得绿豆二石。然则绿豆至宋而始重，如宋真宗之深念稼穑，亦何异于《豳风》《无逸》[5]耶？绿豆去毒清热、解暑祛疫功诚巨，而养老调疾，则莫如粉。陈达叟[6]赞曰：碾彼绿珠，撒成银缕，热蠲金石，清彻肺腑。

[新释]

《长编》卷二收绿豆历代主要文献。本条文字描述为豆科野豇豆属植物绿豆 *Vigna radiata* (L.) Wilczek。《图考》图为新绘，图22显示茎及叶柄皆具明显长硬毛，较符合绿豆 *Vigna radiata* 的性状特征，描绘的是绿豆枝条上部的形态，其幼嫩果荚尤似。但叶形和总状花序又不似。

松村：*Phaseolus mungo* L.。吴批：*Phaseolus aurea*。

[注]

[1]《开宝本草》：宋代官修本草。开宝六年（973）朝廷组织刘翰、马志等集体校修《开宝新详定本草》，又称《详定本草》，20卷。开宝七年（974），朝廷再次诏命刘翰、马志等人重新修订，最后由园林学士李昉、知制诰王佑、扈蒙等重加校勘而成，合目录共21卷，命名为《开宝复位之本草》，又简称《开宝本草》。全书共收载药物984种，其中新增药134种。《开宝本草》编纂者制定了官修本草严谨的体例，首次采用黑白字来代替朱墨分书，开创了用不同简称标明文字出处的方法，为保存古本草文献做出了重大贡献。

[2]《农桑通诀》：即元代《王祯农书》中的"农桑通诀"部分，即该书的农业总论，全面系统地论述了广义农业的内容和范围。

[3]《孙公谈圃》：北宋孙升（1037—1099）讲述的故事，刘延世笔记并于建中靖国元年（1101）整理成书。孙升，字君孚，高邮人。

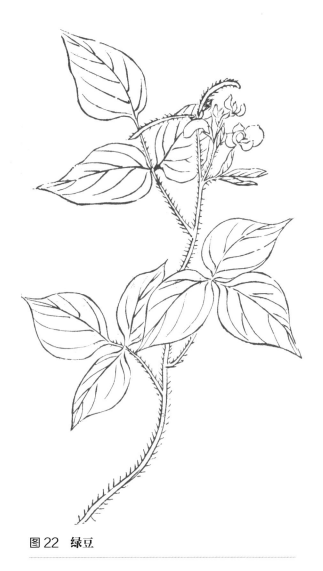

图22 绿豆

哲宗时期重要官吏，后列入元佑党人被贬。刘延世，字述之，又字王孟，临江军新喻（今江西新余）人，其父刘孜，北宋名臣刘敞、刘攽之弟。

④《湘山野录》：北宋神宗熙宁年间钱塘人文莹（生卒年不详）撰写的一部自北宋开国至神宗时期的笔记体野史，共3卷。因书作于荆州金銮寺，故以湘山为书名。

⑤《无逸》：《尚书》篇章，该篇提出"君子所其无逸。先知稼穑之艰难"的主题和禁止荒淫的思想。

⑥陈达叟：宋末诗人，著有《本心斋蔬食谱》。

23. 荞麦

荞麦，《嘉祐本草》[1]始著录，字或作菽。然菽为荆葵[2]，非此麦也。一名乌麦，北地夏旱则种之，霜迟则收。南方春秋皆种，性能消积，俗呼净肠草，又能发百病云。

雩娄农曰：《本草纲目》附入苦荞，盖野生也。滇之西北，山雪谷寒，乃以为稼，五谷不生，唯荞生之，茹檗而甘，比饧餭[3]焉。中原暵则莳荞，秋霜零即杀之矣。苦荞独以味苦耐寒，易冻涂为谷地，殆造物悯衣裘饮酪之氓，俾粒食于不毛之土，而不尽以弋猎之具戕生，以养其生欤？

[新释]

《长编》卷二收荞麦历代主要文献。《图考》图为新绘（图23）。据《图考》图，本种为一年生草本；茎直立，叶三角形或卵状三角形，顶端渐尖，基部心形，下部叶具长叶柄，上部近无梗；花序似总状，腋生并顶生，苞片卵形，花被5，花排列紧凑。上述性状，概貌颇合《中志》25（1）：116描述的蓼科荞麦属植物荞麦 *Fagopyrum esculentum* Moench。该种在我国各地有栽培，有时逸为野生，生荒地和路边。种子含丰富淀粉，供食用和药用。但驯化起源历史尚待深入研究。

《本草纲目》记载的苦荞，即为《中志》25（1）：112记录的蓼科荞麦属植物苦荞麦 *Fagopyrum tataricum* (L.) Gaertn.，非荞麦之野生祖先（野生种）。我国东北、华北、西北、西南山区有栽培，有时为野生。生于田边、路旁、山坡、河谷，海拔500～3 900米。种子供食用或作饲料。

松村：*Fagopyrum esculentum* Moench；吴批：*Fagopyrum esculentum*；苦荞 *Fagopyrum tataricum*，盖野生者，非是。

[注]

①《嘉祐本草》：即《嘉祐补注神农本草》的简称，又称《补注神农本草》（《郡斋读书后志》），《嘉祐补注本草》（《通志·艺文略》）。宋掌禹锡（990—1066）等据《开宝本草》校修，嘉祐五年（1060）书成，次年（1061）缮写成版样刊行。全书21卷，收药1 082种，增药99种。该书佚，内容存于《证类本草》中。

②荆葵：疑指锦葵科锦葵属锦葵 *Malva sinensis* Cavan.。

③饧餭（zhāng huáng）：干的饴糖。

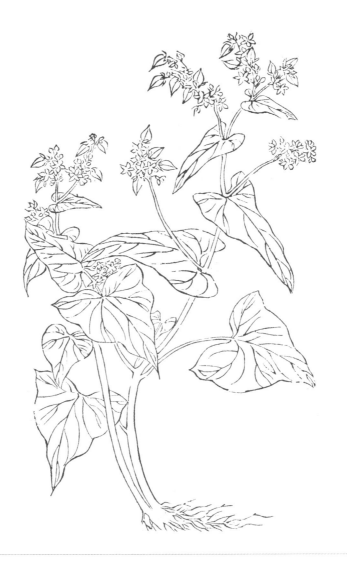

图 23　荞麦

24. 威胜军亚麻子

宋《图经》：亚麻子，出兖州威胜军。味甘，微温，无毒。苗叶俱青，花白色，八月上旬采其实用。又名鸦麻，治大风疾。李时珍以为即壁虱胡麻，臭恶，田家种植绝稀。

〔新释〕

《图考》图为吴其濬新绘（图 24），绘图描绘的是唇形科益母草属 *Leonurus* 植物。似为大花益母草 *Leonurus macranthus* Maxim.。该种花冠淡红或淡红紫色，产于辽宁、吉林及河北北

部。非《图经》的亚麻子。

《图经》提供的性状为"花白色""出兖州威胜军"，疑似《中志》65（2）：513 描述的唇形科益母草属植物錾菜 *Leonurus pseudomacranthus* Kitagawa。该种花有白色，有时具紫色条纹，产于辽宁、山东、河北、河南、山西、陕西南部、

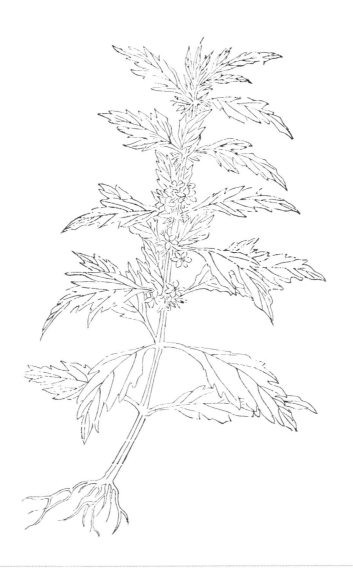

图 24 威胜军亚麻子

甘肃南部、安徽及江苏（南至南京、宜兴）；生于山坡或丘陵地上，海拔 100～1 200 米。模式标本采自辽宁大连。该种在陕西、山西入药用，治疗产后腹痛。

宋《图经》的"威胜军亚麻子"图以及李时珍以为的"壁虱胡麻"乃亚麻科亚麻属植物亚麻 Linum usitatissimum L.，即吴其濬在本书卷之二描述的"山西胡麻"。宋《图经》的威胜军亚麻子图，是亚麻的幼苗。

吴批：李时珍以为即壁虱胡麻 Linum ustatissmum；从图文看，苏颂所说及图似为 Leonurus macranthus。

25. 蚕豆

蚕豆，《食物本草》[1] 始著录。《农书》[2] 谓蚕时熟，故名。滇南种于稻田，冬暖即熟，贫者食以代谷。李时珍谓蜀中收以备荒。盖西南山泽之农，以其豆大而肥，易以果腹；冬隙废田，尤省功作，故因利乘便，种植极广，米谷视其丰歉以定价矣。

零娄农曰：蚕豆，《本草》失载。杨诚斋亦谓蚕豆未有赋者，戏作诗曰：翠荚中排浅碧珠，甘欺崖蜜软欺酥。可谓凌厉无前矣。夫其植根冬雪，落实春风，点黶为花，刻翠作荚。与麦争场，高岂藏雄。同萁[3]并熟，候恰登蚕。嫩者供烹，老者杂饭，干之为粉，炒之为果。《农书》云：接新充饱，和麦为糍，尚未尽其功用也。《益部方物记》[4]有佛豆，粒甚大而坚，农夫不甚种，唯圃中莳以为利。以盐渍煮食之，小儿所嗜。《云南通志》[5]谓即蚕豆。岂宋时尚未遍播中原，宋景文至蜀始见之耶？明时以种自云南来者绝大而佳，滇为佛国，名曰佛豆。其以此欤？虽然滇无蚕，以佛纪，若江湖蚕乡，以为蚕候，则曰蚕宜。

[新释]

《长编》卷二收蚕豆历代主要文献。《图考》图为新绘（图25）。据图、文可知，本种为直立草本；茎具棱；叶互生，具4小叶的偶数羽状复叶（原图绘成3～5小叶奇数羽状复叶），先端有锯齿的托叶，小叶椭圆形，先端钝圆至略尖，基部钝至楔形，具明显羽状脉，边全缘；花2～3朵聚成短的腋生总状花序；荚果条状圆柱形，先端尖；种子椭圆状，有明显较大的脐。上述性状，概貌与《中志》42（2）：269和《云志》8：768描述的豆科野豌豆属植物蚕豆 Vicia faba L. (Faba vulgaris Moench) 基本相同。蚕豆原产欧洲地中海沿岸，亚洲西南部至北非。传入我国的时间待考。《益部方物记》所记佛豆即此。该种目前在我国各地均有栽培，以长江以南为胜。

文中提及杨诚斋诗描述的蚕豆种子作"浅碧珠"者，却非蚕豆 Vicia faba L.，其性状"浅碧珠"，实乃豆科豌豆属植物豌豆 Pisum sativum L.，参见本书卷之二"豌豆"条。杨诚斋和吴其濬似都未能辨识。

松村：Vicia faba L.；吴批：Faba vulgaris，非浅碧珠。

[注]

[1]《食物本草》：明代记录可用于食疗的本草书。作者有争议，原题元李杲编辑，明李时珍参订。也有学者考证为明末姚可成辑，约成

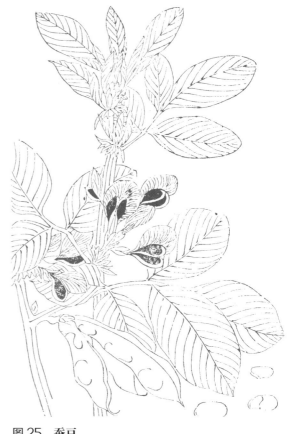

图25 蚕豆

书于 17 世纪中。全书分为 16 部，共收录食物 1 740 余种。

2 《农书》：即元代王祯（1271—1368）著的《农书》。书成于 1313 年，分《农桑通诀》《百谷谱》和《农器图谱》三大部分，最后所附《杂录》包括了两篇"法制长生屋"和"造活字印书法"。该书对元代以及以后中国农业的发展起到了重要的指导作用。王祯，字伯善，元代东平（今山东东平）人。元成宗时曾任宣州旌德县（今安徽旌德县）尹、信州永丰县（今江西广丰）尹。

3 葚：即桑葚，桑科桑属植物桑树 *Morus*

alba L. 的果实。

4 《益部方物记》：即宋祁于嘉祐二年（1057）著述《益部方物略记》，是一部记录剑南地区草木、药材、鸟兽、虫鱼等共 65 种生物专著。宋祁（998—1061），字子京，开封雍邱（今河南杞县）人。天圣二年（1024）进士，官至翰林学士承旨，谥景文。

5 《云南通志》：清朝雍正七年（1729），鄂尔泰总督云贵，奉诏纂辑，乃属姚州知州靖道谟因旧志增修。全 30 卷。乾隆元年（1736）书成，由后任总督尹继善等具表进之。

26. 蜀黍

蜀黍，《食物本草》始著录，北地通呼曰高粱，释经者或误为黍类。《农政全书》[1]备载其功用，然大要以酿酒贵。不畏潦，过顶则枯。水所浸处即生白根，摘而酱之，脆美无伦。

零娄农曰：吾尝雨后夜行，有声出于田间如裂帛，惊听久之。舆人[2]曰：此蜀秫拔节声也。久旱而澍，则禾骤长，一夜几逾尺。昔人谓鹿养茸数日便角，其生机速于草木，若蜀秫之勃发，顾何如者？又见妇稚相率入禾中，褫[3]其叶，以为疏之使茂实耳，询之则织为簟[4]也，缉为蓑也，篾为笠也，燕[5]为炊也，一叶之用如此。若其秆则薄之坚于苇，揸[6]以柴而床焉，篱之密于竹，樊于圃而壁焉。煨炉则掘其根为榾柮[7]，搓棉则断其梢为莩轴。联之为筐，则枨比而方，妇红所赖以盛也；析之为笈[8]，则楗疏而皙，稚子所戏以笼也。卬田足谷之家，如崇如墉[9]，盖有不可一日阙者。顾其米涩，不杂以麦与豆则棘口，而造酒乃醇以劲。利膈达腹，喻之以刀；敌雪冲风，比之以袄。利之所生，凡酿者、贩者，皆讥而税其什一，其不胫而走，达于江、淮、闽、粤者，益美烈而加馨，嗜者每以得其涓滴为快，而常虑其赝，且或羼[10]以他酎[11]。故青旗之标，出畿辅者曰京东，出山西者曰汾潞，出江北者曰沛，出辽左而泛海者曰牛庄，皆都会也。惟蜀秫之名，不见于经。《博物志》[12]谓种蜀黍地多蛇。北地固少虺蜴[13]，亦未稔其即此谷与否？而利民用如此其溥，殆古所谓木禾、木稷者欤？然稻蟹之乡，既不插莳，而河朔以其易生而广收，亦目为粗稼。有以麦与蜀秫面合为薄夜相饷者，表毳毳[14]如积雪，而背殷红俟丹砂焉。吾戏谓曰：宗军人粗食如此甘美，其所矜精凿者，必昆圃之珠尘玉屑耶？木稷见《广雅》。《山西通志》：高粱，土人又称芨子，在太原属者，苗低穗紧；在汾州属者，苗高穗松；在平阳绛州诸属者，有早秋、晚秋二种。早秋有大老汉、小老汉诸种；晚秋有红、黑、黄、白、蓬头诸种。蓬头穗下垂，红、黑、白三种穗上生，黄穗四面分披。粒无壳者，米硬，可为粥；粒有壳者，米软，可为酒醋。按高粱之类，此为详尽。

[新释]

《长编》卷二收蜀黍历代主要文献。《图考》图为新绘（图26），描绘的物种即《中志》10（2）：2描述的禾本科高粱属植物高粱 *Sorghum bicolor* (L.) Moench。该种在我国南北各省区均有栽培，《中志》认为即《博物志》记载的蜀黍。但该种在我国的栽培历史和传入途径尚待商榷。

吴批：*Sorghum vulgare*。

[注]

① 《农政全书》：明代徐光启（1562—1633）于万历年间编纂的一部应对明代荒政的农书。内容分为农政措施和农业技术两部分，对历代备荒的议论、政策作了综述，对水旱虫灾作了统计，对救灾措施及其利弊作了分析。并附《救荒本草》，目的是为了以野菜解决粮食短缺问题。

② 舆人：轿夫。

③ 褫（chǐ）：剥掉。

④ 簟（diàn）：竹席。

⑤ 爇（ruò）：烧。

⑥ 搘（zhī）：支撑。

⑦ 榾柮（gǔ duò）：木柴块或树根疙瘩。

⑧ 笯（nú）：鸟笼。

⑨ 如崇如墉：崇和墉，都是指高大的院墙。

⑩ 羼（chàn）：掺杂。

⑪ 酎（zhòu）：醇酒。

⑫ 《博物志》：西晋的一部记载异境奇物、古代琐闻杂事及神仙方术等的志怪类作品。东晋王嘉《拾遗记》称，此书原400卷，晋武帝令张华（232—300）删订为10卷。《隋书·经籍志》杂家类著录《博物志》即为10卷。原书佚，今本《博物志》由后人搜辑而成。

⑬ 虺蜴（huǐ yì）：毒蛇和蜥蜴。

⑭ 霢霢（mù mù）：潮湿貌。

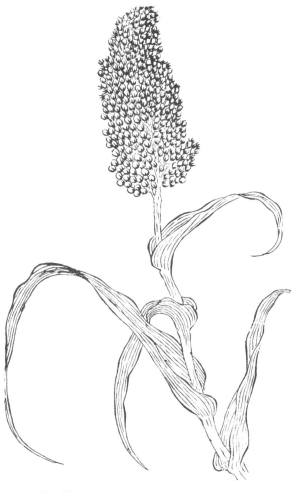

图26 蜀黍

附：蜀黍即稷辩

　　蜀黍，非惟经传无闻，即《本草》亦不载。惟《博物志》始著其名，《食物本草》著其用，而又谓南人呼为芦穄，今亦不闻有呼芦穄[1]者。《九谷考》[2]创谓即稷，引据博奥，一扫旧说。《广雅疏证》《说文解字注》[3]皆主之。段氏之言曰：汉人皆冒粱为稷，而稷为秫秫，鄙人能通其语者，士大夫不能举其字，可谓拨云雾而睹青天矣。尊崇独至，亦蜀黍之大幸也。但北地呼蜀黍，音重即为秫秫，如蜀葵亦呼为淑缬，阮仪征[4]相国所谓淑气是也。《九谷考》以《说文》秫稷之粘者，遂以蜀黍定为秫，而蜀黍之不黏者，别无异名，不得不谓不黏者亦通呼为秫秫。夫谷多有黏、不黏二种，稻黏为糯，不粘为籼；稷之黏者为秫，不应不黏者亦为秫也。《九谷考》又谓天下之人呼高粱为秫秫，呼其秸为秫秸，旧名在人口中世世相受。夫以蜀黍音同秫秫，定为黏稷之秫，彼以稷穄双声，指穄为稷，亦西北之人至今相承语也。蜀黍有黍名，不得指为黍；高粱有粱名，不得定为粱；独可以其秫秫之称，而即定为稷之名秫者耶？《说文解字注》谓以穄为稷，误始苏恭[5]。苏氏之误多矣，如以青稞为大麦，则大、小麦几不能辨；独其以穄为稷，则尚有说。考《本草》有稷无穄，或即以穄为黍，而《齐民要术》备列北方之谷，独谓稷为谷。其云凡黍穄田黍黏者收薄，穄味美者亦薄，刈穄欲早，刈黍欲迟，黍与穄，或一类，或二种，皆在疑似之间。而《说文》秫下即曰稷，糜也，二字相厕。㮚为黍穰，穰为黍㮚，已治者皆不连缀。而凡黍之字皆从黍，则曰糜，穄也，则谓穄为稷，谓穄为黍。以近日治《说文》之法求之，二者皆可相通，果孰从耶？独是苏氏谓稷与黍为籼秫，故其苗同类，是诚考之未审。古以黍、稷为二谷，若同类而分籼、秫，则稻之糯、粳，亦将别为二种乎？且以今之种黍子、穄子者验之，则黍穗敛束，穄穗穄沙[6]；黍粒长，穄粒圆或扁；黍用多而穄用少。大凡北地之谷，种粱者什七，种黍者什二，种穄者什或不得一焉。三者初生皆相似，而颖栗苞秀则渐异，农家分畦别陇，盖取用不同也。李时珍承苏氏及罗氏之说，但谓黍为稷之黏者，尔后纪载，转相沿袭，不复目验而心究，其为诸通人所厌，菲而吐弃，诚无足怪。而吾谓秫之为稷，穄之为黍，其说亦不自《九谷考》始。《经典释文》[7]谓北方自有秫谷，全与粟相似，米黏用之酿酒，其茎秆似禾而粗大。按其形，惟蜀黍之通呼秫秫者，可以当之。《珍珠船》[8]訾徐铉[9]说，楚人谓之稷，关中谓之糜，其米为黄米，为认黍为稷。是即《九谷考》以糜为黄黍之嚆矢[10]。乃独以稷为粟米。考《尔雅注》，今江东呼粟为粢，说经者斥为六朝谬说，通于彼而又窒于此矣。而《尔雅正义》详绎其说，谓黄米与稷相似，而垂穗较疏，则黄米与稷又别为种，与苏氏诸人之说稍异。而其释稷，粢也。直云北方所谓稷米，又不著其形状，岂以同时方掊击[11]穄之为稷，而以稷易穄耶？抑穄稷实有两种耶？余遍询直隶、山西人，皆谓穈穄为一，与《说文》

同，而以软硬为黍稷之分。且云稷无黏者，则是秫为黏稷，不惟无其名，亦失其种。段氏注《说文》，多云为浅人更改或佚脱，此秫字下即非窜移，又求其说而不得，则不敢不托盖阙之义。夫诸儒上下千古，研贯百家，持论闳矣。余少便鞅掌王务，所见卷轴，何能半袁豹[12]？但诸儒以俗呼秫秫为稷之黏秫，而于俗呼穈之米为稷米则斥之，谓晋人以粟为稷为误，而并以汉人之说稷者为皆不识稷，且以《管子》[13]黍秫之始。一言滋惑，疑为后人所加，则自三代迄今，举无可从，惟俗语为征信。而俗语之言稷者不足信，独言秫者为足信，是亦未能折服昔贤，而使天下后世俱以高粱为稷而无敢异议也。余既植黍与稷而审别之，纵不可以稷冒稷，而断不能信以蜀黍为稷。夫北地之呼粟、黍、稷者，皆曰小米耳。统言之，几无不可通，而细究之，则古无今有、古有今无者，曷可胜数？以余所见，乃太仓稊米而已。段氏有言，草木之名实多同异，虽大儒亦不能无误，此论允矣。故《长编》中诸说备载，而不复置辩。

按《齐民要术》，谷者总名，非止为粟也。然今人专以稷为谷，望俗名之耳，即引孙、郭诸人稷粟之说。又云：按今世粟名，多以人姓字为名目云云，胪列近百种，俱有谷粟粮稷名，而别白精粗。其云今人俗名者，恐即指江东呼粟为粢及稷粟之说，而特疑其笼统。观其言种谷法，至详到悉，夏种黍稷，与植谷同时，地必欲熟；种粱秫法，则欲薄地种，与植稷同。一曰植谷，一曰植稷，谷、稷互见，又非尽书谷。而粱秫欲薄地，或即《释文》所云北方秫种似禾而高大者，否则当以秫入谷，不应别立条。细绎贾氏[14]之意，盖以粱、粟、稷皆为谷，今人专以稷为谷，乃俗名，非正也。《农政全书》遂谓古所谓稷，今通谓谷，或称粟，粱与秫则稷之别种，是真以稷、粱为一矣。独其所谓稷为黍之别种，今人以音相近，误称为稷，此《九谷考》以稷为黍之所本。又《闽书》[15]：稷，明祀用之。《欧冶遗事》[16]：稷米与黍相似而粒大。按此说是蜀黍也。直省志书载稷者多有，都无形状。惟《歙县志·物产》[17]稷有黑稷、籼稷也；赤稷、糯稷也，长如芦苇号芦稷，皆古之稷。此皆《九谷考》以蜀黍为稷之说。而程氏[18]，歙人也，盖其里先有是言而益推衍之，以《说文》为归宿，非首发难端耳。《农政全书》载有《齐民要术》种蜀黍一条，文义不类，恐沿上一条种粱秫而误书。又曰遗其本书，当是《农书》中语耳。

又按《说文》孙炎[19]、郭璞[20]诸说，盖皆传闻异辞，各存别名。《九谷考》谓近人无呼粟为秫者，是诚然矣。又谓他谷之黏者亦假借通称曰秫，则黏粟、黏稷，皆可名秫。孙、郭之说，已不为谬。《古今注》谓秫为糯稻，今南方通呼籼、秔、糯，不闻有呼秫稻者；则不呼秫粟，亦犹秬、秠、虋[21]、芑，今亦无是称也。余尝谓江左诸儒足迹不至北地，徒以偏傍音训，推求经传名物，往往不得确诂，颜黄门[22]所辨者皆是也。程征君[23]久侨燕蓟，就北方之音声以驳文士之讲说，所见正与余同，而于北音尚有未尽然者。段氏《说文注》榆字云：《齐民要术》分姑榆[24]、山榆[25]、刺榆[26]为三种，依许说，山榆即刺榆，贾氏言植物皆种植，得诸目验，岂许有未谛云云。则段氏亦曾以贾氏之言为可据矣。按《齐民要术》种粱秫法与植稷同，则非谓秫即稷。细绎前说，黍黏收薄，穄美亦收薄，种秫与稷同；不云与穄同，恐亦以穄为黍。穄无黏者，故但言美，美则软似黍耳。言其美，则亦非一种，苏氏独云黄米，亦褊矣。郑司农[27]注九谷，稷、秫并举，固不以秫为稷。后郑[28]不从，恐亦未必即以秫、稷为一物。以粟易秫，粱可兼秫，秫不可兼粱，未知后郑意如何？汉儒多家西北，且尝躬耕，其于稷种盖习见，以为人人皆知，无烦训诂。故郑氏《三礼注》[29]《诗笺》[30]，独不详稷之形状，而班固[31]、服虔[32]诸儒，亦何至不知其土宜，如周子之不辨菽麦乎？如蓬蒿诸草，汉儒多不详其形状，遂启后人辨证，未必汉儒皆知也。叔重[33]，汝南人，吾同郡也。汉时种艺，吾不能知，今则以稻、麦、豆、高粱、谷子为大田，非惟不植稷，亦无识黍者。大抵农人逐利，与时贵贱，古所重而今弃者良多。今西北植稷者亦少，恐异时并其种而失之矣。诸儒但谓高粱为北种，不知漳泉皆曰番黍，而黔中苗寨艺植无隙地也。又如玉蜀黍[34]一种，于古无征，今遍种矣。《留青日札》[35]谓为御麦；《平凉县志》谓为番麦，一曰西天麦；《云南志》曰：玉麦；陕、蜀、黔、湖皆曰包谷，山氓[36]恃以为命。大河南北皆曰玉露秫秫，其种绝非蜀黍类。名以麦而非麦，名以谷而非谷，若据河南、北方言以为秫，则亦得为稷之别种耶？

按汉儒以粟为稷，至晋不易。陶隐居亦云：粟粒细于粱，或呼为粢米。苏恭曰：粟与粱有别，今农人种小米者，犹曰某谷、曰某粟，其穗粒俱不同，一望而知，不似黍穄之分，尚须细别也。《齐民要术》备列粟名，曰朱谷、黄聒谷、加支谷、李谷、白蘣[37]谷、调母粱、赤巴粱，则谷、粱、粟洵一类矣，而独系以今人专以稷为谷一语。玩其词意，殆以谷是总名，稷本一种，而今人以为谷，则稷、粟、粱同有谷名，遂皆并载。惟既云专以稷为谷，则所载名谷者乃是稷，而别名粱者必非稷矣。苏恭知粱、粟有别，而斥陶呼粢之非，则粟不为稷自苏氏始，亦非近时诸儒创论。但苏非谓粟即是粱。李时珍乃谓粟，粱也。则粟之为粱，乃自李氏始。苏、李之说固不必与汉儒注经相校，但即以《别录》论之，白粱、青粱、黄粱皆云味甘，粟别一条，云味咸。一类以大细为别，不应甘咸异味。陶但云粟舂熟令白，亦以当白粱，则未尝以为真粱。又曰：粱是粟类，亦概言之耳。《别录》分别性味，有粟、有粱、有稷、有秫，陶以粟为粢，则无以释稷，故云不识而臆为黍稷相似之语，此大误也。其释秫云：北人以作酒，亦不指为何物。《齐民要术》以种植为主，故凡俗之呼谷者，皆难录于右，曰谷、曰粱、曰稷、曰粟，但随俗呼名，不复识别。正如今人曰小米、曰谷子，其类乃不可究诘，夫岂一种哉！愚夫愚妇展转相传，物以音变，音以地殊，凡古物在今不能指名者皆是也。南人之言，余不能译。今山西以高粱为荄子，以青稞为莜麦，以荏为苏，售于市、书于牍，无异辞；不睹其物，无由识之，安得以其俗语改古训哉？《别录》即汉以来名医所录，既分载稷、粟，何得谓汉儒皆以粟冒稷？《氾胜之书》，粱为秫粟，秫之通称，汉时已然。《说文》黏稷，盖以稷为谷长，姑举一类，以统其余。《匡谬正俗》谓秫似黍米而粒小，此殆是《说文》黏稷也。大抵稷秫以黏、不黏为别，而粱粟即以秫、不秫为别，举稷之名秫，以为凡黏谷之名，此乃所谓谷长矣。惟农家统以谷名，粱与粟、与稷，三种久已混淆，而秫、粟音尤相近，当时必有以秫、粟为一者。诸儒相承，即以粟、稷互训。或因俗称，或传写以声而讹，而欲别稷者，仍当于俗呼谷粟之类别之。特古训遗其形状，难为识别。苏氏以穄为稷，遂至谓稷无黏者；孙、郭以秫为黏粟，遂致以秫为黏粟之定名，而未考《氾胜之书》粱为秫粟，是则偶未细检，而措语稍偏。李氏之说则正言直断，敢于信矣，诸儒诋之，职此之由。余谓以穄为稷，诚非有本之言，而以蜀黍之俗呼秫秫者定为黏稷，则《诗集注》[38]之黍，似即指蜀黍；而乡间塾师，辄以高粱为粱，一物而数名，吾谁适从？若以蜀黍种早，指为首种，今北地春而种麦，滇南蜀黍宿根自生，此岂可以订古训哉！

又按《齐民要术》，种粱秫并欲薄地，与植稷同。一本稷作谷，益信贾氏之所谓谷者确是稷，而粱、秫、稷三种，判然可知矣。粱为秫粟，秫不得为黏，粱而与植稷同时，则秫或即为黏稷，与《说文》同。稷不黏而秫黏，一种二名，其性异，其状未必异也。《氾胜之书》粱为秫粟，粱粟二名，其性异，其状亦不应异也。农家贵糯，种秫粱为常植，《图经》谓能尽地力，故植薄地。汉晋人以稷为谷，谷与粟皆总名，名以谷并名以粟，而与粱之不黏者同名而滋混矣。《尔雅翼》[39]谓圆而细者为粱之粟，吾疑圆而细者，乃前儒所谓稷而得粟名者也。粱以大粒长毛与诸谷异，其不黏者亦不应穗粒圆细。且今之粱自有黏、不黏二种，不黏者即粟矣，而又有粟一种，此粟非即稷乎？诸儒皆斥前人以粟冒稷，吾谓粱与稷同有粟名，而《本草注》[40]不复细别，遂专以粟属粱，并以稷之名粟者亦为粱。吾非为汉晋诸儒作调人，特以今之通呼谷，与魏晋人之呼谷一也。魏晋之谷，粱、稷皆厕其中，今日之谷，种亦繁矣，何得谓无稷也？湖南有稷子[41]，苗似粱而穗散粒大，乃甚似高粱。藋粱一名木稷，其以此欤？

[注]

1 芦穄：明正德年间编修的《崇明县志》有记载称芦穄，现在上海崇明等地仍称甜高粱秆芦穄，非吴其濬认为的"今亦不闻有呼芦穄者"。

2《九谷考》：朴学代表人物程瑶田（1725—1814）对粱、黍、稻、麦等九种粮食作物名实演变的考证。程瑶田，字易田，一字易畴，号让堂，安徽歙县人。通训诂，提倡"用实物以整理史料"，研究方向涉及多个领域，生物方面的著作还有《释虫小记》《释草小记》等。

3《说文解字注》：清代文字训诂学家、经学家段玉裁［1735—1815，字若膺，号懋堂，江苏金坛人（今常州市金坛区）］对《说文解字》所作的注，成书于嘉庆戊辰年（1808）年，刊行于嘉庆二十年（1815）。

④ 阮仪征：即阮元（1764—1849），字伯元，号云台、雷塘庵主，晚号怡性老人，江苏仪征人，乾隆五十四年（1780）进士，先后任礼部、兵部、户部、工部侍郎，山东、浙江学政，浙江、江西、河南巡抚及漕运总督、湖广总督、两广总督、云贵总督等职。历乾隆、嘉庆、道光三朝，体仁阁大学士，太傅，谥号文达。同时他又是著作家、刊刻家、思想家，在经史、数学、天算、舆地、编纂、金石、校勘等方面造诣很深，被尊为三朝元老、九省疆臣、一代文宗。

⑤ 苏恭：即苏敬（生卒年不详，活动期在公元7世纪），中国唐代药学家，后避讳改名苏恭。主持编撰世界上第一部由国家正式颁布的药典《新修本草》（又名《唐本草》）。

⑥ 觫沙：山东、河南方言，垂头、耷拉。

⑦ 《经典释文》：唐陆德明（约550—630）撰写的古人研读经书时用的字典。全书30卷。首为《序录》，主要说明本书的内容安排和经学的传授源流。后依次释各部经书。至贞观中陆德明去世后，唐太宗见到此书大为赞赏，此书方大为流行。陆德明，名元朗，以字行。苏州吴县（今江苏苏州）人。隋唐著名经学家、训诂学家。著有《周易注》《周易兼义》《易释文》等，两《唐书》有传。

⑧ 《珍珠船》：明代陈继儒（1558—1639）的笔记小说。全书4卷。陈继儒，松江华亭（今上海松江）人，字仲醇，号眉公、顽仙等，万历十四年（1586）后归隐著书。

⑨ 徐铉（916—991）：字鼎臣，广陵（今江苏扬州）人。南唐、北宋初年文学家、书法家。历官五代吴校书郎、南唐知制诰、翰林学士、吏部尚书，后随李煜归宋，官至散骑常侍，世称徐骑省。淳化初因事贬静难军行军司马。曾

受诏校定《说文解字》。与弟徐锴有文名，号称"二徐"；又与韩熙载齐名，江东谓之"韩徐"。

⑩ 嚆（hāo）矢：响箭。因发射时，声音先于箭到，故常比喻事物的开端。犹言先声。

⑪ 掊（pǒu）击：抨击。

⑫ 半袁豹：典出《世说新语》，"殷仲文天才宏赡，而读书不甚广博，亮叹曰'若使殷仲文读书半袁豹，才不减班固'"。袁豹（373—413），字士蔚，陈郡阳夏（今河南太康）人，袁质次子。好学博闻，喜谈雅俗。

⑬ 《管子》：《管子》记录的是春秋时期齐国政治家、思想家管仲及管仲学派的言行事迹，大约成书于春秋战国至秦汉时期，汉初有86篇，今本实存76篇，其余10篇仅存目录。《管子》托名管仲，其实同先秦许多典籍一样，既非一人之著，亦非一时之书，是一部稷下黄老道家学派的文集汇编。

⑭ 贾氏：即贾思勰。

⑮ 《闽书》：明何乔远撰闽地方志。分二十二门，154卷。其标目诡异，多乖志例。乔远，字稚孝，号匪莪，晋江人。万历丙戌进士，官至南京工部右侍郎。

⑯ 《欧冶遗事》：作者及内容待考。

⑰ 《歙县志·物产》：吴其濬之前，歙县的县志有明天启《歙志》、清顺治《歙志》、清康熙《歙县志》、清乾隆《歙县志》和清道光《歙县志》。本条所指具体哪部志，待考。

⑱ 程氏：即《九谷考》作者程瑶田。

⑲ 孙炎：三国时期经学家，字叔然，乐安（今山东博兴）人。受业于郑玄，时人称为"东州大儒"。曾著《周易·春秋例》，为《毛诗》《礼记》《春秋三传》《国语》《尔雅》和《尚书》作过注，所著《尔雅音义》影响较大。

⑳ 郭璞（276—324）：字景纯，河东郡闻喜县（今山西省闻喜县）人，建平太守郭瑗之子，两晋时期著名文学家、训诂学家、风水学者，好古文、奇字，精天文、历算、卜筮，擅

诗赋，是游仙诗的祖师。郭璞除家传易学外，还承袭了道教的术数学，是两晋时代最著名的方术士。曾为《尔雅》《方言》《山海经》《穆天子传》《葬经》作注，传于世，明人有辑本《郭弘农集》。西晋末为宣城太守殷佑参军，晋元帝拜著作佐郎，与王隐共撰《晋史》，后为王敦记室参军，以卜筮不吉阻敦谋反，被杀，后追赠弘农太守，宋徽宗时被追封为闻喜伯，元顺帝时被追封为灵应侯。

21 虋（mén）：赤色的粟 *Setaria italica* (L.) Beauv.。

22 颜黄门：即北齐颜之推（531—约595），字介，汉族，原籍琅邪临沂（今山东临沂），生于建康（今江苏南京）。著有《颜氏家训》。因其曾经官至黄门侍郎，故称。

23 程征君：应为程晋芳（1718—1784），清代经学家、诗人。

24 姑榆：疑为榆科榆属植物大果榆 *Ulmus macrocarpa* Hance。

25 山榆：疑似榆科榆属植物榆 *Ulmus pumila* L.。

26 刺榆：榆科刺榆属植物刺榆 *Hemiptelea davidii* (Hance) Planch.。

27 郑司农：即郑众（？—83），字仲师。河南开封人。东汉经学家。后世习称先郑（以区别于汉末经学家郑玄）、郑司农（以区别于宦官郑众）。

28 后郑：即郑玄（127—200），字康成，北海高密（今山东高密）人，东汉末年的经学大师。

29 《三礼注》：即郑玄的《周礼注》《仪礼注》和《礼记注》，合称《三礼注》。

30 《诗笺》：即郑玄的《毛诗笺》。

31 班固（32—92）：字孟坚，扶风安陵（今陕西咸阳东北）人，东汉著名史学家、文学家、经学理论家。著《汉书》《两都赋》《白虎通义》等。

32 服虔：字子慎，初名重，又名祇，更名虔，河南荥阳东北人。东汉经学家。著《春秋左氏解谊》31卷（陆德明《经典释文序录》作30卷），《春秋左氏音》1卷，《通俗文》1卷，《汉书音训》1卷。

33 叔重：即许慎（约58—约147），字叔重。《说文解字》的作者。

34 玉蜀黍：即禾本科玉米属之玉米 *Zea mays* L.。

35 《留青日札》：明代田艺蘅撰写的一部笔记小说作品，记录了明代社会风俗、艺林掌故。艺蘅，字子艺，贡生，官安徽休宁训导。

36 山氓：亦作"山甿"，山民。

37 醝（cuó）：盐；咸味。

38 《诗集注》：南宋朱熹为《诗经》所作的注。

39 《尔雅翼》：宋代罗愿著，解释《尔雅》中草木鸟兽虫鱼各种物名。以为《尔雅》辅翼。

40 《本草注》：待考。疑为陶弘景的《本草经集注》。

41 湖南有稷子：即本卷"湖南稷子"条。

27. 稔头

稔头，一名灰包，蜀黍之不成实者。忽作一包白瓤如菱瓜[1]。小儿辄取食之，味甘而酥，能噎人，亦可作茹。老则黑缕迸出成灰，亦有作粒者，辄即黑枯。地不熟、功不至则生。余偶以尝客，戏语之曰：山西谓蜀黍为菱子，俗亦谓苽为菱，郑康成[2]以苽列九谷，此不可谓苽耶？客曰：吾食菱瓜而不知为雕胡，食蜀黍而不知有稔头，微君言，吾固不辨为二谷。请作《食经》，以充吾厨。勿谈太元，以覆吾瓿[3]。

〔新释〕

吴其濬新描述的物种。《图考》所图（图27）为高粱 *Sorghum bicolor* (L.) Moench 植株局部侵染了黑粉菌科黑粉菌属玉米黑粉菌（玉蜀黍黑粉菌）*Ustilago maydis* (DC.) Corda 形成的孢子堆（俗称灰包）。灰包幼嫩时可以生食，有甜味，也可炒食。该菌也可着生于玉米植物植株上，中国大部分地区有分布。

《纲要》：*Ustilago maydis* (DC.) Corda；吴批：*Ustilago* on *Sorghum*。

〔注〕

1 菱瓜：即茭白，禾本科菰属植物菰 *Zizania latifolia* (Griseb.) Stapf。

2 郑康成：即郑玄，见本卷"蜀黍"条。

3 瓿（bù）：古代的一种小瓮，青铜或陶制，用以盛酒或水。

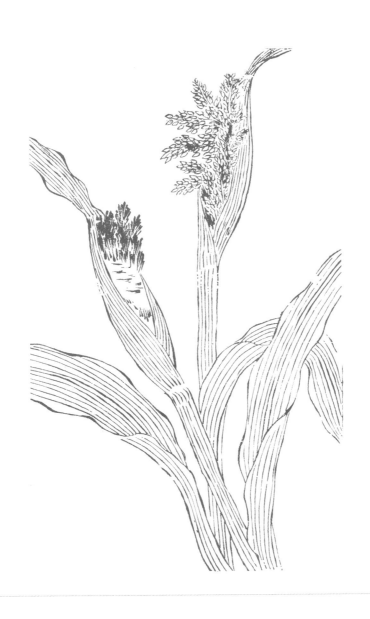

图27 稔头

《植物名实图考》

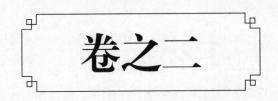

卷之二

固始吴其濬　著　蒙自陆应谷　校刊

谷　类

28. 稗子

《救荒本草》：水稗生水田边，旱稗生田野中。苗叶似穄子[1]，叶色深绿，脚叶颇带紫色，梢头出扁穗，结子如黍粒大，茶褐色，味微苦，性微温。采子捣米煮粥食。蒸食尤佳。或磨作面食皆可。

零娄农曰：稗能乱苗，亦有二种，有圆穗如黍者，有扁而数穗同生者。与米同春则杂而带壳；别而杵之则粒白而细，煎粥滑美。北地多种之于塍，非稂莠[2]比也。《尔雅》：稊[3]，蓈。《注》谓似稗，布地生，秽草。又古诗云：蒲[4]稗相因依。则稊为陆生，稗为泽生欤？《农政全书》谆谆以种稗为劝，备豫不虞，仁人之用心哉。

［新释］

《长编》卷二收稗子主要文献。《救荒本草译注》释稗子为禾本科稗属植物稗 *Echinochloa crus-galli* (L.) Beauv.。该种广布于全世界温暖地区，变异甚多，即使是专门研究禾草分类的学者也感觉有困难。某些禾草书中即使有一些变种，都难以找到明显的形态界线，无法分清。有现代学者还认为水生者为水稗 *Echinochloa crus-galli* (L.) Beauv.，旱生者为旱稗 *Echinochloa hispidula* (Retz.) Nees。据 *FOC*，现旱稗归并入稗 *Echinochloa crus-galli* (L.) Beauv.。

《图考》图为吴其濬新绘（图28），所绘仍为禾本科稗属植物稗 *Echinochloa crus-galli* (L.) Beauv.。

松村：*Panicum frumentaceum* Roxb.，该学名即今湖南稗子 *Echinochloa frumentacea* (Roxb.) Link，非是。《纲要》：*Echinochloa crus-galli* (L.) Beauv.。吴批：稗子（《救荒》），水稗 *Echinochloa crus-galli*；旱稗 *Echinochloa crus-galli* var. *colonum*。

［注］

1 穄子：《救荒本草译注》释《救荒》穄子图

为禾本科稗属植物稗 *Echinochloa crusgalli* (L.) Beauv.。

2 稂莠：稂，植物名，待考。莠，即《救

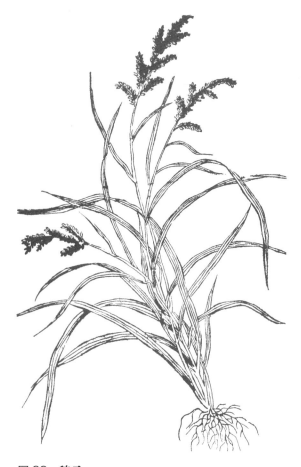

图28 稗子

荒》收录的莠草子。北方禾本科狗尾草属植物粟（俗称小米、谷子）*Setaria italica* (L.) Beauv. 收割后，田中还留有其伴生的小草，老百姓一般称其为"谷莠子"。这种"谷莠子"和路旁草

地上野生的禾本科狗尾草属植物狗尾草 *Setaria viridis* (L.) Beauv.，在形态上很难区别。

3 稊：即旱稗。

4 蒲：泛指香蒲科香蒲属 *Typha* 植物。

29. 光头稗子

光头稗子，茎叶俱同茭菰[1]，生陆地，穗出叶中，扁净无毛，故名。为炊香美。水稗形如禾，生于水田，盖即《淮南子》[2]所谓离先稻熟。而陆生秽地者为稊，其即此欤？

[新释]

吴其濬新描述的物种。据《图考》文、图（图29），可知本品为禾草。小穗无芒，有规则地排列于圆锥花序分枝的穗轴一侧，圆锥花序顶生，狭窄，具约2个分枝。据上述性状特征，与《禾本图说》674，《中志》10（1）：252 所描述的禾本科稗属植物光头稗 *Echinochloa colonum* (L.) Link 在概貌上基本吻合。本种在我国分布于河北、河南、安徽、江苏、浙江、江西、湖北、四川、贵州、福建、广东、广西、云南及西藏墨脱；多生于田野、园圃、路边湿润地上。

文中记录"水稗形如禾，生于水田，盖即《淮南子》所谓离先稻熟，而陆生秽地者为稊"当指前种禾本科稗属植物稗 *Echinochloa crus-galli* (L.) Beauv.。

附记：《禾本图说》674 在 *Echinochloa colonum* (L.) Link 下的中文别名为光头稗子，注出名载《岭南科学期刊》7卷，或许该作者也已考证为本种学名。特记之。

《禾本图说》674、《中志》10（1）：252：*Echinochloa colonum* (L.) Link。吴批：*Echinochloa crusgalli* var. *colonum*。

[注]

1 茭菰：即禾本科菰属植物菰 *Zizania latifolia*

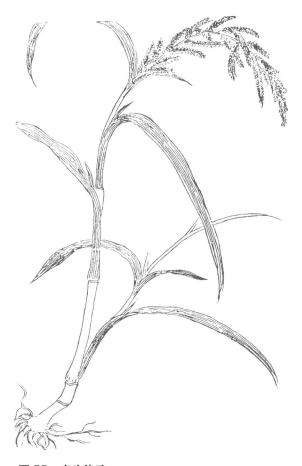

图29 光头稗子

(Griseb.) Stapf。古代食用其颖果，称菰米。秆基嫩茎为菰黑粉菌 Ustilago edulis P. Henn. 寄生后，粗大肥嫩，称茭白，为蔬菜。

■2 《淮南子》：即《淮南鸿烈》，又名《刘安子》，西汉淮南王刘安及其门客编写的一部哲学著作。其思想内容以道家思想为主，同时夹杂着先秦各家的学说，因此班固《汉书·艺文志》将其归入"杂家"。

30. 䅟子

《救荒本草》：䅟子，生水田中及湿地内，苗叶似稻，但差短；梢头结穗，仿佛稗子穗。其子如黍粒大，茶褐色，味甘。采子捣米煮粥，或磨作面蒸食亦可。黔山多种鹰爪稗，亦呼䅟子，云南曰鸭掌稗。

零娄农曰：䅟子，稗类，于书尟[1]见。其穗骈出，参差如大小指，或以掺掺得名耶？《广群芳谱》[2]：一名龙爪粟，一名鸭爪稗。北地荒坡处种之。苗叶似谷，至顶抽茎，有三棱，开细花簇簇，结穗分数歧[3]，如鹰爪之状，形容极肖。《日照县志》[4]：䅟子，粟之贱者，有黑、白二种，宜湿地，石得米二斗余，民赖以糊口。而《三峡志》[5]谓自滇中来，曰云南稗，一曰雁爪稗，亦播种畦植，与谷争价，东南所无。盖峡中石田，艰于嘉种耳。余过章贡间，河壖极饶，时黄云遍野，擭摭[6]弗及，安得谓东南无此？黔山狭瘠，无异峡中，溪头峰角，种植殆遍。秋日穗稔，赭绿压蹊，骈者如掌，钩者如拳，既省工力，亦获籯车，民恃为命，敢云农恶哉？《救荒》图与此稍异，或一类亦有二种。

[新释]

《长编》卷二收䅟子主要文献。《救荒本草译注》释䅟子图为禾本科稗属植物稗 Echinochloa crusgalli (L.) Beauv.。

吴其濬已经注意到他所见的䅟子与《救荒》䅟子图不同，因此推测"或一类亦有二种"。但现代植物学上，两图却隶属于同科但不同属的两种植物。从《图考》文、图（图 30）得悉，本种之小穗排列于穗轴之一侧，呈穗状花序，后者 4 个，先端稍弯呈爪状，簇生于秆顶。上述性状，宜订为《中志》10（1）：66、《云志》9：458 描述的禾本科䅟属植物䅟 Eleusine coracana (L.) Gaertn.。该种在我国长江以南各省多栽培，有时可逸生。文中其他文献中列出的鹰爪稗、鸭掌稗、龙爪粟、鸭爪稗、云南稗皆该种。

松村、《中志》10（1）：66、《云志》9：458 和吴批：Eleusine coracana (L.) Gaertn.。

[注]

■1 尟（xiǎn）：同"鲜"，稀有的，罕见的。

■2 《广群芳谱》：植物学类书。清代汪灏（1685 年进士）就明王象晋《群芳谱》增删、改编、扩充，于康熙四十七年（1708）成书，书名《御定佩文斋广群芳谱》。

■3 结穗分数歧：指的是该种穗状花序，5～8

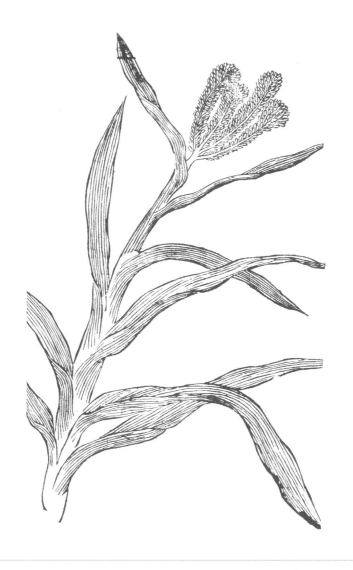

图 30　穄子

4 《日照县志》：吴其濬见到的当为属清康熙
十一年（1672），知县杨士雄修，康熙十二年

（1673）刊刻成书，共 12 卷的《日照县志》。

5 《三峡志》：待考。

6 擂摭（jùn zhí）：采取，采集。擂，同"捃"。

31. 山黑豆

　　《救荒本草》：山黑豆，生密县山野中，苗似家黑豆[1]，每三叶攒生一处，居中大叶如绿豆叶，傍两叶似黑豆叶微圆，开小粉红花，结角比家黑豆角极瘦小，其豆亦极细小，味微苦。苗叶嫩时，采取煠熟，水淘去苦味，油盐调食。结角时采角煮食，或打取豆食皆可。云南山中亦有之，花实较肥大，人弗采摘。

零娄农曰：吾尝渡河而北，大风沙击车帷，有声如霰。及抵驿，一廛尽喧，皆曰天雨豆。亟取视，正如黑豆小而坚，不类田陇间所艺。岂崇严邃谷，稆谷自生，陈陈堆聚，久而从风飘扬者耶？然绝无断茎败荚相杂，如出诸仓篅者，抑猿鼠所窖，大风有隧因而发其覆耶？罗泌《路史》[2]博载史传雨金、雨粟、雨毛、雨血、雨鱼诸异，然未得于目睹，而志五行者，或附会以为休咎。是邑也，时有小旱，不为灾，亦无他异。盖风雨奇怪，非常理可测，至池鱼飞越，或有龙雷震摄。吾偶过野塘，一卒击锣，声未绝，游鱼拨剌[3]，飞水上数尺，有自掷于岸者。静极骤动，不可卒制，理固然尔。

《古今注》：元康中，南阳雨豆；永平中，下邳雨豆，似槐实[4]。《宋史》[5]：元丰中，忠州南宾县皆雨豆；大观中，庐州雨大豆。《金史》[6]：大定中，雨豆于临潢之境，形上锐而赤，味苦。《元史》[7]：至元中，鄱阳雨豆，民取食之。《癸辛杂识》[8]：至元中，永嘉雨黑米；泉州雨红豆如丹砂，可为饭。《汉阳府志》[9]：明时雨小豆，种之蔓生不实；又黟、歙、常熟皆雨豆。巩昌府安会雨豆，破之有面味，苦涩。又陕西雨黑豆，食之气闭。六合雨红豆，有二瓣，食作腥气。同安雨豆，扁而细，或黄或黑，有扫之盈升者。雨豆一也，或可食，或不可食，其有似豆而非豆者耶？抑以此别灾祥耶？

[新释]

《救荒本草译注》释山黑豆似豆科大豆属植物野大豆 Glycine soja Sieb. et Zucc.。

《救荒》绘图与《图考》山黑豆的绘图（图31）不同。《图考》的山黑豆"云南山中亦有之，花实较肥大，人弗采摘"及所图是吴其濬新描述的云南物种。为豆科 Leguminosae 植物之一种，具体物种待考。

松村：Phaseolus。吴批：所图乃云南山中者？

[注]

[1] 家黑豆：即豆科大豆属植物大豆 Glycine max (L.) Merr.，种皮色黑类型。

[2] 罗泌《路史》：罗泌（1131—？），南宋吉州庐陵（今江西吉安）人，字长源，号归愚。精于诗文，不事科举，喜好游历。于宋孝宗干道年间撰成《路史》47卷，记述上古迄两汉事。

[3] 拨剌：今山东、河南等地方言，指鱼尾左右拨动。商务 1957 本误作"拨剌"。

[4] 槐实：豆科槐属植物国槐 Sophora japonica L. 的成熟果实。

[5] 《宋史》：元修三史（宋、辽、金）之一，元末至正三年（1343）由丞相脱脱和阿鲁图先后主持修撰，是二十四史中篇幅最庞大的一部官修史书。

[6] 《金史》：元代脱脱等主持编修的《金史》，是元修三史（宋、辽、金）之一，1344 年修成。记载了上起金太祖完颜阿骨打出生（1068），下至金哀宗天兴三年（1234）蒙古灭金，共 166年的历史。

[7] 《元史》：纪传体断代史。成书于明代初年，由宋濂（1310—1381）、王祎（1321—1373）主编。记述了从蒙古族兴起到元朝建立和灭亡的历史。

[8] 《癸辛杂识》：宋末元初周密（1232—1298）撰写的一部史料笔记。

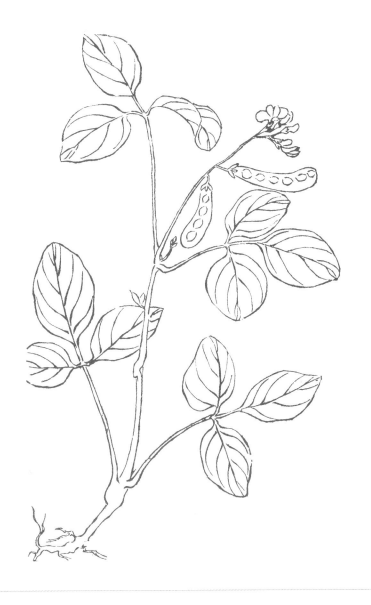

图 31 山黑豆

⑨《汉阳府志》：清乾隆十二年（1747）编著成的志书，翔实载述了清代乾隆年间汉阳府（包括汉阳、汉川、黄陂和孝感四县）境域的自然和社会、历史与现状等各方面情况，收录了《汉阳北极地图考》《汉口北明旧碑记》和《王公堤记》等许多珍贵的资料。

32. 山绿豆

《救荒本草》：山绿豆，生辉县太行山车箱冲山野中，苗茎似家绿豆，茎细，叶比家绿豆叶狭窄艄[1]，开白花，结角亦瘦小，其豆黯绿色，味甘。采取其豆煮食，或磨面摊煎饼食亦可。

〔新释〕

《救荒本草译注》释山绿豆为豆科木蓝属植物花木蓝 *Indigofera kirilowii* Maxim. ex Palibin。

《图考》山绿豆全文抄自《救荒》，仿绘图（图32）性状有改变，擅自加上了臆想的花序并果实。日本学者据《图考》图，鉴定为豆科山蚂蝗属植物圆菱叶山蚂蝗 *Desmodium podocarpum* DC.〔长柄山蚂蝗 *Hylodesmum podocarpum* (DC.) H. Ohashi & R. R. Mill〕，但复叶形态与绘图所示不符，欠妥。如果严格按照分类学性状，此图为臆想拼凑而成，不可鉴定。今仍采用《救荒本草译注》所释意见。

吴批：日本学者释为 *Desmodium*，非是。

〔注〕

1 叶狭窄鮹：《救荒》嘉靖四年本作"叶狭窄尖鮹"。

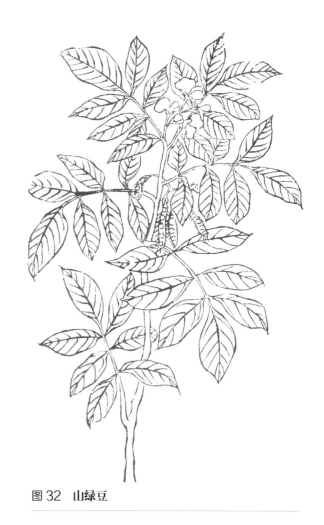

图32 山绿豆

33. 苦马豆

《救荒本草》：苦马豆，生延津县郊野中，在处有之。苗高二尺许，茎似黄芪[1]，苗[2]茎上有细毛。叶似胡豆叶微小，又似蒺藜[3]叶却大。枝叶间开红紫花。结壳如拇指顶大，半顶间[4]多虚，俗间呼[5]为羊尿胞。内有子如茼子大，茶褐色，子叶俱味苦。采叶煠熟，换水浸去苦味，淘净，油盐调食。及取子水浸，淘去苦味，晒干，或磨，或捣为面，作烧饼、蒸食皆可。

按山西平隰亦多有之，花如豆花，色极红，结实空薄，一簇十余。内子甚小，往往有虫蹠伏其中，气恶，俗呼马屁胞。饥馑荐臻，捃拾及此；枯鱼衔索，几何不尽？

〔新释〕

《救荒本草译注》释"苦马豆"作豆科苦马豆属植物苦马豆 *Sphaerophysa salsula* (Pall.) DC.。

本条文出《救荒》，有吴其濬按语。《图考》图为吴其濬新绘（图33），所图荚果椭圆形至卵圆形，膨胀。文字"结壳如拇指顶大，半顶间多虚，俗间呼为羊尿胞"，"花如豆花，色极红，结实空薄，一簇十余。内子甚小，往往有虫跧伏其中，气恶，俗呼马屁胞"。花、果实形态性状清晰。正合《中志》42（1）：7 描述的豆科苦马豆属植物苦马豆 *Sphaerophysa salsula* (Pall.) DC.。该种产于我国吉林、辽宁、内蒙古、河北、山西、陕西、宁夏、甘肃、青海和新疆，生于海拔 960～3 180 米的山坡、草原、荒地、戈壁绿洲、沟渠旁及盐池周围。据《中志》，其地上部分含球豆碱，入药可用于产后出血、子宫松弛及降低血压等；亦可代替麦角。青海西宁西郊民间煎水服，用以催产。

〔注〕

1️⃣ 黄芪：《本经》《救荒》嘉靖四年本等前代本草作"黄耆"，为豆科黄耆属植物黄耆 *Astragalus membranaceus* (Fisch.) Bunge 及其近缘种。

2️⃣ 苗：《救荒》嘉靖四年本无此字。

3️⃣ 蒺藜：蒺藜科蒺藜属植物蒺藜 *Tribulus terrestris* L.。

4️⃣ 半顶间：《救荒》嘉靖四年本作"中间"。

5️⃣ 俗间呼：《救荒》嘉靖四年本无"间"字。

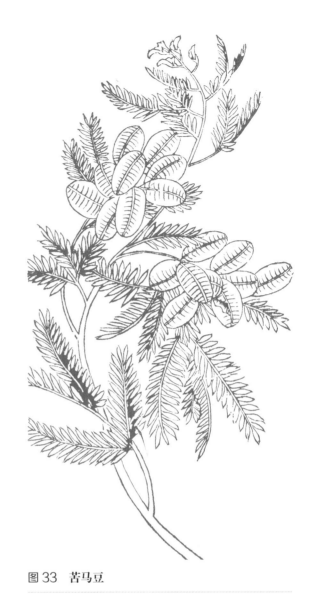

图 33　苦马豆

34. 川谷

《救荒本草》：川谷，生汜水县田野中，苗高三四尺，叶似初生蜀秫叶微小，叶间丛开小黄白花，结子似草珠儿微小，味甘。采子捣为米，生用，冷水淘净后，以滚水汤三五次，去水下锅，或作粥，或作炊饭食皆可。亦堪造酒。

〔新释〕

《图考》图（图 34）、文皆出《救荒》，仿绘图较《救荒》嘉靖四年本图，性状略有改动，但与《农政全书》中收录的《救荒》川谷图颇似。文图所描绘植物，即《中志》10（2）：290

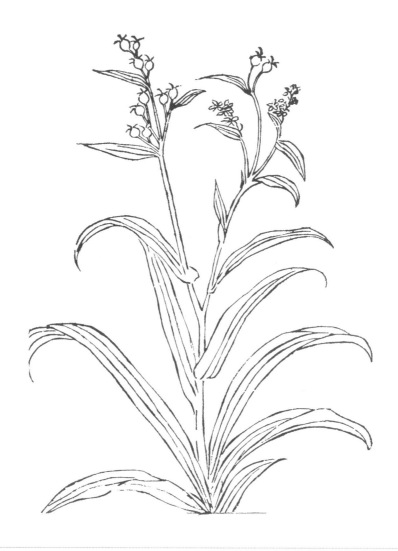

图 34　川谷

描述的禾本科薏苡属植物薏米 *Coix chinensis* Tod.；《台湾植物志》5：633 作 *Coix ma-yuen* Roman.，为纪念汉伏波将军马援从交趾带回薏米种子。

文中提及的草珠儿，即禾本科薏苡属植物薏苡 *Coix lacryma-jobi* L. 的颖果。为念佛穿珠用的菩提珠子，总苞坚硬，美观，按压不破，有白、灰、蓝紫等各色，有光泽而平滑，基端之孔大，易于穿线成串，工艺价值大，但颖果小，质硬，淀粉少，遇碘成蓝色，不能食用。

松村：*Coix lachryma* L.= *Coix lacryma-jobi* L.；吴批：*Coix lacryma-jobi* var. *lacryma-jobi*。

35. 山扁豆

《救荒本草》：山扁豆，生田野中。小科苗高一尺许，叶似蒺藜叶微大，根叶比苜蓿[1]颇长，又似初生豌豆[2]叶，开黄花，结小扁角儿，味甜，采嫩角煠食。其豆熟时，收取豆煮食。

〔新释〕

《救荒》的山扁豆，原绘图为直立草本，高一尺多。奇数羽状复叶，小叶对生或稍不对称，7～13，全缘。"开黄花"，花苞单生叶腋，具柄，卵圆形，下垂。"结小扁角儿，名山扁豆"。生田野中。《救荒本草译注》释其为豆科决明属植物豆茶决明 *Senna nomame* (Makino) T. C. Chen，产于河北、山东、东北各地、浙江、江苏、安徽、江西、湖南、湖北、云南及四川各省区。生于山坡和原野的草丛中。分布于朝鲜、日本。《救荒》绘图所绘奇数羽状复叶，存疑。

《图考》文字照抄《救荒》文，但绘图改变较大，不但改变了叶和小叶形状，增加了顶生的花和花序，还重新描绘了荚果，荚果一对着生于小枝上，似扁豆的长圆状镰形荚果，荚果内有种子3～4颗。吴其濬可能未见原植物，只根据《救荒》文字，据想象绘之。如若按《图考》之图所提供性状：奇数羽状复叶，小叶4～6对，总状花序具2花，长圆状镰形荚果两枚，非豆科决明属 *Senna* 植物。所绘植物待考。

松村：*Cassia mimosoides* L.；《纲要》2：112：*Cassia mimosoides* L.。吴批：*Chamaecrista mimosoides* (*Cassia mimosoides*) var. *leschenaulfinanai*?

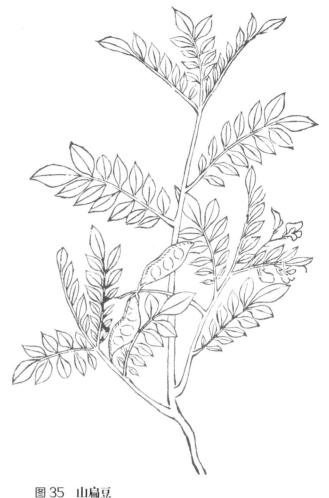

图 35　山扁豆

〔注〕

1 苜蓿：豆科苜蓿属植物紫花苜蓿 *Medicago sativa* L.，详细见卷之三"苜蓿"条。

2 豌豆：豆科豌豆属植物豌豆 *Pisum sativum* L.，详见卷之四"豌豆"条。

36. 回回豆

《救荒本草》：回回豆，又名那合豆，生田野中，茎青。叶似蒺藜叶。又似初生嫩皂荚[1]而有细锯齿，开五瓣淡紫花，如蒺藜花样。结角如杏仁样而肥，有豆如牵牛[2]子，微大，味甜。采豆煮食。

［新释］

《救荒本草译注》释回回豆为《中志》42（2）：288 描述的豆科鹰嘴豆属植物鹰嘴豆 *Cicer arietinum* L.。该种原产地可能是高加索和小亚细亚地区，所以有“回回豆”“回鹘豆”之称，但其传入我国时间待考。根据“生田野中”的记载推测，明代中原地区可能也尝试栽培过。

本条全文录自《救荒》，绘图（图 36）显然在仿绘《救荒》图的基础上，又依据文字“开五瓣淡紫花，如蒺藜花样”臆造出花部形态，鹰嘴豆小叶边缘具密锯齿，此处绘作“睫毛状”。

吴批：*Cicer arietinum*。

［注］

1 皂荚：豆科皂荚属植物皂荚 *Gleditsia sinensis* Lam.，见本书卷之三十三“皂荚”条。

2 牵牛：即旋花科牵牛属植物牵牛花 *Ipomoea nil* (L.) Roth，见本书卷之二十二“牵牛子”条。

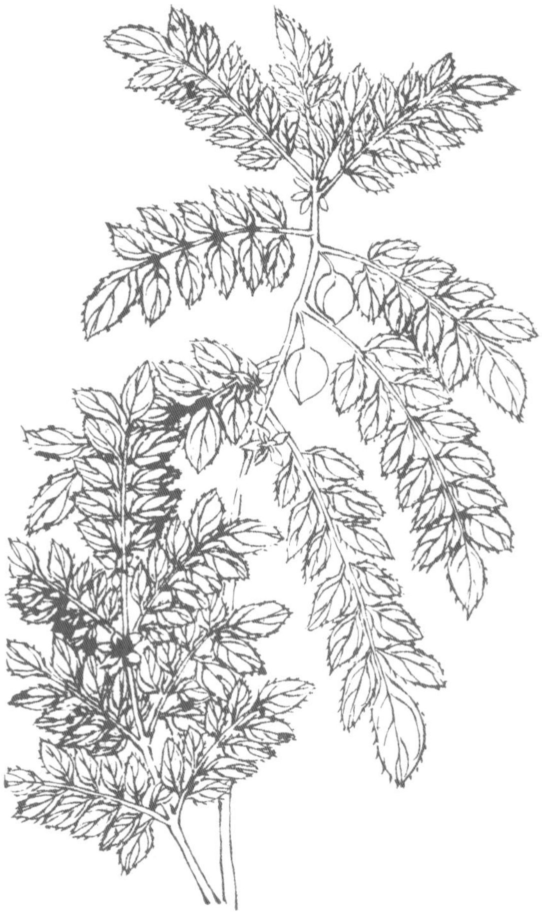

图 36　回回豆

37. 野黍

野黍生北方田野，《救荒本草》录之，粒稀早穗，实熟易落。

雩娄农曰：余闻之野人曰，凡谷实皆有野生者，其苗短，其粒瘦，种之肥地则方苞颖栗，与田禾无异。然则鸿荒甫辟，诞降嘉种，亦唯荒秽于繇条涂泥之中，而未有区别。圣人出，尝之而知其益于人也，于是茀之、莱之、艺之、役之而为畎亩；动之、散之、润之、暄之而为墉栉；沟之、浍之以备灌溉；堰之、坊之以御浸潦；奏庶日艰食，岂一手一足之为烈哉。后世值水旱之祲[1]，而始鳃鳃然[2]求自然之谷以救孑遗。呜呼！涤涤山川，野无青草，即生瓜笼稻，亦安可得？然自来饥馑荐臻之后，或旅生以苏喘息，或歧穗以补困穷，盖造物仁爱，未尝一息或停；而气数之厄，造物亦无如何。彼耐暵、耐湿之种，固不乏矣，而田家五行午，所占多验，课问勤则征应不爽，休咎之兆，龟筮有不及者。吾居乡时，春雨足而夏泽屡愆，播种于田，所获不能倍于种。盛暑中偶憩一农家，则场圃尽筑，穜稑[3]仓积矣。讯其故，则曰：稻种有六月棱者，早种速获，其米糙而收薄。数年来，田家皆以夏暵失其业，吾及尺泽而耕，徂暑[4]而熟，祈雨者刍龙柳圈，鼓阗阗[5]于陇首，吾以其时偻闲，民割吾禾于烈日中，雇钱少而稑秸且无损。所收虽约，然市无赤米，价方昂而未已，较之粒米狼戾，废积不售，其赢殆倍蓰[6]焉。噫！一上农之力，能与造物争盈虚如此。然则为民上者，访深明农事之人以为田畯，又博求多种，相阴阳寒暑之不齐而增损之，使民之趋时赴功如救火，追亡人而力祛其呰窳[7]偷生之习，讵不足补救灾祲于万一哉！徐元扈[8]曰：稗多收能水旱，宜择佳种于下田种之，灾年便可广植，胜于流移掴拾。吾亦谓有田者必预求能水旱之谷种，视地之高下各种数区，毋以收薄而卤莽之。岁美俱美，岁恶必不俱恶，岂不愈于采稂莠而冀稆谷哉？然田家有能、有不能者，则曰必先去其贪。

〔新释〕

《救荒本草译注》释野黍图似禾本科黍属植物稷 *Panicum miliaceum* L. 之逸生者。

《图考》图（图37）与《救荒》图不同，乃据实物重新绘图，该图显然是禾本科 *Eriochloa* 属植物。宜释野黍图为《中志》10（1）：275描述的禾本科野黍属植物野黍 *Eriochloa villosa* (Thunb.) Kunth。该种产于东北、华北、华东、华中、西南、华南等地区；生于山坡和潮湿地区。谷粒含淀粉，可食用。

松村：*Panicum*；吴批：*Eriochloa villosa*。

〔注〕

1　祲（jìn）：灾祸，不祥之气。

2　鳃鳃（xǐ xǐ）然：害怕的样子。鳃，同葸，害怕。

3　穜稑（tóng lù）：穜，先种后熟之禾；稑，后种先熟之禾。

4　徂（cú）暑：夏季。

5　阗阗（tián tián）：象声词，形容声音宏大。

6　倍蓰（xǐ）：成倍增加。蓰，五倍。

7　呰窳（zǐ yù）：懒惰。

8　徐元扈：即《农政全书》作者徐光启（1562—1633），字子先，号玄扈。

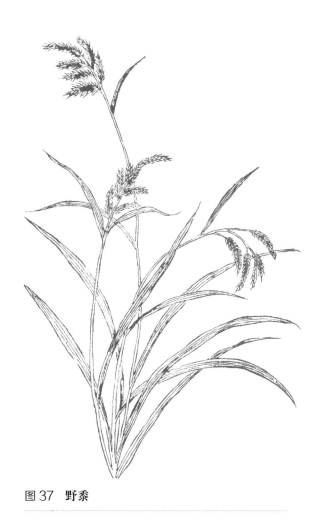

图37　野黍

38. 燕麦

燕麦，多生废地，与雀麦异。《救荒本草》辨别极晰。《野菜赞》[1]云：有小米可作粥，其秸细长，织帽极佳，故北地业草帽者种之。

雩娄农曰：甚矣，瘠土之民之苦也。《博物志》谓食燕麦令人骨软。《救荒本草》录之，亦谓拯沟壑耳。《丽江府志》：燕麦粉为干糇，水调充服，为土人终岁之需。维西苦寒，其人力作，几曾病足哉！蓼之虫、桂之蠹，生而甘之，乌知其辛？彼浆酒藿肉，腼腼然訾食者，其亦幸而不生雪窖冰天，得以填其欲壑耳！然而醉生梦死，与圈豕槛羊同其肥腯，冥然罔觉，以暴殄集其殃，其亦不幸也已。

[新释]

松村释《救荒》燕麦作短柄草属植物 *Brachypodium japonicum* Miq.，释《图考》燕麦为雀麦属 *Bromus* 植物。有学者释《救荒》燕麦为禾本科雀麦属植物雀麦 *Bromus japonicus* Thunb。《中志》9（3）：173 释《救荒》燕麦为禾本科燕麦属植物燕麦 *Avena sativa* L.。

《救荒本草译注》释燕麦为禾本科披碱草属柯孟披碱草 *Elymus kamoji* (Ohwi) S. L. Chen（即《中志》描述的禾本科鹅观草属植物鹅观草 *Roegneria kamoji* Ohwi）。《图考》图为新绘（图 38），所绘性状，仍是该种。

文中提到云南丽江府的燕麦，非禾本科燕麦属植物燕麦 *Avena sativa* L.，而是禾本科大麦属植物青稞 *Hordeum vulgare* L. var. *nudum* Hook. f.。参见本卷"青稞"条文字："滇南丽江府粉为干糇，水调充服。"从《救荒》《野菜博录》和《图考》的"燕麦"图来看，明代以后中国古籍文献中记载的燕麦，并非指现代栽培作物禾本科燕麦属植物燕麦 *Avena sativa*。燕麦 *Avena sativa* 在中国的栽培历史可能不长，其栽培历史，需植物分类学家结合古籍文献，重新加以专门研究后订正。

[注]

[1]《野菜赞》：清顾景星（1621—1687）撰写的救荒植物专谱，全书记载了 44 种野菜的性状和食用方法。

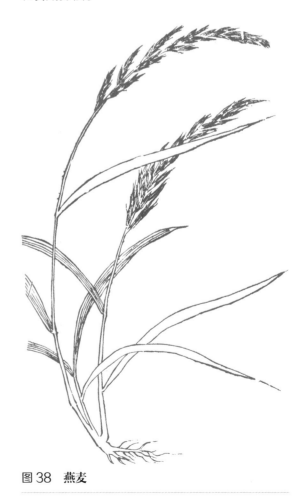

图 38　燕麦

39. 胡豆

胡豆，《救荒本草》录之。豆可煮食，亦可为面。《本草拾遗》：胡豆子生田野间，米中往往有之。不述其形状，当即此。

雩娄农曰：今胡豆野生，非古胡豆也。考《尔雅》戎菽，《注》：今胡豆。《广雅》《齐民要术》：胡豆与大豆异类。《名医别录·序例》云：胡豆，今青斑豆，则是豆之有青斑者，大豆、饭豆中皆有之。盖旧时胡麻、胡瓜，草木中多以胡名者，今皆异称。胡麻既别为山西一种，而胡豆则田野旅生，诚不能定古之胡豆为今何豆也。《广雅》：胡豆，䝁䝁[1]也。李时珍以豇豆角双指为䝁䝁；《九谷考》以《郭注》胡豆或即今豌豆，亦本李说。夫䝁䝁，但以形声臆度，而《广雅》胡豆、豌豆两释，方言异字，彼此是非，盖阙如也。《滇黔纪游》[2]谓太和戎菽，年前即采，土人谓之大莞豆，此即蚕豆。文人沘笔，动援古籍，可无论耳[3]。

[新释]

《长编》收胡豆文献，为《本草拾遗》胡豆子，豆科 Leguminosae 植物之一种，其具体物种尚待考。

《救荒》的胡豆为豆科 Leguminosae 植物一种。今重核《救荒》图、文，疑其似《中志》42（2）：286 描述的豆科兵豆属植物兵豆 *Lens culinaris* Medic.。该种栽培于甘肃、内蒙古、河北、山西、河南、陕西、江苏、四川、云南等地。种子可食用，茎、叶和种子可做饲料，枝叶做绿肥。如此，可能为该种在我国栽培的明确记载。

《图考》图（图 39）似仿绘《救荒》胡豆图，但臆想成分较多。增加了豆荚，豆荚绘出种子的形态；复叶上减少绘制小叶数量。吴其濬显然也没有鉴定出《救荒》胡豆。吴批：似《救荒》野豌豆 *Vicia sativa* L.，非是。据此臆造图，实难科学确定具体物种。

《滇黔纪游》谓太和戎菽，年前即采，土人谓之大莞豆，此即蚕豆 *Vicia faba* L.。《中志》42（2）：269 将《本草纲目》的胡豆订为

豆科蚕豆属植物蚕豆 *Vicia faba* L.。中国历史上不同文献所记胡豆，物种可能不相同，有兵豆 *Lens culinaris*，有鹰嘴豆 *Cicer arietinum*，有蚕豆 *Vicia faba* L.，有豇豆 *Vigna unguiculata* (L.)

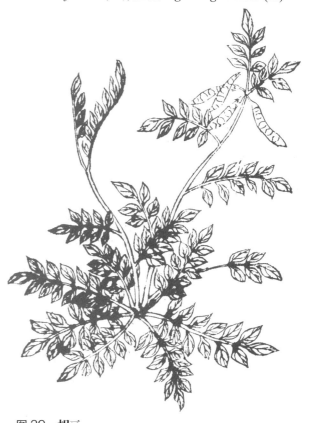

图 39　**胡豆**

Walp.、豌豆 *Pisum sativum* 或还有其他外来豆类。宜分别考证。

松村：*Indigofera decora* Lindl.；吴批：《图考》图似 *Vicia sativa*。

[注]

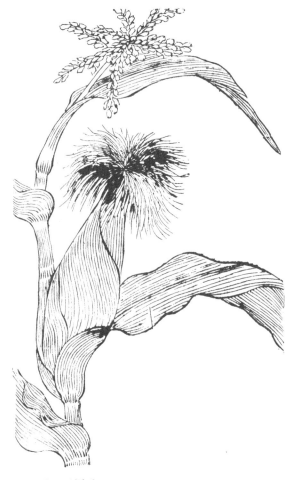 䅟貢：李时珍疑其为豆科豇豆属植物豇豆

Vigna unguiculata (L.) Walp.，见本卷"豇豆"条。

② 《滇黔纪游》：清代陈鼎撰。该书为其客游滇黔时所纪。上卷记黔，下卷记滇，于山川佳胜，叙述颇为有致。

③ 文人泚笔，动援古籍，可无论耳：吴其濬对古代文人对待古代植物名实不认真态度的委婉批评。

40. 玉蜀黍

玉蜀黍，《本草纲目》始入谷部，川、陕、两湖凡山田皆种之，俗呼苞谷。山农之粮，视其丰歉。酿酒磨粉，用均米麦。瓤煮以饲豕，秆干以供炊，无弃物。

[新释]

《长编》卷二收玉蜀黍文献，其中收李时珍对该种性状的详细描述。《南宁县志》所记果实、颖果类型，尤为详细。《图考》图为新绘（图 40）。所示性状，确定为《中志》10（2）：287 描述的禾本科玉蜀黍属植物玉蜀黍 *Zea mays* L.。绘图准确描绘出玉米植株上半部各部分形态，是中国古代历来玉米绘图中最为精确的一幅。玉米原产美洲，传入中国的时间可能在 1500 年前后几年。《本草纲目》（1596 刊行）始入谷部。一种作物传入中国不到 100 年，中国人已熟知其性味，开始入药利用。

松村和吴批：*Zea mays* L.。

图 40 玉蜀黍

41. 豇豆

豇豆，《本草纲目》始收入谷部。此豆荚必双生，故有蛑蚗之名。种有红、白、紫、赤、斑驳数色，可茹、可谷，亦能解鼠莽毒。

［新释］

《长编》卷二收豇豆历代主要文献。《图考》图为新绘（图41）。据《图考》文、图，可得知本植物为草质藤本。叶互生，3 小叶的奇数羽状复叶，小叶卵状菱形，两侧者偏斜，基部钝，先端锐尖，具 3 基出脉，边全缘呈微波状。花 2 朵，顶生。荚果长条柱状，微波状凹陷，叶子多数，有红、白、紫、赤、斑驳诸色。按上述性状，与《中志》41：289 和《云志》10：648 所描述的豆科豇豆属植物豇豆 *Vigna unguiculata* (L.) Walp. 在概貌上基本相同。该种现在全国均有栽培。《广韵》（601）即有"豇"字，李时珍认为即豇豆。北宋《图经本草》有豇豆的记载；苏轼有咏豇豆的诗。由此推测豇豆传入中国的历史较早，其传入历史有待深入研究。豇豆形态变异很大，到明代，朱橚《救荒》就有记载荚果颜色不同的"豇豆"和"紫豇豆"，当时被认为是不同的种。后《便民图纂》《本草纲目》等多种书志都记载豇豆，可见明代广泛栽培。

松村：*Vigna sinensis* Hassk.；吴批：*Vigna sinensis*（《本草纲目》始收入谷部）。

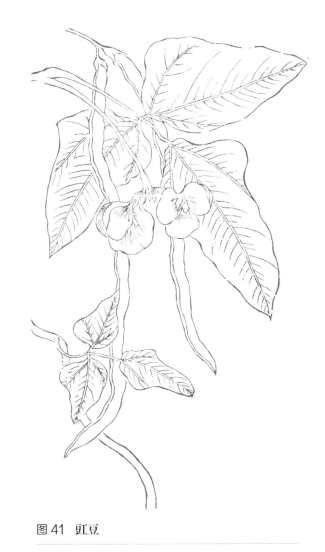

图 41　豇豆

42. 豌豆 或作豍，按《说文》䜺训豆饴，非豆名

豌豆，李时珍以为即胡豆。然《本草拾遗》所云胡豆，非此豆也。古音义胡多训大，后世辄以种出胡地附会其说，皆无稽也。豌豆、叶皆为佳蔬，南方多以豆饲马，

与麦齐种齐收。《广雅》：毕豆、豌豆，留豆也。《本草》中皆未著录。

零娄农曰：豌豆，《本草》不具，即诗人亦无咏者。细蔓俪纯，新粒含蜜，菜之美者，吾乡之巢乌能相拟哉？按陆宣公[1]状云：京兆府先奏，当管虫食豌豆，请据数折纳大豆。度支续奏：据时估，豌豆每斗七十价已上，大豆每斗价三十已下，望令各据估计钱数折纳。螟蜮为灾，豌豆全损，司府折纳充数，已为克下从权，度支准估计钱，乃是幸灾规利。且豌豆为物，其用甚微，旧例所支，唯充畜料，准数回给大豆，诸司谁曰不宜？盖昔时仅以秣马，而未尝供蔬，蠖既有诛，齿亦弗及。至利计秋毫，冀益国用，自非程异、皇甫铸[2]之徒，何能办此？

[新释]

《长编》卷二收豌豆文献，末有按语，中有豌豆的性状描述和功用，《图考》未及列入。《图考》图为新绘（图42）。据图、文，可知本植物为蔓生草本（原文：细蔓俪纯），叶互生，具6小叶的偶数羽状复叶，顶生分叉的卷须，小叶卵状椭圆形，近无柄，基部钝圆，先端锐尖，具羽状脉。边缘全缘而微波状。花单生，具比小叶还大的苞片。荚果长椭圆状，具多粒种子。综合上述性状，与《中志》42（2）：287和《云志》10：775所描述的豆科豌豆属植物豌豆 *Pisum sativum* L. 在概貌上较合。本种现在我国各地都有栽培。但传入时间和路线尚待考。

正文提到"诗人亦无咏者"，实际上宋代有咏颂豌豆的诗歌，如杨诚斋有《蚕豆》诗："翠荚中排浅碧珠，甘欺崖蜜软欺酥。"只是宋代将蚕豆和豌豆两种的中文名称已经混淆，吴其濬也没有意识到此蚕豆，实为豌豆 *Pisum sativum* L. 罢了。

松村和吴批：*Pisum sativum* L.；吴批：李时珍以为即胡豆，非《本草拾遗》之胡豆。《本草拾遗》所记胡豆，待考。

[注]

[1] 陆宣公：即陆贽（754—805），字敬舆。吴郡嘉兴（今浙江嘉兴）人，唐代著名政治家、文学家。卒后谥号宣。故后人称其为陆宣公。《全唐诗》存诗3首，有《陆宣公翰苑集》24卷行世，另有《陆氏集验方》50卷。

[2] 程异（?—816）、皇甫铸（生卒年不详）：两人为唐代贞元年间相，以好利奸佞名。

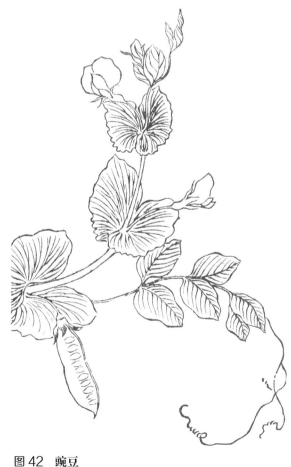

图42　豌豆

43. 刀豆

刀豆，《本草纲目》始收入谷部，谓即《酉阳杂俎》[1]之挟剑豆。其荚腌以为茹，不任烹煮。

零娄农曰：刀豆只供菜食，《救荒本草》所谓煮饭作面者，亦饥岁始为之耳。味短形长，非为珍羞，《本草纲目》乃以为挟剑豆。乐浪泽物，何时西来？且诸皋之记，亦撅子年诞词耳。尚有绕阴豆，其茎弱，自相萦缠，倾离豆见日，叶垂覆地，又将以何种角谷当之？《杜阳杂编》[2]灵光豆大类绿豆，煮之如鹅卵，尤奇。

[新释]

《长编》卷二收刀豆文献，末有刀豆入药功效记载。据《图考》图（图43）、文，可得知本植物草质藤本。叶互生，有长柄，具三小叶，小叶卵状椭圆形，基部钝圆，先端急尖，边全缘而稍呈微波状，侧生者稍偏斜，具较短的小柄，顶生者的柄较长。花十余朵，集成总状花序，具总梗。荚果宽带状，弯刀形，背脊上具2纵棱。上述性状，与《中志》41：208和《云志》10：640所描述的豆科刀豆属植物刀豆 *Canavalia gladiata* (Jacq.) DC. 在概貌上基本相似。《中志》附图41：《图鉴》51（1-9），与《图考》附图在叶形和豆荚较相吻合，尤其豆荚带形，略弯曲，近腹缝线两侧有隆起的狭棱这些特征。该种在我国长江流域以南地区乃至云南间有栽培。正如吴其濬曰："刀豆只供菜食，《救荒》所谓煮饭作面者，亦饥岁始为之耳。"刀豆传入我国的时间、在我国的栽培历史，至今还未有深入研究。

《滇南本草》之刀豆，为豆科菜豆属植物菜豆 *Phaseolus vulgaris* L.。古代植物，同名异物很多，宜辨之。

绕阴豆：植物名，待考。灵光豆：植物名，待考。

松村：*Canavalia ensiformis* DC.。《纲要》2：107、《中志》41：208释《纲目》刀豆、《酉阳杂俎》挟剑豆：*Canavalia gladiata* (Jacq.) DC.。

[注]

[1]《酉阳杂俎》：唐代段成式（803—863）撰笔记小说。前卷20卷，续集10卷。所记有仙佛鬼怪、人事以及动物、植物、酒食、寺庙等。

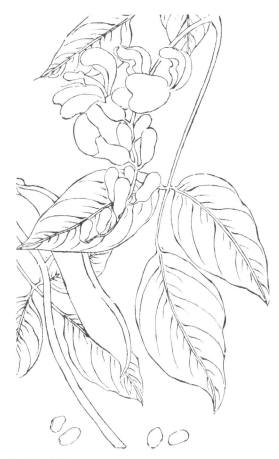

图43 刀豆

《四库全书总目》"多诡怪不经之谈，荒渺无稽之物……"我们从其记录的植物看，多属实。

2 《杜阳杂编》：苏鹗（生卒年不详。唐光启间进士登第）撰写的唐代笔记小说集。全书共3卷。书中杂记代宗迄懿宗十朝事，尤多关于海外珍奇宝物的叙述。

44-1. 龙爪豆

龙爪豆，产宁都州，叶大如掌，角长四五寸，豆圆扁如大指，土人煮以为饭。

雩娄农曰：吾过南丰以东，见豆架而骇其呺然大也。巨爪攫挐，森如熊蹯；圆实的突，握若雀卵；殆日吞数枚，可以忘饥矣。然窭人饭之，而宾筵无荐者，视广丰以箪笥馈人，绝不相俟。邑人谓食多郁滞，故不珍惜。《养生论》[1]曰：豆令人重。心腹否则支体痿，故曰重也。北人有谚曰赵北之鱼，吃亦悔，不吃亦悔，以其硕而无味也。然则是豆也，其刘表[2]帐下八百斤之牛欤？

[新释]

吴其濬新描述的江西物种。因黧豆属 Mucuna 种类的豆荚多具毛，这一特征较明显，谅吴其濬不会忽略，如他在《图考》卷一描述黎豆时，作"荚有毛刺"。但本种绘图（图44）并未显示这一特征。存疑。

但据《中志》41：185 黧豆（《本草拾遗》）、别名狗爪豆（《图考》），订为 Mucuna pruiens (L.) DC. var. utilis (Wall. ex Wight) et Arn. [异名：Mucuna capitata wight et Arn.]。据《中志》描述"顶生小叶……卵圆形或长椭圆状卵形，基部菱形，先端具细尖，侧生小叶极偏斜，卵形至卵状披针形。荚果……有隆起纵棱 1～2 条"。其附图，图版44：3-6，和《图考》本种之附图甚似。附记：查《图考》，无"狗爪豆"之名，谅《中志》"狗爪豆"系"龙爪豆"之讹。本种产于广东、海南、广西、四川、贵州、湖北和台湾（逸生）等省区。亚洲热带、亚热带地区均有栽培。模式标本未指定。本种的嫩荚和种子有毒，但经水煮或水中浸泡一昼夜后，可供蔬食或作饲料；也可作绿肥作物。

松村：*Mucuna capitata* W. et A.；吴批：江西宁都 *Mucuna*。

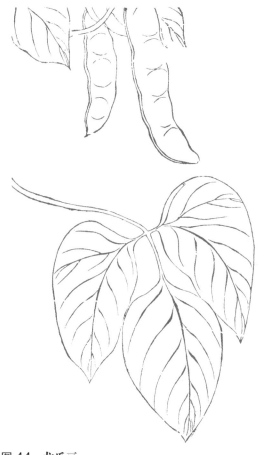

图44 龙爪豆

〔注〕

❶《养生论》：嵇康（223—262 或 224—263）著，主要论述了养生的必要性与重要性，并提出了一些具体养生途径。现存《嵇中散集》《昭明文选》等书中。

❷ 刘表（142—208）：东汉末年群雄之一。字景升，山阳郡高平（今山东微山）人。汉鲁恭王刘余之后。为大将军何进辟为掾，出任北军中候，后为荆州刺史，雄霸一方。

44-2. 龙爪豆 又一种

龙爪豆，即刀豆之类，豆大而扁如指顶，或有纹如荷包形，有紫、黑两种。

零娄农曰：江西广丰近封禁山，产大豆角如爪，其实白质而赤章，味如扁豆而甘，且藏久无药气，土人亦珍之。移之南昌，实未成而陨，疑秋风渐早也。顾吾邑所时荷包豆者，黑白纹极细，形状正同，味稍薄，岂一类而黑纹者独耐寒耶？《唐本草》：扁豆，北人呼鹊豆，以其黑而白间如鹊羽。凡扁豆皆然，惟李时珍谓有斑者，或此类。

〔新释〕

吴其濬新描述的江西物种。据本条文、图（图 45），可得知本植物为草质藤本。叶互生，具三小叶，二侧小叶偏斜，卵状菱形，基部钝圆，先端尖，顶生小叶宽卵形，比侧生者小，所有小叶边全缘，具三条基出脉。花数朵聚成总状，有长总梗。荚果条状。种子大如指顶，扁，荷包形，有紫、黑、黑白纹等。据上述性状，同意释作《中志》41：298、《云志》10：650 和《图鉴》2：511 图 2751 所描述的豆科菜豆属植物荷包豆 *Phaseolus coccineus* L.。本种在我国东北、华北至西南均有栽种。李时珍谓有斑者，待考。

文中所记《唐本草》扁豆，乃豆科扁豆属植物扁豆 *Lablab purpureus* (L.) Sweet，花有红白两种，豆荚有绿白、浅绿、粉红或紫红等色。嫩荚作蔬食，白花和白色种子入药，有消暑除湿，健脾止泻之效。

松村：*Phaseolus*；吴批：即荷包豆，江西广东 *Canavalia ensifomis*，即刀豆之类。

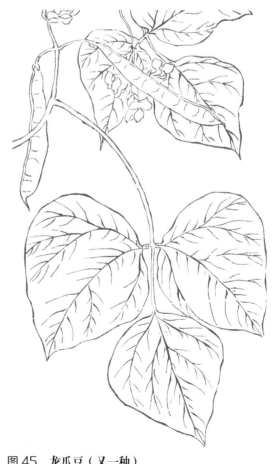

图 45 龙爪豆（又一种）

45. 云扁豆

云扁豆，白花，荚亦双生，似扁豆而细长，似豇豆而短扁。嫩时并荚为蔬，脆美；老则煮豆食之。色紫，小儿所嗜。河南呼四季豆，或亦呼龙爪豆。

［新释］

吴其濬新描述的河南物种。据《图考》文、图（图46），本品为草质藤本。叶互生，具3小叶，2侧生小叶倾斜卵状菱形，具短柄，顶生小叶宽卵形，两者边全缘而略呈波状。花萼生于叶腋，色白。豆荚双生，条状柱形而扁，有豆7～8粒。以上性状与《中志》41：296、《云志》10：649、《图鉴》2：511 图2752 所描述的豆科菜豆属植物菜豆 *Phaseolus vulgaris* L. 在概貌基本相同。今河南、山东仍有俗名作"四季豆"。《云志》10：649 云本种在我国乃至云南广泛栽培，品种极多，逾500个。附记：《中志》及《云志》将本种之中名称菜豆，云出《本草纲目》，查该书，不得，谅必有误。

松村：*Phaseolus vulgaris* L.；《中志》41：296、《云志》10：649、《图鉴》2：511：*Phaseolus vulgaris* L.；吴批：四季豆（河南）*Phaseolus vulgaris*。

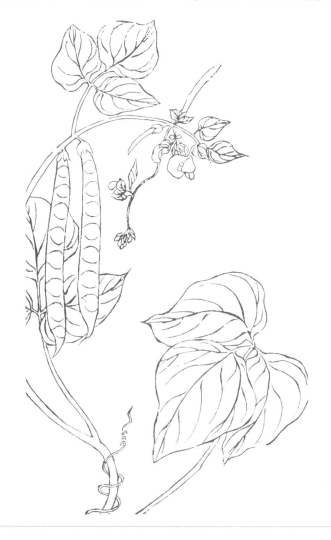

图46 云扁豆

46. 乌嘴豆

乌嘴豆，滇南有之，同茶豆而有黑晕。又有一种太极豆，褐色黑纹，微如太极图形。又有花脸豆，青黄色有黑晕，形微扁。又有棕角豆，圆形，褐色而绉，亦有黑者。皆豆种之巨擘也。

〔**新释**〕

吴其濬新描述的云南物种。细视该《图考》图（图47），其叶形，尤其花和豆荚孪生等性状，确似《中志》41：296 描述的豆科菜豆属植物菜豆 *Phaseolus vulgaris* L.。但绘图所绘荚果性状，不甚似。存疑。难道吴其濬未见成熟果实，果实为臆造？据文字描述，吴其濬似只见种子。该种原产美洲，现我国各地均有栽培。品种极多，《云志》说逾 500 个，正是豆种之巨擘也。

松村：*Phaseolus*；吴批：*Phaseolus*，文中几个名称均是 *Phaseolus* 品种，今似已无此名目了。

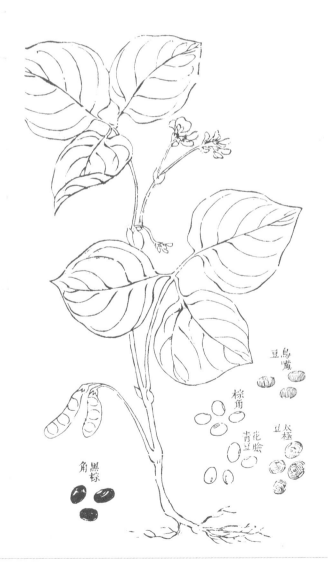

图 47　乌嘴豆

47. 野豆花

野豆花，生云南山阜。黄花涩叶俱如豆，横根颇长。

〔新释〕

吴其濬新描述的云南物种。据《图考》文、图（图48），本种为多年生草本，具长根状茎（？）；茎基部呈匍匐状；叶单叶，互生，近无柄，椭圆形至卵状椭圆形，基部钝，先端钝，粗糙（想必有毛）；花黄色，有小苞片，8朵或以上，聚成顶生总状花序。据上述性状，与《中志》42（2）：362，《云志》10：805和《图鉴》2：368图2465所描述的豆科猪屎豆属植物假地蓝 Crotalaria ferruginea Grah. ex Benth. 在概貌上基本相似。本种广布于长江以南地区，在云南除迪庆地区外，其他地区也有。生于海拔280～2 200米湿润林缘及开旷的荒坡草地和灌丛中。种子、嫩荚、嫩苗均可供食用。本种可供药用，民间用其全草入药，可补肾、消炎、平喘、止咳，临床用于治疗目眩耳鸣、遗精、慢性肾炎、膀胱炎、慢性支气管炎等症，其鲜叶捣烂可外敷治疗疮、痈肿，其根茎可以灭蛆，又为绿肥，牧草及水土保持植物。

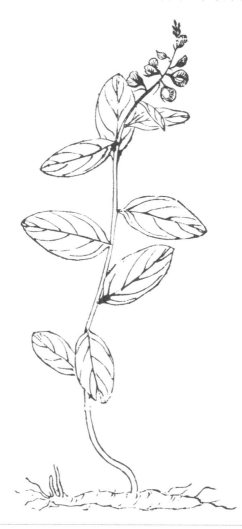

图 48　野豆花

松村：*Polygala*；吴批：*Rhynchosia craibiana* Rehd.；今《中志》41：340,《云志》10：680 将该名处理作为喜马拉雅鹿藿的变种紫脉花鹿藿 *Rhynchosia himalensis* Benth. ex Baker var. *craibiana* (Rehd.) Peter-Stibal，该种虽花亦为黄色，但叶为羽状 3 小叶。不符。

48. 黑药豆

黑药豆，生江西南安山林间。形状颇似豇豆，花黄紫色，结角长六七分；内有黑豆二粒，光圆如人瞳子。俗云：每日吞二粒，明目，至老不花。

[**新释**]

吴其濬新描述的江西物种。据《图考》文、图（图 49），本种为一蔓生草本；茎生刺毛；叶互生，具柄，为 3 小叶的羽状复叶，两侧小叶卵形，稍偏斜，近无柄，基部钝圆，先端尖至锐尖，顶生小叶宽卵形，具短柄，基部近圆形，先端具突尖，比二侧小叶略大；花黄色有紫斑，由荚果推断系为腋生总状花序；荚果条状椭圆形，先端有尖头，具 2 粒种子；种子圆形，光亮。据上述性状，与《中志》41：334、《云志》10：677 和《图鉴》2：507，图 2744 所描述的豆科鹿藿属植物鹿藿 *Rhynchosia volubilis* Lour. 在概貌上基本相似。本种分布于江南各省区，生于 550～580 米山坡路旁草丛。

但据现中国各志书，鹿藿 *Rhynchosia volubilis* 与渐尖叶鹿藿 *Rhynchosia acuminatifolia* 极相近缘，外形上很相似。据《中志》"前者的顶生小叶菱形或倒卵状菱形……后者的顶生小叶卵形、宽椭圆形"，若以顶生小叶形状而论，可将本条绘图订为《中志》41：334 描述的豆科鹿藿属植物渐尖叶鹿藿 *Rhynchosia acuminatifolia* Makino，或许中国学者所谓的 *R. volubilis* Lour. 是 *R. acuminatifolia* Makino 的错误鉴定。因 Fl. Cochineh. 这一书所记载的植物较混乱，后经 Merrill 在 Lingnan Sci. Journ. 6：279（1928）才对这一种作澄清，是否正确还需

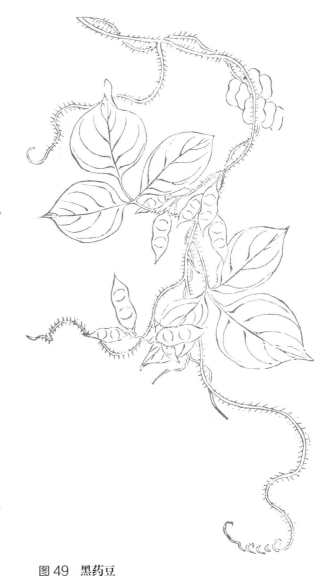

图 49　黑药豆

进一步考证。Merrill 虽对东南亚植物很有研究，但"鹿藿"是我国中原地区植物，未必能应用 *R. volubilis* Lour. 之名。

该种的中文名，上述三部志书均以鹿藿（《本经》）呼之，实误。《唐本草》载："鹿藿所在有之……故为鹿豆也。"《本草纲目》卷二十七载："鹿豆即野绿豆……其子打入椒子，黑色，可煮食。"这两部书所描述的植物性状，显然均系野生大豆 *Glycine soja* Sieb. et Zucc.。因此应彻底否定从《唐本草》始载以来的"鹿藿"被鉴定为 *Rhynchosia volubilis* Lour.。"鹿藿"是我国中原地区植物，不可用江西产的 *R. volubilis* 释之。因此 *R. volubilis* 的中文名需另拟，或也可采用《图考》的"黑药豆"，两者都凸显其种子的特征。

《纲要》2：178：*Rhynchosia acuminatifolia* Makino；吴批：*Rhynchosia volubilis* Lour.。

49. 蝙蝠豆

蝙蝠豆，生云南。花色淡黄，以形似名。

[**新释**]

吴其濬新描述的云南物种。豆科 Leguminosae 植物。据《图考》图（图 50），单叶，具柄，互生，宽卵形，基部微心形，先端尖；花序为顶生总状花序，花形似蝙蝠。但若在《云志》蝶形花科 Papilionaceae 种类中，很难找到它的确切名称。若在《云志》苏木科 Caesalpiniaceae 中，具单叶者，在云南只有紫荆属 *Cercis* 和羊蹄甲属 *Bauhinia*，本种岂非是《图考》卷之三十六"马藤"条？但《云志》8：411 称马藤为豆科紫荆属植物湖北紫荆 *Cercis glabra* Pamp.，花序又不似。《纲要》2：98 释本种作 *Atylosia mollis* (Willd.) Benth.，该名称被《中志》41：305 作为豆科木豆属植物长叶虫豆 *Cajanus mollis* (Benth.) van der Maesen 的异名；该属植物花序、花的性状和产地较符，但该种具三小叶，叶形不似。吴批：图似 *Apios delavayi* (?)。核对《中志》41：201 对云南土圞儿 *Apios delavayi* Franch. 的描述，虽然其花为淡黄色，但其叶具 5～7 小叶。即便小叶可退成单叶，但叶形为卵状披针形，与《图考》图大相径庭。本种待考。

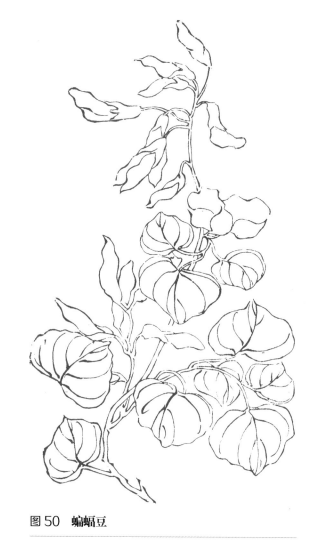

图 50　**蝙蝠豆**

50. 黄麻

黄麻，生南安。紫茎，尖叶长寸余，与火麻[1]绝异，结子不殊，土人绩之。大麻，李时珍谓俗名黄麻，今北地无此名，或即此也。

[新释]

吴其濬新描述的江西物种。据《图考》图（图51）、文，可得知本种为草本植物，叶互生，披针形至长圆状披针形，基部钝，发端渐尖，边具细锯齿（按：原植物近基部每边有两条丝状裂片，但原图未绘），此性状几乎成为黄麻属 Corchorus 植物特征。果实球形，具数条纵棱。

据上述性状特征，宜释作《中志》49（1）：78描述的椴树科黄麻属植物黄麻 Corchorus capsularis L.。本种为著名纤维作物，茎皮纤维可纺织麻袋、布类等。由印度引入我国，在南方多栽培，引入时间待考，此处或为首次详细记载。

原文"大麻，李时珍谓俗名黄麻，近北地无此名，或即此也"，经查《本草纲目》之卷二十二"大麻"条，【集解】，时珍曰：大麻即

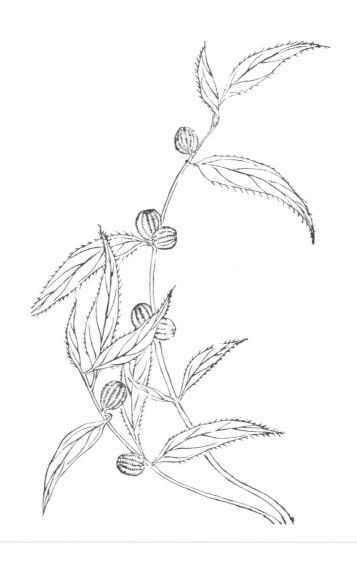

图51　黄麻

今火麻，亦曰黄麻……有雌有雄。故李时珍所说大麻即桑科大麻属植物大麻 *Cannabis sativa* L.，他认为"亦曰黄麻"，是错误的。因此《云志》6：406 将黄麻名出《本草纲目》误矣。《中志》黄麻，未注出处。

《中志》49（1）：78、《图鉴》2：802，图 3354、《纲要》2：278 和吴批：*Corchorus capsularis* L.。

[**注**]

1 火麻：即大麻科大麻属植物大麻 *Cannabis sativa* L.。

51. 山黄豆

山黄豆，蔓生，花叶俱如豆，花白，作穗。盖鹿藿之类。

[**新释**]

吴其濬新描述的物种（图 52）。所图植物茎基部画得过粗，似为灌木状，可能致使吴批疑为山蚂蟥属 *Desmodium* 或木蓝属 *Indigofera*，但这二属国产种类中，无蔓生的茎和枝，应予以排除。细核本种绘图及文字，宜订为《中志》41：236 描述的豆科大豆属植物野大豆 *Glycine soja* Sieb. et Zucc.。该种前文已经介绍，不赘述。

鹿藿（见《图考》卷三）83 条引《本经》下品，《中志》41：334 释作豆科鹿藿属植物鹿藿 *Rhynchosia volubilis* Lour.，本研究认为《图考》鹿藿附图也为野大豆 *Glycine soja* Sieb. et Zucc.。宜应指出，大豆 *Glycine max* (L.) Merr.、宽叶蔓豆 *Glycine gracilis* Skv. 和䖮豆 *Glycine soja* Sieb. et Zucc. 三种宜并为一种，因为它们都能杂交。20 世纪 80 年代汤彦承和向秋云博士做过一些调查，发现栽培大豆逸生之后，可恢复为蔓生。大豆田边、田中、路边或弃荒地中（黄河冲积扇上）也生长一些杂草，蔓生，似不应如现代农学、遗传学研究中称之为野大豆。宽叶蔓豆 *Glycine*

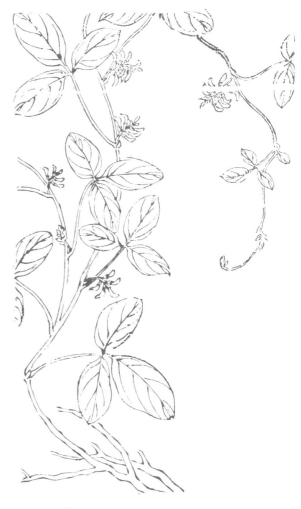

图 52　山黄豆

gracilis Skv. 的模式标本采于哈尔滨火烧岛。该地多为旧俄罗斯人避暑之地，可能因为土地较肥沃些，植株生长较粗壮些，因此《中志》41：238 认为是介于野大豆 *Glycine soja* Sieb. et Zucc. 和大豆 *Glycine max* (L.) Merr. 之间的中间独立类型，本研究是不同意这一处理的。《图考》卷之一大豆，《图考》卷之三鹿藿以及

本种，是同一种，名称采用 *Glycine max* (L.) Merr. 为宜。大豆图系栽培者，故直立。鹿藿图及本条之图为野生者，蔓生。如果考虑育种及交流方便，可分出野大豆 *Glycine soja* Sieb. et Zucc.。

松村：*Glycine ussuriensis* Reg. et Maack.；吴批：图似 *Desmodium* 或 *Indigofera*。

52. 山西胡麻

胡麻，山西、云南种之为田。根圆如指，色黄褐，无纹。丛生，细茎，叶如初生独帚[1]，发权开花五瓣，不甚圆，有直纹，黑紫蕊一簇，结实如豆蔻[2]子，似脂麻。滇人研入面中食之。《大同府志》[3]：胡麻茎如石竹[4]，花小，翠蓝色，子榨油。元大同岁贡油面，输上都[5]生料库，今民间集之。油曰大油，省南北以茹、以烛，其利甚薄，惟气稍腻。雁门山中有野生者，科小子瘦，盖本旅生，后莳为谷。花时拖蓝泼翠，袅娜亭立，秋阳晚照，顿觉怀新。《本草》以巨胜为胡麻，今名脂麻，而此草则通呼胡麻。《别录》谓胡麻生上党，不识指何种也。

〔**新释**〕

吴其濬新描述的物种（图53）。所图即《中志》31（1）：102 描述的亚麻科亚麻属植物亚麻 *Linum usitatissimum* L.。该种今在我国各地皆有栽培，但以北方和西南地区较为普遍；有时逸为野生。

文中提及"《本草》以巨胜为胡麻，今名脂麻，而此草则通呼胡麻。《别录》谓胡麻生上党，不识指何种也"。实则中国古代《本草经集注》时期已混淆了胡麻（即本条）和脂麻（巨胜）这两种植物。巨胜（《本经》）指的是胡麻科胡麻属植物芝麻 *Sesamum indicum* L.。上党的胡麻，为亚麻 *Linum usitatissimum* L.。详见本书卷之一"胡麻"条之注释，不赘述。

松村：*Linum perenne* L.；《中志》31（1）：102、《云志》11：430：*Linum usitatissimum* L.；吴批：今山西、云南种之，图说皆为 *Linum usitatissimum*。

〔**注**〕

[1] 独帚：藜科地肤属植物地肤 *Kochia scoparia* (L.) Schrad.，见本书卷之十一"地肤"条。

[2] 豆蔻：疑指姜科豆蔻属植物白豆蔻 *Amomum kravanh* Pierre ex Gagnep.，见本书卷之二十五"白豆蔻"条。

[3]《大同府志》：最早为明正德十年（1515）由张钦奉命纂修而成。嘉靖十二年（1533）左右，又有补刻本，补入嘉靖十一年（1532）以前的有关宦迹、人物及修建记共 19 处。后

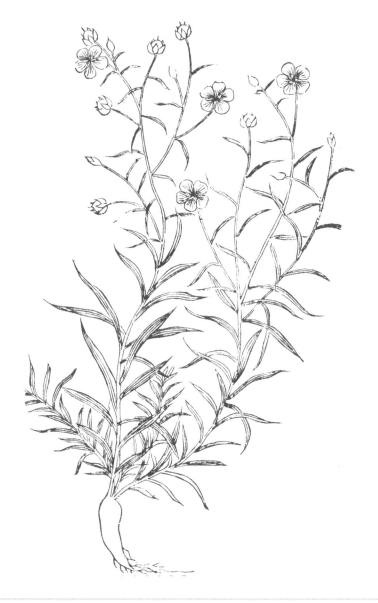

图53　山西胡麻

又有清乾隆四十一年（1776）大同知府吴辅宏主持纂修的 32 卷木刻本。吴其濬参考的或许为后者。

4　石竹：石竹科石竹属植物石竹 *Dianthus chinensis* L.，参见本书卷之十一"瞿麦"条。

5　上都：即元上都。1256 年由忽必烈命太保刘秉忠选址建造，位于今内蒙古自治区锡林郭勒盟正蓝旗金莲川草原。

《植物名实图考》

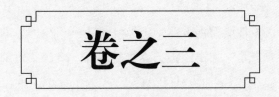

卷之三

固始吴其濬　著　蒙自陆应谷　校刊

蔬　类

53. 冬葵

　　冬葵，《本经》上品，为百菜之主。江西、湖南皆种之。湖南亦呼葵菜，亦曰冬寒菜；江西呼蕲菜。葵、蕲一声之转，志书中亦多载之。李时珍谓今人不复食，殊误。湘南节署[1]东偏为又一村，有菜圃焉。余课丁种葵两三区，终岁取足。晨浸夕茁，避露惜根，吮其寒滑，藏神清而渴喉润。邮致其子于蓟门故旧，北地泉冽土沃，含膏饱霜，味尤隽腴，金蓠玉脍，骤得南蔬，亦皆属餍焉。考唐宋以前园葵诸作，皆述其烹饪之功，而物状亦备。后人咏蜀葵[2]、黄葵[3]，侔色揣称，佳句脍炙，而葵菜与管城子[4]无翰墨缘矣。然王祯《农书》述葵之济世，谓无弃材。《山家清供》[5]《救荒本草》皆云葵似蜀葵而小。明以前非无知者，唯王世懋[6]云：菜品无葵，不知何菜当之。随笔浪语，不足典要。李时珍博览远搜，厥功甚巨，其书已为著述家所宗，而乡曲奉之尤谨，乃亦云今人不复食之，亦无种者。此语出而不种葵者不知葵，种葵者亦不敢名葵，遂使经传资生之物，与本草养窍之功，同作庄列寓言，岂不惜哉！夫不著其功用，犹之可也；乃其发宿疾、动风气，病者贸贸食之，何以示禁忌？呜呼！以一人所未知而曰今人皆不知，以一人所未食而曰今人皆不食，抑何果于自信耶？郭景纯注《山海经》，于诡异荒渺之物，不敢以为世所未有；注《尔雅》，所不识则云未详，不以一己所见概天下，诚慎之也。本草之注，昔人所慎，一语之误，乃至死生。然则任天下事，以己所不知，而谓今人皆不知；己所不能，而谓今人皆不能，其关于天下之人生死又何如耶？葵之名几湮，葵之图具在，按图虽不得骥，要可得马。今以后有不知葵者，试以冬寒菜、蕲菜与诸书葵图较。《农政全书》冬葵图极精细。

　　零娄农曰：烹葵及菽，农夫之食；绿葵紫蓼，粟飧葵菜，高人志士山蔬，固应不恶。《辽史》：张俭[7]在相位二十余年，致政归第。会宋书辞不如礼，上将亲征，幸俭第，进葵羹干饭。上食之美，徐问以策，俭极陈利害，且曰：第遣一使问之，何必远劳车驾？上悦而止。复即其第赐宴，敬上敬下，情礼蔼然，其风古矣。谏行言听，且异于晋平公之于亥唐[8]。

　　附《研经堂·葵考》[9]：葵为百菜之主，古人恒食之。诗《豳风》《周礼·醢人》《仪礼》诸篇，《春秋左氏传》及秦汉书传，皆恒见之。《尔雅》于恒食之菜不释其名，为其人人皆知也。故不释韭、葱之名，而但曰蒮[10]，山韭；茖[11]，山葱。《尔雅》不释葵，其曰菟葵、芹葵、戎葵、蒫葵，皆葵类，非正葵，亦韭、葱之例也。六朝人尚恒食葵，故《齐民要术》载种葵术甚详，鲍照[12]《葵赋》亦有豚耳、鸭掌之喻。唐宋以后，食者渐少，今人直不食此菜，亦无知此菜者矣。然则今为何菜耶？曰古人之葵，即今人所种金钱紫花之葵，俗名钱儿淑气即蜀葵二字，吴人转声。者。以花为玩，不以叶充食也。今之葵花有四种：一向日葵，高丈许，夏日开黄花，大径尺；一蜀葵，高四五尺，四五月开各色花，大如杯。此二葵之叶，皆粗涩有毛不滑，不可食。惟金钱紫花葵及秋葵叶可食，而金钱紫花葵尤肥厚而滑，乃为古之正葵。此花高不过二尺许，花紫色，单瓣，大如钱叶，虽有五歧而多骈，诚有如鲍明远所谓鸭掌者，异于秋葵之叶大、多歧、不骈如鹤爪也。《齐民要术》称葵菜花紫，今金钱葵花皆紫，无二色，不似蜀葵具各色、秋葵色淡黄也。《左传》[13]云：葵犹能卫其足。杜预[14]注云：葵倾叶向日，以蔽其根。曹植[15]表云：若葵藿之倾叶，太阳虽不为之回光，然向之者，诚也。《玉篇》[16]云：葵叶向日，不令照其根。此皆言葵之叶能卫其根，即葛藟庇本根之义，非言其花向日自转也。藿为豆叶，豆之花亦岂向日而转哉？予尝锄地半亩，种金钱紫花之葵，剪其叶以油烹食之，滑而肥，味甚美。南中地暖，春夏秋冬皆可采食，大略须地肥而叶嫩大如钱，乃甘滑。《仪礼·士虞礼》称之曰滑者以此。又余尝登泰山，其悬崖穷谷，曲磴幽石之间，无处无金钱紫花之葵，皆山中自生，非人所种。山中人采其叶烹食之，但瘦耳。然则世人虽久不食之，而名山古地，尚有留存矣。《说文》云：藿，豆之少也。余尝种豆，采其叶苗食之，味亦美。葵叶之美味，与藿正相似，益可知古人葵、藿并举之义。秋葵叶嫩时亦可食，但此与葵性相近，终非正葵。葵之花开于夏，此则至秋始开，其叶不能四时常可种食耳。按仪征相国，以金钱葵为即葵菜，是真知葵者。唯葵菜花与金钱葵同而尤小，泰山崖谷之葵，非菟葵耶？金钱葵亦有白花者，葵菜花则唯淡紫一色。向日葵乃一丈菊俗名，非葵类。

[新释]

《长编》卷三收冬葵历代主要文献。《图考》图为新绘（图54）。据《图考》文、图，可知本种为栽培蔬菜。叶近圆形，常5～7浅裂，基部心形，边缘具粗锯齿，并皱缩扭曲。具掌状脉，叶具长柄。花小，2～3个簇生于中部叶腋，花瓣5。综合上述性状，与《中志》49（2）：4，《云志》2：184所描述的锦葵科锦葵属植物冬葵 *Malva crispa* L.［FOC 处理作 *Malva verticillata* L. var. *crispa* L. ］基本相似。据《中志》，本种在汉代以前有栽种。今湘、川、黔、赣、甘等地有栽培。《云志》云昆明偶见栽培。

《研经堂·葵考》提及的金钱紫花之葵，俗名"钱儿淑气"者，即"蜀葵"二字，吴人声转。金钱紫花之葵，即为《中志》49（2）：3和《云志》2：183描述的锦葵科锦葵属植物锦葵 *Malva sinensis* Cavan. ［FOC 处理作 *Malva cathayensis* M. G. Gilbert, Y. Tang & Dorr］。《云志》将《滇南本草》的"白淑气花"归"锦葵"作别名。经查《滇南本草》2：169 和 2：160，前一种学名为 *Malva verticillata* L. 者，名土黄芪，后一种学名为 *Althaea rosea* (L.) Caven.（蜀葵），两者非一种，恐《云志》有误。

文中提及"一向日葵，高丈许，夏日开黄花，大径尺"即文末提及"向日葵乃一丈菊俗名"，所述为菊科向日葵属植物向日葵

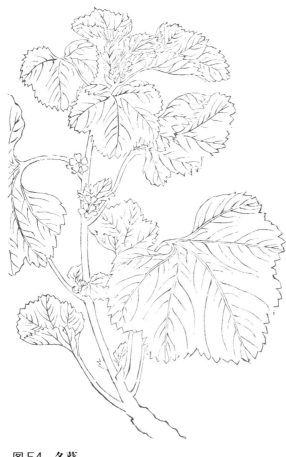

图54 冬葵

Helianthus annuus L.。该种为外来物种，与中国古代"若葵藿之倾叶，太阳虽不为之回光，然向之者诚也"的向日葵不同。

松村：*Malva verticillata* L.；吴批：*Malva crispa*。

〔注〕

① 节署：官署、官衙。

② 蜀葵：见本卷"蜀葵"条。

③ 黄葵：疑为锦葵科秋葵属植物黄葵 *Abelmoschus moschatus* Medicus。

④ 管城子：毛笔的别称，典出韩愈的《毛颖传》。

⑤ 《山家清供》：闽食谱。南宋林洪撰。全书广录山野所产的蔬菜、水果、动物为主要原料的食物，记其名称、用料、烹制方法，行文间有涉掌故、诗文等。全书2卷，102节，另附"茶供""新丰酒法"二节。林洪，字龙发，号可山。南宋晋江安仁乡（今石狮市蚶江镇古山村）人。宋绍兴间（1137—1162）进士。

⑥ 王世懋（1536—1588）：字敬美，别号麟州，时称少美，汉族，江苏太仓人。嘉靖进士，累官至太常少卿，好学善诗文，著述颇富，植物学方面著有《学圃杂疏》。

⑦ 张俭（962—1053）：字仲宝，宛平（今北京）人，辽重臣，统和十四年（996），举进士第一，调任云州幕官。节度使推荐给辽圣宗，历任枢密使、节度使、左丞相等要职，并受遗诏辅立辽兴宗，兴宗即位之后，加太师、中书令、尚父，先后受封为韩王、陈王。

⑧ 异于晋平公之于亥唐：出《孟子·万章下》。

⑨ 《研经堂·葵考》：即清代阮元撰《研经堂集·葵考》。

⑩ 藿（yù）：山韭，百合科葱属 *Allium* 植物。

⑪ 茖（gé）：山葱，现释作百合科葱属植物茖葱 *Allium victorialis* L.。

⑫ 鲍照（约415—466）：南朝宋文学家，与颜延之、谢灵运合称"元嘉三大家"。字明远，东海（今山东省临沂市兰陵县南桥镇）人，久居建康（今南京）。长于乐府诗，其七言诗对唐代诗歌的发展起了很重要的作用。著有《鲍参军集》。本条中《葵赋》，即是鲍照作品《园葵赋》。

⑬ 《左传》：全称《春秋左氏传》，二十四史之一。中国第一部叙事详细的编年史著作，相传是春秋末年鲁国史官左丘明根据鲁国国史《春秋》编成，主要记载了东周前期二百四五十年间［始自鲁隐公元年（前722），迄于鲁哀公二十七年（前468）］各国政治、经济、军事、外交和文化方面的重要事件和重要人物。

⑭ 杜预（222—285）：字符凯，京兆杜陵（今陕西西安东南）人，西晋时期著名的政治家和学者。其《春秋左氏经传集解》30卷，是《左传》注解流传至今最早的一种，被收入《十三

经注疏》。

[15] 曹植（192—232）：字子建，沛国谯（今安徽亳州）人，是曹操第三子，生前曾为陈王，去世后谥号"思"，因此又称陈思王。曹植是三国时期曹魏著名文学家，为建安文学的代表人物之一与集大成者。其代表作有《洛神赋》《白马篇》《七哀诗》等。后人因其文学上的造诣而

将他与曹操、曹丕合称为"三曹"。

[16]《玉篇》：中国古代一部按汉字形体分部编排的字书。南朝梁大同九年（543）黄门侍郎兼太学博士顾野王撰。《玉篇》现在仅存若干残卷（现存日本，《古逸丛书》中有辑录）。顾野王（519—581），字希冯，吴郡吴（今江苏苏州）人，仕梁陈两朝。

54. 蜀葵

蜀葵，《尔雅》：菺，戎葵。《注》：今蜀葵。《嘉祐本草》始著录，叶亦可食。滇南四时有花，根坚如木，滇花中耐久朋也。

雩娄农曰：陈标[1]咏《蜀葵》诗云，能共牡丹[2]争几许，得人轻处只缘多。流传以为绝妙好词矣。余以岁暮至滇，百卉俱腓，一花独葳，虽太阳不及，亦解倾心。刘长卿[3]墙下葵诗：太阳偏不及，非是未倾心。如火如荼，何多之有？韩魏公[4]诗：不入当时眼，其如向日心。则人情轻所多者，亦未具冷眼耳。记儿时在京华，厨人摘花之白者，剂以面，油灼食之甚美。迩来南北无以入馔者，毋亦众口难调？

[新释]

《长编》卷三收蜀葵历代文献。《图考》图为新绘（图55）。据图、文，本种为多年生草本；叶互生，具柄，卵状圆形，具5浅裂，基部浅心形，裂片先端钝，边具锯齿；花大，单生叶腋，具柄，小苞片6～7片（从一侧视之，有3～4片），萼合生，5裂，（从一侧视之，已见2整、1半裂片），花瓣边缘微波状，雄蕊柱硕大；花期甚长。上述性状与《中志》49（2）：11 和《云志》2：187 所描述的锦葵科蜀葵属植物蜀葵 Althaea rosea (L.) Cavan.［Alcea rosea (L.) Cavan.］概貌相似。本种原产我国，今全国各地普遍栽培，供观赏。全草入药，有清热止血、消肿解毒之功，治吐血、血崩等症。茎

皮含纤维可代麻用。

松村和吴批：Althaea rosea Cav.。

[注]

[1] 陈标：唐代诗人，生卒年不详，约唐文宗太和中前后在世。长庆二年（822）登进士第。终侍御史。所作诗今仅见存于《全唐诗》者十二首。《蜀葵》全诗作："眼前无奈蜀葵何，浅紫深红数百窠。能共牡丹争几许，得人嫌处只缘多。"

[2] 牡丹：毛茛科芍药属植物牡丹 Paeonia suffruticosa Andr.。

[3] 刘长卿（约726—约786）：字文房，宣城（今属安徽）人，唐代诗人。玄宗天宝年间进士，肃宗至德中官监察御史，德宗建中年间，

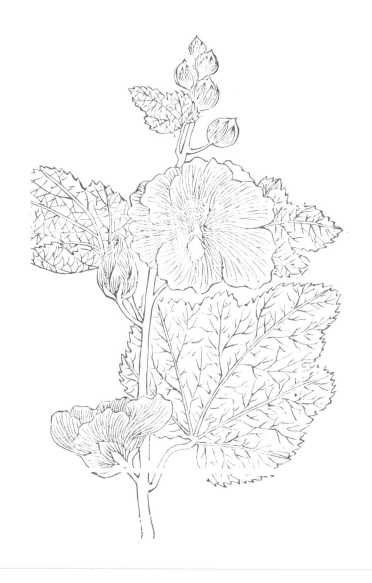

图 55　蜀葵

官终随州刺史，世称刘随州。工于诗，长于五言，自称"五言长城"。其诗《游南园，偶见在阴墙下葵，因以成咏》全文作："此地常无日，青青独在阴。太阳偏不及，非是未倾心。"

4 韩魏公：即宋代韩琦（1008—1075），字稚

圭，自号赣叟，相州安阳（今属河南）人。历经仁、英、神宗三朝。封魏国公，后人尊称韩魏公。其诗《蜀葵》全文："炎天花尽歇，锦绣独成林。不入当时眼，其如向日心。宝钗知自弃，幽蝶或来寻。谁许清风下，芳醪对一斟。"

55. 锦葵

锦葵，《尔雅》：蔠，蘬芘。《注》：今荆葵也，似葵，紫色。谢氏云：小草多华少叶，叶又翘起。陆玑[1]《诗疏》：似芜菁，华紫绿色，可食，微苦。按花亦有白色者，

逐节舒葩，人或谓之旌节花[2]。

零娄农曰：葵有数种，皆登《尔雅》。《诗》：视尔如荍。至以状美色，此即"梨花带雨"之元胎也。然人心不同，如其面焉，玉环飞燕，肥瘠岂能同态？《花草谱》[3]谓钱葵止有粉间深红一色，不知滇南有白色者尤雅。万汇蕃变，不可思议，若据所见以断物类之有无，其必为穆王之化人[4]而后可。

[新释]

《图考》图为新绘（图56）。据图、文可得知，本种为草本；叶互生，有长柄，圆形，基部浅心形，5浅裂，裂片三角形，边缘具锯齿，具5掌状脉；花大，3～4朵成簇生叶腋，花瓣紫红或粉间紫红色或白色，有条纹，先端微凹，雄蕊柱明显。上述性状，概貌与《中志》49（2）：3和《云志》2：183所描述的锦葵科锦葵属植物锦葵 *Malva sinensis* Cavan. 基本相似。由于命名法的关系（附记：据《维也纳法规》53），*FOC* 已修订为 *Malva cathayensis* M. G. Gilbert, Y. Tang & Dorr。该种在我国北起辽宁，南达两广，东起台湾，西至新疆、西藏均有栽培或有时逸生，生于海拔1 900米岭顶、山坡、路旁向阳处，常栽培而花白者入药。

松村：*Malva sylvestris* L.，据《中志》，是对本种的错误鉴定。《中志》49（2）：3：*Malva sinensis* Cavan.。

[注]

1 陆玑：生卒年不详，字符恪，三国吴郡（今江苏苏州）人。仕太子中庶子、乌程令。著有《毛诗草木鸟兽虫鱼疏》2卷，释《毛诗》所及动植物名称，是中国古代较早研究生物考据的著作之一。本条文中《诗疏》即此。

2 旌节花：疑指锦葵花之音转，非指现代旌节花科旌节花属 *Stachyurus* 植物。

3 《花草谱》：为《草花谱》之讹。作者为明代戏曲作家、藏书家高濂。高濂（约1527—约1603），字深甫，号瑞南道人，钱塘（今浙江杭州）人，主要生活在万历时期。另有与植物相关的《遵生八笺》《牡丹花谱》和《兰谱》等作品传世。

4 穆王之化人：见《列子》，周穆王时，西极之国有"化人"来，擅长幻术。周穆王当他为仙人，言听计从。

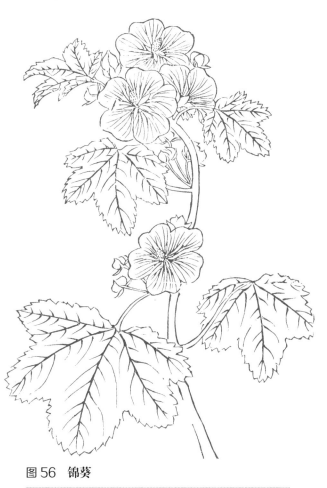

图56 锦葵

56. 菟葵

菟葵，《尔雅》：莃，菟葵。《注》：颇似葵而小，叶状如藜有毛，汋啖之滑。唐宋《本草》皆详晰，唯郑樵[1]以为天葵[2]生于崖石，殊谬。天葵不可食，江西、湖南山中有之。菟葵即野葵，比家葵瘦小耳，武昌谓之棋盘菜。云南无种葵菜者，野葵浸淫，覆畦被陇，霜中作花，奚止动摇春风？山西尤多，试以南方葵种种之，亦肥美，则有菟葵之处，即可种葵。幽地早寒，七月烹葵[3]，殆不能耐霜雪耳。

雩娄农曰：文人之好奇也。菟葵、燕麦，芟夷蕴崇之物耳。种麦者恶其害麦，燕麦，害麦者也；种葵者恶其害葵，菟葵，害葵者也。凶年采以救饥，亦谓其易生，不至暵干耳。若石崖之天葵，彼蒙袂辑屦贸贸然者，尚能逾壑越涧耶？《孟子》曰：道在迩而求诸远，事在易而求诸难。

[新释]

《长编》卷三收菟葵历代主要文献。《图考》图为新绘（图57）。据文、图，本品很似葵但较小，叶如藜而有毛。叶近圆形至卵圆形，互生，有长柄，基部微心形，卵形，五掌状浅裂，裂片先端尖，具掌状脉，边缘微波状；花4至多朵簇生叶腋。云南不种葵菜，而野葵很多，覆盖畦陇，秋天开花。因原文、图提供可供鉴定的性状不多，故唯以《中志》49（2）：5，《云志》2：185所订锦葵科锦葵属植物野葵 *Malva verticillata* L. 是从。本种广布全国各地，北自吉林、内蒙古，南达四川、云南，东起沿海，西至新疆，青海，不论平原和山野，均有野生。种子、根和叶作中草药，能利水滑窍，润便利尿，下乳汁，去死胎；鲜茎叶和根可拔毒排脓，疗疔疮疖痈。嫩苗也可供蔬食。

附记：《中志》谓旊葵（《尔雅》《图考》），疑"菟葵"讹写。

松村：*Malva parviflora* L.，我国无分布记录；吴批：*Malva verticillata*。

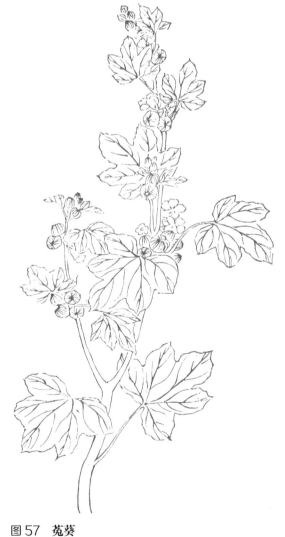

图57 菟葵

1 郑樵（1104—1162）：宋代史学家、目录学家。字渔仲，南宋兴化军莆田（今福建莆田）人，世称夹漈先生。其《通志·昆虫草木略》

是中国古代一部重要的生物学专著。

2 天葵：指毛茛科天葵属植物天葵 *Semiaquilegia adoxoides* (DC.) Makino。

3 幽地早寒，七月烹葵：出《诗经·七月》。

57. 苋

苋，《本经》上品。《蜀本草》[1]：苋，凡六种，赤苋、白苋、人苋、紫苋、五色苋、马苋。《图经》云：五色苋今亦稀有，疑即雁来红之属。人苋北地通呼，亦谓之铁苋。白苋紫茄[2]，以为常饵，盖苋以白为美。《尔雅》：蒉，赤苋。《说文》：蕇，赤蕇也。今江西土医书野苋为野蕇，蒉、蕇同部，当可通。《说文》不以蒉为苋名，而厕蕇于茜[3]，殆以其汁赤如茜也。或谓野苋炒食，比家苋更美，南方雨多，菜科速长味薄，野苋但含土膏，无灌溉催促，固当隽永。《列子》[4]：程生马，马生人。马者，马苋之类；人者，人苋之类。宋方岳[5]《羹苋》诗：见说能医射工毒，人间此物正骚骚。可谓诗中本草。

［新释］

《长编》卷三收苋的历代主要文献。《图考》图为新绘（图58、图59）。本条文字涉及古时"苋"，包括苋属和其他科属称"苋"的植物多种。通常俗称的苋，即《中志》25（2）：212描述苋科苋属植物苋 *Amaranthus tricolor* L.，全国各地均有栽培，有时逸为半野生。茎叶作为蔬菜食用；叶杂有各种颜色者供观赏。《蜀本草》中提及之白苋、赤苋、紫苋和五色苋，及文中提及的雁来红可能都是该种。苋之名，可能源于其具明目的功效。《图考》苋图58，即该种，其叶大圆肥。也称为"家苋"，即栽培苋。

通常俗称的野苋，可能包括苋属 *Amaranthus* 多种植物，如《中志》25（2）：216描述的皱果苋 *Amaranthus viridis* L.，产于东北、华北、陕

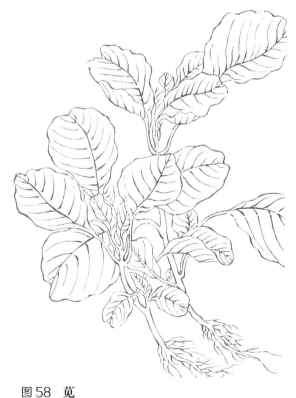

图58　苋

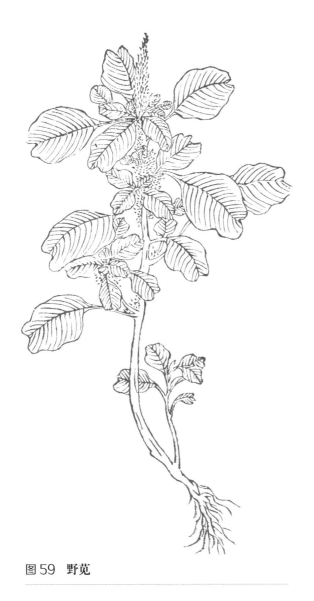

图 59 野苋

Amaranthus blitum L.）。该种茎叶可作猪饲料；全草入药，可缓和止痛、收敛、利尿、解热；种子有明目、利大小便、去寒热的功效；鲜根有清热解毒作用。《蜀本草》提及苋共 6 种，其他 3 种：白苋，指苋 *Amaranthus tricolor* L.。虽《中志》有白苋 *Amaranthus albus* L.，但只产黑龙江、河北、新疆，不太可能出现在孙元晏诗《梁·蔡遵》诗歌中，该诗之苋应为栽培苋。人苋，苋 *Amaranthus tricolor* L.，非大戟科铁苋菜属植物铁苋菜 *Acalypha australis* L.，见本卷"人苋"条。马苋，非苋属植物，实为马齿苋科马齿苋属植物马齿苋 *Portulaca oleracea* L.，见本卷"马齿苋"条。

松村：*Amarantus blitum* L. 和 *Amaranthus viridis* L.；《中志》：*Amaranthus lividus* L.；吴批：苋 *Amaranthus gangeticus*；野苋 *Amaranthus viridis*。

[注]

1 《蜀本草》：即《重广英公本草》或《蜀重广英公本草》，五代后蜀之主孟昶命"韩保升等与诸医工，取《唐本草》并《图经》（指《唐本草》中图经部分）相参校正，更加删定"而成，书修于明德二年到广政二十三年间（935—960），计有 20 卷。因《唐本草》是英国公李勣负责修定的，故名《重广英公本草》。原书已散佚，内容收于《证类本草》《本草纲目》等本草中。

2 紫茄：茄科茄属植物茄 *Solanum melongena* L.，茄的果实有紫、白、绿、墨等各色。

3 茜：茜草科茜草属植物茜草 *Rubia cordifolia* L.，是一种古老的植物染料，古时称茹藘、地血，商周时是主要的红色染料，经套染后可以得到从浅红到深红等不同色调。

4 《列子》：早期黄老道家的一部经典著作，可能是列子与弟子著，今存《天瑞》《仲尼》《汤问》《杨朱》《说符》《黄帝》《周穆王》和

西、华东、江西、华南、云南。生在人家附近的杂草地上或田野间；凹头苋 *Amaranthus lividus* L.（*FOC* 修订作 *Amaranthus blitum* L.），除内蒙古、宁夏、青海、西藏外，全国广泛分布。生在田野、人家附近的杂草地上。两种区别，据《中志》，凹头苋茎伏卧而上升，由基部分枝，胞果微皱缩而近平滑。《图考》"野苋"图，为一年生草本，高 10～30 厘米，全体无毛；茎伏卧而上升，从基部分一小枝。叶片卵形，顶端凹缺，基部宽楔形，全缘或稍呈波状；叶柄细长。花成腋生花簇，直至下部叶的腋部，生在茎端者成直立穗状花序。同意《中志》25（2）：217 的考证意见，释为凹头苋 *Amaranthus lividus* L.（今修订作

《力命》等八篇。列子名御寇，战国时期郑国圃田（今河南郑州）人，思想家、寓言家和文学家。

5 方岳（1199—1262）：南宋诗人、词人。字巨山，号秋崖。祁门（今属安徽）人。绍定五年（1232）进士，官至工部郎官充任幕中参议官。

58. 人苋

人苋，盖苋之通称。北地以色青黑而茎硬者当之，一名铁苋。叶极粗涩，不中食，为刀创要药。其花有两片，承一二圆蒂，渐出小茎，结子甚细，江西俗呼海蚌含珠，又曰撮斗撮金珠，皆肖其形。《颜氏家训》[1]：博士皆以参差者是苋菜，呼人苋为人荇，亦可笑之甚。宋人说部有以人苋二字为奇者，是殆记兔园册子[2]者也。

〔新释〕

此为吴其濬新描述的物种。据图（图60）、文，本种为矮小草本；叶长卵形，顶端短渐尖，基部楔形，边缘具圆锯，具细叶柄。"其花有两片，承一二圆蒂"，此处误将花后增大的 2 枚雌花苞片作花。"渐出小茎，结子甚细"，指花序。江西俗呼海蚌含珠，又曰撮斗撮金珠。上述性状，颇合《中志》44（2）：100 描述的大戟科铁苋菜属铁苋菜 Acalypha australis L.。本种在我国除西部高原或干燥地区外，大部分省区均产。生于海拔 20～1 200（～1 900）米平原或山坡较湿润耕地和空旷草地，有时生于石灰岩山疏林下。《中志》谓"铁苋菜"一名出《种子植物名称》，但《种子植物名称》未著出处。该名实出明代《救荒》。

但前条中的"人苋"为苋 Amaranthus tricolor L.，"人苋，盖苋之通称。"吴其濬错误鉴定为铁苋菜 Acalypha australis 了。

《纲要》和吴批：Acalypha australis L.。

〔注〕

[1]《颜氏家训》：作者为南北朝时期著名文学家、教育家颜之推（531—591 前后），主要记述其个人经历、思想和学识等，用来告诫子孙。

[2] 兔园册子：本是唐五代时私塾教授学童的课本。因其内容浮浅，常受士大夫的轻视。后指读书不多的人奉为秘本的浅陋书籍。

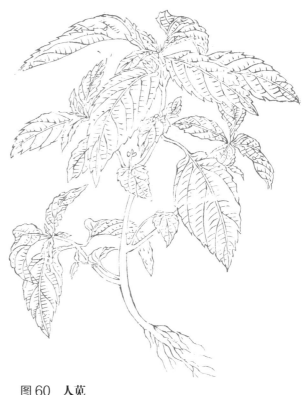

图60　人苋

59. 马齿苋

马齿苋，《别录》谓之马苋。《蜀本草》始别出；俗呼长命菜，今为治痔要药。《救荒本草》谓之五行草。淮南人家采其肥茎，以针缕之，浸水中揉去其涩汁，曝干如银丝，味极鲜，且可寄远。杜诗[1]：又如马齿盛，气拥葵荏昏。若得此法制之，则粗刺痕皆为缠齿羊，当不咎园官送菜把。

零娄农曰：《易》曰，苋陆夬夬。苋，马齿苋；陆，商陆[2]。陆有毒，能致鬼神。苋感一阴之气而生，拔而暴诸日不萎，本草以为难死之草。九五与上六，比为诸阳之宗，而牵于柔，犹商陆与苋，毒而难去，故重言夬夬，欲其决而又决，勿宴安鸩毒，而使阴类伏而不死也。然阴之类终不能绝，上六孤乘，一变为姤，而其势炽矣。唐之五王，不除三思[3]；宋之司马[4]，不去蔡京[5]；小人之难死，人事耶？抑天道耶？老杜于人苋浸淫，马齿掩蔬，皆以伤君子不遇为比，盖有本于《易》[6]，非为触物而泛及之。

[新释]

《长编》卷三收马齿苋历代主要文献。《图考》图为新绘（图 61）。所图显示为一年生草本；茎平卧、斜倚或伏地铺散，多分枝；叶互生或近对生，叶片扁平，倒卵形，似马齿状，顶端平截，微凹，基部楔形，全缘，中脉明显；叶柄短。据上述性状，颇合《中志》26：37 描述的马齿苋科马齿苋属植物马齿苋 Portulaca oleracea L.。该种我国南北各地均产。生于菜园、农田、路旁，为田间常见杂草。可作野菜食用，也可入药。全草供药用，有清热利湿、解毒消肿、消炎、止渴、利尿作用；种子明目。还可作兽药和农药。

松村、吴批：Portulaca oleracea L.。

[注]

[1] 杜诗：唐代诗人杜甫（712—770）诗作的总称。本条诗句出自其《行官送菜》诗。

[2] 商陆：商陆科商陆属植物商陆 Phytolacca acinosa Roxb.，见本书卷之二十四"商陆"条。

[3] 三思：即武三思（649—707），并州文水（今属山西）人，武则天的侄子，武周时宰相。

[4] 司马：即司马光（1019—1086），字君实，号迂叟，陕州夏县（今山西夏县）人，北宋政治家、史学家、文学家。历仕仁宗、英宗、神宗、哲宗四朝，卒赠太师、温国公，谥文正。主持编纂了中国历史上第一部编年体通史《资

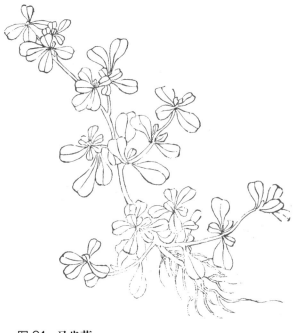

图 61 马齿苋

治通鉴》。

[5] 蔡京（1047—1126）：字符长，北宋权相之一，书法家，北宋兴化军仙游县慈孝里赤岭（今福建省莆田市仙游县枫亭镇东宅村）人。蔡京先后4次任相，共达17年之久，当政期间，兴花石纲之役，改盐法和茶法，铸当十大钱。北宋末，太学生陈东上书，称蔡京为"六贼之首"。

[6] 《易》：即《周易》，春秋群经之首，内容包括《经》和《传》两个部分。《经》主要是六十四卦和三百八十四爻，卦和爻各有说明（卦辞、爻辞），作为占卜之用。《传》包含解释卦辞和爻辞的七种文辞共十篇，统称《十翼》。该书一般认为是战国或秦汉时期的儒家作品，并非出自一时一人之手。

60. 菥蓂

菥蓂，《本经》上品。《尔雅》：菥蓂，大荠。俗呼花荠，味不如荠。《蜀本草》：似荠而细者是。

[新释]

《长编》卷三"菥蓂子"收历代菥蓂主要文献。《图考》图为新绘（图62）。所图为一年或二年生草本，植株矮小，无毛；茎直立，不分枝；基生叶丛生呈莲座状，大头羽状分裂，顶裂片卵形至长圆形，侧裂片3～8对，长圆形至卵形浅裂，或有不规则粗锯齿，短；茎生叶窄披针形或披针形，抱茎，边缘有缺刻；总状花序顶生，长；果梗细长，短角果倒三角形，小。综合上述性状，颇合《中志》33：85描述的十字花科荠菜属植物荠 Capsella bursa-pastoris (L.) Medic.。《中志》释《名医别录》之荠也为该种。分布几遍全国。生于山坡、田边及路旁。现有栽培。全草入药，有利尿、止血、清热、明目、消积功效；茎叶作蔬菜食用；种子含油20%～30%，属干性油，供制油漆及肥皂用。

《本经》之菥蓂，《中志》33：80 和中药学皆释为十字花科菥蓂属植物菥蓂 Thlaspi arvense L.，但《本经》并未见菥蓂的性状描述。菥蓂的基原，宜全面核实菥蓂历代文献，每部本草

基原所指考证清楚后，再行商榷。

松村：Capsella bursa-pastoris Moench.；吴批：所图仍是荠 Capsella bursa-patoris。

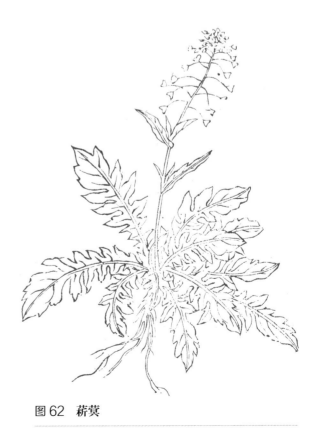

图62　菥蓂

61. 苦菜

苦菜，《本经》上品。《释草小记》[1]考述极详：铺地生叶，数十为簇，开黄花甚小，花罢为絮，所谓荼也。根细有须，味极苦，北地野菜中之先苗者，亦采食之。至苣荬[2]生而此菜不复入筥蓝矣。《救荒本草》谓苦苣有花叶、光叶二种，验之信然，今并图之。但《嘉祐本草》分苦苣、苦荬二种，《救荒本草》所云苦苣，似即苦荬，其所图苦荬，梢叶如鸦嘴形，俗名老鹳菜，自别一种。大抵苦荬花小而繁；苦苣俗呼苣荬，花稀而大，正同蒲公英[3]花，园圃所种皆苣荬。《嘉祐本草》之家苦荬，恐以叶之花光分别，未见人家有种苦荬者。野菜相似极多，而称名以地而异，仅见一二种强为附丽，终无当于古所云尔。

雩娄农曰：余少时以暮春入都门，始茹苦荬，和以蔗糖，其苦犹强于甘，徒以其性能抑热强啗之，非佳馐也。河以南无食之者。无论江湖本草及小学家，辨别良苦，然孰是提挑菜之橛，而烹炊其之釜者乎？西北春迟，四月中新黄纤纤，挺露积沙中者，如老人短发，历历可数。韶龀男女，坐地以指掘其根芽，就而咀嚼之。叶稍舒则挈以归，杂糠核煮为饭，或剉以饲鸡豕，无寸青尺绿委于践履者，故无一物不为之名。程征君瑶田有言曰：简策陈言，其在人口中者，虽经数千百年，有非兵燹所能劫，易姓改物所能变者，此言诚然。然唯西北语质，其声音轻重，尚可以古韵求之耳。太行、中条以南，土沃候暖，萌达句出，率不过旬日，即苕发颖竖，蒙茸于蓬蒿藜莠中，几荒芜而不可治。自非旷土隙壤，无不芟夷殆尽，尚有能尽名其物者乎？余尝以苦荬询之开封人，或以为燕儿苗。然则《救荒本草》所云苦苣者，乃以本草之名名之，非俗语如是也。昔有令治狱，狱成以付吏，吏为定爱书[4]，令视之，诧曰：此非昔所鞫狱辞也。吏出袖中旧牍以进，曰：凡治狱必改易其辞如旧牍，始与律比。令熟思良久，曰：汝言是也，若并其人名而易之，则与旧案无一字不比矣。然则本草、小学诸书所谓某草即古某草者，无亦有如今之治狱，欲并易其人名以比于旧牍者乎？

[新释]

《长编》卷三收苦菜历代主要文献。《救荒》无苦荬菜，仅第 373 种为苦苣菜（老鹳菜），谓："其叶光者似黄花苗叶，叶花者似山苦荬叶，茎叶中皆有白汁。"《救荒本草译注》释其绘图似菊科苦苣菜属植物苣荬菜 Sonchus

wightianus DC. 及其近缘植物，因该属目前还有许多悬而未决的分类学问题。

有关"苦菜"的考证，无定说。《纲要》3：455 有一简要陈述，盖因《纲目》卷二十七第 10 种在苦菜条下收荼（《本经》）、苦苣（《嘉祐》）、苦荬（《纲目》）、游冬（《别录》）、褊苣（《日用》）、老鹳菜（《救荒》）、天香菜等古本草名。按其文字描述很难确定具体是哪一种植物。但《纲要》定为《中药志》的"苣荬菜"*Sonchus brachyotus* DC.，谅他遵《中药志》权威，便于统一而已。又吴批为 *Ixeris chinensis* (Thunb.) Nakai 和 *Ixeris versicolor* (Fish. ex Link) DC.，前后二名，被《中志》80（1）：251、253 分别作为菊科小苦荬属植物中华小苦荬 *Ixeridium chinense* (Thunb.) Tzvel. 和窄叶小苦荬 *Ixeridium gramineum* (Fisch.) Tzvel. 的异名。

姑且不论《本经》上品的苦菜为何种。根据《图考》绘图（图 63），本种植物根粗，基生叶为大头羽状复叶，顶生裂片椭圆形，先端锐尖，基部钝至楔形，边缘全缘，侧裂片三角状条形；从基生叶中抽出二葶，葶上无叶；头状花序作疏散的伞房状聚伞花序，生葶端；总苞等细微结构不详，均为舌状花序。上述性状，与《图鉴》4：702，图 6818 所描述的 *Ixeris chinensis* (Thunb.) Nakai 在概貌上基本相似。该种《中志》80（1）：251、253 作菊科小苦荬属植物中华小苦荬 *Ixeridium chinense* (Thunb.) Tzvel.，在我国分布在黑龙江、河北、山西、陕西、山东、江苏、安徽、浙江、江西、福建、台湾、河南、四川、贵州、云南和西藏。生于山坡路旁、田野、河边灌丛或岩石缝隙中。

吴批：花叶 *Ixeris vereicolor*；光叶 *Ixeris chinensis*。

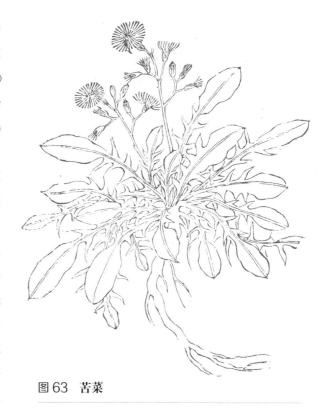

图 63　苦菜

〔注〕

1️⃣《释草小记》：清代考据学家程瑶田（1725—1814）的植物考据专著。
2️⃣ 苣荬：菊科苦苣菜属植物苣荬菜 *Sonchus arvensis* L.，见本卷"苣荬菜"条。
3️⃣ 蒲公英：菊科蒲公英属 *Taraxacum* spp. 多种植物的通称，见本书卷之十四"蒲公英"条。
4️⃣ 爰书：中国古代的一种司法文书，包括检举笔录、试问笔录、现场勘验笔录、查封财产报告和追捕犯人报告等。

62. 光叶苦荬

光叶苦荬，与苣荬绝相类，而根不白，亦无赤脉，开花极繁，与家种者无异，味极苦。卖苣荬者断其根屭之，多不能辨。

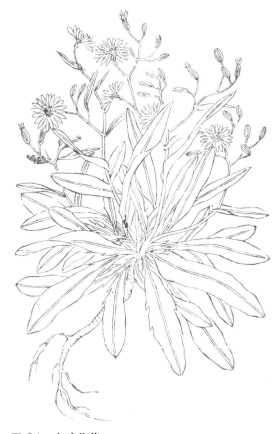

图 64　光叶苦荬

[新释]

本种附图（图 64）与前一种苦菜图（图 63）相比，概貌仅叶近全缘而无或少具疏齿而已。吴批光叶苦荬为 *Ixeris chinensis* (Thunb.) Nakai，花叶苦菜为 *Ixeris versicolor* (Fisch. ex Link) DC.。前条已述《中志》对这二名，分别作为菊科小苦荬属植物中华小苦荬 *Ixeridium chinense* (Thunb.) Tzvel. 和窄叶小苦荬 *Ixeridium gramineum* (Fisch.) Tzvel. 的异名。今查阅《云志》13：720，其将 *Ixeris chinensis* ssp. *versicolo*r (Fisch. ex Link) Kitam. 和 *Ixeris chinensis* (Thunb.) Nakai 合并成一种，也采取狭义的 *Ixeris* 概念，而作 *Ixeridium chinense* (Thunb.) Tzvel.（包括 *I. chinensis* subsp. *versicolor* Fisch ex Link DC.）。

松村：*Lactuca denticulata* Maxim.；吴批：*Ixeris chinensis*。

63. 滇苦菜

滇苦菜，即李时珍所谓胖，叶似花萝卜菜叶，上叶抱茎，似老鹳嘴，每叶分叉撺挺，如穿叶状，而《别录》以为生益州，凌冬不死者也。滇人亦呼苦马菜，贫人摘食之，四季皆有，江湖间亦多，故李时珍以为即苦菜，与北地苦荬迥异。中州或谓蒲公英，用治毒亦效，盖性皆苦寒，所主固可同耳。《畿辅通志》[1]：苦益菜生沟堑中，可生食，亦可霉干，即此。

[新释]

吴其濬新描述的云南物种。据《图考》文、图（图 65），图仅绘出茎的上部。茎生叶互生，无柄，羽状深裂，侧裂片 4 对，条形，顶裂片和侧裂片近等大，两者均具刺状尖齿，叶基部扩大有大耳并抱茎，也有刺状尖齿；头状花序先作聚伞排列生枝端和茎顶，再作伞房状排列。总苞坛形，全为舌状花。综合上述性状，与《中志》80（1）：63 和《云志》13：679 所描述的菊科苦苣菜属植物苦苣菜 *Sonchus oleraceus* L. 在概貌上基本相似。图可参考《图鉴》4：684，图 6781。本种为全球性杂草，在我国除东北外，大部分省区有分布。

《纲要》3：465 将滇苦菜考证为菊科苦苣菜属植物花叶滇苦菜 Sonchus asper (L.) Hill.，该种有时作苦苣菜 Sonchus oleraceus L. 的变种。和 S. oleraceus L. 的区别，除果实肋间无横皱纹外，在外形上主要上部的叶不作羽状分裂，而《图考》原图明确为羽状分裂。《图鉴》4：684，图 6782 为 Sonchus asper (L.) Hill 图，可供参考。

松村和《中志》：Sonchus oleraceus L.；《纲要》：Sonchus asper (L.) Hill.。吴批：Sonchus oleraceua，即《纲目》所云与北地苦菜迥异者。

[注]

❶《畿辅通志》：清代官修省志。清李卫等监修，唐执玉等纂修。雍正十三年（1735）成书，120 卷。分 31 门，其中人物、艺文 2 门又各为子目。

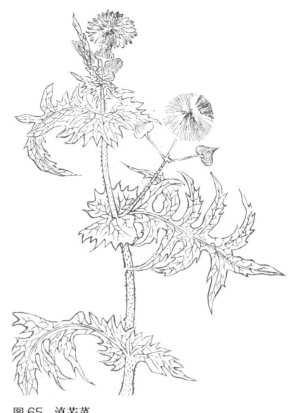

图 65 滇苦菜

64. 苣荬菜

苣荬菜，北地极多，亦曰甜苣，长根肥白微红，味苦回甘，野蔬中佳品也，以糖与酱拌食，或焯熟茹之。其叶长数寸，锯齿森森，中露白脉，开花正如蒲公英。《齐民要术》引《诗义疏》[1]：蘵，苦菜，青州谓之苣是也。陆玑《诗疏》云：苣，似苦菜，西河雁门尤美，曰似苦菜，则与苦菜异物。今山西野生者极肥，土人嗜之，元恪之言，信有征矣。南方多种以为蔬，沃土浇溉，形味稍异。《释草小记》云：叶如剑形而本有歧茎，老时如此。又有一种野苦荬，亦相类，具别图。

[新释]

吴其濬新描述的山西物种。据《图考》文、图（图 66），本种为多年生草本，根长而分枝，图上无茎，花葶直接从基生叶簇中蹿出；基生叶条状或长圆状披针形，羽状浅裂，侧裂片三角形，向上则成大锯齿，无论裂片或锯齿先端尖而成针刺，头状花序单生于葶上，总苞筒状，外层短。小花均为舌状花，黄色，似蒲公英。看来所绘之图是一尚未苗长的植株。综合上述性状，其概貌与《中志》80（1）：64 和《云志》13：681 所描述的菊科苣荬菜属植物苣荬

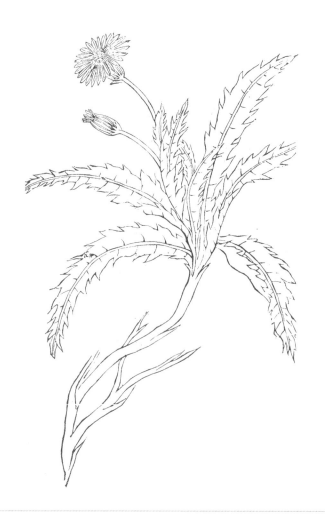

图66 苣荬菜

菜 *Sonchus arvensis* L. 相似。本种在我国分布于陕西、宁夏、新疆、福建、湖北、湖南、广西、四川、云南、贵州、西藏，生于300～2300米山坡草地、林间草地、砾石滩潮湿的水边或村边。

又有一种野苦荬，具别图，为菊科苦荬菜属植物苦荬菜 *Ixeris polycephala* Cass.，详释见本卷"野苦荬"条。

《中志》80（1）：64、《云志》：*Sonchus arvensis* L.；吴批：*Sonchus arvensis*（《诗义疏》）？

［注］

❶《诗义疏》：《齐民要术》引用过，待考。或即是陆玑《诗义疏》。

65. 野苦荬

野苦荬，南北多有，叶附茎有歧如蓟，根苦。北地春时多采食之，小儿提篮以售。

《救荒本草》：苦荬菜，俗名老鹳菜，生田野中，脚叶似白菜小叶，拆茎而生，梢叶似鸦嘴形，每叶间分叉，撺葶如穿叶状，梢开黄花。即此。《释草小记》：苣荬叶末略似剑形，近本处有歧出者，厚而劲，乃正相类，但茎瘦、色赭，根极细短，与苣荬迥别。《救荒本草》但言苗叶煠熟，油盐调食，不言其根可茹，与苣荬洵非一种矣。

[新释]

《救荒本草译注》释苦荬菜疑似菊科小苦荬属抱茎小苦荬 *Ixeridium sonchifolium* (Maxim.) Shih。《救荒》苦荬菜与《图考》苦荬菜显然不是一种。

《图考》野苦荬，《图考》文、图（图67）描绘的是一年生草本，茎直立，有短分枝；茎下部的叶无柄，披针形，基部戟形，先端渐尖，中脉明显，边全缘，分枝上的叶和茎上部的叶似茎下部的叶，但较小而抱茎；头状花序聚伞状生枝端，总苞筒形，花全部为舌状花，黄色。综合上述性状，与《云志》13：718 和《中志》80（1）：243 所描述的菊科苦荬菜属植物苦荬菜 *Ixeris polycephala* Cass. 在概貌上基本相似。图可参考《图鉴》4：705，图6823。本种在我国分布于陕西、江苏、浙江、福建、安徽、台湾、江西、湖南、广东、广西、贵州、四川、云南，生于海拔300～2 200 米山坡林缘、灌丛、草地、路旁。

松村：*Lactuca matsumurae* Makino.；吴批：野苦荬，老鹳菜（《救荒》）*Ixeris sagittatus*。

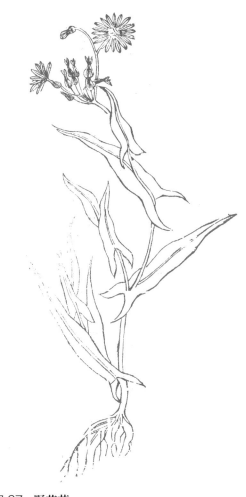

图67　野苦荬

66. 家苣荬

家苣荬，江西种之成畦，高至五六尺，披其叶茹之，《齐民要术》所谓畦种足水繁茂，甜脆胜野生者也。《嘉祐本草》谓江外岭南吴人无白苣，尝植野苣以供厨馔。然则此本野生，特移植肥壮耳，非别一种。但谓为苦苣味苦，不知其回甘也。近时江右亦有白苣，惟叶瘦不如北地生菜脆肥，莴苣亦然。江右有一种柳荚，与苣荚无异，而叶白有紫缕，抽茎长四五尺，茎叶细长如柳，故名。

[**新释**]

《图考》图为新绘（图68），所图为一茎的上半部分，不见基生叶，但仍可见为一年生或二年草本；茎生叶披针形，有锯齿，花序上的叶小，披针形，全缘；花序具头状花序4枚，总苞果期卵球形，总苞片多层，舌状小花15枚。据上述性状，即《中志》80（1）：233、《云志》13：716和《图鉴》4：689图6791描述的菊科莴苣属植物，通称为莴苣或莴笋 *Lactuca sativa* L.，原产地不详，我国各地栽培，也有野生，栽培品种很多，在分类学上现处理作多个栽培变种，如：莴笋 *Lactuca sativa* var. *angustata* Irish ex Bremer，茎粗或极粗，供食用与制备酱菜，叶作蔬菜用；卷心莴苣 *Lactuca sativa* var. *capitata* DC.，叶圆形，彼此抱卷成甘蓝式叶球；生菜 *Lactuca sativa* var. *ramosa* Hort.，叶长倒卵形，密集成甘蓝状叶球，作生菜用。

文中提及的柳叶莴苣，为吴其濬新描述的物种。该种叶白有紫缕（指叶脉），茎叶细长如柳，抽茎长四五尺，产江右，为栽培类型。疑似《中志》80（1）：234描述的菊科莴苣属植物长叶莴苣 *Lactuca dolichophylla* Kitam.。

吴批：江西，*Lactuca sativa*?

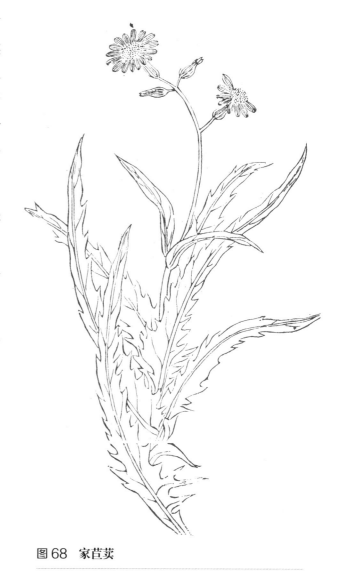

图68　家苣荬

67. 紫花苦苣

紫花苦苣，山西平隰有之，夏开紫花，余无异。土人谓黄花为甜苣，语重如铁苣，此为苦苣。

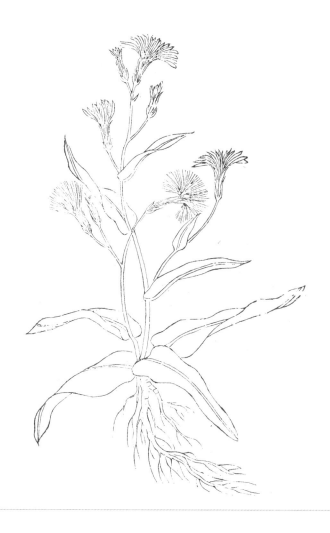

图 69　紫花苦苣

[**新释**]

吴其濬新描述的山西物种。据《图考》图（图 69）、文，本种为草木，具粗根；茎具分枝；叶披针形至长圆状披针形，无柄，边全缘，波状，基部微心形似抱茎，先端尖；头状花序聚伞状生枝端和茎顶；总苞数层，筒状，外层较短。全部花为舌状花，紫色，果实有冠毛。综合上述性状，与《中志》80（1）：70 所描的菊科山莴苣属植物山莴苣 *Lagedium sibiricum* (L.) Sojark 和《图鉴》4：688，图 6790 所描的 *Lactuca sibirica* (L.) Benth ex Maxim. 在概貌上基本相似（吴批 *Mulgedium sibiricum* 也即此）。本属为单种属，在我国分布于黑龙江、吉林、辽宁、内蒙古（东部）、河北、山西、陕西、甘肃、青海、新疆，生于林缘、林下、草甸、河岸、湖边水湿地等处。

68. 冬瓜

冬瓜，《本经》上品。一名白瓜。削敷痈疽，分散热毒最良，子可服食，皮治跌扑伤损，叶治消渴，傅[1]疮。《滇南本草》：治痰吼气喘，又解远方瘴气，小儿惊风：皮治中风，煨汤服，效。又有象腿瓜，长圆有沟，皮白，肉与冬瓜无异，子如南瓜子。味在二瓜之间，有南瓜之甘，而无其浊；有冬瓜之嫩，而胜其淡，亦佳蔬也。

［**新释**］

《长编》卷三以"白冬瓜"收历代文献。《图考》文并未对冬瓜的性状有所描述。据图70，本植物为蔓生草本，茎、叶柄、花柄均有硬毛；叶互生，具柄，心状三角形掌状 5～6 浅裂，边缘具锯齿，裂片顶端尖，叶腋间生一花和一卷须。原图上有一花苞，显示萼片深裂，另一为开放的花，花冠裂片5，辐状，裂片宽倒形，边缘具微缺刻，视其花心似为合生扭曲的花药，因此推断其为雄花（本属的花为单性花，雌雄同株）。果硕大，似为椭圆形，顶下凹。上述性状颇合《中志》73（1）198、《云志》6: 334，《图鉴》4: 363，图6140 描绘的葫芦科冬瓜属植物冬瓜 *Benincasa hispida* (Thumb.) Cogn.。本属为单种属，可能起源于热带亚洲热带地区，我国普遍栽培。本种果实除作蔬菜外，也可浸渍为各种糖果；果皮和种子药用，有消炎、利尿、消肿的功效。

《图考》文中吴其濬新描述的象腿瓜，即《中志》73（1）: 200 记录的在两广地区普遍栽培的冬瓜一变种节瓜 *Benincasa hispida* var. *chieh-qua*。与原变种的区别在于果实小，比黄瓜略长而粗，长 15～25 厘米，径 4～8 厘米，无白蜡质粉被。

松村：*Benincasa cerifera* Savi.；吴批：*Benincasa cerifera* (*Benincasa hispida*)。

［**注**］

① 傅：通敷。

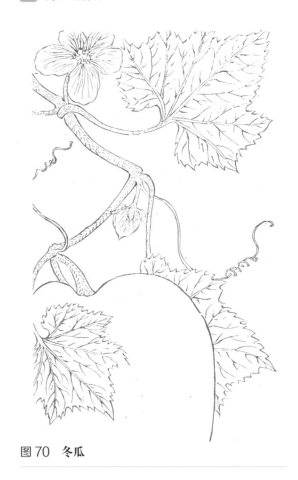

图70 冬瓜

69. 薯蓣

薯蓣，《本经》上品，即今山药。生怀庆山中者，白细坚实，入药用之。种生者根粗。江西、湖南有一种扁阔者，俗呼脚板薯，味淡。其子谓之零余子[1]，野生者结荚作三棱，形如风车。云南有一种，根长尺余，色白而扁，叶圆，《滇本草》[2]谓之牛尾参，盖肖其形。按《物类相感志》[3]谓薯手植如手，锄锹等物植，随本物形状，似未可信。然种类实繁，《南宁府志》有人薯、牛脚、篱峒、鹅卵各薯，《琼山县志》有鹿肝薯、铃蔓薯。《石城县志》有公薯、木头薯。《高要县志》有鸡步薯、胭脂薯。《番禺县志》有扫帚薯。《漳浦县志》有熊掌薯、姜薯、竹根薯。大要皆因形色赋名也。文与可有《谢寄希夷陈先生服唐福山药方》诗，唐福在蜀江之东，其诗曰壮士臂、曰仙人掌，则亦牛尾、脚板之类，盖野生者耳。《文昌杂录》[4]载干山药法，风挂，笼烘皆佳。《山家清供》谓以玉延[5]磨筛为汤饼、索饼，取色、香、味为三绝。《宋史》王文正公旦病甚，帝手和药并薯蓣粥赐之，今仕宦家不复入食单矣。唯《云仙杂记》[6]载李辅国[7]大畏薯药，或示之，必眼中火出，毛发沥血，其禽兽之肠与人异耶？

[新释]

本条绘图为新绘图（图71），所绘为一藤本；块茎长圆柱形；三叶轮生，单叶，卵状三角形；雌花序穗状2～3个于叶腋。蒴果不反折，三棱状扁圆形（"结荚作三棱，形如风车"）。据上述性状，较符合《中志》16（1）：103描述的薯蓣科薯蓣属植物薯蓣 *Dioscorea opposita* Thunb.［今修订作 *Dioscorea polystachya* Turcz.］。该种叶形变异大，块茎也呈不同形状，在我国分布于东北、河北、山东、河南、安徽淮河以南、江苏、浙江、江西、福建、台湾、湖北、湖南、广西北部、贵州、云南北部、四川、甘肃东部、陕西南部等地，生于山坡、山谷林下、溪边、路旁的灌丛中或杂草中；朝鲜、日本也有分布。今广泛栽培，可食用。有学者认为本种原产于中国。其块茎为常用中药"怀山药"，《本经》上品，有强壮、祛痰的功效。文中记载的湖南脚板薯，或即野生者。

云南产者，《纲要》和吴批分别释作薯蓣科薯蓣属植物云南薯蓣 *Dioscorea yunnanensis* Prain et Burkill 和毛胶薯蓣 *Dioscorea subcalva* Prain et Burkill。《滇南本草》（整理本）3：281

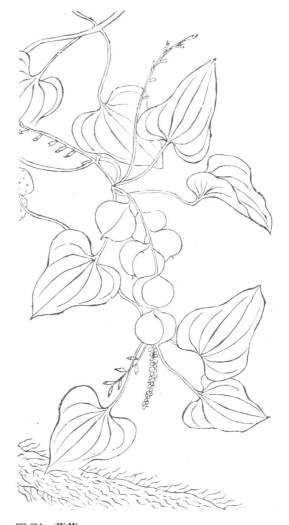

图71　薯蓣

释牛尾参为后者。两种本为近缘种，叶皆圆。如仅据文字提供的性状，难区分。两种图可参考《图鉴》5：562 和 563。本研究倾向释为云南分布较广的毛胶薯蓣 *Dioscorea subcalva* Prain et Burkill。该种除分布于四川、贵州、广西、湖南外，在云南产于丽江、永胜、鹤庆、保山、宾川、洱源、元江、双柏、禄丰、嵩明、昆明、个旧、蒙自、文山等地，生于海拔 700～2 600 米疏林、林缘和灌丛中。模式采自鹤庆。

松村：*Dioscorea japonica* Th.；《纲要》：*Dioscorea subcalva* Prain et Burkill；吴批：*Dioscorea yunnanensis*。

〔注〕

1 零余子：山药的珠芽。

2 《滇本草》：即《滇南本草》，地方本草，成书于明正统元年（1436）。全书共 3 卷，载药 458 种，主要记述云南高原地区的本草，有图及植物形态描述；还记述了若干少数民族医药与汉族医药相互结合的实例及一些药材疗效的经验和民间秘方等。该书在云南流传甚广，版本较多。作者传为明代兰茂（1397—1470），字廷秀，号止庵。云南省嵩明县杨林镇人，原籍河南洛阳。

3 《物类相感志》：旧本题东坡先生撰，然苏轼不闻有此书。又题僧赞宁编次。《四库提要》不同意上述作者，认为是书以物类相感为名，自应载琥珀拾芥磁石引针之属，而分天、地、人、鬼、鸟、兽、草、木、竹、虫、鱼、宝器十二门隶事，全似类书，名实乖舛，尤征其妄也。

4 《文昌杂录》：北宋庞元英的笔记小说类著作，共 7 卷。记朝章典故为多，多涉杂事杂论。庞元英，字懋贤，单州（今山东菏泽单县）人。丞相籍之子。官朝散大夫。

5 玉延：山药的别名。

6 《云仙杂记》：杂记，共 10 卷，旧署作者为唐代冯贽。所引书目，有唐五代及北宋时著作，旧署作者盖假托，《四库提要》称为"伪书"。

7 李辅国（704—762）：本名静忠，唐肃宗时当权宦官。安史之乱后因功加封司马，掌握兵权，改名辅国。

70. 百合

百合，《本经》中品。生山石上者，根嫩、多汁、瓣小；种生沙地者，根大，开大白花。《南都赋》[1]：藷、蔗、姜、韰。韰，百合蒜也。近以嵩山产者为良。江西广饶，悬崖倒垂，玉绽莲声，根谢土膏，味含云液，疗嗽润肺，洵推此种。夷门植此为业，以肥甘不苦者为佳。滇南土沃，乃至剪采如薪，供瓶经夏。《本草纲目》引王维诗：冥搜到百合，真使当重肉。按全诗云：少陵晚崎岖，天随自寂寞。《辋川集》[2]岂应有此？盖宋王右丞[3]，非摩诘也。又云果堪止泪无，用本草止涕泪之说，肺气固则五液敛也。

〔新释〕

据《纲要》2：534 百合：在历代本草著作中，百合一条下，往往含有多种。同意这一意见。

《图考》的百合文字，将野生和栽培者混在一起，如：生山石上者，根嫩、多汁、瓣小，

种生沙地者，根大开大白花。《中志》14：121
将野生者称为野百合 *Lilium brownii* F. E. Brown
ex Miellez，将栽培者称为其变种百合 *Lilium
brownii* var. *viridulum* Baker［异名 *Lilium brownii*
var. *colchesteri* (var. Houte) Wilson ex Elwes.］。变
种与同名变种 var. *brownii* 的区别在于前者叶倒
披针形至倒卵形。《云志》7：791 和《纲要》皆
同意《中志》观点。

　　《图考》附图（图72），叶倒披针形至倒卵
状披针形，应为百合 *Lilium brownii* var. *viridulum*
Baker，本变种产于河北、山西、河南、陕西、
湖北、湖南、江西、安徽和浙江，生于山坡草
丛中、疏林下、山沟旁、地边或村旁，也有栽
培，海拔 300～920 米。

　　吴批：*Lilium brownii*；家栽 *Lilium brownii*
var. *colchesteri*。

［注］

■1 《南都赋》：东汉文学家、科学家张衡
（78—139）撰写歌颂其家乡南阳的一篇赋。记
载了汉代南都的社会历史。南都，南阳于秦昭
襄王三十五年（前272）初置南阳郡，后汉更
始帝入都之。郡治在宛，因其地理位置在京之
南，所以叫作南都。

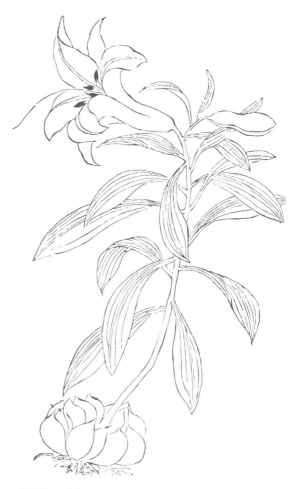

图72　百合

■2 《辋川集》：唐代诗人王维的诗集名。
■3 王右丞：指的是宋代王安石。他曾做过尚
书右丞，故常被称王右丞。

71. 山丹

　　山丹，叶狭而长，枝茎微柔，花红四垂，根如百合而小，少瓣。《洛阳花木记》[1]
有红百合，即此。或曰渥丹，花殷红有焰。陈傅良[2]诗：山丹吹出青藜火。摹其四照
也。朱子诗[3]：昔游岭海间，几见蛮卉折。素英溥夕露，朱花烂晴日。归来今几年，
睇对只寒碧。因君赋山丹，恍复见颜色。岭南花多朱殷，他处如此炫晃者盖少，前贤
掉咏无妄语如此。《群芳谱》[4]：根大者供食，味与百合无异。

[新释]

吴其濬新记录的物种。《图考》绘图（图73）显示为草本，鳞茎卵球形，鳞片卵形，鳞茎上方茎上无根（应有根）；叶散生，长椭圆形，脉5条；总状花序花2朵；花梗短，花直立，星状开展，殷红色，无斑点，花被片矩圆状披针形，似有明显中脉，不似山丹翻卷，花瓣上不见斑点；雄蕊见花筒内。花柱细长，伸出花外，似与花被片等长（渥丹花柱没有如此细长）。根据上述花部性状，宜订为《中志》14：134描述的百合科百合属植物渥丹 *Lilium concolor* Salisb.。该种产于河南、河北、山东、山西、陕西和吉林。生于山坡草丛、路旁、灌木林下，海拔350～2 000米。

而据原文，"叶狭而长，枝茎微柔，花红四垂，根如百合而小，少瓣"，性状颇似同属植物山丹 *Lilium pumilum* DC.。吴批认为《洛阳花木记》的红百合为 *Lilium tenuifolium*，也即《中志》14：147记录的山丹 *Lilium pumilum* DC.。同意这一考证意见，"或曰渥丹，花殷红有焰"……山丹吹出青藜火，确为山丹 *Lilium pumilum* DC.。该种产于河北、河南、山西、陕西、宁夏、山东、青海、甘肃、内蒙古、黑龙江、辽宁和吉林。生山坡草地或林缘，海拔400～600米。该种鳞茎含淀粉，供食用，亦可入药，有滋补强壮、止咳祛痰、利尿等功效。花美丽，可栽培供观赏，也含挥发油，可提取供香料用。

吴批：渥丹花 *Lilium concolor*。红百合《洛阳花木记》*Lilium tenuifolium*。

[注]

1 《洛阳花木记》：宋代周师厚（1031—1087）撰。记录了洛阳地区牡丹109种，芍药41种，杂花82种，各种果子花147种，刺花37种，草花89种，水花19种，蔓花6种。周师厚，

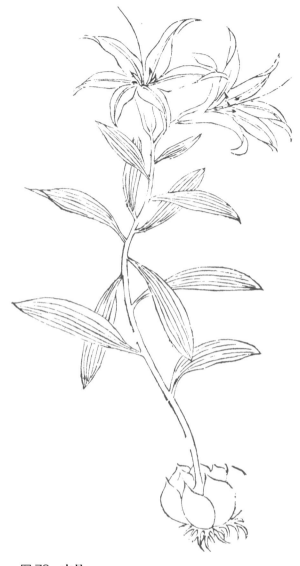

图73 山丹

字敦夫，浙江鄞县（今属浙江宁波）人。

2 陈傅良（1137—1203）：字君举，号止斋，人称止斋先生。南宋永嘉学派的主要代表人物。该诗句出《兰花供寿国举兄》。

3 朱子诗：指朱熹诗《山丹》。

4 《群芳谱》：全称《二如亭群芳谱》。明代王象晋（1561—1653）编撰植物专谱。内容按天、岁、谷、蔬、果、茶竹、桑麻、葛棉、药、木、花、卉、鹤鱼等十二谱分类，记载栽培植物400余种。清康熙四十七年（1708），汪灏等人奉康熙帝之命，在《群芳谱》的基础上改编成《广群芳谱》一百卷。

72. 卷丹

卷丹，叶大如柳叶，四向攒枝而上，其颠开红黄花，斑点星星，四垂向下，花心有檀色长蕊，枝叶间生黑子，根如百合。《本草衍义》[1] 所述百合形状即此。京师花圃艺之为玩，不以入馔。或谓根种一年，则梢开一花云。《草花谱》番山丹，《花木记》[2] 黄百合，《群芳谱》珍珠花，红有黑点，皆此花也。滇南谓之倒垂莲，燕蓟谓之虎皮百合，东坡错落玛瑙盘句，应是咏此。颍滨诗[3]：山丹非佳花。又云：盈尺烂如绮[4]。山丹不能盈尺亦嘉卉，以咏卷丹则称。

〔新释〕

吴其濬新描述的植物。《图考》绘图（图74）显示，本种鳞茎近宽球形，鳞片宽卵形；叶散生（四向攒枝而上）绘图近对生，矩圆状披针形，叶腋有珠芽；枝头花2朵，未见苞片，花梗短；花直立，不下垂，花被片披针形，反卷，橙红色，有紫黑色斑点（颠开红黄花，斑点星星，四垂向下），雄蕊刚露出花被筒，花丝不长，花柱长（花心有檀色长蕊），伸出花被片，未见柱头。上述性状，颇合《中志》14：152 描述的百合科百合属植物卷丹 *Lilium lancifolium* Thunb.。本种产于江苏、浙江、安徽、江西、湖南、湖北、广西、四川、青海、西藏、甘肃、陕西、山西、河南、河北、山东和吉林等省区，生于山坡灌木林下、草地、路边或水旁，海拔400～2 500米。各地有栽培。鳞茎富含淀粉，供食用，亦可作药用；花含芳香油，可作香料。

吴批：*Lilium lancifolium* (*L. tigrium*)。

〔注〕

[1]《本草衍义》：北宋寇宗奭撰，刊于宋政和元年（1116）。全共20卷。首列序例3卷，后17卷，为500多种药物的各论。该书旨在推衍《嘉祐本草》《本草图经》的未尽之义，并对其药物进行进一步的辨正和阐发。寇宗奭，里籍不详，约生活于12世纪中，北宋政和年间为"承直郎澧州司户曹司"。

[2]《花木记》：唐代李德裕撰有《平泉花木记》，周师厚撰有《洛阳花木记》，待考。

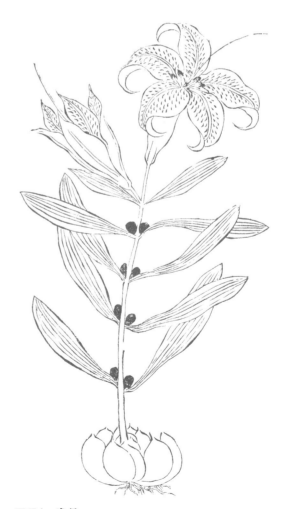

图74　卷丹

[3] 颍滨诗：颍滨，北宋文学家苏辙（1039—1112），字子由，晚年自号颍滨遗老。该诗句出

其诗《西轩种山丹》。

[4] 盈尺烂如绮：亦出苏辙诗《西轩种山丹》。

73. 干姜

干姜，《本经》中品。生姜，《别录》中品。又有干生姜，性畏日，喜阴，亦有花，与山姜同，而抽茎长尺余，余于赣南姜区见之。《吕氏春秋》[1]：和之美者，杨朴之姜，姜桂之滋，古以为味而已。《齐民要术》有蜜姜法。梅都官[2]《糟姜》诗：腌芽费糟邱。此法吴中尚之。又有梅姜，《遵生八笺》[3] 所谓五美姜也。李义山[4]诗：蜀姜供煮陆机莼。今人以水蔬为茹，必加姜以制其性，其来旧矣。《东坡杂记》有僧服姜四十年，其法取汁贮器中，澄去其上黄而清者，取其下白而浓者，干刮取如面，谓之姜乳饭，溲为丸，或末，置酒食茶饮中食之。无力治此，和皮嚼烂，温水咽之。初固稍辣，久则甘美云。五味皆有偏胜，习惯则甘。今江湖人茹之、饮之、咀嚼之，非此不能胜湿。食蓼不知辛，殆有斯须不能去者。东坡诗：先社姜芽肥胜肉[5]。蜀固多姜，乃甘于肉。东坡又云：食姜粥甚美，一瓯梦足，得不汗出如浆耶？陶隐居谓久服少智、少志、伤心气。《唐本草》注：《本经》言久服通神明，陶氏谬为此说。朱子诗：姜云能损心，此谤谁与雪？则苏氏已雪之于前矣。刘原父[6]戏为道非明民，将以愚之[7]之说，诚堪解颐。然孔称不彻，裴乃不食人之所嗜[8]，固自不同。《史记》：千畦姜韭，其人与千户侯等。盖为和、为蔬、为果、为药、用芽、用老、用干、用炮、用汁，其为用甚广。谚曰：养牛种姜，子利相当。此言非谬。李杲[9]谓秋不食姜，走气泻肺，故禁之。《晦翁语录》[10]亦有秋姜夭人天年之语。李时珍谓积热、患目、病痔人多食，兼酒立发。痈疮人多食则生恶肉，此皆覆鉴，好而知恶者鲜矣。

[新释]

干姜，乃本草药名，《本经》中品，另还有生姜，《别录》中品。《图考》图描绘的是其基原植物（图75），所绘即《中志》16(2): 141 描述的姜科姜属植物姜 *Zingiber officinale* Rosc.。本种原产于我国，中部、东南部至西南部各省区广为栽培。具体驯化地点、驯化时间等具体驯化历史尚待研究。姜的根茎供药用，干姜主治"心腹冷痛，吐泻，肢冷脉微，寒饮喘咳，风寒湿痹"。生姜主治"感冒风寒，呕吐，痰饮，喘咳，胀满；解半夏、天南星及鱼蟹、鸟兽肉毒"。又可作烹调配料或制成酱菜、糖姜。茎、叶、根茎均可提取芳香油，用于食品、饮料及化妆品香料中。

松村、吴批：*Zingiber officinale* Rosc.。

[注]

[1]《吕氏春秋》：战国末年秦国丞相吕不韦组织

门客集体编纂的杂家著作，集儒、道、墨、法、农、纵横、阴阳家等各家思想。又称《吕览》。

② 梅都官：指北宋诗人梅尧臣，字圣俞，宣州（今安徽宣城）人。官至上书都官员外郎，故又称梅都郎官。

③ 《遵生八笺》：明代著名戏曲作家高濂撰写的养生专著。全书 20 卷，正文 19 卷，目录 1 卷。高濂字深甫，号瑞南，浙江钱塘（今浙江杭州）人。约生于嘉靖初年，主要生活在万历时期。另著植物专谱《牡丹花谱》《兰谱》传世。

④ 李义山：指的是唐代诗人李商隐（约813—约858），字义山，号玉溪（谿）生，又号樊南生，祖籍怀州河内（今河南焦作沁阳），晚唐著名诗人。

⑤ 先社姜芽肥胜肉：出苏轼诗《扬州以土物寄少游》。

⑥ 刘原父：即刘敞（1019—1068），北宋史学家、经学家、散文家。

⑦ 道非明民，将以愚之：出《东坡志林·姜多食损智》。

⑧ 孔称不彻，裴乃不食人之所嗜：见《南史·周舍传》："舍占对辩捷，尝居直庐，语及嗜好，裴子野言从来不尝食姜。舍应声曰：'孔称不彻，裴乃不尝。'一坐皆悦。"孔称不彻：《论语·乡党》有"不撤姜食"之说。

⑨ 李杲（1180—1251）：字明之，真定（河北

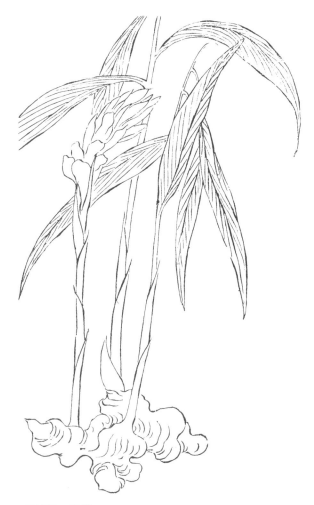

图 75 干姜

正定）人。中医"脾胃学说"创始人，中医学史上"金元四大家"之一。撰有《脾胃论》《兰室秘藏》等。

⑩ 《晦翁语录》：朱熹弟子记录其言而成。

74. 葱 正作蔥，今从俗

葱，《本经》中品，有冬葱、汉葱、胡葱、楼葱。野生为山葱。冬葱即小葱，一曰慈葱。汉葱茎硬，一名木葱。胡葱根大似蒜。楼葱即羊角葱，一名龙爪葱；山葱即茖，汁为葱涕。西北楼葱肥白，少辛气，寸断烹茹。《内则》[1]注：湆，蒸葱也。《清异录》[2]：赵魏间有盘盏葱大如柱杖，粗盈尺。孔奋[3]在姑藏，但食葱菜。刘先主归曹

瞒，闻雷失箸。曹瞒觇之[4]，方披葱，使厮人为之不端正，以杖击之。屈突通[5]莅官劲正，语曰：宁食三斗葱，不逢屈突通。盖不比江左苾蓂用大官葱，但呼曰和事草也。葱叶无可味，麦饭葱叶，食之窭者，故井丹[6]推去之。然其中空，用以通耳、鼻诸窍皆有验。东坡诗：总角黎家三小童，口吹葱叶送迎翁[7]。小儿游戏即芦笙矣。若其治脱阳、金疮、便闭、卒死诸危症，回阳气于须臾，盘飧中有灵妙宝丹，非他蔬所敢侪辈也。

[新释]

葱（图76）在古代为葱属 *Allium* 多种植物的统称。本条文字中包括葱属如下多种。

（1）冬葱即小葱，一曰慈葱：此"冬葱"，有争议，有学者认为即《中志》14：258描述的百合科葱属植物细香葱 *Allium ascalonicum* L.。《中国作物及其野生近缘植物——蔬菜作物卷》认为"冬葱"即大葱 *Allium fistulosum* L.。如据文字"冬葱即小葱，一曰慈葱"，似为前者。但具体物种，尚需要类群专家厘清各历史时期文献，综合考证。

（2）大葱，即《中志》14：256描述的百合科葱属植物葱 *Allium fistulosum* L.；《图考》绘图描绘的即是本种。本种在我国各地广泛栽培。驯化地点和传入时间待深入研究。

（3）汉葱，一名木葱，疑为百合科葱属植物天蒜 *Allium paepalanthoides* Airy-Shaw，见《中志》14：232。产于山西、河南（西部）、陕西（南部）和四川（北部和东部）。生于海拔1 400～2 000米的阴湿山坡、沟边或林下。鳞茎可食用。

（4）胡葱，根大似葱，音转为火葱，即《中志》14：258描述的葱属植物香葱 *Allium ascalonicum* L.。原产于亚洲西部。在我国南方较为广泛地栽培。本种与葱 *Allium fistulosum* L. 的区别：葱植株高大，鳞茎单生，叶色较浅，栽培条件下能开花结实，用种子繁殖。而香葱植株较矮小，栽培条件下不抽葶开花，用鳞茎分株繁殖。野生条件下是能够开花结实的。主要用作调料蔬菜食用。

（5）楼葱，即羊角葱，一名龙爪葱。即《中志》14：258描述的百合科葱属植物红葱 *Allium cepa* var. *proliferum* Regel。与洋葱的区别在于本

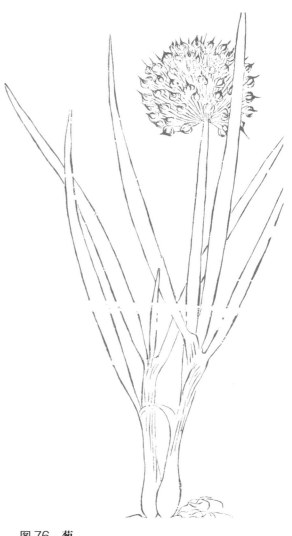

图76 葱

变种的鳞茎卵状至卵状矩圆形；伞形花序具大量珠芽，间有数花，常常珠芽在花序上就发出幼叶，所以又叫楼子葱。我国在甘肃、陕西、宁夏、河北和河南等省区的一些地区都有栽培。鳞茎和叶供食用。

（6）山葱，即《中志》14：203 描述的百合科葱属植物茖葱 *Allium victorialis* L.，参见本卷"山葱"条。

松村：细香葱 *Allium fistulosum* L.

[注]

[1]《内则》：为《礼记》的一部分，主要内容是记载男女居室事父母、舅姑之法。即是指家庭主要遵循的礼则。

[2]《清异录》：北宋陶谷著的一部笔记类作品，2卷。最早完成于五代末至北宋初，保存了中国文化史和社会史方面的很多重要史料。

[3] 孔奋：东汉名臣。字君鱼，茂陵人（今陕西兴平东北）。曾任河西大将军窦融幕府议曹掾、姑臧县长，武都郡丞、武都郡太守。

[4] 刘先主归曹瞒……：见《三国志》"曹操煮酒论英雄"的故事。

[5] 屈突通（557—628）：隋唐名将，凌烟阁二十四功臣之一。与其弟屈突盖皆做官执法严。当时流传"宁食三斗艾，不见屈突盖；宁服三斗葱，不逢屈突通"。

[6] 井丹：汉代光武帝时期的高士。《后汉书·逸民传》："丹不得已，既至，就故为设麦饭葱叶之食，丹推去之。"麦饭葱叶被认为是贫民食用之物，地位高贵之人不屑食用。

[7] 总角黎家三小童，口吹葱叶送迎翁：出东坡诗《被酒独行遍至子云威徽先觉四黎之舍三首》。

75. 山葱

　　山葱，《尔雅》：茖，山葱。《千金方》[1] 始著录。《救荒本草》谓之鹿耳葱。山石原泽皆有之，而泽葱细嫩丛生，故诗人以为翠管。《西河旧事》[2]：葱岭，山高大，上生葱，故曰葱岭。《淮南子》：山上有葱，下有银。此山葱也。生沙地曰沙葱。曹唐[3] 诗："陇上沙葱叶正齐"是也。晋令有紫葱。《唐书·西域传》：泥婆罗[4] 献浑提葱，皆葱肆所不具。《西域闻见录》[5]：丕雅斯类野蒜，头大如鸡子，叶似葱而不中空，味辛，甘肃人呼为沙葱，回人嗜之，其浑提类耶？

[新释]

　　本条文字和绘图（图 77）包含葱属 *Allium* 多种植物。

　　（1）山葱、茖（《尔雅》）：《救荒本草译注》释鹿耳葱（山葱）作百合科葱属植物茖葱 *Allium victorialis* L.。其嫩叶可食用。产于黑龙江、吉林、辽宁、河北、山西、内蒙古、陕西、甘肃（东部）、四川（北部）、湖北、河南和浙江（天目山），生于海拔 1 000～2 500 米的阴湿坡山坡、林下、草地或沟边。

　　（2）《图考》所图非茖葱，而是葱属植物一种 *Allium* sp.，具体物种待考。

　　（3）野葱：葱岭，古代为帕米尔高原和昆仑山、喀喇昆仑山西部诸山的总称。此地产葱属植物多种 *Allium* spp.，文中并未具体特指哪一种。

（4）沙葱：文中"陇上沙葱"，指陕西、甘肃等西北一带产的葱属 *Allium* 植物，常见食用的有蒙古韭 *Allium mongolicum* Regel 等。

（5）浑提葱：即《中志》14：257 描述的百合科葱属植物洋葱 *Allium cepa* L.。《西域闻见录》记录其当地名"丕雅斯"，今新疆维吾尔语"洋葱"发音仍与此音类似。《唐书·西域传》文字显示，该种唐代已经传入中国，但是否唐代已经规模化栽培，尚不清楚。《西域闻见录》说明清代新疆、甘肃地区普遍栽培食用。

松村：*Allium fistulosum* L.。

[注]

1 《千金方》：即孙思邈（541？—682？）著的《备急千金要方》。该书是中国古代中医学经典著作之一，共 30 卷，集唐代以前临床诊治经验之大成，对后世医家影响极大。

2 《西河旧事》：魏晋时作品，最早记录于隋唐志地理类，其书早佚，有清代辑佚本。

3 曹唐：唐代诗人，生卒年不详。

4 泥婆罗：即今尼泊尔。

5 《西域闻见录》：清代七十一撰新疆地方志书。七十一，姓尼玛查，号椿园，满洲正蓝旗人，乾隆十九年（1754）进士，曾知武陟县，后居新疆十余年，回京后任职刑部。

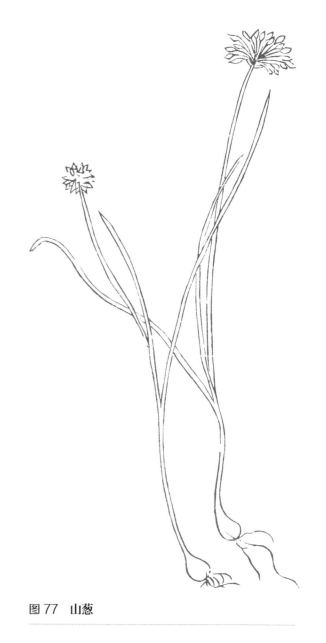

图 77　山葱

76. 薤 《尔雅》作䪥，《礼记》作薤，俗皆从薤

薤，《本经》中品。《尔雅》：䪥，鸿荟。李时珍以为即藠子，开花如韭而色紫白，其根层层作皮，与蒜异，炒食或醋浸，江西、湖南极多，或云非薤也。老杜诗：衰年关鬲冷，味暖并无忧[1]。盖栝楼[2]薤白汤、半夏[3]薤白汤，皆治胸痹。《内则》：膏用薤。又：切葱若薤，实诸醢以柔之。今湖湘人炒食、醋浸，其亦犹行古之道也。薤美在白，《图经》以为性冷，故食之留白，是殆不然。庾元规[4]、温太真[5]同推陶侃[6]为

盟主，元规矫情，谈宴啖薤留白，谬云可种。是时侃方虑朝廷猜疑，见元规举止琐屑，以为易与，故相称叹，岂真服其有为政之实耶？韩滉[7]盛帐延宾，晚间诘责所费，为人所轻。举大事者，安得猥碎？薤本相连，拔薤喻抑强宗。东坡诗：细思种薤五十本，大胜取禾三百廛[8]。《龚遂传》[9]令人口种百本薤，盖取属对耳。香山诗：酥暖薤白酒。或谓以酥炒薤白投酒中，此味吾所不解。

［新释］

《图考》图为新绘（图78），所图显示该种鳞茎数枚聚生，狭卵状，小；叶4～5枚，近与花葶等长，细；花葶侧生，圆柱状，高过叶，具总苞，伞形花序球状，较松散，小花梗近等长，比花被片长。综合上述性状，颇合《中志》14：25描述的百合科葱属植物薤白 *Allium chinense* G. Don。该种原产我国，在长江流域和以南各省区广泛栽培，也有野生。原野生的野藠头订为 *Allium bakeri* Regel，现分类学上处理为一个种 *Allium chinense* G. Don。

松村：*Allium bakeri* Regel；吴批：薤（《本经》中品），鸿荟《尔雅》，藠子（《本草纲目》）*Allium bakeri*。

［注］

1 衰年关鬲冷，味暖并无忧：出杜甫诗《秋日阮隐居致薤三十束》。

2 栝楼：葫芦科栝楼属植物栝楼 *Trichosanthes kirilowii* Maxim.，见本书卷之二十二"栝楼"条。

3 半夏：天南星科半夏属植物半夏 *Pinellia ternata* (Thunb.) Breit.，见本书卷之二十四"半夏"条。

4 庾元规（289—340）：庾亮，东晋大臣，字元规。颍川鄢陵（今河南鄢陵西北）人。官职司徒、扬州刺史、录尚书事。

5 温太真（288—329）：温峤，东晋将领，政治家，字泰真，一做太真。太原祁县（今山西祁县东南）人。初为司隶都官从事，后举秀才。

6 陶侃（259—334）：字士行（一作士衡）。东晋名将。本为鄱阳郡枭阳县（今江西都昌）人，后徙居庐江郡寻阳县（今江西九江西）。陶侃出身贫寒，初任县吏，后任武昌太守、荆州刺史。官至侍中、太尉、荆江二州刺史、都督八州诸

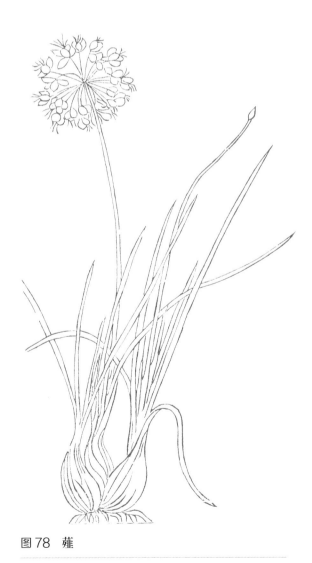

图78　薤

军事，封长沙郡公。死后获赠大司马，谥号"桓"。上述三人故事，典出《世说新语·俭啬》。

[7] 韩滉（723—787）：唐代画家，字太冲，长安人（今陕西西安）。

[8] 细思种薤五十本，大胜取禾三百廛：出苏轼诗《和段逢诗》。

[9]《龚遂传》：见《汉书》。龚遂（？—前62），字少卿，西汉山阳平阳（今山东邹城）人。因为通晓儒学做了官，做到昌邑王国的郎中令，为昌邑王刘贺效力。

77. 山薤

山薤，《尔雅》：茖，山葱。《本草拾遗》有蓼荞，李时珍以为即山薤。今湖南山中亦有之。茖山何在，罗愿[1] 所诃。《农书》[2] 亦云天薤不多有，盖白薤负霜，久非鲁卫之诗，虽有稻菜，亦与菟葵、燕麦摇动春风耳。湘人呼曰野藠头，唯其有之，是以识之。《思州府志》[3]：薤，俗名藠头，小者名苦藠，大者名鹅腿藠，山薤或即苦藠。《救荒本草》谓之柴韭，山西亦呼野韭。

[**新释**]

《图考》图为新绘（图79），所图显示其鳞茎常单生，卵状柱形，细长，鳞茎具外皮，顶端裂成纤维状；叶条形，细；花葶中生，圆柱状，与叶近等高，总苞2裂，宿存；伞形花序球状，具多而极密集的花；小花梗近等长，比花被片长2～3倍。与《中志》14：261描述的百合科葱属球序韭 Allium thunbergii G. Don 外形较似。该种我国产于黑龙江、吉林、辽宁、山东、河北、山西、陕西（南部）、河南、湖北（东部）、江苏和台湾，生于海拔1300米以下的山坡、草地或林缘。本种的外形很像藠头 Allium chinense G. Don，但藠头的花葶侧生，易于区别。但在古代，似很难区别得很清楚。文中湘人呼为野藠头的，应为野生的藠头 Allium chinense G. Don。

《救荒本草》谓之柴韭，是否是球序韭菜 Allium thunbergii G.，还有待深入考证。

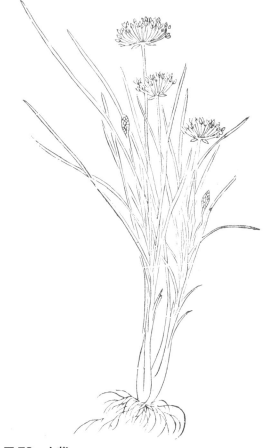

图79 山薤

松村：*Allium japonicum*；吴批：疑北方野薤 *Allium thunbergii*；湖南的应该是 *Allium bakeri*，湘人呼曰野藠头，小者名苦藠（《思州府志》），野韭（山西）；柴韭（《救荒》）。

〔**注**〕

1 罗愿（1136—1184）：字端良，号存斋，宋乾道二年（1166）进士，史志学家，精博物之学，长于考证，著《尔雅翼》。

2 《农书》：疑为《王祯农书》。

3 《思州府志》：康熙六十一年（1722），蒋深署思州知府后，据前任知府陆世楷于康熙二十三年（1684）纂辑之《思炀志略》（未梓）增补成《思州府志》8 卷。

78. 苦瓠

苦瓠，《本经》下品。即壶卢。有苦、甜二种，甜者为蔬，苦者为器。《诗经》：匏有苦叶，味苦者也；幡幡瓠叶，味甘者也。《滇南本草》：苦瓠，采叶为末，盛瓶内，出行渴时取一分服之，不中水毒。加雄黄，能解哑瘴山岚之毒。凡中夷人之毒，服此方二三分俱可，不可多用。按苦瓠能吐人，凡瘴毒多以吐解，其甘者河以北皆茹之。唐柳玭[1]、郑余庆[2]皆以常食瓠为清德，而陶谷《清异录》乃谓之净街槌，真不知菜根味者。但北地种多风燥，烹之、暴之，无不宜之。南方种植既稀，久雨或就篱干瘪，佳者制为玩具，颇得善价。《山家清供》以岳珂[3]勋阀有诗曰：去毛切莫拗蒸壶。叹其知野人风味。余以为岳诗亦只隶事耳，若责南人以食壶为俭，则当与盛筵中之黄芽白菜、营盘磨姑并驶而争雄矣。元范梈[4]诗序，或言种瓠蔓长，必翦其标乃实，齐前因树为架，蔓缘不已，果多虚花云。凡蔬皆然，不独瓠也。高季迪[5]诗：自笑诗人骨，何由似尔肥。肥白如瓠，诚为食肉相，然如益州张裔[6]，如瓠壶外泽内粗，其与无窍而坚者何异？瓜花多黄，瓠花色白，杜诗：幸结白花了[7]。自是瓠架。

〔**新释**〕

《长编》卷三收苦瓠历代主要文献。《图考》图非新绘（图 80），虽然其果实如《云志》6：348，《图鉴》4：364，图 6142，称之为葫芦科葫芦属植物葫芦 *Lagenaria siceraria* (Molina) Standl. 者，但叶的性状完全不对：该种应为单叶、互生，心状卵形或肾状卵形，边缘有小齿，绘图却描绘成三小叶，小叶片卵状椭圆形至卵形，边全缘；花 5 基数，分离，未见花萼筒。

今唯据《云志》6：348 是从，将苦瓠（《本经》），壶卢、瓠瓜，瓠（《本草纲目》），葫芦（《四时类要》）释作葫芦的原变种 *Lagenaria siceraria* var. *siceraria*。原文所指"苦者为器"者释作瓠瓜 *Lagenaria siceraria* var. *depressa* (Ser.) Hara，即《滇南本草》2：139 称之为瓠匏者。

吴批：*Lagenaria siceraria*，叶味甘者，var. *elongata*? 待查。有苦叶者 var.。

[注]

1️⃣ 柳玭：柳仲郢子，京兆华原人。从其祖父、父亲，皆以理家严谨闻名，并有《柳氏家训》告诫子孙。

2️⃣ 郑余庆（745—820）：字居业，郑州荥阳（今河南荥阳）人，唐代宰相。

3️⃣ 岳珂（1183—1240）：南宋文学家。字肃之，号亦斋，又号倦翁。相州汤阴（今河南荥阳）人。寓居嘉兴（今浙江嘉兴）。岳飞之孙，岳霖之子。

4️⃣ 范梈（1272—1330）：元代官吏、诗人。字亨父，一字德机。其诗《种瓠二首》序：或言种瓠蔓长，必剪其标乃实，余斋所种，因树为架，蔓缘不已，果多虚花，欲去之，忧伤其凌霄之意，因赋五言为之解嘲云。

5️⃣ 高季迪（1136—1374）：即明代诗人高启，字季迪，号槎轩，长洲（今江苏苏州）人。洪武初召入修《元史》，授编修，受命教授诸王。擢户部右侍郎，力辞不受。

6️⃣ 张裔（165—230）：字君嗣，三国蜀郡成都（今成都）人，辅汉将军。

7️⃣ 幸结白花了：出杜甫五律诗《除架》。

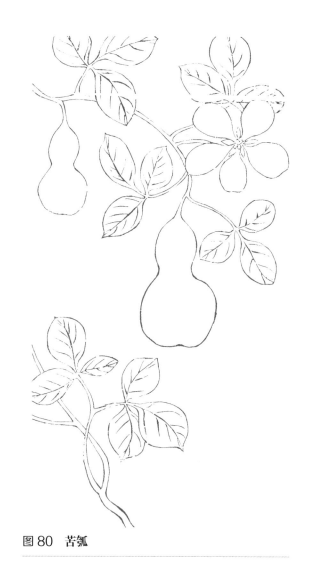

图 80　苦瓠

79. 水芹

水芹，《本经》下品。陶隐居以为合在上品，未解何意乃在下品？《别录》谓生南海池泽，此是常蔬，不识何以云生南海？殆非人所种者耶？芹菹[1]加豆之实，而《列子》云：人有美戎菽，甘枲茎芹萍子者，对乡豪称之，乡豪取而尝之，蜇于口，惨于腹。其所谓芹子，必非园圃中物矣。按《诗》：觱沸槛泉，言采其芹[2]。盖古时以为野蔬。青州有芹泉，榆林有芹叶水，老杜诗多言芹，青泥乌觜，亦自生之薮[3]耳。《二老堂诗话》[4]：蜀人缕鸠为脍，配以芹菜。或为诗云：本欲将勤补，那知弄巧成。言虽谑而可讽。

零娄农曰：羊鼻公[5]嗜醋芹，此常馔耳。《龙城录》[6]三杯食尽之说，近狎侮矣。太宗敬文贞[7]甚至，不应有此。臣执作从事，独僻此收敛物，文贞岂以口腹之故而为啬夫喋喋者？昌歜羊枣[8]，圣贤不以为病，若于饮食之间而觇朝臣所短，则汉景赐食而不设箸，孙歆燕饮，浇灌取足，岂盛德事哉！昔人谓《龙城录》为伪书，其言犹信。

[新释]

《长篇》卷三收水芹文献。《图考》图两幅：图81为水芹，草本，不高。基生叶匍匐。基生叶有柄；叶片轮廓三角形，1～2回羽状分裂，末回裂片卵形，边缘有圆齿状锯齿。绘图不见花果，但植株和叶与《中志》55（2）：202描述的伞形科水芹属植物水芹 *Oenanthe javanica* (Bl.) DC. 有些相似。该种产于我国各地，多生于浅水低洼地方或池沼、水沟旁。

农舍附近常见栽培。茎叶可作蔬菜食用，全草民间也作药用，有降低血压的功效。今俗名野芹及古代《本经》《别录》所谓水芹，皆为该种。

图82为旱芹，绘图显示为草本，不高；根具支根多数；茎直立，光滑，有少数分枝，似有直槽；根生叶有长柄，叶片轮廓为长圆形至倒卵形，通常3裂达中部或3全裂，裂片近菱形，边缘有圆锯齿或锯齿；有的茎生叶叶片轮廓为阔三角形，分裂为3小叶，小叶倒卵形。

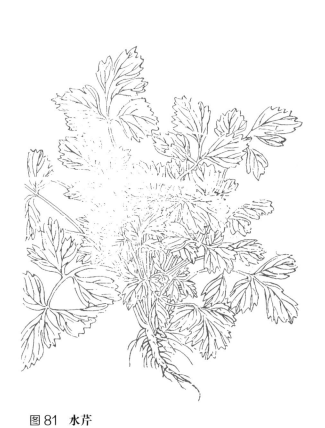

图81 水芹

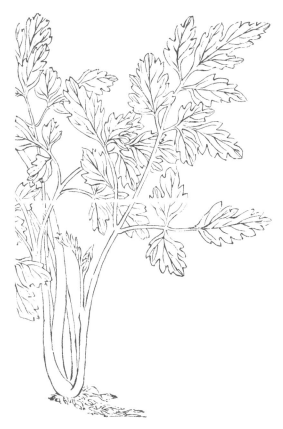

图82 旱芹

综合上述性状，疑似《中志》55（2）：6 描述的伞形科芹属植物旱芹 *Apium graveolens* L.，可惜《中志》旱芹未注名称出处。该种我国南北各省区均有栽培，供作蔬菜。果实可提取芳香油，作调和香精，与近时西方传入的西芹 *Apium graveolens* var. *dulca* 不同。

《中志》55（2）：202、《纲要》皆释《本经》水芹：*Oenanthe javanica* (Bl.) DC.；吴批：水蕲，今称水芹，*Oenanthe*(*O. stolonifera*) *javanica*。

[注]

1　芹菹：疑为以芹菜制作的腌菜。

2　觱沸槛泉，言采其芹：出《诗·小雅·采菽》。

3　蔌（sù）：菜。

4　《二老堂诗话》：南宋政治家、文学家周必大著。周必大（1126—1204），字子充，一字洪道，自号平园老叟，庐陵（江西吉安）人。

5　羊鼻公：唐太宗对魏徵的戏称。

6　《龙城录》：唐传奇小说，原题柳宗元撰。小说载唐太宗赐宴魏徵，特设醋芹三杯，魏徵迫不及待，饭未吃完，醋芹已光，唐太宗笑对他说："卿谓无所好，今朕见之矣！"

7　文贞：魏徵（580—643），字玄成，魏郡曲阳人（今河南内黄西北）。唐代政治家，以直谏著称，死后太宗赠司空，谥文贞。

8　昌歜（chù）羊枣：成语。据传周文王嗜昌歜，春秋鲁曾皙嗜羊枣，后用以指人所偏好之物。昌歜，以天南星科菖蒲属植物菖蒲 *Acorus calamus* L. 的根腌渍而成的腌菜。羊枣，柿科柿属植物君迁子 *Diospyros lotus* L. 的果实。

80. 堇

蕲，同芹；堇，音谨。《尔雅》：芹，楚葵。《注》：今水中芹菜。而《唐本草》别出堇菜，云野生，非人所种。叶似蕺菜[1]，花紫色，李时珍以为即旱芹[2]。按《尔雅》：啮，苦堇。《注》：今堇葵也。叶似柳，子如米，汋食之滑，与蕲、堇菜殊不类。近时亦无蒸芹而食之者，唯《疏》引《唐本草》堇菜释之。余疑《本草》堇别一种，惟诸家皆以为水芹，当有所据。又按《诗》：堇荼如饴。《传》：堇菜也。《疏》以为乌头[3]。乌头，毒草，岂可释菜？《内则》堇、苣同列，未必异物。《士虞礼》[4]：冬用苣[5]，夏用葵，然则堇，其葵之类耶？《尔雅》芹与苦堇两释，究不可定为一种，乌头之堇，音觐，与堇葵亦异读。

[新释]

本条无图。古代"堇"字，混淆了多个科属的多个物种，有伞形科芹属 *Apium*、堇菜科堇菜属 *Viola*、毛茛科乌头属 *Aconitum* 植物或其他。

"叶似蕺菜，花紫色"，疑似《中志》51：106 描述的堇菜科堇菜属植物堇菜 *Viola verecunda* A. Gray 一类，"唯《疏》引《唐本草》堇菜释之"，即此。"叶似柳，子如米，汋食之滑"，吴按：颇似葵菜 *Malva chinensis*？但其叶似柳，并不符锦葵属 *Malva* 的特征，本研究疑其似扯根菜属扯根菜 *Penthorum chinense* Pursh 一类。而推测"按《尔雅》：啮，苦堇。《注》：

今堇葵也"。疑似锦葵属 *Malva* 属植物。

"堇"字古通"芹"字，《诗经》"堇荼如饴"，所指为下条紫芹。今释作罂粟科紫堇属植物紫堇 *Corydalis edulis* Maxim.，古时为蔬菜，后世很少利用。"堇"字渐为伞形科"水芹 *Oenanthe*"所替代。现在该字多指各地广为食用的芹菜 *Apium graveolens* L.，此种则系晚近从西方传入的，初称荷兰芹或洋芹菜。

吴批：李时珍以为即旱芹，误。《诗疏》以为乌头，误。

[注]

1 蕺菜：三白草科蕺菜属植物蕺菜 *Houttuynia cordata* Thunb，见本书卷之四"蕺菜"条。
2 旱芹：今旱芹植物分类学用作伞形科芹属植物旱芹 *Apium graveolens* L. 的中文名。
3 乌头：《本经》乌头，为毛茛科乌头属植物乌头 *Aconitum carmichaelii* Debx. 及其近缘种。
4 《士虞礼》：《礼记》中的一篇。
5 萓：《中志》51：87 释萓（《礼记》）作堇菜科堇菜属植物萓 *Viola moupinensis* Franch.，全草入药，能清热解毒，活血去瘀。

81. 紫芹

紫芹，宋《图经》始著录。茎紫，叶肥，根白长。香甜。河南种之。

[新释]

《长编》卷三收"紫堇"文献。《图考》文字用"芹"字，图为新绘（图83）。所图为一年生草本，具主根；无基生叶，叶无鞘；叶片近三角形，二回羽状全裂，羽片2～3对，具短柄，二回羽片近无柄。《长编》名"紫堇"。宜释《图考》图为《中志》32：393 描述的罂粟科紫堇属植物紫堇 *Corydalis edulis* Maxim.。《中志》32：393 释《图经》紫堇也为该种。本种产于辽宁（千山）、北京、河北（沙河）、山西、河南、陕西、甘肃、四川、云南、贵州、湖北、江西、安徽、江苏、浙江、福建。生于海拔 400～1 200 米的丘陵、沟边或多石地。能作蔬菜，并宜于栽培。据《救荒本草》本种仍作为野菜食用。

吴批：当即 *Corydalis edulis*。

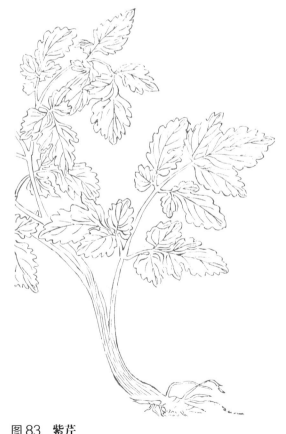

图83 紫芹

82. 马芹

马芹，《唐本草》始著录。多生废圃中，高大易长，南人不敢食之。滇南水滨，高与人齐，通呼水芹。《滇本草》谓主治发汗，与麻黄[1]同功。一小儿发热月余，得一方：水芹菜、大麦芽、车前[2]子水煎服，效。

[新释]

《长编》卷三收"马芹子"文献。据文，《唐本草》的马芹即滇南地区之谓水芹，也即《滇南本草》2：255为正名的伞形科水芹属水芹 Oeranthe javanica (Bl.)DC.。《纲要》在陈述其历史一段中，谓：清《图考》所载水芹图确系本种。经查《图考》，其图（图84）注明为"马芹"，料想《纲要》为笔误。

现据"马芹"图，可知本种根的顶端粗壮，

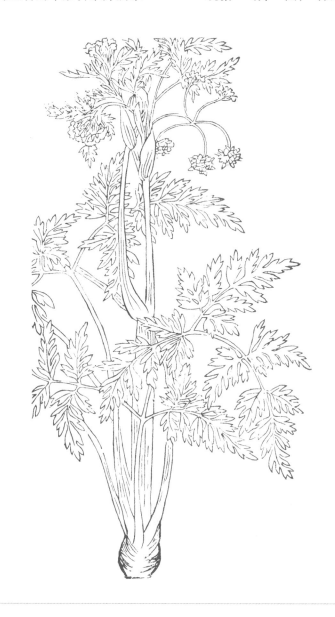

图84 马芹

茎似有棱；叶片轮廓三角形，二到三回羽状复叶，第一回裂片卵状椭圆形至卵形，最末裂片非线型；复伞形花序从一片具有大鞘的苞片中抽出，伞辐 5 条。这些性状，最接近《云志》7：548 描述的伞形科水芹属植物水芹 Oenanthe javanica (Bl.) DC.。本种在我国大多数省区都有分布，在云南产于昆明、安宁、耿马、金平、西双版纳、大理、鹤庆、潞西、泸水、维西等地，生于海拔（800～）1 000～2 800（～3 600）米沼泽、潮湿低洼处及河沟边。茎

叶可作蔬菜食用；全草民间也作药用，有降低血压的功效。

吴批：图似 Oenanthe。

[**注**]

1. 麻黄：麻黄科麻黄属植物草麻黄 Ephedre sinica Stapf，见本书卷之十一"麻黄"条。
2. 车前：本书车前，暂时处理作车前复合体 Plantago asiatica L. sp. agg.。见本书卷之十一"车前"条。

83. 鹿藿

鹿藿，《本经》下品。《尔雅》：蔨，鹿藿，其实莥。《注》：今鹿豆。叶似大豆，根黄而香，蔓延生，又曰荳豆。《救荒本草》图说详晰，湖南山坡多有之，俗呼饿马黄，以根黄而马喜龁也。俚医用以杀虫。李时珍以《野菜谱》[1] 野绿豆为蒡豆，殊不类。

[**新释**]

《长编》卷三收鹿藿历代文献。《救荒本草译注》释蔨作豆科大豆属野大豆 Glycine soja Sieb. et Zucc.。

《图考》图为吴其濬新绘（图 85）。所图与《中志》41：334、《云志》10：677 和《图鉴》2：507，图 2744 所描述的鹿藿 Rhynchosia volubilis Lour. 在概貌上大相径庭，《图考》所图仍是野大豆 Glycine soja Sieb. et Zucc.。

《中志》41：334 释《本经》鹿藿为豆科鹿藿属植物鹿藿 Rhynchosia volubilis Lour.，产于江南各省，常生于海拔 200～1 000 米的山坡路旁草丛中。但"鹿藿"是我国中原地区植物，未必能用南方产的 Rhynchosia volubilis Lour. 释之。据《注》："今鹿豆。叶似大豆，根黄而香，蔓延

生，又曰荳豆。"此应释为豆科大豆属植物野大豆 Glycine soja Sieb. et Zucc.。《唐本草》载："鹿藿所在有之……故为鹿豆也。"《本草纲目》载："鹿豆即野绿豆……其子打入椒子，黑色，可煮食。"《唐本草》和《纲目》所述性状，显然均系野大豆 Glycine soja Sieb. et Zucc.，而非 Rhynchosia volubilis Lour.。Rhynchosia volubilis Lour. 分布于江南各省区，生于 550～580 米山坡路旁草丛。本研究认为，应彻底否定释《唐本草》始载以来记载的"鹿藿"为 Rhynchosia volubilis Lour. 的观点。

饿马黄，今作饿蚂蝗属 Desmodium 的一种。非因马喜吃黄根，而是果实粘人衣，吴其濬所释，可能是"以意为之"。

松村：Glycine ussuriensis Reg. et Maack.(G. soja S.et Z.)；吴批：图是 Glycine soja。

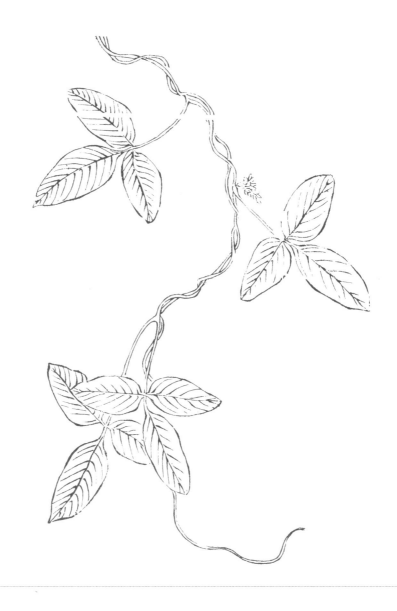

图85 庽藿

[注]

❶《野菜谱》：明代散曲家王磐（约1470—1530），因江淮一带灾荒，遂精心编成《野菜谱》，收载野菜60种，每种各列一图一曲。曲子阐明采集时间、食用方法，间附性味、效用等，供百姓咏唱，以辨识野菜。

84. 荠

荠，《别录》上品。《尔雅》：蒫，荠实。湖南候暖，冬初生苗，已供匕箸，春初即结实，其花能消小儿乳积，投之乳中，旋化为水，肉食者可以荡涤肠胃，俗亦谓之净肠草，故烧灰治红白痢有效。陆放翁[1]诗"目有食荠糁甚美"，盖蜀人所谓东坡羹也。今燕京岁首亦作之，呼为翡翠羹，牛乳抨酥，洵无此色味。放翁又有《食荠》诗云：挑根择叶无虚日，直到开花如雪时。真知食菜者矣。《清异录》：俗号荠为百岁羹。言至贫亦可具，虽百岁可常享。然金李献能[2]诗：晓雪没寒荠，无物充朝饥。则苦寒之地，有求之不得者。《珍珠船》[3]：池阳上巳日，以荠花点油，祝而洒之，谓之油花卜。《物类相感志》：三月三日收荠菜花，置灯檠上，则蚊虫飞蛾不敢近。伶仃小草，有益食用如此。

零娄农曰：孟东野[4]云：食荠肠亦苦。放翁亦云：传夸真欲嫌荼苦，自笑何时得瓠肥。咬断菜根者，得不令人疑其勉而为瘠耶？冰壶先生沉醉大嚼，适然之妙，非必醒酒鲊也。高力士[5]气味不改一语，王右丞、郑司户[6]恐未能道。荠为靡草，陁于夏，南方不可居些。金生而生，水王而王，木茂而茂。岁欲甘，甘草先生，荠成而告甘焉。乾端坤倪，牙于小草，故君子曰慎微。

[新释]

《长编》卷四收荠历代主要文献。本条文字中无具体性状描述。绘图（图86）显示为一年或二年生草本，植株矮小，无毛；茎直立，葶上有分枝；基生叶丛生呈莲座状，狭椭圆形，边缘不规则裂齿，具细长叶柄；茎生叶小，窄披针形，全缘；总状花序顶生，长；果梗细长，短角果倒三角形，小。所图性状，仍合《中志》33：85描述的十字花科荠菜属植物荠 *Capsella bursa-pastoris* (L.) Medic.。与《图考》蒫蓂图为一种，微小不同在于叶柄和叶裂。吴其濬可能将此处种内变异，定义为两种了。

吴批：*Capsella bursa-pastoris*，绘图与本卷的"蒫蓂"不可分。

[注]

[1] 陆放翁：即陆游（1125—1210），字务观，号放翁。南宋著名诗人，现存诗歌9 000多首。另著有《南唐书》《老学庵笔记》等。

[2] 李献能：金宣宗时状元。字钦叔。善属文。

[3] 《珍珠船》：四卷，明陈继儒著，是书杂采小说家言，凑集成编。作者陈继儒，松江

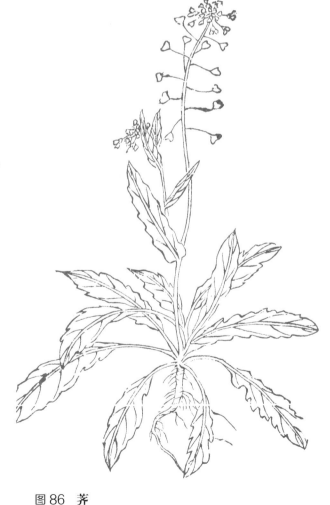

图86 荠

华亭（今上海松江）人，字仲醇，号眉公、顽仙等。有文才，万历十四年（1586）后归隐著述。

[4] 孟东野：孟郊（751—814），字东野，唐代著名诗人。现存诗歌500多首，代表作有《游子吟》。

[5] 高力士：唐代玄宗时宦官。

[6] 郑司户：即郑虔（691—759），字趋庭，又字若齐（一字弱齐、若斋），唐代都畿道郑州荥阳县（今河南荥阳）人。是盛唐一位精通经史、天文、地理、博物、兵法、医药、诗词书画的著名高士。

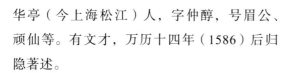

85. 菘

菘，《别录》上品。相承以为即白菜，北地产者肥大。昔人谓北地种菘变为蔓菁[1]，殊不然。考《岭表录异》[2]：岭南种蔓菁即变为芥。今北地种芥多肥大，亦似变为蔓菁也。按菘菜种类，有莲花白、箭干铃、杵杓白各种，惟黄芽白则肥美无敌。王世懋[3]谓为蔬中神品，不虚也。北无菘菜，前人已为洗谤。南方之种，多从燕蓟携归，《闽书》谓张燕公[4]自函京携种，归曲江种之，闽中呼为张相公菘。以余所至如湖广之襄阳，施南、辰州、沅州皆产之，可与黄芽为厮舆。湖南之长沙县有数区地宜种，则燕蓟之云礽[5]也。闻广东雷州亦佳，然羊城初筵，皆海舶冬致，东吴、两浙，江右粮艘归帆，不胫而走，味胜于肉，亦非无食肉相者所能顿顿扪腹也。滇南四时不绝，亦少渣滓。似此菜根，良有滋味，惟怪古人歌咏不及，范石湖[6]《田园杂兴》诗：拔雪挑来揭地菘，味如蜜藕更肥浓。此尚是黑叶白菜之类。若北地大雪，菜皆僵冻，琼浆玉液，顿成枯槁矣。又菘以心实为贵，其覆地者，北人谓之穷汉菜，亦曰帽缨子，诚贱之也。《清异录》：江右多菘菜，粥笋者恶之，詈[7]曰心子菜，盖笋虚中而菘实中也。《雒南县志》：有圆根者，疗饥、济荒，与蔓菁同功。今北地连根煮食，味亦甘，微作辛气。李时珍谓根坚小，不可食，亦少所见。

[新释]

《长编》卷四收菘的历代主要文献。《图考》图为新绘（图87），所图即《中志》33：23描述的十字花科芸薹属植物白菜 *Brassica pekinensis* (Lour.) Rupr.［*FOC* 修订作 *Brassica rapa* L. var. *glabra* Regel］。现我国南北各地有栽培。文中箭干铃、杵杓白、黄芽白，为其地方栽培品种。该种是我国驯化的重要蔬菜，但其驯化地点和驯化时间等具体历史，还有待深入研究。本条绘图，与原版有出入，在花序顶端，添加了叶片。此图应为1880年新刻52张版之一。

文中提及莲花白，与白菜 *Brassica pekinensis*

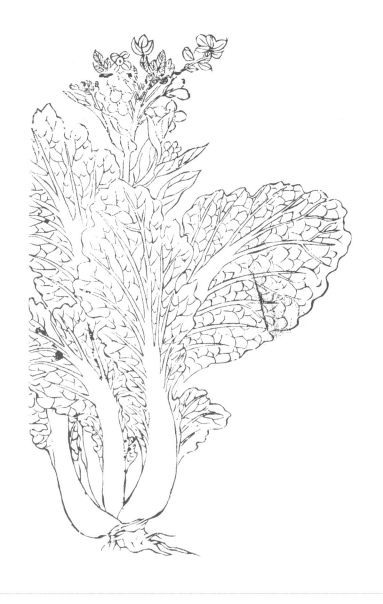

图 87　菘

不是一个种，乃本卷之葵花白菜，云南曰莲花白，为《中志》33：16 描述的十字花科芸薹属植物甘蓝 *Brassica oleracea* var. *capitata* L.。

松村：*Brassica chinensis* L.；吴批：*Brassica pekinensis*。

[注]

1 蔓菁：十字花科芸薹属植物芜青 *Brassica rapa* L.。

2 《岭表录异》：笔记类作品，唐刘恂撰。主要记载岭南异物奇事，是了解岭南地区物产、民情的重要资料。

3 王世懋（1536—1588）：字敬美，别号麟州，时称少美，江苏太仓人。嘉靖进士，累官至太常少卿，是明代文学家、史学家王世贞之弟。著《学圃杂疏》。

4 张燕公：即张说。唐代官吏、文学家。字道济，一字说之，洛阳人。擅文辞，能诗。著有《张燕公集》。

5 礽：福。

6 范石湖：即范成大（1126—1193），字致能，号石湖居士。南宋绍兴年间进士，官至参知政事。淳熙年间退隐，回到故乡石湖。

7 詈（lì）：骂。

86. 乌金白

乌金白，即菘菜之黑叶者。湖南产者，叶圆少皱，色青黑有光，味稍逊，其箭杆白与他处同。

[新释]

吴其濬新记录的湖南蔬菜品种（图88）。乌金白是十字花科芸薹属植物塌棵菜 Brassica narinosa L.［FOC 作 Brassica rapa L. var. chinensis (L.) Kitam.］在湖南等地的一个地方品种，现仍栽培。

吴批：Brassica narinosa。

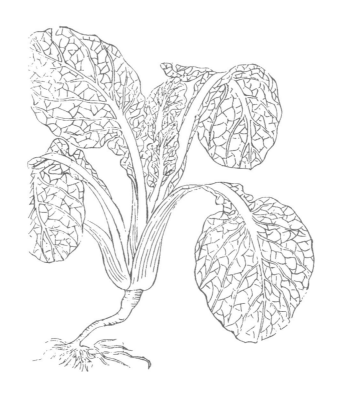

图88　乌金白

87. 葵花白菜

葵花白菜，生山西。大叶青蓝如劈蓝[1]，四面披离，中心叶白如黄芽白菜，层层紧抱如覆碗，肥脆可爱。汾、沁之间菜之美者，为菹、为羹无不宜之。《山西志》无纪者，日食菜根，乃缺蔬谱，俗讹为回子白菜。

[新释]

吴其濬新描述引进山西的作物。据《图考》文及绘图（图89），为草本；主根粗状，须根少；一茎矮且粗壮，肉质，不分枝；基生叶多数，大，青蓝色，如劈蓝，中心的叶子白色，如白菜 *Brassica rapa* L. var. *glabra* Regel 的中心叶，质厚，层层紧，中心成球状，如碗大，叶中心脉凸显粗大。上述性状，即《中志》33：16 描述的十字花科芸薹属植物甘蓝 *Brassica oleracea* var. *capitata* L. 俗称包菜、圆白菜。该变种各地栽培，作蔬菜及饲料用。叶的浓汁用于治疗胃及十二指肠溃疡。原变种野生甘蓝 var. *oleracea*，产于地中海及英国。文中提及 "俗讹为回子白菜"，此处非讹，很可能该种由少数民族经新疆、甘肃传入中原。

松村：*Brassica oleracea* L.；《纲要》：*Brassica oleracea* L.var.*capitata* L.；吴批：*Brassica oleracea* var. *capitata*。

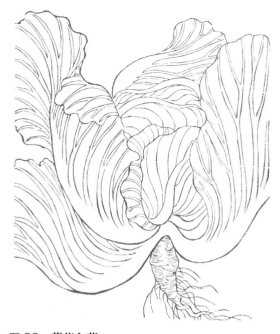

图89　葵花白菜

[注]

１ 劈蓝：十字花科芸薹属植物擘蓝 *Brassica caulorapa* Pasq.；《图考》甘蓝条所附图乃擘蓝 *Brassica caulorapa* Pasq.。

88. 芥

芥，《别录》上品。有青芥、紫芥、白芥，又有南芥、旋芥、花芥、石芥。南土多芥，种类殊夥。宋《开宝本草》别出白芥，今入药多用之。又《上海县志》：矮小者曰黄农芥，更有细茎扁心名银丝芥，亦名佛手芥。《长洲县志》有鸡脚芥；湖南有排菜，盖即银丝芥。然老圃所常艺者两种耳：其棵大根小曰辣菜，根大叶瘦曰芥圪答，亦曰大头菜。南方芥为常膳，而王世懋乃以燕京春不老为最，盖南芥辛多甘少，北芥甘多辛少；南菘色青，北菘色白；南芥色淡绿，北芥色深碧。此其异也。江西芥尤肥大，煮以为羹，味清滑，不似晦翁《南芥诗》辍餐时拥鼻也。宁都州冬时生薹如莴苣[1]笋，甚腴，土人珍之，曰菜脑。南昌则二月中有之，寒暖气迟早耳。滇中一岁数食之。东坡诗：芥蓝如菌蕈，脆美牙齿响[2]。余谓其味美于回，胜于良薯，一爽无余。石芥、紫芥，皆未得入馔。钱起[3]《石芥》诗：山芥绿初尝，吴宽[4]《紫芥》诗：此种乃野生。又云气味既不辛，欲与芥同行。盖非圃蔌，亦芥之别宗耳。

［新释］

《长编》卷四收芥的历代主要文献。《图考》图为新绘（图90）。将所图和《中志》33：28，《云志》6：16图版5：5-7十字花科芸薹属植物芥菜 *Brassica juncea* (L.) Czern. et Coss. ex Czern. var. *juncea* 核对，基生叶边缘有缺刻和牙齿，相符。本变种为栽培作物，在我国栽培品种众多。《中志》33：28芥菜（通称），芥（《名医别录》）*Brassica juncea* (L.) Czern. et Coss. ex Czern.，下仅仅栽培变种就有8个，芥菜即其原变种 *Brassica juncea* (L.) Czern. et Coss. var. *juncea*。文中提到的多个名称，多数是栽培变种，如大头菜 *Brassica juncea* var. *megarrhiza* Tsen et Lee，山东等地称芥疙瘩；银丝芥 *Brassica juncea* var. *multisecta* L. H. Bailey [*FOC* 作 *Brassica juncea* (L.) Czern.]。排菜，《图考》于卷之六另立一条，此处不赘述。下条花芥为十字花科芸薹属芥菜的一个栽培变种，皱叶芥菜 *Brassica juncea* (L.) Czern. et Coss. var. *crispifolia* L. H. Bailey。

石芥：现十字花科石芥花组 Sect. Dentaria L. 的石芥，不知是否即是该处描述写的石芥，待考。白芥，吴批为白芥 *Sinapis alba* L.，《中志》33：33认为白芥（《开宝本草》）为十字花科白芥属植物白芥 *Sinapis alba* L.。欧洲原产，我国辽宁、山西、山东、安徽、新疆、四川等省区引种栽培。附记：有关 *Brassica*，可参考《综论》第520页，叙之甚详。

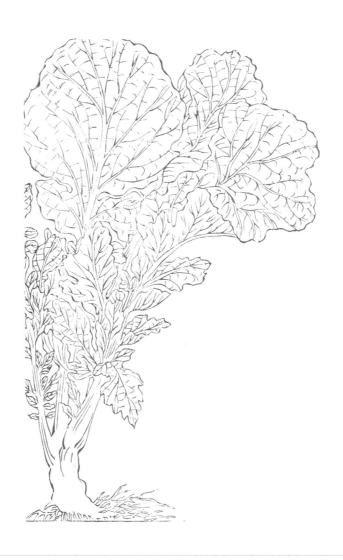

图90 芥

松村：为 *Brassica*；吴批：*Brassica juncea*；白芥（《开宝本草》）*Sinapis alba*。

[注]

[1] 莴苣：菊科莴苣属植物莴苣 *Lactuca sativa* L.，见本书卷之四"莴苣"条。

[2] 芥蓝如菌蕈，脆美牙齿响：见苏轼诗《雨后行菜图》。

[3] 钱起：唐代诗人，字仲文。有《钱考功集》传于世。

[4] 吴宽（1435—1504）：明代诗人、书法家。字原博，号匏庵。明成化进士，入翰林，授修撰，官至吏部尚书。

89. 花芥

芥之别，本草诸书详矣，然不及其根。王世懋《蔬疏》：芥之有根者，想即蔓菁。京师大而脆，为疏中佳味。携子归种之，移植他所，辄不如初。如所言，则江以南芥无大根，宜诸书不详，而《蔬疏》误以为蔓菁也。蔓菁根圆味甘而大，芥根味辛而小，形微长，北地呼为芥矻磋[1]；酱渍者为大头菜；腌而封之辛辣刺[2]鼻，谓之闭瓮菜；往往误买蔓菁，则味甘而无趣。《岭南异物志》[3]：南土芥高者五六尺，子如鸡卵，为咸菹，埋地中有三十年者。疑以其根为子。《遵义府志》[4]：大头菜，各邑俱产，滇中尤多，花叶卵根，辛爽可人，酱腌与京华相埒[5]。《淄川县志》[6]：圃种者根叶肥大，俱可食。昔人屡著芥辣法，而未知根之辣妙于子茎，日用饮食，非必忽焉不察，殆地宜之囿人矣。

[新释]

吴其濬新描述的作物。《图考》绘图（图 91）所示的基生叶及茎生叶具大裂片或狭长裂片，边缘具尖齿或缺刻成皱缩。性状颇合《中志》33：28 描述的十字花科芸薹属芥菜 *Brassica juncea* (L.) Czern. et Coss. 的一个栽培变种，名作皱叶芥菜 *Brassica juncea* var. *crispifolia* L. H. Bailey，现在广州等地栽培较多。

吴批：*Brassica juncea* var. *megarrhiza*。

[注]

[1] 矻磋：商务 1957 本作"圪答"。

[2] 刺：商务 1957 本改作"刺"，据文义通。

[3] 《岭南异物志》：东汉杨孚著。书中记载了当时岭南多种动植药物物种及其用途。

[4] 《遵义府志》：清西南巨儒郑珍（1806—1864）与莫友芝（1811—1871）合编《遵义府志》，记载了大量遵义府重大的人物和事件。梁启超曾誉其为"天下第一府志"。《遵义府志》始于道光十八年（1838），历时 3 年，成书 48 卷，80 余万字。

[5] 埒（liè）：等同。

[6] 《淄川县志》：清代张鸣铎编于乾隆四十一年（1766）。全 7 卷。

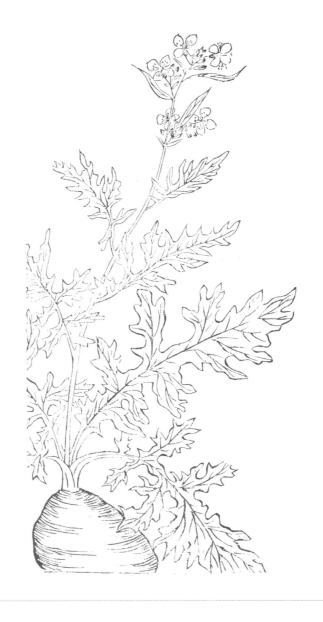

图 91　花芥

90. 苜蓿

苜蓿，《别录》上品。西北种之畦中，宿根肥雪，绿叶早春与麦齐浪，被陇如云，怀风之名，信非虚矣。夏时紫萼颖竖，映日争辉。《西京杂记》[1] 谓花有光采，不经目验，殆未能作斯语。《释草小记》艺根审实，叙述无遗；斥李说之误，褒群芳之核，可谓的矣。但李说黄花者，亦自是南方一种野苜蓿[2]，未必即水木樨[3] 耳，亦别图之。滇南苜蓿，稆生圃园，亦以供蔬，味如豆藿，讹其名为龙须。

雩娄农曰：按《史记·大宛列传》只云马嗜苜蓿。《述异记》[4] 始谓张骞使西域得苜蓿菜。晋华廙苜蓿园[5]，阡陌甚整，其亦以媚盘飧耶？山西农家，摘茹其稚，亦非常馔，大利在肥牧耳。土人谓刍秣壮于栈豆，谷量牛马者，其牧必有道矣。《元史》[6]世祖初，令冬社防饥年，种苜蓿，未审其为骍牝[7]为黔黎也。陶隐居云：南人不甚食之，以其无味。唐薛令之[8]苜蓿阑干诗清况宛然。《山家清供》谓羹茹皆可，风味不恶。膏粱刍豢，济以野蔌，正如败鼓、靴底，皆可烹饪，岂其本味哉。阶前新绿，雨后繁葩，忽诵宛马总肥秦苜蓿[9]句，令人有挞伐之志。

[新释]

《长编》卷四收苜蓿历代主要文献。《图考》图为新绘（图92）。据《图考》图、文，可得知本植物为草本，茎稍作倾斜；三小叶奇数羽状复叶，叶柄比叶短，小叶多为倒卵状椭圆形，侧生小叶无柄，顶生小叶具短柄，比侧生者稍大，全缘（实际上边缘1/3以上具细齿，旧时刻版恐无法实现），具多对明显向上斜出的侧脉；花紫色（原文：夏时紫萼颖竖），多朵，密集成椭圆状总状花序，花序腋生，具比叶长的总梗。据上述性状特征，和《中志》42（2）：323、《云志》10：781描述的豆科苜蓿属植物紫苜蓿 Medicago sativa L. 在概貌上基本相似。该种现在全国各地多有栽培或呈半野生状。

松村、《中志》42（2）：323 和吴批 Medicago sativa L.。

[注]

[1]《西京杂记》：晋葛洪撰。书中记载了西汉的许多逸闻轶事。

[2] 野苜蓿：豆科苜蓿属植物花苜蓿 Medicago ruthenica (L.) Trautv.，见本卷"野苜蓿"条。

[3] 水木樨：豆科草木犀属植物草木犀 Melilotus officinalis (L.) Pall.，见本卷"野苜蓿"条。

[4]《述异记》：南朝梁任昉撰的志怪小说类作品。任昉（460—508），字彦升，著名文学家。

[5] 晋华廙苜蓿园：见《晋书·华廙列传》。

[6]《元史》：宋濂（1310—1381）和王祎（1321—1373）主编的记述蒙古族兴起到元朝建立至灭亡的断代史书。全书210卷，包括本纪47、志58、表8和列传97。

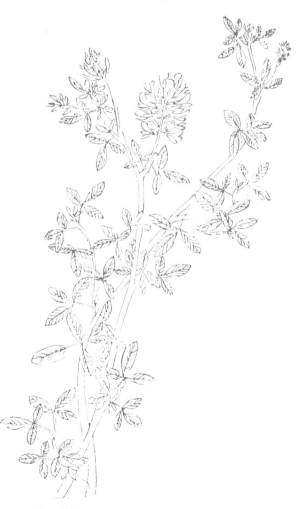

图92　苜蓿

7 骒牝（lái pìn）：骒牝骊牡的省称。马七尺以上曰骒；骒牝，即雌雄骏马。

8 薛令之（683—756）：唐代诗人，有《咏苜蓿》，自况穷苦书生。

9 宛马总肥秦苜蓿：见杜甫《赠田九判官梁丘》。

91-1. 野苜蓿

野苜蓿，俱如家苜蓿而叶尖瘦，花黄三瓣，干则紫黑，唯拖秧铺地，不能植立，移种亦然。《群芳谱》云紫花，《本草纲目》云黄花，皆各就所见为说。《释草小记》斥李说，以为黄花是水木犀。按水木犀，园圃所植，妇稚皆知，李氏不应孤陋如此，或程征君偶为人以水木犀相诳耳。

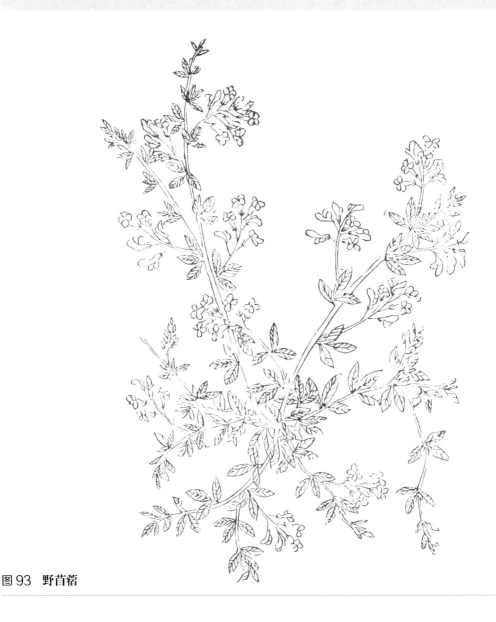

图 93 野苜蓿

[新释]

吴其濬新描述的物种。《图考》绘图（图93）显示，该种草本，不高，茎直立或铺地，基部分枝；三小叶复叶，小叶卵状长圆形，顶生小叶稍大；似总状花序，具花5～9朵；总花梗腋生，比叶长，挺直，花梗细长，花冠黄色，三瓣（花黄三瓣），旗瓣较明显。上述性状，大概轮廓与《中志》42（2）：318描述的豆科苜蓿属植物花苜蓿 *Medicago ruthenica* (L.) Trautv. 有些相似。该种产于东北、华北各地及甘肃、山东、四川。生于草原、砂地、河岸及砂砾质土壤的山坡旷野。可能非《群芳谱》云紫花者。

《释草小记》的水木犀：吴批为 *Melilotus graveolens* 或 *Melilotus* 另一种。据《中志》42（2）：300，*Melilotus graveolens* 现为豆科草木犀属植物草木犀 *Melilotus officinalis* (L.) Pall. 的异名，本种在我国古时用以夹于书中辟蠹称芸香。

松村：*Trifolium*? 又 *Medicago*?；吴批：*Medicago ruthenica*。

91-2. 野苜蓿 又一种

野苜蓿，生江西废圃中，长蔓拖地，一枝三叶，叶圆有缺，茎际开小黄花，无摘食者。李时珍谓苜蓿黄花者，当即此，非西北之苜蓿也。宜为《释草小记》所诃。

[新释]

吴其濬新描述的江西物种。《图考》绘图（图94）显示，本种矮小草本；茎似柔弱不能直立（文：长蔓拖地），基部分枝；羽状三出复叶，具托叶，卵状长圆形，叶柄细长，小叶倒卵形，几等大，先端钝，有凹缺（文：叶圆有缺），基部阔楔形，边缘被毛；总花梗腋生，细长，比叶短，未绽放（茎际开小黄花）。据上述性状特征，可释为《中志》42（2）：327描述的豆科苜蓿属南苜蓿 *Medicago polymorpha* L. ［*Medicago hispida* 已处理作 *Medicago polymorpha* L. 的异名］。该种产于长江流域以南各省区，以及陕西、甘肃、贵州、云南。常栽培或呈半野生状态。

《纲要》和吴批：*Medicago hispida* Gaertn.。

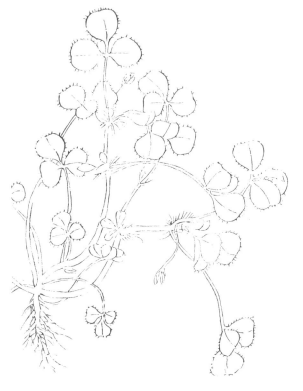

图94　野苜蓿

92. 芜菁

芜菁，《别录》上品，即蔓菁。昔人谓葑、须、芥、蒐芜、荛、芜菁、蔓菁，七名一物。蜀人谓之诸葛菜。今辰、沅有马王菜，亦即此。袁滋《云南记》[1]：巂州界缘山野间有菜，大叶而粗茎，其根若大萝卜，土人蒸煮其根叶而食之，可以疗饥，名之为诸葛菜。云武侯[2]南征，用此菜莳于山中，以济军食，亦犹广都县山柸木[3]谓之诸葛木也。袁氏殆未知其为蔓菁耶？《周礼》菁菹，郑司农以为韭菹，康成破谓蔓菁，二说皆通。若包甸菁茅[4]，蛮方贡菜，则荔枝龙眼，不为疲尉堠[5]矣，恐亦非物土之宜。先主在曹，闭门种芜菁。陆逊闻韩扁为敌所获，方催人种葑豆，军行赍种，盖亦兵家之常[6]。孟信为赵平守，素木盘盛芜菁菹，清德可风，亦西土之美[7]。放翁诗：往日芜菁不到吴，如今幽圃手亲锄[8]。杨诚斋诗：早觉蔓菁扑鼻香[9]。南方旧已有种者。芜菁、萝卜，《别录》同条，陶隐居亦有分晓，后人乃以叶根强别。《兼明书》[10]不知其误，而博引以实之，何未一询老圃？

雩娄农曰：吾观《丽江府志》，而知食蔓菁之法，武侯之遗，不仅为行军利也，也以此为蔬耳。而《志》云夏种冬收，户户晒干囷积，务足一岁之粮，菽糕稗粥外，饔飧[11]必需；惟广积之家，用以代料饲马。丽江西陲苦寒，春尽无青草，土人至以燕麦为干糇，大麦作馒首，煮蔓菁汤咽之。小麦非享客不敢用，稻惟沿江产，其与貉俗异者几希[12]。蔓菁耐寒，割而复生，又为复生菜，然则蔓菁之用于维西也大矣。余留滞江湖，久不晬芜菁风味，自黔入滇，见之圃中，因为《诸葛菜赋》，以蔓菁六利，诸葛种之为韵。其词曰：魏阙霄三，滇山仞万，驾余兮将烦，加余餐兮孰劝？时则稷霰天霏，葭霜夕喷。败蒲枯苇，林渡冰澌；蔓草荒榛，楂城风健。惆怅煨芋[13]之炉，柸触折杭之饭；穴有冻雀之号，块无野人之献。顾见园菁，向阳舒蔓；寒畦擢颖，膏壤勇荣。玉槫犹润，金耜才耕；耐冬不萎，踏雪复生。试共采卫原之菲，何殊贡荆甸之菁？辨葑蒐之同异，味虀芥之生烹；伟此伶仃之小草，犹留宇宙之大名。忆昔武侯，时逢逐鹿，居南阳而就顾者三，表北征而未解者六。方其志燮中原，先以威戡南服；地入不毛，士持半菽。怨春日兮祁繁，牧秋原兮苜蓿。碧鸡滇海，谁备裹荷？白饭浮图，难分宝粥。虑同斜谷之乏粮，计效湟中之屯谷；披草莱于索岭盘江，携蔬种于蚕丛、鱼复[14]。小驻储胥，预谋旨蓄。兴古新封，句町旧地，瓜戍云屯，芑田星萃。麾羽扇以经营，拄杖笻而布置，竹落布而纤青，柳营开而含翠。人闲赉[15]叟，暂作园官；峰接乌蒙，顿成葱肆。况乃薇蕨易生，亦复菅蒯可弃；岂比禼种之千金，信为军储之六利。方其龙川春早，犁水风徐，士轻藤甲，日暖氍庐。三尺鹿卢之剑，一肩鸭嘴之锄，陇上芦笙，齐来挑菜；账中铜斗，小煮摘蔬。苞香绿湿，叶嫩红舒，芬超五弋，馨越七茈；爰调和以蒟酱，应侪辈夫桃诸。若乃万栅森寒，千屯旷阔；风卷旄头，叶飞木末。冰坚黑水，尚有冻荄；雪压苍山，犹存枯柎。劚玉根兮芳肥，提筠篮兮襭捋；踏金马以遄归，喜木牛之初达。数声蛮鼓，士饱马腾；万灶寒烟，香升翠泼；不数豌巢，无论菘葛。迄于今白国皆饶，朱提遍种；染钗股而同餐，荐木盘而常供。非尧韭之祥珍，岂姬菖之郑重？寒庖则羹忆老苏，方物则图传小宋；长卿之嘉话犹传，昌黎之感诗可诵。畴则怀日食之二升，而缅天威于七纵。试思当时，云栈出师，文书夜扫，垒壁晨移。刘比成周之麦，践同鲁国之葵，临渭怆屯田之役，窥门想种菜之疑。中兴不再，旧阵空遗；浮云变古，野薤如斯。遥怅望兮无尽，辄流连而赋之！

〔新释〕

《长编》卷三收录芜菁历代主要文献。《图考》图为新绘（图 95）。将《图考》图，与《云志》6：9，图版 2：1-3 十字花科芸薹属植物芜菁 *Brassica rapa* L. 图相比较，基本相符，绘图具球形块根，基生叶为大头羽裂或羽裂。《云志》6：10 也释芜菁（《别录》），蔓菁（《唐本草》）为该此。该种各地栽培，模式标本采自欧洲，块根熟食或用来泡酸菜，或作饲料，云南高寒山区用以代粮。

松村和吴批：*Brassica rapa* L.。

〔注〕

[1] 袁滋《云南记》：唐德宗贞元间，袁滋被派为册南诏使，恢复一度中断的隶属关系，后著《云南记》5 卷。

[2] 武侯：即诸葛亮。

[3] 山栎木：待考。

[4] 包匦菁茅：古代把菁茅裹束起来祭祀用。包匦：裹束、扎束。菁茅：苞茅。

[5] 尉堠：古代守边的都尉与伺敌的斥候。

[6] 陆逊闻……兵家之常：出《三国志·吴书·陆逊传》。三国吴名将陆逊遣亲信韩扁给孙权送信，韩扁返回时，被魏军抓获。得信后，陆逊反而派人去种葑、豆，并如往常一样与诸将弈棋、射戏。

[7] 孟信为赵平守……西土之美：出《北史·列传第五十八》。西魏时，孟信官至赵平太

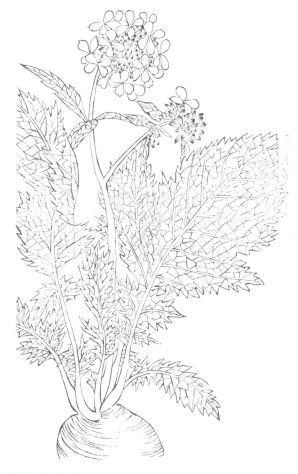

图 95 芜菁

守。他为政崇尚宽厚和平，地方权势不敢犯法。在任时为政廉洁，卸任时两袖清风。

8 往日芜菁不到吴，如今幽圃手亲锄：出陆游诗《芜菁》。

9 早觉蔓菁扑鼻香：出杨万里《梦种菜》。

10 《兼明书》：唐丘光庭撰写的对经史诸书中的文字、训诂、传说、故实及风俗、名物等考辨的著作。

11 饔飧（yōng xiǎng）：泛指饮食。饔：熟食。飧：宴饮。

12 其与貉俗异者几希：商务1957本删除此句。

13 煨芋：典出《宋高僧传》，其中《唐南岳山明珪传》载，释明珪为人视作"懒珪"。相国邺公李泌隐南岳，而潜察珪所为。曰"非常人也"。一日李泌拜访明珪，"珪正发牛粪火出芋，啖之良久，乃曰：可以席地。取所啖芋之半已授焉，李跪地尽食而谢。谓李公曰慎勿多言，领取十年宰相"。后如其言。

14 蚕丛、鱼复：传说中的古蜀国的两位国王的名字。鱼复，一作鱼凫。

15 賨（cóng）：古代指四川、湖南等地的少数民族。

93. 韭

韭，《别录》中品。《本草拾遗》谓之草钟乳，腌韭汁治吐血极效。北地冬时，培作韭黄，味美，即汉时温养之类。陶隐居以其辛臭，为养生所忌，而诸医以为温而宜人，有草钟乳、起阳草诸名。治噎膈及胃口死血作痛用韭汁，治漏精用韭子，根叶之用尤多，亦蔬中良药也。一种屡剪，古谚云：日中不剪韭，而夜雨留宾，遂为诗人脍炙。然则剪忌日而喜雨，其物性宜耶？昔人谓韭黄，豪贵所珍，东坡诗：渐觉东风料峭寒，青蒿黄韭试春盘[1]。蒿生而韭黄非窖藏之时矣。放翁诗：雨足韭头白[2]。盖纪实也。韭花逞味，实谓珍馐；鼎雉禁脔，得之尤妙。石崇冬月得韭萍虀，亦何足异[3]？但蓟门春盘，亦多以麦苗杂之。庾郎食鲑二十七种[4]，李令公一食十八种[5]，一以贫而夸，一以富而吝。《三国·世略》[6]谓北齐后宫，冬月皆食韭芽。然则韭芽带土蕨如拳，瘫儒用籝比玉食矣。朝事之豆，其实韭菹[7]，司农训菁菹，亦为韭菹。一物再荐，见韭祭韭，《小正》[8]特书，岂果有取于性温而种能久耶？政道得则阴物变为阳，若葱变为韭，后秦、周、隋皆有之矣，果何道而致此？张耒[9]诗注：俗言，八月韭，佛开口。味肥而忘其荤，甚美甚恶，孰则辨之？

[新释]

本条为旧有本草，图为新绘（图96）。所图鳞茎簇生，近圆柱状，外皮未见；叶2～4，条形，似比花葶短，边缘平滑；花葶圆柱状，下部被叶鞘；总苞未绘；伞形花序半球状，具多但较稀疏的花，小花梗似非等长。又据本条文字描述，所述即《中志》14：221描述的百合科葱属植物韭 *Allium tuberosum* Rottl. ex Spreng.。据《中志》本种原产于亚洲东南部，现在世界上已普遍栽培，其驯化起源历史尚待深入研究，种子入药。

吴批：*Allium tuberosum(A.odorum)*。

〔注〕

1 渐觉东风料峭寒，青蒿黄韭试春盘：出苏轼诗《送范德孺》。青蒿：菊科蒿属 *Artemisia* 植物，详见本书卷之十一"青蒿"条。

2 雨足韭头白：见陆游诗《纵笔》。

3 石崇……何足异：见《世说新语》之"石王斗牛"。西晋富豪石崇和王恺斗富，石崇家冬日也可吃到珍贵的韭萍咸菜。后王恺得知，不过是捣好的韭菜鳞茎，掺杂麦苗而已。石崇（249—300），字季伦，小名齐奴，渤海南皮（今河北南皮东北）人。

4 庾郎食鲑二十七种：南齐时庾杲之为尚书驾部郎，家清贫，食唯有韭菹、瀹韭、生韭杂菜。任坊戏之曰："谁谓庾郎贫？食鲑常有二十七种。"二十七，谐三九（韭）音之谓也。

5 李令公一食十八种：《洛阳伽蓝记》载后魏李崇为尚书令仪同三司，而性多俭吝，食常无肉，只有韭茹韭菹。崇家客李元祐语人云："李令公一食十八种"。人问其故。元祐曰："二九（韭）十八。"

6 《三国·世略》：待考。

7 朝事之豆，其实韭菹：语出《周礼·天官·冢宰第一》。

8 《小正》：即《夏小正》之简称。

9 张耒（1054—1114）：宋代诗人。字文潜，号柯山，苏门四学士之一。苏轼称其文甚似苏辙。有《柯山集》《张右丞文集》《宛丘集》等。

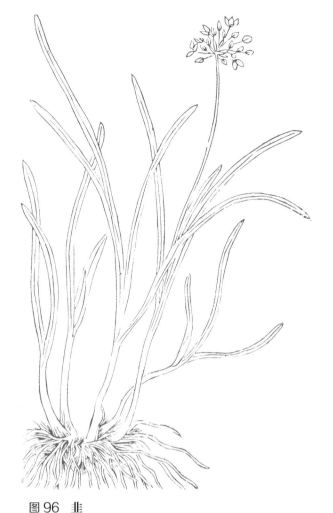

图 96　韭

94. 山韭

　　山韭，《尔雅》：藿，山韭。《千金方》始著录，今山中多有之。《救荒本草》有背韭，似韭而宽，根如葱。又有柴韭，亦可食。《韩诗》[1]：六月食郁及藿。《尔雅翼》本其说，以为山韭可以食贱老，但其形似灯心，不甚似韭。辉县九山、咸阳野韭泽、乡宁县朱砂山、句容仙韭山、定远县韭山、安化县韭菜仑、重庆府邑梅司韭山，皆以产韭得名。《志》谓比家韭长大，而咸阳泽坦卤不生五谷，惟野韭自生于蓬蒿、莎草[2]中，则又遍及原泽，而非宗生高冈。《北征录》[3]：北边云台戎地多野韭、沙葱，人采食之。许有壬[4]诗：西风吹野韭，花发满沙陀。气较荤蔬媚，功于肉食多。浓香跨姜桂，余味及瓜茄。我欲收其实，归山种涧阿。盖皆此物，玩许诗乃胜于家韭也。滇南山韭，亦似灯心草[5]，《滇本草》一名长生草，味甘，能养血健脾，壮筋骨，添气力。根汁治跌损，同赤石脂捣擦刀斧伤，为金疮圣药。与《奉亲养老书》[6]葍菜羹治老人脾弱同功而加详。唯山草似韭者尚多，或可食、不可食。孝文韭、诸葛韭，虽因人命名，然形味不具，非若野葱、野蒜，处处捃摭助匕箸也。《北户录》[7]：水韭生池塘中。引《字林》[8]：荄，水中野韭。与《说文》：虃，山韭。音同，宜可通。

[新释]

本条为旧有本草，文字可能记述 *Allium* 多种植物，也涉及其他科物种。《图考》图为新绘（图 97），所图确实是 *Allium* 植物。该种鳞茎单生，狭卵状圆柱形，具多数细小须根，鳞茎外皮未见；叶 5 枚，宽条形或条状披针形，比花葶短或近等长，宽，先端渐尖，具中脉；花葶圆柱状，中部以下被叶鞘，未见总苞，伞形花序具 10～15 花苞，花柄似不等长。上述性状，颇似《中志》14：232 描述的百合科葱属植物天蒜 *Allium paepalanthoides* Airy-Shaw。该种产于山西、河南（西部）、陕西（南部）和四川（北部和东部），生于海拔 1 400～2 000 米的阴湿山坡、沟边或林下。

《救荒本草译注》释背韭即天蒜 *Allium paepalanthoides* Airy-Shaw；释柴韭疑似细叶韭 *Allium tenuissimum* L.。《滇南》山韭菜，《滇南本草》整理组释为 *Allium bulleyanum* Diels var. *tchongchanense* (Lévl) Airy-Shaw，即《中志》14：210 描述的多星韭 *Allium wallichii* Kunth。《北征录》的沙葱，疑似蒙古韭 *Allium mongolicum* Regel。

《北征录》：北边云台戎地多野韭、沙葱，人采食之。野韭，沙葱，泛指北方产葱属

Allium spp. 多种植物。今内蒙古地区食用沙葱，多采集蒙古韭 *Allium mongolicum* Regel，但具体采集韭花时，砂韭 *Allium bidentatum* Fisch. ex

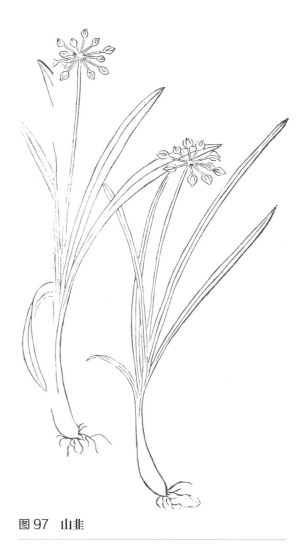

图 97　山韭

Prokh. 或碱韭 *Allium polyrhizum* Turcz. ex Regel 等多个种的花序都采集。如据许有壬诗："西风吹野韭，花发满沙陀。"野韭，或为白头韭 *Allium leucocephalum* Turcz. 等，其花白色，产于黑龙江、内蒙古和甘肃，生于沙地，俄罗斯西伯利亚东部、蒙古也有分布。

《北户录》所记水韭，生于池塘中，叶似韭，得非龙爪薤乎！及《字林》云："荢，音蒁，水中野韭也。"又莼音吟，见《字林》，似蒜生水中。这里记录岭南的水韭，可能非百合科葱属 *Allium* 植物，待考。

松村：*Allium*；吴批：*Allium ramosum*；野韭菜（《北征录》）*A. leucocephalum* 等。或系碱韭 *A. polyrrhizum*。

〔注〕

1 《韩诗》：汉代《诗经》传授四家中，燕国韩婴所传的《诗经》称《韩诗》。

2 蓬蒿、莎草：植物名。蓬蒿：菊科多种植物的统称，可能包括飞蓬属 *Erigeron* 多种植物和蒿属 *Artemisia* 多种植物。莎草：莎草属 *Cyperus* 多种植物的统称。

3 《北征录》：明代金幼孜（1368—1431）撰写的笔记，共 1 卷。1410 年，明成祖北征阿鲁台，1414 年征瓦剌，金幼孜于两次随从成祖出塞。书中记录了其间成祖言行、行军作战情况以及行军路程、山川胜迹和见闻趣事等。

4 许有壬（1287—1364）：字可用，元代文学家，延祐间进士。官至枢密副使，又拜中书左丞。提出政治改革建议，招怨丢官。诗词散文皆能。

5 灯心草：灯心草科灯心草属植物灯心草 *Juncus effusus* L.。

6 《奉亲养老书》：宋陈直撰，是一部探讨关于养生保健及老年病的专著。

7 《北户录》：唐段公路撰写的笔记小说类作品，全书 3 卷。专记岭南地区异物奇事和物产，是古代解岭南动植物的重要文献。

8 《字林》：晋吕忱撰写的一部字书。

95. 蘘荷

蘘荷，《别录》中品。古以为蔬，宋《图经》引据极晰，他说亦多纪其种植之法。惟《本草纲目》退入隰草，而蔬谱不复品列矣。《滇本草》图其形，贵州诸志皆载之，此蔬固犹在老圃也。余前至江西建昌，土医有所谓八仙贺寿草者，即疑其为蘘荷。以示滇学使家编修荔裳[1]，编修曰：此正是矣。吾乡植之南墙下，抽茎开花青白色，如荷而小，未舒时摘而酱渍之，细瓣层层如剥蕉也。余疑顿释。他时再菹而啖之，种而蕃之，使数百年埋没之嘉蔬，一旦伴食鼎俎，非一快哉。编修名存义，泰兴人。

零娄农曰：夫物显晦固有时，乃有晦之而愈显，显而愈晦者，何也？蘘荷，嘉草也，其叶如荷，故名以荷；其功除蛊，故名以嘉；依阴藏冬，列于蔬焉。词人咏之，本草图之，无异说也。近世《山居录》[2]、《野菜谱》亦俱详矣。杨升庵[3]偶未之见，遂据蘘荷一名甘露，而以芭蕉[4]之结甘露者当之。《本草纲目》《农政全书》转相附会，而《滇志》乃谓芭蕉根可为菹，惜无试者。夫芭蕉，世无不知者，以芭蕉易为蘘荷，能使人不名芭蕉而名蘘荷乎？蘘荷，农圃皆知之。以蘘荷为即芭蕉，能使人种蘘荷如种芭蕉乎？芭蕉根不堪啖，脱以为茹，蜇于口而刺于腹，不几如蔡谟食蟛蜞，几为勤学死乎[5]？按《贵州志》有洋荷花，未开时取苞醋渍以食；《湖南志》有阳藿；《广西志》有洋百合，谓即蘘荷。江西建昌土音呼如仙贺，皆方言声音轻重耳。俗医乃书作八仙贺寿草，诚堪解颐，然绝不以本草有芭蕉之说，而强目为蕉也。独怪耳食之徒，扪钟揣籥[6]，且矜芭蕉、甘露之同名，以为能独识蘘荷，于是蘘荷之名虽显，而蘘荷之实益晦。且马之贵者似鹿，有以鹿为马者，马果即鹿耶？雉之文者似凤，有以雉为凤者，雉果即凤耶？唐时谀墓之文，言孝则曾、闵[7]；言忠则稷、卨[8]，言经术则郑、服[9]，言文词则贾、马[10]。读其文者，有以为即曾闵稷卨郑贾马耶？有善谑者云：于深山中见古衣冠人，询之，曰：吾某邑某也，官于朝无奇绩，亦无愧事，殁葬于某原。越数年，有丰碑突起于墓道，视之为吾姓名，而碑所纪皆古贤人事，非吾也。过者每扪之而颂古贤人，啧啧不绝口，吾惧嚣，故逃之。今蕉之叶，可以书，皮可以织，露可以饮，而止馂于世非无益者。乃忽有对芭蕉而颂其叶似荷，功治蛊，咀其露，掘其根，以为旨蓄御冬。蕉若有知，不以为晦其所长而显其所短耶？呜呼！郏鄏其之奔，不书盗而实盗首[11]。曹孟德之死，乃书汉而实汉贼。事不崇实，盖之而弥彰，彰之而转没。一人之口，乌能使天下皆为悠悠之毁誉哉？

[新释]

《长编》卷九以白蘘荷收历代主要文献。《图考》图为新绘。从本条图、文看，吴其濬不识蘘荷，编修荔裳也不识，却又误导了吴其濬。

据《图考》图（图98），其叶互生，卵状心形，基部深凹，边缘微波状，网脉显著，基部近三出脉；花序顶生未舒，至少有9个苞片，显示花序至少具9花，确为大百合属 *Cardiocrinum* 植物。据《中志》14：157记述，本属有三种，为东亚特有属。我国二种，一为大百合 *Cardiocrinum giganteum* (Wall.) Makino，另一为荞麦叶大百合 *Cardiocrinum cathayanum* (Wilson) Stearn。这两者的区别前者花多，不具苞片，后者花少，花具苞片，从《图考》附图观之以及《云志》描述，多花者也具苞片，苞片仅早落而已。我们认为这两种是否能保持种的等级值得商榷。

《图考》的绘图虽为未开放的花序，但其苞片至少有9片（侧面观），故应为大百合 *Cardiocrinum giganteum*，而不宜为《纲要》1：551所考证的荞麦叶大百合 *Cardiocrinum cathayanum* (E. H. Wilson) Stearn。据 *FOC* 24：134 大百合 *Cardiocrinum giganteum* (Wall.) Makino，有二变种，原变种 *Cardiocrinum giganteum* var. *giganteaum* 仅分布于藏南，另一变种 *Cardiocrinum giganteum* var. *yunnanense* (Lechtlin ex Elwes) Stearn 广布于甘肃、广西、广东、贵州、河南、湖南、湖北、陕西、四川、云南。两者主要区别为前者的花被片向内轴面（即内面）具紫色条纹、离轴面（《中志》没有将这两变种分开），根据地理分布，原图应为 var. *yunnanense*。此应为吴其濬新记录的物种。

至于原文，很少有关"蘘荷"的性状信息。据《本草纲目》15卷，李时珍引崔豹《古今注》云："蘘荷似芭蕉而白色，其子花生根中……根似姜……" 余前至江西建昌，土医有所谓贺寿草者，即疑其为蘘荷。又据原文中泰兴存义编修谓此正是矣："抽茎开花青白色，如荷而小……" 综合以上陈述，可得知：① 根状茎如姜。② 叶如芭蕉叶。③ 从根状茎抽出花序。④ 花白花或青白色。⑤ 产江苏泰兴。暂且同意《中志》16（2）：145 和《纲要》考证为蘘荷 *Zingiber mioga* (Thunb.) Rosc.。本种分布于安徽、江苏、湖南、江西、广东、广西、贵州，以及日本。

文中曰"《滇本草》图其形，贵州诸志皆载之……"查《滇南本草》，无本种，因此不产于云南是正确的。至于编修荔裳所提及家乡栽之南墙下，吴批认为是阳荷 *Zingiber striolatum* 野生种，该种据《中志》16（2）：146 产于四川、贵州、广西、湖北、湖南、江西、广东；生于林荫下、溪边，海拔 300 ~ 1 900 米。泰兴可能不产也未栽培该种。吴其濬将蘘荷与其近似种阳藿和紫姜虽属同类（蔬类），但分别置于卷之三和卷之六，谅系对这二种并不熟知。

松村：*Lilium cordifolium* Th.；*Lilium giganteum* Wall.。《纲要》1：551、《云志》7：787：*Cardiocrinum cathayanum* (E. H. Wilson) Stearn。吴批：*Zingiber mioga*，"《滇本草》图其形状……此正是矣"。"吾乡植之南墙下，抽茎开花青白色，如荷而小，未舒时摘而酱渍之，细瓣层层如剥蕉也。"此即后文的阳荷 *Z. striolatum* 野生种。

［注］

1 荔裳：吴存义（？—1868），荔裳为其号。江苏泰兴人，道光十八年（1838）进士，曾任翰林院编修、云南督学等职。

2 《山居录》：唐代王旻著的一部记载植物栽培技术的重要农书。

3 杨升庵（1488—1559）：即杨慎，明代文学家、思想家和诗人。字用修，号升庵，四川新都人（今四川成都新都区），正德六年（1511）状元，官翰林院修撰。本书收录的云南产的许多植

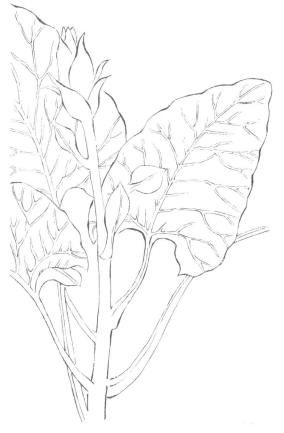

图 98　蘘荷

物，云南人遵升庵，保留其命名的植物名称。

4 芭蕉：芭蕉科芭蕉属植物芭蕉 *Musa basjoo* Sieb. & Zucc.，见本书卷之十四 "甘蕉" 条。

5 不几如蔡谟食蟛蜞，几为勤学死乎：见《世说新语·纰漏》：蔡谟渡江，见蟚蜞，以为螃蟹，食后中毒。后向谢仁祖说此事，谢曰："卿读《尔雅》不熟，几为《劝学》死。"蔡谟，字道明，东晋大臣。征北将军，督徐、兖、青三州军事，成为东晋对抗北方势力的主要人物。

6 扣钟揣籥（yuè）：见苏轼散文《日喻》，告诫求知不可像眇者猜日，脱离实际。而应像南方弄潮儿日与水居，从学习和实践中求得真知。

7 曾、闵：即孔子的两弟子曾参和闵损。曾参（前505—前434），字子舆，以孝著称。闵损（前536—前487），字子骞，以德与颜渊并称。

8 稷、卨（xiè）：传说中尧帝的两个大臣，以忠著称。

9 郑、服：汉代两位经学大师郑玄（127—

200）和服虔（生卒年不详）。

10 贾、马：指贾逵（30—101）和马融（79—166）两位东汉文字学家。

11 邾庶其之奔，不书盗而实盗首：见《左传·襄公二十一年》：邾，指先秦邾国，故址在山东邹城附近。庶其：原邾国大夫，投奔了鲁国，把邾国的两座城池"漆""闾丘"进献给鲁。故有"不书盗而实盗首"。

96. 蒜

蒜，《别录》下品。葫，《别录》下品。小蒜为蒜，大蒜为葫。诸家说同，唯李时珍以瓣少者为小蒜，瓣多者为大蒜，其野生小蒜，别为山蒜。范石湖在蜀为蒜所熏，致形讥嘲，若北地则顿顿伴食，同于不彻，行炙而不得盐蒜，其能学张融摇指半日而口不言耶[1]？祈寒暑喝得之者，以为潺沱粥、清凉散。《避暑录话》[2]：一仆暑月驰马，仆地欲绝，王相教用大蒜及道上热土各一握研烂，以新汲水一盏和取汁，抉齿灌之即苏。今官道劳人，囊盛而趋，活人殆无算也。曾见负戴者蹲而大嚼不止。晋帝尽两盂燥蒜矣，然目不赤而腹不螫，异于袁子所觏，食冶葛[3]而粥硫黄，性固有偏。五月五日食卵及蒜，哀牢以东风俗同之。《小正》纳卵蒜之训，奕祀遵行，顺民情也。损性伐命，服食所忌。然裴晋公有言，鸡猪鱼蒜，遇着即食[4]，何况余子闵仲叔含菽饮水，周党遗以生蒜，受而不食[5]。李恂为兖州刺史，所种小麦、胡蒜，悉付从事而不留。清介之士，不取一介如此[6]。

零娄农曰：《离骚》[7]索胡绳之纚纚。王逸[8]注：香草，言纫，索胡绳，令泽好，以善自约束；洪庆善[9]云：胡绳谓草有茎叶可作绳索者。皆望文生义而不能名其物。吴仁杰《草木疏》[10]以胡为荤菜，本陶隐居。今人谓大蒜为葫也，以绳为绳毒，本《广雅》：蛇床[11]，一名绳毒也。蛇床气味微芬，宜近香泽；葫气至秽，一熏一莸，十年有臭[12]，无乃移鲍鱼之肆，以近芝兰之室[13]乎？草木名胡者多矣，固不可尽以葫当之，而胡绳一物，古无确诂，以为虺床[14]，尚各从其类耳。

[新释]

本条为旧有本草，新绘图（图99）。绘图显示的鳞茎球状至扁球状，大概有8枚肉质、瓣状的小鳞茎紧密地排列，膜质鳞茎外皮可能已被剥离；叶条状披针形，扁平，先端长渐尖，长；花葶圆柱状，细长，中部以下被叶鞘，具喙状总苞。综合上述性状，即《中志》14：268描述的百合科葱属植物蒜 *Allium sativum* L.。据《中志》，本种原产亚洲西部或欧洲。我国南北普遍栽培，栽培历史悠久，但该种传入我国的时间待考。

吴批：*Allium sativum*。

[注]

1 其能学张融摇指半日而口不言耶：见《南

齐书·张融》：豫章王大会宾僚，融食炙始行毕，行炙人便去，融欲求盐、蒜，口终不言，方摇食指，半日休息。张融（444—497），南朝齐文学家、书法家。字思光，一名少子。吴郡（今江苏苏州）人。出身世族，宋会稽太守畅子。官至黄门郎，太子中庶子，司徒左长史，世称"张长史"。

2 《避暑录话》：笔记类著作，所记虽为泛话闲谈，然多可补史乘之阙。作者宋代词人叶梦得（1077—1148）。梦得，字少蕴，苏州吴县（今属苏州吴中区）人。绍圣四年（1097）进士，历任翰林学士、户部尚书、江东安抚大使等官职。晚年隐居湖州弁山玲珑山石林，故号石林居士，著有《石林燕语》《石林词》《石林诗话》等。

3 冶葛：有争议，《南方草木状考补》释作漆树科漆属植物刺果毒漆藤（亚种）*Toxicodendron radicans* (L.) O. Kuntze ssp. *hispidum* (Engl.) Gillis。

4 然裴晋公……即食：见唐代赵璘《因话录》。唐代名相裴度（765—839）不信术数，不求服食，每语人曰：鸡猪鱼蒜，逢着便吃；生老病死，时至则行。裴度，字中立，别称裴晋公、裴令。河东闻喜（今山西闻喜东北）人。唐代中期杰出的政治家、文学家。

5 何况……受而不食：见《后汉书·列传第四十三》。"太原闵仲叔者，世称节士，虽周党之清洁，自以弗及也。党见其含菽饮水，遗以生蒜，受而不食。"

6 李恂……一介如此：见《东观汉记·李恂传》。

7 《离骚》：战国时期楚国著名诗人屈原（约前340—约前278）的代表作品，是中国古代文学史上最具浪漫主义色彩的政治抒情诗。诗中涉以植物喻君子、小人，得后世植物考据研究者众。

8 王逸（生卒年不详）：东汉文学家。字叔师，南郡宜城（今属湖北）人。作《楚辞章句》，是现存最早的《楚辞》注本。其佚文明代被辑佚作《王叔师集》。

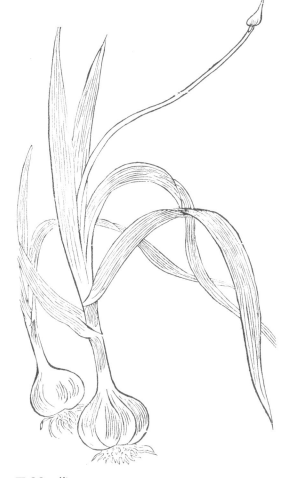

图 99 蒜

9 洪庆善（1090—1155）：南宋官吏洪兴祖，字庆善。政和间进士，著《楚辞补注》《楚辞章句》多有发挥。

10 吴仁杰《草木疏》：即《离骚草木疏》，是一部讨论《离骚》中植物的专著。仁杰，字斗南，一字南英，昆山（今江苏昆山）人。宋淳祐五年（1178）进士。官翰林院编修。

11 蛇床：伞形科蛇床属植物蛇床 *Cnidium monnieri* (L.) Cuss.。

12 一熏一莸，十年有臭：出《左传·僖公四年》："一熏一莸，十年尚犹有臭。"

13 鲍鱼之肆，以近芝兰之室：出汉代刘向《说苑·杂言》："与善人居，如入芝兰之室，久而不闻其香；与恶人居，如入鲍鱼之肆，久而不闻其臭。"

14 虺床：伞形科蛇床属植物蛇床 *Cnidium monnieri* (L.) Cuss.，蛇床的别名，见本书卷之二十五"蛇床子"条。

97. 山蒜

山蒜，《尔雅》：蒿，山蒜。《本草拾遗》始著录，《救荒本草》泽蒜，又曰小蒜。黄帝登嵩山得蒜[1]，其说近创。然京口之山，以蒜得名，则轩辕[2]所历，无妨以蒿名矣。在山曰山，在泽曰泽，今原隰极繁，颗大如指，甘脆多浆，洵非圃中物可伍。自来医者，以此为小蒜，宜为李时珍所斥。

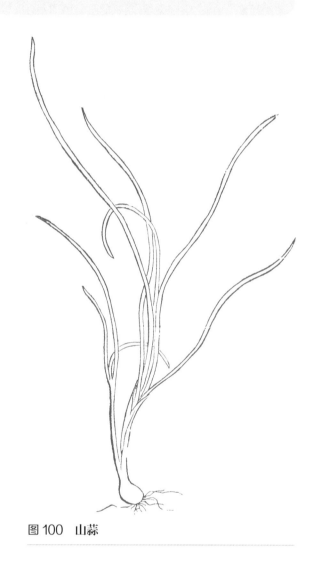

图 100　山蒜

〔新释〕

本条为旧有本草，新绘图。《救荒本草译注》释泽蒜作百合科葱属植物薤白 *Allium macrostemon* Bunge。

《图考》绘图（图 100），植株无花果；鳞茎近球状，具须根，没有绘鳞茎外皮；叶 3～5 枚，细长。产京口。野生。宜释为百合科葱属植物薤白 *Allium macrostemon* Bunge。本种除新疆、青海外，全国各省区均产，生于海拔 1 500 米以下的山坡、丘陵、山谷或草地上，极少数地区（云南和西藏）分布至海拔 3 000 米的山坡上。鳞茎作药用，也可作蔬菜食用，在少数地区已有栽培。

松村：*Allium*。吴批：*Allium macrostemon*。

〔注〕

[1] 黄帝登嵩山得蒜：出《尔雅翼》，引《列仙传》说黄帝登嵩山遇毒草将死，得蒜毒解，乃收植之。

[2] 轩辕：传说中黄帝的名字。

《植物名实图考》

卷之四

固始吴其濬　著　蒙自陆应谷　校刊

蔬　类

98. 莙菜

莙菜，《别录》中品。即莙荙菜，湖南谓之甜菜。有红茎者不中啖，人种以为玩。

按莙荙，《嘉祐本草》始著录，李时珍以莙、甜声近，遂并为一物。然与诸说叶似升麻[1]及蒴藋[2]皆不类，姑仍其说。菜味甜而不正，品最劣，易种易肥，老圃之惰懒者植之。与《唐本》[3]注蒸煮食之大香美殊异。又夏月与菜作粥食解热，近时亦无以为粥者。《滇本草》治中膈冷，痰存于胸中。不可多食，滇多珍蔬，固宜见摈。

零娄农曰：人之嗜甘同也，甘而苦者隽，甘而酸者爽，甘而辛者疏，甘而咸者津。一于甘，若琴瑟之专壹，谁能听之？然甘而清，甘而腴，犹有嗜者，嗜之久则齿虫与胃蚘蛋生焉。谷之飞，亦为蛊甘而无所制也。至甘而浊且邪，则士大夫、农圃皆贱之，莙菜是也。人之以甘悦人者多矣，而有悦、有不悦，岂独非同嗜乎？毋亦如莙之浊且邪，为人所贱耶？谀人者、好谀者必能辨之。

[新释]

据《中志》25（2）：10，苋科甜菜属植物甜菜 *Beta vulgaris* L. 为栽培蔬菜，被分为若干亚种、变种和变型。我国现在栽培的品种也很多，引种来源很杂，但常见的有4个栽培类型，均按变种对待。① 厚皮菜、莙荙菜（《本草纲目》）*Beta vulgaris* L. var. *cicla* L. 根不肥大，有分枝。我国南方栽培较多。叶供蔬菜用。② 糖萝卜、甜菜 *Beta vulgaris* L. var. *saccharifera* Alef. 根纺锤形，肥厚，白色，富含糖分。我国各省区均有栽培，但以北方栽培面积最大。根供制糖，叶可作蔬菜用或作猪的青饲料，即文中"湖南谓之甜菜"所述。③ 紫菜头、紫萝卜（北京）、红菜头 *Beta vulgaris* L. var. *rosea* Moq.。根纺锤形至近球形，肥厚，紫红色；叶脉紫红色。北京一带栽培较多；根供蔬菜用，即文中提及的"有红茎者不中啖，人种以为玩"。④ 饲用甜菜 *Beta vulgaris* L. var. *lutea* DC.。根肥大，浅橙黄色，甘肃、内蒙古一带栽培较多，根供饲料用。

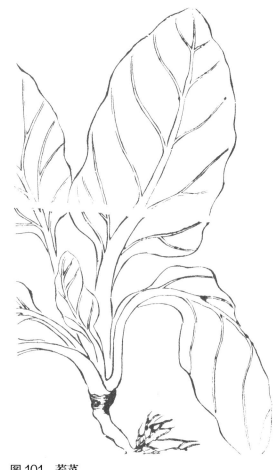

图 101　莙菜

据《图考》图（图101），其叶不肥厚，根不膨大，可订为《中志》25（2）：11、《云志》21：397描述的厚皮菜Beta vulgaris L. var. cicla L.。《滇南本草》：甜菜，一名牛皮菜（据商务1957本卷三增）。也即《救荒》的莙荙菜。

《中志》25（2）：10：Beta vulgaris L.。吴批：云南通州叫牛皮菜Beta vulgaris var. cicla L.。

［注］

1. 升麻：毛茛科升麻属植物升麻 Cimicifuga foetida L.，参见本书卷之七"升麻"条。
2. 蒴藋：陆英的别名，忍冬科接骨木属植物接骨草 Sambucus chinensis Lindl.，参见本书卷之十一"陆英"条。
3. 《唐本》：疑为《唐本草》。

99. 芋

芋，《别录》中品。芋种甚夥，大小殊形。湖南有开花者，一瓣一蕊，长三四寸，色黄。野芋毒人，山间亦多。岭南滇蜀，芋名尤众。《南宁府志》：宜燥地者曰大芋，宜湿地者曰面芋，有旱芋、狗爪芋、水芋、璞芋、韶芋。《蒙自县志》有棕芋、白芋、麻芋。《会同县志》有冬芋、水黎红、口弹子、姜芋、大头风芋。《琼山县志》有鸡母芋、东芋。《石城县志》有青竹芋、黄芋、番芋。《瑞安县志》有儿芋、面芋。盖未可悉数。《滇海虞衡志》[1]以为滇芋巨甲天下，殆未确。《札璞》[2]谓滇芋熟早味美，蕨可作羹。苏玉局[3]《玉糁羹》诗有香如龙涎，味如牛乳之夸，而山谷[4]《咏薯蓣》有略无风味笑蹲鸱之贬。放翁[5]则曰：莫笑蹲鸱少风味，赖渠撑拄过凶年[6]。枵肠[7]转雷，玉延黄独[8]，托以为命，亦安所择？然只是咏蹲鸱耳。若三吴芋奶，滑嫩如乳，调以蔗饴，入喉自下，亦何甘让居玉延下耶？又《农政全书》谓芋汁洗腻衣，洁白如玉。《东坡杂记》云：蜀人接花果皆用芋胶，其余波尚供民用如此。枯叶煨芋，自是山人辟谷宿粮，若《云仙杂记》烧绝品炭，以龙脑裹煨芋魁；《山家清供》大耐糕以大芋去皮心，焯以白梅、甘草，填以松子、榄仁，岂复有霜晚风味？唐冯光进[9]校《文选》[10]，解蹲鸱云：即是著毛功萝卜。肉食之人，何由识农圃中物？奚唯面墙[11]！

零娄农曰：滇之芋有根红而花者，其状与海芋[12]、南星[13]同类也。断其花之蕨，剥而爆之，烹以五味，比芥蓝[14]焉。根蘁不可食。夫蹲鸱济世，厥功实伟，章贡之间，潇湘之曲，其为芋田多矣，不睹其荂[15]间之诧为异，怯者或惧其为鸮。滇人饱其魁而羹之、而煨之、而屑之，又独得有花者而餐之，俪于萱与蘮[16]；草木之在滇者，抑何阜耶？万物生于东，成于西，滇居西南，岁多闿阊[17]风物。在秋而遒，精华聚而升，故木者易华，草者易荣；昼煦以和，夜掔以肃，发之收之，勿俾其泄；早花而迟实，物劳而不惫。然滇之地有伏而黉，有腊而苞，景朝多阴，景夕多风，直其偏也。惟大理以东北，致役乎坤。

[新释]

据《纲要》3：544云，"芋最早见于《史记·货殖列传》"，《名医别录》《唐本草》《本草纲目》均有记载。本条所记的实则上有两类，芋和野芋，称"芋种甚夥……野芋毒人，山间亦多"。两者的区别："芋"的花序附属器短，长约为雄花序之半，块茎卵形；"野芋"的花序附属器约与雄序等长，块茎球形。两者的拉丁学名：芋为天南星科芋属植物芋 *Colocasia esculenta* (L.) Schott.，野芋 *Colocasia antiquorum* Schott.，视它们各自独立成种，如《中志》13（2）：67-71，《云志》2：778-779 所描述。但有些学者视野芋为芋的变种，则其拉丁学名为 *Colocasia esculenta* (L.) Schott. var. *antiquorum* (Schott.) Aubb. et Rehd.（参考《图鉴》5：368），吴批即此。

据《图考》图（图102），其花序几乎无雄花序和附属体，而块茎球形，可谓花序似芋 *Colocasia esculenta* (L.) Schott. 而块茎似野芋 *Colocasia antiquorum* Schott.。芋的原产地为亚洲南部，现广植各地。其驯化历史尚待深入探讨。

吴批：*Colocasia escuenta*；野芋 var. *antiquorum*，小块根的儿芋（《瑞安县志》）。

[注]

1 《滇海虞衡志》：清代檀萃撰写的云南全省乡土志，记载了云南的风土人情、物产及动植物。

2 《札璞》：清代桂馥撰。为经史训诂校勘等为主的札记。

3 苏玉局：指苏轼（1037—1101）。他曾任玉局观提举，后人遂以"玉局"称之。

4 山谷：即北宋诗人、书法家黄庭坚（1045—1105），字鲁直，号山谷道人。洪州分宁（今江西修水）人。

5 放翁：即南宋诗人陆游。

6 莫笑蹲鸱（chī）少风味，赖渠撑拄过凶年：见陆游诗《芋》。蹲鸱：即芋。状如蹲伏的鸱，故称。鸱：古代一种鸟的名字，具体物种有争议。

7 枵（xiāo）肠：饥饿。

8 黄独：薯蓣科薯蓣属植物黄独 *Dioscorea bulbifera* L.。

9 冯光进：人名，待考。

10 《文选》：南朝梁萧统（501—531）编选先秦至梁的各体文章，取名《文选》。分为三十八类，共700余首。为我国现存最早的诗文总集。

11 奚唯面墙：比喻不学无术的人，犹如面对墙壁而立，一无所见。

12 海芋：天南星科海芋属植物海芋 *Alocasia macrorrhiza* (L.) Schott.。

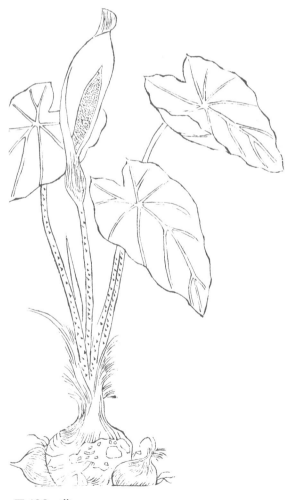

图102 芋

13 南星：即天南星，天南星科天南星属植物天南星 *Arisaema heterophyllum* Blume。

14 芥蓝：十字花科芸薹属植物芥蓝 *Brassica alboglabra* L. H.Bailey，参见本书卷之六"芥蓝"条。

15 荂（fū）：指植物的花。

16 萱与藿：萱草与藿香。萱草，百合科萱草属多种植物 *Hemerocallis* spp.，参见本书卷之十四"萱草"条；藿香：唇形科藿香属植物藿香 *Agastache rugosa* (Fisch. et Meg.) O. Ktze.，见本书卷之二十五"藿香"条。

17 阊阖（chāng hè）：传说中的天门。

100. 落葵

落葵，《别录》下品。《尔雅》：终葵，蘩露。《注》：承露也。大茎小叶，华紫黄色，即胭脂豆也。湖南有白茎绿叶者，谓之木耳菜，尤滑。

[新释]

《图考》本条图为新绘（图 103），所绘为一年生缠绕草本；叶片卵形，顶端渐尖，基部微心形或圆形，下延成柄，全缘，叶柄细长；穗状花序腋生，长，据文，花被片紫色，花药黄色；果实球形，小，红色（胭脂），多汁液。据上述性状，颇合《中志》26：44 和《云志》描述的落葵科落葵属植物落葵 *Basella alba* L.。该种原产亚洲热带地区。我国南北各地多有种植，南方有时可逸为野生。据《中志》，其叶含有多种维生素和钙、铁，栽培作蔬菜，也可观赏。全草供药用，为缓泻剂，有滑肠、散热、利大小便的功效；花汁有清血解毒作用，能解痘毒，外敷治痈毒及乳头破裂。果汁可作无害的食品着色剂。

松村：*Basella rubra* L.；《中志》26：44、《云志》：*Basella alba* L.。吴批：*Basella rubra=B. alba*。

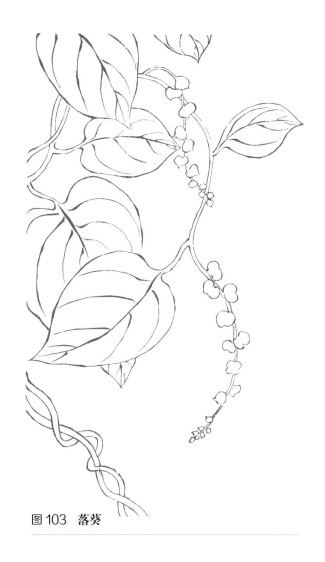

图 103 落葵

101. 繁缕

繁缕，《别录》下品。《尔雅》：菝，蒌蒌。《注》：今繁缕也，或曰鸡肠草。《唐本》相承无异。李时珍以为鹅儿肠，非鸡肠。今阴湿地极多。

零娄农曰：余初至滇见有粥[1]鹅肠菜于市者，甚怪之，以为此江湘间盈砌弥坑，结缕纠蔓，薙[2]夷不能尽者。及屡行园不获一见，命园丁莳之畦中，亦不甚蕃，始知滇以觌而售也。李时珍以为易于滋长，故曰滋草，殆不然矣。滇城[3]郭外皆田畴，无杂草木，而山花之可簪、可瓶，野草之可药、可浴，根核果瓜之可茹、可玩者，伲伲皆持以入市。故不出户庭，而四时之物陈于几案。

[新释]

无论《纲目》还是《图考》，对该种都无形态性状的描述，《中志》26：74 和《云志》6：135 订《纲目》鹅肠菜为石竹科石竹属植物鹅肠菜 *Myosoton aquaticum* (L.) Moench。本种在我国南北各省区都有分布，生于海拔 350～2 700 米河流两旁冲积沙地的低湿处或灌丛、林缘。全草供药用，祛风解毒，外敷治疖疮；幼苗可作野菜和饲料。

鹅肠菜属 *Myosoton* 为单种属，分布于欧、亚、非、温带和亚热带地区。与繁缕属 *Stellaria* 最主要的区别是前者的花柱有 5 条而后者只有 2 条。但从《图考》绘图（图 104）中，看不到这两个属的区别性状。所绘叶形，更似繁缕 *Stellaria media* (L.) Villars，存以待民间访谈解决。

松村：*Stellaria media* Vill.；吴批：*Myosoton aquaticum*。

[注]

1 粥：通"鬻"（yù），卖。

2 薙（tì）：通"剃"，除草。

3 城：商务 1957 本作"诚"。

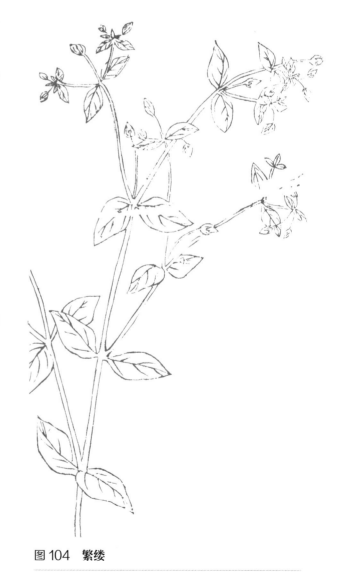

图 104　繁缕

102. 鸡肠草

鸡肠草，《别录》下品。李时珍辨别鹅肠、鸡肠[1]二物甚晰。但鸡肠俗名亦多，今以《救荒本草》鸡肠菜图之。

[新释]

《救荒本草译注》释鸡肠草绘图疑似唇形科鼠尾草属植物丹参的单叶变种 *Salvia miltiorrhiza* Bunge var. *charbonnelii* (Lévl.) C. Y. Wu。本变种产于河北、山西、河南；生于草丛、山坡或路旁。

在《图考》本条中，吴其濬注明绘图（图105）仿绘《救荒》图。但与《救荒》嘉靖四年本图出入很大：减少了叶的数量，叶形变为近菱形，叶缘变全缘。待考。

吴批：据此图释作石竹科繁缕属植物繁缕 *Stellaria media* (L.) Cyr.。该种《中志》认为其可食用。但《东北草本植物志》记载为有毒植物，家畜食用会引起中毒及死亡。

[注]

[1] 鸡肠：《本草纲目》鸡肠草，疑为紫草科附地菜属植物附地菜 *Trigonotis peduncularis* Benth.。

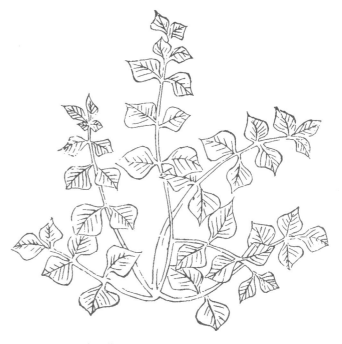

图 105　鸡肠草

103. 蕺菜

蕺菜，《别录》下品。即鱼腥草，开花如海棠[1]，色白，中有长绿心突出，以其叶覆鱼，可不速馁。湖南夏时，煎水为饮以解暑。《尔雅》：蘁，黄蘬。《注》：草似酸浆[2]，华小而白，中心黄，江东以作菹。《通志》[3]以为即蕺。蕺、蘁音近，其状亦相类。《吴越春秋》[4]：越王[5]尝粪恶之，遂病口臭，范蠡[6]令左右食岑草以乱其气。《注》：岑草，蕺也，凶年饥民劚其根食之。《齐民要术》有蕺菹法，今无食者，医方亦鲜用，唯江湘土医蒔为外科要药。《遵义府志》：侧耳根即蕺菜，荒年民掘食其根。《本草》：味辛。《山阴县志》：味苦，损阳消髓，聊缓沟壑瘠耳。

[新释]

本条文字记录了两种植物，《图考》图为新绘（图 106）。据《图考》图、文，为一草本，茎下部伏地，节上轮生小根，上部直立；叶阔卵形，顶端短渐尖，基部心形，叶脉有基出 5 条，或离基发出，叶柄长，花生叶腋，花瓣四枚，白色（或海棠色？），具细长花柄（色白，中有长绿心突出），花柱宿存；俗名侧耳根，植株具鱼腥味，有俗名鱼腥草。据上述性状，合《中志》20（1）：8 描述的三白草科蕺菜属植物

蕺菜 *Houttuynia cordata* Th.。本种产于我国中部、东南至西南部各省区，东起台湾，西南至云南、西藏，北达陕西、甘肃，生于沟边、溪边或林下湿地上。亚洲东部和东南部广布。

《尔雅》："薽……江东以作菹。"《通志》以为即蕺。该种非蕺菜 *Houttuynia cordata*，疑为茄科酸浆属植物苦薽 *Physalis angulata* L.。

松村和吴批：*Houttuynia cordata* Th.。

[注]

1 海棠：古代指蔷薇科苹果属 *Malus* 多种植

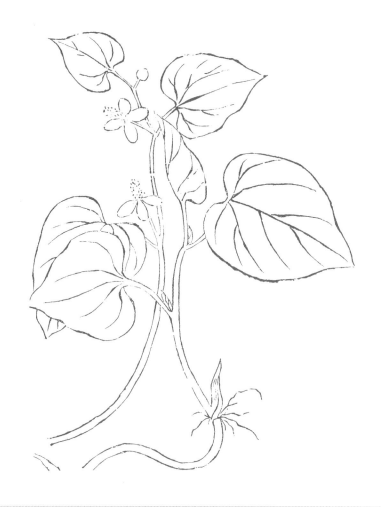

图 106 **蕺菜**

物的通称。

[2] 酸浆：通常指茄科酸浆属植物酸浆 *Physalis alkekengi* L.，本书酸浆包含茄科多属多种植物，参见本书卷之十一"酸浆"条。

[3] 《通志》：南宋郑樵（1103—1162）著，为上起三皇，下迄隋代的综合史料通史。该志记录了许多植物学知识，在《图考》中多次提及。

[4] 《吴越春秋》：东汉赵晔（生卒年不详）著。是一部记述春秋时期吴国与越国史实为主的史学著作，原书 12 卷，今存 10 卷。

[5] 越王：即勾践，春秋末越国国君。曾败于吴，屈服求和。后卧薪尝胆，发愤图强，终成复国。

[6] 范蠡：春秋末政治家，字少伯，楚国宛人（今河南南阳）。辅佐勾践兴越灭吴。

104. 芸薹菜

芸薹菜，《唐本草》始著录。即油菜，冬种冬生，叶薹供茹，子为油，茎肥田，农圃所亟。菜为五荤之一，非唯道家所忌，士大夫亦贱之。然有油辣菜、油青菜二种。辣菜味浊而肥，茎有紫皮，多涎，微苦，武昌尤喜种之，每食易厌。油青菜同菘菜，冬种生薹，味清而腴，逾于莴笋，佐菌荁羹，滑美无伦，以厕葱韭，可谓蒙垢。李时珍以为羌陇氐胡，其地苦寒，冬月种此，故谓之寒菜。今北地冻圃如涤，有此素蔬，老伧[1]不膻酪矣。近时沿淮南北，水旱之祲，冬辄耧种于田，民虽菜色，道免饥馑。稆生[2]亦时有之。若其积雪初消，和风潜扇，万顷黄金，动连山泽，觉桃花净尽菜花开[3]，语为倒置。古人诗如范石湖"菘心青嫩芥薹肥"[4]，杨诚斋"菘薹正自有风味"，皆指芥菜，得非以其荤而不置齿牙间乎？

[新释]

《长编》卷五收芸薹文献，《图考》绘图为新绘。据《图考》图（图 107）、文，本种为二年生草本，未见基生叶；茎粗壮，直立，不分枝；下部茎生叶羽状半裂，长；上部茎生叶长圆状披针形，抱茎，两侧有垂耳，边缘具波状细齿；总状花序在花期成伞房状，花金黄色，花瓣 4；长角果线形；果梗细短。据上述性状，确属《中志》33：21 描述的十字花科芸薹属植物芸薹 *Brassica campestris* L.（*FOC* 修订为 *Brassica rapa* L. var. *oleifera* DC.）。该种产于陕西、江苏、安徽、浙江、江西、湖北、湖南、四川，甘肃大量栽培。模式标本采自欧洲。

松村：*Brassica chinensis* L.；吴批：即油菜 *Brassica campestris* var. *oleifera*。

[注]

[1] 老伧（cāng）：粗野之人。

[2] 稆生：植物学上通常指栽培后逸生出去，野化生长。

[3] 桃花净尽菜花开：出刘禹锡《再游玄都观》。

[4] 菘心青嫩芥薹肥：出范成大诗《田园杂兴》。

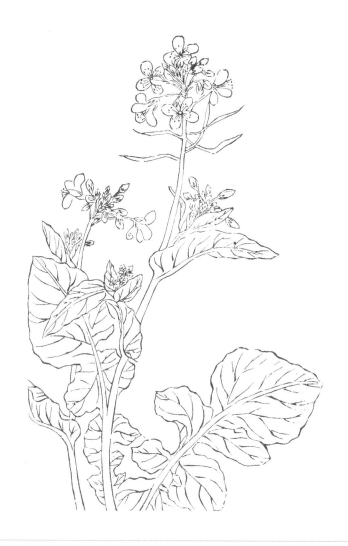

图 107　芸薹菜

105. 蘹香

蘹香，《唐本草》始著录。圃中亦种之，土呼香丝菜。

[新释]

《长编》卷五收蘹香文献，《图考》绘图为新绘（图 108）。据《图考》图、文，该种草本，具香味，叶鞘边缘膜质，叶片多回羽状分裂，末回裂片线形（土呼香丝菜）。圃中栽培。据上述性状，宜释作《中志》55（2）：213 描述的伞形科茴香属植物茴香 Foeniculum vulgare

Mill.。该种原产地中海地区，今我国各地有栽培，嫩茎叶可作蔬菜食用或作调味料。果实入药。传入我国的具体时间，尚待对我国古籍文献的深入研究。

松村：Foeniculum vulgare Mill.；《中志》55（2）：213 释《唐本草》蘹香、《本草纲目》茴香 Foeniculum vulgare Mill；吴批：Foeniculum vulgare，今作茴香。

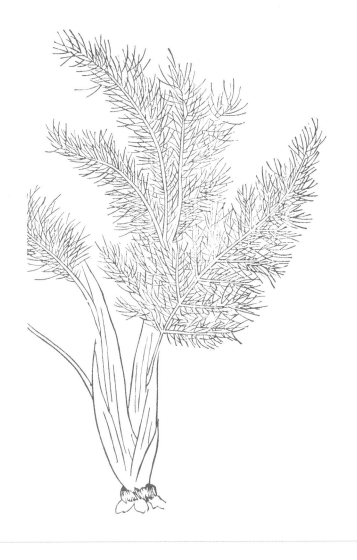

图 108　蘹香

106. 瓟子

《唐本草》注：瓟味皆甘，时有苦者，面似越瓜[1]，长者尺余，头尾相似，与甜瓟瓟体性相类，但味甘冷。通利水道，止渴消热，无毒。多食令人吐。

按瓟子，方书多不载，而《唐本草》所谓似越瓜，头尾相似，则即今瓟子，非匏瓟也。《滇本草》：瓟子，又名龙蛋瓜，又名天瓜。味甘，寒。治小儿初生周身无皮，用瓟子烧灰，调菜油擦之甚效。又治左瘫右痪，烧灰用酒服之。亦治痰火腿足疼痛，烤热包之即愈。又治诸疮、脓血流溃、杨梅结毒、横担、鱼口，用荞面包好，入火烧焦，去面为末，服之最效。作药用之不宜多，恐腹痛心寒呕吐。叶治疯癫发狂；根治痘疮；倒黡子煨汤服，治哑瘴；夷人治棒疮、跌打损伤，擦之甚效；用生姜同服，治咽喉肿痛甚效。按所治症甚夥，而自来《本草》遗之，足以补阙。

0153

[新释]

《长编》卷五收瓠子文献，《图考》图为新绘（图109）。据《图考》文、图：本植物为草质藤本；叶互生，具柄，圆状心形，具7浅裂，边缘具不规则锯齿，基部深凹，两面有毛，具5～6条掌状脉；长圆柱形，头尾相似，果有柄。据上述性状，概貌与《中志》73（1）：217，《云志》6：350，《图鉴》4：365图6143描述的葫芦科葫芦属植物葫芦的变种瓠子 *Lagenaria siceraria* (Molina) Standl. var. *hispida* (Thunb.) Hara 基本相似。该变种长江流域广泛栽培（昆明也栽，《滇南本草》卷二记录的也为该种），果嫩时作蔬菜。

松村：*Curcurbitaceae*；吴批：*Lagenaria siceraria*，即今瓠子。

[注]

1 越瓜：葫芦科黄瓜属植物甜瓜的菜瓜变种 *Cucumis melo* var. *conomon*，见《图考》卷之四"越瓜"条。

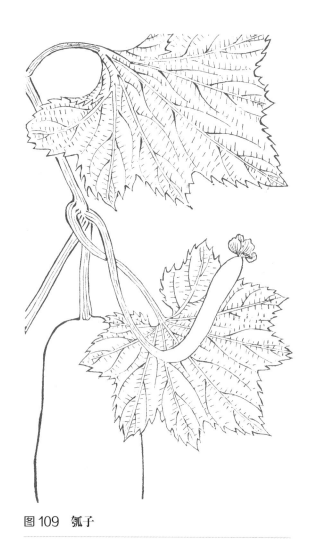

图109　瓠子

107. 莱菔

莱菔，《尔雅》：葖，芦萉。《注》：萉宜为菔。《唐本草》始著录，种类甚夥，汁子皆入药。《滇海虞衡志》：滇产红萝卜颇奇，通体玲珑如胭脂，最可爱玩。至其内外通红，片开如红玉板，以水浸之，水即深红。粤东市上亦卖此片，然犹以苏木[1]水发之，兹则本汁自然之红水也。罗次人创而干之以为丝，拌糟不用红曲，而其红过之。《宁州志》：萝卜红者名透心红，移去他郡则变，亦即此，食法生熟皆宜。东坡诗：中有芦菔根，尚含晓露清[2]。以蔓菁同为羹，固可斗胜酥酪，至捣根烂煮，研米为糁，宽胸助胃，不必以味胜矣。寇莱公同地黄并饵，髭须早白[3]，物性相制，验之不爽。近人服何首乌[4]者，食之亦能白发，盖引消散之品入血分也。消食醒酒，纪载备述。小说谓一老医病嗽，饮村民煮萝卜干水稍止，即以此治一官，久嗽寻愈，亦萝卜子治喘嗽之效，而味甘平，于久嗽气虚尤宜。《缃素杂记》[5]以莱菔为菘，《瓮牖闲评》[6]斥之是矣，然讥东坡山丹如玛瑙盘、沈括铃铃草[7]为兰[8]为非，亦不自知其误也。

零娄农曰：萝卜，天下皆有佳品，而独宜于燕蓟。冬飚撼壁，围炉永夜，煤焰烛窗，口鼻炱黑，忽闻门外有卖水萝卜赛如梨者，无论贫富耄稚，奔走购之，唯恐其过街越巷也。琼瑶一片，嚼如冰雪，齿鸣未已，众热俱平，当此时曷异醍醐灌顶？都门市谚有"冷官热做，热官冷做"之语，余谓畏寒而火，火盛思寒，一时之间，气候不同，而调剂过宜，则冷而热、热而冷，如环无端，亦唯自解其妙而已。

[新释]

《长编》卷五收莱菔文献，《图考》图为新绘（图110）。所图植株在外形上有球状和椭圆状肉质根外，其基生叶具4～6对羽裂片。与《云志》6：19图版6：3-6描述的十字花科萝卜属植物萝卜的原变种 *Raphanus sativus* L. var. *sativus* 之图相比较，基本相符。据《云志》6：20通称萝卜 *Raphanus sativus* L. var. *sativus*。该作物在中国各地广泛栽培。

松村和吴批：*Raphanus sativus* L.。

[注]

1 苏木：豆科云实属植物苏木 *Caesalpinia sappan* L.，见本书卷之三十五"苏方木"条。

2 中有芦菔根，尚含晓露清：出苏轼诗《狄韶州煮蔓菁芦菔羹》。

3 寇莱公同地黄并饵，髭须早白：据《国老谈苑》载，宋太宗用老成，寇准欲求速进，遂饵地黄、芦菔求白发。寇莱公：即北宋重臣寇准（961—1023）。地黄：参科地黄属植物地黄 *Rehmannia glutinosa* (Gaert.) Libosch. ex Fisch. et Mey.，见本书卷之十一"地黄"条。

4 何首乌：蓼科何首乌属植物何首乌 *Fallopia multiflora* (Thunb.) Harald.。

5 《缃素杂记》：宋代黄朝英（生卒年不详）著笔记类作品，全书10卷。

6 《瓮牖闲评》：宋袁文（1119—1190）著笔记类作品。全书8卷。久佚，今有清代辑本。

7 铃铃草：待考。疑为唇形科罗勒属植物罗勒 *Ocimum basilicum* L.，参见本书卷之二十五"零陵香"条。

8 兰：疑指菊科泽兰属植物佩兰 *Eupatorium fortunei* Turcz.，参见本书卷之二十五"兰草"条。

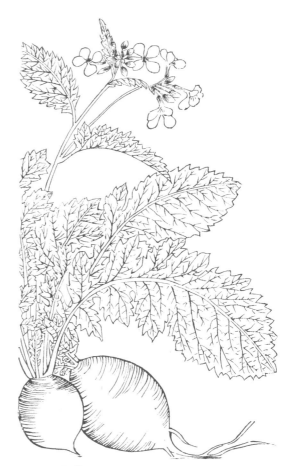

图110 莱菔

108. 蕨

蕨,《本草拾遗》始著录。《尔雅》:蕨,蕨。又:蓁,月尔。《注》:即紫蓁也,似蕨可食,盖紫、绿二种。又水蕨[1]生水中,北地谓之龙须菜。《山堂肆考》[2]:范文正[3]公奉使安抚江淮还,进贫民所食乌昧草,呈乞宣示六宫戚里,用抑奢侈。《安徽志》以为即蕨。今江湖滇黔山民,皆研其根为饵。《遵义府志》:一种甜蕨[4],根如竹节,掘洗捣烂,曰蕨凝;和水掬汁,以棕皮滤滓,隔宿成膏,曰蕨粉;抟粉为饼,曰蕨巴;洒粉釜中,微火起之,曰蕨线,煮之如水引。一种苦蕨[5],亦可食。又有猫蕨[6],初生有白膜裹之,不可食。水旁生者曰薲蕨[7]。余舟行沅水,有大声出于硖中,就视之,则居人以木桶就溪杵蕨,如所谓春堂者。明罗永恭诗:南村北村日卓午,万户喧嚣不停杵。初疑五丁驱金牛,又似催花挝羯鼓[8]。非目睹者,不解其所谓。又云:堆盘炊熟紫玛瑙,入口嚼碎明琉璃[9]。则为沟壑之瘠增气色矣。陈藏器云:多食弱人脚。朱子《次惠蕨诗》:枯筇有余力,意亦谓此。而或者释蕨为薦,且云负荷者不肯食。以余所见,黔中之攀附任重,顶踵相接者,无不甘之如饴。宋方岳诗:偃王妙处原无骨,钩弋生来已作拳[10]。刻画至矣。杨诚斋诗则曰:食蕨食臂莫食拳[11]。滇蜀山民,腊而鬻之,长几有咫。而孤竹之墟,所产尤肥,以蕨、绝音同,更曰吉祥。伏腊燕享,转以佳名登翠釜,不复忆夷齐食之而夭[12]矣。至其灰可以烧瓷,粉可以浆丝,民间惯用,而纪载阙如。

[新释]

《长编》卷五收蕨文献。《图考》图为新绘(图111)。松村和吴批的蕨科蕨属欧洲蕨 *Pteridium aquilinum*(L.) Kuhn,在我国并无正种的记载。《图考》绘图所显示,即蕨菜初生拳曲及伸展开的两个发育时期的叶片形态。可释其为欧洲蕨的变种蕨 *Pteridium aquilinum* (L.) Kuhn var. *latiusculum* (Desv.) Underw. ex Heller。该变种产我国各地,但主产于长江流域及以北地区,亚热带地区也有分布。生山地阳坡及森林边缘阳光充足的地方,海拔200～830米。

松村:*Pteridium aquilinum* Kuhn (*Pterus aquiline* L.);吴批:*Pteridium aquilinum*。

[注]

[1] 水蕨:水蕨科水蕨属植物水蕨 *Ceratopteris thalictroides* (L.) Brongn.。

[2]《山堂肆考》:明代万历年间彭大翼著的大型类书。全书260万字,共240卷,内容浩博,门类繁杂。经史子集、释经道藏,无所不及。彭大翼(1552—1643),字云举,又字一鹤,扬州人。明嘉靖年间曾任广西梧州通判,后任云南沾益州知州,最后官衔为奉训大夫。

[3] 范文正:范仲淹(989—1052),字希文。北宋政治家、文学家。谥号文正。有《范文正公全集》传世。

[4] 甜蕨:蕨科蕨属植物蕨 *Pteridium aquilinum* var. *latiusculum* (Desv.) Underw. ex Heller 或毛轴

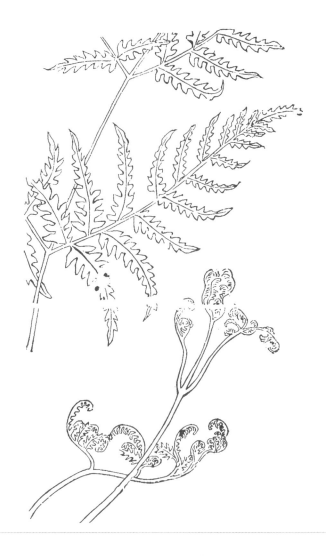

图 111 蕨

蕨 *Pteridium revolutum* (Bl.) Nakai。两种淀粉皆可作粉。

⑤ 苦蕨：蕨菜味苦者，具体物种待考。

⑥ 猫蕨：蹄盖蕨科菜蕨属植物菜蕨 *Callipteris esculenta* (Retz.) J. Sm. ex Moore et Houlst.。

⑦ 荁蕨：蕨类植物一种，物种待考。

⑧ 南村北村……羯鼓：出罗永恭诗《捣蕨歌》。

⑨ 堆盘炊熟紫玛瑙，入口嚼碎明琉璃：出罗永恭诗《蕨菜》。

⑩ 偃王妙处原无骨，钩弋生来已作拳：出宋方岳诗《采蕨》。

⑪ 食蕨食臂莫食拳：出杨万里诗《船中蔬饭》。

⑫ 夷齐食之而夭：出《史记·伯夷列传》，伯夷、叔齐，义不食周粟，隐于首阳山，采薇而食之，饿死。

109. 薇

薇，《尔雅》：薇，垂水。陆玑《诗疏》：蔓生似豌豆。项安世[1]以为即野豌豆[2]之不实者。《本草拾遗》始著录。《礼》：铏芼羊苄豕薇。汉时官园种之，以供宗庙祭祀，而《字说》[3] 以为微者之食，何其谬耶！古今南北饮食不同，地黄叶唯怀庆人得食之，亦将谓在下者之食耶？薇，垂水，《注》云生于水边。考据家以登山采薇，薇自名垂水，不可云水草。今河畔弃墒，蔓生尤肥，茎弱不能自立，在山而附，在泽而垂，奚有异也？杜诗：今日南湖采蕨薇[4]，蕨有山、水二种，薇亦然矣。《说文》：薇似藿菜[5] 之微者，形义俱足。陈藏器以为叶似萍，亦与豌豆叶相类，而释者或曰迷蕨，或曰金樱芽，或曰白薇，宜为前人所诘。此菜亦有结实、不结实二种，结实者豆可充饥，不结实者茎叶可茹，余得之牧竖云。

[新释]

《长编》卷五收薇文献。《图考》绘图似为新绘。据《图考》图（图112）、文，该种草本，攀援，茎细柔弱（茎弱不能自立）；偶数羽状复叶，末端卷须，有分支，托叶未见，小叶4～6对，狭长圆形；似单花，生叶腋，花柄细长；荚果长圆菱形，种子2枚，扁圆形。综合上述性状，颇合《中志》42（2）：265描述的豆科野豌豆属植物小巢菜 *Vicia hirsuta* (L.) S. F. Gray.。该种产于陕西、甘肃、青海、华东、华中、广东、广西及西南等地，生于海拔200～1900米山沟、河滩或路旁草丛。本种可作绿肥及饲料，牲畜喜食。全草入药，有活血、平胃、明目、消炎等功效。

松村：*Vicia hirsute* Koch.；《纲要》《中志》42（2）：265：*Vicia hirsuta* (L.) S. F. Gray.；吴批：陆机诗疏似豌豆，所图是 *Vicia*。

[注]

[1] 项安世（1129—1208）：字平甫，号平庵，南宋淳熙年间进士。著有《项氏家说》《平庵悔稿》等。

[2] 野豌豆：豆科野豌豆属 *Vicia* 多种植物。参见本卷"野豌豆"条。

[3]《字说》：文字学著作，宋代王安石（1021—1086）撰。书成于熙宁年间，后随变法导致其政治失败，该书也遭厄运。今存辑本。王安石，字介甫，抚州临川（今属江西抚州）人。北宋著名的政治家、思想家和文学家。

[4] 今日南湖采蕨薇：出杜甫诗《解闷十二首》之三。

[5] 藿菜：豆科大豆属植物䅟豆（即野大豆）*Glycine soja* Sieb.et Zucc. 的叶子。古代常用来指普通百姓食用的粗劣食物。

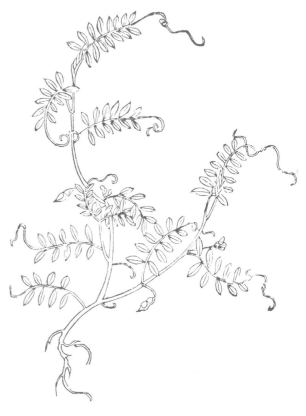

图112　薇

110. 野豌豆

野豌豆,生园圃中,田陇陂泽尤肥。结角长半寸许,豆可为粉,与薇一类而分大小。《野菜谱》谓之野绿豆。

〔新释〕

吴其濬新描述的物种（图113）。所图仅绘一分枝,但显示为攀援草本,下部叶具托叶,上部叶托叶缺;小叶5对,倒卵形,先端钝圆、凹或截平,具短尖头,基部略似楔形,叶轴顶端卷须不分枝;荚果腋生,长扁圆形（似扁豆荚果）,近顶端最阔,稍向背弯曲,顶端有弯曲的尖喙,具明显加厚的背缝线,长半寸许,果柄短;种子5～6,似扁圆形。生园圃、田垄陂泽。上述性状,概貌与《中志》42（2）:268描述的豆科野豌豆属植物救荒野豌豆 *Vicia sativa* L. 有些相似。只小叶卷须不分枝（应有2～3分枝）,有疑问。通读全书,发现吴其濬对卷须这一性状,观察得并不仔细。

《野菜谱》记载的野绿豆,可能非救荒野豌豆 *Vicia sativa* L.,待详考。

松村、《纲要》释作 *Vicia sativa* L.;吴批: *Vicia sativa* ?

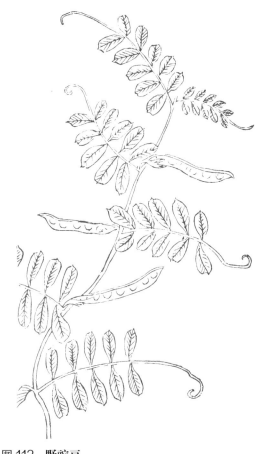

图 113　**野豌豆**

111. 翘摇

翘摇,《尔雅》:柱夫,摇车。《注》:蔓生,细叶紫华,可食,今俗呼翘摇车。《本草拾遗》始著录。吴中谓之野蚕豆;江西种以肥田,谓之红花菜,卖其子以升计;湖北亦呼曰翘翘花;淮南北吴下乡人,尚以为蔬,士大夫盖不知。东坡欲致其子于黄[1],殆未见田垄间春风翘摇者耶?然其诗曰:豆荚圆且小,槐芽细而丰[2]。又曰:此物独妩媚。枝叶花态，诗中画矣。放翁诗：此行忽似蟆津路，自候风炉煮小巢[3]。亦以蜀中嗜之，非吴中无是物也。湘南节署，隙地偏生，紫萼绿茎，天然锦罽。滇中田野有之，俗呼铁马豆。《滇本草》：治寒热来往肝劳，与古法治热疟，活血、明目同症。又有黄花者，名黄花山马豆。滇中草花，多非一色，唯形状不差耳。诗曰：邛有旨苕[4]。苕，一名苕饶，即翘摇之本音，苕而曰旨，则古人嗜之矣。《野菜谱》有板荞荞，亦当作翘翘。

[新释]

《长编》卷五收翘摇文献。《图考》图为新绘（图114）。据《图考》文、图可知，本种为本草植物，茎匍匐生长；叶互生，奇数羽状复叶，小叶7～9枚，近无柄，倒卵形，基部宽楔形至钝，先端钝圆或微凹；花紫色或黄色，5～6朵，集成腋生头状花序；荚果披针状条形，稍弯曲。据上述性状，与《中志》42（1）：199和《云志》10：725所描述的豆科黄耆属植物紫云英 *Astragalus sinicus* L.在概貌上基本相似。该种产于长江流域各省区。生于海拔400～3 000米的山坡、溪边及潮湿处。现我国多栽培，为绿肥和牲畜饲料，嫩梢也供食用。模式标本采自浙江宁波。

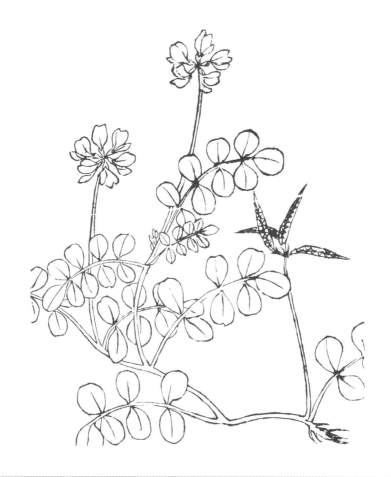

图114　翘摇

吴其濬认为其即"滇中田野有之，俗呼铁马豆"，也即《滇南本草》的黄花山马豆。因该种花冠紫色或黄白色。荚果果瓣有隆起的网脉，成熟时黑色似铁，故名铁马豆。但《滇南本草》卷二另一有"翘摇"条，为"马豆草"的别名，与本书所记显然是"同名异物"，应为豆科野豌豆属植物救荒野豌豆 *Vicia sativa* L.。

松村和《纲要》2：9：*Astragalus sinicus* L.。

［注］

1️⃣ 黄：地名，指黄冈。

2️⃣ 豆荚圆且小，槐芽细而丰：出苏轼诗《元修菜》。下一句"此物独妩媚"也出该诗。

3️⃣ 此行忽似蟆津路，自候风炉煮小巢：出陆游诗《巢菜并序》。

4️⃣ 邛有旨苕：出《诗经·国风·防有雀巢》。

112. 甘蓝

甘蓝，《本草拾遗》始著录，云是西土蓝。《农政全书》：北人谓之擘蓝。按此即今北地撒蓝，根大有十数斤者，生食、酱食，不宜烹饪也。《山西志》谓之玉蔓菁，缕以为丝，皓若烂银，浸之井华，剂以酰醢[1]，脆美爽喉；一入沸汤，辛软不任咀嚼矣。叶以为蒲，曰酸黄菜，尤美。《滇本草》沿作苤蓝，治脾虚、火盛、中膈存痰、腹内冷痛、夜多小便，又治大麻、疯癫等症，服之立效。生食止渴；煨食治大肠下血；烧灰为末，治脑漏、鼻疳，吹鼻治中风不语。叶贴疮皮治淋症最效。

雩娄农曰：蔓菁、萝卜二物也，医者或误一之。甘蓝盛于西北，俗书擘、撒，乃无正字。医者以为大叶冬蓝，可谓按图索骥矣。余移种湘中，久不拆芽，视之腐矣。畏湿喜燥，其性然也。滇南终岁可得，夏秋尤美。此物根生土上，复有直根如插橛，花繁叶硕，与风摇动，若悬擢然，初睹者或以为奇。余生长于北，终日食之而不识其状，西南万里，艺之小圃，朝夕晤对，彼足不至西北者，虽欲一物不知，以为深耻，将如之何？

［新释］

《长编》卷五收甘蓝文献。《图考》图为新绘（图115）。

甘蓝，据《中志》33：46，甘蓝 *Brassica oleracea* L.，野甘蓝 *Brassica oleracea* var. *oleracea* 于英国及地中海地区野生，我国不产。《中志》33：46、《云志》6：5-6 释《本草拾遗》"甘蓝"作十字花科芸薹属植物甘蓝 *Brassica oleracea* L. var. *capitata* L.，即云南称"莲花白"。北京称"洋白菜""圆白菜"；北方常称"卷心菜"。称花菜（通称）、花椰菜（广州）的为另一变种，*Brassica oleracea* L. var. *botrytis* L.，其头状的幼花序供蔬菜食用。

据《云志》6：6 擘蓝（《农政全书》），苤蓝（《滇南本草》）作十字花科芸薹属植物擘蓝 *Brassica caulorapa* Pasq.（*Brassica oleracea* L. var. *gongylodes* L.），云南各地栽培。《图考》本

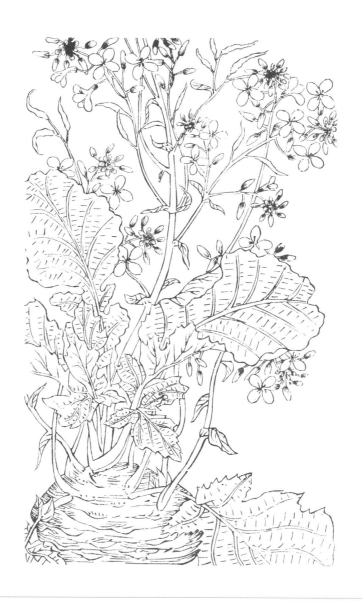

图 115　甘蓝

条绘图即擘蓝 *Brassica caulorapa* Pasq.。球茎及嫩叶作蔬菜食用；种子油供食用；叶及种子药用，能消食积，治疗十二指肠溃疡。

松村：*Brassica oleracea* var. *gongyloides* L.；《纲要》：*Brassica caulorapa* Pasq.；吴批：

Brassica oleracea，撇蓝乃 *Brassica oleracea* var. *gongylodes*。

［注］

1　酰醢（xī hǎi）：酰，醋。醢，鱼和肉制作的酱。

113. 莴苣

莴苣，《食疗本草》[1] 始著录。《墨客挥犀》[2] 谓自呙国[3]来，故名。有紫花、黄花两种，腌其薹食之，谓之莴笋，亦呼为薹干。李时珍谓苦苣[4]、莴苣、白苣[5]，俱不可煮食，通可曰生菜。然苦苣生食固已，莴苣叶薹，炒之、羞之，五味皆宜。唯白苣则北人以叶包饭食之，脆甘无侪，且耐大嚼，故以生菜属之。而莴苣之美，则在薹，盐脯御冬，响牙齑也。老杜《种莴苣诗序》：堂下理小畦，种一两席许莴苣，向二旬矣，而苣不拆甲，独野苋[6]青青，伤时君子，或晚得微禄，辘轲[7]不进，野苋滋蔓，是诚然矣。苣不拆甲，毋乃种不以法？浅根孤露，栽培未至，虽易生之物，植者希矣。菠薐[8]过朔乃生，园荽[9]经雨乃苗，凡物有用于人，皆有本性，用之而拂之，其辘轲又谁咎耶？莴苣一名千金菜，《清波杂志》[10]云：绍兴中，车驾巡建康新丰镇，顿物皆备，忽索生菜两篮，前顿传报，生菜遂为珍品。物有时而贵千金，其适然矣。

[新释]

《长编》卷五收莴苣文献。《图考》莴苣图为新绘（图 116）。

本条莴苣和下条白苣是同一物种，故一起讨论。菊科莴苣属植物莴苣 Lactuca sativa L. 是一年生或二年生草本，根垂直，茎直立，单生，上部圆锥花序分枝。其基生叶及茎的下部叶大，不分裂，倒披针形或椭圆状披针形，长，顶端急尖，无柄；基部心形或尖头状半抱茎，全缘，茎上的叶及圆锥花序上的叶向上渐小，卵状心形，无柄，基部心形或箭头形，也抱茎。其头状花序极多，舌状花黄色。详见《中志》80（1）：233-234。本种约在唐代传至我国，原产地不详。有多个栽培品种，分类上作栽培变种处理。如 Lactuca sativa var. angustata Irish ex Bremer 茎粗，即现今通常可食用茎的莴笋，即本条文中提及的"腌其薹食之"的莴苣，其叶也可作蔬菜食用；卷心莴苣 Lactuca sativa var. capitata DC. 叶圆形，抱卷成甘蓝样的叶球；生菜 Lactuca sativa var. ramosa Hort.，叶长倒卵形，可作生食，即下条的白苣，又称千层剥。现全国各地多有栽培。本条绘图，即为莴苣 Lactuca sativa L. 抽葶形成圆锥花葶时的样子。

松村：Lactuca；吴批：Lactuca sativa var. (Stem lettuce)。

[注]

1 《食疗本草》：食疗专著，共 3 卷。唐代孟诜（621—713）撰，张鼎增补改编。约成书于唐开元年间（713—741）。

2 《墨客挥犀》：宋代文言轶事小说，10 卷。

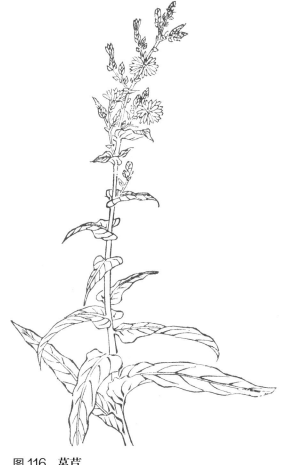

图 116 莴苣

彭乘（生平不详）撰。约成书于宋徽宗时期。

③ 呙国：古代西域国名，具体所指不详。

④ 苦苣：菊科苦苣属植物苦苣菜 *Sonchus oleraceus* L.。

⑤ 白苣：见本卷"白苣"条。

⑥ 野苋：苋科苋属植物凹头苋 *Amaranthus lividus* L.。

⑦ 轗轲（kǎn kě）：同"坎坷"。

⑧ 菠薐：藜科菠菜属植物菠菜 *Spinacia oleracea* L.。

⑨ 园荽：伞形科芫荽属植物芫荽 *Coriandrum sativum* L.。

⑩《清波杂志》：宋代周辉著笔记类作品，主要收载了宋代的一些名人轶事。

114. 白苣

白苣，《嘉祐本草》始著录。与莴苣同而色白，剥其叶生食之，故俗呼生菜，亦曰千层剥。

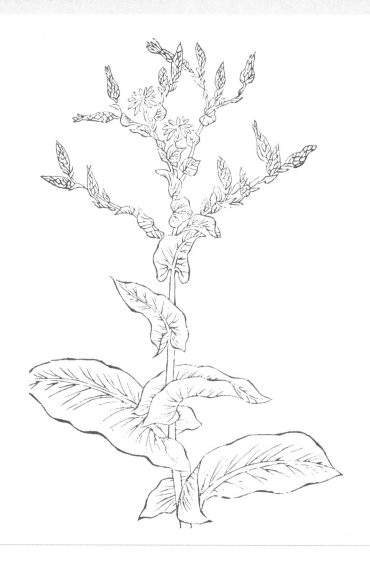

图 117　白苣

〔新释〕

《长编》卷五收白苣文献,《图考》图为新绘（图 117）。据《图考》图、文，所指皆为菊科莴苣属植物莴苣的一变种生菜 *Lactuca sativa* L. var. *ramosa* Hort.，详见本卷"莴苣"条新释，不赘述。

《纲要》3：435：*Lactuca sativa* L. var. *ramosa* Hort.。吴批：*Lactuca sativa*，唐代已有。

115. 莳萝

莳萝,《开宝本草》始著录。即小茴香子。以为和治肾气,方多用之。

〔新释〕

《长编》卷五收莳萝文献,《图考》图为新绘（图 118）。所图即《中志》55（2）：115 描述的伞形科莳萝属植物莳萝 *Anethum graveolens* L.［*Anethum sowa*,《中志》55（2）：215 已并入 *Anethum graveolens*］。该种原产地中海地区，世界广泛栽培，我国甘肃、广东、广

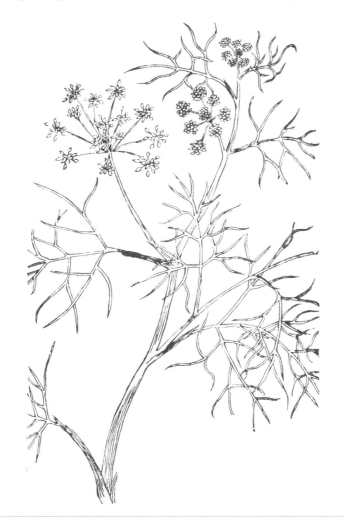

图 118 莳萝

西、四川等地多栽培。茎叶及果实有茴香味，尤以果实较浓。嫩茎叶供作蔬菜食用，果实可提取芳香油，为调和香精的原料。果实即小茴香子，可入药，有祛风、健胃、散瘀、催乳等作用。

《中志》55（2）：215 释《开宝本草》莳萝：*Anethum graveolens* L；吴批：*Anethum graveolens*（incl. *Anethum sowa*）。

116. 东风菜

东风菜，《开宝本草》始著录。岭南多有之，与菘菜相类。

［新释］

《长编》卷五收东风菜文献。《图考》图为新绘（图119），所图显示为一年或两年生草本，茎直立；基生叶宽卵圆形，顶端圆形，全缘，具宽的中脉，侧脉明显，具粗叶柄，不抱茎，茎生叶卵形、披针形，抱茎；总状花序顶生，呈圆锥状。直立开展，花瓣4，长角果线

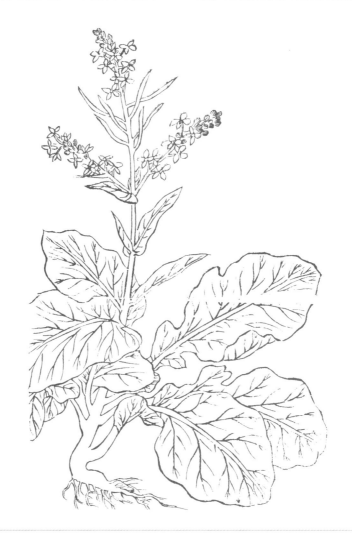

图119　东风菜

形；产于岭南。据上述性状，即《中志》33：27 描述的广东常食用的十字花科芸薹属植物菜薹 *Brassica parachinensis* L. H. Bailey［*FOC* 修订作 *Brassica rapa* L. var. *chinensis* (L.) Kitam. ］。

该种现各地栽培，作蔬菜食用。模式标本采自亚洲东部。

松村：*Brassica*；吴批：所图似为广东菜？*Brassica parachinensis*。

117. 越瓜

越瓜，《开宝本草》始著录。即菜瓜。形长有直纹，惟汴中产者圆。《诗》：是剥是菹[1]。《注》：瓜成剥削淹渍为菹，而献皇祖。《齐民要术》瓜菹法详矣。汴梁作包瓜，以姜及杏仁、核桃等包而酱渍之，亦有丰歉，士大夫家习制之，则剥菹献祖之遗风也。《倦游杂录》[2]：韩龙图贽[3]，山东人，乡里食味好以酱渍瓜啖，谓之瓜齑。韩为河北都漕，廨宇[4]在大名府，诸军营多鬻此物。韩尝曰：某营佳，某次之。有人曰：欧阳永叔撰《花谱》[5]，蔡君谟著《荔支谱》[6]，今须请韩龙图撰《瓜齑谱》矣。余谓韩诚不敢与欧、蔡伍，若作《瓜齑谱》，则逾二公甚远。

［新释］

《长编》卷五收越瓜文献。"越瓜"（图120）一词虽附于本书卷之三十一"西瓜"条下，实则上是在"甜瓜"之下。"西瓜"是《中志》73（1）：200 描述的葫芦科西瓜属植物西瓜 *Citrullus lanatus* (Thunb.) Matsum. et Nakai。但是吴其濬误把"甜瓜"误作"西瓜"，见卷之三十一"甜瓜""西瓜"文。据《中志》73（1）：202，"甜瓜"释为葫芦科黄瓜属植物甜瓜 *Cucumis melo* L.，并在原变种下作附记如下：因本种栽培悠久，品种繁多，果实形状、色泽、大小和味道也因品种而异，园艺上分为数十个品系，例如普通香瓜、哈密瓜、白兰瓜等均属于不同品系。除原变种外，还列有二变种，其一，即 *Cucumis melo* var. *conomon* (Thunb.) Makino，通称"菜瓜"，别名"越瓜"（《本草经集注》《食疗本草》）。本次研究同意《中志》的处理意见。

附记：《图考》卷之三十一将"甜瓜"另立

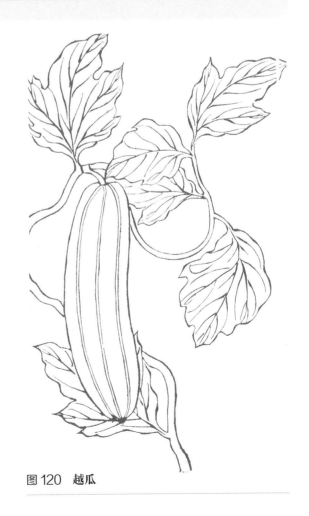

图120 越瓜

一条；将"哈密瓜"另立一条。

松村：Curcurbitaceae；《纲要》2：316、《中志》73（1）：203《图鉴》4：362，图6137：*Cucumis melo* L. var. *conomon* (Thunb.) Makino，《云志》：*Cucumis melo* L. var. *utillissimus* (Roxb.) Duthie et Fuller［把 var. *conomon* (Thunb.) Makino 作为其异名］。吴批：*Cucumis melo* var. *conomon*。

［注］

1️⃣ 是剥是菹：出《诗经·小雅·信南山》。

2️⃣ 《倦游杂录》：北宋张师正撰笔记类作品。

3️⃣ 韩龙图赟：即韩赟，字献臣。官至龙图阁直学士权发遣开封府。

4️⃣ 廨（xiè）宇：官舍，旧时官吏办公的处所。

5️⃣ 欧阳永叔撰《花谱》：即宋代文学家欧阳修，其是否撰《花谱》，待考。此处疑指《洛阳牡丹记》。

6️⃣ 蔡君谟著《荔支谱》：即宋代蔡襄撰《荔枝谱》一卷。

118. 茄

茄，《开宝本草》始著录。《本草拾遗》：一名落苏，有紫、白、黄、青各种，长、圆大小亦异。《岭表录异》：茄树，其实如瓜，余亲见之。茄蒂根烧灰，治轶瘵；茎灰入火药用。茄种既繁，鼎俎惟宜。《遵生八笺》有糖蒸、醋糟、淡干、鹌鹑各法，然未尽也。水茄甘者可以为果，山谷有《谢银茄》诗云：君家水茄白银色，绝胜埧裹紫彭亨。白固胜于紫，然唐以前但云昆仑紫瓜，白茄曰渤海、曰番茄，盖后出也。段成式[1]云：茄乃莲茎之名，今呼茄菜，其音若伽，未知所自。小说有草下作佳、作召、作音[2]之谑。《白獭髓》[3]：赵希仓倅绍兴，令庖人造燥子茄，欲书判食单，问听吏茄字。吏曰：草头下着加。遂援笔书草下家字，都人目曰燥子蒙。

［新释］

《长编》卷五收"茄子"文献。《图考》图为新绘（图121）。所图所示即茄科茄属植物茄子 *Solanum melongena* L.。该图果实描绘了圆茄和长茄两类型。该种原来认为是在印度驯化。据我们的最新研究结果，栽培茄子的驯化起源与印度无关。茄子可能最早在中国南方热带至中南半岛一带驯化后传播到黄河、长江流域和世界各地。在中国内地历经2 000多年的选育，呈现出现在多样的果实形状、颜色、大小和口味。

文中提到"白茄曰渤海，曰番茄，盖后出也"。在中国，茄子的原始栽培类型中有白茄，现在云南傣族庭院中，有这类初级栽培类型。茄子驯化后传到韩、日等国栽培，一些优良品种确实又传回到我国。"然唐以前但云昆仑紫瓜"，茄的中文名，在《僮约》中即为"茄"，《蜀都赋》也做"伽"，南北朝时固定做"茄"字，如《齐民要术》和同时代的文艺作品，皆作"茄"。大业四年（608），隋炀帝改茄子做"昆仑紫瓜"。

松村：*Solanum melongena* L.；吴批：附水

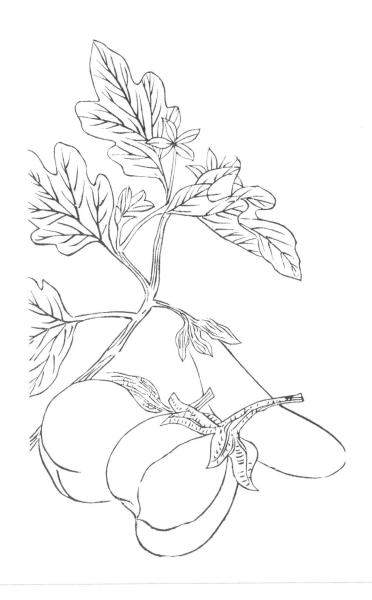

图 121　茄

茄甘者可以为果。

[注]

1 段成式 (803—863)：唐代文学家，字柯古，临淄人（今山东淄博）。段成式工诗，有文名。在诗坛上与李商隐、温庭筠齐名。他著作的笔记类作品《酉阳杂俎》，记载了西南一些植物物种，在本书中屡被引用。

2 《白獭髓》：宋代张仲文著笔记类作品。

3 音（pǒu）：义同"呸"。

119. 胡荽

胡荽，《嘉祐本草》始著录。《南唐书》[1] 谓种胡荽者，作秽语则茂，今多呼蒝荽。

《东轩笔录》[2]：吕惠卿[3]语王安石，园荽能去面黑黚[4]，盖皆有所本。

[新释]

《长编》卷五收胡荽文献。《图考》图为新绘（图122）。据《图考》图、文，本种为一年生草本，植株不高；具多数纤细的支根。茎圆柱形，直立；基生叶有长柄，叶片回羽状全裂，羽片广卵形，边缘有钝锯齿、缺刻或深裂。上部的茎生叶3回羽状分裂，末回裂片狭线形，顶端钝，全缘；伞形花序顶生，花序梗长，伞辐5，细长，具小总苞片，小伞形花序具小花7～10，具萼齿，名有芫荽、胡荽、蒝荽、园荽；栽培植物。根据上述性状，可释作《中志》55（1）：89描述的伞形科芫荽属植物芫荽 *Coriandrum sativum* L.。该种现我国各省区均有栽培。本种原产欧洲地中海地区，《中志》认为我国西汉时（公元前1世纪）张骞从西域带回。此说值得商榷。我国史书中，没有直接证据支持张骞引种回该种，该种最早记录时间与张骞所在历史时期不符。在中国历史上，中国从丝绸之路传入的十多种植物，多附会为张骞的贡献，芫荽也是其中一种。

松村：*Coriandrum sativum* L.；《中志》55（1）：89释芫荽（《本草纲目》）、香荽（《本草拾遗》）和胡荽（《食疗本草》）：*Coriandrum sativum* L. 芫荽；吴批：*Cariandrum sativum*。

[注]

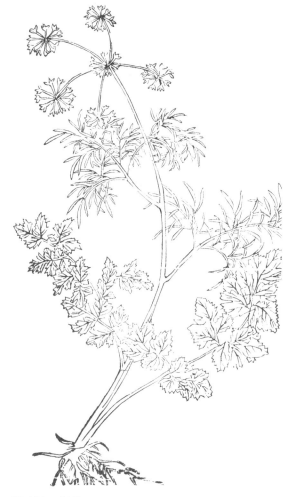

图122 胡荽

① 《南唐书》：记述五代时南唐国历史的纪传体史书。有三部。分别为宋胡恢撰，已佚。宋马令撰和宋陆游撰。本书引用的《南唐书》，为后两种之中一种，具体待核实。

② 《东轩笔录》：北宋魏泰撰笔记类作品，主要记载北宋太祖至神宗六朝旧事。魏泰生卒年不详，襄阳（今湖北襄阳市襄城区）人。

③ 吕惠卿（1032—1111）：字吉甫，号恩祖，泉州南安水头镇朴里人，北宋宰相，政治改革家，王安石变法中的重要人物。后因政见不同而生恨。此后宦途起伏不定，后半生一直在朝外辗转。

④ 黚（gàn）：脸上的黑斑。

120. 茼蒿

茼蒿，《嘉祐本草》始著录。开花如菊，俗呼菊花菜。汪机[1]不识茼蒿，殆未窥园；李时珍斥之固当，但茼蒿究无蓬蒿[2]之名。蓬、茼音近，义不能通。《千金方》以茼蒿入菜类。蓬蒿野生，细如水藻[3]可茹，而非园蔬，若大蓬蒿[4]则即白蒿[5]，与此别种。此菜叶如青蒿辈，气亦相近，而黄花散金，自春徂暑，老圃容华，增其缛丽，可为晚节先导。

[新释]

《长编》卷五收"同蒿"文献。《图考》图为新绘（图123），所图为一植株上部，头状花序6个，具细长花梗；总苞茎较粗，舌状花舌片较长，似菊花，金黄色（黄花散金）；可为菜（俗呼菊花菜），园圃栽培。据上述性状，颇合《中志》76（1）：22描述的菊科菊属植物蒿子秆 *Chrysanthemum carinatum* Scbousb.（*Chrysanthemum coronarium* 为其异名）。该种为栽培蔬菜，今我国南北栽培。《中志》云吉林有野生，待核实。我们推测该种为外来作物，其驯化历史尚需深入研究。

松村和吴批：*Chrysanthemum coronarium* L.。

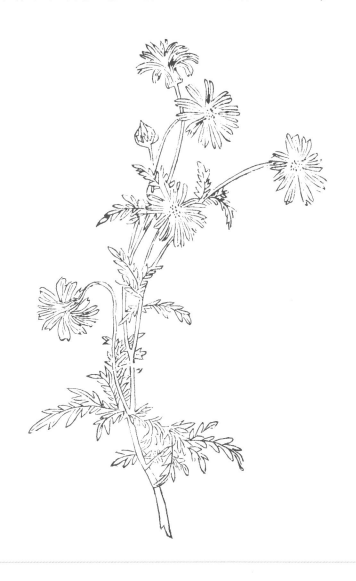

图123 茼蒿

〔注〕

1 汪机（1463—1539）：明代医家，新安医学奠基人。字省之，别号石山，祁门（今属安徽黄山市）人。

2 蓬蒿：按本书卷之十二"野茼蒿"条，吴其濬认为"野茼蒿即蓬蒿"，则吴其濬概念下的蓬蒿，当为菊科蒿属植物猪毛蒿 *Artemisia scoparia* Waldst et Kif. 及其近缘类群。

3 水藻：疑指金鱼藻科金鱼藻属植物金鱼藻 *Ceratophyllum demersum* L.。

4 大蓬蒿：大蓬蒿为菊科千里光属植物额河千里光 *Senecio argunensis* Turcz.，参见本书卷之十二"大蓬蒿"条。

5 白蒿：历史上各书所指白蒿非一个物种，本书《图考》白蒿绘图似菊科蒿属植物大籽蒿 *Artemisia sieversiana* Ehrh. ex Willd.，参见本书卷之十一"白蒿"条。

121. 邪蒿

邪蒿，《嘉祐本草》始著录。叶纹即邪，味亦非正，人鲜食之，纹斜遂以邪名，味辛亦多艾[1]气。北齐邢峙[2]授经东宫，命厨宰去邪蒿，曰：此菜有不正之名，非殿下所宜食。养正之功，固在慎微。

〔新释〕

《长编》卷五收邪蒿文献。吴其濬未有新的性状描述，未附按语。《救荒本草译注》释邪蒿图为菊科青蒿属植物青蒿的变种大头青蒿 *Artemisia carvifolia* Buch.-Ham. ex Roxb. var. *schochii* (Mattf.) Pamp.。《图考》图可为吴其濬新绘图（图124）。如据文字"味辛亦多艾气"，同意释作蒿属 *Artemisia* 植物。《图考》绘图显示的性状，概貌上也似蒿属 *Artemisia* 植物。其花序形态，颇似大头青蒿 *Artemisia carvifolia* Buch.-Ham. ex Roxb. var. *schochii* (Mattf.) Pamp.。

有学者认为：《纲目》《图考》谓邪蒿叶纹皆邪，故名，此与今之伞形科西风芹属植物多毛西风芹 *Seseli delavayi* Franch. 及竹叶西风芹 *Seseli mairei* Wolff 等种叶似竹叶，叶脉"网状脉近平行"的描述相符合。很难理解，既然该属为"网状脉近平行"，何谓"叶纹皆邪，故名"，着实牵强。又以柴胡似邪蒿，释柴胡作伞形科植物。试问，邪蒿物种尚不确定，又怎据邪蒿考证出柴胡的基原？

《北齐书》所云斜蒿，吴批：疑似芫荽 *Coriandrum sativum* L.。存以备核。

松村：*Artemisia annua* L.；《纲要》3：375释作：*Artemisia apiacea* Hance ex Walp.［《中志》76（2）：60 处理该学名作 *Artemisia carvifolia* Buch.-Ham. ex Roxb. 异名］；吴批：似非伞形科，而是 *Artemisia* 一种？

〔注〕

1 艾：菊科蒿属植物艾 *Artemisia argyi* Lévl. et Van.。

2 邢峙：字士峻，北齐河间鄚人。通《周礼》《仪礼》《左氏春秋》。天保初，郡举孝廉、授四门博士，迁国子助教，以经入授皇太子。

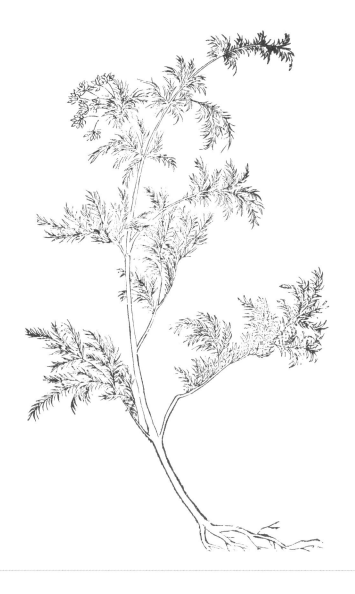

图 124　邪蒿

122. 罗勒

罗勒，《嘉祐本草》始著录。即兰香[1]也，术家以羊角、马蹄烧灰撒湿地即生罗勒云。《救荒本草》：香菜，伊洛间种之，即此。《瓮牖闲评》不识罗勒，乃斥《事物纪原》[2]因石勒[3]讳改名兰香为非，且援郑穆梦兰[4]为证，是直以兰香为兰草[5]矣。金银白及，泚笔便误，多识下问，固当不妄雌黄。

[新释]

《救荒本草译注》释香菜为唇形科罗勒属植

物罗勒 *Ocimum basilicum* L.。

《图考》文字中没有新的性状描述，图不似新绘（图 125）。所图显示为一年生草本；茎直立，矮小，具棱，分枝；叶对生，卵圆状长圆形，先端急尖，基部渐狭，叶柄短，叶全缘，具毛；总状花序生茎、枝顶，似比叶长。综合上述性状，宜释作《中志》66：561 描述的唇形科罗勒属植物罗勒 *Ocimum basilicum* L.。该种现各地多有栽培，为重要香料植物。常见于新疆、吉林、河北、浙江、江苏、安徽、江西、湖北、湖南、广东、广西、福建、台湾、贵州、云南及四川，南部各省区有逸为野生的。

松村：Labiatae;《中志》66：561 释《图考》：*Ocimum basilicum* L.；吴批：图似 *Ocinum basilicum*。

[注]

1 兰香：所属物种有争议，此处认为即罗勒。

2 《事物纪原》：宋代高承编撰的一部专记事物原始的作品。共 10 卷，载植物多种。高承，开封人，生平不详。

3 石勒（274—333）：十六国时期后赵的建立者。字世龙，上党武乡（今山西榆社北）人，羯族人。

4 郑穆梦兰：典出"燕姞梦兰"，见《春秋左传正义》。郑穆，指的是郑穆公。大意为郑文公妾燕姞梦兰而生子兰，即后来的郑穆公。

5 兰草：各学科所持意见不同，本研究认为是菊科泽兰属植物佩兰 *Eupatorium fortunei* Turcz. 或其近缘物种，详见本书卷之二十五兰草条。

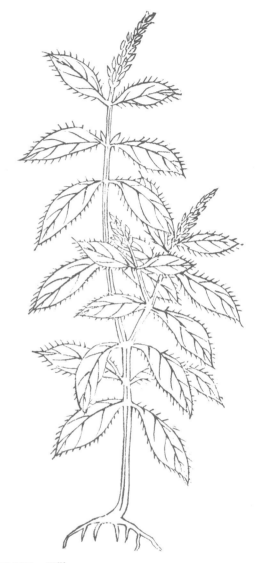

图 125　罗勒

123. 菠薐

菠薐，《嘉祐本草》始著录。《嘉话录》[1]：种自颇陵国[2]移来，讹为菠薐，味滑，利五脏。此菜色味皆佳，广舶珊瑚，以色如菠菜茎者为贵，则亦可名珊瑚菜矣。南中四时不绝，以早春初冬时嫩美。东坡诗：北方苦寒今未已，雪底菠薐如铁甲；岂知吾蜀富冬蔬，霜叶露芽寒更苗。大抵江以南皆富冬蔬，而北地之窖生者色尤碧，味尤脆也。惟此菜忽有涩者，乃不能下咽，岂瘠士不材耶？北地三四月间，菜把高如人，肥壮无筋，焯而腊[3]之入汤，鲜绿可爱，目之曰万年青。闻黑龙江菠薐厚劲如箭镞，则洵如铁甲矣。

［新释］

《长编》卷五收菠薐历代主要文献。《图考》图为新绘（图126），所图为草本；根圆锥状；茎直立，不分枝；叶戟形，色"鲜绿"，基部具牙齿状裂片，具细长叶柄；花序生茎顶，似穗状圆锥花序。宜释作《中志》25（2）：46描述的藜科菠菜属植物菠菜 Spinacia oleracea L.。现在我国普遍栽培、食用。《唐会要》记载了太宗时期尼波罗国献波棱菜，类红蓝，实如蒺藜，火熟之，能益食味，即此。但《嘉话录》提及种自颇陵国，为尼波罗国"波罗"之音转？

松村、《中志》25（2）：46：Spinacia oleracea Mill.。

［注］

❶《嘉话录》：即《刘公嘉话录》一卷。韦绚著。大约记载的是其师刘禹锡的谈话，内容包括朝廷轶闻、文人轶事及民间传闻。韦绚，字文明，京兆（今陕西西安）人。生卒年不详。刘禹锡曾官太子宾客，故今本题为《刘宾客嘉话录》。

❷ 颇陵国：古代国名，所辖具体地点不详。

❸ 腊（xī）：晾干。

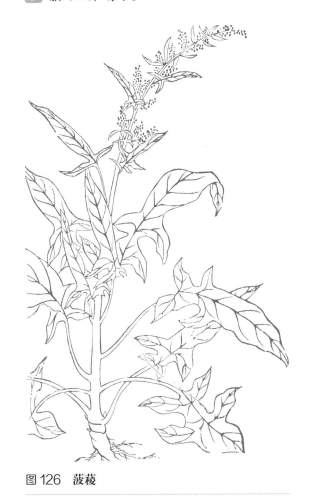

图126　菠薐

124. 灰藋

灰藋，《嘉祐本草》始著录。即灰条菜。其红心者为藜；一种圆叶者名和尚头，味逊。《尔雅》：厘，蔓华。说者云：厘即莱。陆玑《诗疏》：莱即藜也，其子可为饭。《救荒本草》谓之舜芒谷。藜藋[1]之羹，昔贤所甘，唐宋诗人，犹形歌咏，而后人或以为落帚，《蓬窗续录》[2]乃以为苜蓿，何其陋也！《询刍录》[3]：古称藜即灰苋，老可为杖，盖藜杖也。余乡居时，摘而焯为蔬，味微咸，特未蒸以为羹耳。其茎秋时伐为杖，轻而有致，髹以漆，则坚耐久，杖乡者曳扶至便，比户奉之，非难识也。北地采其子以备荒。烟中有所谓兰花子者，皆是物充之。王世懋《蔬疏》[4]：藜蒿多生江岸，得不误为蒌[5]耶？明饶介[6]诗序：藜科旅生庭中，白露日割而为帚，是日取藜无蚊，谚云藜未闻可帚，亦恐误为落帚也。二草绝不相蒙。雷敩云：白青色是妓女茎，不知何故以为一类？富贵之家，不啖粗食，窗前草芟夷勿使能植，何由得见？敝襟不掩肘，藜羹常乏斟耶？《滇本草》：灰涤银粉菜，作菜食令人不噎隔反胃，煎服治火眼疼痛，洗眼去风热，可补诸本草。《尔雅》：拜，蒴藋。《注》：亦似藜。《疏》引《庄子》藜藋柱宇。盖红者为藜，白者为藋。

按《尔雅》郭《注》：王蔧似藜。《说文系传》[7]：今落帚，或谓落藜，初生可食，藜之类也。二物皆生秽地，科茂如树，叶俱可茹，故曰同类，其实枝叶自迥别。《救荒本草》有水落黎，亦是灰藋。非落帚也。又《系传》：藋，厘草也；徐锴谓即灰藋。《尔雅》：拜，蒴藋，郭《注》：亦似藜。《说文》举其一类，郭《注》别其二种，本自明显，徐氏不以厘释藜。《尔雅正义》以莱、厘、藜为一物，而释蒴藋，仍以有红线者为灰藋，不采《嘉祐本草》白藋入药、红藜堪杖之说，皆偏举而未融贯也。

[新释]

《长编》卷五收灰藋文献。《救荒本草译注》释"水落藜"作藜科藜属植物小藜 *Chenopodium ficifolium* Smith。又释"舜芒谷"似藜科藜属植物杖藜 *Chenopodium giganteum* D. Don。

《图考》图为新绘（图127）。本条图、文涉及多种植物。

据《图考》图、文，一年生草本，茎直立，植株矮小不分枝；叶片菱状卵形，先端急尖，基部楔形至宽楔形，边缘具锯齿，叶柄细长，长于叶片长度的1/2；花序生茎顶，花（小圆点）稀疏分布于圆锥状花序上，不团集。如据上述性状，难确定是否《中志》25（2）：98描述的藜科藜属植物灰条菜 *Chenopodium album* L.。也许如《中志》所云，本种分布甚广，形态变异很大，已发表的种下等级名称很多，相当混乱。非进行世界性的整理工作，不能鉴定清楚，这里暂不细分，统归入本种之内。暂订为灰条菜 *Chenopodium album* L.。

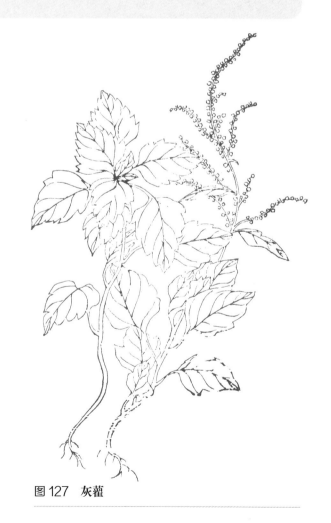

图127　灰藋

文字提及"其红心者"仍为藜 *Chenopodium album*。"叶圆者名和尚头，味道逊"，吴批：*Chenopodium glacum*，本研究倾向释作《中志》25（2）：96 描述的圆头藜 *Chenopodium strictum* Roth，其叶顶端圆形或近圆形。产于河北、山西、陕西、甘肃至新疆南部。生于山谷、河岸、道旁等处。分布于美洲、欧洲、伊朗及俄罗斯的东南部。

文字中记录可为藜杖者，即藜科藜属植物杖藜 *Chenopodium giganteum* D. Don。

松村：*Chenopodium*？吴批：即灰条菜 *Chenopodium album*。

〔注〕

1 藜藿：藜，藜科藜属 *Chenopodium* 植物。藿，野大豆 *Glycine soja* Sieb. et Zucc. 的叶子。

藜藿常用来指普通百姓食用的粗劣食物。

2 《蓬窗续录》：明代冯时可著笔记类作品。

3 《询刍录》：明代陈沂著的语言杂著，1 卷。

4 《蔬疏》：即《学圃杂疏·蔬疏》。

5 蒌：菊科蒿属植物蒌蒿 *Artemisia selengensis* Turcz. ex Bess.，本书卷之十二所图为蒌蒿的无齿蒌蒿（变种）*Artemisia selengensis* Turcz. ex Bess. var. *shansiensis* Y. R. Ling。

6 饶介（1300—1367）：字介之，江西临川（今江西抚州）人。元末明初著名诗人、书法家。

7 《说文系传》：《说文解字系传》的简称，全书 40 卷，是第一部为《说文》作注且对文字全面研究的重要著作。作者为文字训诂学家徐锴（920—974），字鼐臣、楚金。另存《说文解字韵谱》10 卷。

125. 蕹菜

蕹菜，详《南方草木状》[1]，《嘉祐本草》始著录。花叶与旋花无异，惟根不甚长，解野葛毒。湖南误食水莽草[2]，亦以此解之。江右、湖南种之，不减闽、粤，余疑与蕾蓄苗[3]为一物。南方种为蔬，北地则野生麦田中，徒供脴豕耳。其心空中，岭南夏秋间疑有蛭藏于内，多不敢食。种法如番薯[4]，掐蔓插之即活，一畦足供八口之食。味滑如葵[5]，在岭南则为嘉蔬。王世懋云：南京有之，移植不生。易生物亦有不迁地者，何异匹夫不可夺志？

雩娄农曰：余壮时以盛夏使岭南，瘴暑如焚，日啜冷齑；抵赣骤茹蕹菜，未细咀而已下咽矣。每食必设，乃与五谷日益亲。盖其性滑能养窍，中空能疏滞塞，能抑热。近时阿芙蓉[6]毒天下，有倡为蕹菜膏者，云可以已瘾。余疑鸦片膏中必杂以野葛，故生吞者毒烈立毙，吸其烟则灼熏积于肺腑，毒发稍缓，如服硫黄然。蕹者，野葛之所畏也，因其畏而治之，如人面疮之畏贝母，心腹虫之畏蓝与地黄欤？否则藉其寒滑以为利导，而熄无根之火耳。然必受害浅者或可以已，不然者，吾以为杯水车薪之喻。

[新释]

《长编》卷五收蕹菜历代主要文献。《图考》图为新绘（图128）。据《图考》图、文，该种为一年生草本；茎圆柱形，有节，节间中空；叶片长卵形，顶端渐尖，具小短尖头，基部心形，微波状，叶柄细长，无毛；聚伞花序腋生，具花序梗，具1～3朵花，花梗细长，萼片近于等长；花冠漏斗状（"花叶与旋花无疑""余疑与蒮蕽苗为一物"）；可扦插，食之"味滑如葵"。综合上述性状，概貌颇合《中志》64（1）：94描述的旋花科番薯属植物蕹菜 *Ipomoea aquatica* Forsk.。本种原产于我国，现已广泛栽培在我国中部及南部各省，北方栽培较少。作蔬菜食用。药用内服，解饮食中毒；外敷治骨折、腹水及无名肿毒。

松村：*Ipomoea batatas* Lam. (*I. fastigiata* Sweet.)；《中志》64（1）94、《纲要》和吴批：*Ipomoea aquatica* Forsk.。

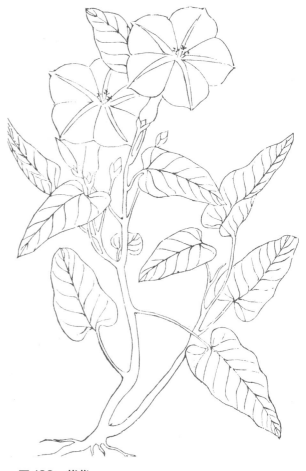

图128 蕹菜

[注]

1 《南方草木状》：中国古代最早的区域性植物志，收录岭南植物共80种。书成于公元304年，作者嵇含（263—306），字君道，号亳丘子，河南巩县亳丘（今河南鲁庄）人。

2 水莽草：卫矛科雷公藤属植物雷公藤 *Tripterygium wilfordii* Hook. f.。参见本书卷之二十四"莽草"条。

3 蒮蕽苗：旋花科打碗花属植物打碗花 *Calystegia hederacea* Wall.。

4 番薯：旋花科甘薯属植物甘薯 *Ipomoea batatas* (L.) Lam.，见本书卷之六"甘薯"条。

5 葵：锦葵科锦葵属植物锦葵 *Malva crispa* L.。

6 阿芙蓉：罂粟科罂粟属植物罂粟 *Papaver somniferum* L.。

126. 胡瓜

胡瓜，《嘉祐本草》始著录。即黄瓜。杜宝《拾遗录》[1]云：隋避讳，改黄瓜也。陈藏器谓石勒讳胡改名，说少异。瓜可食时色正绿，至老结实则色黄如金，鼎俎中不复见矣。有刺者曰刺瓜。《齐民要术》无藏胡瓜法，盖不任糟酱。《遵生八笺》蒜瓜法：腌瓜以大蒜瓣捣烂，与瓜拌匀，酒醋浸，北地多如此。近则与辣子同浸，无蒜气而耐藏。其秋时结者，曝干与莴笋苔同法作蔬，极甘脆。

[新释]

《长编》卷五收胡瓜文献。《图考》图为新绘（图129）。据《图考》图，本种为一年生攀援草本；茎有棱。卷须细，不分歧；叶具柄，叶片宽卵状心形，5个角，有齿，先端急尖，基部弯缺半圆形；雌花单生，花瓣5，花梗粗壮；果实长圆形，表面粗糙，有小刺状突起。综合上述性状，确属《中志》73（1）：205描述的葫芦科黄瓜属植物黄瓜 *Cucumis sativus* L. 无疑。该种现在我国各地普遍栽培，具体驯化地点和驯化时间还有争议。《齐民要术》没有藏胡瓜法，一或真没有该法；另一可能，彼时黄瓜或还没有传至山东地区，或还没有作大规模栽培食用。

松村和吴批：*Cucumis sativus* L.。

[注]

❶《拾遗录》：书名全称《大业拾遗录》，本条涉及内容是大业四年（608），隋炀帝改茄子作昆仑紫瓜，改胡瓜作黄瓜。与陈藏器提的石勒没有关系。

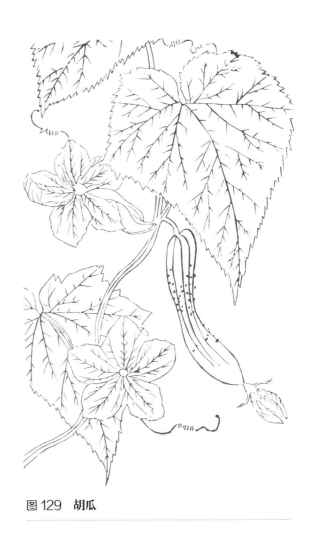

图 129　胡瓜

127. 资州生瓜菜

宋《图经》：生瓜菜，生资州平田阴畦间。味甘，微寒，无毒，治走疰，攻头、面、四肢，及阳毒、伤寒、壮热、头痛、心神烦躁，利胸膈，俗用捣自然汁饮之，及生捣贴肿毒。苗长三四寸，作丛生，叶青圆似白苋菜，春生茎叶，夏开紫白花，结黑细实，其味作生瓜气，故以为名。花实无用。

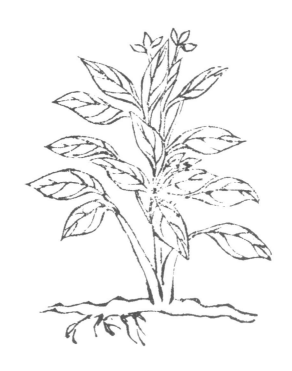

图 130　资州生瓜菜

〔新释〕

《图考》图（图 130）非新绘，似转用《图经》图。吴其濬不识。

吴批：图不可辨，似非菊科。物种待考。

128. 草石蚕

草石蚕，《本草会编》[1]始著录。即甘露子，茎花与水苏[2]同而根如连珠，北地多种之以为蔬。

按《拾遗》虽有草石蚕之名，而谓根有毛节，叶如卷柏，生山石上。此即俗呼返魂草[3]，已入石草，非甘露也。惟《本草会编》所述地蚕形状，正是《救荒本草》甘露儿，只可供茹。若除风、破血，恐无此功用。姑仍《纲目》旧标而辨正之。

雩娄农曰：地蚕味腴，处处食之，而《本草》不载，其无当于君臣佐使耶？杨升庵以芭蕉之甘露为蘘荷，后人复因甘露之名，以地蚕为蘘荷。但古今不闻以芭蕉为蔬者，或者附会以为其根可茹，而无人试之，可信否耶？甘露儿未必即蘘荷，然以补蘘荷之缺，奚不可者？屠本畯[4]《玉环菜》诗云：甘露草生何阑珊，堪缀步摇照玉环。则玉环即此菜矣。明人不识蘘荷，而屠本畯云：白者白里，赤者赤穰。此何物耶？其味辛，盖姜类。

〔新释〕

《长编》卷五收草石蚕文献。《图考》图为新绘（图131）。据图、文，为一矮小草本；根茎横走，在节上生出纤维状须根（因此《拾遗》谓根有毛节），肉质，肥大；茎直立；茎叶对生，长圆状卵圆形，先端钝，基部浅心形，边缘有整齐的粗大圆齿状锯齿，叶柄细长；轮伞花序腋生，4~6花，远离，组成较长的穗状花序。综合上述性状，其概貌较合《中志》66：21描述的唇形科水苏属植物地蚕 *Stachys geobombycis* C. Y. Wu。该种产于浙江、福建、湖南、江西、广东及广西；生于荒地、田地及草丛湿地上，海拔170~700米。模式标本采自浙江龙泉。肉质的根茎可供食用，全草又可入药，治跌打、疮毒、去风毒。《本草会编》记录的地蚕，也为该种。《中志》虽然未注明其中文名出处，但考证已然清楚。

文中提及北方多种以为蔬者，乃《救荒》记录的甘露儿，《救荒本草译注》释其作唇形科水苏属植物甘露子 *Stachys sieboldii* Miq.。原产我国，野生于华北及西北各省区，余地均多栽培；生于湿润地及积水处，海拔可达3 200米。欧洲、日本、北美等地广为栽培。模式标本采自日本。其地下肥大块茎供食用，形状珍奇，脆嫩无纤维，最宜作酱菜或泡菜。贵州用全草入药，治肺炎、风热感冒。

附记：《中志》66：18特书"本种（指甘露子 *Stachys sieboldii*）在中日文参考书中常误从《本草纲目》及《植物名实图考》作草石蚕，非是"，明确《图考》草石蚕，非唇形科水苏属植物甘露子 *Stachys sieboldii* Miq.。

松村、《纲要》《云志》和吴批：*Stachys sieboldii* Miq.。

〔注〕

１《本草会编》：明代本草，20卷，约成于16世纪初。作者汪机。

２水苏：唇形科水苏属植物水苏 *Stachys japonica* Miq.，参见本书卷之二十五"水苏"条。

３返魂草：指卷柏科卷柏属植物卷柏 *Selaginella tamariscina* (P. Beauv.) Spring，俗名还魂草、九死还魂草。

４屠本畯：字田叔，又字幽叟，号汉陂，晚年自称憨先生、乖龙丈人等，浙江鄞县（今浙江宁波）人。生卒年不详，主要活动于明万历年间（1573—1620）。著有《闽中海错疏》《闽中荔枝谱》《野菜笺》《离骚草木疏补》等与植物相关的专著。

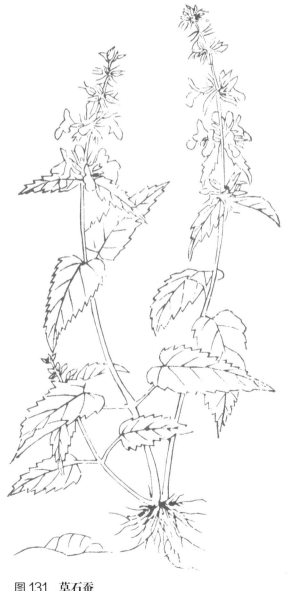

图131　草石蚕

129. 白花菜

白花菜，《食物本草》收之。圃中亦有种者，味近臭，惟宜腌食。亦有黄花者，白瓣黄须，袅袅有致，而气味乃不得相近，圃人种而自食，不知其味若何？久而不闻其臭，彼固日在鲍鱼之肆也[1]。存此以见穷民恶食，未必即以臭为香。

[新释]

《长编》卷五收白花菜文献。《图考》图为新绘（图 132）。据《图考》图、文，本种为一年生直立草本，茎上具毛；叶为 5 小叶掌状复叶，小叶倒卵状椭圆形，顶端急尖，基部楔形，近全缘（实有细锯齿），中央小叶最大，侧生小叶依次变小，叶柄细长；总状花序长，花多数；具苞片，花瓣白色（或黄色），雄蕊黄色，细丝状，伸出花冠外；植株具臭味。综合上述性状，同意释作《中志》32：533 描述的山柑科白花菜属植物白花菜 Cleome gynandra L. [FOC 修订作 Gynandropsis gynandra (L.) Briq.]。《食物本草》的白花菜也为该种。该种为广域分布种，在我国自海南岛一直分布到北京附近，西从云南直到台湾，是低海拔村边、道旁、荒地或田野间常见杂草。亚洲、非洲少数地区偶有栽培以供蔬食，亦可腌食。种子碾粉功似芥末，供药用，有杀头虱、家畜及植物寄生虫之效；种子煎剂内服可驱肠道寄生虫，煎剂外用能疗创伤脓肿。全草入药，味苦辛微毒，主治下气，煎水洗痔。捣烂敷风湿痹痛，擂酒饮止疟；制成混敷剂，能疗头痛、局部疼痛及预防化脓累积；因有抗痉挛作用，亦为产科临床用药。

文中提及黄花者，是黄花草 Cleome viscosa L.。产于安徽、浙江、江西、福建、台湾、湖南、广东、广西、海南及云南等省区，多见于干燥气候条件下的荒地、路旁及田野间。

松村：Gynandropsis pentaphylla DC.；吴批：Cleome gynandra (Gynandropsis pentand)。

[注]

1 圃人……彼固日在鲍鱼之肆也：典出刘向《说苑·建本》"与善人居，如入芝兰之室，久而不闻其香；与恶人居，如入鲍鱼之肆，久而不闻其臭"。

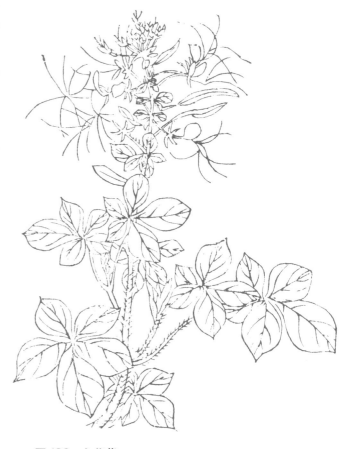

图 132　白花菜

130. 黄瓜菜

黄瓜菜,《食物本草》始著录。似苦荬而花甚细,《救荒本草》黄鹌菜即此。此草与荠、苣齐生,而味肥俱不如,彼为膏粱,此为草芥矣。翦以饲鹅,盖鸡鹜不与争也。

[新释]

《长编》卷五收黄瓜菜文献。《救荒本草译注》释黄鹌菜作菊科黄鹌菜属植物黄鹌菜 *Youngia japonica* (L.) DC.。

《图考》文字无性状描述,图似吴其濬新绘(图 133)。所图即黄鹌菜 *Youngia japonica* (L.) DC.。该种据《中志》分布在北京、陕西、甘肃、山东、江苏、安徽、浙江、江西、河南、湖北、湖南、广东、广西、四川、云南、西藏等地。生于山坡、山谷及山沟林缘、林下、林间草地及潮湿地、河边沼泽地、田间与荒地上。

松村:*Crepis japonica* Bth.;吴批:*Youngia japonica*。

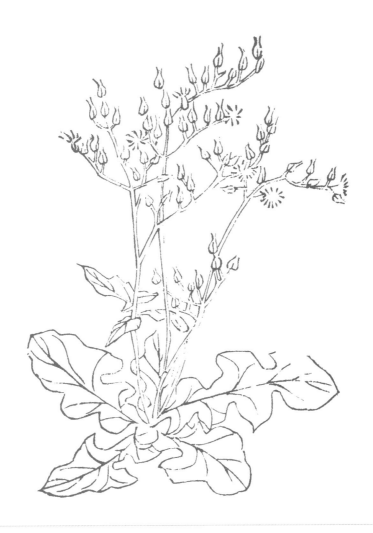

图 133 黄瓜菜

《植物名实图考》

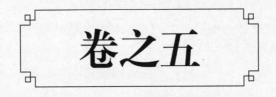

卷之五

固始吴其濬　著　蒙自陆应谷　校刊

蔬　类

131. 野胡萝卜

《救荒本草》：野胡萝卜，生荒野中。苗叶似家胡萝卜，俱细小，叶间撺生茎叉，梢头开小白花，众花攒开如伞盖状，比蛇床子花头又大，结子比蛇床子亦大，其根比家胡萝卜尤细小，味甘。采根洗净，去皮生食亦可。

按此草处处有之，湖南俚医呼为鹤虱，与天名精[1]同名，亦肖其花，白如鹤子，细如虱耳。

[**新释**]

本条文出《救荒》，有吴其濬按语。《图考》

图为新绘（图 134），所图为伞形科胡萝卜属植物野胡萝卜 *Daucus carota* L. var. *carota*。《救荒本草译注》也释野胡萝卜为该变种。分布于欧

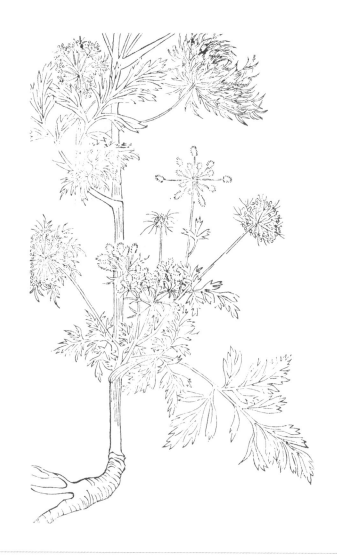

图 134　野胡萝卜

洲及东南亚地区。在我国分布于四川、贵州、湖北、江西、安徽、江苏、浙江等省。生于山坡路旁、旷野或田间。果实入药，有驱虫作用，又可提取芳香油。关于野胡萝卜与胡萝卜之关系，详见本书卷之六"胡萝卜"条。

132. 地瓜儿苗

地瓜儿苗，详《救荒本草》。方茎，叶似薄荷[1]微长，根如甘露儿[2]更长，味甘。江西田野中亦有之。

［新释］

《长编》卷五收地瓜儿主要文献。《图考》图为新绘（图 135）。《救荒本草译注》释地瓜儿苗作唇形科地笋属植物地笋 Lycopus lucidus Turcz.。

吴其濬没有采用《救荒》原始文字，另据实物重新简单描述。只指出地瓜儿苗出《救荒》。地笋硬毛变种 Lycopus lucidus var. hirtus 与原变种的区别在于茎棱上被向上的小硬毛，节上密集硬毛，叶披针形，上面密被细刚毛状硬毛，叶缘具缘毛，下面主要在肋及脉上被刚毛状硬毛，两端渐狭，边缘具锐齿。《图考》绘图中没有显示具毛情况，但据其叶为披针形，叶缘具锐齿，分布江西。可释作唇形科地笋属地笋的硬毛变种 Lycopus lucidus Turcz. var. hirtus Regel。本变种产于黑龙江、吉林、辽宁、内蒙古、河北、山东、陕西、甘肃、浙江、江苏、江西、安徽、福建、台湾、湖北、湖南、广东、广西、贵州、四川和云南。几遍我国。生于沼泽地、水边等潮湿处，海拔可达 2 100 米。《中志》66：278 认为该种乃《本经》收录的泽兰正品，有待核实。该种全草入药，为妇科要药，能通经利尿，对

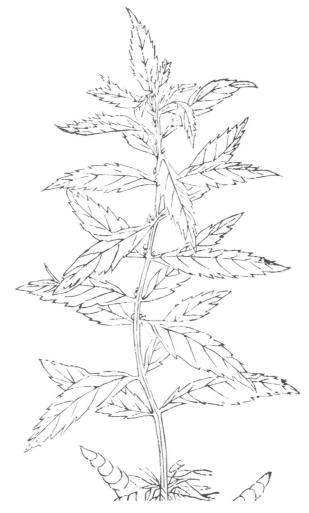

图 135　地瓜儿苗

产前产后诸病有效。根通称地笋，可食，又为
金疮肿毒良剂，并治风湿关节痛。

松村：*Lycopus lucidus* Turcz.；《中志》66：
278 和《云志》：*Lycopus lucidus* Turcz. var. *hirtus*
Regel。吴批：地瓜儿苗 *Lycopus lucidus*。

［注］

1 薄荷：唇形科薄荷属植物薄荷 *Mentha
haplocalyx* Briq.，见本书卷之二十五"薄荷"条。
2 甘露儿：唇形科水苏属植物甘露子 *Stachys
sieboldi* Miq.，参见本卷"草石蚕"条。

133. 野园荽

《救荒本草》：野园荽，生祥符县西北田野中。苗高一尺余，苗、叶、结实皆似家
胡荽[1]，但细小瘦窄，味甜，微辛香。采嫩苗叶煠熟，油盐调食。

按野园荽，南方废圃砌阴极多，似野胡萝卜而科瘦根小。春时开花结子，五六月
即枯。野胡萝卜多生田野，至秋深尚有之。

［新释］

本条文出《救荒》，有吴其濬按语，图为
吴其濬新绘（图 136）。吴批《图考》绘图似伞
形科窃衣属 Torilis (Daucaides) 植物。本属我国
产两种，据绘图很难确定是哪一种。如据文字
"南方废圃砌阴极多"，应该是《中志》55（1）：
85 描述的伞形科窃衣属植物窃衣 *Torilis scabra*
(Thunb.) DC.，产于安徽、江苏、浙江、江西、
福建、湖北、湖南、广东、广西、四川、贵州、
陕西、甘肃等省区，生于山坡、林下、路旁、
河边及空旷草地上，海拔 250～2 400 米。日本
亦产，北美洲有引种。

《救荒》野园荽，据分布祥符县（今属河南
开封），应释为伞形科窃衣属植物小窃衣 *Torilis
japonica* (Houtt.) DC.。

［注］

1 家胡荽：伞形科芫荽属植物芫荽 *Coriandrum
sativum* L.，见本书卷之四"胡荽"条。

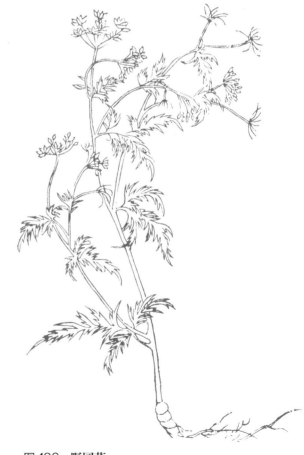

图 136 野园荽

134. 遏蓝菜

《救荒本草》：遏蓝菜，生田野中下湿地。苗初揭地生，叶似初生菠菜叶而小，其头颇圆，叶间撺莛分叉，又上结荚儿，似榆钱[1]状而小。其叶味辛香，微酸，性微温。采叶煠熟，水浸取酸辣味，复用水淘净，作齑，油盐调食。

按此草湖南山坡春时有之，俗呼犁头草，象其形。有为蚊虻啮者，嚼叶敷之，止痒。

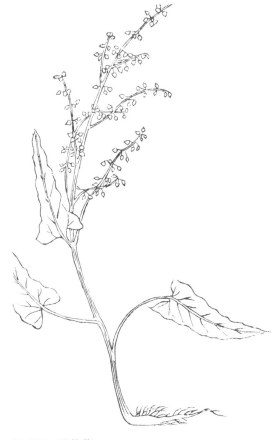

图137　遏蓝菜

〔**新释**〕

《救荒本草译注》释遏蓝菜为十字花科菥蓂属植物菥蓂 *Thlaspi arvense* L.。

本条文字采用《救荒》原文，附按语。但按语中，新描述了物种犁头草，《图考》绘图也为新绘图（图137）。吴其濬所绘犁头草图，为蓼科酸模属 *Rumex* 植物。可释作蓼科酸模属植物小酸模 *Rumex acetosella* L.。本种分布于黑龙江、内蒙古、新疆、河北、山东、河南、江西、湖南、湖北、四川、福建及台湾，生于山坡草地、林缘和山谷路旁，海拔400～3 200 米。

松村：*Rumex*；吴批：*Rumex acetosella*。

〔**注**〕

[1] 榆钱：榆树 *Ulmus pumila* L. 的果实，其翅果近圆形，如同古代的钱币，故称榆钱。

135. 星宿菜

《救荒本草》：星宿菜，生田野中。作小科苗生，叶似石竹子[1]叶而细小，又似米布袋叶微长，梢上开五瓣小尖白花。苗叶味甜。采苗叶煠熟，油盐调食。

按此草江西俚医呼为单条草，以洗外肾红肿。

[新释]

本条文出《救荒》，有吴其濬按语。图乃吴其濬据江西植物重新绘制（图138）。《救荒本草译注》释星宿菜似报春花科珍珠菜属植物红根草 Lysimachia fortunei Maxim.。

《云志》释《图考》图为报春花科珍珠菜属植物泽珍珠菜 Lysimachia candida Lindl.，该种基部叶明显，匙形或倒披针形，具带有狭翅的长柄。但《图考》绘图不见此性状。所图仍为报春花科珍珠菜属植物红根草 Lysimachia fortunei Maxim.。本种产于我国中南、华南、华东各省区，生于沟边、田边等低湿处。民间常用草药，功能为清热利湿、活血调经，主治感冒、咳嗽、咯血、肠炎、痢疾、肝炎、风湿性关节炎、痛经、白带、乳腺炎、毒蛇咬伤、跌打损伤等。

吴批：Lysimachia fortunei。

[注]

[1] 石竹子：石竹科石竹属植物石竹 Dianthus chinensis L.，参见本书卷之十一"瞿麦"条。

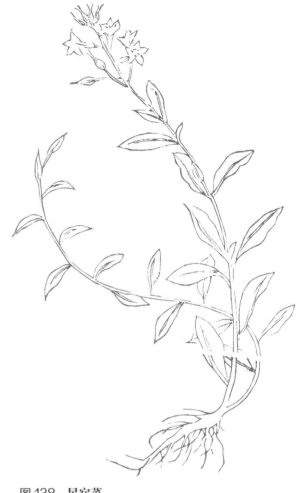

图138　星宿菜

136. 苦瓜

苦瓜，《救荒本草》谓之锦荔枝，一曰癞葡萄。南方有长数尺者，瓤红如血，味甜，食之多衄血。徐元扈云：闽、粤嗜之。余所至江右、两湖、云南，皆为圃架时蔬，京师亦卖于肆，岂南烹北徙耶？肥甘之中，搚以苦薏[1]，俗呼解暑之羞，苦口药石，固当友谏果而兄破睡侯[2]矣。贫者藜藿不糁，五味失和，非有茹蘖之操，何以堪此？《滇本草》：治一切丹火毒气、金疮结毒，遍身芝麻疔、大疔，疼不可忍者，取叶晒干为末，每服三钱，无灰酒下神效；又治杨梅疮，取瓜花煅为末；治胃气疼，滚汤下；台目痛，灯草汤下。皆昔人所未及。

〔新释〕

《长编》卷五收锦荔枝文献。《图考》文非转引《救荒》锦荔枝全文。图为新绘（图139）。描绘的是藤蔓的一段。该图构图别致，性状观察描绘细致，花果俱全。果实有剖面，裸露出种子；叶形清晰，葫芦科植物常有的卷须明显。该种即《中志》73（1）：189 描述的葫芦科苦瓜属植物苦瓜 *Momordica charantia* L.。《救荒》但记录食其瓤，本条已经食用其苦味果实。苦瓜今我国南北均普遍栽培，果味甘苦，主作蔬菜，也可糖渍；成熟果肉和假种皮也可食用；根、藤及果实入药，有清热解毒之功效。《中志》误记"苦瓜"一名出《救荒》，实出《农政全书》。《救荒》名为"锦荔枝"，别名"癞葡萄"。

松村、《中志》73（1）：189 和吴批 *Momordica charantia* L.。

〔注〕

1 苦薏：《本草拾遗》和《本草纲目》的野菊，又名苦薏，为菊科菊属植物野菊 *Dendranthema indicum* (L.) Des. [*FOC* 修订作 *Chrysanthemum indicum* L.]，参见本书卷之十一"菊"条。

2 友谏果而兄破睡侯：谏果，指橄榄 *Canarium*

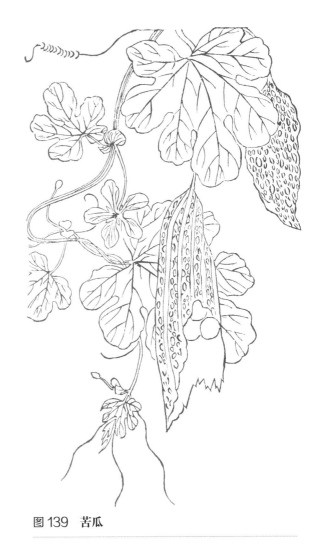

图 139　苦瓜

album (Lour.) Bauesch；戏言茶 *Camellia sinensis* (L.) O. ktze 作"破睡侯"。

137. 地梢瓜

《救荒本草》：地梢瓜，生田野中。苗高尺许，作地摊科生。叶似独帚叶而细窄光硬，又似沙蓬[1]叶亦硬，周围攒茎而生茎叶，开小白花，结角长大如莲子，两头尖艄，状又似鸦嘴形，名地梢瓜，味甘。其角嫩时，摘取煠食。角若皮硬，剥取角中嫩穰生食。

按山西废圃中极多，花如木犀[2]，长柄下垂，清香出丛，瓜花皆骈，亦具异状。瓜有白汁，老则子作絮，正如萝藦[3]。直隶人谓之老鹳瓢。按《诗义疏》：萝藦，幽州人谓之雀瓢。《唐本草》女青注：此草即雀瓢也，生平泽，叶似萝藦，两相对。子似瓢形，大如枣许，故名雀瓢。根似白微[4]，茎叶并臭。又云：萝藦叶似女青，故亦名雀瓢。据此，则北语老鹳瓢即雀瓢矣。苏恭谓子似瓢形颇肖，而叶则迥异萝藦。或谓生肥地叶亦肥，似旋花[5]叶。草木相似极多，究未知苏说雀瓢又有别否？大抵二种子皆如针线，固应一类，《诗义疏》谓之雀瓢，盖统言之；李时珍未见此草，辄以苏说根实形状为误，可谓孟浪。而李氏所谓与萝藦相似，子如豆者，乃臭皮藤。南方至多，北地无是物也。惟女青有雀瓢之名，而诸说纷纷无定解，故不即以入女青。此草花香而茎叶皆有白汁，气近臭，亦可谓熏莸同器矣。

[新释]

《救荒本草译注》释地梢瓜为萝藦科鹅绒藤属植物地梢瓜 Cynanchum thesioides (Freyn) K. Schum.。

《图考》文出《救荒》，有吴其濬按语，绘图为吴其濬新绘（图140）。绘图显示的仍是《中志》63：367 描述的夹竹桃科鹅绒藤属植物地梢瓜 Cynanchum thesioides (Freyn) K. Schum.。本种产于黑龙江、吉林、辽宁、内蒙古、河北、河南、山东、山西、陕西、甘肃、新疆和江苏等省区，生于海拔 200～2 000 米的山坡、沙丘或干旱山谷、荒地、田边等处。本种分布广，性状变异大。雀瓢，作为一变种 Cynanchum thesioides (Freyn) K. Schum. var. australe (Maxim.) Tsiang et P. T. Li。产于辽宁、内蒙古、河北、河南、山东、陕西、江苏等省区。生于水沟旁及河岸边或山坡、路旁的灌木丛草地上。模式标本采自内蒙古鄂尔多斯。幼果可食，种毛可作填充料。

文中提及的"臭皮藤"，子如豆者，李时珍误以为与萝藦 Metaplexis japonica (Thunb.) Makino 相似，实为茜草科鸡矢藤属臭鸡矢藤 Paederia foetida L.。

松村：Cynanchum sibiricum R. Br.；吴批：Rhodostegiella thesioides (Cynanchium sibiricum)。

[注]

1 沙蓬：藜科虫实属植物 Corispermum，参见卷之十一"沙蓬"条。

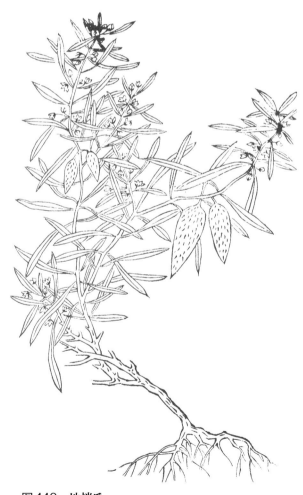

图140 地梢瓜

2 木犀：木犀科木犀属植物木犀 Osmanthus fragrans (Thunb.) Lour.。

3 萝藦：萝藦科萝藦属植物萝藦 Metaplexis japonica (Thunb.) Makino。

4 白微：萝藦科鹅绒藤属植物白薇 Cynanchum atratum Bunge。

5 旋花：旋花科打碗花属植物旋花 Calystegia sepium (L.) R. Br. Prodr.。

138. 水苏子

《救荒本草》：水苏子，生下湿地。茎淡紫色，对生茎叉，叶亦对生。其叶似地瓜[1]叶而窄，边有花锯齿，三叉尖叶下，两傍又有小叉，叶梢开花黄色。其叶微辛。采苗叶煤熟，油盐调食。

[新释]

《救荒本草译注》释水苏子为菊科鬼针草属植物狼杷草 Bidens tripartita L.。《图考》文出《救荒》。绘图（图141）显然仿绘《救荒》图，性状有改变，如省略多枚叶。但仍

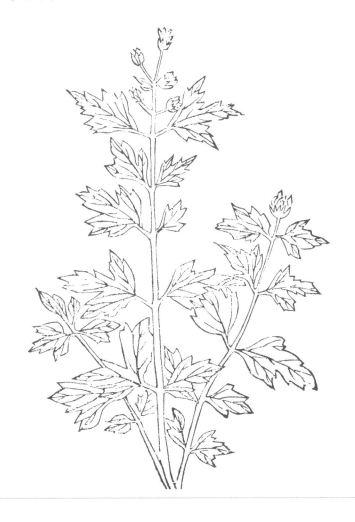

图 141　水苏子

可释为狼杷草 *Bidens tripartita* L.。该种产于云南、四川、河北、陕西、新疆等省区。生于路边荒野。全草入药，功效清热解毒。主治感冒、扁桃体炎、咽喉炎、肠炎、痢疾、肝炎、泌尿系感染、肺结核盗汗、闭经，外用治疔肿、湿疹、皮癣。

《中志》75：372：*Bidens tripartita* L.；吴批：

日人释为 *Stachys palustris*，但花叶不像，疑为 *Phlomis* 或其他。

〔注〕

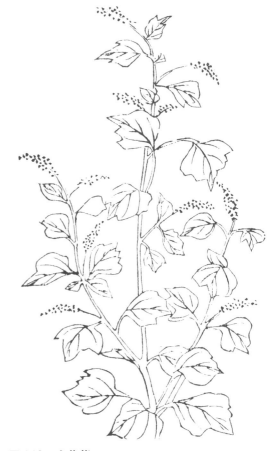 地瓜：指《救荒》中地瓜儿苗，即唇形科地笋属植物地笋 *Lycopus lucidus* Turcz.，见本卷"地瓜儿苗"条。

139. 水落藜

《救荒本草》：水落藜，生水旁，所在处处有之。茎高尺余，茎色微红，叶似野灰菜[1]叶而瘦小，味微苦涩，性凉。采苗叶煤熟，换水浸淘洗净，油盐调食；晒干煤食尤好。

〔新释〕

《救荒本草译注》释水落藜为藜科藜属植物小藜 *Chenopodium ficifolium* Smith。以前小藜在中国常用学名 *Chenopodium serotinum* L.，采用的是《植物学大辞典》的意见，这一学名所指实是今藜科滨藜属 *Atriplex* 植物。

《图考》文出《救荒》，图（图142）仿绘《救荒》。性状略有修改：除省略一些叶外，还有未绘就的叶；果序下垂的特征没有体现出来。此图仍可释为藜科藜属植物小藜 *Chenopodium ficifolium* Smith。该种为普通田间杂草，有时也生于荒地、道旁、垃圾堆等处。我国除西藏未见标本外，各省区都有分布。

吴批：*Chenopodium serotinum* L.。

〔注〕

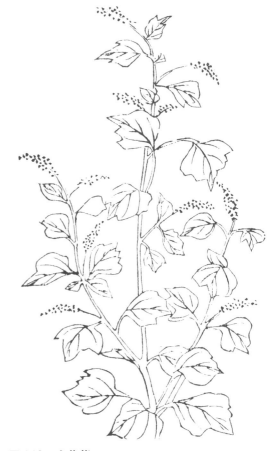 野灰菜：藜科藜属植物藜 *Chenopodium album* L.。

图142　水落藜

140. 山萝卜

《救荒本草》：山萝卜，生山谷间，田野中亦有之。苗高五七寸，四散分生茎叶，其叶似菊叶而阔大，微有艾香，每茎五七排生，如一大叶，梢间开紫花，根似野胡萝卜根而带黪[1]白色，味苦。采根煤熟，水浸淘去苦味，油盐调食。

〔**新释**〕

《救荒本草译注》释山萝卜为 *FOC* 描述的川续断科蓝盆花属植物窄叶蓝盆花 *Scabiosa comosa* Fisch. ex Roem. et Schult.。

《图考》该条文出《救荒》，图（图143）仿绘《救荒》，但性状有改变：中间叶原三深裂，现绘五深裂；根作白根。据此图，仍可释为蓝盆花 *Scabiosa comosa* Fisch. ex Roem. & Schult.。该种有俗名山萝卜，在我国产于甘肃、河北、河南、黑龙江、吉林、辽宁、内蒙古、宁夏、陕西、山西等省，生于干燥砂丘、干山坡及草原上，海拔300～1 600（～3 000）米。

附记：本属《中志》属的中文名为蓝盆花属，属下皆为某某蓝盆花，代表种中，中文名理应有"蓝盆花"，今 *FOC* 已有处理。

吴批：日人释为 *Scabiosa*，图说很差，或是 *Scabiosa tschiliensis*。

〔**注**〕

■ 黪（cǎn）：青，浅青黑色。

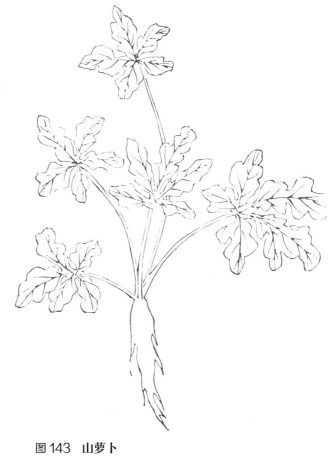

图143 山萝卜

141. 水萝卜

《救荒本草》：水萝卜，生田野中下湿地。苗初搨地生，叶似荠菜[1]形而厚大，锯齿尖，花叶又似水芥[2]叶亦厚大，后分茎叉，梢间开淡黄花，结小角儿，根如白菜[3]根而大，味甘辣。采根及叶煤熟，油盐调食，生亦可食。

[新释]

　　《救荒本草译注》释水萝卜为十字花科植物，疑似 *FOC* 描述的十字花科蔊菜属植物沼生蔊菜 *Rorippa palustris* (L.) Bess.。

　　《图考》文出《救荒》，图（图144）仿绘《救荒》。与原图比，该图为白根，基部小叶减少，叶形略变，齿裂稍改变，叶脉拉长；花序改变，花柄没有体现。据《图考》图，仍可接受《救荒本草译注》的处理意见，释其疑似十字花科蔊菜属植物沼生蔊菜 *Rorippa palustris* (L.) Bess.。该种产于黑龙江、吉林、辽宁、内蒙古、河北、山西、山东、河南、安徽、江苏、湖南、陕西、甘肃、青海、新疆、贵州、云南。生于潮湿环境或近水处、溪岸、路旁、田边、山坡草地及草场。

　　松村：*Nasturtium*；吴批：*Rorippa palustris*。

[注]

１　荠菜：《救荒》有荠菜，即十字花科荠属植物荠 *Capsella bursa-pastoris* (L.) Medic.。

２　水芥：《救荒》有水芥菜，即十字花科蔊菜属植物沼生蔊菜 *Rorippa palustris* (L.) Bess.。

３　白菜：十字花科芸薹属植物白菜 *Brassica pekinensis* (Lour.) Rupr.。

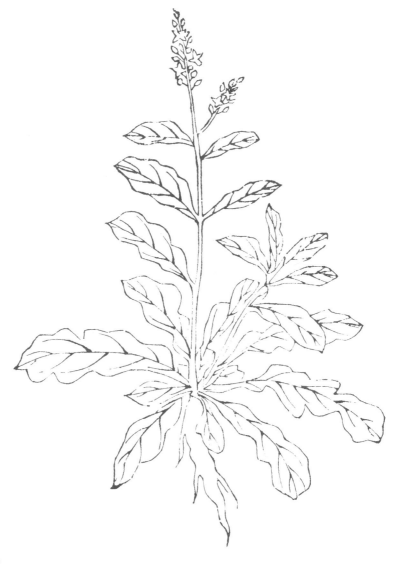

图144　水萝卜

142. 石芥

《救荒本草》: 石芥，生辉县鸦子口山谷中。苗高一二尺，叶似地棠菜[1]叶而阔短，每三叶或五叶攒生一处，开淡黄花，结黑子。苗叶味苦，微辣。采嫩叶煤熟，换水浸去苦味，油盐调食。

〔新释〕

《救荒本草译注》释石芥为十字花科植物，疑似碎米芥属植物白花碎米荠 *Cardamine leucantha* (Tausch) O. E. Schulz。

《图考》文出《救荒》，图仿绘《救荒》（图145），但性状改变较大：原图似复叶，改绘后似成枝条；小叶也有所改变。据此图，很难鉴定。接受《救荒本草译注》意见。

吴批：十字花科一种，但非 *Cardamine*?

〔注〕

[1] 地棠菜：《救荒本草》有地棠菜，学名待考。

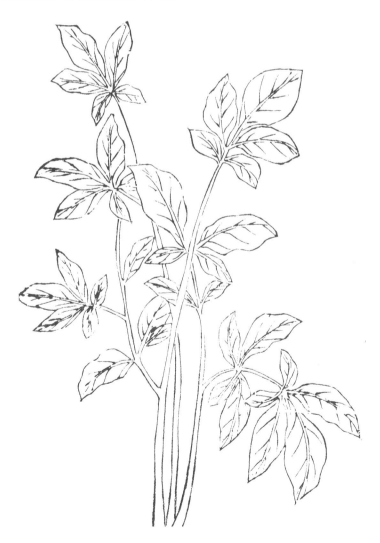

图 145　石芥

143. 山苦荬

《救荒本草》: 山苦荬, 生新郑县山野中。苗高二尺余, 茎似莴苣葶而节稠, 其叶甚花, 有三五尖, 似花苦苣[1], 其叶甚大[2], 开淡棠褐花, 表微红, 味苦。采嫩苗叶煤熟, 水淘去苦味, 油盐调食。

[新释]

《图考》文出《救荒》, 图（图146）仿绘《救荒》。《救荒本草译注》释山苦荬似菊科黄瓜菜属植物黄瓜菜 Paraixeris denticulata (Houtt.) Nakai。

据此图（叶片不如原图形象）、文, 本种茎不分枝; 叶基部一对为对生, 其上为互生, 一回羽状半裂, 裂片圆钝至三角状, 先端钝至锐尖, 基部半抱茎; 头状花序聚伞状, 后形成顶生短而狭的总状圆锥花序, 总苞在图上不显,

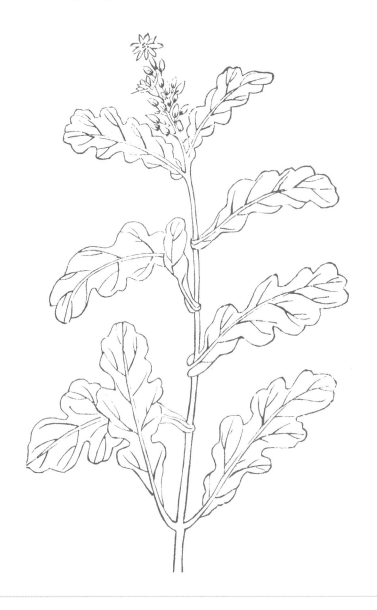

图 146　山苦荬

头状花序舌状花9朵，舌瓣开展，淡褐带红色。综合上述性状，与菊科黄瓜菜属植物黄瓜菜 *Paraixeris denticulata* (Houtt.) Nakai 相似。本种叶形变异大，主要在温带分布，我国大部分省区都有，北至俄罗斯远东地区，南达我国两广地区，生于林下、林缘、田边、岩石上或岩石缝隙中。

松村：*Lactuca*；吴批：*Lactuca lacinata*?

[注]

1 花苦苣：疑系菊科苦苣属植物苣荬菜 *Sonchus wightianus* DC.。

2 大：《救荒》嘉靖四年本作"花"，据文义通，应为"花"。

144. 山白菜

《救荒本草》：山白菜，生辉县山野中。苗叶颇似家白菜而叶茎细长，其叶尖觜，有锯齿叉，又似莙荙菜叶而尖瘦亦小，味甜，微苦。采苗叶煠熟，水淘净，油盐调食。

[新释]

《救荒本草译注》释山白菜疑似菊科紫菀属 *Aster* 植物。

《图考》文、图（图147）出《救荒》，但绘图与原图略有出入：《图考》图叶收紧，叶脉也有变化，中心小叶叶脉没有绘完。接受《救荒本草译注》意见。

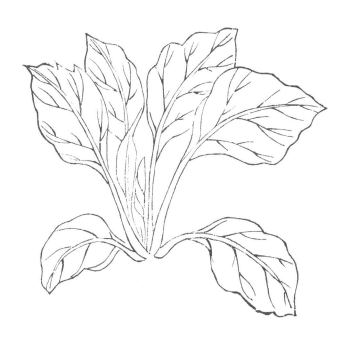

图147 山白菜

145. 山宜菜

《救荒本草》：山宜菜，又名山苦菜，生新郑县山野中。苗初攧地生，叶似薄荷叶而大，叶根两傍有叉，背白，又似青荚儿菜[1]叶亦大，味苦。采苗叶煠熟，油盐调食。

〔新释〕

《救荒本草译注》疑山宜菜为菊科 Asteraceae (Compositae) 植物。

《图考》文、图（图148）皆出《救荒》，绘图与《救荒》图略有出入，下边两枚叶叶形和叶脉有别，叶缘波缘变大。主脉绘制成单线，叶脉数目减少。接受《救荒本草译注》意见。

〔注〕

❶ 青荚儿菜：《救荒本草译注》释作败酱科败酱属植物墓头回 *Patrinia heterophylla* Bunge。

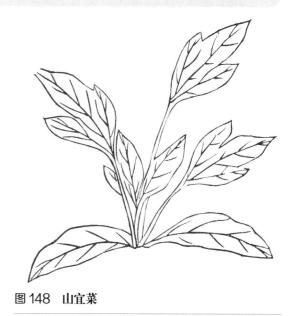

图148 山宜菜

146. 绵丝菜

《救荒本草》：绵丝菜，生辉县山野中。高一二尺，叶似兔儿尾[1]叶但短小，又似柳叶菜[2]叶，亦比短小，梢头攒生小菁荽，开黪白花。其叶味甜。采嫩苗叶煠熟，水浸淘净，油盐调食。

〔新释〕

《救荒本草译注》释绵丝菜作菊科鼠曲草属植物细叶鼠曲草 *Gnaphalium japonicum* Thunb.。该种产于长江流域以南各省区，北达河南、陕西。见于低海拔的草地或耕地上，喜阳。

本条文出《救荒》，图（图149）仿绘《救荒》，《救荒》原图植物被毛的形态有表现，而《图考》图无此性状。《救荒》图线条点线、虚实相结合，但《图考》线条皆改作实线，失去据实物绘图的灵动；花用五星代替，是文字没有提及的。吴批：*Gnaphalium hypoleucum*? 即秋鼠曲草 *Gnaphalium hypoleucum* DC.。该种今河南不分布。今仍接受《救荒本草译注》的处理意见，释作菊科鼠曲草属植物细叶鼠曲草 *Gnaphalium japonicum* Thunb.。

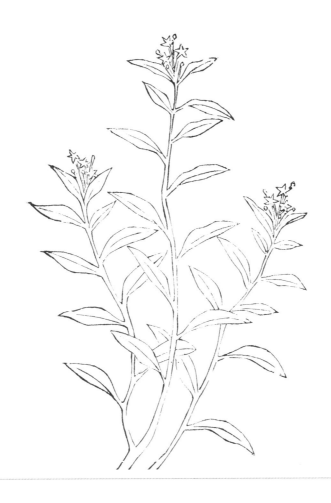

图 149　绵丝菜

[注]

① 兔儿尾：《救荒》有兔儿尾苗，释作玄参科穗花属植物，似大穗花 *Pseudolysimachion dauricum* (Stev.) Holub(=*Veronica daurica* Stev.)，

《图考》对该条有引用，见本书卷之十二"兔儿尾苗"条。

② 柳叶菜：《救荒》有柳叶菜，释作柳叶菜科柳叶菜属植物柳叶菜 *Epilobium hirsutum* L.，《图考》有引用，见本卷"柳叶菜"条。

147. 鸦葱

《救荒本草》：鸦葱，生田野中。枝叶尖长，撷地而生，叶似初生蜀秫[1]叶而小，又似初生大蓝[2]叶细窄而尖，其叶旁皆曲皱，叶中撺葶，叶结小菁葵，后出白英，味微辛。采苗叶煤熟，油盐调食。

[新释]

《救荒本草译注》释鸦葱作《中志》80（1）：

23 描述的菊科鸦葱属植物桃叶鸦葱 *Scorzonera sinensis* Lipsch. et Krasch. ex Lipsch. 及其近缘种。该种分布于北京、辽宁、内蒙古、河北、山西、陕西、宁夏、甘肃、山东、江苏、安徽、河南。生于山坡、丘陵地、沙丘、荒地或灌木林下，海拔 280～2 500 米。

本条文出《救荒》，图（图 150）仿绘《救荒》，绘图显示根圆柱状而长，基生叶条状披针形，先端渐尖，中脉明显，缘皱波状曲折。从叶丛中揩葶 2 枚，葶上无叶或有小叶；头状花序单生葶端，外层总苞片卵形，图上显示已结实，有白色冠毛。可接受《救荒本草译注》的考证意见。

附记：《中志》80（1）：23 鸦葱 *Scorzonera austriaca* Willd. 基生叶多为宽披针形，边缘亦不甚皱褶。S. J. Lipschitz 是 20 世纪 40—60 年代苏联植物分类学家，所持种的概念比较狭，我国鸦葱属 *Scorzonera* 植物的分类，似从他的概念而界定。期待该类群有新的分类修订。

松村：*Scorzonera albicaulis* Bge.；《纲要》3：457：*Scorzonera reprechtiana* Lipsch. et Krasch. ex Lipsch.；《中志》80（1）：23 和吴批：*Scorzonera austriaca* Willd.。

[注]

1 蜀秫：即禾本科高粱属作物高粱 *Sorghum*

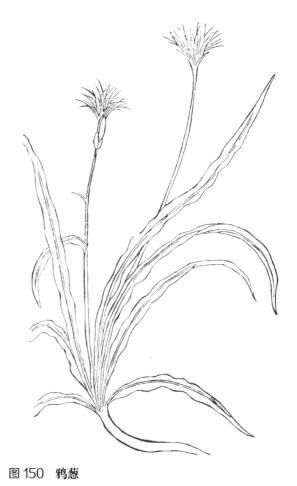

图 150　鸦葱

bicolor (L.) Moench。

2 大蓝：《救荒》有大蓝条，绘图释作十字花科菘蓝属植物菘蓝 *Isatis tinctoria* L.。

148. 山葱

《救荒本草》：山葱，一名隔葱，又名鹿耳葱，生辉县太行山山野中。叶似玉簪[1]叶微团，叶中撺葶似蒜，葶甚长而涩，梢头结薹葖似葱薹葖，微开白花，结子黑色。苗味辣。采苗叶煠熟，油盐调食，生腌食亦可。

[新释]

《救荒本草译注》释山葱作百合科葱属植物茖葱 *Allium victorialis* L.。本种我国产于黑龙江、吉林、辽宁、河北、山西、内蒙古、陕西、甘肃（东部）、四川（北部）、湖北、河南和浙

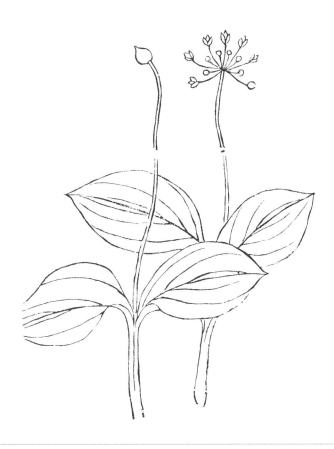

图 151　山葱

江（天目山），生于海拔 1 000～2 500 米的阴湿坡山坡、林下、草地或沟边。

《图考》本条图（图 151）、文皆出《救荒》，但叶脉与《救荒》图略有出入，但仍可释为茗葱 *Allium victorialis*。

松村、吴批：*Allium victorialis* L.。

〔注〕

① 玉簪：百合科玉簪属植物玉簪 *Hosta plantaginea* (Lam.) Aschers.。

149. 节节菜

《救荒本草》：节节菜，生荒野下湿地。科苗甚小。叶似碱蓬[1]，又更细小而稀疏。其茎多节，坚硬。叶间开粉紫花，味甜。采嫩苗拣择净，煠熟，水浸淘过，油盐调食。

〔新释〕

《救荒本草译注》疑节节菜似千屈菜科节节草属圆叶节节菜 *Rotala rotundifolia* (Buch.-Ham.) Koehne。据《河南植物志》现河南南部有分布。

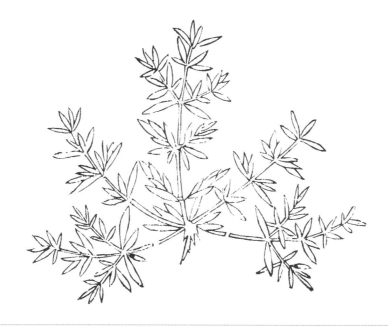

图 152　节节菜

本条文、图皆出《救荒》，没有按语，也没有新的性状描述，图（图 152）沿用《救荒》图。《救荒》嘉靖四年版原图甚模糊，与《图考》图基生叶有出入。仍接受《救荒本草译注》的处理意见，释作圆叶节节菜 *Rotala rotundifolia* (Buch.-Ham.) Koehne。

[注]

[1] 碱蓬：《救荒》有碱蓬条，释作藜科碱蓬属植物碱蓬 *Suaeda glauca* (Bunge)Bunge。

150. 老鸦蒜

《救荒本草》：老鸦蒜，生水旁下湿地中。其叶直生，出土四垂，叶状似蒲[1]而短，背起剑脊。其根形如蒜瓣，味甜。采根煠熟，水浸淘净，油盐调食。

按《本草纲目》以此为石蒜，根形殊不类。

[新释]

《救荒本草译注》认为老鸦蒜图有疑问。其文字描述的植物形态疑似石蒜科石蒜属石蒜 *Lycoris radiate* (L'Hér.) Herb。但绘图所示鳞茎形态似百合科百合属野百合 *Lilium brownii* F. E. Brown ex Miellez var. *viridulum* Baker。

《图考》本条文、图（图 153）出《救荒》，吴其濬有按语。但《图考》所绘根和鳞茎略有变化，叶布局和叶长短也有改变。接受《救荒本草译注》的处理意见。

吴批：《本草纲目》以为是 *Butomus umbellatus*，根形殊不类。

[注]

[1] 蒲：香蒲科香蒲属植物香蒲 *Typha orientalis* Presl.。

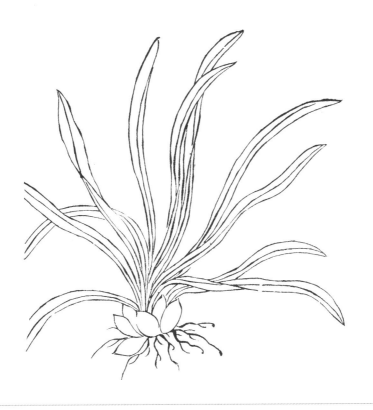

图 153　老鸦蒜

151. 山莴苣

《救荒本草》：山莴苣，生辉县山野间。苗叶揭地生，叶似莴苣叶而小，又似苦苣叶而却宽大，叶脚花叉颇少，叶头微尖，旁有细锯齿，叶间撺葶开淡黄花。苗叶味微苦。采苗叶煠熟，水浸淘去苦味，油盐调食，生揉亦可食。

〔新释〕

《救荒本草译注》释山莴苣为菊科植物，疑似菊科莴苣属植物翅果菊 *Lactuca indica* L.。据《中志》，该种分布于北京、吉林、河北、陕西、山东、江苏、安徽、浙江、江西、湖北、湖南、广东、海南、四川、贵州、云南、西藏。生于山谷、山坡林缘及林下、灌丛中或水沟边、山坡草地或田间。

《图考》图（图154）、文出《救荒》，绘图略有改变：细锯齿绘制明显，叶中脉双线变单线，中心小叶数目和形态也有变化。虽如此，仍接受《救荒本草译注》的处理意见。

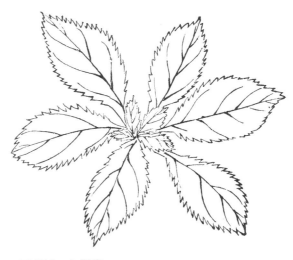

图 154　山莴苣

152. 水芮苣

《救荒本草》：水芮苣，一名水菠菜，水旁多生。苗高一尺许，叶似麦蓝[1]叶而有细锯齿，两叶对叉，又生两枝，梢间开青白花，结小青葖葵如小椒粒大。其叶味微苦，性寒。采苗叶煠熟，水淘净，油盐调食。

[新释]

《救荒本草译注》释水芮苣为玄参科婆婆纳属植物，似水苦荬 Veronica undulata Wall. ex Jack。该种广布于全国各省区，仅西藏、青海、宁夏、内蒙古未见标本，生水边及沼地。

《图考》文出《救荒》，图（图155）改自《救荒》，性状有出入。吴批据此图释为北水苦荬 Veronica anagallis-aquatica L.，同意对《图考》绘图的这一处理意见。

《中志》67（2）：321 和吴批：Veronica anagallis-aquatica。

[注]

1 麦蓝：石竹科麦蓝菜属植物麦蓝菜 Vaccaria segetalis (Neck.) Garcke。

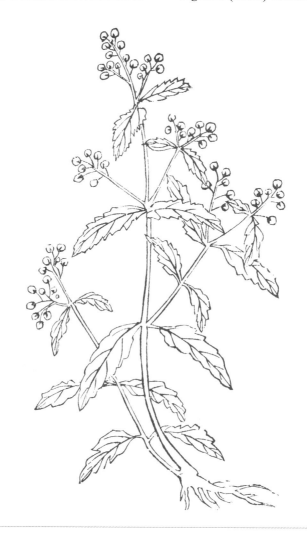

图155　水芮苣

153. 野蔓菁

《救荒本草》：野蔓菁，生辉县栲栳圈山谷中。苗叶似家蔓菁[1]叶而薄小，其叶头尖艄，叶脚花叉甚多，叶间花[2]出枝叉，上开黄花，结小角，其子黑色，根似白菜根颇大。苗、叶、根味微苦。采苗叶煠熟，水浸淘净，油盐调食；或采根换水煮去苦味食之亦可。

[新释]

《救荒本草译注》释其为十字花科植物，疑似芸薹属 Brassica 植物。

《图考》文、图（图 156）出《救荒》，绘图左侧自下向上数第四枚叶子显然没有绘制完毕，

第五枚叶原图出自基部，非茎生叶。该图比原图增绘了角果。接受《救荒本草译注》的意见。

[注]

1 家蔓菁：即蔓菁。
2 花：《救荒》嘉靖四年本作"撺"。

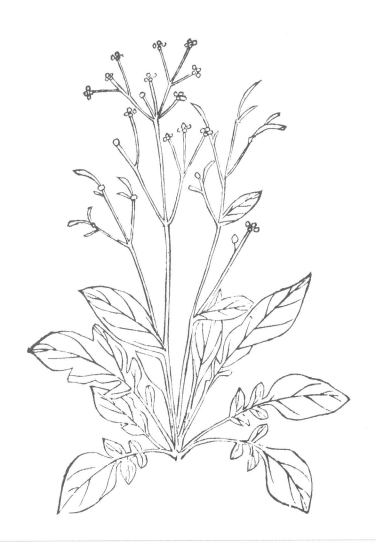

图 156　野蔓菁

154. 水蔓菁

《救荒本草》：水蔓菁，一名地肤子，生中牟县南沙岗中。苗高一二尺，叶仿佛似地瓜儿叶，却甚短小，卷边窊面，又似鸡儿肠[1]叶颇尖艄，梢头出穗，开淡藕丝褐花。叶味甜。采苗煠熟，油盐调食。

[新释]

《救荒本草译注》释水蔓菁为 FOC 描述的玄参科穗花属植物水蔓菁 *Pseudolysimachion linariifolium* Pall. ex Link subsp. *dilatatum* (Nakai et Kitag.) D. Y. Hong［《中志》作 *Veronica linariifolia* Pall. ex Link subsp. *dilatata* (Nakai et Kitag.) Hong］，该种广布于甘肃至云南以东、陕西、山西和河北以南各省区。

《图考》文、图（图157）出《救荒》，绘图性状略有改变，但仍可接受《救荒本草译注》的考证意见。

《中志》67（2）：265 释《救荒》和《图考》水蔓菁：*Veronica linariifolia* Pall. ex Link subsp. *dilatata* (Nakai et Kitag.) Hong。吴批：*Veronica spuria* 或 *Veronica spicata*，此两种只分布新疆。

[注]

[1] 鸡儿肠：《救荒》有鸡儿肠条，疑似马兰 *Aster indicus* L.，《图考》有转引，见卷之十二"鸡儿肠"条。

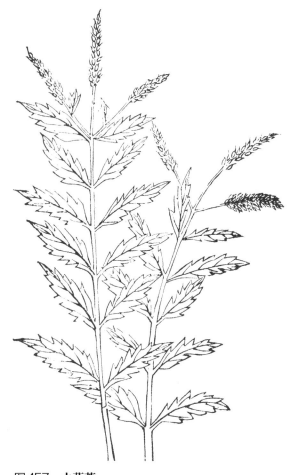

图157　水蔓菁

155. 山蔓菁

《救荒本草》：山蔓菁，生钧州山野中。苗高一二尺，茎叶皆莴苣色，叶似桔梗[1]叶颇长艄，而不对生，又似山小菜[2]叶微窄。根形类沙参[3]，如手指粗，其皮灰色，中间白色，味甜。采根煮熟，生食亦可。

[新释]

《救荒本草译注》释山蔓菁为桔梗科沙参属植物荠苨 *Adenophora trachelioides* Maxim.。该种产于辽宁、河北、山东、江苏、浙江（天目山）、安徽（黄山），据记载，山西五台山也有，但未见标本。生于山坡草地或林缘。

《图考》文、图（图 158）皆出《救荒》，绘图只仿绘《救荒》图的中间和右面两株。脉改绘为粗脉，叶缘变全缘，叶数也有变化。但仍可接受《救荒本草译注》的考证意见。

吴批：*Adenophora* 一种。

[注]

1 桔梗：《救荒》有桔梗，即桔梗科桔梗属植物桔梗 *Platycodon grandiflorus* (Jacq.) A. DC.，参见本书卷之八"桔梗"条。

2 山小菜：《救荒》有山小菜，学名待考。

3 沙参：《救荒》有沙参条，即桔梗科沙参属植物沙参 *Adenophora stricta* Miq.。

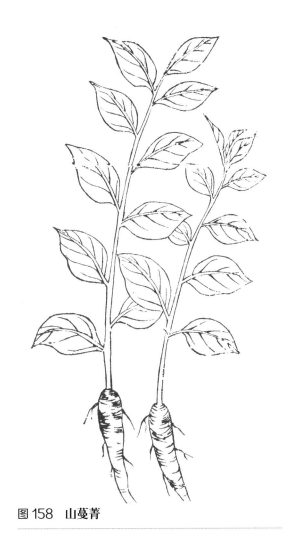

图 158　山蔓菁

156. 山芹菜

《救荒本草》：山芹菜，生辉县山野间。苗高一尺余，叶似野蜀葵[1]叶稍大，而有五叉，又似地牡丹[2]叶亦大，叶中撺生茎叉，梢结刺球如鼠粘子[3]刺球而小，开花黪白色。叶味甘。采苗叶煤熟，水浸淘净，油盐调食。

[新释]

《救荒本草译注》释山芹菜为伞形科变豆菜属植物变豆菜 *Sanicula chinensis* Bunge，该种产于东北、华东、中南、西北和西南各省区，生长在阴湿的山坡路旁、杂木林下、竹园边、溪边等草丛中，海拔 200～2 300 米。日本、朝鲜、俄罗斯西伯利亚东部也有分布。模式标本采自我国北部盘山。

《图考》文、图（图 159）出《救荒》，仿绘图略有改变。左上叶和中间小叶朝向改变，省略两叶，原图叶深裂变为中裂；花序微调；增加了根的部分特征。虽有性状变化，但仍可接受《救荒本草译注》的处理意见。

吴批：*Sanicula elata?* 或是 *Dipsacus*。*Sanicula elata* 主产于西南广西、四川、云南、西藏等省

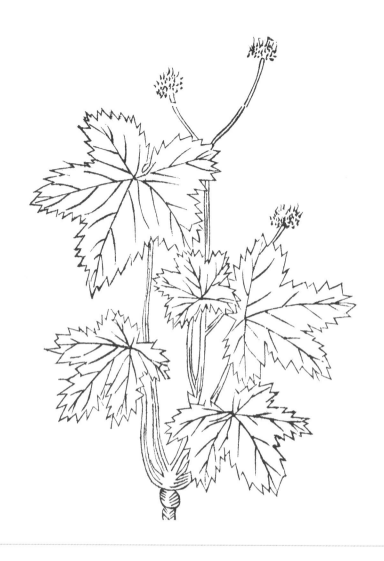

图 159　山芹菜

区，河南不产。另从绘图看，*Dipsacus* 的叶与绘图叶不似。

[注]

1 野蜀葵:《救荒》有野蜀葵，即伞形科鸭儿芹属植物鸭儿芹 *Cryptotaenia japonica* Hassk.。

2 地牡丹：植物名，待考。

3 鼠粘子:《救荒》有牛蒡，即菊科牛蒡属植物牛蒡 *Arctium lappa* L.，其果实名鼠粘子。

157. 银条菜

《救荒本草》：银条菜，所在人家园圃多种。苗叶皆似莴苣长细，色颇青白。撺葶高二尺许，开四瓣淡黄花，结荚似荞麦[1]荚而圆，中有小子如油子大，淡黄色。其叶味微甘，性凉。采苗叶煤熟，水浸淘净，油盐调食。生揉亦可。

[新释]

《救荒本草译注》释银条菜为十字花科蔊菜属植物风花菜 *Rorippa globosa* (Turcz.) Hayek。据《中志》，该种产于黑龙江、吉林、辽宁、河北、山西、山东、安徽、江苏、浙江、湖北、湖南、江西、广东、广西、云南。生于河岸、湿地、路旁、沟边或草丛中，也生于干旱处，海拔 30~2 500 米均有分布。

《图考》文、图（图 160）出《救荒》，仿绘图花序、叶形，叶脉略有改变，但仍可接受《救荒本草译注》的鉴定意见。

《中志》33：306：*Rorippa globosa* (Turcz.) Haye；吴批为十字花科旗杆芥属植物旗杆芥 *Turritis glabra* L.，但从文字描述"结蒴似荞麦蒴而圆"，与旗杆芥果实为长角果狭圆形或略呈四棱形不同。又该种产于辽宁、山东、浙江、新疆，河南无分布，非是。

[注]

1　荞麦：《救荒》有荞麦苗，即蓼科荞麦属植物荞麦 *Fagopyrum esculentum* Moench.。

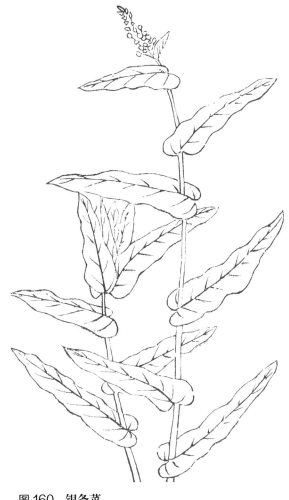

图 160　银条菜

158. 珍珠菜

《救荒本草》：珍珠菜，生密县山野中。苗高二尺许，茎似蒿秆，微带红色，其叶状似柳叶而极细小，又似地梢瓜[1]叶，头出穗，状类鼠尾草[2]，穗开白花，结子小如绿豆粒，黄褐色。叶味苦涩。采叶煠熟，换水浸去涩味，淘净，油盐调食。

按《黄山志》：真珠菜，藤本蔓生，暮春发芽。每芽端缀一二蕊，圆白如珠，叶脆绿如茶。连蕊叶腊之，香甘鲜滑，他蔬让美焉。与此异种。

[新释]

《救荒本草译注》释珍珠菜为报春花科珍珠菜属植物，似长穗珍珠菜 *Lysimachia chikungensis* Bail. 或珍珠菜（矮桃）*Lysimachia clethroides* Duby。如据细长花序和叶形，更似前者。该种

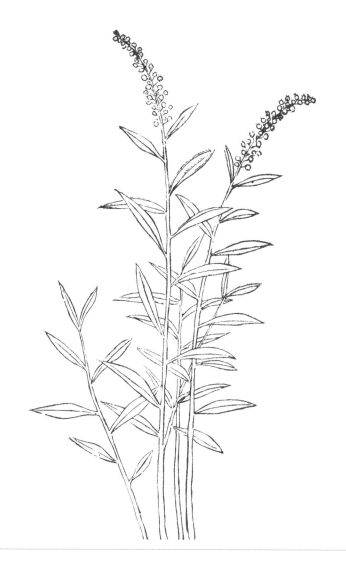

图 161　珍珠菜

产于湖北北部和河南南部，生于向阳的山坡草丛和石缝中，模式标本采自河南鸡公山。

《图考》图（图 161）、文出《救荒》，仿绘图虽改变较大，但仍可订为 *Lysimachia chikungensis*。

《黄山志》的真珠菜，与《救荒本草》珍珠菜不同。应为省沽油科省沽油属植物省沽油 *Staphylea bumalda* DC.。

吴批：日人释为 *Lysimachia candida*。

［注］

① 地梢瓜：《救荒》有地梢瓜条，即萝藦科鹅绒藤属植物地梢瓜 *Cynanchum thesioides* (Freyn) K. Schum.。

② 鼠尾草：《救荒》有鼠菊条，本草名鼠尾草，即马鞭草科马鞭草属植物马鞭草 *Verbena officinalis* L.。

159. 凉蒿菜

《救荒本草》：凉蒿菜，又名甘菊芽，生密县山野中。叶似菊花叶而长细尖艄，又多花叉，开黄花。其叶味甘。采叶煤熟，换水浸淘净，油盐调食。

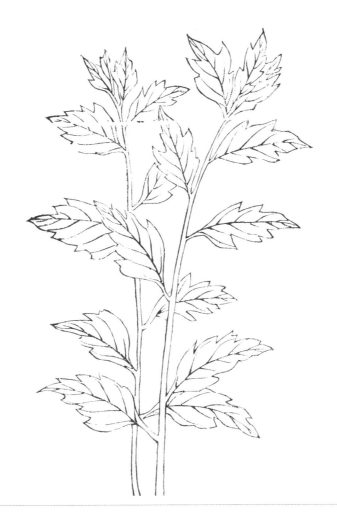

图 162　凉蒿菜

[新释]

凉蒿菜，又名甘菊芽，理应为菊科菊属植物甘菊 Chrysanthemum lavandulifolium (Fish. ex Trantv.) Makino。但后文云"生密县山野中"，似非栽培种。《救荒本草译注》释其为野生的菊科菊属植物野菊 Chrysanthemum indicum L. [《中志》76（1）：32 作 Dendranthema indicum (L.) Des Moul.] 及其近缘种。据《中志》，该种广布于东北、华北、华中、华南及西南各地，生于山坡草地、灌丛、河边水湿地、滨海盐渍地、田边及路旁。《图考》文、图（图 162）皆出《救荒》，叶裂略有变化，仍可释为该种。

吴批：疑系 Chrysanthenum coronarium 野生种。

160. 鸡肠菜

《救荒本草》：鸡肠菜，生南阳府马鞍山荒野中。苗高二尺许，茎方色紫，其叶对生，叶似菱[1]叶样而无花叉，又似小灰菜叶形样微扁，开粉红花，结碗子蒴儿，叶味甜。采苗叶煠熟，水淘净，油盐调食。

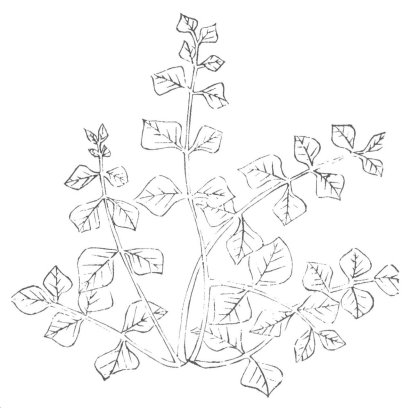

图 163　鸡肠菜

〔新释〕

《救荒本草译注》疑鸡肠菜似唇形科鼠尾草属植物丹参单叶变种 *Salvia miltiorrhiza* Bunge var. *charbonnelii* (Lévl.) C. Y. Wu。但"开粉红花"，不似，存疑。因《救荒》嘉靖四年本绘图刻板不精，花序及花不清楚，难以确定物种。

《图考》文、图（图 163）出《救荒》，仿绘图有改动，叶成全缘，叶形绘成似"菱形叶"。吴批：*Scutellaria indica* 或近似种，即唇形科黄芩属植物韩信草 *Scutellaria indica* L.。该种确实茎方，色紫；茎高不及一尺；叶对生，叶全缘；但花蓝紫色。暂存疑。此图为后出，详见本书图 105 鸡肠草。

〔注〕

[1]　菱：《救荒》菱角，菱科菱属植物 *Trapa incisa* Sieb. Et Zucc. 和欧菱 *Trapa natans* L.。

161. 燕儿菜

《救荒本草》：燕儿菜，生密县山涧中。苗叶搨地生，叶似匙头样颇长，又似耳朵菜[1]而叶稍小，微涩，又似山莴苣[2]叶亦小颇硬，而头微团，味苦。采苗叶煠熟，换水浸淘净，油盐调食。

[新释]

《图考》文出《救荒》，图（图164）仿绘《救荒》图，叶子大小配比和叶脉都有改变。所描绘植物，待考。

[注]

1 耳朵菜：《救荒》嘉靖四年本作"牛耳朵菜"，疑似十字花科芸薹属 *Brassica* 植物。

2 山莴苣：《救荒本草译注》释其疑似菊科莴苣属植物翅果菊 *Lactuca indica* L.。

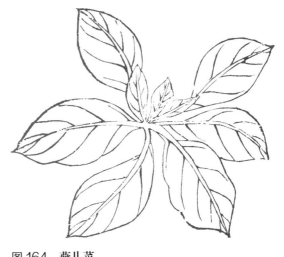

图 164　燕儿菜

162. 歪头菜

《救荒本草》：歪头菜，出新郑县山野中。细茎，就地丛生，叶似豇豆叶而狭长，背微白，两叶并生一处，开红紫花，结角比豌豆角短小扁瘦，叶味甜。采叶煠熟，油盐调食。

[新释]

《救荒本草译注》释歪头菜作豆科野豌豆属植物歪头菜 *Vicia unijuga* A. Br.。本种我国分布于东北、华北、华东和西南，生于低海拔至4 000米的山地、林缘、草地、沟边及灌丛。

《图考》文出《救荒》，图（图165）只仿绘《救荒》图右株，原图为花期，该图根据文字描述，增加了果序；《救荒》图的戟形托叶也消失，但仍可释作歪头菜 *Vicia unijuga* A. Br.。

松村和吴批：*Vicia unijuga* A. Br.。

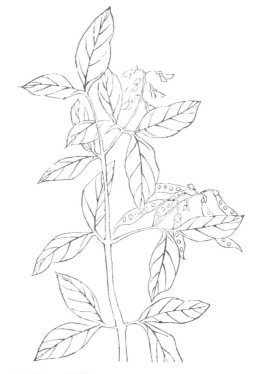

图 165　歪头菜

163. 蝎子花菜

《救荒本草》：蝎子花菜，又名虼蚤花，一名野菠菜，生田野中。苗初搨地生，叶似初生菠菜叶而瘦细，叶间撺生茎叉，高一尺余，茎有线楞，梢间开小白花。其叶味苦。采嫩叶煠熟，水淘净，油盐调食。

[新释]

《救荒本草译注》释其作白花丹科补血草属植物二色补血草 Limonium bicolor (Bunge) Kuntze。据《中志》60（1）：31，该种产于东北、黄河流域各省区和江苏北部，主要生于平原地区，也见于山坡下部、丘陵和海滨，喜生于含盐的钙质土上或砂地。

《图考》文、图（图166）出《救荒》，仿绘图减少了一花序，花序分枝与原图略有改变。但仍可鉴定作二色补血草 Limonium bicolor。

松村：Acroglochin persicarioides Moq.；吴批：Limonium bicolor。

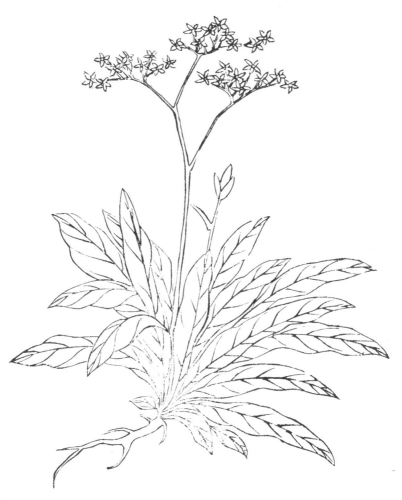

图166　蝎子花菜

164. 楼斗菜

《救荒本草》：楼斗菜，生辉县太行山山野中。小科苗就地丛生，苗高一尺许，茎梗细弱。叶似牡丹叶而小，其头颇圆，味甜。采叶煠熟，水浸淘净，油盐调食。

［**新释**］

《救荒本草译注》释本种似毛茛科楼斗菜属植物华北楼斗菜 *Aquilegia yabeana* Kitag.，该种花序有少数花，河南有分布。因作者在辉县太行山调查，该地食用的也是华北楼斗菜

Aquilegia yabeana；据《河南植物志》，楼斗菜 *Aquilegia viridiflora* 河南未分布。

《图考》本条文出《救荒》、绘图（图167）仿绘《救荒》图，但性状略有出入。《救荒》图似为果期，该图复叶减少，叶缘以及叶脉形态都有改变。可沿用《救荒本草译注》的考证意见。

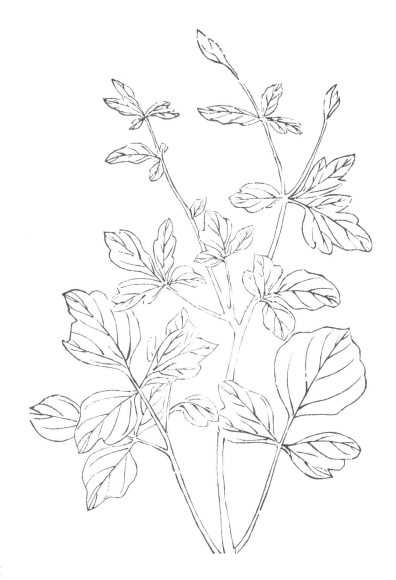

图 167　楼斗菜

165. 毛女儿菜

《救荒本草》：毛女儿菜，生南阳府马鞍山中。苗高一尺许，叶似绵丝菜[1]叶而微尖，又似兔儿尾叶而小，茎叶皆有白毛，梢间开淡黄花如大黍粒数十颗，攒成一穗，味甘酸。采苗叶煠熟，水浸淘净，油盐调食。或拌米面蒸食亦可。

[新释]

《救荒本草译注》释毛女儿菜为菊科鼠曲草属植物细叶鼠曲草 *Gnaphalium japonicum* Thunb.。该种据《中志》产于长江流域以南各省区，北达河南、陕西，见于低海拔的草地或耕地上，喜阳。《图考》图（图168）仿绘《救荒》图，性状略有出入。叶形，叶脉有改变。

吴批作金头鼠曲草 *Gnaphlium chrysocephalum*。该种在《中志》75：229独立成种，而在《云志》13：199 作为秋鼠曲草 *Gnaphalium hypoleucum* DC. 的异名，该种也被吴批释为《图考》"天水蚁草"的学名。但金头鼠曲草 *Gnaphlium chrysocephalum* 分布在我国云南、贵州和四川。生于山坡草丛中，海拔2600～2800米。河南不产。

[注]

[1] 绵丝菜：参见本卷"绵丝菜"条，出《救荒》之绵丝菜，非卷之六绵丝菜。

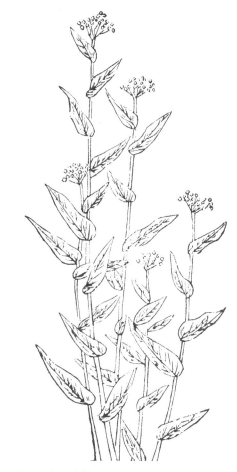

图 168　毛女儿菜

166. 瓯菜

《救荒本草》：瓯菜，生辉县山野中。就地作小科苗生，茎、叉、叶似山苋菜[1]叶而有锯齿，又似山小菜叶，其锯齿比之却小，味甜。采嫩苗叶煠熟，水浸淘净，油盐调食。

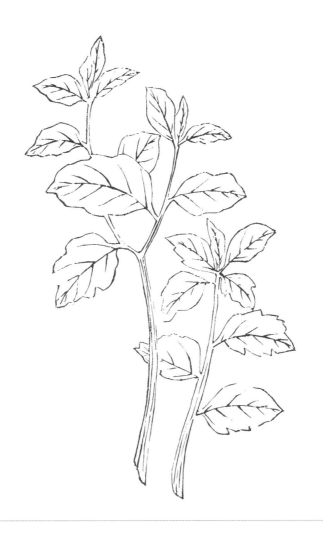

图 169　瓯菜

〔新释〕

《救荒本草译注》释瓯菜作茄科茄属 *Solanum* 或酸浆属 *Physalis* 植物。疑似龙葵 *Solanum nigrum* L.，该种河南嫩茎叶偶见作野菜食用，果实熟后味甜，常见儿童采食。《图考》图（图 169）、文出《救荒》，绘图中叶的位置及叶形略改变。应是龙葵 *Solanum nigrum* L.。

〔注〕

[1] 山苋菜：《救荒》有山苋菜条，释作苋科牛膝属植物牛膝 *Achyranthes bidentata* Blume。

167. 杓儿菜

《救荒本草》：杓儿菜，生密县山野中。苗高一二尺，叶类狗掉尾[1]叶而窄颇长，黑绿色，微有毛涩，又似耐惊菜[2]叶而小软薄，梢叶更小，开碎瓣淡黄白花。其叶味苦。采叶煠熟，水浸去苦味，淘洗净，油盐调食。

[新释]

《救荒本草译注》释杓儿菜作菊科天名精属植物烟管头草 *Carpesium cernuum* L.。该种我国产于东北、华北、华中、华东、华南、西南各省及西北陕西、甘肃等地。生于路边荒地及山坡、沟边等处。

《图考》文、图（图170）皆出《救荒》，但仿绘图较《救荒》原图有改变。左侧少绘两分支；头状花序下垂的形态没有表现完全。头状花序的特征也没有表现出来。根据修改过的绘图，吴批怀疑是否为菊科植物。

吴批：淡黄白花，叶味苦，菊科？

[注]

1 狗掉尾：《救荒》有狗掉尾苗条，即茄科茄属植物白英 *Solanum lyratum* Thunb.。

2 耐惊菜：《救荒》有耐惊菜条，即菊科鳢肠属植物鳢肠 *Eclipta prostrata* (L.) L.。

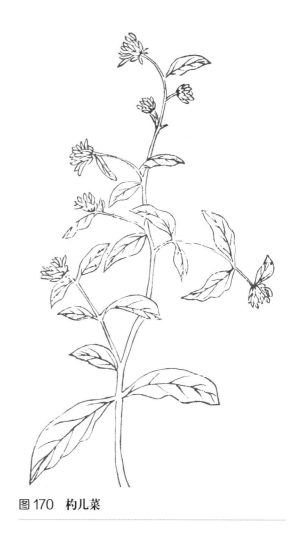

图170 杓儿菜

168. 变豆菜

《救荒本草》：变豆菜，生辉县太行山山野中。其苗叶初作地摊科生。叶似地牡丹[1]叶极大，五花叉，锯齿尖，其后叶中分生茎叉，梢叶颇小，上开白花。其叶味甘。采叶煠熟，作成黄色，换水淘净，油盐调食。

[新释]

《救荒本草译注》释变豆菜作伞形科变豆菜属植物变豆菜 *Sanicula chinensis* Bunge。该种我国产于东北、华东、中南、西北和西南各省区。生长在阴湿的山坡路旁、杂木林下、竹园边、溪边等草丛中，海拔200～2 300米。

《图考》图（图171）、文出《救荒》，仿绘图略有改变。但仍可释作变豆菜 *Sanicula chinensis*。据此图，吴批作川滇变豆菜 *Sanicula astrantiifolia* Walff. ex Kretsch.［见《中志》55（1）56］，该种产于中国西南，河南不产。

[注]

1 地牡丹：植物名，待考。

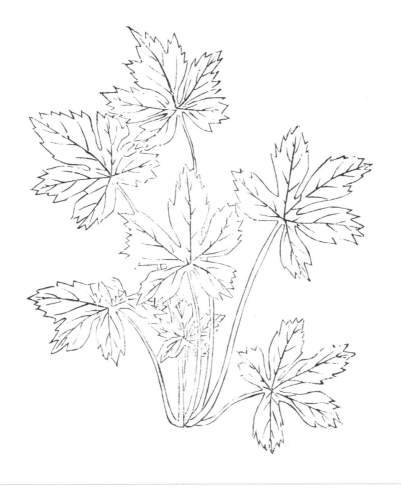

图 171　变豆菜

169. 獐牙菜

《救荒本草》：獐牙菜，生水边。苗初搨地生，叶似龙须菜[1]叶而长窄，菜头颇团而不尖，其叶嫩薄，又似牛尾菜[2]叶亦长窄，其根如牙[3]根而嫩，皮色黑灰，味甜。掘根洗净煮熟，油盐调食。

[新释]

《救荒本草译注》释獐牙菜作泽泻科泽泻属植物泽泻 Alisma plantago-aquatica L. 或东方泽泻 Alisma orientale (Sam.) Juz.（《图鉴》5：17把这两种并成一种）的早春幼苗。《中志》62卷龙胆科中 Swertia 的中文名作獐牙菜属，属下各种皆某某獐牙菜，据《救荒本草》所指物种，该属中文名及属下各种的中文名，皆需要重新拟定。

《图考》文、图（图 172）出《救荒》，仿绘图的叶脉形态改变较大，叶改绘成了双子叶植物的特征。日本学者据此误释为龙胆科獐牙菜属植物獐牙菜 Swertia bimaculata (Sieb. et Zucc.) Hook. f. et Thoms. ex C. B. Clark，《中志》62卷沿用了日本学者的考证意见。

松村：*Smilax*；《中志》62：385：*Swertia bimaculata* (Sieb. et Zucc.) Hook. f. et Thoms. ex C. B. Clark。吴批：似非日人所释的 *Sweztia*。

[注]

1 龙须菜：《救荒》有粘鱼须条，一名龙须菜，即百合科菝葜属植物土茯苓 *Smilax glabra* Roxb.。

2 牛尾菜：《救荒》有牛尾菜条，似百合科菝葜属植物白背牛尾菜 *Smilax nipponica* Miq.。

3 牙：《救荒》嘉靖四年本作"茅"。《救荒本草》又有茅芽根，本草名叫茅根。如此，应为"茅"。

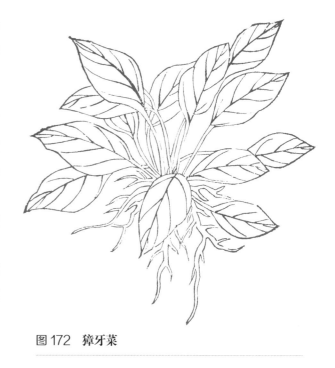

图 172　獐牙菜

170. 水辣菜

《救荒本草》：水辣菜，生水边下湿地中。茎高一尺余，茎圆，叶似鸡儿肠叶，头微齐短；又似马兰头[1] 叶，亦更齐短。其叶抪茎生，梢间出穗如黄蒿[2] 穗。其叶味辣。采嫩苗叶煠熟，换水淘去辣气，油盐调食，生亦可食。

按此草，江西、湖南河濒亦有之。作蒿气，与《唐本草》注齐头蒿相类，殆即一草，详牡蒿下。

[新释]

《救荒本草译注》释水辣菜作菊科牡蒿属植物牡蒿 *Artemisia japonica* Thunb.。

《图考》文出《救荒》，吴其濬有按语。图（图173）可能为吴其濬据江西、湖南植物重新绘制。吴批作西南牡蒿 *Artemisia parviflora* Buch.-Ham. ex Roxb.，该种产于陕西（南部）、甘肃（南部）、青海（南部）、湖北（西部）、四川、云南和西藏，生于海拔 2 200～3 100 米地区的草层、坡地、林缘和路旁等，江西、湖南可能不产。根据吴其濬按语所释植物有香气，与本书卷之十四"牡蒿"条是一种，应该还是牡蒿 *Artemisia japonica*。本种在我国分布于辽宁、河北、山西、陕西、甘肃、山东、江苏、安徽、浙江、江西、福建、台湾、河南、湖北、湖南、广东、广西、四川、贵州、云南及西藏等。除了西南省区从低海拔分布到 3 300 米外，其余地区主要分布在中低海拔地区，在湿润半湿润或半干旱生境，常见在林缘、林中空地、

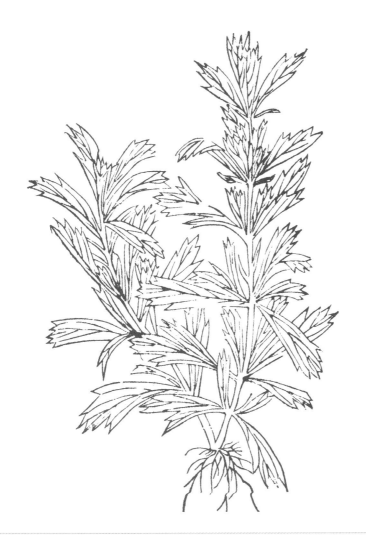

图 173　水辣菜

疏林下、旷野、灌丛、丘陵、山坡、路旁等。据《中志》76（2）：241 该种全草入药，有清热、解毒、消暑、去湿、止血、消炎、散瘀之效；又代"青蒿"（即黄花蒿）用，或作上农药等。嫩叶作菜蔬，又作家畜饲料。

[注]

1　马兰头：菊科紫菀属植物马兰 Aster indicus L. 的嫩苗。

2　黄蒿：似菊科蒿属植物黄花蒿 Artemisia annua L.。

171. 独行菜

《救荒本草》：独行菜，又名麦秸菜，生田野中。科苗高一尺许，叶似水棘针[1]叶微短小，又似水苏子叶亦短小狭窄，作瓦陇样，梢出细葶，开小鱖白花，结小青蓇葖，小如绿豆粒。叶味甜。采嫩苗叶煠熟，换水淘净，油盐调食。

[新释]

《救荒》嘉靖四年本绘图花序形态不清晰。疑似十字花科独行菜属植物独行菜 *Lepidium apetalum* Willd.，但确定该种的证据尚不充分。

《图考》图（图174）、文出《救荒》，吴其濬可能也没有鉴定出物种。绘图较嘉靖四年本有变动，植物分枝减少，叶形，叶缘形态也都有出入。因《救荒》嘉靖四年本原图性状不清楚，再经节略的"改绘"，基本鉴定不出原植物所隶科属。暂据《救荒本草译注》图的鉴定意见。

松村：*Lepidium sativum* L.；吴批：《救荒》独行菜，日人释作 *Lepidium apetalum*。

[注]

[1] 水棘针：《救荒》有水棘针条，即唇形科水棘针属植物水棘针 *Amethystea caerulea* L.，见本书卷之十二"水棘针"条。

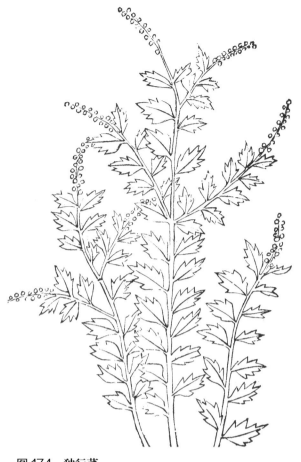

图174　独行菜

172. 葛公菜

《救荒本草》：葛公菜，生密县韶华山山谷间。苗高二三尺，茎方，窊面四楞，对分茎叉，叶方对生，叶似苏子叶而小，又似荏子叶而大[1]，梢间开粉红花，结子如小米粒而茶褐色。其叶味甜，微苦。采嫩叶煠熟，水浸去苦味，换水淘净，油盐调食。

[新释]

《救荒本草译注》释葛公菜为唇形科鼠尾草属植物丹参 *Salvia miltiorrhiza* Bunge。

《图考》文、图（图175）出《救荒》，无按语。仿绘图较《救荒》原图改变较大。据此图，吴批：唇形科一种？丹参属 *Salvia*？暂据

《救荒本草译注》考证结果。

[注]

[1] 叶似苏子叶而小，又似荏子叶而大：苏子和荏子，古代认为是两个种；现代植物分类学认为是一个种，即唇形科紫苏属植物紫苏 *Perilla frutescens* (L.) Britt.。

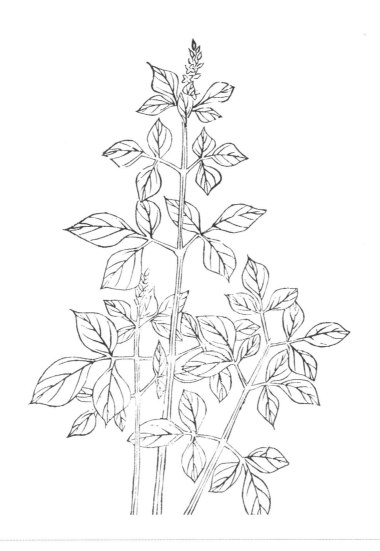

图 175　葛公菜

173. 委陵菜

《救荒本草》：委陵菜，一名翻白菜，生田野中。苗初搨地生，后分茎叉，茎节稠密，上有白毛，叶仿佛类柏[1]叶而极阔大，边如锯齿形，面青背白，又似鸡腿儿[2]叶而却窄，又类鹿蕨[3]叶亦窄，茎叶梢间开五瓣黄花。其叶味苦微辣。采苗叶煤熟，水浸淘净，油盐调食。

[新释]

《救荒本草译注》释作蔷薇科委陵菜属植物委陵菜 Potentilla chinensis Ser.。《图考》图（图176）、文出《救荒》，绘图较《救荒》改动较大：复叶上的小叶不见了，可能绘作了锯齿。花序上的花及花骨朵减少了。暂仍接受《救荒本草译注》的考证意见。该种据《中志》37：288，在我国产于黑龙江、吉林、辽宁、内蒙古、河北、山西、陕西、甘肃、山东、河南、江苏、安徽、江西、湖北、湖南、台湾、广东、广西、四川、贵州、云南、西藏，生于山坡草地、沟谷、林缘、灌丛或疏林下，海拔 400～3 200 米。全草入药，能清热解毒、止血、止痢。嫩苗可食并可做猪饲料。

松村：*Potentilla discolor* Bge.；吴批：日人释作 *Potentilla chinensis*。

[注]

1 柏：《救荒》有柏树条，即柏科侧柏属植物侧柏 *Platycladus orientalis* (L.) Franco。

2 鸡腿儿：《救荒》有鸡腿儿条，即蔷薇科委陵菜属植物翻白草 *Potentilla discolor* Bunge。

3 鹿蕨：《救荒》有鹿蕨条，即凤尾蕨科蕨属植物蕨 *Pteridium aquilinum* var. *latiusculum* (Desv.) Underw. ex Heller。

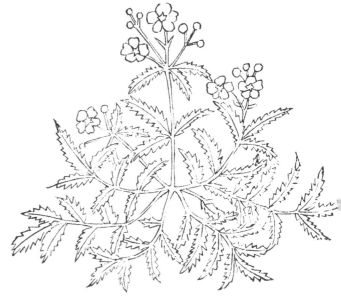

图 176　委陵菜

174. 女娄菜

《救荒本草》：女娄菜，生密县韶华山山谷中。苗高一二尺，茎叉相对分生，叶似旋覆花[1]叶颇短，色微深绿，拂茎对生，梢间出青萼葵，开花微吐白蕊，结实青子如枸杞[2]微小。其叶味苦。采嫩苗叶煠熟，换水浸去苦味，淘净，油盐调食。

[新释]

《救荒本草》女娄菜图为石竹科蝇子草属植物坚硬女娄菜 *Silene firma* (Sieb. et Zucc.) Rohrb.。该种产于我国大部分省区，生于平原、丘陵或山地。

《图考》女娄菜文、图（图 177）出《救荒》，仿绘图较《救荒》原图略有改变：叶脉减少；左边花序少两对生叶。绘图仍可释作坚硬女娄菜 *Silene firma*。

《中志》26：341：*Silene aprica* Turcz. ex Fisch. & C. A. Mey.；吴批：日人释为 *Silene* (*Melandrium*) *aprica*。

[注]

1 旋覆花：《救荒》有旋覆花条，即菊科旋覆花属植物欧亚旋覆花 *Inula britanica* L.，本书采用该条，见卷之十一"旋覆花"条。

2 枸杞：茄科枸杞属植物枸杞 *Lycium chinense* Mill.。

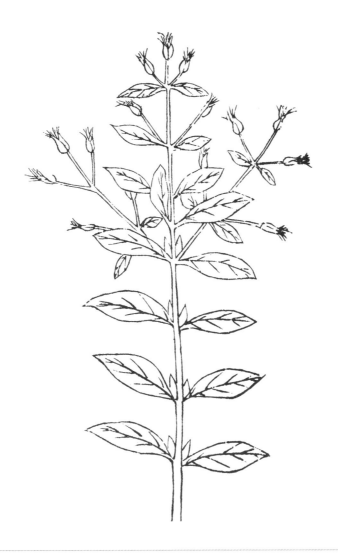

图 177　女娄菜

175. 麦蓝菜

《救荒本草》：麦蓝菜，生田野中。茎叶俱深莴苣色，叶似大蓝梢叶而小，颇尖。其叶抱茎对生，每一叶间撺生一叉，茎叉梢头开小肉红花，结蒴有子似小桃红[1]子。苗叶味微苦。采嫩苗叶煠熟，水浸淘净，油盐调食。

[新释]

《救荒本草译注》释麦蓝菜为石竹科麦蓝菜属植物麦蓝菜 Vaccaria hispanica (Mill.) Rauschert。该种在我国除华南外，全国都产。生于草坡、撂荒地或麦田中，为麦田常见杂草。种子入药，治经闭、乳汁不通、乳腺炎和痈疖肿痛。

《图考》文、图（图178）出《救荒》，仿绘图的果实形态有改变。吴批《图考》麦蓝菜作 Vaccaria pyramidata Medic.，该名《中志》26：

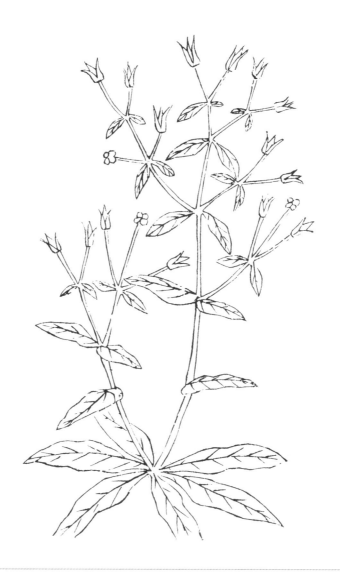

图 178　麦蓝菜

405 处理作麦蓝菜 *Vaccaria segetalis* (Neck.) Garcke 的异名，但现接受名作 *Vaccaria hispanica* (Miller) Rauschert，与《救荒本草译注》的考证意见相同。

［注］

❶ 小桃红：《救荒》有小桃红条，即凤仙花科凤仙花属植物凤仙花 *Impatiens balsamina* L.。

176. 匙头菜

《救荒本草》：匙头菜，生密县山野中。作小科苗。其茎面窊背圆，叶似圆匙头样，有如杏叶大，边微锯齿。开淡红花，结子黄褐色。其叶味甜。采叶煠熟，水浸淘净，油盐调食。

[新释]

《救荒本草译注》释作堇菜科堇菜属 *Viola* 植物，似球果堇菜 *Viola collina* Bess.。据《中志》51:22，本种我国产于黑龙江、吉林、辽宁、内蒙古、河北、山西、陕西、宁夏、甘肃、山东、江苏、安徽、浙江、河南及四川北部，生于林下或林缘、灌丛、草坡、沟谷及路旁较阴湿处。全草民间供药用，能清热解毒，凉血消肿。

《图考》图（图 179）、文出《救荒》，仿绘图有较大改变：叶的排列发生了变化；叶缘改为全缘而且增加了芒齿；叶脉也有改变；多绘了根。《救荒》绘图草本通常有一水平线，表示地平面，《图考》仿绘图皆缺失。可沿用《救荒本草译注》的鉴定意见。

松村：*Viola*；吴批：*Viola collina*？

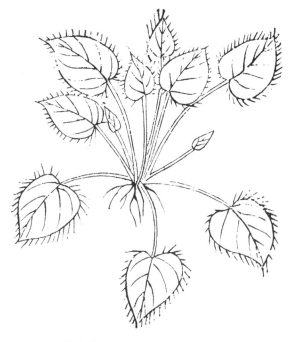

图 179　匙头菜

177. 舌头菜

《救荒本草》：舌头菜，生密县山野中。苗叶攮地生。叶似山白菜叶而小，头颇团，叶面不皱，比小白菜叶亦厚，状类猪舌形，故以为名。味苦。采叶熟[1]，水浸去苦味，换水淘净，油盐调食。

[新释]

《救荒本草译注》将舌头菜处理为待考。据俗名，疑似蓼科酸模属 *Rumex* 植物。

《图考》全文出《救荒》，仿绘图（图 180）略有变化，原图头"颇团"，改尖；叶脉减少。叶缘也做微波缘状。叶子似耷拉，不舒展。

吴批疑其作菊科香青属植物 *Anaphalis adnata*。但香青属植物幼苗密被厚密的棉毛，以朱橚《救荒》描绘植物的细致，不会不注意到毛被情况。

[注]

1 熟：《救荒》嘉靖四年本，前有"煠"字。

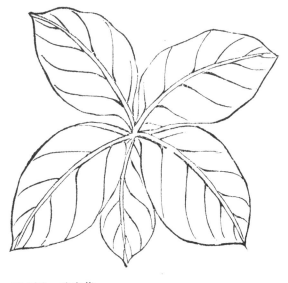

图 180　舌头菜

178. 柳叶菜

《救荒本草》：柳叶菜，生郑州贾峪山山野中。苗高二尺余，淡黄色，叶似柳叶而厚短，有涩毛，梢间开四瓣深红花，结细长角儿。其叶味甜。采苗叶煤熟，油盐调食。

[新释]

《救荒本草译注》释柳叶菜作柳叶菜科柳叶菜属植物柳叶菜 *Epilobium hirsutum* L.。据《中志》53（2）87，本种广布于我国温带与热带省区，吉林、辽宁、内蒙古、河北、山西、山东、河南、陕西、宁夏南部、青海东部、甘肃、新疆、安徽、江苏、浙江、江西、广东、湖南、湖北、四川、贵州、云南和西藏东部；在北京、南京、广州等许多城市有栽培；在黄河流域以北生于海拔（150～）500～2 000 米，在西南生于海拔（180～）700～2 800（～3 500）米河谷、溪流河床沙地或石砾地或沟边、湖边向阳湿处，也生于灌丛、荒坡、路旁，常成片生长。

《图考》柳叶菜文出《救荒》，仿绘图（图181）省略了一植株，添加了角果。叶子长宽比、叶脉都有改变。线条全用实线，整体上缺少了原图的栩栩生气。但仍可释为柳叶菜 *Epilobium hirsutum*。据《中志》53（2）：87该种嫩苗嫩叶可作色拉凉菜；根或全草入药，可消炎止痛、祛风除湿、活血止血、生肌之效。

松村、吴批：*Epilobium hirsutum* L.。

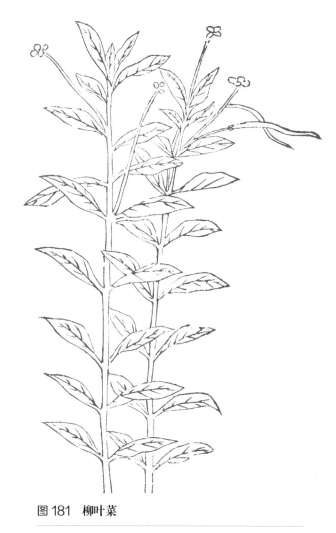

图 181　柳叶菜

179. 山甜菜

《救荒本草》：山甜菜，生密县韶华山山谷中。苗高二三尺，茎青白色，叶似初生绵花[1]叶而窄，花叉颇浅，其茎叶间开五瓣淡紫花，结子如枸杞子，生则青，熟则红。叶味苦。采叶煤熟，换水浸，淘去苦味，油盐调食。

〔新释〕

《救荒本草译注》释山甜菜为茄科茄属植物白英 *Solanum lyratum* Thunb.。

《图考》图（图182）、文出《救荒》，仿绘图省略了一些枝条和叶；果序、花序绘制粗糙；花用五角星示五瓣。总体看，所绘植株较遒劲，不似《救荒》图为柔弱草本。但仍可释为白英 *Solanum lyratum* Thunb.。该种产于甘肃、陕西、山西、河南、山东、江苏、浙江、安徽、江西、福建、台湾、广东、广西、湖南、湖北、四川、云南诸省。喜生于山谷草地或路旁、田边，海拔 600～2 800 米。全草入药，可治小儿惊风。果实能治风火牙痛。

吴批疑其似 *Solanum dulcamara* L.，该种产我国西南。但非蔓生。

〔注〕

1 绵花：即棉花。

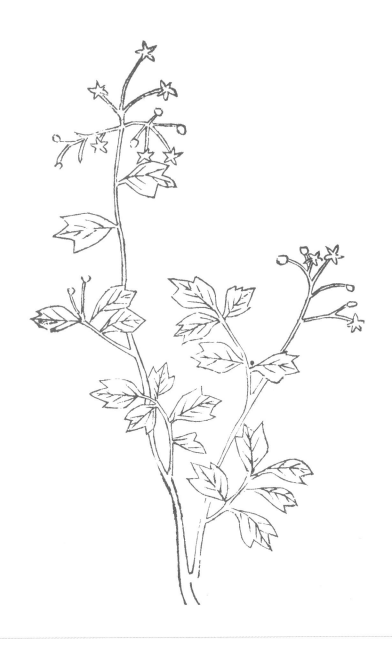

图182 山甜菜

180. 粉条儿菜

《救荒本草》：粉条儿菜，生田野中。其叶初生，就地丛生，长则四散分垂，叶似萱草[1]叶而瘦细微短，叶间撺葶开淡黄花。叶甜。采叶煠熟，淘洗净，油盐调食。

[新释]

《救荒本草译注》释粉条儿菜作菊科鸦葱属植物华北鸦葱 Scorzonera albicaulis Bunge.。《图考》图（图183）、文出《救荒》，但仿绘图花序绘制粗糙，增加了五基数的小花。松村任三据此图释为 Aletris，本研究认为《图考》虽改图严重，但仍应释作华北鸦葱 Scorzonera albicaulis。详见王锦秀（2006）粉条儿菜和肺筋草的考释，《植物分类学报》44（1）：100–107。据《中志》，该种我国分布于黑龙江、吉林、辽宁、内蒙古、河北、山西、陕西、山东（青岛）、江苏、安徽、浙江、河南、湖北、贵州（贵阳），生于山谷或山坡杂木林下或林缘、灌丛中，或生于荒地、火烧迹或田间，海拔250～2500米。

松村：Aletris japonica Lamb.；吴批：图非日人所释 Aletris。

[注]

1️⃣ 萱草：百合科萱草属多种植物 Hemerocallis spp.，参见本书卷之十四"萱草"条。

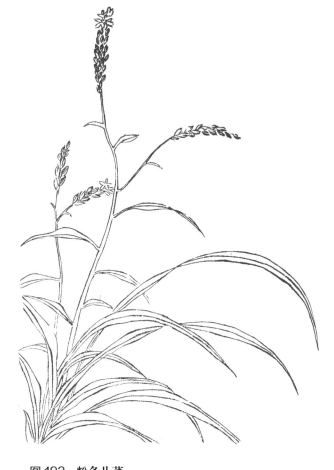

图183 粉条儿菜

181. 辣辣菜

《救荒本草》：辣辣菜，生荒野，今处处有之。苗高五七寸，初生尖叶，后分枝茎，上出长叶，开细青白花，结小扁蒴，其子似米蒿[1]子，黄色，味辣。采嫩叶煠熟，水浸淘净，油盐调食。

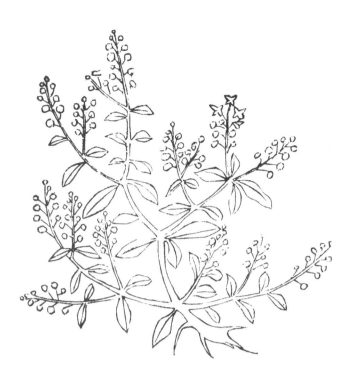

图 184　辣辣菜

[新释]

《救荒本草译注》确认辣辣菜绘图为独行菜属 Lepidium 植物。但因其绘图简单，只绘了茎上部叶全缘。无基生叶，具体物种暂难鉴定。《河南植物志》中提及河南北部分布的三个种，独行菜 Lepidium apetalum Willd.，北美独行菜 Lepidium virginicum L.（未确定明初是否已经传入我国）和柱毛独行菜 Lepidium ruderale L.，在当地，农民统称辣辣菜，皆作野菜食用。如据《救荒》图很难确定物种。

《图考》文、图（图 184）出《救荒》，仿绘图性状有改变，根、叶形，花序数目皆有改变，右上分枝加绘了开放的花，花瓣 4。暂订为《中志》33：51 描述的宽叶独行菜 Lepidium latifolium L.。

松村：Lepidium。吴批：Lepidium ruderale L.。

[注]

1 米蒿：十字花科播娘蒿属植物播娘蒿 Descurainia sophia (L.) Webb ex Prantl，参见本书卷之十二"米蒿"条。

182. 青荚儿菜

《救荒本草》：青荚儿菜，生辉县太行山山野中。苗高二尺许，对生茎叉，叶亦对生，其叶面青背白，锯齿三叉叶，脚叶花叉颇大，状似荏子叶而狭长尖䏻，茎叶梢间开五瓣小黄花，众花攒开，形如穗状。其叶味微苦。采苗叶煤熟，换水浸淘去苦味，油盐调食。

[新释]

《救荒本草译注》释青荚儿菜作败酱科败酱属植物墓头回 *Patrinia heterophylla* Bunge。该种产于辽宁东部和西部、内蒙古南部、河北、山西、山东、河南、陕西、宁夏南部、甘肃南部、青海东部、安徽和浙江，生于海拔（300～）800～2 100（～2 600）米的山地岩缝中、草丛中、路边、沙质坡或土坡上。根茎供药用，药名"墓头回"，能燥湿，止血；主治崩漏、赤白带，民间并用以治疗子宫癌和子宫颈癌。

《图考》文出《救荒》，仿绘图（图185）改变很大：基生叶消失，基部两枚叶，叶缘锯齿变全缘；顶生聚伞花序减少分枝，也减少花的数量。仍可接受《救荒本草译注》的考证意见。

《中志》73（1）：15：*Patrinia heterophylla* Bunge。吴批其似岩败酱 *Patrinia rupestris* (Pall.) Juss.，但该种茎生叶羽状深裂至全裂，通常具3～6对侧生裂片、裂片条形、长圆状披针形或条状披针形，常疏具缺刻状钝齿或全缘，顶生裂片与侧生裂片同形或较宽大，常全裂成3个条形裂片或羽状分裂。与《图考》绘图性状不合。

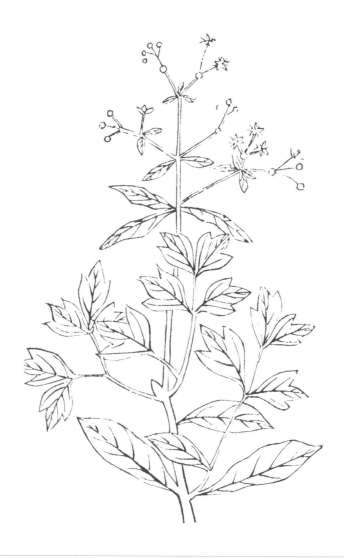

图185　青荚儿菜

183. 八角菜

《救荒本草》：八角菜，生辉县太行山山野中。苗高一尺许，苗茎甚细，其叶状类牡丹叶而大，味甜。采嫩苗叶煠熟，水浸淘净，油盐调食。

[**新释**]

王作宾认为《救荒本草》八角菜"可能为伞形科 Umbelliferae 某种植物的幼苗"，存以备考。

《救荒本草译注》未鉴定出具体类群。《图考》文出《救荒》，仿绘图（图186）的叶略有出入待考。

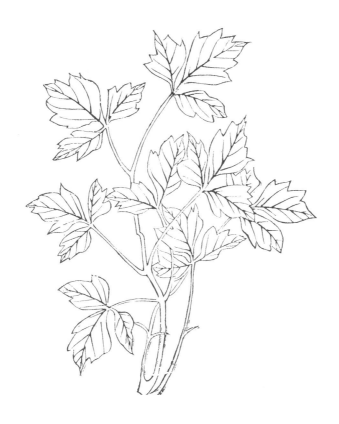

图186　八角菜

184. 地棠菜

《救荒本草》：地棠菜，生郑州南沙岗中。苗高一二尺，叶似地棠花[1]叶甚大；又似初生芥菜[2]叶微狭而尖，味甜。采嫩苗叶煠熟，油盐调食。

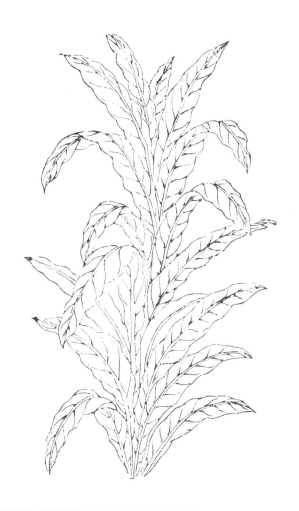

图 187　地棠菜

[新释]

《救荒本草译注》未鉴定出具体类群。

《图考》文出《救荒》，仿绘图（图 187）植物的形态略有改变：叶缘锯齿消失，变为波缘。有学者认为棣棠花 *Kerria japonica* (L.)DC.，欠妥。

该种待考。

[注]

1　地棠花：植物名，待考。

2　芥菜：十字花科芸薹属植物芥菜 *Brassica juncea* (L.) Czern. et Coss.。

185. 雨点儿菜

《救荒本草》：雨点儿菜，生田野中。就地丛生，其茎脚紫梢青，叶如细柳叶而窄小，拚茎而生，又似石竹子叶而颇硬，梢间开小尖五瓣白[1]花，结角比萝卜角又大。其叶味甘。采叶煠熟，水浸淘过，淘洗令净，油盐调食。

[新释]————

《救荒本草译注》疑雨点儿菜似萝藦科鹅绒藤属植物柳叶白前 *Cynanchum stauntonii* (Decne.) Schltr. ex Lévl.。据《中志》63：337，该种现产于我国甘肃、安徽、江苏、浙江、湖南、江西、福建、广东、广西和贵州等省区。生长于低海拔的山谷湿地、水旁甚至半浸在水中。《河南植物志》认为今河南南部有分布。全株供药用，有清热解毒、降气下痰之效；民间用其根治肺病、小儿疳积、感冒咳嗽及慢性支气管炎等。

《图考》文、图（图188）出《救荒》，仿绘图性状有改变：右一植株绘小，叶数减少，叶形有改变，果实增绘了种子的形状，原图的果柄消失。虽如此，仍可采用《救荒本草译注》的考证意见。

吴批：似为 *Cynanchum* 一种。

[注]————

❶ 白：《救荒》嘉靖四年本作"紫"。

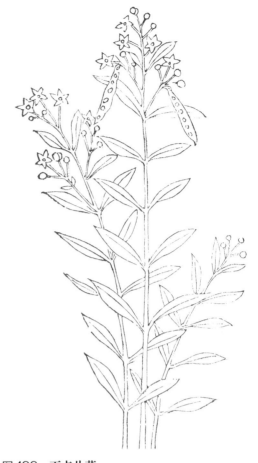

图188　雨点儿菜

186. 白屈菜

《救荒本草》：白屈菜，生田野中。苗高一二尺，初作丛生。茎叶皆青白色，茎有毛刺，梢头分叉，上开四瓣黄花。叶颇似山芥菜[1]叶而花叉极大，又似漏芦叶而色淡，味苦微辣。采叶和净土煮熟，捞出，连土浸一宿，换水淘洗净，油盐调食。

[新释]————

《救荒》白屈菜，松村、《纲要》和《救荒本草译注》皆释为罂粟科白屈菜属植物白屈菜 *Chelidonium majus* L.。该种在我国大部分省区有分布，生于海拔500～2 200米的山坡、山谷林缘草地或路旁、石缝。

《图考》文出《救荒》，仿绘图（图189）性状有改变。原图叶与叶柄长相当，叶深裂，裂片有尖齿。《图考》图的果实比《救荒》图增加了"圆点"，以此表示种子；雄蕊增多、变长。虽性状改变，但仍可采用《救荒本草译注》的考证意见。

吴批：*Chelidonium majus*。

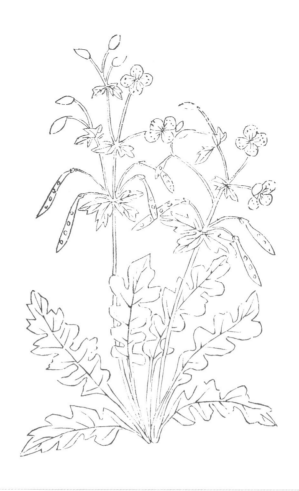

图 189　白屈菜

[注]

1 山芥菜：《救荒》有山芥菜条，《救荒本草译注》释其作十字花科 Cruciferae 植物。疑似蔊菜属 Rorippa 或芸薹属 Brassica 植物。

187. 蚵蚾菜

《救荒本草》：蚵蚾菜，生密县山野中。苗[1]高二三尺许。叶似连翘[2]叶微长，又似金银花[3]叶而尖，纹皱却少，边有小锯齿。开粉紫花，黄心。叶味甜。采嫩苗叶煠熟，水浸净，油盐调食。

[新释]

核《救荒》文、图（图 190），该种科苗高约 1 米（灌木，见本条注 1）；据图，其叶有互生，或不明显对生及三叶簇生，卵圆状长圆形，叶缘有细牙齿；花粉紫色，黄心；生密县（今河南新密）山野。上述性状特征，与《中志》63：157 描述的夹竹桃科罗布麻属植物罗布麻 Apocynum venetum L. 较为接近。该种我国分布于新疆、青海、甘肃、陕西、山西、河南、河北、

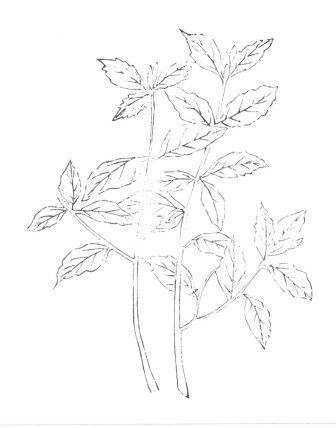

图190　蚵蚾菜

江苏、山东、辽宁及内蒙古等省区，主要野生在盐碱荒地和沙漠边缘及河流两岸、冲积平原、河泊周围及戈壁荒滩上。本种是重要的经济植物，现已有驯化栽培。其茎皮纤维具有细长柔韧而有光泽耐腐耐磨耐拉的优质性能，为高级衣料、渔网丝、皮革线、高级用纸等原料。叶含胶量高可作轮胎原料；嫩叶蒸炒揉制后当茶叶饮用，有清凉去火、防止头晕和强心的功用；种毛白色绢质，可作填充物。麻秆剥皮后可作保暖建筑材料。根部含有生物碱供药用。本种花期较长，花多、美丽、芳香，具有发达的蜜腺，是一种良好的蜜源植物。

[注]

1 苗：《救荒》嘉靖四年本苗前有"科"字，该字说明这一植物具灌木性状。

2 连翘：有争议，有释作木犀科连翘属植物连翘 *Forsythia suspensa* (Thunb.) Vahl 和金丝桃科金丝桃属金丝桃 *Hypericum ascyron* L.。参见本书卷之十一"连翘"条。

3 金银花：忍冬科忍冬属植物忍冬 *Lonicera japonica* Thunb.。

188. 山梗菜

《救荒本草》：山梗菜，生郑州贾峪山山野中。苗高二尺许，茎淡紫色。叶似桃叶而短小，又似柳叶菜叶亦小，梢间开淡紫花。其叶味甜。采嫩叶煠熟，淘洗净，油盐调食。

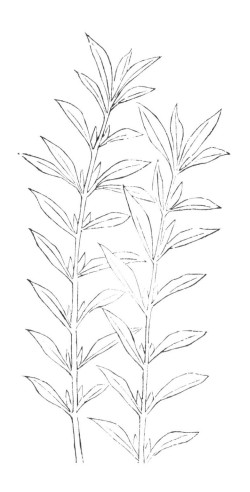

图 191　山梗菜

[**新释**]

《救荒本草译注》释山梗菜作桔梗科 Campanulaceae 植物，具体物种待考。绘图似表现有四叶轮生的性状，日人释作桔梗科半边莲属植物山梗菜 *Lobelia sessilifolia* Lamb.，该种河南并不分布。《中志》该种的中文名遵日释结果，作山梗菜及山梗菜亚属，但并未标明该

中文名出处为《救荒》和《图考》。

《图考》文、图（图 191）皆出《救荒》，仿绘图叶减少，叶柄变短，叶形也略不同。吴批疑其或系柳叶菜属 *Epilobium* 一类，长籽柳叶菜 *Epilobium pyrricholophum* Franch. & Savat.。只《图考》和《救荒》绘图简单，未见花果。待野外植物调查后确定。

189. 山小菜

《救荒本草》：山小菜，生密县山野中。科苗高二尺余，就地丛生。叶似酸浆子叶而窄小，面有细纹脉，边有锯齿，色深绿，又似桔梗叶颇长艄，味苦。采叶煠熟，水浸淘去苦味，油盐调食。

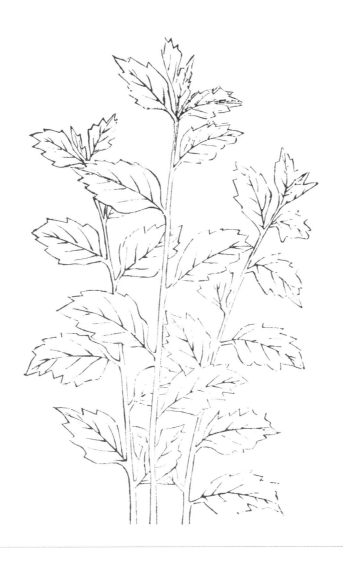

图 192　山小菜

并不及花。"

《图考》文、图（图 192）出《救荒》，仿绘图略有改动。同意《救荒本草译注》意见，具体物种待考。

吴批：日人释作 *Campanula punctata*，殆非。

[新释]

《救荒本草译注》释山小菜作桔梗科 Campanulaceae 植物。日本学者释作紫斑风铃草 *Campanula punctata* Lam.，但钟补求认为："图中植物体尚未发育，此亦无据，图后说解，

190. 雚耳菜

《救荒本草》：雚耳菜，生中牟平野中。苗长尺余，茎多枝叉，其茎上有细线楞。叶似竹叶而短小亦软，又似萹蓄叶却颇阔大而又尖，茎叶俱有微毛。开小黪白花，结细灰青子。苗叶味甘。采嫩叶煠熟，水浸淘净，油盐调食。

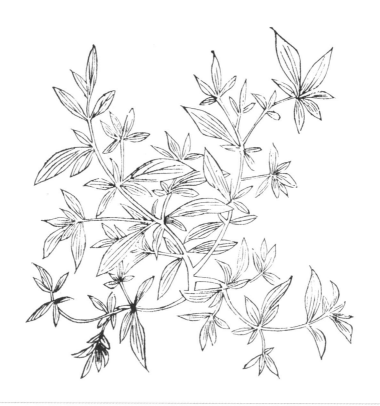

图 193　蒫耳菜

[新释]

《图考》绘图显示一披散草本，叶对生或轮生，叶脉突出，"茎叶俱有微毛。开小黪白花"，疑似《中志》紫草科紫草属植物田紫草 *Lithospermum arvense* L.。生于中牟平野（该地多为沙地），叶披针形，具小尖头，又极似《中志》25（2）：48 描述的藜科沙蓬属植物沙蓬 *Agriophyllum squarrosum* (L.) Moq. 的幼苗。唯叶着生方式略有差异。待深入研究。

吴批：图上叶似轮生？

191. 回回蒜

《救荒本草》：回回蒜，一名水胡椒，又名蝎虎草，生水边下湿地。苗高一尺许，叶似野艾蒿[1]而硬，又甚花叉，又似前胡叶颇大，亦多花叉。苗茎梢头开五瓣黄花，结穗如初生桑椹子而小，又似初生苍耳实亦小，色青，味极辛辣。其叶味甜。采叶煠熟，换水浸淘净，油盐调食，子可捣烂调菜用。

[新释]

《救荒本草译注》释回回蒜作毛茛科毛茛属植物茴茴蒜 *Ranunculus chinensis* Bunge。该种在我国分布较广，西藏、云南、四川、陕西、甘肃、青海、新疆、内蒙古、黑龙江、吉林、辽宁、河北、山西、河南、山东、湖北、湖南、江西、江苏、安徽、浙江、广东、广西、贵州

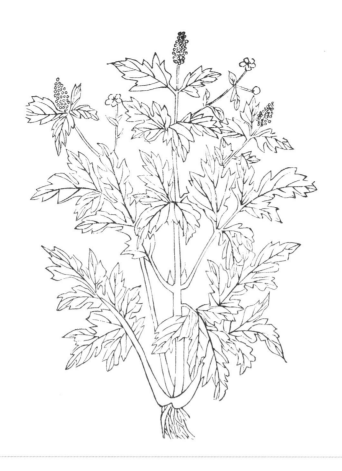

图 194　回回蒜

均有，生于海拔 700～2 500 米平原与丘陵、溪边、田旁的水湿草地。全草药用，外敷引赤发泡，有消炎、退肿、截疟及杀虫之效。

《图考》文、图（图 194）出《救荒》，仿绘图果实和花有改变。但仍可采用《救荒本草译注》的考证意见。

松村：*Ranunculus sceleratus* L.；吴批：*Ranunculus*。

〔注〕

[1] 野艾蒿：《救荒》有野艾蒿，即艾 *Artemisia argyi* H. Lév. et Vaniot。

192. 地槐菜

《救荒本草》：地槐菜，一名小虫儿麦，生荒野中。苗高四五寸[1]，叶似石竹子叶极细短。开小黄白花，结小黑子。其叶味甜。采叶煠熟，水浸淘净，油盐调食。

〔新释〕

《救荒本草译注》因绘图性状不清楚，又拘泥于文字"高四五寸"，暂释作大戟科叶下珠属叶下珠 *Phyllanthus urinaria* L.。但如文字作"高四五尺"，各条性状就完全理顺了。枝条上部既是花序的特征，绘图各部分形态为豆科植物。可释为豆科苦参属植物苦参 *Sophora flavescens*

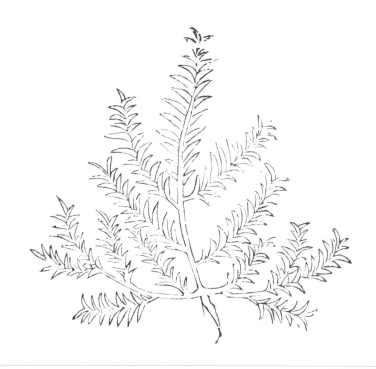

图 195　地槐菜

Alt.。该种俗名即地槐。可作野菜食用，根入药有清热利湿、解毒泻火、健胃驱虫之效，常用作治疗皮肤瘙痒，神经衰弱，消化不良及便秘等症，种子可作农药；茎皮纤维可织麻袋等。

《图考》文出《救荒》，仿绘图（图 195）

粗糙。吴批：并非豆科。

［注］

[1] 寸：从植物性状描述各方面看，疑其为"尺"之误。

193. 泥胡菜

《救荒本草》：泥胡菜，生田野中。苗高一二尺，茎梗繁多。叶似水芥菜叶颇大，花叉甚深，又似风花菜[1]叶，却比短小。叶中撺葶，分生茎叉，梢间开淡紫花似刺蓟花。苗叶味辣。采嫩苗叶煠熟，水洗淘净，油盐调食。

［新释］

《救荒本草译注》释泥胡菜为菊科泥胡菜属植物泥胡菜 *Hemisteptia lyrata* (Bunge) Bunge。本属为单种属，该种在我国除新疆、西藏，几遍布全国，生于海拔 50～3 280 米山坡、山谷、平原、丘陵、林缘、林下、草地、荒地、路旁等处。

《图考》文、图（图 196）出《救荒》，仿绘图叶裂形态有出入。《救荒》绘图线条虚实结合得恰到好处。此图皆用实线，失去《救荒》原图栩栩如生的神态。据《图考》文、图，本种根稍粗大：茎高 30～60 厘米；叶长圆状倒披针形，羽状分裂，裂片近三角形，也有时有曲刻，茎生叶似基生叶而小，自茎的中部开始

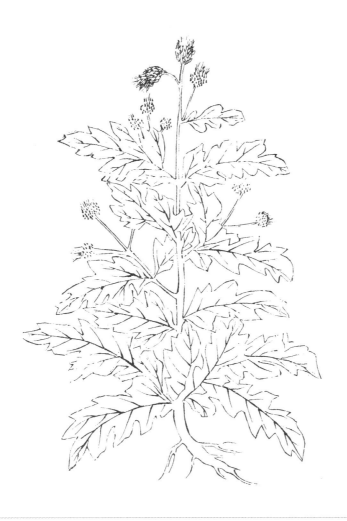

图 196　泥胡菜

有分枝；头状花序，单 1～3 个生枝端和茎顶，总苞片多层，刺状。花紫色，均为管状花。与泥胡菜 Hemisteptia lyrata (Bunge) Bunge 在概貌上基本相似。

　　吴批：Hemistapta lyrata。

194. 山蒴菜

　　《救荒本草》：山蒴菜，生密县山野中。苗初攊地生，其叶之茎，背圆而㖾。叶似初出冬蜀葵[1]叶，梢五花叉，锯齿边，又似蔚臭苗[2]叶而硬厚颇大。后攟茎叉，茎深紫色，梢叶颇小。味微辣。采苗叶煠熟，换水浸淘净，油盐调食。

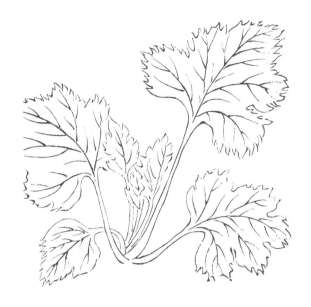

图197　山蒳菜

〔新释〕

《救荒本草译注》释山蒳菜似十字花科山
蒳菜属植物山蒳菜 *Eutrema yunnanense* Franch.。
据《河南植物志》，该种现在只分布在河南南部
大别山山区。不排除明代以来，如清代小冰期，
有导致植物南退的可能。

《图考》文、图（图197）出《救荒》，仿
绘图叶锯齿描绘多且尖细，叶脉也略有变化。
仍可参照《救荒本草译注》的考证意见。

《中志》31：407：*Eutrema yunnanense* Franch.；

吴批：日人释为 *Eutrema wasabi*，似乎不妥。
Eutrema yunnanense？

附记：《图鉴》"山蒳菜"讹作"山嵛菜"。

〔注〕

1 冬蜀葵：应为冬葵 *Malva crispa* L. 或蜀葵
Althaea rosea (L.) Cavan.，疑《救荒》嘉靖四年
本有误。

2 蔚臭苗：《救荒》郁臭苗的绘图为唇形科
夏至草属植物夏至草 *Lagopsis supina* (Steph. ex
Will.) Ik.-Gai. ex Knorr.。

195. 费菜

《救荒本草》：费菜，生辉县太行山车箱冲山野间。苗高尺许，似火焰草[1]叶而
小，头颇齐，上有锯齿，其叶抪茎而生，叶梢上开五瓣小尖淡黄花，结五瓣红小花蓇
儿。苗叶味酸。采嫩苗叶煤熟，换水淘去酸味，油盐调食。

〔新释〕

《救荒本草译注》释其作景天科景天属植物

费菜 *Sedum aizoon* L.。该种据《中志》，根或全
草药用，有止血散瘀、安神镇痛之效。

《图考》文、图（图198）皆出《救荒》，

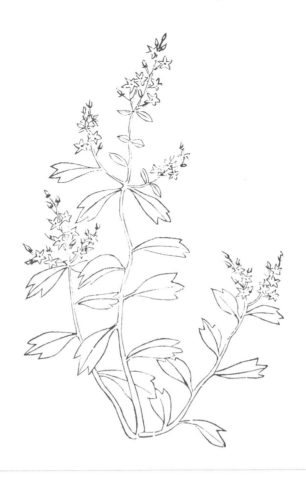

图 198　费菜

仿绘图省略了左侧匍匐枝；其他三枝皆减少叶及叶边缘锯齿；花序和花也有改变。仍可接受释作 *Sedum aizoon* L.［*FOC* 修订作 *Phedimus aizoon* (L.)'t Hart］。

松村：*Sedum*；《中志》34（1）：128：*Sedum aizoon* L.；吴批：*Phedimum (Sedum) aizoon*。

1 火焰草：景天科火焰属植物火焰草 *Castilleja pallida* (L.) Kunth。

196. 紫云菜

《救荒本草》：紫云菜，生密县傅家冲山野中。苗高一二尺，茎方紫色，对节生叉。叶似山小菜叶颇长，拀梗对生。叶顶及叶间开淡紫花。其叶味微苦。采嫩苗叶煠熟，水浸淘去苦味，油盐调食。

［新释］

《救荒本草》紫云菜的绘图很像唇形科风轮菜属植物风轮菜 *Clinopodium chinense* (Benth.) Kuntze。但据《河南植物志》，该种现在分布在河南南部，密县（今河南新密）不产。《救

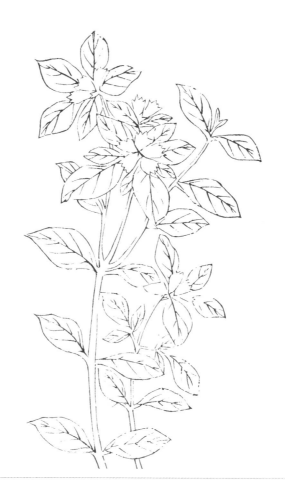

图199　紫云菜

荒本草译注》认为不排除气候环境变迁物种南退的可能。只暂定其为同属但分布于各山区的灯笼草 *Clinopodium polycephalum* (Vaniot) C. Y. Wu et Hsuan ex P. S. Hsn 或风车草 *Clinopodium urticifolium* (Hance) C. Y. Wu et Hsuan ex H. W. Li。

《图考》文、图（图199）出《救荒》，仿绘图性状改变较大。《救荒》图小枝在后，大枝在前，叶缘波状。《图考》图左枝省略叶；花序及花描绘改变较大。虽如此，仍可接受《救荒本草译注》的考订意见。

吴批：日人释为 *Sterobianthes*，恐非。

197. 牛尾菜

《救荒本草》：牛尾菜，生辉县鸦子口山野间。苗高二三尺，叶似龙须菜叶。叶间分生叉枝及出一细丝蔓，又似金刚刺叶而小，纹脉皆竖。茎叶梢间开白花，结子黑色。其叶味甘。采嫩叶煠熟，水浸淘净，油盐调食。

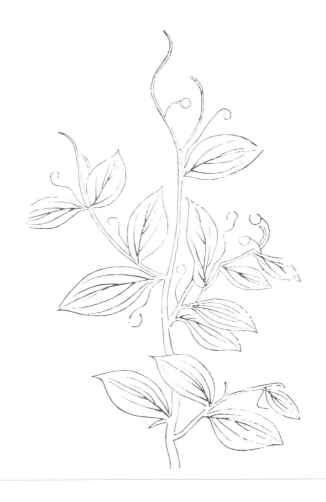

图 200　牛尾菜

[**新释**]

一般工具书多将牛尾菜释作百合科菝葜属植物牛尾菜 *Smilax riparia* A. DC.。《救荒本草译注》认为其绘图显示的特征更似白背牛尾菜 *Smilax nipponica* Miq.。《图考》文、图（图 200）出《救荒》，仿绘图叶脉绘成双子叶植物的特征，卷须绘成果实。

文中提及金刚刺和龙须菜，金刚刺，《救荒本草译注》释作百合科菝葜属植物短梗菝葜 *Smilax scobinicaulis* C. H. Wright 或华东菝葜 *Smilax sieboldii* Miq.。龙须菜，《救荒本草译注》释粘鱼须，一名龙须菜，为百合科菝葜属植物土茯苓 *Smilax glabra* Roxb.。

《纲要》释作：*Smilax riparia* A. DC；吴批：*Smilax herbacea*。

《植物名实图考》

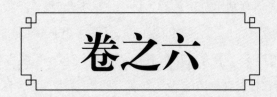

卷之六

固始吴其濬　著　蒙自陆应谷　校刊

蔬　类

198. 甘薯

甘薯，详《南方草木状》，即番薯。《本草纲目》始收入菜部。近时种植极繁，山人以为粮，偶有以为蔬者。南安十月中有开花者，形如旋花。又《遵义府志》：有一种野生者，俗名茅狗薯，有制以乱山药者，饥年人掘取作饣。

按甘薯，《南方草物状》[1]谓出武平、交阯、兴古、九真，其为中华产也久矣；《闽书》乃谓出西洋吕宋，中国人截取其蔓入闽，何耶？《海澄县志》[2]载余应桂[3]为令，嗜番薯，或啖不去皮，因有番薯之称。今红、白二种，味俱甘美，湖南洞庭湖墙尤盛，流民掘其遗种，冬无饥馑。徐光启《甘薯疏》[4]谆谆仁人之言，惜未及见是物之逾汶蹂淮也。

雩娄农曰：南北刚柔燥湿，民生其间者异宜。然数百年必迁移杂糅，而后有杰者出焉。汉焚老上之庭，而金日磾奕叶珥貂于长安[5]；晋之东迁，而王谢盛于江左[6]，岂以非是不能燮其刚柔而蕃其族类乎？中华之谷蔬草木，不可胜食，不可胜用矣。苜蓿、葡萄，天马偕来；胡麻、胡瓜，相传携于凿空之使[7]。近时木棉、番薯，航海逾岭而江、而淮、而河，而齐、秦、燕、赵；冬日之阳，夏日之阴，不召自来，何其速也？夫食人、衣人，造物何不自生于中土，必待越鲲壑[8]、探虎穴而后以生、以息，岂从来者艰，而人始知宝贵耶？抑中土实有之，而培植取用，不如四裔之精详耶？《易》之为书，八卦相错，然则东西南朔之气，必参伍错综，通变极数，而后大生、广生，无方、无体欤？

[新释]

吴其濬和李时珍皆混淆了旋花和薯蓣两个科的植物。《南方草木状》记载的甘薯，应为薯蓣科薯蓣属 Dioscorea 植物。《南方草木状考补》（1991）释其为薯蓣 Dioscorea opposita Thunb.［FOC 修订为 Dioscorea polystachya Turcz.］。但《南方草木状》描述的甘薯产旧珠崖，今 Dioscorea polystachya 不产海南，应为同属别种。或《中志》16（1）：78 描述的甘薯 Dioscorea esculenta (Lour.) Burkill，中名出《海南植物志》，或为海南土名？《南方草物状》中记载的甘薯属 Dioscorea 植物，谓出武平、交阯、兴古、九真，其为中华产也久矣，推测为甘薯 Dioscorea esculenta。《遵义府志》的茅狗薯，当属 Dioscorea 别种。

《图考》图为新绘（图 201），所图为一藤本；叶具细长柄，叶片异形，有全缘，有 3裂，基部心形，顶端渐尖；花冠钟状。上述性状特征，明显是旋花科植物。《中志》64（1）：88-89 释其为旋花科番薯属植物番薯 Ipomoea batatas (L.) Lam.，同意这一考证意见。文中提及"南安十月中有开花者，形如旋花"，也是本种。但不知吴其濬置其于蔬类的原因，此物种，清代为重要的粮食作物。

吴批：*Dioscorea alata*？吴其濬承前人误释，以为即《本草纲目》番薯 *Ipomoea batatas*。

[注]

1 《南方草物状》：5 世纪徐衷著。该书与《南方草木状》的关系有争议。

2 《海澄县志》：地方志，有崇祯、乾隆年间两个本子。

3 余应桂（1580—1649）：字孟玉，号二矶，江西都昌人。万历进士，曾授海澄县令，"吏事精敏，下不能欺"，《明史》有传。

4 《甘薯疏》：徐光启著述的一部介绍新作物甘薯的益处和种植方法的专著。原书已失传，《甘薯疏序》保存在《群芳谱·谷谱》卷二中。

5 汉焚老上之庭，而金日磾奕叶珥貂于长安：出《汉书·霍光金日磾传》。赞曰："金日磾夷狄亡国，羁虏汉庭，而以笃敬寤主，忠信自著，勒功上将，传国后嗣，世名忠孝，七世内侍，何其盛也！"

6 晋之东迁，而王谢盛于江左：晋代东迁后，

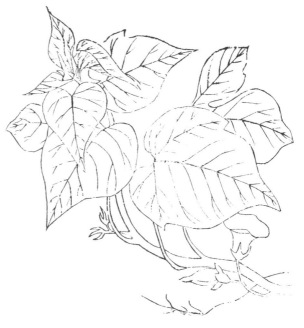

图 201　甘薯

王权衰微，王谢庾桓四族或有佐命之功，或为累世名族，控制朝廷大权。

7 凿空之使：泛指外交人员。凿空：穿凿，引申为开通道路，交通域外。

8 鲲壑（tí hè）：鲲鱼生活的海洋深沟。此处指深海。

199. 蕹菜

蕹菜，《本草纲目》收之，俗呼辣米子，田野多有，人无种者，盖野菜也。《江西志》以朱子供蔬，遂矜为奇品，云生源头至洁之地，不常有。亦耳食之论。吾乡人摘而腌之为葅，殊清辛耐嚼。伶仃小草，其与荠殆辛甘，各据其胜。然荠不择地而生，此草惟生旷野，喜清而恶浊，盖有之矣。

[新释]

《长编》卷五收蕹菜文献。《中志》31：301 释《纲目》蕹菜为十字花科蕹菜属植物蕹菜 *Rorippa indica* (L.)Hiern，同意这一考证意见。

但《图考》新绘图（图 202）显然不是蕹菜 *Rorippa indica*，此为吴其濬新描绘的物种。绘图显示该植物为一年生草本，羽状复叶，基部叶具小叶 3～6 对，几无柄，顶生小叶顶端

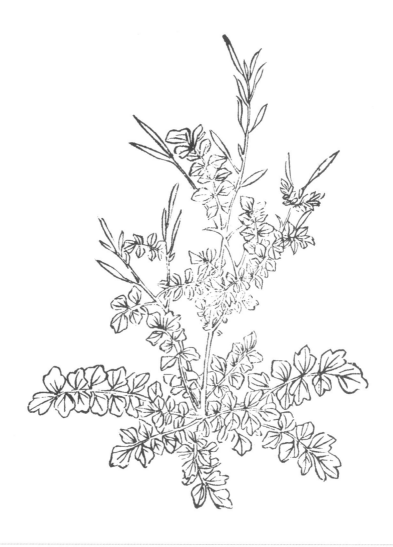

图 202 葶菜

三齿裂；茎自基部和下部有分枝；总状花序；长角果。上述性状，显然是十字花科碎米荠属 *Cardamine* 的特征。同意松村的考证意见，释作碎米荠 *Cardamine hirsuta* L.。该种分布几遍全国，多生长于海拔 1 000 米以下的山坡、路旁、荒地及耕地的草丛中。

松村：*Cardamine hirsuta* L.；吴批：似 *Cardamine* 一种，至少和 *Rorippa* 不同。

200. 胡萝卜

胡萝卜，《本草纲目》始收入菜部，南方秋冬方食，北地则终年供茹。或云元时始入中国，元之东也，先得滇，故滇之此蔬，尤富而巨，色有红、黄二种，然其味与邪蒿为近，嗜大尾羊者，必合而烹之。其亦元之食宪章欤？

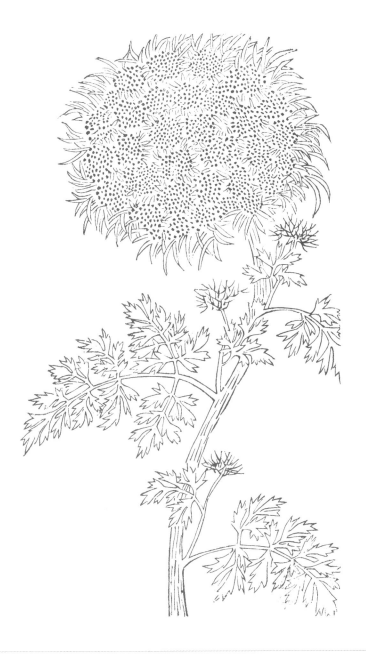

图 203　胡萝卜

[新释]

《长编》卷五收胡萝卜历代主要文献。图为新绘（图 203）。据《图考》文、图，根可食，有红、黄二种；叶二至三回羽状复叶，末回裂片有锯齿；极多的聚伞花序集合成一顶生大型、头状花序，小总苞片条形，夹生于头状花序中。胡萝卜属 *Daucus* 在我国仅有一种的两个变种，一般野生的称为野胡萝卜 *Daucus carota* L. var. *carota*；栽培的为胡萝卜 *Daucus carota* L. var. *sativa* Hoffm.。同意将《本草纲目》的胡萝卜定为 *Daucus carota* L. var. *sativa* Hoffm.，实则上是一类栽培类型（参见《云志》10：638 和《中志》55：323）。又详参见 D. J. Mabberlay，the Plant Book.。胡萝卜传入中国的历史要早于元代，王继先（1159）《绍兴校订经史证类备急本草》已经记录胡萝卜入药，其传入历史应在南宋之前。但具体传入我国的时间、传入次数和路线，尚待深入研究。

吴批：*Daucus carota* complex (ssp. *sativus*)。

201. 南瓜

南瓜，《本草纲目》始收入菜部。疑即《农书》[1]阴瓜，处处种之，能发百病。北省志书列东、西、南、北四瓜。东盖冬瓜之讹，北瓜有水、面二种，形色各异，南产始无是也。又有番瓜，类南瓜，皮黑无棱。《曹县志》[2]云：近多种此，宜禁之。瓜何至有禁？番物入中国多矣，有益于民则植之，毋亦白兔御史[3]，求旁舍瓜不得而腾言乎？

[新释]

《长编》卷五收南瓜主要文献。本条文、图（图204）可能混淆了南瓜属 Cucurbita 的笋瓜 Cucurbita maxima Duch. 和南瓜 Cucurbita moschata Duch.。《图考》绘图之瓜，系北方栽培的笋瓜 Cucurbita maxima Duch.，山东、河北等地俗名北瓜。该种原来认为来自印度，FOC 认为来自美洲。

《农书》的阴瓜，据《纲要》：《农书》云，"浙中一种阴瓜，宜阴地种之。秋熟色黄如金，皮肤稍浓，可藏至春，食之如新"。即南瓜 Cucurbita moschata Duch.。文中番瓜，也指该种。

文中提及"东、西、南、北四瓜"，尚有东瓜即葫芦科冬瓜属植物冬瓜 Benincasa hispida (Thunb.) Cogn.；西瓜即葫芦科西瓜属植物西瓜 Citrullus lanatus (Thunb.) Matsum. et Nakai。

松村：Cucurbita pepo L.（C. aurantia Willd.）；吴批：南瓜（《本草纲目》），"疑即阴瓜"，所图实系北方的北瓜 Cucurbita maxima。

[注]

[1]《农书》：即王祯《农书》。

[2]《曹县志》：始修于明弘治十三年（1500），由知县邹鲁主持修纂；明代又有3次重修；清代康熙十一年（1672）、康熙二十四年（1685）和康熙五十五年（1716）又分别3次修纂。吴

其濬看到的可能是后者，由知县郭道生七修者。

[3] 白兔御史：《旧唐书·酷吏传》记载左台御史王弘义常向瓜农索瓜，瓜农如不从，便以瓜田中有白兔为名，遣县官命人捕捉，顷刻园苗倒尽，王弘义因此得"白兔御史"之名。此处为吴其濬批评《曹县志》禁种南瓜行为的类比。

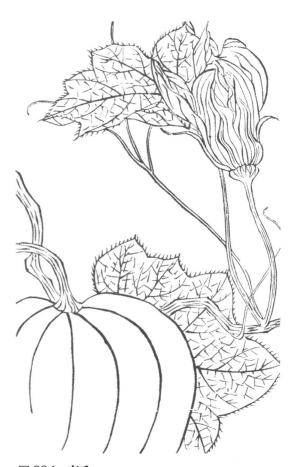

图204　南瓜

202. 丝瓜

丝瓜，《本草纲目》始收入菜部，处处种之。其瓤有络，俗呼为瓠，以代拭巾，《纲目》备载诸方颇验。此瓜无甚味而不宜人，乡人易种而耐久，以隙地种之，江湖间有长至五六尺者。宋杜北山诗[1]：数日雨晴秋草长，丝瓜延上瓦墙生。老圃秋藤，宛然在目。赵梅隐诗[2]云：黄花褪束绿身长，百结丝包困晓霜；虚瘦得来成一捻，则倭人面染脂香。玩末句，殆以其可为拭巾耶？《老学庵笔记》[3]：丝瓜涤研磨洗，余渍皆尽，而不损研。则菅蒯之余，乃登大雅之席。

[新释]

《长编》卷五收丝瓜文献。据《图考》图（图205）、文，该种为攀援藤本，有细长卷须（似无分枝）；叶似圆形，掌状7裂，裂片三角形，中间裂片较长，边缘有齿；雌雄同株，雄花生于总状花序顶端，雌花单生，子房下位，圆柱状；果实圆柱状，稍弯曲，有纵条纹，成熟干燥呈网状纤维"其瓜有络，以代拭巾"。上述性状，概貌符合《中志》73（1）：194-196描述的葫芦

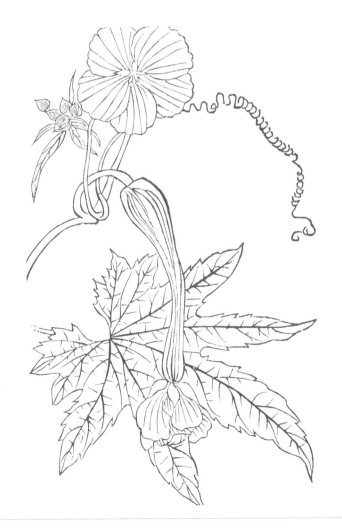

图205　丝瓜

科丝瓜属植物丝瓜 *Luffa cylindrica* (L.) Roem. 的特征。该种中国栽培历史，始见于唐宋文献。推测该种在我国驯化，具体驯化地点尚待研究。该种果实长 15～30 厘米。其成熟果实里的网络纤维称丝瓜络，可代替海绵擦洗灶具和家具。云南南方有野生类型，但果实小。果还可入药，有清凉、利尿、活血、通经、解毒之效。

"江湖间有长至五六尺者"，此非丝瓜 *Luffa cylindrica*，而是葫芦科栝楼属植物蛇瓜 *Trichosanthes anguina* L.，其果长 1～2 米，宽 3～4 厘米，通常扭曲。我国南北均有栽培，果实供蔬食。原产印度。传入我国的时间待考。此处可能为首次记载。

松村和吴批：*Luffa cylindrical* Roem.。

[注]

1 杜北山诗：指杜北山诗《咏丝瓜》。

2 赵梅隐诗：指宋赵梅隐诗《咏丝瓜》。

3 《老学庵笔记》：南宋陆游晚年作品。以其镜湖岸边的"老学庵"书斋得名，全书 10 卷，记载了大量遗闻故事、风土民俗、奇人怪物，考辨了许多诗文、典章、舆地、方物等。

203. 搅丝瓜

搅丝瓜，生直隶。花叶俱如南瓜，瓜长尺余，色黄，瓤淡黄，自然成丝，宛如刀切。以箸搅取，油盐调食，味似撇蓝。性喜寒，携种至南，秋深方实，不中食矣。

[新释]

吴其濬新描述的类群。按《图考》文，意即果瓤中纤维丝很丰富，以筷搅取，自然成丝，宛如刀切。《中志》3（1）：260 释为葫芦科南瓜属植物笋瓜 *Cucurbita maxima* Duch. ex Lam.。《云志》6：380 释作西葫芦 *Cucurbita pepo* L. var. *fibropuiposa* Makino。看来牧野富太郎应用的加词 var. *fibropuiposa* Makino 对此瓜的形容是非常贴切的。笋瓜的叶片肾形或圆形，近全缘或仅具细锯齿，而西葫芦的叶片三角形或卵状三角形，不规则 5～7 浅裂。从《图考》绘图（图 206）的叶形看，应鉴定为西葫芦 *Cucurbita pepo* L. var. *fibropuiposa* Makino 的栽培品种更合理。今市售"金丝搅瓜"即此。

吴批：*Cucurbita maxima* 的一个品种。

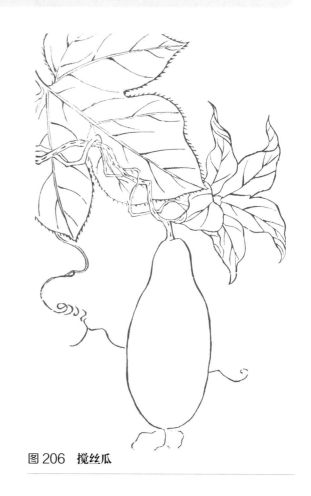

图 206　搅丝瓜

204. 套瓜

套瓜，生云南。蔓延都似金瓜[1]，而瓜作两层，如大瓜含小瓜。味淡不中啖，种以为玩。山西亦有，不入蔬品。

[**新释**]

吴其濬新描述的类群。据《图考》文、图（图207），本种为蔓生草本，具分叉的卷须；叶心状圆形，不分裂，基部深凹，先端钝圆，边缘有微波状浅齿，具掌状脉；花萼杯状钟形，5深裂，裂片条状披针形，先端渐尖，花冠钟状，5中裂，裂片先端钝；果实圆球形，种脐大而圆，似帽状并突出，如原文所描述"如大瓜含小瓜"。综合上述性状，颇合《云志》6：382 描述的葫芦科南瓜属植物笋瓜的一个栽培品种 Cucurbita maxima Duch. ex Lam. cv. buttercup Tapley et al.。

吴批：Curcurbita maxima 一品种。

[**注**]

[1] 金瓜：出《救荒》，《图考》有转引，《救荒本草译注》释作赤瓟 Thladiantha dubia Bunge，参见《图考》卷之十二"金瓜儿"条。

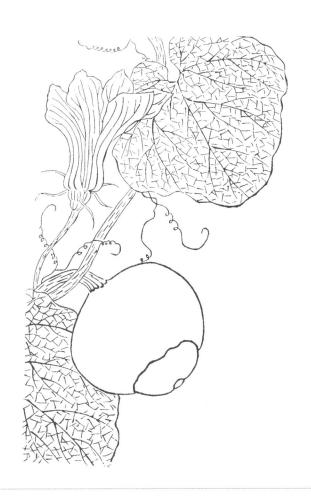

图207 套瓜

205. 水壶卢

水壶卢，山西、直隶皆有之。大体类南瓜而叶多花杈，花则无异。瓜有青、花、白数种，早种速成，肉缕多汁，而农圃不广植。盖烹以豢腴[1]，则得味外味，而煮以蔬盐，则如水济水，膏粱者爽口之鲭[2]，乃菜色者净肠之草也。

〔新释〕

吴其濬新描述的类群。据《图考》文、图（图208），可得知本种为蔓生草本，茎具卷须；叶互生，轮廓宽卵形，多分裂，裂达叶片之半，裂片边缘呈波状并有细锯齿，两面有毛；花萼裂片条状披针形，花冠筒长钟状，深裂，裂片稍外反；果实圆柱状长圆形，表面有棱，果梗有棱沟，果蒂处稍扩大。综合上述特征，与上述各志书所描述的葫芦科南瓜属西葫芦 *Cucurbita pepo* L. 在概貌上基本吻合。该种从欧洲传入我国，现各地栽培做蔬，果实性状变异较大，形状因品种而异。上述三工具书，中文名均作通称的"西葫芦"；《中志》73（1）：260 误云"西葫芦"出《图考》。只《云志》明确《图考》的"水壶卢"为西葫芦的别名，估计是吴征镒注出。

《云志》6：380，《中志》73（1）：260，《图鉴》4：371，图6155：*Cucurbita pepo* L.。吴批：*Cucurbita pepo* L.。

〔注〕

1 豢腴：畜肉。豢，指家畜。腴，指腹下肥肉。

2 鲭（zhēng）：鱼脍，肉和鱼同烧的杂烩。引申为美味。

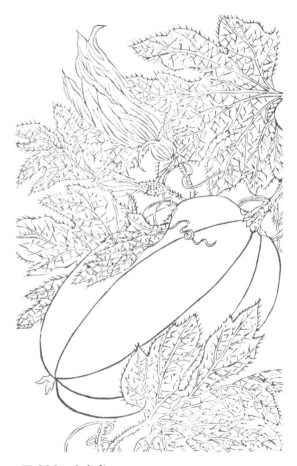

图208 水壶卢

206. 排菜

排菜，产长沙，芥属也。花叶细长，细茎丛苗，数十茎为族。春抽葶如扁鸡冠，阔几二寸，葶上细茎与花杂放，花如芥菜花，头重茎弯如屈钩，生不中啖，土人瀹[1]以为齑，酸颇醒脾。卖菜者皆焯以入市，黄色如金，羹臛[2]油灼，盖每食必设也。《上海县志》：芥有细茎扁心，名银丝芥，或即是此菜。味以酸辛为上。芥之品盛于南，嗜辛者多也，不辛则郁积而使之酸，乃津津有味。沈石田[3]戏为《疏介夫传》，有曰：平生口刺刺抉人是非，不少假借，被其中者，或至流泪、出涕、发汗。每食芥辄忆其语，为之喷饭。夫出涕、发汗，而人犹嗜之。毋亦肺腑中有所甚乐，欲已而不能者？彼一味于甘而不知他味者，必其胸间有物据焉，如小儿嗜土炭矣。

[新释]

吴其濬新描述的类群，产湖南。《图考》图（图209）为茎的上部一段，花序尚未开放，茎生叶甚多，叶无叶柄，羽状深裂，侧裂片可再羽状深裂至中裂，致使全叶碎裂如丝，故有银丝芥之名。据上述性状，同意释为《中志》33：28和《云志》23：30描述的十字花科芸薹属植物芥菜 Brassica juncea L. 的一变种——多裂叶芥 Brassica juncea (L.) Czern. et Coss. var. multisecta L. H. Bailey，该变种在上海、广州一带栽培。

松村：Brassica nigra Koch.；吴批：Brassica juncea，《上海县志》有名银丝芥。

[注]

1 瀹（yuè）：浸渍。

2 臛（huò）：肉羹。

3 沈石田（1427—1509）：明代著名画家沈周，字启南，号石田，晚号白石翁。

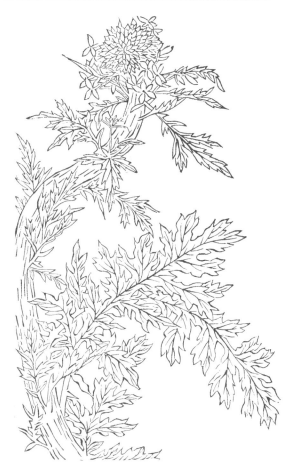

图209　排菜

207. 霍州油菜

霍州油菜，二月生苗。叶如蚕豆叶而细柔，一枝三叶，茎绿肥如小指，作穗尤肥密。开花如刀豆花，色黄，结角，榨其子为油。其茎与芸薹[1]同味，微苦。春迟草浅，此蔬早荐，旅馆案酒，满齿清�󠁥腴，霍山以北，不见此菜矣。

[新释]

吴其濬新描述的山西物种。据《图考》文、图（图210），可得知本种为草本植物；叶互生，有柄，托叶卵状椭圆形，先端尖，具三小叶，顶生小叶长圆形，先端尖，基部钝，有短柄，侧生小叶稍小，据极短柄至近无柄，先端尖，基部钝，两者均具羽状脉；花黄色，蝶形，近无柄，成密集的顶生总状花序；花萼筒钟形，萼齿尖；荚果在图上未显示。霍山，在今陕西霍州市东南。据绘图叶片和托叶等性状，较合《中志》42（2）：399描绘的豆科野决明属植物野决明 Thermopsis lupinoides (L.) Link。但据《图考》的原文"结角，榨其子为油……春迟草浅……霍山以北，不见此菜矣"。似应为栽培植物，宜订为豆科野决明属植物霍州油菜 Thermopsis chinensis Benth.。因这二种区别并不显著，同隶一组 Sect. Thermmia (Nutt.) Czetr.，参见《中志》42：（2）：398。Thermopsis lupinoides (L.) Link 据《中志》42（2）：399，在我国只

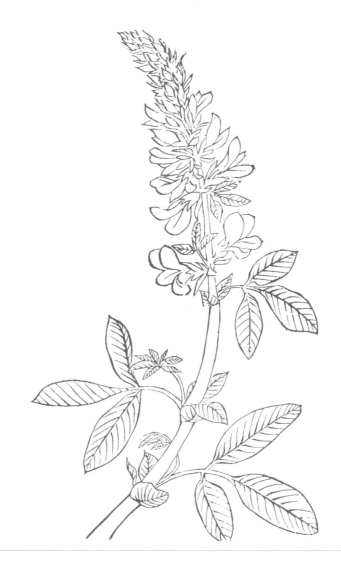

图210　霍州油菜

分布于黑龙江、吉林，生于河口滩地及滨海沙滩，吴其濬恐在山西难以见到。而霍州油菜 *Thermopsis chinensis* 在我国产于河北、陕西、山西、安徽、江苏、浙江、福建、湖北等省，生于路旁、荒野和园圃内。

松村、《中志》42（2）：399：*Thermopsis* *chinensis* Benth.；《纲要》2：188 及吴批：*Thermopsis lupinoides*。

［注］

1 芸薹：十字花科芸薹属植物芸薹 *Brassica campestris* L.。

208. 芥蓝

芥蓝，岭南及宁都多种之，一作芥兰。《南越笔记》[1] 谓其叶有铅，不宜多食。

按此是烹食，其叶亦擘取之，肥厚冬生，土人嗜之。其根细小，与北地撒蓝迥别，自来纪述家多并为一种。盖北人知撒蓝不见芥蓝，闽、广知芥蓝不见撒蓝，但取呼名相类耳。《岭南杂记》[2]：芥兰甘辛如芥，叶蓝色，炼之能出铅，又名隔蓝。僧云六祖[3] 未出家时为猎户，不茹荤血，以此菜与野味同锅隔开，煮熟食之，故名。《闽书》：芥蓝菜叶如蓝而厚，青碧色，蜀中万年青极相类，但此一年一种，万年青累岁不易，味稍苦耳。则蜀中亦产，不止闽、粤。《广东志》谚曰：多食马蓝，少食芥蓝。则不惟形状与撒蓝异，性亦迥异。

［新释］

《图考》图为新绘图（图 211）。所图为一年生草本，直根不膨大；基生叶，具柄，柄稍粗大，柄上或具一对小裂片，叶片宽卵形，基部有二小裂片，边微波状至微波状浅钝齿。据上述特征，与《中志》33：18，和《云志》6：8 所描述的十字花科芸薹植物芥蓝 *Brassica alboglabra* L. H. Bailey［*FOC* 修订作 *Brassica oleracea* var. *albiflora* Kuntze］在概貌上基本吻合，同意《纲要》的考证意见。该种可能原产我国南部，据《中志》《云志》和 *FOC*，广东、广西、云南常见栽培。

松村：*Brassica*；《纲要》：*Brassica alboglabra* Bailey。吴批 *Brassica paraglabra*。

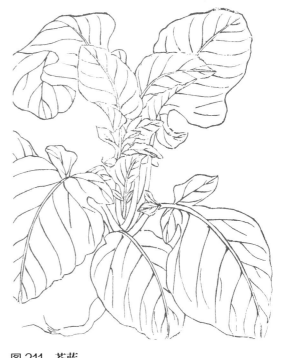

图 211 芥蓝

［注］

1 《南越笔记》：清李调元（1732—1802）著笔记类作品，主要记录岭南的风土民情。

2 《岭南杂记》：清吴震方著笔记类作品。主要记其客游广东时所见。上卷多记山川风土，兼及时事，下卷则记物产。

3 六祖：即佛教禅宗六祖慧能（638—713），唐代高僧。

209. 木耳菜

木耳菜产南安，一名血皮菜。紫茎，叶面绿，背亦紫，长叶如苋而多疏齿。土人嗜之，味滑如落葵。亦治妇科血病，酒煎服有效云。十八滩篙工皆赣人，既喜茹其土之所产，又以价贱，买而蔺之、曝之。箬篷余绿，菜把堆红，树零山瘦，霜陨滩清，满如载丹叶而出秋林也。余戏谓赣人赤米、血菜[1]、红萝卜、紫甘薯，蒌叶[2]贡灰，醉潮登颊，一饭之间，何止二红？

［新释］

吴其濬新描述的江西物种。《中志》77（1）：315 和《云志》13：374 释作菊科菊三七属植物木耳菜 Gynura cusimbua (D. Don.) S. Moore.。《纲要》释作红凤菜 Gynura bicolor (Roxb.) DC.。吴批：Gynura bicolor？

据《图考》所图（图212）植物，确隶菊三七属 Gynura。根据《中志》对该属的分类处理，并和《中志》77（1）：316 图版 70 所示二种的图作比较，较宜订为红凤菜 Gynura bicolor (Roxb.) DC.。本种在我国产于云南、四川、广西、广东、台湾，生于海拔 600～1 500 米山坡林下、岩石上或河边湿处。近来我国南北市场皆见售卖。

［注］

1 血菜：菊科菊三七属植物红凤菜 Gynura bicolor (Roxb.) DC.。

2 蒌叶：胡椒科胡椒属植物蒌叶 Piper betle L.，南方食用槟榔，辅料即蒌叶和石灰。

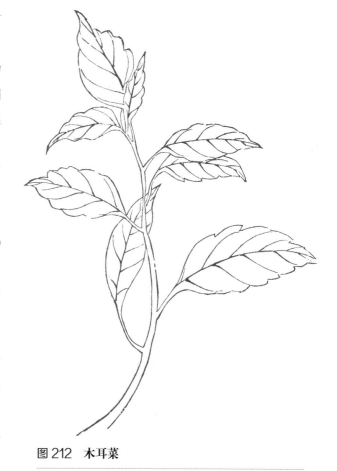

图 212　木耳菜

210. 野木耳菜

野木耳，生南安。斑茎叶如菊，而无杈歧。花如蒲公英，长蒂短瓣，不甚开放，花老成絮。土人食之，亦野菜也。

[新释]

吴其濬新描述的江西物种。据《图考》图（图213）、文，本种茎不分枝；叶互生，椭圆形，具细长柄，基部楔形，先端急尖，边缘具锯齿；头状花序具柄，梗基部有小苞片，茎顶3朵和分枝端2朵合成疏散伞房状花序；总苞片2层，外层很短，内层等长于管状花，无舌状花，管状花的裂片在图上不显（"长蒂短瓣，不甚开放"）。综合上述性状，非菊三七属 Gynura 植物，而与《中志》77（1）：304所描述的菊科野茼蒿属植物野茼蒿（革命菜）Crassocephalum crepidioides (Benth.) S. Moore [Gynura crepidioides Benth.] 在概貌上相似。本种是一种泛热带性分布的杂草，在我国江西、福建、湖南、湖北、广东、广西、贵州、云南、四川、西藏有分布，在山坡路旁、水边、灌丛中常见，海拔300～1800米。全草入药，有健脾、消肿之功效，治消化不良、脾虚水肿等症。嫩叶是一种味美的野菜。

松村：Gynura；《中志》77（1）：315：Gynura cusimbua (D. Don) S. Moore；《纲要》：Gynura bicolor (Roxb.) DC.；吴批：Crassocephalum crepidioides？

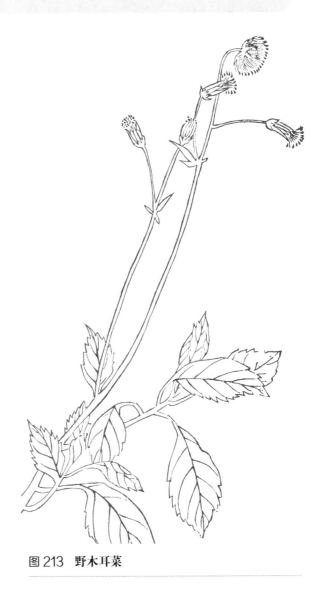

图213　野木耳菜

211. 诸葛菜

诸葛菜，北地极多，湖南间有之。初生叶如小葵，抽薹生叶如油菜。茎上叶微宽，有圆齿，亦抱茎生。春初开四瓣紫花，颇娇，亦有白花者。耐霜喜寒，京师二月已舒萼矣。汋食甚滑，细根，非蔓菁，一名诸葛菜也。按《尔雅》：菲，蒠菜。《郭注》：菲草生下湿地，似芜菁，华紫赤色，可食。陆玑《诗疏》：菲似葍，茎粗叶厚而长，有毛，三月中蒸鬻为茹滑美，可作羹。幽州人谓之芴，今河内人谓之宿菜。按其形状，正是此菜。北地至多，皆生废圃中，无种植者。因宿根而生，故呼宿菜，不知何时误呼诸葛也。江西有一种藤菜，与此相类，而叶似萝卜，然二菜皆无大根，非蔓菁比。《尔雅》又有菲、芴，《郭注》以为土瓜，固同名而异物矣。

[新释]

吴其濬新描述的北地、湖南物种。据《图考》文、图（图214），可得知本种为草本；茎生叶抱茎，基部有叶耳，长圆形，先端尖，边波状至疏具钝齿，具羽状脉，侧脉4～6对；花紫色或白色，成顶生总状花序，花萼筒状，花瓣4，开展。据上述特征，与《中志》33：42和《图鉴》2：35，图1800所描述的十字花科诸葛菜属植物诸葛菜 Orychophragmus violaceus (L.) O. E. Schulz 在概

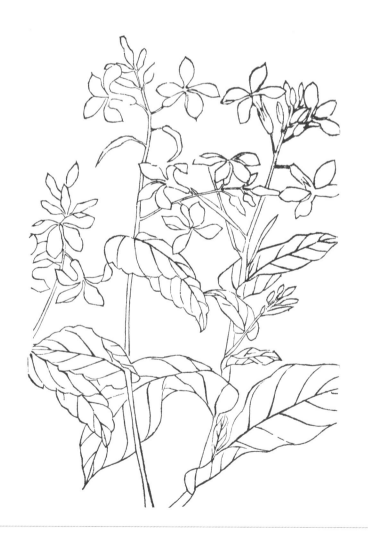

图214　诸葛菜

貌上基本吻合。《中志》早将此中文名用于该种，遗憾未注明出《图考》，只注出《种子植物名录》（该书也未注出处）。本种产于辽宁、河北、山西、山东、河南、安徽、江苏、浙江、湖北、江西、陕西、甘肃、四川。生于平原、山地、路旁或地边。朝鲜有分布。模式标本采自中国。

本种是否《尔雅》记载的"菲，蒠菜"。

待考。

文中提及"江西有一种藤菜，与此相类，而叶似萝卜，然二菜皆无大根，非蔓菁比"。所指疑似落葵科落葵属植物落葵 Basella alba L.，今江西仍称藤菜。

松村：Moricandia sonchifolia Hk.f.；吴批：Orychophragmus violaceus。

212. 辣椒

辣椒，处处有之，江西、湖南、黔、蜀，种以为蔬。其种尖、圆，大小不一，有柿子、笔管、朝天诸名。《蔬谱》《本草》皆未晰，惟《花镜》[1] 有番椒，即此。《遵义府志》：番椒，通呼海椒，一名辣角，每味不离。长者曰牛角，仰者曰纂椒，味尤辣。柿椒或红或黄，中盆玩。味之辣至此极矣。或研为末，每味必偕，或以盐醋浸为蔬，甚至熬为油、煿诸火而啖之者，其胸膈寒滞，乃至是哉。古人之食，必得其酱，所以调其偏而使之平，故有食医掌之。后世但取其味膏腴，炰炙既为富贵膏肓，贫者茹生菜山居者，或淡食，而产蔗之区，乃以饴为咸，虽所积不同，而其留著胸中格格不能下则一也。姜桂之性，尚可治其小患，至脾胃抑塞，攻之不可，则必以烈山焚泽，去其顽梗而求通焉，番椒之谓矣。

[新释]

《图考》图为新绘（图215）。据《图考》文、图，单叶对生，全缘，长圆形，先端尖，基部钝，有长柄；花单生叶腋，花萼杯状，有五齿；花冠裂片6（应为5），呈辐状；果球形，果梗直生。以上性状，与《中志》67（1）：62描述的茄科辣椒属植物辣椒 Capsicum annuum L. 在概貌上基本吻合。吴其濬所见的为江西、湖南、贵州、四川种植作蔬菜，其果实形状有尖、圆两种，大小不一，已有不少品种。《图考》绘图，因其花单生于叶腋，果柄直立，果略成椭圆形，应为《中志》67（1）62，《云志》2：560描述的辣椒变种朝天椒 Capsicum annuum var. conoides (Mill.) Irish。辣椒为明代美洲引种的栽培作物，在我国品种名和地方名甚多。

吴批：即番椒（《花镜》）：Capsucum annuum。

[注]

1 《花镜》：清代陈淏子（1612—1692？）著园艺学专著，6卷，由善成堂刊于康熙二十七年（1688）。主要介绍了栽花月历和栽培技艺，并分述了350多种经济植物栽培及45种动物的饲养管理方法。

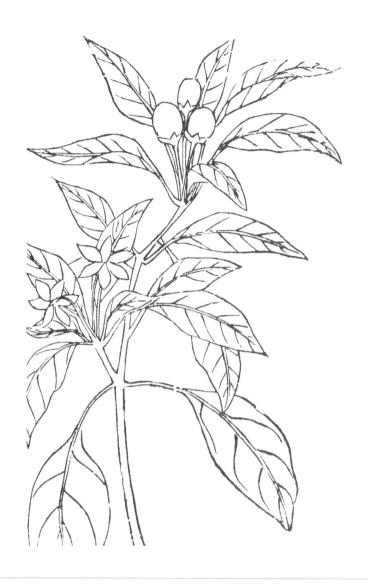

图 215　辣椒

213. 豆叶菜

　　豆叶菜，庐山、衡山皆有之，叶茎如大豆，亦有毛，寺僧以为蔬，矜言佛祖留此，以养缁徒云。宋荦《西陂类稿》[1]：盘山拙公以野蔬见寄，蔬名杏叶、豆叶，豆叶惟盘山与匡庐有之。《盛京志》：杏叶菜，叶似杏，山蔬之可食者。按《一统志》[2]：江西南昌罗汉菜如豆苗，因灵观尊者[3]自西山持至，故名。湖广蕲州二角山亦有之，旧传有异僧所种，若杂荤物，便无味，疑即此豆叶菜也。盖大山中皆有之，特无拈出者，多不识耳。庐山有豆叶坪，实产此菜。余过庐山，遣力往取之，道中不得烹饪，睹其形不知其味，可谓食肉不食马肝。《盘山志》：豆苗菜，丛生似豆苗，山家采食之，极鲜美。

[新释]

吴其濬新描述的江西物种。《图考》绘图
（图216）为一直立草本或亚灌木，无花果；三
小叶复叶，小叶宽卵圆形或宽倒卵形，先端圆或
微凹，基部圆形或宽楔形，全缘，"叶茎如大豆，
亦有毛""庐山、衡山皆有之"。综合上述性状，
应为一豆科 Leguminosae 植物。绘图似胡枝子属
植物大叶胡枝子 *Lespedeza davidii* Franch. 的幼苗。
该种产于江苏、安徽、浙江、江西、福建、河南、
湖南、广东、广西、四川、贵州等省区，生于海拔
500～800 米的干旱山坡、路旁或灌丛中。模式标
本采自江西省，庐山豆叶坪亦分布。嫩叶可食用。

但今庐山植物园科研人员在豆叶坪实地调
查得到的豆叶菜（当地俗名发音：豆芽菜），乃
豆科野豌豆属植物牯岭野豌豆 *Vicia kulingiana*
Bailey。庐山作野菜食用，豆叶坪分布最集
中。该种产于华东、河南、湖南，生于海拔
200～1 200 米山谷竹林、湿地及草丛或沙地。全
草药用，有清热解毒之效。国外报道其种子内含
物可用于治疗帕金森病。吴其濬并未亲赴豆叶
坪采集豆叶菜，仅仅"余过庐山，遣力往取之"。
所遣采集所得是否豆叶坪所称的豆叶菜，存疑。

文中提及南昌的罗汉菜：待考。《盛京志》
的杏叶菜，待考。

[注]

① 宋荦《西陂类稿》：宋荦（1634—1713），

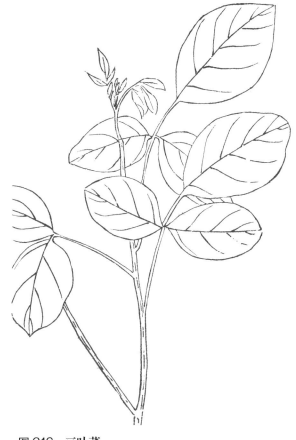

图 216　豆叶菜

清初官吏、诗人、书画家，好文物收藏和鉴赏。
字牧仲，号漫堂，又号西陂，尝署绵津山人、
沧浪寓公、西陂放鸭翁、白马客裔等，河南商
丘人。《西陂类稿》是其晚年自订其一生著作的
诗、词、杂文、奏疏等的总集。

② 《一统志》：即《大清一统志》。

③ 灵观尊者：佛教罗汉之一。

214. 稻槎菜

稻槎菜，生稻田中，以获稻而生，故名。似蒲公英叶，又似花芥菜叶，铺地繁密，
春时抽小葶，开花如蒲公英而小，无蕊，乡人茹之。

零娄农曰：江湖间多野蔬，而地卑湿蕰孽生蛆，又虺蜴所径窦，故挑菜者有戒心焉。稻槎菜生于稻之腐余，其性当与谷精草比，吾乡人喜食之。《救荒本草》所列皆山野中物，采录亦弗及。每忆其黄花绿茎，绣塍铺陇，觉千村打稻之声，犹在耳畔。

[新释]

吴其濬新描述江湖间物种。据《图考》图（图217）、文，本种为稻田中草本植物，叶边缘羽状深裂或全裂，头状花序仅9朵舌状花；可食用，较符合《中志》80（1）：109描述的菊科稻槎菜属植物稻槎菜 *Lapsana apogonoides* Maxim.。该种在我国分布于陕西、江苏、安徽、浙江、福建、江西、湖南、广东、广西、云南，生于田野、荒地及路边。

松村、《纲要》：*Lapsana apogonoides* Maxim.。

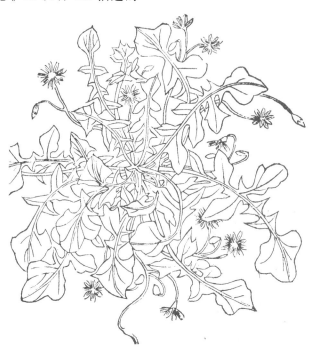

图217 稻槎菜

215. 油头菜

油头菜，赣州有之。似大头菜而扁，叶如萝卜。土人以根为蔬，生食甘脆，亦以钉盘。此即蔓菁种类，叶亦有芥味。赣州山地坚瘦，故所产根不能肥大。宁都州呼为柿饼萝卜，形味俱肖。

雩娄农曰：赣处万山中，石田沙陇，商贾行坐，以通闽、粤。生齿日益繁，百谷成，不能足一岁之储，山之民有不粒食者矣。果如橘柚，皆不堪与。南城、南丰为台隶，如油头菜者，亦登上客之筵，风亦僿矣。顾其地，饶松、杉、桐、茶、乌臼、甘蔗、岭南之艖与牢盆，擅薪油盐糖之利，五岭之间一都会也。又闻其山多奇卉灵药，余屡至，皆以深冬，山烧田莱，搜采少所得，至今耿耿。

[**新释**]

吴其濬新描述的江西物种。据《图考》文、图（图218），本种为草本；块根扁球形；图中只显示基生叶，为大头羽状深裂，有柄，侧裂片2对，顶生裂片近圆形，较大，边具浅波状钝齿；宁都州，清辖境相当于今江西宁都、瑞金、石城等地，据上述性状特征，与

《中志》33：21，《图鉴》2：32，图1793，《云志》6：10所描述的十字花科芸薹属植物芜菁 Brassica rapa L. 相符。该种在我国各地栽培，品种繁多。模式标本采自欧洲。块根熟食或用来泡酸菜，或作饲料。高寒山区用以代粮。油头菜为清代品种之一，但不知该品种今是否仍在赣州存在。

松村：Brassica；吴批：Brassica rapa 的品种。

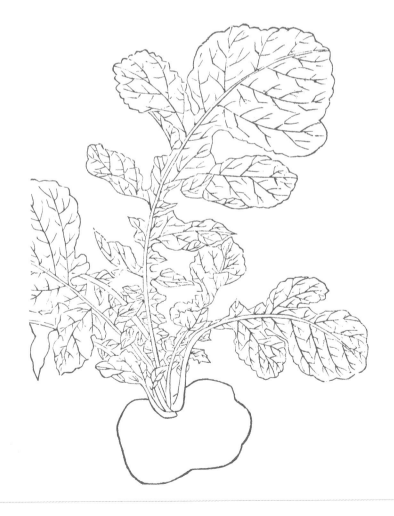

图218　油头菜

216. 绵丝菜

绵丝菜，广信、长沙极多，一名黄花菜。初生叶如马蹄有深齿，宛似小葵，抽葶生叶，即多尖杈，开小黄花如寒菊[1]，冬初发蕚，至夏始枯。贫者取其嫩叶茹之，亦可去热。

[新释]

本条为吴其濬新描述的江西、湖南物种，非卷五转录《救荒》的绵丝菜，两者为同名异物，本条中文名后出。

据《图考》文、图（图219），本种为二年草本（"冬初发蕚，至夏始枯"）；基生叶轮廓近圆形，基部心形，具长柄，柄上具毛，边具锯齿，具掌状脉。茎直立，具毛，茎生叶椭圆形，具柄先端急尖，基部心形，边缘与基生叶相同而具锯齿；头状花序具梗，有苞叶如茎生叶而小，多个头状花序集成顶生复伞房花序。舌状花一层，黄色。综合上述性状，与《中志》77（1）：140 和《云志》13：414 所描述的菊

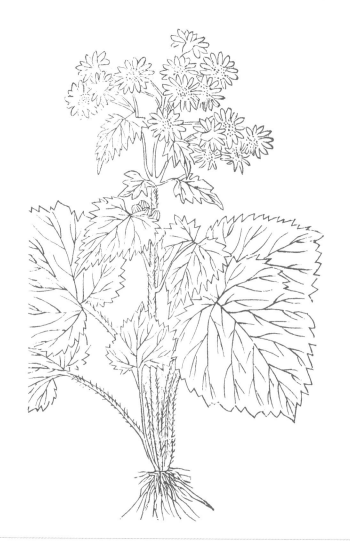

图219　绵丝菜

科蒲儿根属植物蒲儿根 *Sinosenecio oldhamianus* (Maxim) B. Nord. 在概貌上基本相似。本种在我国广布于长江流域以南各省区，但北可延伸至山西、河南、陕西、甘肃，生于 360～2 100 米林缘、溪边、潮湿岩石边及草坡、田边。

吴批：*Sinosenecio oldhamianus*。

〔注〕

■ 寒菊：菊科植物，学名待考。

217. 山百合

山百合，生云南山中。根叶俱如百合花，黄绿有黑缕。又有深绿者，尤可爱。

〔新释〕

吴其濬新描述的云南物种。据《图考》图

（图 220）、文，只能得本植物具鳞茎；叶散生，卵状椭圆形向上渐小；花被片反卷，黄绿色，基部有条纹，又有深绿色。经查《中志》14：138

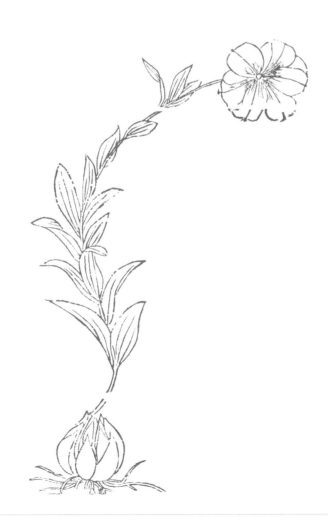

图 220 山百合

和《云志》7：804，紫斑百合 *Lilium nepalense* D. Don，作种级，*Lilium ochraceum* Franch 为其变种 *Lilium nepalenes* D. Don var. *ochraceum* (Franch.) Liang，但它们花被片均不为深绿色。

未知"深绿色"变为黄绿色抑或为另一种，有待观察活植物，参见"绿百合"的讨论。

松村：*Lilium*；吴批：*Lilium ochraceum* 及 *L. napalense*。

218. 红百合

红百合，生云南山中。大致如卷丹，叶短花肥，瓣色淡红，内有紫点，绿心黄蕊，中出一长须，圆突如乳，比卷丹为雅。

[新释]

吴其濬新描述的云南物种。据《图考》图

（图 221）、文，可得知本植物叶散生；叶条状披针形，先端渐尖，中脉，明显；花 1 朵，顶生较大，花被片反卷，外轮者狭于内轮，淡红色，

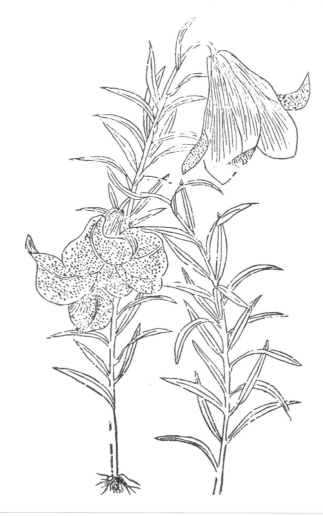

图 221　红百合

有紫点，花柱伸出花外，柱头圆突。核《中志》14：104 和《云志》7：776，*Lilium bonatii* 均作川贝母 *Fritillaria cirrhosa* D. Don 的异名，谅非是。上述两志书均对 *Lilium sutchense* 没有收录。从《图考》绘图植物外观，本品和《中志》14：137 描述的滇百合 *Lilium bakerianum* Coll. et Hemsl. 基本相同，但该种以其花色分为 5 个变种，同名变种 *Lilium bakerianum* var. *bakerianum* 花为白色，但《图考》文记述为淡红色，当为紫红花滇百合 *Lilium bakerianum* var. *rubrum* Grove et Stearn。见《云志》7：800，已将《图考》"红百合"之名引在种名下。本变种花红色或粉红色，有紫红色或红色斑点。产于云南，生于杂木林缘、溪边或山坡草地，海拔1 500～2 000 米。

松村：*Lilium*；吴批：*Lilium bakarianum*。

219. 绿百合

绿百合，云南有之。花色碧绿，紫斑绣错，香极浓，根微苦。

［新释］

吴其濬新描述的云南物种。《图考》文"花色碧绿"一语实使人迷惑不解，据《云志》7：810 记录的 *Lilium fargesii* 和 7：811 *Lilium habaense* 两个种两种的附记中均谈及它们的花被片描述为绿色，实则是花蕾或未盛开的花色。《云志》对本属的研究，系李恒观察昆明植物园栽培者，想必错误较少，但她对《图考》绿百合一名未作处理。

仔细观察《图考》绘图（图 222），可能仍属滇百合 *Lilium bakerianum* Coll. et Hemsl. 一类。疑似黄绿花滇百合 *Lilium bakerianum* var. *delavayi* (Franch.) Wilson。本变种与滇百合的区别在于花黄绿色或橄榄绿至淡绿色，内具红紫色或鲜红色斑点。产于云南、四川和贵州。生于山坡林中或草坡，海拔 2 500～3 800 米。虽然叶形相差较大，因《图考》绘图，叶明显非据单子叶百合属植物叶绘图，为双子叶植物特征，存疑。但花为 2 朵成总状。《云志》对该种的描述，把这些变异都可包括在内。

松村：*Lilium*；吴批：*Lilium napalemae*。

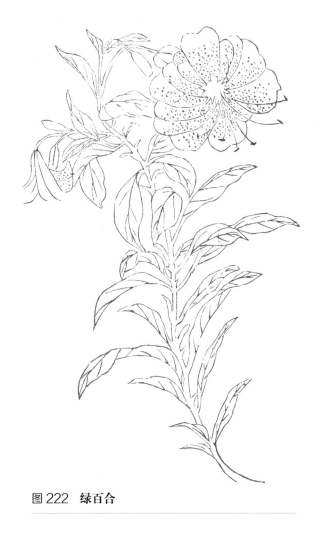

图 222　绿百合

220. 高河菜

高河菜，生大理点苍山。《滇黔纪游》云：七八月生，红茎碧叶，味辛如芥。桂馥[1]《札璞》：苍山有草类芹，紫茎辛香可食，呼为高和菜，沿南诏旧名。《古今图书集成》[2]引旧志云：若高声则云雾骤起，风雨卒至，盖高河乃龙湫[3]也。余遣人致其腊者，审其叶多花叉，参差互生，微似菊叶而无柄，味亦不辛，却有清香。渍之水，水为之绿；以为菹，在菘、芥之上；以烹肉，绝似北地干菠菜而加清隽，诚野蔬中佳品也。但苍山高峻，传闻皆以为不易得，而此菜制如家蔬，或以鹜更鸡耶？抑有老圃移而滋之于圃耶？顾其色味皆佳，每咀嚼之，辄曰：纵未得真高河菜，得此嘉蔬，亦足豪于啗断数十瓮黄酸菹者。《琅盐井志》[4]有懒菜，七八月治地布种，不须灌溉，至冬可茹。状微相类，而老茎柴瘠，几同龅藁矣。吾乡凡菜不经移种者，皆曰懒婆菜，以不经培莳，则生机速而易老，科本密而多腊，故老圃贱之。而琅井之菜，独以懒得名，然则人之以懒成其高者，得无如高河菜之孤据清绝，令人仰其卧雪吸云而不易致，而琅井之蔬，不假剔抉，乃全其天真也耶？翟汤[5]对庾亮[6]曰：使君自敬其枯木朽株[7]。然则对斯菜也，亦当推食起敬。

[新释]

《图考》绘图为吴其濬新绘图（图223）。据文、图，本种之茎红色；原图仅绘出几片基生叶，具柄，羽状分裂，具2~4对羽片，顶生羽片常和其下羽片在基部相连，羽片椭圆形至卵形，先端急尖，边有不规则缺刻。《中志》和《云志》释为十字花科高河菜属植物高河菜 *Megacarpaea delavayi* Franch.，为吴征镒旧时根据苍山实物调查得来。本种为我国特产，分布仅甘肃（西南）、四川、云南，且为多型种，《中志》列4变种及2变型。在滇产原变种 *Megacarpaea delavayi* Franch var. *delevayi* 外，还有其他一变种及一变型。原变种在云南产于云南西北，生于山坡或山顶草地、岩石隙缝、湖边灌丛，海拔3 750~4 200米。全草药用，有清热作用；腌作咸菜，为大理名产。

《中志》33：73 和《云志》6：29: *Megacarpaea delavayi* Franch.；吴批: *Megacarpa delavayi*。

[注]

1 桂馥（1736—1805）：字未谷，一字东卉，号雩门，别号萧然山外史，晚称老苔，一号渎井，又自刻印曰渎井复民。山东曲阜人。乾隆五十五年（1790）进士，官云南永平县知县。书法家，文字训诂学家。精于考证碑版，以分隶篆刻擅名。曾为"阅微草堂"题写匾额。本条提及的《札璞》10卷，旨在考证经义、文字、名物。

2 《古今图书集成》：清代 1701—1728 年编纂成的中国历史上现存规模最大、保存最完整的一部类书，原系陈梦雷等编纂，康熙钦赐书名，后由蒋廷锡等重编，雍正写序，为此冠名"钦定"。

3 龙湫：上有悬瀑，下有深潭，谓之龙湫。

4 《琅盐井志》：清沈鼐撰。成书于康熙五十一年（1712），因来度旧志重为增辑。首列《图考》，次分《天文》《地理》等凡十类。

5 翟汤（272—344）：字道渊（一作道渊），

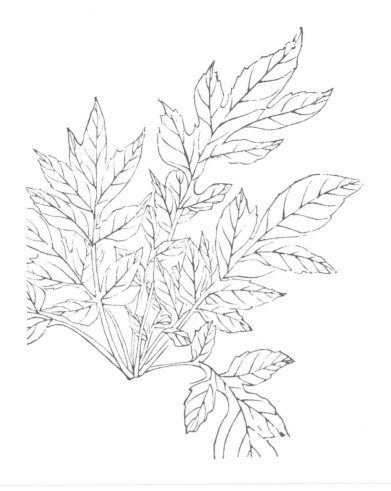

图 223　高河菜

柴桑县（今江西九江市西南）人。西晋末年，庐山著名隐士。其与庾亮故事见《世说新语》。

⑥ 庾亮（289—340）：字元规。颍川鄢陵（今河南鄢陵北）人。东晋时期外戚、名士。

⑦ 使君自敬其枯木朽株：见《世说新语》卷下栖逸："初，庾亮临江州，闻翟汤之风，束躅屐而诣焉。亮礼甚恭。汤曰'使君自敬其枯木朽株耳朵'。"

221. 金刚尖

金刚尖，生云南山中。独茎多细枝，一枝五叶，似独帚而更尖长，山人摘以为蔬。昆明采其嫩叶，芼以为羹，清爽微苦，饶有风味，呼为良旺头。

[**新释**]

吴其濬新描述的云南物种。据《图考》文、图（图 224），该植物为一小木本植物；茎具分枝；叶为掌状分裂，具 3～5 小叶，小叶狭披针形，先端渐尖，近乎无小叶柄，中脉明显；伞形花序有梗，具花 7～8 朵，聚成圆锥花序。又吴批"良旺头"实为"梁王茶"之讹。综合上述性状，与《中志》54：84 描述的五加科梁王茶属植物掌叶梁王茶 *Nothopanax delavayi*

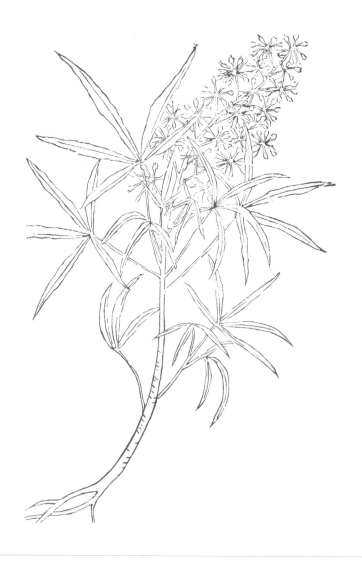

图 224　金刚尖

(Franch.) Harms ex Diels 特征相吻合,《种子植物名称》已将"梁王茶"一名用于该种,但未注明出《图考》。该种现云南民间仍在利用,名称未变。本种除分布于贵州外,在云南产于西北部、北部、中部、东南部、西南部,生于1 700～3 000 米山谷地林或混交林中。模式标本产大理。本种为民间草药,茎皮有清热消炎、生津止泻之效,主治喉炎。

《中志》54:84、《云志》2:451、《纲要》3:221:*Notopanax delavayi* (Franch.) Harms ex Diels。吴批:*Metapanax*(*Nothopanax*) *delavayi*,梁王茶讹良旺头。

222. 芝麻菜

芝麻菜,生云南。如初生菘菜,抽茎开四瓣黄花,有黑缕,高尺许,生食味如白苣而微埴气。《滇本草》:性微寒,治中风、暑热之证。

[新释]

吴其濬新描述的云南物种。据《图考》文、图（图225），本种似为一年生草本，高约30厘米；基生叶具柄，长圆形，基部楔形，先端钝圆或钝，具羽状脉（"如初生菘菜"）。从叶中抽出茎，茎在下部可分出小枝，小枝上的叶形似基生叶而小；花有短柄，作总状花序生茎或枝端，花瓣4枚，黄色，有黑色条纹；长荚果圆柱形，顶端有尖喙，内可见种子4～6粒（侧面观，应有8～12粒）。将《图考》原图与《中志》33：13图版1：6-8和《图鉴》2：34图1798的十字花科芝麻菜属植物芝麻菜 *Eruca sativa* Mill. 相对比，除花瓣黄色有黑纹外，高尺许，可生食，较似。但其基生叶大相径庭。《图考》为具波缘单叶而《中志》《图鉴》之图者为羽状深裂，加之《云志》不录有本属。故暂遵《中志》和《纲要》意见。但本种绘图有疑问。

《滇南本草》整理本曰：在中草药群众运动中，也没有称芝麻菜的药物。

《中志》33：34释《图考》的芝麻菜，《纲要》1：254：*Eruca sativa* Mill.；吴批：*Eruca sativa*。

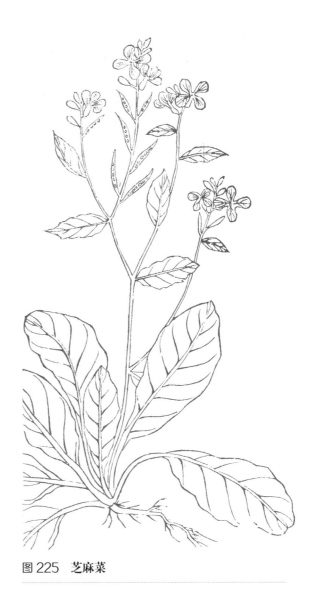

图225　芝麻菜

223. 阳芋

阳芋，黔、滇有之。绿茎青叶，叶大小、疏密、长圆形状不一。根多白须，下结圆实，压其茎则根实繁如番薯，茎长则柔弱如蔓，盖即黄独也。疗饥救荒，贫民之储。秋时根肥连缀，味似芋而甘，似薯而淡，羹臛煨灼，无不宜之。叶味如豌豆苗，按酒侑食，清滑隽永。开花紫筒五角，间以青纹，中擎红的，绿蕊一缕，亦复楚楚。山西种之为田，俗呼山药蛋，尤硕大，花色白。闻终南山岷种植尤繁，富者岁收数百石云。

[新释]

吴其濬新描述的外来物种，在山西、贵州、云南栽培。据《图考》原文、图（图226），本种系栽培的草本植物；叶奇数羽状复叶（基生叶为单叶者除外），具柄，侧生小叶片1～5对，无柄，卵形至卵状椭圆形，基部钝至圆形，先端尖至锐尖，有些小叶基部偏斜，边全缘，自基部向上逐渐增大，顶生小叶最大，宽卵形，先端尖，基部圆形；花白色或紫色，花冠裂片五，裂片的褶为青色（"间以青纹，中擎红的"）；块茎圆球状。综合上述性状，与《中志》67（1）：94和《云志》2：576所描述的茄科茄属植物阳芋 *Solanum tuberosum* L. 在概貌上基本相似。该种为美洲引入的作物，具体传入时间及传入路线，还有待深入研究清代地方志。

松村和吴批：*Solanum tuberosum* L.。

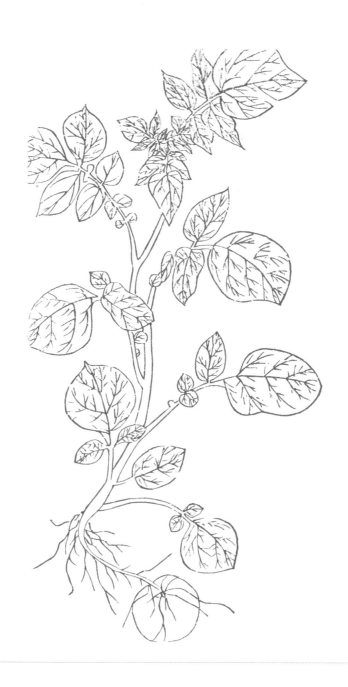

图 226　阳芋

224. 蕨萁

蕨萁，如蕨而肥矮，有枝无杈，梢叶如粟，色绿。

按《尔雅》：萁，月尔。《注》：即紫萁[1]也，似蕨可食。或即此。疑有绿、紫二种。江右蕨，经野烧再发名蕨萁，与此异。

〔新释〕

吴其濬新描述的物种（图 227）。同意释作瓶尔小草科阴地蕨属植物蕨萁 *Botrychium virginianum* (L.) Sw.。该种产于浙江、山西、陕西（终南山）、湖北西部、云南西北部。生于山地林下，海拔 1 600～3 200 米。

文中提及江右蕨，为蕨类植物之一种，待考。

《纲要》和吴批：*Botrychium virginianum* (L.) Sw.。

〔注〕

[1] 紫萁：紫萁科紫萁属植物紫萁 *Osmunda japonica* Thunb.。

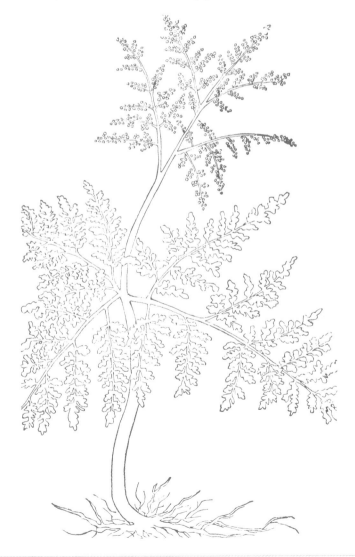

图 227　蕨萁

225. 紫姜

紫姜花，生云南。夏时开淡紫花。

〔新释〕

吴其濬新描述的云南物种。原文极短，仅为产于云南，夏时开淡紫花。其图（图228）是两花葶单独抽出，先叶而出，穗状花序圆柱形。文字描述的淡紫花，推测为绘图上的苞片，较狭，长圆形，淡紫色（粉色），顶端常具小尖头。花冠未见。该图应为《中志》描述的姜科姜黄属植物，疑似郁金 *Curcuma aromatica* Salisb.。本种产于我国东南部至西南部各省区；栽培或野生于林下。东南亚各地亦有分布。本种膨大块根均可作本草"郁金"入药。"郁金"有行气解郁、破瘀、止痛的功用，主治胸闷胁痛、胃腹胀痛、黄疸、吐血、尿血、月经不调、癫痫。

吴批：*Zingiber striolatum*。

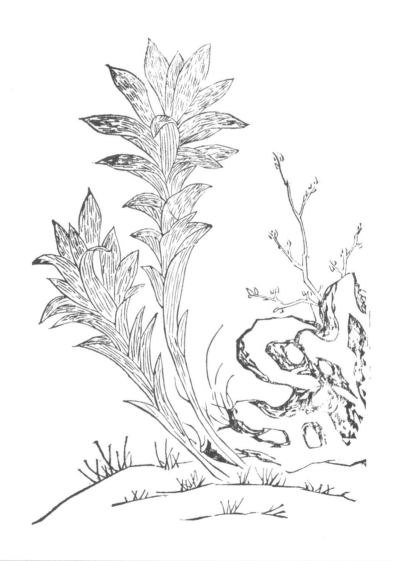

图228　紫姜

226. 阳藿

阳藿，湖南、云南皆有之，《黔志》[1]作阳荷。叶如姜而肥，根如姜而瘦，夏时根傍发苞如笋箨，色紫，箨拆有纤笋十余枝，笋中开花微似兰花，色深紫，三瓣，一大、二小，其跗有嫩箨反卷，如淡黄花瓣。湘中摘其笋并花，与姜芽同腌制食之，味亦辛。《辰溪志》[2]载里谚曰：八月阳藿拌紫姜。以为珍味。长沙人但呼为姜花，亦曰姜笋。《广西志》[3]：洋百合形如百合，色紫，与姜同器则色亦紫。又曰洋百合，即蘘荷，未识与此种同异。桂馥《札璞》：野姜，花生叶傍，色紫，即此。特以为即狗脊，殊不可解。余过黔，索阳荷，里人以此进，且云，此外无所谓阳荷者。然则长沙以此为姜花者道其实，而辰溪、黔中，则相承以为阳藿、阳荷。荷、藿一声轻重耳。考《说文》蘘荷，一名葍租；《子虚赋》[4]作猼且；《汉书》作巴且；王逸作蒪菹；颜师古[5]云：根傍生笋，可以为菹；《古今注》：蘘荷似葍苴而白。葍苴色紫，花生根中，花未败时可食，久置则烂。今湘中亦呼此为姜笋，而按其形状，正与《古今注》葍苴相肖，则此菜其即葍苴矣。顾《说文》以葍苴为即蘘荷，而黔呼阳荷，湘中呼阳藿，皆为蘘荷转音，似葍苴、蘘荷为一物。惟《古今注》谓蘘荷似葍苴色白，则一类而异。然则吴中所谓蘘荷者，其即《古今注》之蘘荷欤？其茎叶殊不相似，要皆人家圃中所莳，与《急就篇》[6]冬日藏之语相合。二种皆分别图之，必有一当于蘘荷者，不似芭蕉、甘露，非可盐藏冬储也。

雩娄农曰：《南越笔记》谓粤中草多似蕉与竹，故有衣蕉、食蕉，衣竹、食竹之谚。余以为介于蕉与竹之间，姜是也。似姜以姜名、不以姜名者，不可胜计，然三者皆喜暖而恶燥，喜阴而恶寒，而姜则以不见日而生。夫物得阳则舒，得阴则郁，姜郁于阴，而为辛烈。其于人也，上至天庭，下及涌泉，发扬排击，无所不靡。然则人之郁郁而不得遂者，其发扬排击，岂不如草木哉？和风甘雨，舒物之郁者也；震雷严霜，绝物之郁者也。故为治者，准天之道，无使隐僻之民有所郁焉，则无形之患绝。

〔新释〕

吴其濬新描述的云南物种。该条与性状有关的语句："阳藿，湖南、云南皆有之，《黔志》作阳荷。叶如蕉而肥，根如姜而瘦，夏时根旁发苞如笋箨，色紫，箨拆有纤笋十余枝，笋中开化微似兰花，色深紫，三瓣，一大、二小，其跗有嫩箨反卷，如淡黄花瓣。""然则长沙以此为姜花者道其实，而辰溪、黔中，则相承以为阳藿、阳荷。荷、藿一声轻重耳。""顾《说文》以葍苴为即蘘荷，而黔呼阳荷，湘中呼阳藿，皆为蘘荷转音，似葍苴、蘘荷为一物。惟《古今注》谓蘘荷似葍苴色白，则一类而异。""二种皆分别图之，必有一当于蘘荷者。"阳藿的原图（图229）为一茎及三个从根状茎抽出的花序，依茎而生，其中有两个花序已各有一花，花似兰花，唇瓣上有斑纹。综合以上陈述及二附图，同意《中志》16（2）：146和

《云志》8：538 意见，释为姜科姜属植物阳荷 *Zingiber striolatum* Diels。本种为我国特有种，广布于四川、贵州、广西、广东、湖北、江西。在云南产于北部地区，生于海拔 1 500～2 300 米林下。根茎可提取芳香油，用于皂用香精中。它和蘘荷 *Zingiber mioga* 在外貌上很相似，仅阳荷的花为紫色，蘘荷的花为白色（带黄色）。

松村：*Zingiber mioga* Rosc.；吴批：*Zingiber striolatum*。

[注]

[1]《黔志》：明代人文地理学家王士性（1547—1598）所撰游记中之一篇。曹溶收入《学海类编》中。书贾摘出，别立此名以售。

[2]《辰溪志》：待考。

[3]《广西志》：疑为清嘉庆五年（1801）广西巡抚谢启昆主修成的《广西通志》。全书 280 卷，采用纪传体，分为典、表、略、录、传五大类，共设训典、沿革、职官、选举、封建、舆地、山川、金石、胜迹、宦绩、谪宦、列传 16 门，约 260 万字。

[4]《子虚赋》：西汉文学家司马相如（约前 179—前 118）的代表作，内容为楚国的子虚和齐国的乌有夸比本国国君田猎时的盛况和疆土的辽阔。

[5] 颜师古（581—645）：名籀，字师古，生于京兆万年（今西安），祖籍琅邪临沂（今山东临沂），颜之推之孙、颜思鲁之子。唐初儒家学者，经学家、语言文字学家、历史学家。少传家业，遵循祖训，博览群书，学问通博，长于文字训诂、声韵、校勘之学。

[6]《急就篇》：西汉元帝时（前 48—前 33）黄门令史游编著的教学童识字的字书。

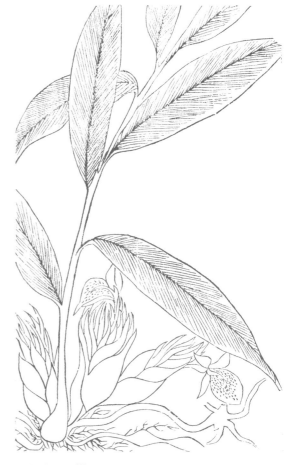

图 229　阳藿

227. 木櫃子

木櫃子，生黔中。独茎长叶，高二三尺，如初生野鸡冠花[1]，梢端作穗，开花如水苏[2]辈，色淡红，结小黑子，味辛辣如胡椒。黔山人植于圃隙山足，采为食料。

［新释］

本条文字似混淆了两类植物。

"独茎长叶，高二三尺，如初生野鸡冠花，梢端作穗，开花如水苏辈，色淡红，结小黑子"，此描述疑似《中志》25（2）：200描述的苋科青葙属植物青葙 *Celosia argentea* L.。《图考》图似为新绘，穗状花序顶生，叶对生，披针形或卵状披针形。所绘似青葙，但叶对生不符。

据"木檀子"名字，似木本（推测为灌木），结小黑子，辛辣如胡椒，黔人植于圃隙山足，功能又似《中志》31：282樟科木姜子属植物木姜子 *Litsea pungens* Hemsl.。《图考》绘图显示性状也非该种，唯绘图植物直立，不柔弱，略似灌木。

该条存疑。

吴批：*Mentha longifolia* 或 *Ocimum gratissimum*

［注］

① 鸡冠花：苋科青葙属植物青葙 *Celosia argentea* L.。

② 水苏：唇形科水苏属植物水苏 *Stachys japonica* Miq.。

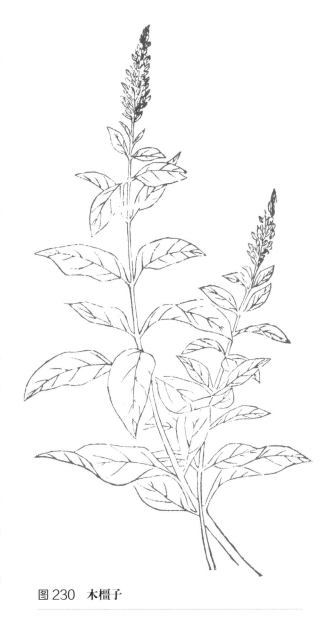

图 230　木檀子

228. 珍珠菜

珍珠菜，安徽、河南山中皆有之。《黄山志》谓为藤本蔓生。摘其花曰花儿菜，实曰珠儿菜，并叶茹之，味如茶，烹苾皆宜。

［新释］

吴其濬新描述的安徽、河南物种。与卷五

转引《救荒本草》之珍珠菜不同种。

《图考》图为新绘（图231），灌木或小乔木；三小叶复叶，对生，具长柄，小叶椭圆形，

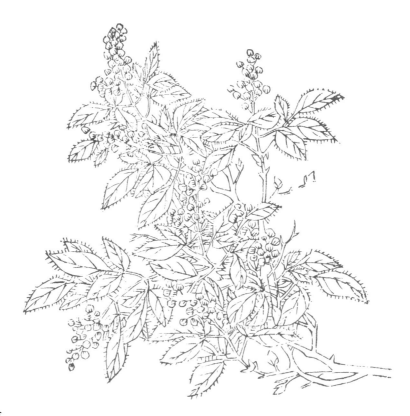

图 231 珍珠菜

先端锐尖，具明显细齿（睫毛样），叶柄不明显；圆锥花序顶生，直立，花白色（据俗名珍珠菜），具花多数；俗名珍珠菜、花儿菜，花叶可食用。综合上述性状，与省沽油科省沽油属植物省沽油 *Staphylea bumalda* DC. 颇合。该种

产于黑龙江、吉林、辽宁、河北、山西、陕西、浙江、湖北、安徽、河南、江苏、四川等省。生于路旁、山地或丛林中。在大别山区，春天采嫩叶及花序食用。《黄山志》花儿菜、珠儿菜，也应为该种。

《植物名实图考》

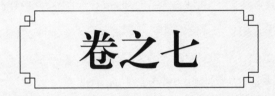

卷之七

固始吴其濬　著　蒙自陆应谷　校刊

山草类

229. 人参 《说文》作薓[1],《广雅》作葠，俗作参

人参，《本经》上品。昔时以辽东、新罗所产，皆不及上党。今以辽东、吉林为贵，新罗次之。其三姓[2]、宁古塔亦试采，不甚多。以苗移植者为秧参，种子者为子参，力皆薄。党参今系蔓生，颇似沙参苗，而根长至尺余，俗以代人参，殊欠考核。

谨按：我朝发祥长白山，周原膴膴，堇荼如饴[3]，固天地之奥区，九州之上腴也。长林丰草中，夜有光烛，厥惟人参。定制，私刨者，举其物，罚其人。官给商引，出卡分采，归以所得上之官。官视其参之多寡而纳课焉。课毕，献于内府，府第其品，上上者备御，其次以为班赏，凡文武二品以上及侍直者皆预。臣父、臣兄，备员卿贰，岁蒙恩赉。臣供奉南斋时，叠承优锡[4]。其私贩越关入公者，亦蒙分赏。自维臣家，俱饮仙药，愧长生之无术，荷大造之频施，敬纪颠末，用示后人。考《图经》绘列数种，多沙参、荠苨辈。今紫团参园已垦为田，所见舒城、施南山参，尚不及党参。滇姚州丽江，亦有参，形既各异，性亦多燥。惟朝鲜附庸陪都所产，虽出人功，而气味具体。人间服食至广，即外裔如缅甸，亦由京都贩焉。

[新释]

《长编》卷六收人参历代文献，《图考》图为新绘（图 232）。所图为一多年生草本；根状茎（芦头）短，直立或斜上，不增厚成块状；主根肥大，圆柱形；地上茎单生；叶掌状复叶，5 枚轮生茎顶，叶柄长，小叶片 5，小叶柄短；花序不太严格，略似伞形，单个顶生，有花 20 余朵，总花梗长。上述性状，颇合《中志》54：180 描述的五加科人参属人参 Panax ginseng C. A. Mey.。该种现分布于辽宁东部、吉林东半部和黑龙江东部，生于海拔数百米的落叶阔叶林或针叶阔叶混交林下。吉林、辽宁栽培甚多，河北、山西有引种。根据"以苗移植者为秧参，种子者为子参，力皆薄"，说明清代已人工栽培。朝鲜陪都所产也已是人工栽培类型。《中志》54：180 和吴批：Panax ginseng C. A. Mey.。

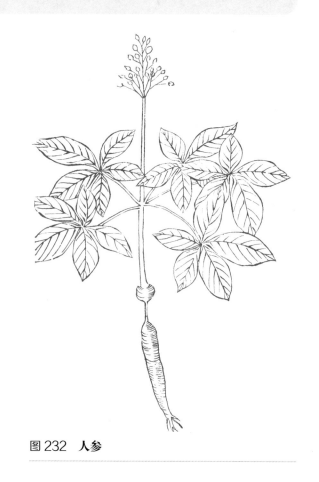

图 232　人参

文中另记录"滇姚州丽江,亦有参,形既各异,性亦多燥……"原文既无形态描述,又无附图可资考证。据《云志》2:515,唯有珠子参 *Panax japonicus* C. A. Meyer var. *major* (Burkill) C. Y. Wu et Feng ex C. Chow et al. 和疙瘩七 *Panax japonicus* C. A. Meyer var. *bipinnatifidus* (Seem.) C. Y. Wu et Fang ex C. Chow et al.。此两类形产滇西北(丽江),记之以备考。

文中所述之党参,乃《中志》73(2):40描述的桔梗科党参属植物党参 *Codonopsis pilosula* (Franch.) Nannf.,该种茎缠绕,分布广,变异大,种下又分许多变种。详见本卷"党参"条。沙参,今释作桔梗科沙参属植物沙参 *Adenophora stricta* Miq.,参见《中志》73(2):104及本卷

"沙参"条。荠苨,今释作桔梗科沙参属植物荠苨 *Adenophora trachelioides* Maxim.,参见《中志》73(2):115,本书详见卷之八"荠苨"条。

[注]

[1] 薓(shēn):通"参"。

[2] 三姓:地名。在今黑龙江依兰,汉语称古城屯。葛依克勒、努叶勒、湖西哩三族赫哲人居住于此,改称依兰哈拉。满语"依兰"意"三","哈拉"意"姓",故称"三姓"。

[3] 周原朊朊(wǔ wǔ),堇荼如饴:出《诗经·大雅·绵》。荼:有学者释作菊科植物,作苦菜。

[4] 锡:通"赐"。

230. 黄耆

黄耆,《本经》上品。有数种,山西、蒙古产者佳,滇产性泻,不入用。

雩娄农曰:黄耆,西产也。而《淳安县志》云:嘉靖中人有言本地出黄耆者,当道以文索之,无有,以俗名马首苜蓿根充之。医生解去,遭杖几毙,不得已,解价至三四十金而后已。呜呼!先王物土宜而布之利后世,乃以利为害乎?夫任土作贡,三代以来,莫之能改。然征求多而馈问广,犹虑为民病。洛阳儿女之花,莆田荔枝之谱,转输千里,容悦俄时,贤者有余憾矣。旧时滇元江有荔支,以索者众,今并其树刈之;昆明海亦时有虾,渔者惧索,得而匿之,不敢以售于市。民之畏官,乃如鬼神哉!吾见志乘,于物产不曰地穷不毛,则曰昔有今无。惧上官之按志而求也,意亦苦矣。然吾以为未探其本,而因噎而废食也。邑志物产,非注《尔雅》,以淹博[1]考证为长。又非如赋《京都》者[2],假他方之所有,以夸靡富。考其山林川原,则知所宜,考其所宜,则知民之贫富、勤惰。职方氏[3]曰:其利金、锡、竹箭,其畜宜六扰[4],其谷宜五种[5],不为后世有贪墨者而稍减而讳之也。虽然,以志乘而累及官民者,亦有之矣。夫天下之稻一也,而《弋阳志》则曰:其稻他县不能有也,昔固以索弋稻为累矣。天下之猪一也,而《赣州志》则曰:龙猪他郡不能及也,昔固以索龙猪为累矣。志物者一时泚笔而矜其名,宰邑者因其所矜以媚其上,浸假而为成例,横

征旁求，馈者竭矣，受者未厌。有强项吏，迁延不致，则谯责随之。故天下病民病官之弊，皆献谀者实尸[6]其罪。然则作志者必当曰：邑某里山泽，其谷畜果蓏[7]宜某种；某里原隰，其谷畜果蓏宜某种；某里狭瘠，无宜也。则民衣食之所资，而穷富著矣。林木萑苇[8]出某里，药草花蓝[9]出某里，则民养生、送死、薪炊、种艺所赖也。林木必著其所用，药物必究其所主，既述其培植之劳，又记其水陆之阻，则物力之贵贱难易又著矣。若其金、锡、羽毛，非尽地所宜，则必悉其得之之艰，出入之数。凡民生之不易，皆反复三致意焉。使良有司按志而知若者，宜因势而导，若者宜改而更张。或种葱及薤，或拔荼植桑。交阯荔枝之书[10]，坊州杜若之驳[11]，孔戣菜蚶之疏[12]，子厚捕蛇之说[13]，民生疾苦，洞若观火。于以补偏救弊，利用厚生，王道之始。虽圣贤岂能舍此而富民哉！否则如《淳安志》所云，强其无以渎货，彼若索志乘而观之，不将失其所恃欤？

[新释]

《长编》卷六收黄耆文献，为豆科黄耆属 *Astragalus* spp. 多种植物。据胡世林主编《中国道地药材原色图说》，现在道地商品为蒙古黄耆 *Astragalus membranaceus* (Fisch.) Bunge. var. *mongholicus* (Bunge.) Hsiao 或作 *Astragalus mongholicus* Bunge.，《云志》10：707 作膜荚黄耆 *Astragalus membranaceus* (Fisch.) Bunge.。另有豆科岩黄耆属植物多序岩黄耆 *Hedysarum polybotrys* Hand.-Marr. 为红耆的正宗来源，尤其以武都所产苏巴红耆最为著名。其他还有本属多种 *Astragalus* spp.，各地也当黄耆用，具体参考杨兆起、封秀娥主编《中药鉴别手册》第三册第 465–第 477 页。

《图考》图为新绘（图 233），显示为多年生植物（灌木），茎直立，分枝；奇数或偶数羽状复叶（吴其濬对奇偶复叶似不太关注），小叶 5～17，对生（疑问：有两片未确定是复叶还是果序），叶柄较叶轴稍短，小叶椭圆形，柄不明显；总状花序具花 5～12（？）比叶短；荚果卵状长圆形，膨胀，无毛。综合上述性状，应隶黄耆属 *Astragalus*，具体物种待考。

《图考》原文谓"滇产性泻，不入用"，为黄耆属之一种 *Astragalus* sp.。推测为《中志》42（1）：90 描述的弯齿黄耆 *Astragalus camptodontus* Franch.。

吴批：*Astragalus hoantchy*；*Astragalus membranaceus*。

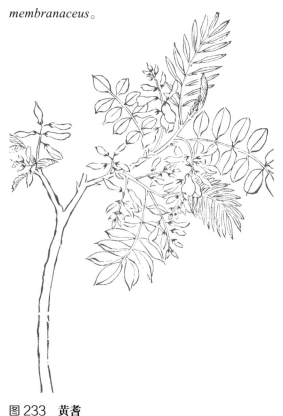

图 233　黄耆

［注］

1　淹博：渊博。

2　赋《京都》者：此处可能指作《京都赋》者。

3　职方氏：《周礼》官名。掌地图，辨其邦国、都鄙及九州人民与其物产财用，知其利害得失，规定各邦国贡赋。

4　六扰：指马、牛、羊、豕、犬和鸡。

5　五种：指的是黍、稷、菽、稻和麦。

6　尸：担任、承担。

7　果蓏（luǒ）：瓜果的总称。

8　萑（huán）苇：兼的成年植株称萑；葭的成年植株称苇。兼葭，即禾本科芦苇属植物芦苇 *Phragmites australis* (Cav.) Trin. ex Steud. 。

9　蓝（fū）：指花盛开。

10　交阯荔枝之书：《后汉书》载，汉和帝以

前，交阯献龙眼、荔枝及生鲜，苦不堪言。道经临武，临武长唐羌上书和帝："臣闻上不以滋味为德，下不以贡膳为功。"帝从之。交阯，又作交趾，古地名，大约在今越南北部一带。

11　坊州杜若之驳：南朝诗人宋谢朓诗云"芳洲多杜若"。贞观中，医局求杜若，度支郎乃下坊州令贡。州判司报云："坊州不出杜若，应由谢朓诗误。"太宗闻之大笑。判司改雍州司法，度支郎免官。

12　孔戣（kuí）菜蚶之疏：孔戣，字君严。唐代进士。以直谏名。曾上疏论南海进蚶菜者，获嘉许，称其"词甚忠正"。

13　子厚捕蛇之说：柳宗元（773—819），字子厚，著《捕蛇者说》，揭露了唐元和年间苛捐杂税繁重，民不聊生。

231. 甘草

甘草，《本经》上品。《尔雅》：蘦[1]，大苦。《郭注》：今甘草。《梦溪笔谈》[2]谓甘草如槐而尖，形状极确。《诗经》：采苓采苓，首阳之巅[3]。首阳在今蒲州府。晋俗摘其嫩芽，溲面蒸食，其味如饴。疑采苓亦以供茹也。

雩娄农曰：甘草，药之国老，妇稚皆能味之。郭景纯博物，注《尔雅》：蘦，大苦。曰：今甘草也，蔓延生，叶似荷，或云蘦，似地黄。甘草殊不蔓生，亦不类荷。盖传闻异，或传写讹，与地黄尤非类，或之者，疑之也。陶隐居亦云：河西上郡，今不复通市。今从蜀汉中来，坚实者是枹罕草，最佳。晋之东迁，西埵隔绝，江左诸儒，不复目验。宋《图经》谓河东蒲阪，甘草所生。先儒注"首阳采苓"，苗叶与今全别，岂种类不同云云。殆以旧说流传，不敢显斥。沈存中[4]乃创谓《郭注》蔓延似荷者为黄药。今之黄药，何曾似荷？《尔雅翼》云不惟叶似荷，古之莲字，亦通于蘦。则直以音声相通，不复顾形实迥别矣。《广雅疏证》斥沈说之非，而以《图经》诸说为皆不足信，经生家言，墨守故训，固与辨色尝味、起病肉骨者，道不同不相谋也。余以五月按兵塞外，道傍辙中，皆甘草也。谛[5]叶玩花，郄[6]车载之。闻甘、凉诸郡尤肥

壮，或有以为杖者，盖其地沙浮土松，根荄[7]直下可数尺，年久则巨耳。梅圣俞[8]有《司马君实遗甘草杖》诗，可征于古。余尝见他处所生，亦与《图经》相肖，尝之味甘，人无识者。隐居所谓青州亦有而不好者，殆其类也。

[新释]

《长编》卷六收甘草文献。《中志》42（2）：169 释《本经》甘草、《名医别录》国老作豆科甘草属植物甘草 *Glycyrrhiza uralensis* Fisch.。《图考》图为新绘（图234），显示为一多年生植株，花果根叶性状较全。根与根状茎粗壮；茎直立，多分枝；叶长，奇数羽状复叶，小叶5～9枚？卵形、长卵形，顶端钝，具短尖，基部圆，边缘全缘；总状花序腋生，具多数花，总花梗短于叶，花萼钟状，花冠不清晰；荚果弯曲呈镰刀状或呈环状，密集成球，密生瘤状突起和刺毛状腺体。上述性状，概貌与甘草 *Glycyrrhiza uralensis* Fisch. 相似。该种在我国产于东北、华北、西北各省区及山东。常生于干旱沙地、河岸砂质地、山坡草地及盐渍化土壤中。模式标本采自西伯利亚。根和根状茎供药用。枹罕草，枹罕，在今甘肃临夏一带。此地以产红皮的甘草著名，此红皮甘草，即甘草 *Glycyrrhiza uralensis*。推测晋南渡后，江南的甘草，自蜀汉辗转得来。

吴批：*Glycyrrhiza uralensis*。

[注]

1 蘦（líng）：是否甘草？有疑问。本草有一种苦甘草，基原为豆科槐属植物苦豆子 *Sophora alopecuroides* L.，或此？

2 《梦溪笔谈》：北宋政治家、科学家沈括（1033—1097 或 1031—1095）撰写的笔记类著作。共30卷，其中《笔谈》26卷，《补笔谈》3卷，《续笔谈》1卷。全书有十七目，凡609条。内容涉及天文、数学、物理、化学、生物等各个门类。

3 采苓采苓，首阳之巅：见《诗经·唐风·采苓》。

4 沈存中：即沈括。

5 谛（dì）：审视，观察。

6 郄（xì）：空隙。

7 荄（gāi）：草根。

8 梅圣俞：梅尧臣（1002—1060），字圣俞，宣城（今安徽宣城）人，世称宛陵先生。北宋著名现实主义诗人。

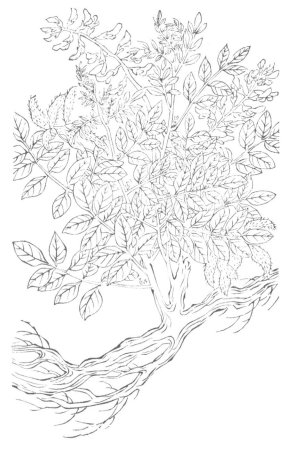

图234 甘草

232. 赤箭

赤箭，《本经》上品。陶隐居未能决识。《梦溪笔谈》谓即天麻，止用治风为可惜。《本草纲目》谓即还筒子。考柳公权[1]有《求赤箭帖》，以为扶老之用。则宋以前尚为服食要药。

[新释]

《长编》卷六收赤箭、天麻主要文献。吴其濬可能没有意识到是同一种。本条两图出自《图经》，一作赤箭（图235），一作兖州赤箭（图236）。所指均是兰科天麻属植物天麻 *Gastrodia elata* Blume.，该种产于吉林、辽宁、内蒙古、河北、山西、陕西、甘肃、江苏、安徽、浙江、江西、台湾、河南、湖北、湖南、四川、贵州、云南和西藏。生于疏林下、林中空地、林缘、灌丛边缘，海拔400～3 200米。天麻是名贵中药，产量不大。20世纪70年代后，我国能成功实施人工有性繁殖，产业化生产天麻，中国科学院昆明植物研究所周铉贡献很大，他在20世纪六七十年代深入研究天麻生活史〔周铉，天麻生活史［J］. 云南植物研究，1981，3（2）：197-202.〕并在云南东北几十年不懈的推广人工栽培经验。

吴批：图抄自本草，*Gastrodia elata*。

[注]

[1] 柳公权（778—865）：字诚悬，京兆华原（今陕西铜川市耀州区）人。唐代著名书法家，以楷书著称，自创独树一帜的"柳体"，以骨力劲健见长，传世碑刻有《金刚经刻石》《玄秘塔碑》《冯宿碑》等，行草书有《伏审》《十六日》等。

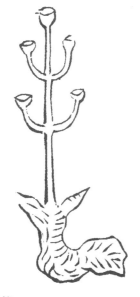

图235 赤箭

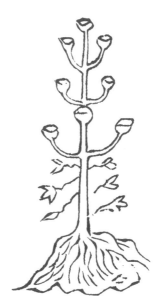

图236 兖州赤箭

233. 术

术，《本经》上品。《尔雅》：术，山蓟；杨，枹蓟。《图经》以杨枹为白术，宋以后始分苍、白二种，各自施用。

雩娄农曰：杨，枹蓟。《注》以为马蓟。范汪[1]以马蓟为续断[2]。李时珍以马蓟为大蓟[3]，乃又以为白术。术名山蓟，安得即以蓟为术？昔产术者，汉中、南郑也，蒋山、茅山也，浙也，歙也，幕府山也，昌化也，池州也。东坡云：黄州术，一斤数钱，此长生药也。舒州术，花紫难得。余莅江右，则饶州、九江皆有之；莅湘南，则幕府山所产颇大，力亦不劣。山西葫芦峪产术甚肥壮，土人但以苍术用之。《南方草木状》：药有乞力伽，术也。濒海所产有至数斤者，深山大壑殆必有，如濒海者，特未遇耳。《仙传拾遗》[4]纪刘商[5]得真术，为阴功笃行之所感，然则服术而无效，所得者乃蓟属，而非真术耶？晋侯得良医，而二竖居于膏肓。《本事方》[6]载以蒉草治血疾，而鬼覆其铛。无功德而访仙药，固缘木求鱼。狂惑之疾，虽得良医真药，亦何益之有？

[新释]

《长编》卷六收术的历代主要文献。本条文字涉及菊科苍术属 *Atractylodes* 多种植物。苍术是重要的兴奋剂和强壮剂，道家认为能增加精力及延年益寿。《本经》时期，只作"术"，不分苍、白，采用的基原植物应为五岭以北产的苍术 *Atractylodes lancea* (Thunb.) DC.。该种主要分布于黑龙江、辽宁、吉林、内蒙古、河北、山西、甘肃、陕西、河南、江苏、浙江、江西、安徽、四川、湖南、湖北等地。野生于山坡草地、林下、灌丛及岩缝隙中。现各地药圃广有栽培。

苍术现在有许多药材商品来源，名称如汉苍术和茅术（茅苍术）。但诸多的商品名称，大体可以分为两大类，即北方产的北苍术和南方产的南苍术。在南苍术一类中以江苏句容产的茅术品质为佳，即苍术 *Atractylodes lancea* (Thunb.) DC.。但北苍术这一个商品总称实为一个混杂的概念，它不仅包括苍术 *Atractylodes lancea* (Thunb.) DC.，还包括北方产的苍术属的其他种类，如关苍术 *Atractylodes japonica* Koidz. ex Kitam.，该种分布于黑龙江、吉林与辽宁。野生于林缘及林下，海拔 200～800 米。采用关苍术的历史，还有待考证。吴批认为宋以后术分苍、白术。白术 *Atractylodes macrocephala* Koidz. 功用同苍术。江苏、浙江、福建、江西、安徽、四川、湖北及湖南等地有栽培，但在江西、湖南、浙江、四川有野生，野生于山坡草地及山坡林下。推测晋南渡后，就地采用的同属替代物种。

本条文字中，吴其濬并未描述性状，《图考》图为新绘（图 237），未绘花果。但显示为多年生草本；根状茎粗长，生出汗多、不定根；茎直立，似分枝；中下部茎叶羽状深裂或半裂，基部楔形或宽楔形，几无柄，顶裂片与侧裂片不等形，侧裂片 2 对，椭圆形、长椭圆形或倒卵状长椭圆形，上部茎叶不裂，倒卵形、长倒卵形、倒披针形或长倒披针形，边缘或裂片边缘具明显针刺状缘毛。上述性状，概貌较合《中志》78（1）：25 描述的苍术 *Atractylodes lancea* (Thunb.) DC.。

文中提及乞力伽，出《南方草木状》，与苍术属 *Atractylodes* 无关。李惠林认为是西方万应药 Theriaca 的音译词，李约瑟对该药在中国的利用历史有论述（1954）。

〔注〕

1 范汪（308—372）：字玄平，南阳顺阳（今河南内乡）人。曾任东阳太守，故称范东阳。善医术，撰有《范汪方》（又作《范东阳方》《范东阳杂药方》）170 余卷，今佚。其佚文散见于《外台秘要》《医心方》等。

2 续断：参见本书卷之十一"续断"条。

3 大蓟：参见本书卷之十一"大蓟"条。

4 《仙传拾遗》：唐末五代时期道家神话志怪小说。作者杜光庭（850—933），字圣宾，号东瀛子，缙云人。唐懿宗时到天台山入道。后来追随前蜀王建，官至户部侍郎。赐号传真天师。晚年辞官隐居四川青城山。

5 刘商（生卒年不详）：唐代诗人、画家，字子夏，彭城（今江苏徐州）人。大历进士。官礼部郎中。能文善画，诗以乐府见长，代表作有《琴曲歌辞·胡笳十八拍》。刘商好道术，隐义兴胡父渚。酷尚山水，爱画松石树木，性高迈。有《观弈图》石刻行于世。

6 《本事方》：全称《普济本事方》，又名《类证普济本事方》，共收录方剂 300 余首，按病种分为二十五门，是作者许叔微（1079—1154）数十年医疗经验的总结，采方简要，有较高的

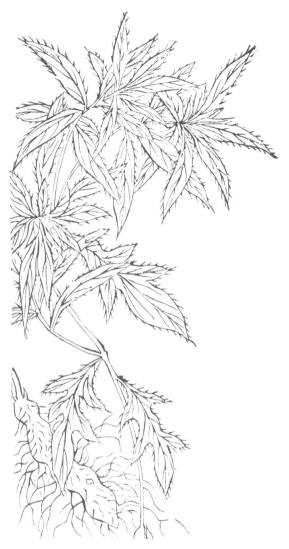

图 237 术

实用价值。许叔微，字知可，真州（今江苏仪征市）白沙人，曾为翰林学士，后发愤钻研医学，活人甚众。还著有《伤寒百证歌》《伤寒发微论》《伤寒九十论》《仲景脉法三十六图》等。

234. 沙参

沙参，《本经》上品。处处皆有，以北产及太行山为上。其类亦有数种，详《救荒本草》。花与荠苨相同，惟叶小而根有心为别。

[新释]

《长编》卷六收沙参文献。古代沙参，是桔梗科沙参属 *Adenophora* 多种植物的通称。入药不限于一个种。《救荒本草》的沙参，《救荒本草译注》释作桔梗科沙参属植物沙参 *Adenophora stricta* Miq.。

《图考》图为新绘（图238），所图显示叶互生，下部叶具短柄或无柄，叶片椭圆形，狭卵形，基部楔形，少近于圆钝的，顶端急尖或短渐尖，边缘有不整齐的锯齿；花序不分枝，花冠宽钟状，花辐大，萼裂片狭长，花梗极短，裂片长钻形而全缘。上述性状，仍符合沙参 *Adenophora stricta* Miq. 的特征。该种无毒，甘而微苦，药用。滋补、祛寒热、清肺止咳，也有治疗心脾痛、头痛、妇女白带之效。根煮去苦味后，可食用。荠苨，今释为桔梗科沙参属植物荠苨 *Adenophora trachelioides* Maxim.。

《中志》73（2）：104：*Adenophora stricta* Miq.。吴批：绘图为 *Adenophora polymorphya*。

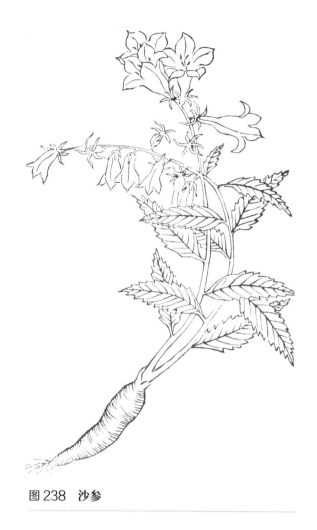

图238　沙参

235. 远志

远志，《本经》上品。《尔雅》：葽绕，棘菀。注：今远志也，似麻黄，赤华，叶锐而黄。语约而形容毕肖。《说文》：菀，棘菀。《系传》：即远志，又葽草也。四月秀葽[1]。刘向[2]说此味苦，苦葽。则葽与葽绕异物。释《诗》者或即以葽为远志。《图经》载数种，所谓似大青[3]而小，三月开花白色者，不知何处所产。今太原产者，与《救荒本草》图同。原图解州远志，不应与太原产迥异。李时珍谓有大叶、小叶二种。滇南甜远志叶大，花黄，土人亦不以入剂，盖惯用之品。药肆所采，较当时州郡图上者为可信也。

[新释]

《长编》卷六收远志主要文献。本条文、图（图239、图240）涉及多种植物，《救荒》的远志，《救荒本草译注》因其花序显示为假顶生，释作远志科远志属西伯利亚远志 *Polygala* sibirica L.。《图考》图 239 仿《救荒》图，略有改变，左右枝各少绘一分枝，应该还是 *Polygala sibirica*。本种产于全国各地，生于砂质土、石砾和石灰岩山地灌丛，林缘或草地，海拔 1 100～3 300（～4 300）米。

《图考》图 240 显示主根粗壮；茎多数丛生，直立或倾斜；叶单叶互生，叶片线形至线状披针形，近无柄；总状花序通常呈扁侧状生于小枝顶端，稍俯垂。上述性状，概貌颇合《中志》43(3)：181 描述的远志 *Polygala tenuifolia* Willd.。该种产于东北、华北、西北和华中以及四川。生于草原、山坡草地、灌丛中以及杂木林下，海拔（200～）460～2 300 米。

文中提及滇南的甜远志，叶大花黄，吴批：即《滇南本草》的苦远志 *Polygala tenuifolia* var. *megalopha* Franch.。实应是本书卷之十"甜远志"条，本研究释作菊科还阳参属植物还阳参 *Crepis rigescens* Diels。《图经》所记物种，待考。

松村和吴批：*Polygala tenuifolia* Willd.。

［注］

1 四月秀葽：见《诗经·国风·七月》。

2 刘向（约前 77—前 6）：本名更生，字子政。汉高祖弟楚元王刘交四世孙。祖籍秦泗水郡沛县丰邑（今属江苏徐州），世居京兆长安（今陕西西安）。西汉官吏，目录学家，文学家。

3 大青：此处指马鞭草科大青属植物大青 *Clerodendrum cyrtophyllum* Turcz.，参见本书卷之十一"大青"条。

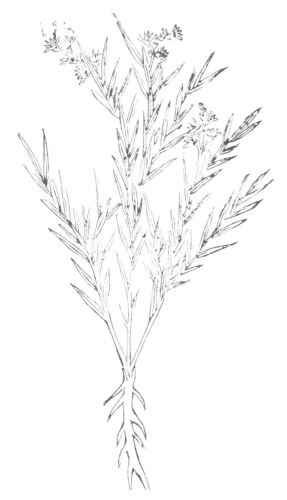

图 239　远志（1）

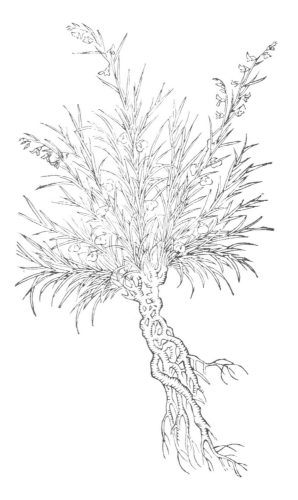

图 240　远志（2）

236. 萎蕤

萎蕤，即《本经》女萎，上品。《尔雅》：荧，委萎。盖《本经》亦是委萎，脱去委字上半，遂讹为女萎。《救荒本草》云：其根似黄精而小异。今细核有二种，一叶薄，如竹叶而宽，根如黄精，多须长白，即萎蕤也。一叶厚，如黄精叶，圆短无大根，亦多须，俚医以为别种。李衎《竹谱》[1]亦俱载之。

雩娄农曰：古有委萎，或以为即葳蕤。目为瑞草。而黄精[2]乃后出，诸书以委萎类黄精，然则古方盖通用矣。陈藏器以青黏即萎蕤。东坡初阅《嘉祐本草》，乃知青黏是女萎，喜跃之至，而又不敢尽信。夫毛女食黄精而轻捷翻飞如猿猱[3]，委萎得无类是？独怪漆叶[4]人所尽知，而医方决不复用，然则即有华佗[5]与之以方，其肯尽信乎？大抵山居谷汲之民，不见外事，无刍豢[6]以浊其口腹，无靡曼[7]以浊其耳目，无欣戚[8]以浊其神明，獉獉狉狉[9]，湛然太古。草木之实，皆自然五谷。南阳饮菊水，崖州食甘薯，皆获上寿。彼服委萎者，即不地仙，亦当却病难老。后世贵极富溢，乃思神仙。秦皇、汉武姑不具论，李赞皇[10]、高骈[11]皆惑于方士；宋之朝臣，多服丹石，又希黄白，藏腑熏灼，毒发致危，良医又制解丹毒之药以拯之，其亦不智也已。记小说一事，山水陡发，有物与木石俱下，苔发鬖鬖[12]，乡人剔而视之，乃人也。盖闭息不知几年，而飞升无术，块然无知者。然其神气清固，远近闻以为仙，争迎供之。初尚内视，渐思饮食，未几而茹荤酒，又未几而思人道。叩之者，既无要诀可传，卒以醉欲而死。然则无灵根而得妙术，天上岂有愚盲神仙耶？噫嘻！天上又岂有不忠孝神仙耶？圣人云：未知生，焉知死[13]。若是知生，便是不死。

按近时所用萎葳，通呼玉竹，以其根长白有节如竹也，与黄精绝不类。其茎细瘦，有斑圆绿，<u>丛生</u>。叶光滑深绿，有三勒道，背淡绿凸文。滇南经冬不陨，逐叶开花，结青紫实。与《尔雅》异。

[新释]

《长编》卷六收萎蕤历代主要文献，《图考》图为新绘（图241）。所图即《图考》新描述的萎蕤："按近时所用萎葳，通呼玉竹，以其根长白有节如竹也，与黄精绝不类。其茎细瘦，有斑圆绿，<u>丛生</u>，叶光滑深绿，有三勒道，背淡绿凸文。滇南经冬不陨，逐叶开花"。该种为滇南植物，具粗大的根，未显示根状茎；植株下部分枝；花序顶生。果实5枚，大，圆形，梗长，三出脉明显（"有三勒道"）。此非吴批的 *Polygonatum officinale*，即《中志》15：61 玉竹 *Polygonatum odoratum* (Mill.) Druce 异名。该种具根状茎、植株不分枝，花序生叶腋。王锦秀博士论文考证作百合科万寿竹属植物横脉万寿竹 *Disporum trabeculatum* Gagnep.。该种分布于云南、广西、广东、福建、江西、贵州和四川等省区。

《图考》文中提及的"叶厚，如黄精叶，圆短无大根者，亦多须，俚医以为别种"，疑似百合科竹根七属 *Disporopsis* 植物。《救荒》图中未绘制出其肥厚的根状茎的绘图，或也是万寿竹属 *Disporum* 植物。例如《中志》描述的宝铎草 *Disporum sessile* D. Don［*FOC* 修订作少花万寿竹 *Disporum uniflorum* Baker ex S. Moore］根状茎供药用，有益气补肾、润肺止咳之效。

吴批：萎蕤 *Polygonatum officinale*，下文"一叶薄，如竹叶而宽，根如黄精，多须长白"即此。"叶厚，如黄精叶，圆短无大根，亦多须，俚医以为别种。李衎《竹谱》亦俱载之。"*Polygonatum* 二种。

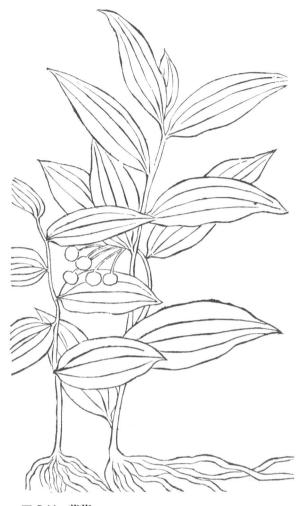

图 241　萎蕤

［注］

1️⃣ 李衎《竹谱》：元代画家李衎（1245—1320）著《竹谱》，是他生平画竹经验的总结，对不同地区各类竹有详细的性状记述，更详尽论述各类竹的各种画法。李衎，字仲宾，号息斋道人，晚年号醉车先生，蓟丘（今北京市）人，晚年寓居维扬（今江苏扬州）。皇庆元年（1312）为吏部尚书，拜集贤殿大学士。卒后追封蓟国公，谥文简。衎尤善画墨竹，双钩竹尤佳，另著有《竹谱详录》。

2️⃣ 黄精：百合科黄精属 *Polygonatum* 多种植物的通称。

3️⃣ 毛女食黄精而轻捷翻飞如猿猱：出《稽神录》，一婢女逃入山中，常食黄精而身轻体捷，能凌空飞翔如鸟。

4️⃣ 漆叶：漆树科漆树属植物漆 *Toxicodendron verncifluum* (Stokes) F. A. Barkl. 的叶子。华佗曾传漆叶青黏散作为养生服食之法，其弟子樊阿服用寿百余岁。

5️⃣ 华佗（？—208）：东汉末医学家。字元化，

一名旉。沛国谯人（今安徽亳州）。他医术全面，擅长外科，后人称其为"外科圣手"。

6️⃣ 刍豢（chú huàn）：指牛羊猪狗等家畜，泛指肉类食物。

7️⃣ 靡曼：肌肤柔腻细致，此处指女色。

8️⃣ 欣戚：欣喜与悲伤。

9️⃣ 榛榛狉狉（zhēn zhēn pī pī）：草木丛生、野兽出没。

🔟 李赞皇：指唐代李德裕（787—850），因其为真定赞皇（今属河北石家庄）人，故称之。

⑪ 高骈（821—887）：唐末大将。字千里。官至同中书门下平章事，封燕国公、渤海郡王。

⑫ 鬖鬖（lán sān）：头发长而蓬松散乱。

⑬ 未知生，焉知死：出《论语·先进第十一》。

237. 巴戟天

巴戟天，《本经》上品。《唐本草》注：俗名三蔓草，叶似茗，经冬不枯。《图经》辨别真伪甚晰。

[**新释**]

《长编》卷六收巴戟天文献。所图引自宋《图经》"归州巴戟天"和"滁州巴戟天"两图。

现《中国药典》1995 以茜草科巴戟天属植物巴戟天 *Morinda officinalis* How 为本草巴戟天基原。形态学上，其肉质根不定位肠状缢缩，根肉略紫红色，干后紫蓝色，《图经》绘图"归州巴戟天"（图 242）与该种多少有些相似。但该种产于福建、广东、海南、广西等省区的热带和亚热带地区。生于山地疏、密林下和灌丛中，常攀于灌木或树干上，亦有引作家种。模式标本采自广东罗浮山。其肉质根的根肉晒干即成药材"巴戟天"。与古代本草记载的归州巴戟天产地有出入，有疑问。

滁州巴戟天图（图 243），据叶形，似单子叶植物。

吴批：吴其濬不识，未绘图。但谓"《图经》两种辨别真伪甚晰"。

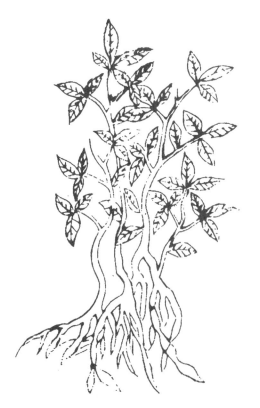

图 242　归州巴戟天

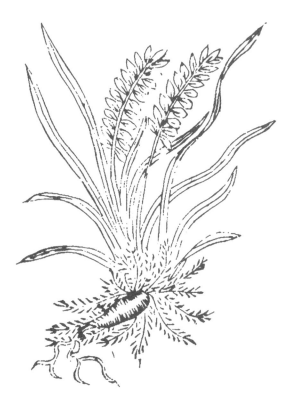

图 243　滁州巴戟天

238. 肉苁蓉

肉苁蓉,《本经》上品。《图经》云:人多取草苁蓉以代肉者。今药肆所售,皆咸制,有鳞甲,形扁,色黑,柔软。

[新释]

《长编》卷六收肉苁蓉文献。列当科肉苁蓉属植物肉苁蓉 *Cistanche deserticola* Ma 是重要的补益中药,茎入药(采后晾干后为生大芸,盐渍为盐大芸,在西北地区有"沙漠人参"之称,有补精血、益肾壮阳、润肠通便之功效)。特产我国西北内蒙古、宁夏(阿佐旗)、甘肃(昌马)及新疆。生于梭梭荒漠的沙丘,主要寄主有梭梭 *Haloxylon ammodendron* (C. A. Mey.) Bunge 及白梭梭 *Haloxylon persicum* Bunge ex Boiss et Buhse。海拔 225～1 150 米。

《图考》绘图(图 244)非引《图经》图。所图非肉苁蓉属 *Cistanche* 植物。该属植物产区,吴其濬并未到过,没有见过野生实物。绘图也非列当科草苁蓉属植物草苁蓉 *Boschniakia rossica* (Cham. et Schlecht.) Fedtsch.,即文中提及草苁蓉,所图待考。

附记:《中志》谓肉苁蓉(《图经衍义本草》)*Cistanche deserticola* Ma。

吴批:图亦引自《图经》,今药肆所售,应为 *Cistanche salsa* 或 *Cistanche* 其他种。

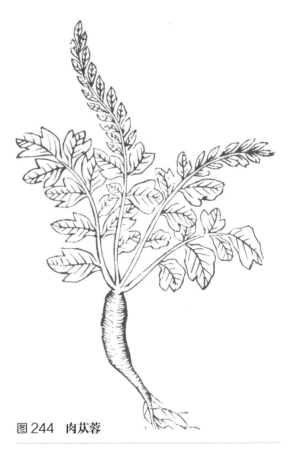

图 244 肉苁蓉

239. 升麻

升麻,《本经》上品。《图经》:叶似麻叶,四五月花,如粟穗,白色,实黑根紫。今江西、湖广有土升麻,与《图经》异,别入草药。

零娄农曰:《汉书·地理志》益州牧[1]靡,李奇注:靡,音麻,即升麻,解毒药。《酉阳杂俎》:建宁郡有牧靡,山鸟食乌喙中毒,辄飞集牧靡,啄牧靡草[2]以解之,则升麻固滇产也。滇多乌喙，其俗方所用者，盖真升麻也。叶如麻而花作穗，与《图经》茂州升麻符，滇与蜀接，固应同汇，但《图经》又列滁州、秦州、汉州三种。汉州产者，形如竹笋，今湖北土医用以升表痘疮者，其状正同，其余枝叶皆相仿佛，或即隐居所谓落新妇者。江西产者，花如絮，未知即滁州一类否也。李时珍盛称升提之功，然未述其状，仅有外黑内白，俗谓鬼脸升麻一语，其何地所产耶？《图经》四种，判若马牛，其果功用俱同耶？圣人有言：未达不敢尝。不睹厥物，听命卖药之手，可以谓之达耶？药之生也，或离乡而贵，或迁地弗良，医不三世，不服其药，以其明于风土所宜、人情所慑，非贸贸者取所不知之物，以试其验与否也。然则四方游手负药笼以奔走逐食者，小则贪人病之痊以索酬，大则用迷惑之药以肆劫，彼有意安民者，得不如鹰鹯之逐鸟雀乎？庆郑曰：古者大事，必乘其产，生其水土而知其人心；安其教训而服习其道[3]。用药者亦何独不然？余悯世之尚远贱近者，不曰海舶之珍药，则曰贾胡之蕭剂，试思农皇[4]所尝，不闻逾海；青囊一卷，岂来流沙[5]？波四裔之仰给大黄、茶叶者，亦曰非此不能生活，不知文轸未播桂海，声教未烛冰天时[6]，彼何以蕃其种族耶？呜呼！以跬步之居，而欲习梯航[7]之俗，卫出公[8]之好夷言，赵武灵[9]之为胡服，其用夷变夏，抑用夏变夷，五百年后，当有知之者。

[新释]

《长编》卷六收升麻主要文献。《中志》27：101 释《本经》升麻为毛茛科升麻属植物升麻 Cimicifuga foetida L.。《纲要》释为落新妇 Astilbe chinensis (Maxim.) Franch. et Savat.。《图考》绘图（图 245）显示一直立草本，具发达的根，单叶对生，叶椭圆状阔披针形，渐尖，具短柄，全缘。所图非升麻属 Cimicifuga 植物，也非落新妇 Astilbe chinensis，待考。

附记：《中志》74：58 载，菊科佩兰属植物佩兰 Eupatorium fortunei Turcz.，江苏有时又称八月白、失力草，湖北有时称铁脚升麻或称杆升麻。另有林泽兰 Eupatorium lindleyanum DC.，其叶对生，贵州叫升麻或土升麻、路边升麻或称杆升麻。存以备民族植物学田野调查。

《纲要》：Astilbe chinensis (Maxim.) et Sav.；吴批：吴其濬未辨何物。Cimicifuga foetida。

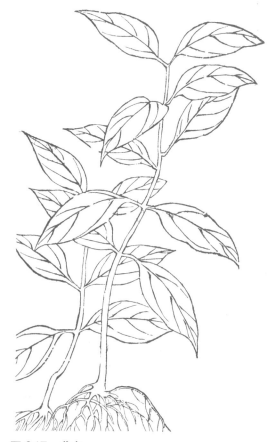

图 245　升麻

［注］

1　牧：商务 1957 本误作"收"。

2　牧靡草：商务 1957 本误改作"牧草靡"。牧靡草，药名，也为县名，汉武帝时设县，在今云南省。因牧靡草而得名。

3　古者……习其道：出《左传·僖公十五年》。

4　农皇：指神农氏，传说神农教民稼穑。

5　青囊一卷，岂来流沙：青囊，古代存放医书的布袋，此处指医书。此句源于华佗被杀前的传说。为报狱吏酒肉侍奉之恩，华佗将所用医书装满青囊送给他。华佗死后，狱吏始行医，使华佗的部分医书得以传承。

6　文轸未播桂海，声教未烛冰天时：出江淹《杂体诗·袁太尉淑从驾》。桂海，指广西地区。冰天，指寒冷的北方地区。言文轸声教之盛，迫照远方。

7　梯航：亦作"梯杭"，"梯山航海"的省略，意为长途跋涉。

8　卫出公：卫氏，名辄，卫国第二十九代国君，前 492—前 481 年和前 476—前 456 年在位。

9　赵武灵：赵武灵王（？—前 295），名雍，战国时期赵国国君，前 325—前 299 年在位。改革图强，实行胡服骑射，使得赵国由弱变强。

240. 丹参

丹参，《本经》上品，处处有之。春花，亦有秋花者。南方地暖，得气早耳。

［新释］

《长编》卷六收丹参文献。《中志》66：145 释《本经》《本草纲目》和《图考》赤参、《名医别录》逐乌、《日华子本草》山参、《本经》郁蝉草、《吴普本草》木羊乳，《本草纲目》奔马草作丹参 *Salvia miltiorrhiza* Bunge。

《图考》图为新绘（图 246），如有左右两株，左株显示为一多年生直立草本；根肥厚，肉质；茎直立，四棱形，具槽，基生叶卵圆形，具齿，茎生叶为奇数羽状复叶，叶柄长，小叶 3 对，宽披针形，先端锐尖或渐尖，基部圆形或偏斜，边缘具圆齿，小叶柄短；轮伞花序 6 花或多花，下部者疏离，上部者密集，组成具长梗的顶生或腋生总状花序。从概貌看，颇合《中志》66：145 描述的唇形科鼠尾草属植物丹参 *Salvia miltiorrhiza* Bunge var. *miltiorrhiza*，该变种我国产于河北、山西、陕西、山东、河南、江苏、浙江、安徽、江西及湖南，生于山坡、林下草丛或溪谷旁，海拔 120～1 300 米。模式标本采自华北。

右株为一矮小直立草本，具肉质大根，单叶对生，叶较右图为小，卵圆形或近圆形至近心形，先端钝，边缘具齿，具长柄；顶生总状花序不分枝，花唇形，筒细长。丹参的单叶变种 *Salvia miltiorrhiza* Bunge var. *charbonnelii* (Lévl.) C. Y. Wu。该变种产于河北、山西、河南；生于草丛、山坡或路旁。模式标本采自河北阜平。故本条绘图，同意释作丹参 *Salvia miltiorrhiza* Bunge。

文中提及"亦有秋花者。南方地暖，得气早耳"，或 *Salvia* 他种，待考。

松村：*Salvia*；《中志》66：145 和吴批：*Salvia miltiorrhiza* Bunge。

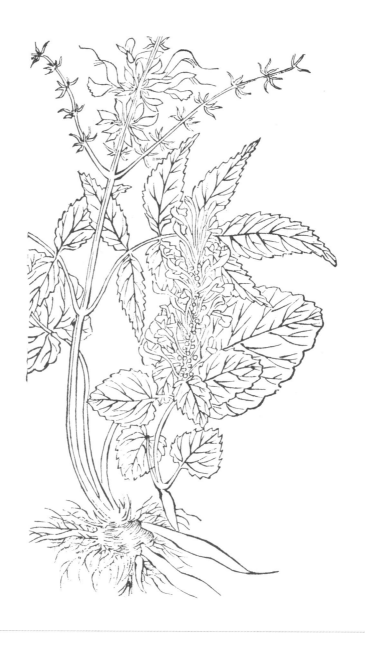

图 246　丹参

241. 徐长卿

徐长卿，《本经》上品。《唐本草》注：所在川泽有之。叶似柳，两叶相当，有光泽，根如细辛微粗长，黄色，有臊气。《蜀本草》：子似萝藦子而小。核其形状，盖即湖南俚医所谓土细辛，一名九头师子草。惟诸书都未详及其花为疑。

雩娄农曰：老子云，大道无名。天非道耶？显而在上，不名天耶？圣非道耶？大而能化，不名圣耶？然匈奴谓天为撑犁[1]，则不以天名天；西方谓圣为佛，则不以圣名圣。不以其名名，则天与圣果定名耶？醯鸡以瓮为天[2]，岂非天而天之耶？酒客以清为圣，岂非圣而圣之耶？降而至于人物，其名非所独耶？然子车针虎[3]也，叔孙豹[4]也，闵子马[5]也，令尹子兰[6]也，非物也。人无名以物名名，岂以物之名而物之耶？而物之为蝇虎[7]，为谢豹[8]，为驳马[9]，为马兰者，又岂以人名之而靳物名之耶？长卿也，王孙也，都邮也，使君也[10]，非人也，物无名以人名名，岂以人之名而人之耶？而人之为长卿，为王孙，为都邮，为使君者，又岂以物名之而讳人名之耶？言明实者曰乌不乌，鹊不鹊，谓名乌必乌，名鹊必鹊耶？然天下之大，万汇之繁，皆如乌之可名、鹊之可名耶？抑能使侏禁侏离[11]之语，名乌必呼乌、名鹊必呼鹊耶？由是推之，封邑、郡国，名之以别疆域也，古今地理之名有定耶？公卿、尹士，名之以别贵贱也，古今职官之名有定耶？地志无定而疆域改，以名改疆域耶？抑以疆域改名耶？官志无定而贵贱易，以名易贵贱耶？抑以贵贱易名耶？执实求名，则名斯在；执名求实，则名斯浮。名者实之宾，天下岂有一定之宾耶？故君子不为名。

[新释]

《长编》卷六收徐长卿主要文献。《本经》《唐本草》等本草所记徐长卿，今本草学上释作萝藦科鹅绒藤属植物徐长卿 *Cynanchum paniculatum* (Bunge) Kitagawa，是否本种，有待进一步考证。

《图考》附图两幅（图 247），显然不是吴其濬新绘图，两图皆出《图经》，一图为泗州徐长卿，一图为淄州徐长卿。两图描绘植物及《图经》的文字描述，非现代植物分类学上的徐长卿 *Cynanchum paniculatum* (Bunge) Kitagawa，具体物种待考。

松村：*Pycnostelma chinensis* Bge.= *P. paniculatum* K. Sch.；吴批：吴其濬盖未识此药，*Pycnostelma paniculatum*。

[注]

[1] 撑犁：匈奴语，意为"天"，出《汉书·匈奴传上》。

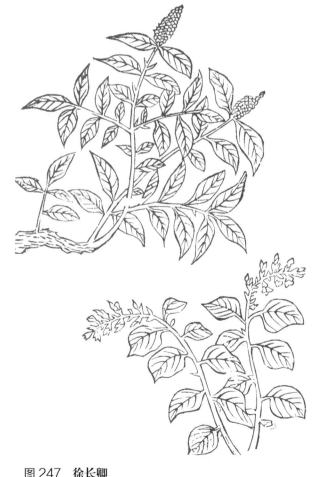

图 247　徐长卿

② 醯鸡以瓮为天：成语，比喻见识浅陋之人。又作"瓮里醯鸡"。醯鸡，酒瓮里着生的一种小虫。

③ 子车针虎：春秋时期秦国三良之一。秦穆公死，遗嘱要177人为其殉葬，包括"三良"，即子车氏三兄弟。

④ 叔孙豹：春秋时期鲁国大夫，以动物为名。

⑤ 闵子马：春秋时期鲁国大夫，以动物为名。

⑥ 令尹子兰：春秋时期楚国令尹，以植物为名。

⑦ 蝇虎：一种蜘蛛，不会结网，只会伏在墙角捕虫。

⑧ 谢豹：即杜鹃鸟。《成都旧事》：有谢姓女因心上人闻杜鹃啼而去，故闻杜鹃啼声如豹鸣，使侍女以竹枝驱之曰"豹，汝尚敢至此啼乎"？故名子规为谢豹。

⑨ 驳马：毛色斑驳的马。《管子·驳马》：齐桓公乘马，遇虎望之而伏。桓公问管仲原因。管仲说：驳象，因为驳食虎豹，故虎害怕。

⑩ 长卿也，王孙也，都邮也，使君也：指长卿、王孙、都邮和使君四种中药。

⑪ 侏（mài）禁侏离：侏禁，泛指我国古代北部东部少数民族的音乐。侏离，我国西部少数民族乐舞的总称。这里指语言不通，易于形成同物异名。

242. 防风

防风，《本经》上品。《图经》：石防风，出河中。又宋亳间出一种防风，作菜甚佳，恐别一种。《本草纲目》：江淮所产多是石防风，俗呼珊瑚菜。《安徽志》：山葵，叶翠如云，正二月间，泹露抽苗，香甘异常，土人美其名曰珊瑚菜。怀远、桐城、太和俱出，盖即石防风也。今从《救荒本草》图之。山西山阜间多有，与《救荒》图同而叶稍肥。

[新释]

《长编》卷六收防风主要文献。《中志》553（3）：222 释《本经》防风作伞形科防风属植物防风 *Saposhnikovia divaricata* (Turcz.) Schischk.。《救荒本草译注》释防风图也作该种。《图考》绘图（图248）仿《救荒》图，图根向右应有一长尾；叶形改绘出入很大，几乎看不出是伞形科防风属 *Saposhnikovia* 植物的特征。但果序的确是伞形。据此，可释为防风 *Saposhnikovia divaricata* (Turcz.) Schischk.。

《图经》石防风，吴批：Kitagawa，即《中志》55（3）：156 描述的伞形科前胡属植物石防风 *Peucedanum terebinthaceum* (Fisch.) Fisch. ex Turcz.。该种产于黑龙江、吉林、辽宁、内蒙古、河北等省区。生于山坡草地、林下及林缘。河中，唐代改山西蒲州为河中府，因位于黄河中游地区。

文中提及《安徽志》的珊瑚菜，和《图经》"又宋亳间出一种防风，作菜甚佳，恐别一种"。本研究疑其似伞形科当归属紫花前胡 *Angelica decursiva* (Miq.) Franch. et Sav.。该种根称前胡，入药。为解热、镇咳、祛痰药，用于感冒、发热、头痛、气管炎、咳嗽、胸闷等症。果实可

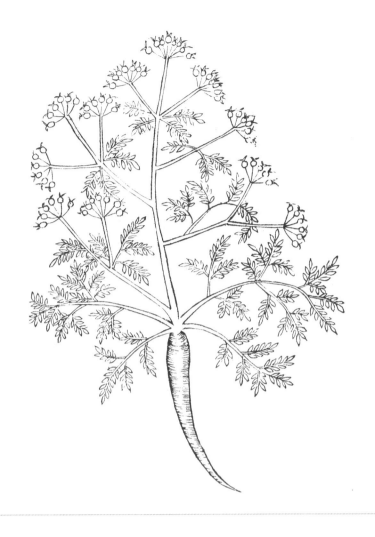

图 248　防风

提制芳香油，具辛辣香气。幼苗可作春季野菜，又名麝香菜。

日人将珊瑚菜，释作伞形科珊瑚菜属植物珊瑚菜 *Glehnia littoralis* Fr. Schmidt ex Miq.，《中志》采用日释学名。产于我国辽宁、河北、山东、江苏、浙江、福建、台湾、广东等省。

生于海边沙滩或栽培于肥沃疏松的沙质土壤。以山东莱阳产质最优，又有莱阳参之称。《本草纲目》"江淮所产……俗呼珊瑚菜"。所指疑似该种。

吴批：*Peucedanum terebinthaceum*。《图经》石防风：出河中 Kitagawa。

243. 独活

独活，《本经》上品。《图经》：独活、羌活，一类二种，近时多以土当归充之。湖南产一种独活，颇似莱菔，叶布地生，有公、母。母不抽茎，入药用；公者抽茎，紫白色，支本不圆如笕状，末乃圆。枝或三叶或五叶，有小锯齿，土人用之，恐别一种。

云南独活大叶，亦似土当归[1]，而花杈无定，粗糙深绿，与《图经》文州产略相仿佛，今图之。

存原图五种。

[新释]

《长编》卷六收独活文献。本条涉及多种植物，《中志》55（3）：187将"独活"这个中文名用伞形科独活属及 *Heracleum hemsleyanum* Diels 上，名谓出《中国药用植物志》。该种产于重庆、湖北，野生于山坡阴湿的灌丛林下，是否遵从《本经》利用的"独活"这个中文名，值得商榷。本草中所用独活，今基原植物采用伞形科当归属植物重齿当归 *Angelica biserrata* (Shan et Yuan) Yuan et Shan。产于重庆（巫山、巫溪）、湖北（恩施、巴东）、江西（庐山）、安徽、浙江（天目山）等地。生于阴湿山坡、林下草丛中或稀疏灌丛中。四川、湖北及陕西等地的高山地区有栽培。

羌活，今本草学上释为伞形科羌活属植物羌活 *Notopterygium incisum* Ting ex H. T. Chang，参见《中药志》1：252，图183，1959；据《植物分类学报》13（3）：85，该种产于陕西、四川、甘肃、青海、西藏。生于海拔2 000～4 000米的林缘及灌丛内。

文末提"存原图五种"，估计陆应谷整理该书时，未附此五图，只附吴其濬新绘的云南独活图（图249）。据此图，其根粗壮，发出三枚基叶，叶3～5深裂，基部心形，裂片轮廓卵状椭圆形，边缘具半锯齿（"花杈无定"）。据上述性状，《纲要》1：362释为鹤庆独活 *Heracleum rapula* Franch.，《滇南本草》2：246也同此意。吴批为白亮独活 *Heracleum candicans* Wall. ex DC. 或 *Heracleum rapula* Franch. 。因它们的基生叶甚相似。检查我馆的标本，没有收藏 *Heracleum rapula*，可见其分布不多。据《云志》7：634，该种系云南特有种，只产鹤庆。而 *Heracleum candicans* 标本很多，在昆明也常见。因此，推测吴其濬所见、所绘应是常见的白亮独活 *Heracleum candicans* Wall. ex DC.。《云志》7：632 *Heracleum rapula* Franch. 的附注："《植物名实图考》的滇独活即现在云南通用的白云花根，并非本种，系《云南种子植物名录》及《纲要》误用。"《云志》7：620订滇独活为 *Heracleum candicans* Wall.，该种在我国分布除川西、藏东至藏南外，在云南产德钦、贡山、维西、中甸、丽江、宾川、大理、东川、富民和昆明等地。生于

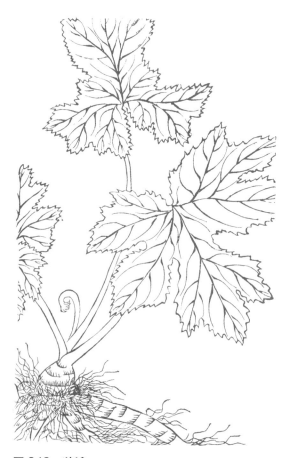

图249 独活

海拔 1 700～3 300 米山坡林下。

文中提到的"湖南产一种独活……恐别一种"，待考。

松村：*Angelica*；《云志》：*Heracleum candicans* Wall.；吴批：所图是 *Heracleum candidins* 或 *Heracleum rapula*。

【注】

[1] 土当归：通常的土当归，多为当归属 *Angelica* 植物。本书卷之二十五"土当归"条，释作伞形科鸭儿芹属植物鸭儿芹 *Cryptotaenia japonica* Hassk.。

244. 细辛

细辛，《本经》上品。《图经》：他处所出不及华山者真。《梦溪笔谈》以为南方所用细辛皆杜蘅。今江西俚医以叶大而圆者为杜蘅，叶尖长者为细辛，殊有分别，过剂亦能致人气脱而死，不必华山所产。

零娄农曰：《图经》列细辛已数种，而及己、鬼都督、杜蘅辈，又复相似。今江西、湘、滇所用细辛，辄与《本草》不类，然皆能发汗脱阳。夫参、茯、术草，种既不繁，医者或以他药代之，不能效，且误人病。彼搜伐侵削之品，何其多也？韩信谓汉高不善将兵而善将将，古来名将如林，而能将将者，其郭令公[1]、曹武惠[2]乎？良医必如太仓公、华佗，然后可用毒药而不戕人；专阃[3]必如郭令公、曹武惠，然后可用毒将而不纵兵。否则谨斥堠、严刁斗[4]、明军令以行之，不妄杀者，上将也。慎佐使、量缓急、度病势而用之，不失一者，上医也。将不可妄遣，药不可妄投，事有大小，而能死人则一而已。《周官》疡医疗疡，以五毒之药攻之；《易》师卦之象曰：圣人以此毒天下。然则良医之用药，圣人之用兵，能起白骨登衽席[5]，而未尝不深知其毒而慎之。彼喜方而夸良药，好武而事佳兵者，诚哉其不祥也。

【新释】

《长编》卷六收细辛主要文献。《中志》24：176 和《纲要》1：206 释《本经》细辛为马兜铃科细辛属植物细辛 *Asarum sieboldii* Miq.。

《图考》可能据江西物种新绘图（图250），绘图简单，无花果，难以鉴定到种。仅依据上述吴其濬一语，今江西、湖南、云南所用的细辛，与《本草》不类，也是无法考证

其所指的细辛为何种。

李时珍《本草纲目》卷十三所说，细辛到《图经本草》时，已和《本草衍义》有数种，难以区别。吴批：《本经》上品细辛 *Asarum blumei*（正品），和《中志》《纲要》的概念不同，《中志》没有处理 *Asarum blumei*，而《纲要》视 *Asarum blumei* Dutch. 作为杜衡（《名医别录》）*Asarum forbesii* Maxim. 的异名。

中药细辛，可能宜详查历史上各部本草，

结合每部本草描述的性状、产地，分别考证；该类群唯待日后研究该类群的专家，配合本草学家，深入研究。

[注]

1 郭令公：郭子仪（697—781），唐代名将，著名军事家。乾元元年（758）迁中书令，时称郭令公。事玄宗、肃宗、代宗、德宗四朝，谥忠武。

2 曹武惠：宋代名将曹彬（931—999），字国华，以军纪著名。乾德二年（964）率军灭后蜀，不滥杀。事太祖、太宗、真宗三朝，官至枢密使。谥武惠。

3 专阃（kǔn）：专主京城以外的权事。

4 谨斥堠、严刁斗：指慎行军事。斥堠：古代的侦察兵。刁斗：古代的行军锅。白天做饭用，晚上敲击巡更用。

5 衽（rèn）席：古代睡觉用的席子。

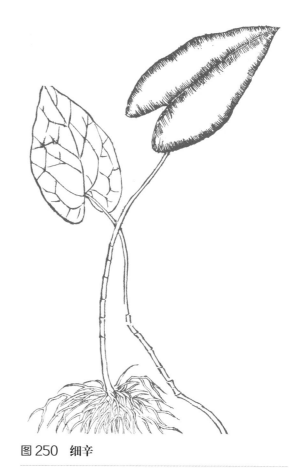

图 250　细辛

245. 柴胡 本作茈胡，通作柴

柴胡，《本经》上品。陶隐居已以芸蒿为柴胡。《图经》有竹叶、斜蒿叶、麦冬叶数种。今药肆所蓄，不知何草。江西所出，已非一类。医者以为伤寒要药，发散之剂无不用者，误人至死，相承不悟，盖不知非真柴胡也。《本草衍义》以治劳方用之，目击人死，况非柴胡，可轻投耶？今以山西、滇南所产图之。又一种亦附图，盖北柴胡也，余皆附后，以备稽考。世有哲人，非银州所产，慎勿入方。

零娄农曰：柴胡，一名山菜，固可茹者。《图经》具丹州、兖州、淄州、江宁、寿州五种，有竹叶、麦门冬叶、斜蒿叶之别。《唐本草》以芸蒿为谬，李时珍亦谓斜蒿叶最下，柴胡以银夏为良，而《图经》又无银州，所上者唯山西所产，及《救荒本草》图与苏说同。滇南有竹叶、麦门冬叶二种，土人以大小别之，与丹州、寿州者相类。江西所产，则不识为何草。李时珍以《本草衍义》不分藏腑、经络，有热无热，一概摈斥为非。余谓得真柴胡，固当审脉用汤，否则以寇说为稳。李时珍既谓银柴胡不易得，而用北柴胡矣，觉乡曲中又无北柴胡可任，土医以不知何草投之，而谓此症必用此药，乃望其治劳退疟乎？抑无此药而遂委而去乎？世以逍遥散为清热及妇科要剂，余见有愈服愈甚者，方误耶？抑药误耶？赵括与其父奢论兵，奢不能难。其所读兵书，固即其父书也，而胜败相反者，同甘苦之卒与离心之士也。廉颇一为楚将无功，曰我欲得赵人。廉颇之将一也，而能用赵，不能用楚，知赵人之强弱，而不知楚人之强弱也。不知之而用之，其不偾事者几希。故曰知人难而任人易。医者不知药而用方，固赵括之易言兵也。君以为易，其难也将至矣。

[新释]

《长编》卷六收柴胡主要文献。吴批以为《图考》柴胡图（图251）是吴其濬绘自滇南所产者，实仿绘《救荒本草》图。该图叶脉改变。省略一植株，删除了右株一些枝条和花序，省略叶子数枚。《救荒本草译注》释图为伞形科柴胡属植物北柴胡 *Bupleurum chinense* DC.。

《图考》原文中无形态描述，"今以山西、滇南所产图之。又一种亦附图，盖北柴胡也，余皆附后，以备稽考"。云所附图，但未附。提及在云南有竹叶柴胡和麦冬叶柴胡两种，现只能将各志书所述，抄录如下，有待进一步研究。

（1）《图考》竹叶柴胡，到清代吴其濬的时候，《图经》中的三种柴胡已不知为何种。《云志》7：470 和《中志》55（1）：284，竹叶柴胡 *Bupleurum marginatum* Wall. 没有注明名出《图考》，而是云南、四川土名，《云志》7：471，图版139：6-4，显示其叶中等长度，稍作镰刀状。《中志》55（1）：290，竹叶柴胡 *Bupleurum chinense* 有别名竹叶柴胡（《图考》），是指《中药志》的"北柴胡"。《纲要》1：349，认为是"北柴胡"（《中药志》）*Bupleurum chinense* DC.；《图经》中的江宁府柴胡图，似本种。

（2）麦冬叶柴胡（《云志》7：458 图版133：1-7），麦冬叶柴胡（《云南种子植物名录》）*Bupleurum candollei* Wall. ex DC.，叶长圆形，先端尖，其所附的图，与《图考》所附柴胡图，在外形上甚似。麦冬叶柴胡名出《云南种子植物名录》，但并不证明即《图考》麦门冬叶柴胡。也或许吴征镒早年调查得来？备核。

松村：*Bupleurum falcatum* L.。吴批：*Bupleurum*，所图似 *B. candollei*。吴其濬绘自滇南所产者。

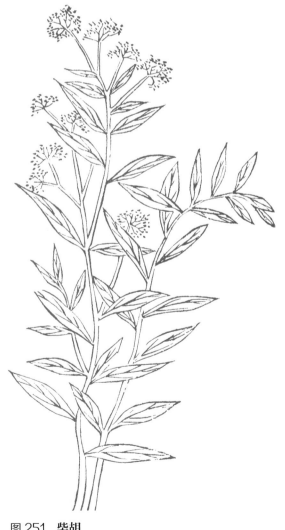

图251 柴胡

246. 大柴胡

大柴胡，产建昌。初生叶铺地如马兰叶而大，深齿紫背，独茎，上青下微紫，梢叶微窄，亦有齿稍细，顶头开尖瓣小白花，黄蕊密长，秋深含苞，冬月始开一花，旬余不萎。卖药人以为大柴胡。微似《救荒本草》竹叶柴胡而花异。

[新释]

吴其濬新描述的江西物种。据《图考》图（图252），草本；直立，不分枝；叶披针形，基部楔形，据叶柄，边缘具疏的尖齿；顶生总状花序具2头状花序。文字描述叶如马兰叶而大，紫背，舌状花白色，黄蕊密长，冬开1花（绘图2花），若据此性状，显然是菊科紫菀属 *Aster* 植物，概貌颇似三脉紫菀 *Aster ageratoides* Turcz.，该种广泛分布于我国大部分省区，国外分布于喜马拉雅山脉南部、朝鲜、日本及亚洲东北部，生于林下、林缘、灌丛及山谷湿地，海拔 100～3 350 米。贵州用于治风热感冒，称之为"大柴胡"。

《救荒本草译注》释柴胡为伞形科柴胡属植物北柴胡 *Bupleurum chinense* DC.。

吴批：Compositae 植物。

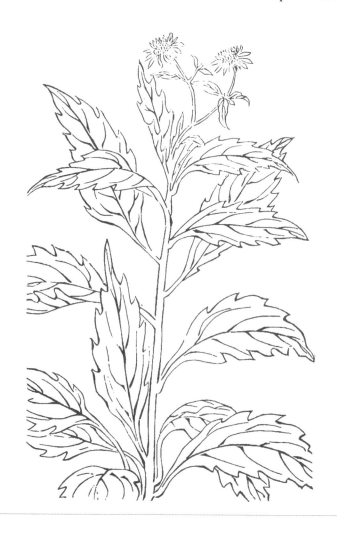

图 252　大柴胡

247. 广信柴胡 附

柴胡，产广信。丛生，形状颇似三白草。紫茎柔脆，叶面青，背微白，有直纹六七缕。土人以为柴胡。志乘亦云地产柴胡。按之《图经》，绝不相类，不知何草。

〔新释〕

吴其濬新描述的江西物种。

《图考》绘图（图253）所示的植物叶对生，心形，具直纹六七条，全缘，具短柄。产广信。

"土人以为柴胡"，疑其似《中志》20（1）：6描述的三白草科三白草属或《中志》20（1）：42描述的胡椒科胡椒属假蒟 *Piper samentosum* Roxb.。待考。也可参考《图考》卷之十四"三白草"条。

吴批：其叶心形。

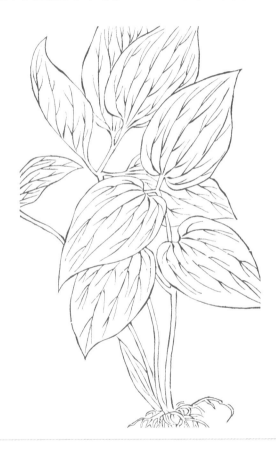

图 253 广信柴胡

248. 小柴胡

小柴胡，江西山坡亦有之。叶似大柴胡而窄，秋时梢头开花似细丝，赭色成球，攒簇枝头，土医谓为小柴胡。

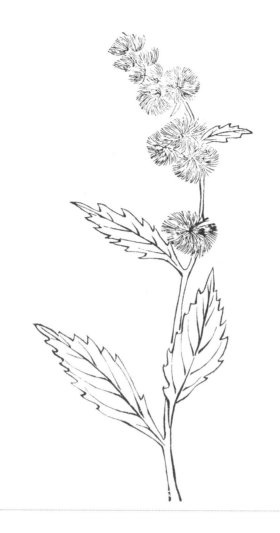

图254 小柴胡

[**新释**]

吴其濬新描述的物种（图254）。概貌颇似

菊科艾纳香属 *Blumea* 植物，存以备考。

松村：Compositae；吴批：*Blumea* sp.。

249. 黄连

黄连，《本经》上品。今用川产。其江西山中所产者，谓之土黄连。又一种胡黄连，生南海及秦陇，盖即土黄连之类。湖北施南出者亦良。

零娄农曰：黄连苦寒，而《汉武内传》封君达服黄连五十余年，《神仙传》黑穴公服黄连得仙，此非蔡诞欺人语耶？秦少游论服黄连、苦参，久而反热，其理极微。而东坡乃谓指麾使姚欢服黄连愈癣疥，而发不白。其法酒浸焙干，密丸，酒吞，每二十丸。或其人血过于热，得此润肺，而行以酒故效。若人人而用之，其可乎哉？王微赞：

阐命轻身。江淹赞：长灵久视。皆拾道书剩语耳。俗名楷木为黄连木，其叶味苦，微相类。《丹阳县志》：黄连山树大十围，即此。

[新释]

《长编》卷六收黄连、胡黄连文献。本条吴其濬可能混淆几个属的多种植物。

《本经》黄连，《中志》27:593 释作毛茛科黄连属植物黄连 *Coptis chinensis* Franch.。该种分布于四川、贵州、湖南、湖北、陕西南部，生于海拔 500～2 000 米的山地林中或山谷阴处，野生或栽培。模式标本采自四川城口。文中提及"今用川产"，即此，《图考》绘图（图 255）描绘植物。

文中提及"江西山中所产者，谓之土黄连"，待考。

文中提及"胡黄连"，《中志》67（2）：227 描述有玄参科胡黄连属植物胡黄连 *Picrorhiza scrophulariiflora* Pennell。产于西藏南部（聂拉木以东地区）、云南西北部、四川西部。生于高山草地及石堆中，海拔 3 600～4 400 米。但文中提及胡黄连产南海，或又非该种。存以备考。

文中另提及"楷木为黄连木"实乃《中志》45（1）：92 描述的漆树科黄连木属植物黄连木 *Pistacia chinensis* Bunge，"黄连山树大十围"，也为该种的夸张表述。

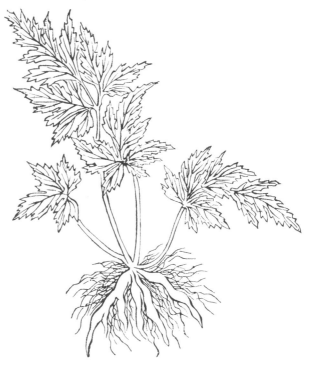

图 255　黄连

250. 防葵

防葵，《本经》上品。宋《图经》云：惟出襄阳，叶似葵，花如葱花及景天[1]，根香如防风。陶隐居误以为与狼毒[2]同根，以浮沉为别。《别录》云：中火者不可服，令人恍惚见鬼。与《本经》戾。《唐本草》及《本草拾遗》皆辨之，《本草纲目》仍与狼毒同入毒草，今移入山草。

雩娄农曰：甚矣！君子之不可与小人为缘也。防葵，上品。陶隐居以为狼毒同根，后人虽为辩白，而方药无用防葵者矣。蔡中郎叹董卓之诛[3]，玉川子罹王涯之党[4]，身既为戮，而后世犹以无保身之哲为咎。坚不磷、白不淄[5]，圣人则可，贤人则不可。班孟坚[6]作《古今人表》，品第不尽衷于道，其原传可考也。陶隐居论药物，未可全凭，《本草经》具在。若晋之九品流别，出于中正，一经下品，遂同禁锢。人之自立与论人者，不当知所惧哉。若谓草木无知，任其毁誉，则以轻薄处物，必不能以忠厚待人。

[新释]

《长编》卷六收防葵文献。图非新绘。日本学者释《图经》防葵作伞形科前胡属植物滨海前胡 Peucedanum japonicum Thunb.，但产于我国东南沿海，不产襄阳。

《图考》绘图（图256）显示为一多年生草本；根圆锥形、粗大，多分歧；茎直立，上部开展分枝；叶有柄，长，叶片轮廓广卵形，三出式分裂，裂片广卵形不规则的3裂，叶鞘不明显；伞形花序顶生，花柄细。综合上述性状形态，颇合伞形科独活属 Heracleum 植物的特征。疑其似《中志》55（3）：192描述的短毛独活 Heracleum moellendorffii Hance。该种产于黑龙江、吉林、辽宁、内蒙古、河北、山东、陕西、湖北、安徽、江苏、浙江、江西、湖南、云南等省区。生于阴坡山沟旁、林缘或草甸子。模式标本采自河北百花山。但该种是否古代《本经》防葵，尚待研究。隐居以为与狼毒同，南北朝时已经不辩。

附记：吴氏对陶隐居药物论的态度"陶隐居论药物，未可全凭"。

吴批：《纲目》不辩，吴其濬所图似抄《图经》，按图明确是伞形科植物。

[注]

1 景天：景天科景天属 Sedum 植物。

2 狼毒：大戟科大戟属植物狼毒 Euphorbia fischeriana Steud. 见本书卷之二十四"狼毒"条。

3 蔡中郎叹董卓之诛：蔡邕（132—192），字伯喈，陈留圉（今河南杞县西南）人。东汉时期著名文学家、书法家。汉献帝是曾经拜中郎将。董卓遭诛后，蔡邕因在王允座上感叹而被下狱，因此送命。

4 玉川子罹王涯之党：卢仝（约775—835），唐代诗人，范阳（治今河北涿州）人，自号玉川子，玉川是济源的古称。卢仝两度为朝廷征为大夫，灭有应召。大和九年（835）卢仝在宰相兼领江南榷茶使王涯家中做客，甘露之变爆发，一同被宦官杀害。

5 坚不磷、白不淄：典出《论语·阳货》"不曰'监乎磨而不磷'，不曰'白乎涅而不淄'"。大意是说仁人志士应该具备的气节和操守。

6 班孟坚：即班固（32—92），其字孟坚。

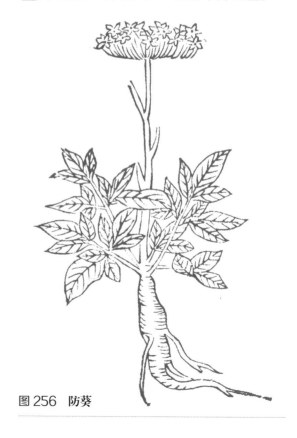

图256 防葵

251. 黄芩

黄芩，《本经》中品。《图经》及《吴普本草》[1]具载形状，而大小微异。今入药以细者良。

零娄农曰：黄芩以秭归产著。后世多用条芩，滇南多有，土医不他取也。张元素[2]谓黄芩之用有九，然皆湿热者一服清凉散耳。《千金方》有三黄丸，疗五劳七伤、消渴诸疾，又谓久服走及奔马。夫黄芩苦寒矣，又加以黄连、大黄，人非铁石心肠，乃堪日胺[3]而月削之也？夫世之阴淫、阳淫、雨淫、风淫、晦淫、明淫，其疾非一端，而所药非所病，又或讳疾忌医，以自戕其生者，固多矣。然有求长生服金石，丹毒暴躁，痈疽背裂，是不同捣椒而饮药乎？又惜生太过，无病而为越吟者，纸裹银铛，无时离手，喜寒喜热，不节不时，卒使藏腑血肉之躯，消磨于熏灼荡涤之味，谷蔬不甘，尪羸益甚。若是人者，以不病而求病，果何所为而为此？夫汉唐之不振，皆人主不恤民，而奸贪得以浊乱天下，梁冀[4]、杨国忠[5]之恶，是物先腐而虫生。人有疾而蛊甚，势有固然，无足为怪。从未有励精求治，饰以经术，君勤于政，相持以廉，乃多方病民，敲骨吸髓，使数百年平成之民，一旦骚然不安其生，而始终不悟，如王安石之相宋神宗者。夫安石不过慕富国强兵之术，如俗人之求长生耳，而假托官礼，以惑英明之主，与方士以房中术惑精强之人，而妄称神仙丹诀者何异？病势既亟，有国医者排难而为之针砭，几几乎沈痼去而神明生，乃又溺于侍疾者与觋[6]巫之群吠而恐吓，不至于僵仆而不已。吾不知彼以医误人误天下，又岂有所至乐而不得已耶？夫使宋神宗仅为安静守成之主，不汲汲于拓边聚财，变乱旧法，宋虽弱，人心不去，或历数传而不至南徙。李文正公[7]不进利害文字；吕正献公[8]讲天锡勇智，而引《易》神武不杀；司马文正公以魇名山欲取谅祚以降，谓灭谅祚复生，一谅祚，至引侯景之事[9]为喻，其与谏唐宪宗之服金石者[10]，非同一爱君之忧耶？语云：服食求神仙，多为药所误。此为有为者言之也。《汉书》曰：无药得中医。此为中人言之也。《孟子》曰：夭寿不贰，修身以俟之。所以立命也。人主知命则富强，神仙之惑可免矣；人臣而知命，则慆淫[11]服食之患可免矣。

[新释]

《长编》卷六收黄芩文献。《中志》65（2）：159 将唇形科黄芩属植物黄芩 *Scutellaria baicalensis* Georgi 定中文名作黄芩，但未注明出处。

《图考》图为新绘（图 257）。显示一多年生草本；根茎肥厚，伸长而分枝；茎基部伏地，上升；叶披针形至线状披针形，顶端钝，全缘，叶柄不明显；花序顶生，总状，花梗短，具苞片，花萼明显，花冠较大，冠筒近基部明显膝曲，冠檐2唇形。上述形态性状，概貌与《中志》65（2）：159描述的唇形科黄芩属植物黄芩 *Scutellaria baicalensis* Georgi 接近。本种在我国产于黑龙江、辽宁、内蒙古、河北、河南、甘肃、陕西、山西、山东、四川等地，江苏有栽培，生于向阳草坡地、休荒地上，海拔60～1 300（～1 700～2 000）米。据分布，《本经》黄芩，或为该种。根茎为清凉性解热消炎药，对上呼吸道感染、急性胃肠炎等均有功效，少量服用有苦补健胃的作用。

文中有"滇南多有，土医不他取也"，即《中志》65（2）：192描述的唇形科黄芩属植物滇黄芩 *Scutellaria amoena* C. H. Wright.。产于云南中南部、中部至西北部，四川南部及贵州西北部；生于海拔1 300～3 000米的云南松林下草地中。

吴批：*Scutellaria baicalensis*，即所图。滇南多有……*Scutellaria amoena*。

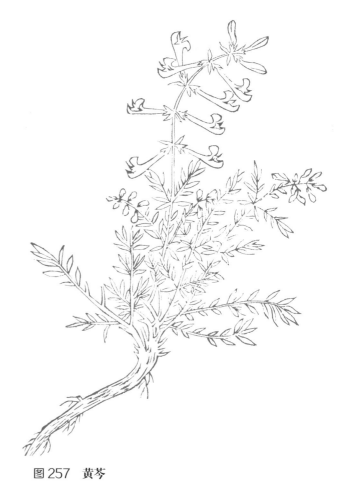

图257　黄芩

［注］

① 《吴普本草》：传魏吴谱撰，约成于3世纪初，全书6卷，早佚。有清代焦循辑本（1793），载药168种。后有尚志钧辑本（1961），得药200多种。

② 张元素：金代医学家。字洁古，易州（今河北易县）人，著有《珍珠囊》《医学启源》等。中医易水学派创始人，其弟子李东垣、王好古均为中国医药史上的代表人物。

③ 朘（juān）：剥削；减少。

④ 梁冀（？—159）：字伯卓，东汉安定乌氏（今宁夏固原东南）人，著名奸臣。

⑤ 杨国忠：本名杨钊，生卒年不详，唐代蒲州永乐（今山西芮城）人。杨贵妃同曾祖兄，唐玄宗时奸臣。

⑥ 觋（xí）：男巫。

⑦ 李文正公：李昉（925—996），字明远，真定（今河北正定）人。北宋文学家。宋太宗时参政知事，拜平章事。谥文正。

⑧ 吕正献公：吕公著（1018—1089），北宋大臣。字晦叔，寿州（今安徽凤台）人，死后赠申国公，谥正献。有《吕正献公文集》20卷。

⑨ 侯景之事：指"侯景之乱"，南朝梁武帝末期东魏降将侯景发动的叛乱。

⑩ 其与谏唐宪宗之服金石者：唐宪宗欲求长生不老之药，一个叫柳泌的人为他配制仙药。刑部侍郎韩愈上书劝谏。唐宪宗怒，贬其为潮州刺史。

⑪ 慆（tāo）淫：享乐过度；怠慢放纵。

252. 白微

　　白微，《本经》中品。《救荒本草》：嫩角、嫩叶，皆可煤食。江西、湖南所产皆同。根长繁，故俚医呼白龙须。

　　按细辛、及己诸药，皆用根，而根长多须，大率相类。诸家皆以根黄白、柔脆、粗细为别，然其苗叶皆绝不相类，而诸家或略之。故俚医多无所从，唯因俗名采用，反不致误乱也。

〔新释〕

　　《长编》卷六收白薇主要文献。《救荒本草译注》释白薇作河南北部常见植物萝藦科鹅绒藤属植物白前 Cynanchum versicolor Bunge。

　　《图考》绘图（图258）显示为一直立多年生草本；根须状；叶卵形或卵状长圆形，顶端渐尖或急尖，基部圆形，侧脉多数；蓇葖单生，向端部渐尖，基部钝形，中间膨大，长。产于江西、湖南。上述形态信息，与《中志》63：344描述的萝藦科鹅绒藤属白薇 Cynanchum atratum Bunge 概貌较合。该种我国产于黑龙江、吉林、辽宁、山东、河北、河南、陕西、山西、四川、贵州、云南、广西、广东、湖南、湖北、福建、江西、江苏等省区；西自云南西北经向东北方向，经陕西、河北直到黑龙江边，南至约在北回归线以北地区，东至沿海各省均有分布，生长于海拔100～1800米的河边、干荒地及草丛中，山沟、林下草地常见。该种根及部分根茎供药用，有除虚烦、清热散肿、生肌止痛之效，可治产后虚烦呕逆、小便淋沥、肾炎、尿路感染、水肿、支气管炎和风湿性腰腿痛等。如据分布，《本经》白薇有可能为该种。

　　松村：Cynanchum。《纲要》：Cynanchum atratum Bunge；吴批：图似从江西湖南白龙须之实物 Cynanchum atratum。

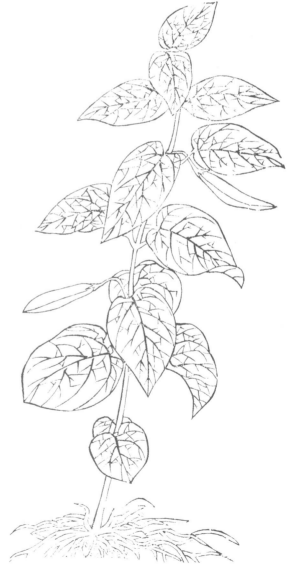

图258　白微

253. 白鲜

白鲜，《本经》中品。《图经》：叶如槐，花似小蜀葵，根似蔓菁，俗名金雀儿椒，其苗可茹。今湖南产一种白鲜皮，与此异，别入草药。

[新释]

《长编》卷六收白鲜主要文献。《图考》所绘两图（图259），非出自《图经》。也非新绘图。

图259-a似为木本；奇数羽状复叶，小叶7～11，无柄或短，顶生的小叶具长柄，椭圆至长圆，叶全缘？叶脉不甚明显；总状花序长，具花梗，花具体形态未显示。该图疑似《中志》43（2）：91描述的芸香科白鲜属植物白鲜 *Dictamnus dasycarpus* Turcz.。本种在我国产于黑龙江、吉林、辽宁、内蒙古、河北、山东、河南、山西、宁夏、甘肃、陕西、新疆、安徽、江苏、江西（北部）、四川等省区。生于丘陵土坡或平地灌木丛中或草地或疏林下，石灰岩山地亦常见。根皮制干后入药称"白鲜皮"。味苦，性寒。祛风除湿，清热解毒，杀虫，止痒。治风湿性关节炎、外伤出血、荨麻疹等。

图259-b似有大根，奇数羽状复叶，小叶多枚对生，似豆科植物？《图经》：叶如槐，花

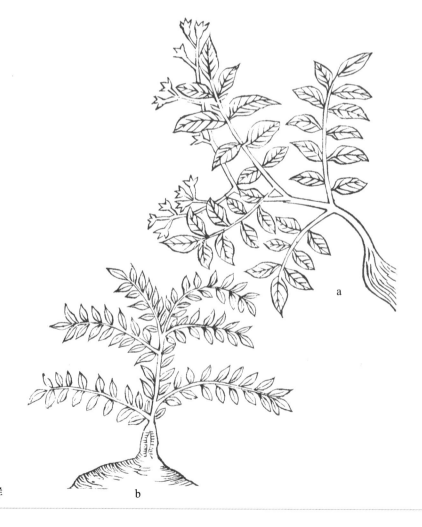

图259　白鲜

似小蜀葵，根似蔓菁，俗名金雀儿椒，其苗可茹。《中志》记有以豆科锦鸡儿属 *Caragana* 之一种充当白鲜皮者，或此。具体物种待核。

吴其濬记录"湖南产一种白鲜"，惜无性状描述，待考。

吴批：*Dictamnus dasycarpus*。

254. 知母

知母，《本经》中品。《尔雅》：莈，茪藩。《注》：一曰蝭母。今药肆所售，根外黄，肉白，长数寸。原图三种，盖其韭叶者。

[新释]

《长编》卷六收知母文献。知母古代多有混淆，入药用植物多种，《图经》存图5幅，所属科属不同。《图考》图非出《图经》，也非吴其濬据实物亲自绘制。图 260-a 可能即文字描述"盖其韭叶者"，为《中志》14：40 描述的百合科知母属植物知母 *Anemarrhena asphodeloides* Bunge。本种我国产于河北、山西、山东、陕西、甘肃、内蒙古、辽宁、吉林

和黑龙江。生于海拔 1 450 米以下的山坡、草地或路旁较干燥或向阳的地方。现多地有栽培。本种干燥根状茎为著名中药，性苦寒，有滋阴降火、润燥滑肠、利大小便之效。有"毛知母"与"知母肉"之分。主要产区在河北。《图考》转引的其他两图，图 260-b 待考。图 260-c 疑似菊科 Asteraceae 植物。

吴批：今药肆所售，根外黄，肉白，长数寸，原图三种，盖其韭叶者，即知母 *Anemarrhena asphelloides*。

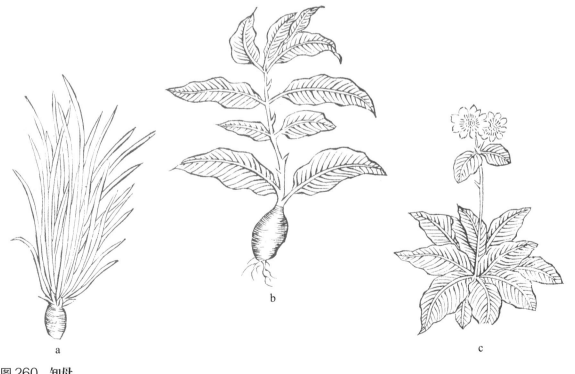

图 260　知母

255. 贝母

贝母，《本经》中品。《尔雅》：茴，贝母。《注》：根如小贝，圆而白，华叶似韭。陆玑《诗疏》：叶如栝楼而细小，子在根下如芋子，正白。《图经》云：此有数种，韭叶者罕复见之，今有川贝、浙贝两种。按《陆疏》以为似栝楼叶而细小，《郭注》以为似韭叶，宋《图经》以为似荞麦叶，各说既不同，原图数种，亦不甚符。今川中图者，一叶一茎，叶颇似荞麦叶。大理府点苍山生者，叶微似韭而开蓝花，正类马兰花[1]，其根则无甚异，果同性耶？张子[2]诗：贝母阶前蔓百寻，双桐盘绕叶森森。刚强顾我蹉跎甚，时欲低柔警寸心。则又有蔓生者矣。

[新释]

《长编》卷六收贝母主要文献。所记包含不同类群多种植物。吴批：Fritillaria spp.。恐欠妥。

据陆机《诗疏》：叶如栝楼而细小，子在根下如芋子，正白。所述性状似《中志》73（1）：93 描述的葫芦科假贝母属植物假贝母 Bolbostemma paniculatum (Maxim.) Franquet，该种产于河北、山东、河南、山西、陕西、甘肃、四川东部和南部、湖南西北部。生于阴山坡；现已广泛栽培。中国北方早先利用的贝母，疑指该种。下文张子诗中，蔓生者也为该种。

郭注《尔雅》：根如小贝，圆而白，华叶似韭。郭璞长居南方，可能没有见过北方产的假贝母 Bolbostemma paniculatum，也或许当时南方已经采用百合科贝母属 Fritillaria 植物作贝母，所记可能为浙贝，即《中志》14：112 描述的百合科贝母属植物浙贝母 Fritillaria thunbergii Miq.，产于江苏（南部）、浙江（北部）和湖南。生于海拔较低的山丘荫蔽处或竹林下。宋时已入药圃。今浙江宁波有专区大量栽培。《图经》云此有数种……按，似在宋朝野生植株已经很少了。《图经》提及川贝，即《中志》14：104 描述的百合科贝母属植物川贝母 Fritillaria cirrhosa D. Don，主要产于西藏南、东，云南西北和川西，海拔 3 200～4 200 米。通常生于林中、灌丛下、草地或河滩、山谷等湿地或岩缝中。

"今川中图者，一叶一茎，叶颇似荞麦叶"，即《图考》绘图者（图 261）。非川贝 Fritillaria cirrhosa。此图似天南星科半夏属 Pinellia 之一种。滴水珠 Pinellia cordata N. E. Brown 或半夏 Pinellia ternata (Thunb.) Breit. 一类。

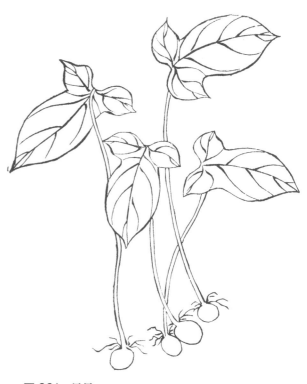

图 261　贝母

文中提及"大理府点苍山生者，叶微似韭而开蓝花，正类马兰花，其根则无甚异"，非百合科贝母属 *Fritillaria*。此乃《中志》13（3）：122 描述的鸭跖草科蓝耳草属植物蓝耳草 *Cyanotis vaga* (Lour.) Roem. et Schult.，当地俗名土贝母。

[**注**]

1. 马兰花：疑为马蔺 *Iris lactea* Pall.，参见本书卷之十一"蠡实"条。
2. 张子：即北宋著名哲学家张载，诗文出其诗《贝母》。

256. 元参[1]

元参，《本经》中品。形状详宋《图经》，有紫花、白花二种。

[**新释**]

《长编》卷六收元参历代主要文献。《中志》67（2）：55 释《本经》玄参为玄参科玄参属植物玄参 *Scrophularia ningpoensis* Hemsl.。《图考》图不似新绘。

《图考》图（图 262）似为多年生草本；独根，纺锤形膨大；基生叶多枚，长卵形或椭圆形，全缘（边缘实应有细锯齿）；抽长茎，茎上叶小；花序似为疏散的聚伞花序，侧生花序似自叶腋发出，花序上叶较多，花柄短，花 5 基数。上述性状特征，确属玄参属 *Scrophularia* 植物。

文中提到有紫花、白花二种。紫花推测为玄参 *Scrophularia ningpoensis* Hemsl.。该种为我国特产，是一分布较广、变异较大的种，产于河北（南部）、河南、山西、陕西（南部）、湖北、安徽、江苏、浙江、福建、江西、湖南、广东、贵州、四川，生于海拔 1 700 米以下的竹林、溪旁、丛林及高草丛中；并有栽培。根入药，有滋阴降火、消肿解毒等功效。玄参科玄参属植物花多紫、黄绿色，白者少。只有等唇玄参 *Scrophularia aequilabris* Tsoong，花白色，狭域分布在四川西部（马尔康、金川、小

金）。想来入药很少选用狭域不常见的类型。故推测文中白花者，或实际为花绿色，如《中志》67（2）：72 描述的北玄参 *Scrophularia*

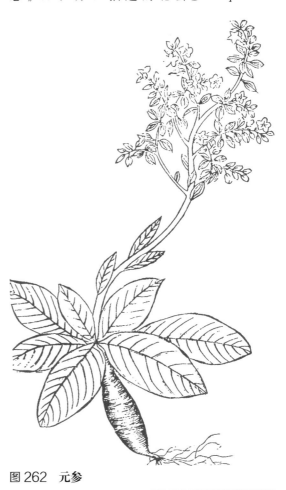

图 262　元参

buergeriana Miq.。产于我国东北各省、河北、河南、山东，生于低山荒坡或湿草地。朝鲜、日本也有。

吴批：所图为 *Scrophularia oldhamiana*，此为玄参属北玄参 *Scrophularia buergeriana* Miq.。

的异名。

257. 紫参

紫参，《本经》中品。一名牡蒙。《唐本草》注：紫参，叶似羊蹄；牡蒙，叶似及己，乃王孙也。《图经》又谓茎青细叶似槐叶，亦有似羊蹄者，五月花白，色似葱花，亦有红如水荭者，盖有数种。滇南山中多有之，与《图经》同。其如水荭者，盖作穗，色粉红相似，花仍类丹参辈。如葱花者，梢端开细碎白花成簇，实似水芹、蛇床等，叶比槐叶尖长，茎叶同绿，根鲜时不甚紫，近时方书少用。《滇本草》：通行十二经络，治风寒湿痹、手足麻木、筋骨疼痛、半身不遂，活络强筋，功效甚多，宜温酒服。

雩娄农曰：具收并蓄，医师之良。今医者但记十数汤头，所知者不及百种，而治世间无穷之病。药肆所收，又不过目前人所尽知之药，偶有缺乏，展转替代，使人之五藏如木石无知则已耳，若其五味、五色，各以类应，其能听医师之假借乎？夫以方治病，犹以律断狱。东坡云：读书不读律，致君终无术。然三代而后，果能发弃科条，以无为治天下乎？引律不当，何以断罪？轻比重比，虽为狱吏舞法之具，而究不能妄援他条，肆其刀笔者，律为之也。记有窃贼例应刺左面者，吏误刺其右，检例知其误，乃腐去其刺而改涅焉。医不知药，其为误刺可胜数乎？

［新释］

《长编》卷六收紫参文献。《图考》图为新绘（图 263），所图为一草本植物，具圆柱状主根，须根甚多；叶奇数羽状复叶，对生，具 5 小叶，顶生小羽片较侧生者为大，侧生小羽片近于无柄，两者均为卵状椭圆形，先端尖，基部钝圆，具羽状脉，边缘具小锯齿；轮伞花序具 2～4 朵花，组成单一、顶生总状花序，有二苞片，花冠二唇形，伸出萼筒。其概貌与《中志》66：156，和《云志》1：684 所订唇形科鼠尾草属植物长冠鼠尾草紫参 *Salvia plectranthoides* Griff. 基本相似。《滇南本草》的滇紫参，也为此种。该种在我国产于陕西、湖北、贵州、云南、四川、广西，生于山坡、山谷、疏林下、溪边，海拔 800～2 500 米。又《图考》卷 10 有劲枝丹参。《图考》所图其羽状复叶具 5～7 小叶，外形与本种十分相似。吴征镒早年订为 *Salvia japonica* Thunb. var. *parrifoliold* Hemsl.。《云志》将大部分旧订此名者［除个别标本如 Hemry 3772 及 Diels（1912）和 Kudo（1928）所订标本］都归入 *Salvia plectranthrides* Griff.，看来是正确的。

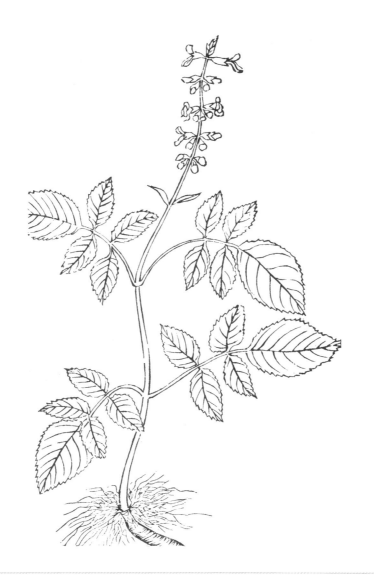

图 263　紫参

"《唐本草》注：紫参，叶似羊蹄；牡蒙，叶似及己，乃王孙也。"吴批："如此说，应该是二物。"此紫参，当为《中志》25（1）：42 描述的蓼科萹蓄属拳参 Polygonum bistorta L. 。产于东北、华北、陕西、宁夏、甘肃、山东、河南、江苏、浙江、江西、湖南、湖北、安徽。

生于山坡草地、山顶草甸，海拔 800～3 000 米。根状茎入药，清热解毒，散结消肿。《图经》"亦有似羊蹄者""红花如水荭者"，即此。

《图经》"茎青细叶似槐叶"者，待考。

松村：Salvia japonica Th.；吴批：滇紫参 Salvia plectranthoides。

258. 紫草

紫草，《本经》中品。《尔雅》：藐，茈草。《图经》：苗似兰，茎赤节青，二月花，紫白色，秋实白。今医者治痘疹破血多用紫草茸[1]。《齐民要术》有种紫草法，近世红蓝，利赢十倍，而种紫草者鲜矣。《图经》诸书，皆未详的。湘中徭[2]峒及黔滇山中，野生甚繁，根长粗紫黑，初生铺地，叶尖长浓密，白毛长分许，渐抽圆茎，独立亭亭，高及人肩，四面生叶，叶亦有毛，夏开红筒子花，无瓣，亦不舒放，茸跗半含，柔枝盈干，层花四垂，宛如璎珞。《遵义府志》：叶似胡麻，干圆，结子如苏麻子，秋后叶落干枯，其根始红。较诸书叙述，简而能类。李时珍谓根上有毛而未言其花叶，殆亦未见全形。按《说文》：茈，草也，可以染流黄。臣错按《尔雅》：藐，紫草。《注》：一名茈藐。臣以为史仪制多言绿缥绶[3]，即此草所染也。又按五方之间色，有留黄，其色紫、赤、黄之间，盖玄冠紫緌[4]，萌于鲁桓[5]，汉魏缩纶，遂同亵服，贵红蓝而贱紫荝，郑《注》：掌染草谓之紫荝。尚循夺朱之恶欤？

[新释]

《长编》卷六收紫草文献。《图考》所绘（图264）为吴其濬新描述的物种。从外观上看，其花序大而稀疏，并引用《遵义府志》的性状描述。《图鉴》，《云志》2：692，《中志》64（2）：54，《纲要》3：283均鉴定为紫草科滇紫草属植物滇紫草 *Onosma paniculatum* Bur. et Franch.。按花果结构而论，云南仅产紫草科紫草属 *Lithospermum* 植物2种，而并无紫草 *Lithospermum erythrorhizon* Sieb. et Zucc.。同意将绘图订为紫草科滇紫草属植物滇紫草 *Onosma paniculatum* Bur. et Franch.。该种在我国除四川、贵州、西藏有分布外，在云南产于大理、丽江、香格里拉、洱源、鹤庆、永胜、永宁、昆明、蒙自，生于海拔2 000～3 300米的草坡、灌丛或松栎林下。但《图考》并无"滇紫草"一中文名，"滇紫草"之名大概最早出现于《图鉴》3：553（1974）。

《本经》中品紫草，吴批《本经》紫草为 *Lithospermun officinale* L.；《中志》64（2）：35、《纲要》3：282其释作紫草科紫草属植物紫草 *Lithospermum erythrorhizon* Sieb. et Zucc.。《中志》64（2）：35附记中，两者的区别有说明。*Lithospermun officinale* 仅产于新疆北部、甘肃中部、宁夏及内蒙古，而 *Lithospermum erythrorhizon*

广布，北起辽宁、黄河及长江流域一带。《本经》采用的物种，推测应多在黄河、长江流域一带为主，很少会是甘肃、新疆的种，故支持采用紫草 *Lithospermum erythrorhizon* Sieb. et Zucc.。

松村：*Lithospermum officinale* L. var. *erythrorhizon* Clarke.；吴批：紫草 *Lithospermum*

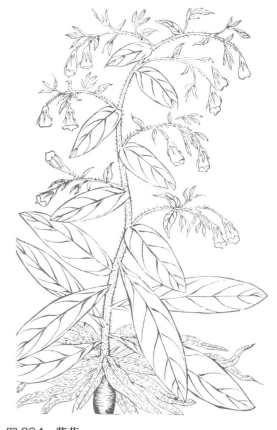

图264 紫草

officinale; 滇紫草 (《图考》引《遵义府志》)……
Onosma paniculata，即绘图。

[注]

1 紫草茸：紫胶虫 *Laccifer lacca* kerr. 分泌的干燥胶质。

2 徭：商务 1957 本改作"瑶"。

3 绿缥（lì）绶：一种丝带，颜色近绿色。古代三公以上用绿缥色绶带。

4 绥（ruí）：古代帽带打结后下垂的部分。

5 鲁桓：鲁桓公，姬姓。公元前 771 年继位，公元前 694 年死于齐国。

259. 秦艽

秦艽，《本经》中品。《图经》：河陕州军有之。叶如莴苣，梗叶皆青。今山西五台山所产，形状正同。《唐本草》字或作糺、作纠、作胶，正作艽。按《唐韵》[1]作艽。此草根作罗纹，则艽字为近，古方为治黄要药，今治风犹用之。

[新释]

《长编》卷六收秦艽文献。古代本草秦艽可能指龙胆科龙胆属 *Gentiana* 北方产多种植物。

《图考》绘图（图 265）应据山西五台山产实物绘，为一多年生草本，全株光滑无毛，基部被枯存的纤维状叶鞘包裹；须根多条，扭结或粘结成一个圆柱形的根；枝少数丛生，直立；莲座丛叶卵状椭圆形或狭椭圆形，长，先端钝，基部渐狭，中脉明显，茎生叶、花序及花未绘制。上述性状虽不多，但可订为龙胆科龙胆属植物秦艽 *Gentiana macrophylla* Pall.。该种产于新疆、宁夏、陕西、山西、河北、内蒙古及东北地区。生于河滩、路旁、水沟边、山坡草地、草甸、林下及林缘，海拔 400～2 400 米。

吴批：*Gentiana macrophylla* 等。

[注]

1《唐韵》：中国唐代韵书，在陆法言《切韵》基础上增字加注而成。

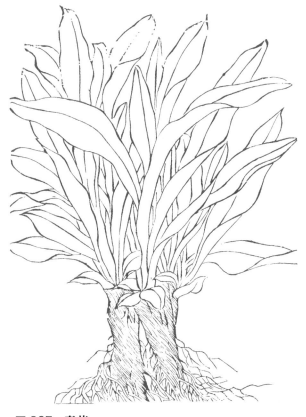

图 265　秦艽

260. 党参 附

党参，山西多产。长根至二三尺，蔓生，叶不对节，大如手指。野生者根有白汁，秋开花如沙参花，色青白，土人种之为利，气极浊。

案人参，昔以产泽、辽、上党及太行紫团者为上，皆以根如人形，三丫、四丫，五叶，中心一茎直上为真。今形状迥殊，其可谓之参耶？举世以代神草，莫知其非，而服者亦多胸满气隔之患。《山西通志》谓党参今无产者，殆晓然于俗医之误，而深嫉药市之售伪也。余伤人于深山掘得，莳之盆盎，亦易繁衍。细察其状，颇似初生首蓿，而气味则近黄耆，昔人有以野首蓿误作黄耆者，得非此物耶？举世服饵，虽经核辩，其孰信从？但太行脉厚泉甘，此草味甜有汁，养脾助气，亦应功亚黄耆。无甚感郁之人，藉以充润肠胃，当亦小有资补。若伤冒时疫，以此横塞中焦，羸尩杂症，妄冀苏起沉疴，未睹其益，必蒙其害。世有良工，其察鄙言。

〔新释〕

吴其濬新描述的物种。《图考》图（图 266）显示，该植物根肥大呈纺锤状圆柱形，中部以下有分枝，上端有细密环纹，似肉质；茎缠绕，有多数分枝，茎上具毛刺；叶互生，具叶柄，有疏短刺毛，叶片卵形或狭卵形，端钝或微尖，基部近于心形，边缘具波状钝锯齿；花单生于枝端，与叶柄互生或近于对生，有梗，花冠上位，阔钟状，浅裂，裂片三角形，端尖，全缘。综合上述性状，与《中志》73（2）：40 描述的桔梗科党参属植物党参 Codonopsis pilosula (Franch.) Nannf.[Codonopsis tangshen 为其异名] 概貌颇合。该种在我国分布广，西藏东南部、四川西部、云南西北部、甘肃东部、陕西南部、宁夏、青海东部、河南、山西、河北、内蒙古及东北等地区都有分布，生于海拔 1 560～3 100 米的山地林边及灌丛中。现全国各地有栽培。

人参，即五加科人参属植物人参 Panax ginseng C. A. Mey.。《名医别录》谓产于上党山谷及辽东。盖上党植被破坏后，人参在此地灭绝。

《纲要》：Codonopsis pilosula (Franch.) Nannf.；吴批：Codonopsis tangshen。

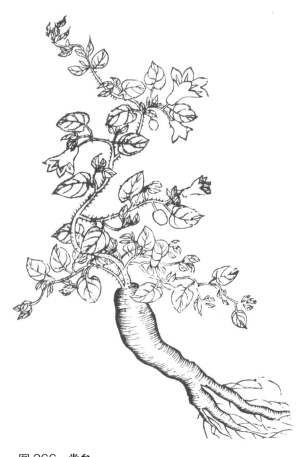

图 266　党参

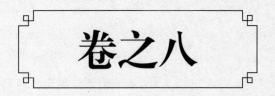

卷之八

固始吴其濬　著　蒙自陆应谷　校刊

山　草

261. 淫羊藿

淫羊藿,《本经》中品。《救荒本草》详列各名,叶可煤食。柳柳州[1]《仙灵脾》诗:乃言有灵药,近在湘西原。服之不盈旬,蹩躠皆腾骞。又云:神哉辅吾足,幸及儿女奔[2]。盖此草为治腰膝要药。《救荒本草》云密县山中有之。滇大理府亦产,不止汉中诸郡,郐车而载。

[新释]

《长编》卷六收淫羊藿主要文献。古代淫羊藿入药的基原植物涉及小檗科淫羊藿属 *Epimedium* 多个物种。本条文中有出自《本经》《救荒本草》、大理产者及汉中诸郡产者四条记录。

《图考》图据滇产淫羊藿新绘(图267)。所图根状茎较细,横走,多须根。一回三出复叶基生和茎生,小叶3枚,卵形,基部心形,脉基出,多条,明显,渐尖,基部心形,叶边缘具细密刺齿。上述性状,确隶小檗科淫羊藿属 *Epimedium*。滇产淫羊藿有两种,一为《中志》29:294 描述的粗毛淫羊藿 *Epimedium acuminatum* Franch.,分布在四川、贵州、云南、湖北、广西,生于草丛、石灰山陡坡、林下、灌丛中或竹林下。另一种薄叶淫羊藿 *Epimedium membranaceum* K. I. Mey. 根较细,较符合绘图特征。

《中志》29:296 据 *Acta phytotax. Sin.* 13(2):52 认为,"一般书中淫羊藿均指三枝九叶草 *Epimedium sagittatum* (Seib. et Zucc.) Maxim.。但经考证,认为中文名淫羊藿应是 *Epimedium brevicornu* Maxim.",所述较为笼统。本研究认为,中国古代文献中记载的三枝九叶草,应为性状特征为"二回三出复叶"的一群,即《中志》29:296 描述的淫羊藿 *Epimedium brevicornu* Maxim. 及其近缘类群,该种产于陕西、甘肃、山西、河南、青海、湖北、四川。生于林下、沟边灌丛中或山坡阴湿处。海拔 650～3 500 米。据地理分布,该种及其近缘类群有可能即《本经》淫羊藿。《救荒本草译注》释"仙灵脾"绘图也作淫羊藿 *Epimedium brevicornu* Maxim.。

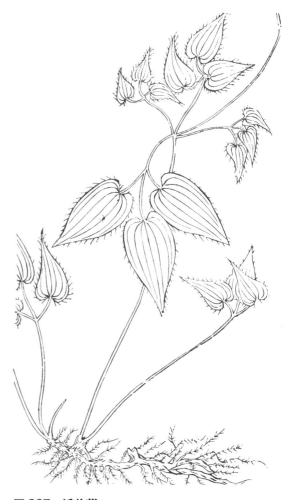

图 267　淫羊藿

《中志》29：272 将"三枝九叶草"订作 *Epimedium sagittatum* (Seib. et Zucc.) Maxim.，该种为"一回三出复叶"，性状不合，且分布较南，产于浙江、安徽、福建、江西、湖北、湖南、广东、广西、四川、陕西、甘肃等。生于山坡草丛中、林下、灌丛中、水沟边或岩边石缝中。非古代的"三枝九叶草"。本条文中柳柳州《仙灵脾》诗所述湘西产者，据产地，疑似该种。

"汉中诸郡，郄车而载"，或许包含三枝九叶草 *Epimedium sagittatum* 及淫羊藿 *Epimedium brevicornu* 或柔毛淫羊藿 *Epimedium pubescens* Maxim. 等多种，后者参见《中志》29：271，图版 57：8-10，产于陕西、甘肃、湖北、四川、河南、贵州、安徽。生于林下、灌丛中、山坡地边或山沟阴湿处。海拔 300～2 000 米。

松村：*Epimedium sagittatum* Bak.；吴批：*Epimedium macranthum*。大理产者 *Epimedium* sp.。

［注］

1 柳柳州：即柳宗元，曾经被贬为柳州刺史，故称柳柳州。

2 乃言有灵药……幸及儿女奔：见柳宗元《仙灵脾》诗。

262. 狗脊

狗脊，《本经》中品。一种根黑色。一种有金黄毛似贯众[1]，叶有齿。昔人多以菝葜为狗脊。

［新释］

《长编》卷六收狗脊文献。本条文、图涉及两种植物。

《图考》狗脊图为新绘（图 268）。该图与《中志》4（2）：203，图版 35：5-10 描述的乌毛蕨科狗脊属植物狗脊 *Woodwardia japonica* (L. f.) Sw. 概貌颇合。该种广布于长江流域以南各省区，生于疏林下。分布地域广阔，为丘陵地区常见的酸性土指示植物。因生境的影响，以致植株大小、羽片对数及排列的疏密、裂片的形状均略有差异。狗脊有镇痛、利尿及强壮之效，为我国应用已久的中药，早在《本经》已记载。但在古代诸多本草著作中，据《中志》狗脊名下实包含两种植物，一为本种，另一则为蚌壳蕨科金毛狗属植物金毛狗 *Cibotium barometz* (L.) J. Sm.。

文中提及"一种有金黄毛似贯众"者，为金毛狗科金毛狗属植物金毛狗 *Cibotium barometz* (L.) J. Sm.。该种叶基部被有一大丛垫状的金黄色绒毛，长逾 10 厘米，有光泽，所以民间俗称金毛狗。该种产于云南、贵州、四川南部、广西、广东、福建、台湾、海南、浙江、江西和湖南南部（江华瑶族自治县），生于山麓沟边及林下阴处酸性土上。

松村：*Woodwardia radicans* Sm.；《纲要》：*Woodwardia orientalis* Sw.。吴批 *Woodwardia japonica*。

［注］

1 贯众：见本卷"贯众"条，即贯众 *Cyrtomium fortunei* J. Smith.。

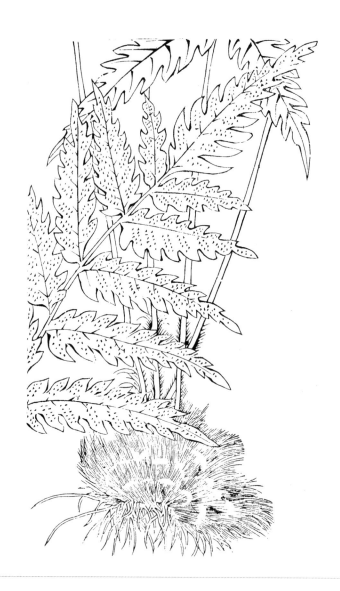

图 268　狗脊

263. 王孙

　　王孙，《本经》中品。《唐本草》注以为即牡蒙，甘守诚[1]谓旱藕为蒙牡。今江西谓之百节藕，以治虚劳，俚医犹有呼为王孙者。其根类初生藕，白润而嫩，芽微红，姜抚[2]所进，状类葛粉，干而研之，当无异矣。《续博物志》[3]因一名黄昏，遂误以合欢为王孙。《游宦纪闻》[4]辨探囊一试黄昏汤，为去五藏邪气，其论确核。《嫏嬛记》[5]：孙真人[6]有黄昏散，夫妻反目，服之必和。亦当是合欢。此药自唐时方家久不用，而江西建昌、广信，俗方犹用之。陈藏器云：甘平无毒，主长生不饥。其性固非千岁蘽[7]比，而长生之说，得非踵姜抚邪说乎？

〔新释〕

《长编》卷六收王孙主要文献,《图考》图为新绘(图269)。所图似为多年生直立草本,根状茎横走,具节,节间生须根;茎直立,具节,茎基部须根多数;基部叶互生,茎顶似3~4枚叶轮生,卵形至阔卵形,基部微心形,基出脉3~5,叶柄细长,产于江西。上述性状,与《中志》20(1):6描述的三白草科三白草属植物三白草 *Saururus chinensis* (Lour.) Baill. 较相似。

旱藕,百节藕,非指睡莲科莲属植物莲 *Nelumbo nucifera* Gaertn. 的根状茎,俗作莲藕者,实指三白草科三白草属植物三白草 *Saururus chinensis* (Lour.) Baill.。该种全株药用,内服治尿路感染、尿路结石、脚气水肿及营养性水肿;外敷治痈疮疖肿、皮肤湿疹等。

文中多次提及合欢,乃豆科合欢属植物合欢 *Albizia julibrissin* Durazz.。

吴批:黄昏(《续博物志》): *Albizia julibrissin*;《嫏嬛记》:日人释为 *Paris tetraphylla* 为王孙,恐不合。

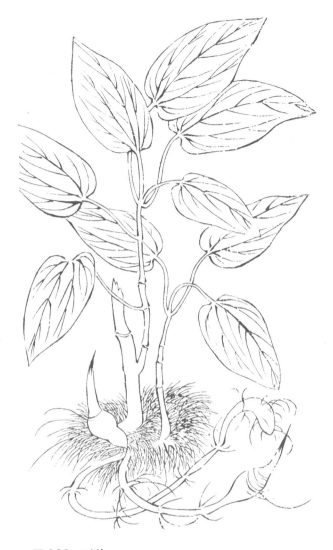

图 269 王孙

〔注〕

[1] 甘守诚:唐李隆基时任右骁卫将军。《新唐书》载其"能铭药石",曾经揭穿过姜抚的骗术。

[2] 姜抚:唐代术士,宋州(河南)人。《新唐书》卷二百○四《方技传·姜抚传》载开元时期被招至洛阳,授银青光禄大夫,号"冲和先生"。其向李隆基进献能延年益寿的常春藤、终南山旱藕,被右骁卫将军甘守诚识破骗局,逃出洛阳。

[3] 《续博物志》:中国笔记小说集。仿张华《博物志》,共10卷(江苏巡抚采进本)。旧本题晋李石撰。然第二卷称今上于前朝作镇睢阳,泊开国,号大宋,是宋太祖时人矣。而又称曾公亮得龙之脊,王安石得龙之睛,全抚陆佃《埤雅》之说。

[4] 《游宦纪闻》:南宋张世南撰写的笔记小说类作品。内容涉及当代掌故、逸闻轶事、风土人情、文物鉴赏,以及艺文、小学、考古、术数、医药、园艺等。

[5] 《嫏嬛记》:元代伊世珍撰写的笔记类作品。

[6] 孙真人:即唐代医学家孙思邈。

[7] 千岁蘽:葡萄科葡萄属植物葛藟葡萄 *Vitis flexuosa* Thunb.,参见本书卷之二十二"千岁蘽"条。

264. 地榆

地榆,《本经》中品。荒冈田塍多有之。《救荒本草》:叶可煤食,亦可作茶。李时珍谓俚人呼为酸赭,并入《别录》酸赭。

[新释]

《长编》卷六收地榆主要文献。《救荒本草译注》释地榆作蔷薇科地榆属植物地榆 *Sanguisorba officinalis* L.。产于黑龙江、吉林、辽宁、内蒙古、河北、山西、陕西、甘肃、青海、新疆、山东、河南、江西、江苏、浙江、安徽、湖南、湖北、广西、四川、贵州、云南、西藏。生于草原、草甸、山坡草地、灌丛中、疏林下,海拔30~3 000米。广布于欧洲、亚洲北温带。根为止血要药及治疗烧伤、烫伤,此外有些地区用来提制栲胶,嫩叶可食,又作代茶饮。

本条绘图(图270)似非新绘图,绘图来源待考。据《图考》所图,释作《中志》37:468描述的蔷薇科地榆属植物细叶地榆 *Sanguisorba tenuifolia* Fisch. et Link。该种分布于黑龙江、吉林、辽宁和内蒙古。恐吴其濬无缘见到。文中未有按语,也未有性状描述。看来吴其濬不识。

松村:*Sanguisorba*;《纲要》:*Sanguisorba officinalis* L.;吴批:*Sanguisorba tenuifolia*。

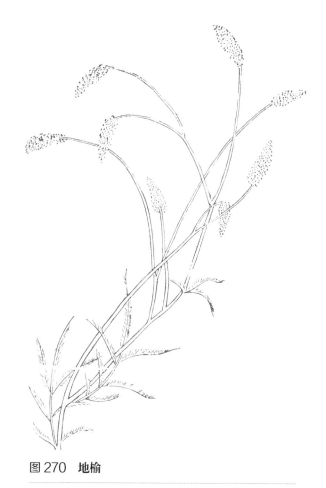

图270 地榆

265. 苦参

苦参,《本经》中品。处处有之。开花结角,俱似小豆,医牛马热多用之。苦参至易得,而方用颇少,《史记》著漱龋齿之效,后人常以揩齿,遂至病腰。此亦食古不化之害事也。余曾见捆载诣药肆者,询之,云牛马病热必以此治之。东皋农作,需之尤亟。《本草》书皆未及,殆未从牛医儿来耶?

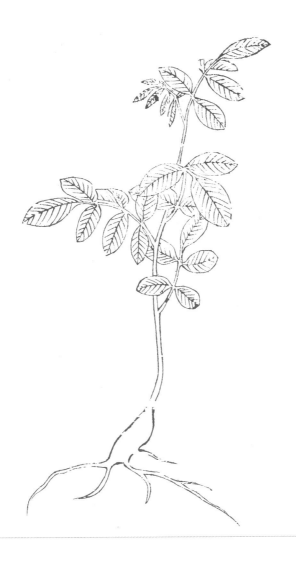

图 271　苦参

［**新释**］

《长编》卷六收苦参历代主要文献。《中志》40：81 释《本经》苦参作豆科槐属植物苦参 *Sophora flavescens* Alt.，同意这一考证意见。

但《图考》绘图（图 271）所示，植株基部粗大，似多年生植物；茎直立；奇数羽状复叶，对生小叶 2～3 对；小叶全缘，顶生小叶大，椭圆形；无花果。上述性状，不似苦参 *Sophora flavescens*。苦参具小叶 6～12 对，互生或近对生。也许为幼年植株，待考。

《纲要》：*Sophora flavescens* Ait.；吴批：*Sophora flavescens*。

266. 龙胆

龙胆，《本经》中品[1]。《图经》述状甚详，山中多有之。《救荒本草》：叶煤熟，浸去苦味，油盐调食。勿空腹服，此草苦寒。茎叶微细，欲求果腹难矣。

雩娄农曰：龙胆草味极苦，故以胆名。为清胆热要药，然不可过剂，盖易所谓"苦节不可贞"也。夏令阳气方盛，一阴已伏，其味苦，而中央戊己，其味复甘。参耆味皆甘而微苦，阳中有阴，故性和而可久服。芩连[2]味纯苦，专于阴，故性偏而不可过节。卦九五曰：甘节，阳得中也。上六曰：苦节，阴之穷也。得乎中则得时则驾，不得时则蓬累而行。卢怀慎之敝簀[3]，杜祁公之鬏器[4]，性之所安，其情甘也。握耒莆田，而麾节忽若执鞭；啜菽嗽泉，而太牢[5]同乎藜藿，泰尔有余，何苦之有？否则矫情抑欲，非伪则渝。公孙宏故人，讥其布被脱粟[6]，夏侯亶晚节，致有奏妓隔帘[7]。《北山移文》[8]，请逐俗士，豹林辟谷，终丧清操[9]。和洽[10]曰：朝廷议吏有着新衣、乘好车者，谓之不情；形容不饰，衣裳弊坏，谓之廉洁，以故污辱其衣，藏其舆服，朝府大吏，或自挈壶飧以入官府，凡激诡之行则容隐伪矣，诚哉是言也！君子之道，素位而行，毋取苟难，国奢示俭，风之而已，强以所苦，流弊滋甚。苦药生我，过则为患。故道贵可行，而法防终穷。抑又有说焉，人之丰豫者其情舒，舒，阳也；俭啬者其情敛，敛，阴也。士君子安不忘危，富而能贫，功业盛大，守之以约，身名俱泰，刚柔中也。不然则郭汾阳、寇莱公、李忠定、文文山诸公，譬如春夏，万物长赢，天地为之炫耀，识者虽不免盛衰消长之虑，然阳气满盈。君子道长，亦泰象也。又不然则张安世之弋绨[11]，冯道之茅庵[12]，其硁硁自戕[13]，取容当世，类皆性毗阴柔，迹非光大。其王恭[14]、殷仲堪[15]辈，徇小节、忘大义，尤无取焉。若又不然，则囚首丧面[16]而谈诗书，苏老泉[17]所谓不近人情，鲜不为大奸慝者矣。世徒以药之苦者为良，人之苦者为贤，其亦不可不辨。

[新释]

《长编》卷六收龙胆历代主要文献。据《图考》文，应隶龙胆科龙胆属 Gentiana 植物无疑，但古代各部本草，所涉及物种，可能不止龙胆 Gentiana scabra Bunge 一个种。《中志》释《本经》龙胆草作龙胆科龙胆属龙胆 Gentiana scabra Bunge，因《本经》未有性状描述，所据恐只推测地理上黄河流域常见及药市上常用物种罢了。《救荒本草译注》释龙胆似条叶龙胆 Gentiana manshurica Kitag.。

《图考》文无具体的性状描述，图（图272）也非吴其濬据实物绘图。据《图考》图，其为草本；下部叶互生，中部叶有对生，叶似披针形，全缘，中脉明显；花单生，顶生及腋生，似牵牛花。据上述性状，很难鉴定为龙胆科龙胆属 Gentiana 的哪一种。暂释作龙胆 Gentiana scabra Bunge。

吴批：Gentiana scabra 或该属其他种。

[注]

[1] 中品：今《本经》为上品。

[2] 芩连：为"芩连"之讹。芩，黄芩，基原植物为唇形科黄芩属植物黄芩 Scutellaria baicalensis Georgi。连，黄连，基原植物为毛茛科黄连属植物黄连 Coptis chinensis Franch.。两药皆味苦。

[3] 卢怀慎之敝簀（zé）：出《新唐书·卢怀慎传》。卢怀慎，武则天时御史大夫，玄宗时为

相，为官廉洁，家无储蓄，门无遮帘，饮食无肉，妻儿饥寒。簀：竹席。

4 杜祁公之髹（xiū）器：杜衍（978—1057），北宋宰相。死后进太子太师，封祁国公。杜衍清介，第室卑陋，出入从者十多人，衣帽简陋。髹：红黑色的漆。

5 太牢：古代帝王祭祀社稷，牛、羊、猪三牲全备为"太牢"。

6 公孙宏故人，讥其布被脱粟：汉武帝时期，公孙宏为丞相，故人高贺从之。公孙宏招待其食以脱粟饭，覆以布被。高贺责怪其对故人吝啬，并对外散恶意布谣言，中伤公孙宏。故事出《西京杂记》。

7 夏侯亶晚节，致有奏妓隔帘：出《南史·夏侯祥传》：亶"晚年颇好音乐，有妓妾十数人，并无被服姿容。每有客，常隔帘奏之，时谓帘为夏侯妓衣"。

8 《北山移文》：孔稚珪（447—501）创作的讽刺性散文，旨在揭露那些伪装隐居以求利禄的文人。稚珪，字德璋，会稽山阴（今浙江绍兴）人。

9 豹林辟谷，终丧清操：记述的是北宋种放（955—1015）的故事。早先种放隐居终南山豹林谷，拜访陈抟时表白："官禄非所问也。"后任谏议大夫、工部侍郎后，晚年生活奢侈，丧失原有的清高名节。

10 和洽：三国时期曹魏大臣。生卒年不详。字阳士，汝南郡西平（今河南舞阳东南）人。为官清贫俭约，以致卖四宅以自给，死后谥简侯。

11 张安世之弋绨（yì tí）：即西汉名臣张汤（?—前62），杜陵（今陕西西安东南）人。他为官廉洁，虽"食邑万户""然身衣弋绨，夫人自纺绩"。弋绨：黑色粗黑的丝织物。见《汉书·张汤传》。

12 冯道之茅庵：冯道（882—954），字可道，自号长乐老。五代时期瀛洲景城（今河北沧县西）人。历仕后唐、后晋、后汉、后周思朝十君，拜相二十余年。为官纯俭，居军中时，住

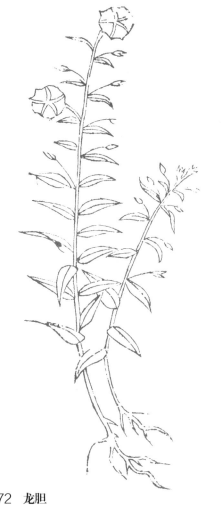

图 272 龙胆

茅庵，卧草而眠。

13 硁硁（kēng kēng）自戢（jí）：拙劣的伪装。硁硁：形容浅陋固执，但言辞上朗朗的样子。戢：收敛。

14 王恭（?—398）：字孝伯，太原晋阳（今山西太原市西南古城营）人。东晋大臣，官至前将军、青充二州刺史，两次起兵为效忠朝廷而讨伐朝臣，后一次因刘牢叛变而兵败被处死。死后家无余资，为时人所惜。

15 殷仲堪（?—399）：陈郡（治今河南淮阳）人。东晋末年官至荆州刺史，两度响应王恭讨伐朝臣起事。王恭死后继续对抗朝廷，逼令朝廷屈服。后被桓玄袭击，逼令自杀。

16 囚首丧面：形容邋遢不注重仪表，头不梳洗如囚徒，脸不洗如居丧。

17 苏老泉（1009—1066）：苏洵，字明允，旧传号老泉。眉州眉山（今属四川）人。北宋文

学家，长于散文，有《嘉祐集》传世。与其子苏轼、苏辙合称"三苏"。

267. 白茅

白茅，《本经》中品。古以缩酒。其芽曰茅针，白嫩可啖，小儿嗜之。河南谓之茅荑，湖南通呼为丝茅，其根为血症要药。

零娄农曰：《说文》，薄，茅秀也。从草，私声。《系传》云：此即今茅华未放者也。今人食之，谓之茅揠音轧。《诗》所谓手如柔荑，荑，秀也。汝南儿语，本古训矣。紫茹未拆，银线初含，苞解绵绽，沁鼻生津，物之洁，味之甘，洵无伦比。每忆饧箫吹暖，绣陌踏青，拔汇擘絮，绕指结环，某山某水，童子钓游。盖因之有感矣。

[**新释**]

《长编》卷六收茅根文献。《中志》10（2）：31 释《本草经集注》白茅作禾本科白茅属植物白茅 *Imperata cylindrica* (L.) Beauv.。《中志》10（2）：32 释《本草经集注》白茅根、《本草纲目》丝茅作禾本科白茅属植物丝茅 *Imperata koenigii* (Retz.) Beauv.［名称今修订作 *Imperata cylindrica* (L.) Raeuschel var. *major* (Nees) C. E. Hubb.］。该种产于山东、河南、陕西、江苏、浙江、安徽、江西、湖南、湖北、福建、台湾、广东、海南、广西、贵州、四川、云南、西藏等地，为南部各省草地的优势物种。根状茎含果糖、葡萄糖等，味甜可食。据地理分布，河南、湖南均产，应是该种。吴其濬文中提到"白嫩可啖，小儿嗜之""可食"，为该种特征。古代入药的茅根，当为该种。

《图考》图为新绘（图 273），茎秆无毛，为叶鞘所包；圆锥花序较稠密，粗壮。疑似白茅 *Imperata cylindrica* (L.) Beauv.。该种分布于辽宁、河北、山西、山东、陕西、新疆等北方地区。

松村：*Imperata arundinacea* Cyr.。

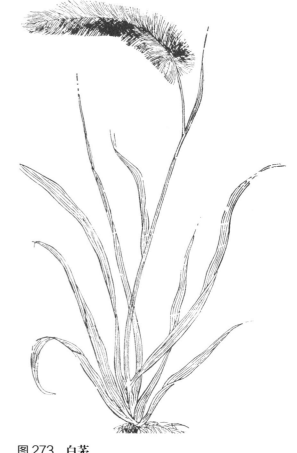

图 273 白茅

268. 菅

菅，《尔雅》：白华，野菅。叶茎如茅而茎长似细芦[1]，秋开青白花如荻[2]而硬，结实尖黑，长分许，粘人衣，河南通呼为苓草。《本草纲目》：根可入药，不及白茅。

[新释]

《图考》图为新绘（图274）。据《图考》文、图可知，本种为高大禾草；具佛焰苞的总状花序顶生，秋开花，果实尖黑，具芒，长分许，粘人衣。据此性状，宜释作禾本科菅属 *Themeda* 植物，该属13种，主产于西南和华南地区。据 *FOC*，菅 *Themeda villosa* (Poir.) A. Camus 分布在我国西南和华南，包括福建、广东、广西、贵州、海南、河南、湖北、湖南、江西、四川、西藏、云南、浙江。生于海拔300～2 500米的山坡灌丛、草地。河南的苓草，可能是该种。

松村：*Themeda gigantea* Hack.;《禾本图说》845 释《图考》菅为 *Themeda gigantea* (Cav.) Hack. var. *villosa* (Poir.) Keng, 现《中志》10（2）：248 视该名作禾本科菅属植物菅 *Themeda villosa* (Poir) A. Camus 的异名，并认为《图考》菅即本种。《纲要》也同此意。

[注]

1 芦：参见本书卷之十四"芦"条。

2 荻：禾本科荻属植物荻 *Triarrhena sacchariflora* (Maxim.) Nakai。

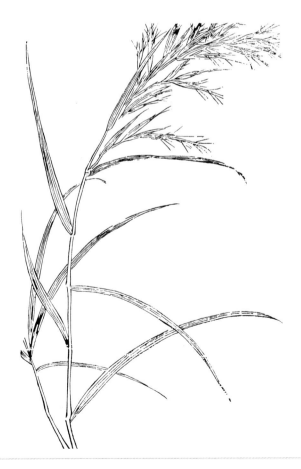

图274　菅

269. 黄茅 即地筋

黄茅，生山冈。叶茎如菅而粗大，茎梢生叶，秋时开花，结实似菅而色黄，多针芒，尤刺人衣，种山者以覆屋、索绚、供薪，用之颇亟。河南通呼曰山草，亦曰荒草。岭南秋深阴重，有瘴曰黄茅瘴，盖蛇虺窟宅也。李时珍以其根为地筋，今从之。

[新释]

《长编》卷六收黄茅文献。《图考》图为新绘（图275）。据《图考》文、图可知，本种为高大禾草；总状花序单生，顶生，粗大如菅，稍倾斜，稃尖，芒伸出而膝曲。据以上性状特征，宜释为《中志》10（2）：240 描述的禾本科黄茅属植物黄茅 *Heteropogon contortus* (L.) Beauv. ex Roem. ex Schult.。据《中志》，我国黄茅属 3 种，该种产于河南、陕西、甘肃、浙江、江西、福建、台湾、湖北、湖南、广东、广西、四川、贵州、云南、西藏等省区，生于海拔 400～2 300 米的山坡草地，尤以干热草坡特甚，根、秆、花可为清凉剂。

松村：*Heteropogon hirtus* Pers.；《禾本图说》843、《中志》10（2）：240、《纲要》和吴批：*Heteropogon contortus* (L.) Beauv. ex Roem. ex Schult.。

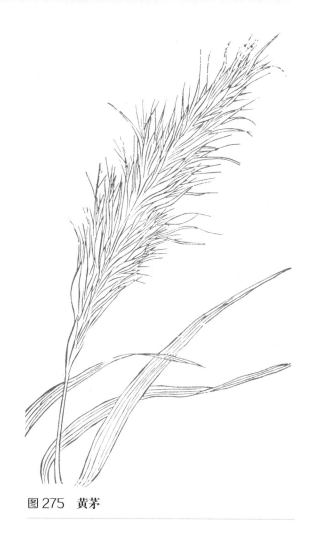

图 275　黄茅

270. 桔梗

桔梗，《本经》下品。处处有之。三四叶攒生一处，花未开时如僧帽，开时有尖瓣，不纯似牵牛花。

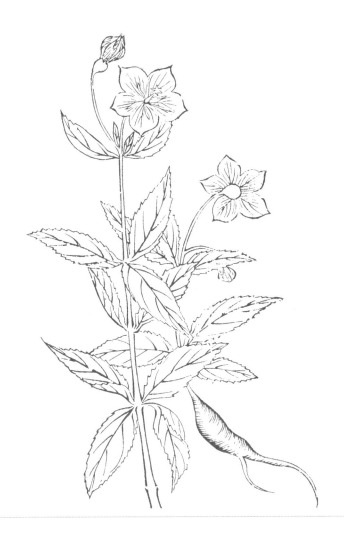

图 276 桔梗

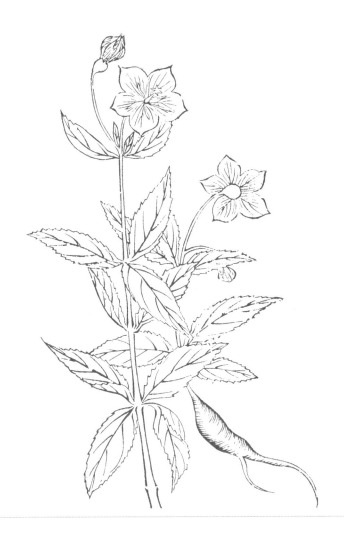

[新释]

《长编》卷六收桔梗主要文献，《图考》图为新绘（图 276）。据《图考》图、文，本种为多年生草本；根粗壮；茎不分枝；三四叶轮生或两叶对生，叶椭圆形，边缘有细锯齿；花顶生，似两朵成总状花序顶生，花冠大，未开时如僧帽，开后宽漏斗状（不纯似牵牛花），花萼5 裂，筒部半球状，裂片近三角形，子房半下位（下位）？据上述性状特征，同意释为《中志》73（2）：77 描述的桔梗科桔梗属植物桔梗 *Platycodon grandiflorus* (Jacq.) A. DC.。该种产于东北、华北、华东、华中各省以及广东、广西（北部）、贵州、云南东南部、四川、陕西，生于海拔 2 000 米以下的阳向草丛、灌丛中，少生于林下。根药用，含桔梗皂苷，有止咳、祛痰、消炎等功效。

松村和吴批：*Platycodon grandiflorum* A. DC.。

271. 白及

白及，《本经》下品。山石上多有之。开紫花，长瓣微似瓯兰。其根即用以研朱者。凡瓷器缺损，研汁黏之不脱。鸡毛拂之，即时离解。

零娄农曰：黄元治[1]《黔中杂记》谓白芨根，苗妇取以浣衣，甚洁白。其花似兰，色红不香，比之鹯鸡羽毛，徒有文采，不适于用。噫！黄氏之言，其以有用为无用，以无用为有用耶？白及为补肺要药，磨以胶瓷，坚不可坼，研朱点易，功并雌黄。既以供濯取洁，又以奇艳为容，阴崖小草，用亦宏矣。彼俗称兰草，仅存臭味，根甜蕴毒，叶劲无馨，徒为妇稚之玩，何裨民生之计？轩彼轻此[2]，岂得为平？然其叙述山川事势，皆有深识，览者不潜察其先见，而绸缪预防，致数十年后，复有征苗之师，其亦玩雄文之悚魄，而忽筹笔之远猷，以有用之言，为无用之谋也乎？

[**新释**] ————

《长编》卷六收白及文献。《图考》图（图277）显示为一地生植物，其茎基部具膨大的假鳞茎，鳞茎近旁具2枚扁球形或扁卵圆形的假鳞茎，假鳞茎与毗邻的假鳞茎相连成一串，假鳞茎肉质，生数条细长根；叶3～4枚，互生，狭长圆状披针形；花序顶生，总状，具7花，不分枝，花大；萼片和花瓣近等长，狭长圆形，先端急尖，文字描述显示花紫色。综合上述性状，属

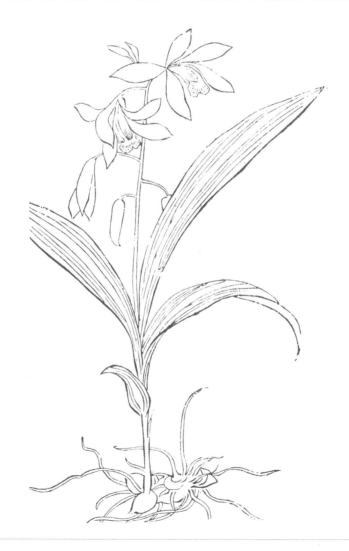

图 277 白及

兰科白及属 *Bletilla* 植物无疑。该属我国产 4 种。所图应为《中志》18：50 描述的兰科白及属植物白及 *Bletilla striata* (Thunb. ex A. Murray) Rchb. f.。在我国分布于陕西南部、甘肃东南部、江苏、安徽、浙江、江西、福建、湖北、湖南、广东、广西、四川和贵州，生于海拔 100～3 200 米的常绿阔叶林下，栋树林或针叶林下、路边草丛或岩石缝中，北京和天津等地有栽培。《本经》白及，如据地理分布，应为该种。黄元治《黔中杂记》所描述的白芨，色红不香，也应是该种。

松村：*Bletilla hyacinthina* Rchb. F.；《纲要》和吴批：*Bletilla striata* (Thunb.) Roichb. f.。

〔**注**〕

[1] 黄元治：清代官吏，诗人。曾任贵州平远府，江西建昌府通判，后知云南澄江府，累官大理寺卿、刑部侍郎等。著有《黔中杂记》《燕晋游草》等。

[2] 轩彼轾（zhì）此：义类厚薄彼此。轩，高。轾，低。

272. 白头翁

白头翁，《本经》下品。《唐本草》注谓花紫色，似木槿[1]，实大如鸡子，白毛寸余，皆披下，似白头老翁，与《图经》不同。今《宁都州志》云产白头翁，采得亦不甚相类，姑图其形状以备考。陶、苏两说，既大乖异，《图经》宗陶说而加详，然原图殊不相肖。李青莲[2]有《见野草中有白头翁者》诗云：如何青草里，亦有白头翁。元张昱[3]诗：疏蔓短于蓬，卑栖怯晚风。只缘头早白，无处入芳丛。诗人寓意有作，必非目所未见，而医家乃至聚讼。《本草衍义》以苏恭所述河南新安山中屡见之，太白往来东京，或即指此。惜非咏物诗体，不复揣俸。然有"折取对明镜，宛将衰鬓同"[4]之句，则非根上白茸矣。滇南有小一枝箭，亦名白头翁花，老作茸，久不飞落，真如种种白发也。鸟有白头翁而无白头婆，然则草之有白毛者，以翁名之皆可。

〔**新释**〕

《长编》卷六收白头翁主要文献。本条图（图 278）、文可能共涉及三种植物。

（1）白头翁：若《图考》所图是指宁都州（相当于今江西宁都、瑞金和石城一带）植物，吴批：似 *Eupatorium* 一种。绘图花序在外形上确似菊科泽兰属 *Eupatorium*。《中志》74：54 记载该属我国 15 种，叶一般对生，但《图考》图（至少在中部和下部）为互生。考虑到泽兰属的叶并非都是严格对生，有时出现上部叶互生的情况。故同意《纲要》3：419 和《中志》74：60 的意见，将绘图释作菊科泽兰属植物白头婆 *Eupatorium japonicum* Thunb.。

（2）白头老翁：吴批作毛茛科白头翁属植物白头翁 *Pulsatilla chinensis* (Bunge) Regel，《见野草中有白头翁者》诗描述的即是。该种在我国分布于四川（宝兴）、湖北北部、江苏、安徽、河南、甘肃南部、陕西、山西、山东、河北、内蒙古、辽宁、吉林、黑龙江。生于平原和低山山坡草丛中、林边或干旱多石的坡地。《本经》之白头翁，推测为该种。据《中志》28：65，该种根状茎药用，治热毒血痢、温疟、鼻衄、痔疮出血等症。根状茎水浸液可作土农药，能防治地老虎、蚜虫、蝇蛆、孑孓，以及小麦锈病、马铃薯晚疫病等病虫害。《唐本草》注花紫色，或即此。

附记：本书卷之九，另立一"白头翁"，非上述两种。

（3）滇南有小一枝箭、白头翁：所指《滇南本草》卷一的小一枝箭（别名白头翁）。因无附图，且原文过于简略，唯以《纲要》3：447 和《云志》13：665 考证为菊科大丁草属植物毛大丁草 *Piloselloides hirsuta* (Forsk.) C. J. Jeffr. ex Cufod. 是从。《中志》79：94 不承认 *Piloselloides*，仍采广义大丁草属 *Gerbera* 概念，并采用较早的加词 *piloselloides*，但因命名法规，该名称不能采用。同意采用前二书学名。该种在我国产于西藏、云南、四川、贵州、广西、广东、湖南、湖北、江西、江苏、浙江、福建等省区。生于林缘、草丛中或旷野荒地上。全草药用，有清火消炎等功效。治感冒、久热不退、产后虚烦及急性结膜炎等。

[注]

1 木槿：锦葵科木槿属植物木槿 *Hibiscus syriacus* L.，参见本书卷之三十五"木槿"条。

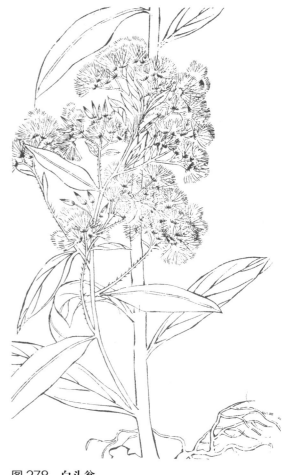

图 278　白头翁

2 李青莲：即唐代诗人李白（701—762），号青莲居士。

3 张昱：生卒年不详，元末行枢密院判官、浙江员外郎。

4 折取对明镜，宛将衰鬓同：出李白诗《见野草中有白头翁者》诗。

273. 贯众

贯众，《本经》下品。《尔雅》：泺，贯众。《注》：叶圆，锐茎，毛黑。《蜀本草》谓苗似狗脊[1]，状如雉尾，形容最切。其叶对生，无锯齿，与狗脊异耳。诸书皆以治血症，而俗以祛疫，浸之井与缸中，饮其水，不患时气，颇有验。方中有治豆疮不快，快斑散用之，盖亦和血去邪之意。

零娄农曰：范文正公所居宅必浚井，置青术数斤以辟疫。吾先公居京师，每春暵必置贯众于井、于瓮，仁人之用心微矣。人穷则呼天，疾痛则呼父母。夫疾痛未必即至阽危[2]，而反侧叫号，旁观者拊掌太息。有欲为分其所苦而不得者。况家有严君，门内之妇子臧获，皆所托命，其瘴疠之毒，肿疡之痛，寒、暖、燥、湿之眚[3]，不早为绸缪护持，迨至据榻呻吟，始贸贸然执途人而问医。医或一误，则父之于子、夫之于妻、主之于仆，非自杀之，亦一间耳。若如许世子之不尝药[4]，则有《春秋》之律在。昔人谓为人子者不可不知医。夫医诚难知，知之不精，则罪更甚于不知。吾谓病未至而防之则易医，已至而治之则难。椒、姜、葱、蒜之御寒，瓜、果、菰、苋之涤热，苍术、赤豆之辟疫，谷芽、神曲之消积，凡所谓春多酸、夏多苦、秋多辛、冬多咸，默会而时和之，其除秽之香，屡效之丸，兼收并蓄，以备疹气之不时。自非心腹膏肓之疾，未有不获效者。仰则视无形、听无声；俯则时其饱、时其暖，虽运数不可知，然譬之力田，旱则一溉者后枯，水则有堤者后浸，备豫不虞，古之善教。其斯为家政一端乎？

[新释]

《长编》卷六收贯众文献。《图考》图为新绘（图279），描绘的是鳞毛蕨科贯众属植物贯众 *Cyrtomium fortunei* J. Smith.[《中志》已处理 *Aspidium falcatum* 作异名]，参见《中志》5（2）：205，图版59：1-2。该种产于河北（南五台）、山西南部（晋城）、陕西、甘肃南部、山东、江苏、安徽、浙江、江西、福建、台湾、河南、湖北、湖南、广东、广西、四川、贵州、云南，生于空旷地石灰岩缝或林下，海拔2400米以下。

松村和吴批：*Aspidium falcatum*；《纲要》：*Cyrtomium fortunei* J. Smith.。

[注]

1 狗脊：乌毛蕨科狗脊属植物狗脊 *Woodwardia japonica* (L. f.) Sm.。

2 阽（diàn）危：临近危险。

3 眚（shěng）：灾难，疾苦。

4 许世子之不尝药：出《春秋穀梁传·昭公十九年》。许世子进药于父而不先尝，父引药而死，被《春秋》记为杀父。

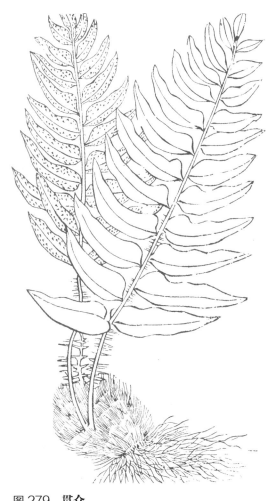

图279　贯众

274. 黄精

黄精，《别录》上品。《救荒本草》谓其苗为笔管菜，处处有之。《抱朴子》[1]云花实可服食。今医方无用者，山西产与《救荒》图同。

零娄农曰：黄精一名葳蕤，既与委萎同名。黄帝问天老曰：太阳之草，可以长生。而《本经》乃只载委萎，至《别录》始出黄精。按图列十种。丹州、相州细叶四五同生一节，余皆竹叶，宽肥对生。《救荒本草》亦云，二叶、三叶、四五叶对节而生，而葳蕤叶似竹叶，阔短而肥厚，又似百合叶颇窄小，根似黄精而小异。然则二物有别耶？无别耶？宋《图经》：黄精苗高一二尺以来，叶如竹叶而短，两两相对，不言四五叶同生一处。葳蕤茎干强直似竹箭，竿有节，叶狭而长，青白里青，与《尔雅注》符。则宽叶为黄精，细叶四五同生一节者为葳蕤。如此分别，自为瞭目。但药肆所售，玉竹细白，极黏，与黄精全不相似。或即《图经》所谓多须者。余采得细视，有细叶而多白须，如药肆所售者，亦有大根与黄精同者。土医谓根如黄精者是葳蕤，多白须者乃别一种，用之甚无力。其说乃与古合，滇南山中尤多。黄精、葳蕤，春初即开花，黄精高至五六尺，四面垂叶，花实层缀，根肥嫩可烹肉，大至数斤重。其偏精及钩吻，皆以夏末、秋初开花，偏精矮小，钩吻有反钩，根皆不肥，土人颇能辨之。太阴、太阳之说，相传自古。苏恭独创为钩吻蔓生之说，后人遂以黄精、钩吻绝不相类。东坡谓恭注多立异，又喜与陶公相反，几至于骂者。然细考之，陶未必非，恭未必是。余谓陶说有未确，然尚为疑似之词，苏则武断者多，其不如陶远矣。采黄精而并得钩吻，是何异刺人而杀而诿之曰兵？所幸极阴之地，毒草所丛，采灵药者所不至；而极阳所照，毒物必歼，故误者绝少。否则著书非贻害哉！

又按黄精，原有对叶及数叶同作一层者，《图经》虽列十种，大体不过两端。今江湘皆对叶，滇南数叶一层，其根肥大无异。

按与黄精相似者，除钩吻[2]、偏精[3]外，湘中代以山姜，其根色极相类。又有一种观音竹，滇中谓之淡竹，其茎紫叶柔，都不分别，惟梢端发权生枝间，花微紫为异。此十图内或不免有形似者耶？

[新释]

《长编》卷六收黄精文献。中国古代的黄精采用的基原除了现代黄精属 *Polygonatum* 多种植物外，可能竹根七属 *Disporopsis* 和万寿竹属 *Disporum* 植物，也多有混淆。

《中志》15：64、《纲要》释《图考》黄精图为天门冬科黄精属植物多花黄精 *Polygonatum cyrtonema* Hua。该图（图 280）据实物绘制的黄精图，根状茎似姜状，叶竹叶形，互生，花序具两花，总花梗不很长，无苞片，果实圆球形。据上述性状，颇似多花黄精 Polygonatum cyrtonema；长梗黄精 Polygonatum filipes 和距药黄精 Polygonatum franchetii，这三种区别甚微，可能是一个集合种（species aggregate）。《图考》图（图280）可订为上述三种的一个集合种 Polygonatum cyrtonema Hua。

该条仿绘《图经》黄精图两幅，丹州黄精图（图282），与《图经》丹州黄精图性状有出入，一是无花，二是根状茎变为圆柱状。王锦秀博士论文据地理分布推测为黄精 Polygonatum sibiricum。丹州，西魏置汾州，后改丹州，因丹阳川为名，故治在今陕西宜川县东北。滁州黄精图（图281），根状茎粗大，姜状？柱状？下部叶对生，其他3～4枚叶轮生，叶椭圆形，花序具2花？滁州在安徽东南。应

为天门冬科黄精属黄精 Polygonatum sibiricum Delar. ex Redoute 或湖北黄精 Polygonatum zanlanscianense Pamp. 这一群。

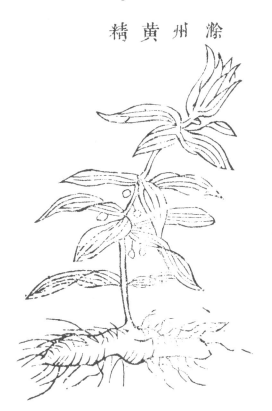

图281　滁州黄精

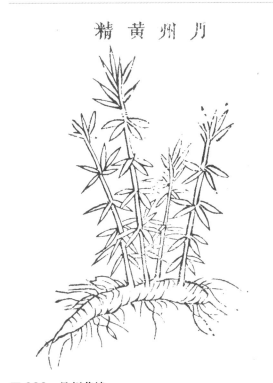

图282　丹州黄精

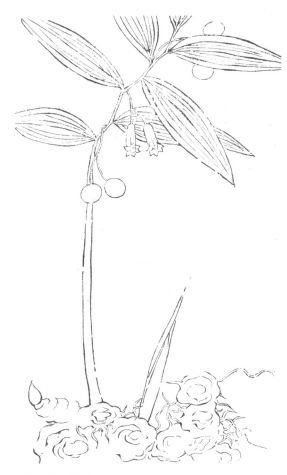

图280　黄精

《救荒本草》中的"黄精苗"和"萎蕤"，《救荒本草译注》分别释作黄精 Polygonatum sibiricum Delar. ex Redoute 和多花黄精 Polygonatum cyrtonema Hua。

本条文字中还提及有万寿竹属 Disporum 植物。现代植物物种鉴定时，如不是该类群研究专家，时有将黄精属和万寿竹属、竹根七属 Disporopsis 植物鉴定混淆的情况，古人也难免。观音竹，同意吴批意见，释为百合科万寿竹属植物万寿竹 Disporum cantoniense (Lour.) Merr.。湖南代以山姜者，为薯蓣科薯蓣属植物盾叶薯蓣 Dioscorea zingiberensis C. H. Wright，湖北俗名姜黄，民间取根状茎捣碎后用来毒鱼。

本书萎蕤，为秋水仙科万寿竹属植物横脉万寿竹 Disporum trabeculatum Gagnep.，参见卷之七"萎蕤"条。

松村：Polygonatum；吴批：Polygonatum 属多种植物；黄精图是 Polygonatum cyrtonema。

〔注〕

1 《抱朴子》：晋代葛洪（约281—341）著，中国古代重要的方术类作品。书中记载了许多神仙方药，反映作者内神仙而外儒术的根本立场，对道教理论、化学和制药学的发展有一定贡献。

2 钩吻：此钩吻，疑为百部科黄精叶钩吻属植物黄精叶钩吻 Croomia japonica Miq.。

3 偏精：黄精属 Polygonatum 植物，具体物种待考。

275. 黄精苗

《救荒本草》：黄精苗俗名笔管菜，一名重楼，一名菟竹，一名鸡格，一名救穷，一名鹿竹，一名萎蕤，一名仙人余粮，一名垂珠，一名马箭，一名白及。生山谷，南北皆有之。嵩山、茅山者佳。根生肥地者大如拳，薄地者犹如拇指。叶似竹叶，或二叶，或三叶，或四五叶，俱皆对节而生，味甘，性平，无毒。又云：茎光滑者，谓之太阳之草，名曰黄精，食之可以长生，其叶不对节；茎叶毛钩子者，谓之太阴之草，名曰钩吻，食之入口立死。又云：茎不紫、花不黄为异。

按图即《尔雅》委萎，滇南黄精颇似之，此正钩吻相似者。

〔新释〕

本条文出《救荒》，有吴其濬按语。图（图283）仿绘《救荒》黄精图。古代的黄精，指某一地区黄精属 Polygonatum 及其近缘植物的通称。《救荒本草译注》释黄精苗图作百合科黄精属植物黄精 Polygonatum sibiricum Redouté。但该种是否《尔雅》委萎，尚待考。

文中提及"滇南黄精颇似之"，可能是云南产黄精属 Polygonatum 叶轮生者，如常见的卷叶黄精 Polygonatum cirrhifolium (Wall.) Royle 和滇黄精 Polygonatum kingianum Coll. et Hemsl. 等。

吴批：文字描述了黄精属多种植物，绘图即黄精 Polygonatum sibiricum。

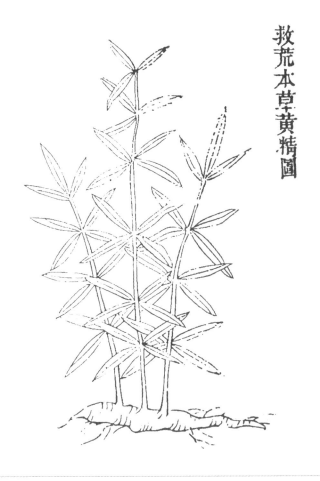

图 283　黄精苗

276. 墓头回

墓头回，生山西五台山。绿茎肥嫩，微似水芹。叶歧细齿，梢际结实，攒簇如椒，有毛。《五台志》载入药类，盖俚方惯用者。《本草纲目》载集验方，治崩中、赤白带下，用墓头回一把，酒、水各半盏，童尿半盏，新红花一捻，煎七分，卧时温服。日近者一服，久则三服，其效如神。当即此草。

[新释]

吴其濬新描绘的山西物种。据《图考》文、图（图 284），其体态确似伞形科植物，绿茎肥嫩，叶分裂有齿。但其果，原文作："梢际结实，攒簇如椒，有毛。"显然不是忍冬科败酱属

Patrinia 植物，因该属的果实为瘦果并有翅，绝不有毛。《图考》图果顶端有冠毛状宿存的花萼，应是败酱科缬草属 Valeriana 植物，宜订为缬草 Valeriana officinalis L.（可能还包括黑水缬草 Valeriana amurensis Smir. ex Komarov）。该种在我国产于东北至西南的广大地区，生于山坡

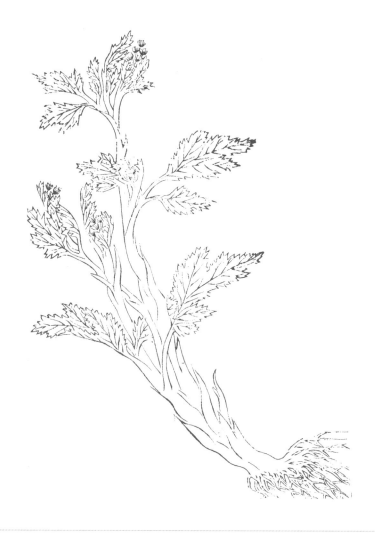

图 284　墓头回

草地、林下、沟边，海拔 2 500 米以下，在西藏可分布至 4 000 米。

《本草纲目》墓头回，基原或许是 *Patrinia heterophylla* Bunge？待核。

《中志》73（1）：15，《纲要》2：497，《云志》11：531：*Patrinia heterophylla* Bunge。吴批：*Patrinia rupestris*。

277. 荠苨

荠苨，《尔雅》：苨，菧苨。《注》：荠苨。《别录》中品。《本草纲目》谓杏叶沙参即此，根肥而无心，山中多有之。

[**新释**]

《长编》卷六收荠苨文献。《图考》荠苨

图为新绘（图 285），所图即《中志》73（2）：115 描述的桔梗科沙参属植物荠苨 *Adenophora trachelioides* Maxim. 俗名杏叶菜，心叶沙参。该

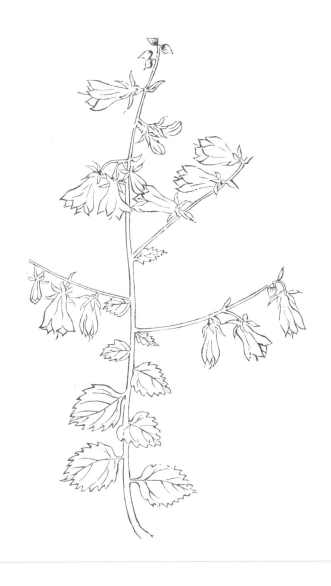

图285 荠苨

种产于辽宁、河北、山东、江苏（北部）、浙江（天目山）、安徽（黄山）。生于山坡草地或林缘。

松村和吴批：*Adenophora remotiflora* (Sieb. et Zucc.) Miq.，该种产于黑龙江、吉林、辽宁。不太可能为汉代到两晋时期江南利用的荠苨。

278. 前胡

前胡，《别录》中品。江西多有之，形状如《图经》。《救荒本草》：叶可煠食。

零娄农曰：前胡有大叶、小叶二种，黔滇山人采以为茹，曰水前胡，俗呼姨妈菜，方言不可译也。或曰本呼夷鬼菜，夷人所食，斯为陋矣。古人重芳草，芍药和羹，郁金合鬯[1]，有铋其馨，人神共享。后世茴香、缩砂[2]、荜拨[3]、甘松香[4]之属，或来自海舶重洋之外，饮食异华，然其喜洁而恶浊，尚气而贱腐，口之味、鼻之臭，与人同耳。前胡与芎䓖[5]、当归[6]，气味大体相类。《尔雅》以薜，山蕲[7]与山韭、山葱比类释之，则亦以为菜属。江南采防风为蔬，江西种芎䓖为饵，滇人直谓芎为芹。然则草之形与味，似芹者多矣，其皆芹之侪辈耶？《救荒本草》凡蛇床、藁本[8]、前胡诸草，皆煠其嫩叶调食，此岂夷俗哉？伊蒲塞之馔[9]，或取香花助之，彼诚夷矣。然视嗜痂[10]逐臭[11]，蒸乳豚而探牛心者，将谓为华风否耶？

又按黄元冶[12]《黔中杂记》云：柴胡英似野芹，土人采而薀之，谓之罗鬼菜，方言前与柴音相近，盖未考矣。罗鬼为苗民之一种，其山多前胡[13]云。《贵州志》：前胡遍生山麓，春初吐叶，土人采以为羹，根入药也。

[新释]

《长编》卷六收前胡文献。《中志》55（3）：147 释《名医别录》前胡作伞形科前胡属植物前胡 Peucedanum praeruptorum Dunn。《图考》图似新绘（图 286）。

据 Mabberley 的 Plant Book, Porphyroscias=Angolies，如此，广义的当归属 Angelica 不为吴征镒所接受。据吴征镒等《被子植物科属综论》第 853 页紫花前胡属 Porphyrascias (4SJ, 1/2) 则是另一个在北太平洋偏东北分化的属。看来《中志》和《云志》似接受广义的当归属 Angelica。《云志》收录当归属 Angelica 植物 6 种，从《图考》原图，其复伞形花序似头状，因此推论其辐轴当为极多数，《云志》归于此类者有两种：一为东川当归 Angelica duclouxii Fedde 模式产东川，是在云南不甚了解的种。另一为丽江当归 Angelica likiangensis Walff.，参见《中志》55（3）：26，《云志》：7：598，产于丽江地区，生于海拔 3 100～3 400 米的山坡草丛或林下，吴其濬所绘很可能是后一种。本条文中提及其他物种，惜无性状描述，待考。

吴批：有大小叶两种，所图示大叶的 Porphyroscias japonica？

[注]

[1] 郁金合鬯（chàng）：鬯，古代祭祀用的一种酒，多用姜科姜黄属植物郁金 Curcuma aromatica Salisb. 制作，作郁鬯。

[2] 缩砂：姜科豆蔻属植物缩砂密 Amomum villosum Lour. var. xanthioides (Wall. ex Bak.) T. L. Wu et S. J. Chen。

[3] 荜拨：胡椒科胡椒属植物荜拨 Piper longum L.。

[4] 甘松香：败酱科甘松属植物匙叶甘松 Nardostachys jatamansi (D. Don) DC.。

[5] 芎䓖：伞形科藁本属植物川芎 Ligusticum chuanxiong Hort.。

[6] 当归：伞形科当归属植物当归 Angelica sinensis (Oliv.) Diels。

[7] 薜，山蕲：植物名，待考。

[8] 藁本：伞形科藁本属植物藁本 Ligusticum sinense Oliv.。

[9] 伊蒲塞之馔：见《东观汉记》卷七楚王英，"以助伊蒲塞桑门之盛馔"，言异域食俗。伊蒲塞：即梵语"优婆塞"；"桑门"，即"沙门"。

[10] 嗜痂：见《南史·刘穆之传》，南朝刘邕有爱吃疮疤的畸形癖好，当时还被社会病态社会尊为"名士风范"。

[11] 逐臭：见《吕氏春秋·遇合》，有一人有体臭，家人朋友都不喜。后海上人"悦之"，追随他。

[12] 黄元冶：应为黄元治。

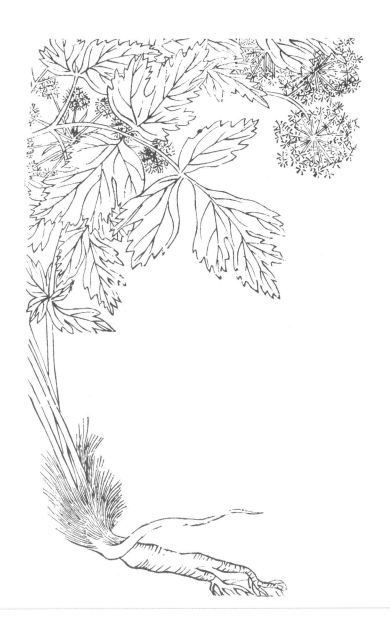

图 286 前胡

279. 白前

白前，《别录》中品。陶隐居云：根似细辛而大，色白，不柔，易折。《唐本草》注：叶似柳，或似芫花[1]，生沙碛之上，俗名嗽药。今用蔓生者，味苦，非真。核其形状，蔓生者即湖南所谓白龙须，已入蔓草草药。其似柳者即此。滇南名瓦草，又蔓生一种。

[**新释**]

《长编》卷六收白前文献。《图考》图似

非新绘（图 287）。绘图显示植物茎直立，叶长圆状披针形，近无柄；伞形聚伞花序生叶腋？花多数。据此性状，似《中志》63∶353

描述的萝藦科鹅绒藤属植物白前 *Cynanchum glaucescens* (Decne.) Hand.-Mazz.。该种因其叶似芫花，故又称芫花叶白前。

松村：*Vincetoxicum*；吴批：*Cynanchum acuminatum*。

本条文字还涉及多种植物，现分述如下。

（1）《名医别录》中品白前，即白前 *Cynanchum glaucescens* (Decne.) Hand.-Mazz.。

（2）今用蔓生者，即湖南所谓白龙须，已入蔓草草药。该种即本书卷之七"白薇"条，释作萝藦科鹅绒藤属植物白薇 *Cynanchum atratum* Bunge。

（3）其似柳叶者，应为柳叶白前 *Cynanchum stauntonii* (Decne.) Schltr. ex Lévl.。

（4）滇南名瓦草，又蔓生一种。吴批：*Melandryum lankongense*。应是 *Melandrium lankongense* (Franch.) Hand.-Mazz.，该名称已被处理为粘萼蝇子草 *Silene viscidula* Franch. 的异名。详见卷之十"滇白前"条。

[注]

1 芫花：瑞香科瑞香属植物芫花 *Daphne genkwa* Sieb. & Zucc.，见本书卷之二十四"芫花"条。

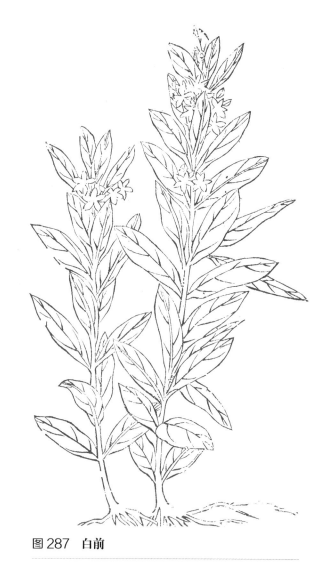

图 287　白前

280. 杜蘅

杜蘅，《别录》中品。《山海经》有之。《尔雅》：杜，土卤。《注》：杜蘅也，似葵而香。《图经》所述綦详，惟不释细辛形状。陶隐居云：杜蘅根叶都似细辛。则俚医以叶圆、长分别二种，不为无据。

零娄农曰：《山海经》云，杜蘅可以走马。《注》谓佩香草能令马疾走。其语不详。岂物类相制如《淮南万毕术》[1]，而今不传耶？否则马食杜蘅而有力善走，如宛马嗜苜蓿[2]耳。圣人格物，本于尽性，若予草木鸟兽，虞廷以命柏翳，此岂寻常委琐事哉？《周官》设闽隶、貃隶，掌与鸟兽言；服不氏掌养猛兽而教扰之；夏后氏之豢龙，能得龙之嗜欲；宣王时有梁鸯者，善养鸟兽，能驯虎豹[3]。后世如种鱼、咒鸡、医牛、相鹤、禽经、蚕书，其体物情，入于至微，甚至捕蛇、斗鹑，蟋蟀、蝇虎之属，亦教养有术焉。且兽医贱业也，而与食医同隶于冢宰，盖以人之疾痛疴痒，推之于有知有生，而知夭札瘥疠，无不由于燥湿饥寒，故一一求其性情所喜恶，而调燮之、时节之。况马为国畜、地用所亟，夏庌[4]、冬献，教驹[5]、攻驹，其法至详。而汉时西北诸国，皆以能逐水草、谷量牛马称富强，故马政以善牧为亟。夫一束刍，三升豆，此常料耳。

东海之岛，有龙刍焉，马食之，一日千里。西北多良马，《酉阳杂俎》曰：瓜州饲马以粪草[6]，沙州饲马以茨萁[7]，安北饲马以沙蓬。譬之人焉，豆令重，榆令瞑，而服饵参术者，亦能却病而致康强。以此类物，将无同乎？人第见有马者多盐车之贾人，御马者多鲁国之东方，否则衣文绣、啖枣脯以养之者害之。世无王良[8]、造父[9]，则所谓相马、通马者，洵为虚诞之说矣。诗人美卫武公[10]之勤民，终以骍牝三千，而举其要曰秉心塞渊。为此诗者其知道乎？

〔新释〕

《长编》卷六收杜蘅文献。《中志》24：182释《名医别录》杜蘅即为马兜铃科细辛属植物杜蘅 Asarum forbesii Maxim.。《图考》该条文字无详细性状描述，图似为新绘（图288）。据《图考》图，根状茎匍匐，根多数，粗，似肉质；茎具 2 叶，一大一小，叶心形，先端急尖，叶柄长，茎基部似芽苞叶。上述性状，为马兜铃科细辛属 Asarum 植物。图无花部特征描述，无产地。疑似细辛 Asarum sieboldii Miq.、杜蘅 Asarum forbesii Maxim. 一类。

松村：Asarum blumei Duch.，中国不产；吴批：Asarum maximum 待查，所绘当为俚医实物。此即大叶马蹄香 Asarum maximum Hemsl.。该种只局域分布在重庆和湖北，吴其濬可能无缘见到。

〔注〕

■ 《淮南万毕术》：西汉淮南王刘安食客所著，大概是我国古代有关物理、化学方面的记录。简称《万毕术》。

② 宛马嗜苜蓿：大宛产汗血马，喜好食用苜

蓿。见《史记·大宛列传》。

③ 宣王时……能驯虎豹：见《列子·黄帝第二》："周宣王方牧正，有役人梁鸯者，能养野

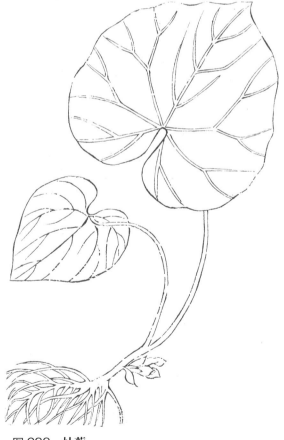

图288 杜蘅

禽兽，委食于园庭之内，虽虎狼雕鹗之类，无不柔驯者。"

4 庌（yǎ）：马棚。

5 駣（táo）：三四岁的马。

6 蘋（pín）草：植物名，学名待考。出《山海经·西山经》："（昆仑之丘）有草焉，名曰蘋草，其状如葵，其味如葱，食之已劳。"

7 茨其：茨，蒺藜科蒺藜属植物蒺藜 *Tribulus*

terrestris L.。萁，为豆科大豆属植物大豆 *Glycine max* (L.) Merr. 收获后的茎秆。

8 王良造父：王良，晋国大夫，曾为赵简子的驭手。以善御马而闻名。

9 造父：周穆王的驭手。以善御马而闻名。

10 卫武公：所引用《诗》"秉心塞渊、骙牝三千"是歌颂卫文公的诗句。中华本改作卫文公。

281. 及己

及己，《别录》下品。《唐本草》注：此草一茎四叶。今湖南、江西亦呼为四叶细辛，俗名四大金刚，外科要药。

[新释]

《长编》卷六收及己文献。《别录》及己，据孔宏智（2000）当是金粟兰科金粟兰属植物及己 *Chloranthus serratus* (Thunb.) Roem. et Schult。《唐本草注》的及己，也应是本种。

《图考》图为新绘（图289），所图应据湖南、江西植物，无花果。据《图考》图、文，本种为草本，根状茎横生，密生多数细长须根。茎具明显的节，叶四片，生于茎顶部，叶具短柄，叶缘疏生圆锯齿，不见花果。产于湖南、江西。《中志》20（1）：90 和吴批释绘图作及己 *Chloranthus serratus* (Thunb.) Roem. et Schult，该种具叶4～6片，叶缘具锐而密的锯齿。《图考》绘图显示疏圆齿，较接近丝穗金粟兰 *Chloranthus fortunei* (A. Gray) Solms-Laub.，湖南俗名四大金刚、四大天王、四块瓦（广西）。该种叶对生，通常4片生于茎上部，宽椭圆形、长圆形或倒卵形，边缘有圆锯齿或粗锯齿。分布在山东、江苏、安徽、

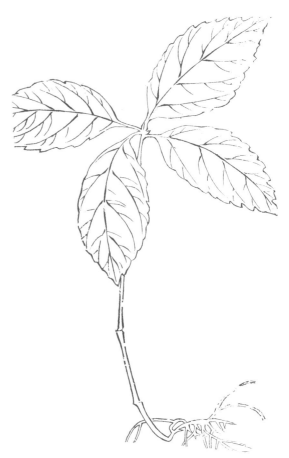

图 289 及己

浙江、台湾、江西、湖北、湖南、广东、广西、四川。

松村：*Chloranthus japonicus* Sieb.，产于吉林、辽宁、河北、山西、山东、陕西、甘肃。吴其濬在湖南、江西见到的非此种。吴批：*Chloranthus serratus*，所图当据俚医实物。

282. 鬼都邮

鬼都邮，《唐本草》始著录。徐长卿、赤箭，皆名鬼都邮。《唐本草》注：苗惟一茎，茎端生叶若伞状，根如牛膝[1]而细黑，与徐长卿别。《蜀本草》云：根横生，无须，花生叶心，黄白色。此种山草形状，亦多有之，而莫能决识。

零娄农曰：汉太守置督邮，厥有南、北、东、西、中五部，司耳目而备咨诹焉。孙宝[2]为京兆尹，署侯文以立秋，乃欲按豺狼之当道，以成天地之始遒。若乃赵勤[3]行县，叶与新野之令，望风而休，则桓虞以为良鹰之下韝也。阎孺部汾北，翁归部汾南[4]，所举既当，而伤者亦无敢仇，至魏郡守索贿，欲逐繁阳令，而都邮独以异政留陈球[5]，盖虽不免簿尉之罹箠楚[6]，而于守犹缪之与牁[7]。彼徐长卿、赤箭之同名，殆病坚惧其伤焉，将逃之而莫能留也。后世吓老魅以钟馗，而除疟之草，皆诺曰鬼见愁。又昔有灵巫曰瑶眊，持拾栌木棒以击鬼，遂呼为无患[8]，此非其俦欤？唐以后发其官于郡，而寻药者遂沟瞀回惑，眩其说而互紊，非郯子所云"不能纪远，乃纪于近"[9]耶？三代以还，文质迭进，小儒詹詹，懵于古训，而通千里之悫悫，乃益鄙而益信。虽然物之盛也，百名皆贵，物之衰也，百名皆废。战国尚王孙，今犹有见春草而念来归者乎？汉时重社丛，今犹有见粉榆[10]而知神所凭依者乎？《冬官》补以《考工》，谁识司空古官属耶？将作尊以大匠，谁识主章司林麓耶？唐进士侯生[11]，戏为除迁[12]，羌活[13]带两平章之号，黄芩备苦督邮之员，胡卢巴[14]列都尉于肾曹，荆三棱[15]以中尉而破坚，官名久汰，宜无传焉。呜呼！越王之头犹在，不必购以千金；仙人之枣何存，孰敢诞为五利？汉官、唐典，珥貂蝉，拖金紫，登台阁而游府寺者，徒令人感朽腐而堕涕泪，又何责备于依草附木，假托名位，冉冉焉不知春秋之百卉？

[新释]

《长编》卷六收鬼都邮文献。图大概抄自《图经》。据文字和绘图（图290），疑似百合科重楼属 *Paris*、延龄草属 *Trillium* 一类植物。

吴批：*Paris*？莫能决识。日人将中文名鬼都邮用作菊科兔儿风属 *Ainsliaea* 植物的中名，不知原因，存以备考。

[注]

⬛ 牛膝：苋科牛膝属植物牛膝 *Achyranthes bidentata* Blume，参见卷之十一"牛膝"条。

2 孙宝：字子严，颍川鄢陵（今河南鄢陵西北）人。汉代官吏，曾任京兆尹。

3 赵勤：汉代南阳棘阳（治今河南新野县东）人。据《东观汉记》，时叶县、新野令皆不遵法，太守桓虞派赵勤督邮。勤对叶县令高谈清论以激励之，县令解印绶去。未至新野，县令遣吏奏记陈罪，还印绶辞去。桓虞叹："良吏如良鹰，下韝即中。"

4 闳孺部汾北，翁归部汾南：出《汉书》七六。尹翁归（？—前62），字子兄，河东平阳（今山西临汾）人。西汉廉洁官吏。田延年任河东太守时，巡行至平阳，发现尹翁归有才，甚至觉得自己的才能不及尹翁归，便提升尹翁归担任督邮职务。当时河东郡二十八县分为汾北、汾南两部。尹翁归督察汾南。

5 陈球（118—179）：字伯真，下邳淮浦（今江苏涟水西）人。东汉时期将领、大臣。《后汉书》载："陈球……稍迁繁阳令，时魏郡守讽县求纳货赂，球不与之，太守怒而挝督邮，欲令逐球，督邮不肯，曰：'魏郡十五城，独繁阳有异政，今受命逐之，将致议于天下矣。'太守乃止。"

6 箠楚：古代杖刑的荆杖。

7 縿之与辕：縿，古代旌旗的正幅。辕，车辕。

8 昔有……遂呼为无患：出《酉阳杂俎》。

9 郯子所云"不能纪远，乃纪于近"：《孔子家语》载郯子说："自颛顼氏以来，不能纪远，乃纪于近，为民师而命以民事，则不能故也。"

10 枌榆：榆科榆属植物榆树 *Ulmus pumila* L.。

11 唐进士侯生：《辍耕录》记载唐天成进士侯宁极戏造《药谱》，用娱闲暇。

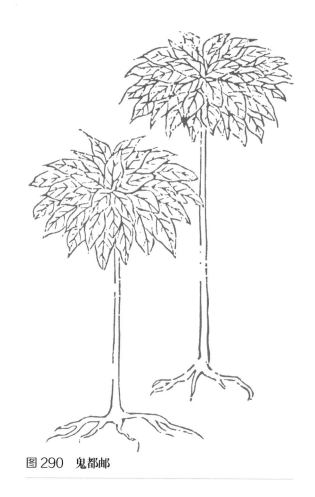

图 290　鬼都邮

12 除迁：拜受官位，晋升或谪降。

13 羌活：伞形科羌活属植物羌活 *Notopterygium incisum* Ting ex H. T. Chang。

14 胡卢巴：豆科胡卢巴属植物胡卢巴 *Trigonella foenum-graecum* L.。但本书所卷之十四所描绘植物非胡卢巴属 *Trigonella* 植物，具体物种待考。

15 荆三棱：本书所图荆三棱，乃是莎草科莎草属植物香附子 *Cyperus rotundus* L.，参见本书卷之二十五"荆三棱"条。不同于《开宝本草》荆三棱，其基原为莎草科三棱草属植物荆三棱 *Bolboschoenus yagara* (Ohwi) Y. C. Yang & M. Zhan。

283. 芒

芒，《尔雅》：芒，杜荣。《本草拾遗》始著录。今人以为荐，多生池堰边，秋深开花，遥望如荻，有红、白二种。生山者瘦短，为石芒，湖南通呼为芭茅。

［新释］

《图考》图为吴其濬新绘（图291）。所图为大型顶生圆锥花序，分枝较多，主轴延伸情况，因花序未完全展，并不完全清楚。可释作《图考》图为芒属五节芒 *Miscanthus floridulus* (Lab.) Warb. ex Schum. et Laut.。本草学认为该种即"芭茅"。据《中志》10（2）：5，该种分布在江苏、浙江、福建、台湾、广东、海南、广西等省区，但湖南不产。

《禾本图说》749 释《本草拾遗》芒为禾本科芒属植物芒 *Miscanthus sinensis* Anderss.，该种分布几遍全国，生长在海拔 1 800 米以下的山地、丘陵和荒坡原野。生山地者，植株矮小，或为吴其濬所谓"石芒"。吴批芭茅 *Arundinella*，或指 *Arundinella nepalensis* Trin.。该石芒、芭茅，有待民族植物学调查。

文中提及"红白二种"，红者疑为紫芒 *Miscanthus purpurascens* Andress.，白者疑为芒 *Miscanthus sinensis* Anderss.。

附记：今《中志》禾本科芒属 *Miscanthus* 和荻属 *Triarrhena* 还存在诸多疑问，期待有新的分类修订。分类处理好，历代本草的芒方可得以准确鉴定。

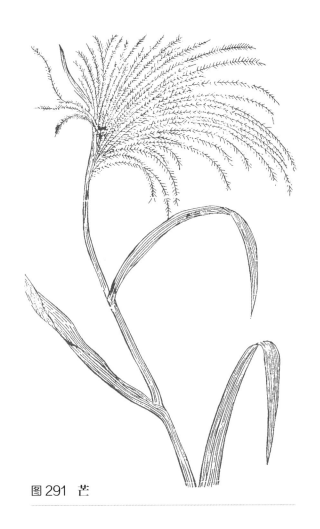

图291 芒

松村：*Miscanthus sinensis* Anders.。吴批：*Miscanthus floridulus*。白：*M. sinensis*，或是红山芒 *Sclerochloa*？（待查）。湖南通呼芭茅：*Arundinella*。

284. 菮草

菮草，即小芒草。生冈阜。秋抽茎开花如莠而色赤，芒针长柔似白茅而大，其叶织履颇韧。

［新释］

吴其濬新描述的物种。据《图考》文、图（图292），叶如禾草，穗较肥大，圆柱状，原文作"开花如莠"。据《禾本图说》710，莠（《诗经》《礼记》）为 *Setaria viridis* (L.) Beauv.，但普通北方小米 *Setaria italica* (L.) Beauv. 在收割完后，田地中留下似小米与狗尾草 *S. viridis*

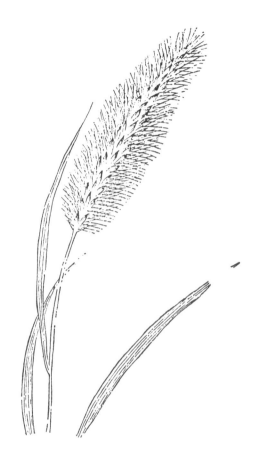

图 292　荩草

之间的中间类型植株，其芒色赤（成熟后成黑色），芒针长而细，非羽毛状。据上述性状特征，与《中志》10（1）：366、《禾本图说》713 所描述的禾本科狼尾草属植物狼尾草 *Pennisetum alopecuroides* (L.) Spreng 在概貌上相吻合。本种我国自东北、华北经华东、中南及西南各省区均有分布，多生于海拔 50～3 200 米的田岸、荒地、道旁及小山坡上。

松村：*Pennisetum japonicum* Trin.；《禾本图说》713、《纲要》3：517、《中志》10（1）：366：*Pennisetum alopecuroiodes* (L.) Spreng；吴批：*Pennisetum alopecuroides*?

285. 长松

长松，《本草拾遗》始著录。生关内山谷古松下，根类荠苨。释慧祥有《清凉传》[1]，宋人诗集多及之。

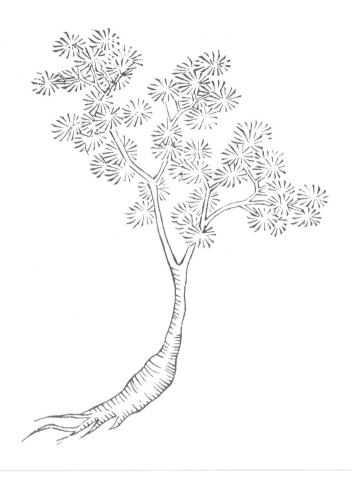

图 293　长松

为何物。

〔新释〕

《图考》图（图 293）非新绘。疑似天门冬属 Asparagus 植物曲枝天冬 Asparagus trichophyllus Bunge。

吴批：所图不知何据，大约抄来，不识

〔注〕

❶ 释慧祥有《清凉传》：又称《古清凉传》。唐高宗时释慧祥编撰，记述了五台山佛教史迹。

286. 辟虺雷

辟虺雷，《唐本草》始著录。状如苍术，峨眉诸山有之。解毒、辟瘟，消痰、却热。

〔新释〕

《图考》图（图 294）非新绘，显然非马兜铃科植物，待考。

《四川省中药材标准》（1987）认为《本草纲目》"辟虺雷"基原为马兜铃科马兜铃属植物 朱 砂 莲 Aristolochia cinnabaria C. Y. Cheng，该学名今被《中志》24：240 处理作马兜铃科

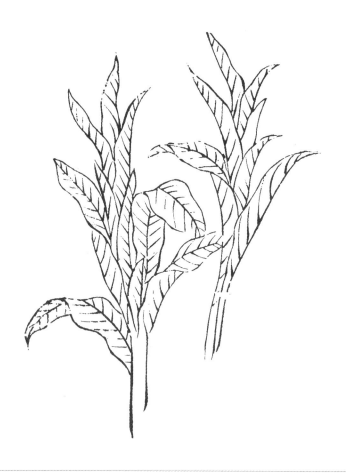

图 294　辟虺雷

马兜铃属植物背蛇生 *Aristolochia tuberosa* C. F. Liang et S. M. Hwang。该种产于广西（南丹、田林、百色）、云南（文山、耿马）、贵州（安龙）和四川（峨眉、马边、屏山）、湖北（宣恩），生于海拔 150～1 600 米石灰岩山上或山沟两旁灌丛中。模式标本采自广西田林。根供药用。味苦、辛，性寒，有小毒。有消炎消肿、清热解毒、散血止痛之效，民间用于治疗胃炎、胃溃疡疗效较好。但是否为《唐本草》辟虺雷，尚有疑问，因文云"状如苍术"。

吴批：图不知何据？不能辨识。今草药有辟虺雷，乃 *Aristolochia* 一种，待查。

287. 仙茅

仙茅，唐开元中婆罗门僧[1] 进此药，《开宝本草》始著录。今大庾岭产甚夥，土人以为茶饮。盖岭北泉涧阴寒，藉此辛烈以为温燥。服食者少，或有中其毒者。川中产亦多。

[新释]

《长编》卷六收仙茅文献。《中志》16（1）：37 释《开宝本草》仙茅、《本草纲目》婆罗门参、芽瓜子具为石蒜科仙茅属仙茅 *Curculigo orchioides* Gaertn.。《图考》绘图（图295）无花

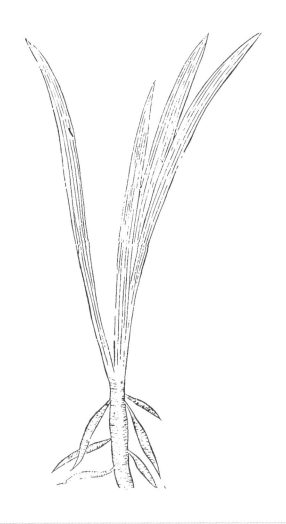

图 295　仙茅

果，所图显示根状茎圆柱形，粗，长，直生，须根粗；叶 4 枚，线状披针形，甚长大，顶端长渐尖，基部近无柄；产大庾岭，做茶饮；川中亦产。与仙茅 *Curculigo orchioides* Gaertn. 较为接近。该种产于浙江、江西、福建、台湾、湖南、广东、广西、四川南部、云南和贵州，生于海拔 1 600 米林下、草地或荒坡上。

松村：*Curculigo ensifolia* R. Br.；吴批：旧日人释 *Curculigo orchioides*。

［注］

1　婆罗门僧：泛指来自印度的僧人。

288. 延胡索

延胡索，《开宝本草》始著录。宋人药名诗[1]：到处迁延胡索人。其入药盖已久。今茅山种之，为治妇科腹痛要药。

[新释]

《长编》卷六收延胡索文献。《图考》图（图296）非新绘。《中志》32：475释《开宝本草》延胡索为罂粟科紫堇属植物延胡索 Corydalis yanhusuo W. T. Wang et Z. Y. Su et C. Y. Wu。本研究认为《开宝本草》的延胡索，《中志》的处理意见欠妥。五代李珣《海药本草》记载延胡索"生奚国，从安东道来"，疑从唐代安东都护府来者。据此，本品原植物应为分布在我国华北北部至兴安岭紫堇属植物齿瓣延胡索 Corydalis turtschaninovii Bess. 和 Corydalis ambigua Cham. & Schltdl. 一类。

文字"茅山种之"的延胡索和《图考》绘图，可释为《中志》32：475描述的罂粟科紫堇属植物延胡索 Corydalis yanhusuo W. T. Wang et Z. Y. Su et C. Y. Wu。本种为多年生草本，高10～30厘米；块茎圆球形，直径1～2.5厘米；茎直立，常分枝；通常3～4枚茎生叶，叶二回三出或三回三出，小叶三裂或三深裂，具全缘的披针形裂片，裂片长2～2.5厘米，宽5～8毫米，下部茎生叶常具长柄。《图考》绘图简单，但与该种概貌较接近。本种产于安徽、江苏、浙江、湖北、河南，生丘陵草地，有的地区引种栽培（陕西、甘肃、四川、云南和北京）。推测宋南渡后，北方产延胡索的药材供应受限，药人只好就近选取近缘种，以茅山产的 Corydalis yanhusuo 代之。"延胡索"这一中文

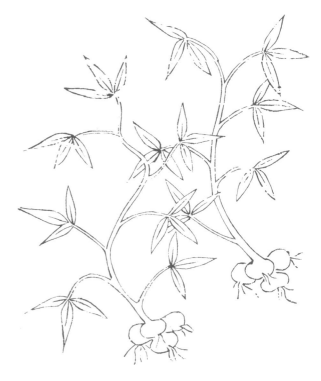

图296　延胡索

名，也被现代植物分类学家冠在该种头上了。

《纲要》：Corydalis yanhusuo W. T. Wang；吴批：Corydalis yanhusuo。

[注]

[1] 宋人药名诗：传作者为宋代陈亚（约1017年前后在世），字亚之，维扬（今江苏扬州）人。咸平五年（1002）进士。尝为杭之于潜令，守越州、润州、湖州，仕至太常少卿。著药名诗百首。

289. 鬼见愁

鬼见愁，生五台山。紫毛森森如猬刺，梢端作绿苞。《清凉山[1]志》云：生台麓，能驱邪，俗以悬门首，云能畏鬼，或亦呼为钵莲。

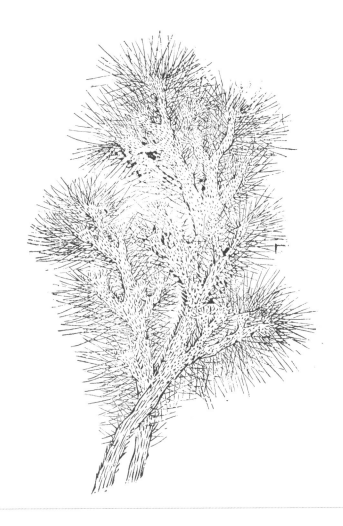

图 297　鬼见愁

［新释］

　　吴其濬新描述的山西物种。据《图考》文、图（图297），可得知本种为小灌木，茎、枝皆密生长尖的刺，枝端花苞（"梢端有绿苞"）。原文虽短小，几乎无形态描述，但原图茎枝布满长而尖的刺，加以地区五台山的县志，本种无疑为豆科锦鸡儿属植物鬼箭锦鸡儿 *Caragana jubata* (Pall.)

Poir.，今陕西俗名"鬼箭愁"。《中志》42（1）：26该种细分为4个变种和一个变型，山西分布者，为鬼箭锦鸡儿原变种 *Caragana jubata* var. *jabata*。

　　《纲要》2：108：*Caragana jubata* (Pall.) Poir.；吴批：*Caragana jubata*。

［注］

① 清凉山：即五台山的别称。

290. 麦条草

　　麦条草，一名空筒包，建昌谓之虎不挨。红茎红刺，尖细如毛，对叶排比，如榆叶而宽大，发杈，开五瓣白花，绿心突出，长三四分，极似鱼腥草[1]花，土医以治痧斑热证。

[新释]

吴其濬新描述的江西物种。据《图考》文、图（图298），可得知本种为小灌木；茎与叶柄均具尖细的毛（或刺）；叶互生，奇数羽状复叶，有长柄，小叶5（幼叶为3），顶生小叶和侧生小叶，基本同形，卵状椭圆形至卵状长圆形，先端尖到渐尖，基部钝圆，除顶生小叶有短柄外，侧生小叶无柄，边具细锯齿（实应为重锯齿，谅系当时的刻工水平不能雕刻出重锯齿的水平），具羽状脉，侧脉多条；花有柄，1～2朵生于叶腋，萼片5，条形，白瓣5，白色倒卵状椭圆形，具多数心皮，聚合成长较长的绿色柱状体（"绿心突出，长三四分"）；产于江西建昌。据上述特征，与《中志》37：96，

《图鉴》274，图2277所描述的蔷薇科悬钩子属植物空心泡 *Rubus rosifolius* Smith 在概貌上基本相似。该种在我国产于江西、湖南、安徽、浙江、福建、台湾、广东、广西、四川、贵州。生于山地杂木林内阴处、草坡或高山腐殖质土壤上，海拔达2 000米。根、嫩枝及叶入药，味苦、甘、涩，性凉，有清热止咳、止血、祛风湿之效。

吴批：*Rubus* 一种。

[注]

[1] 鱼腥草：指本书卷之四"蕺菜"，三白草科蕺菜属植物蕺菜 *Houttuynia cordata* Thunb.，《纲目》作"鱼腥草"。非卷之十一"鱼腥草"，此草为禾本科植物。

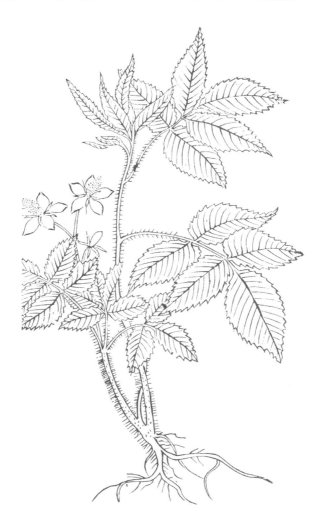

图298　麦条草

291. 白马鞍

白马鞍，生建昌。独茎，上红下绿，旁枝对发，叶如梅叶，嫩绿细齿，或三叶，或五叶，排生一枝，土人采根敷毒。

[新释]

吴其濬新描述的江西物种。绘图（图299）所示植物无花果，似蔷薇科悬钩子属 *Rubus* 一种。具体物种有待在江西建昌作民族植物学调查，尤宜关注其俗名和功用。

吴批：似亦为 *Rubus* 一种。

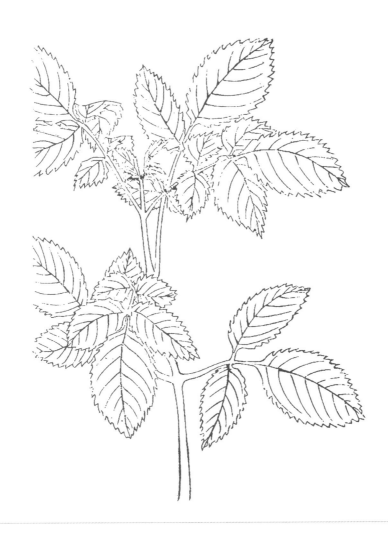

图 299　白马鞍

292. 朱砂根

朱砂根，《本草纲目》始著录，生太和山。叶似冬青[1]叶，背甚赤，根大如箸，赤色。治咽喉肿痛，磨水或醋咽之。

[新释]

《图考》转引《本草纲目》的文字，但有省略。绘图（图300）也非吴其濬新绘。如单据绘图，确定不了科属。据文字、俗名和功效等，暂同意释朱砂根为《中志》58：68描述的报春花科紫金牛属植物硃砂根 Ardisia crenata Sims。现药市上出售的药材硃砂根，原植物也是该种，我国产于西藏东南部至台湾，湖北至海南岛等地区，生于海拔90～2 400米的疏、密林下阴湿的灌木丛中。为民间常用的中草药之一，根、叶可祛风除湿，散瘀止痛，通经活络，用于跌打风湿、消化不良、咽喉炎及月经不调等症。果可食，亦可榨油，油可供制肥皂。现亦为观赏植物，在园艺方面的品种亦很多。

附记：《中志》58：68作"硃砂根"，为广东俗名，未提及出《图考》。

吴批：Ardisia crenata。

[注]

1 冬青：《图经》本草的冬青，指的是冬青科冬青属植物冬青 Ilex chinensis Sims。

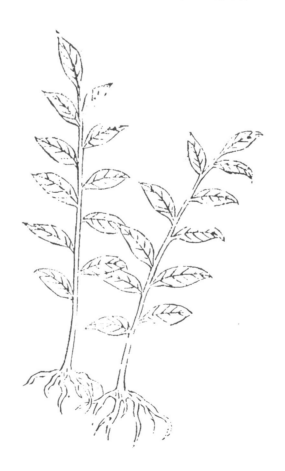

图300　朱砂根

293. 铁线草

铁线草，宋《图经》外类，生饶州。治风肿，消毒。余至彼，访之未得。

[新释]

《图考》图（图301）非新绘。绘图显示该植物具粗大的根，植株基部被毛？茎直立，似三小叶复叶？小叶形状非团扇形和圆形。

似非蕨类植物，更非铁线蕨科铁线蕨属植物团羽铁线蕨 *Adiantum capillis-veneris*。待考。

吴批：图从《图经》抄来。*Adiantum capillis-veneris*。

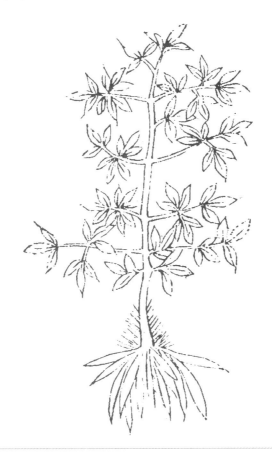

图 301　铁线草

294. 都管

都管草，宋《图经》外编[1]，生宜州。根似羌活，叶似土当归。主风肿、痈毒、咽喉痛。《桂海虞衡志》[2]云：一茎六叶。

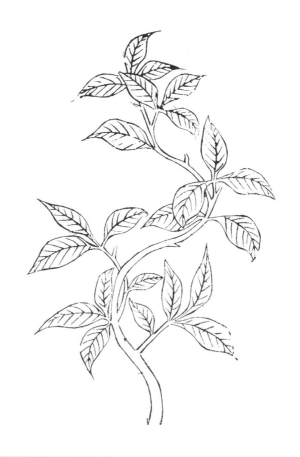

图 302 都管

[新释]

本条图（图 302）、文出自《图经》。待考。

[注]

1 编：商务 1957 本作"类"。

2 《桂海虞衡志》：宋代范成大（1126—1193）撰写一部记载广西风土人情、动植物物产的志书，全书 1 卷。《图考》多处引用其中植物。

295. 永康军紫背龙牙

宋《图经》：紫背龙牙，生蜀中，味辛苦无毒。彼土山野人云：解一切蛇毒，甚妙。兼治咽喉中痛，含咽之便效。其药冬夏长生，采无时。

[新释]

本条图（图 303）、文出自《图经》。待考。

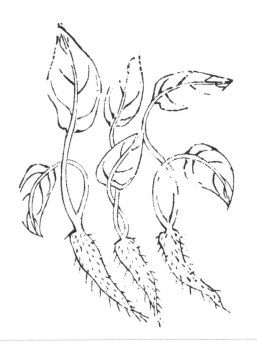

图 303　永康军紫背龙牙

296. 施州半天回

宋《图经》：半天回，生施州。春生苗，高二尺已来，赤斑色，至冬苗叶皆枯。其根味苦涩，性温，无毒。土人夏月采之，与鸡翁藤[1]、野兰根[2]、崖棕[3]等四味洗净，去粗皮，焙干，等分，捣罗为末，温酒服二钱匕，疗妇人血气并五劳七伤。妇人服忌羊血、鸡、鱼、湿面；丈夫服无所忌。

〔新释〕

本条图（图 304）、文出自《图经》。待考。

〔注〕

1 鸡翁藤：植物名，学名待考。

2 野兰根：即本卷"施州野兰根"条。

3 崖棕：日人释为莎草科苔草属植物 *Carex* sp.，存以备考。

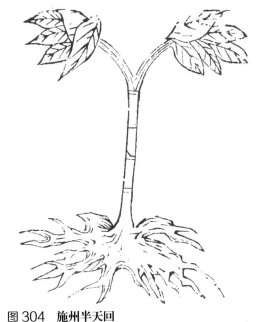

图 304　施州半天回

297. 施州露筋草

宋《图经》：露筋草，生施州。株高三尺已来，春生苗，随即开花结子，四时不凋，其子碧绿色，味辛涩，性凉，无毒。不拘时采其根，洗净焙干，捣罗为末，用白矾水调，贴蜘蛛、蜈蚣咬伤疮。

〔新释〕

本条图（图305）、文出自《图经》。待考。

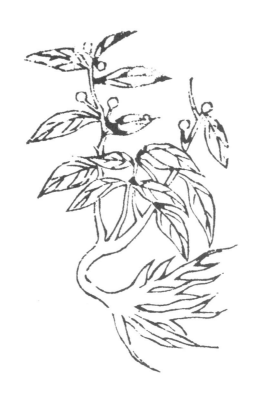

图305　施州露筋草

298. 施州龙牙草

宋《图经》：龙牙草，生施州。株高二尺已来，春夏有苗叶，至秋冬而枯。其根味辛涩，温无毒。春夏采之，洗净拣择去芦头，焙干，不计分两，捣罗为末，用米饮调服一钱匕，治赤白痢，无所忌。

[新释]

本条图（图306）、文出《图经》。据《图考》绘图，该种为多年生草本；根呈块茎状，周围长出若干侧根，根茎短，基部常有1至数个地下芽；叶为奇数羽状复叶，具小叶2～4对，小叶片无柄或有短柄，倒卵形。据上述性状，其概貌颇合《中志》34：457描述的蔷薇科龙芽草属植物龙芽草 *Agrimonia pilosa* Ledeb.。该种在我国南北各省区均产。常生于溪边、路旁、草地、灌丛、林缘及疏林下，海拔100～3 800米。

松村：*Agrimonia eupatoria* L.；《中志》34：457：*Agrimonia pilosa* Ledeb。

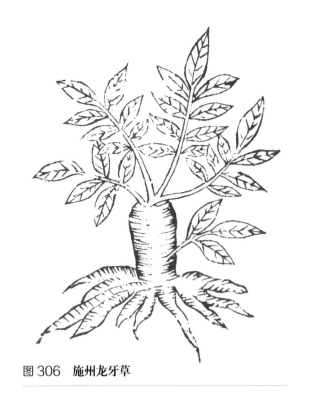

图306 施州龙牙草

299. 施州小儿群

宋《图经》：小儿群，生施州。丛高一尺已来，春夏生苗叶，无花，至冬而枯，其根味苦，性凉，无毒，采无时。彼土人取此并左缠草[1]二味，洗净焙干，等分捣罗为末，每服一钱，温酒调下，疗淋疾，无忌。左缠草乃旋花根也。

[新释]

本条图（图307）、文出自《图经》。待考。

[注]

1 左缠草：即旋花科打碗花属植物旋花 *Calystegia sepium* (L.) R. Br. Prodr.。

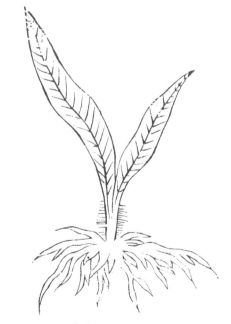

图307 施州小儿群

300. 施州野兰根

宋《图经》：野兰根，出施州。丛生，高二尺已来，四时有叶无花，其根味微苦，性温无毒，采无时。彼土人取此并半天回、鸡翁藤、崖棕等四味，洗净去粗皮，焙干，等分捣罗为末，温酒调服二钱匕，疗妇人血气并五劳七伤。妇人服之，忌鸡、鱼、湿面、羊血；丈夫无所忌。

[新释]

本条图（图308）、文出自《图经》。待考。

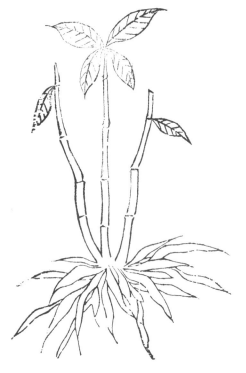

图308 施州野兰根

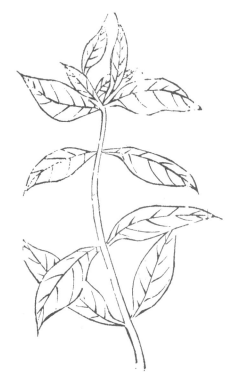

图309 天台山百药祖

301. 天台山百药祖

宋《图经》：百药祖，生天台山中。苗叶冬夏常青。彼土人冬采其叶入药，治风有效。

[新释]

本条图（图309）、文出自《图经》。绘

图疑似《中志》69：550描述的苦苣苔科吊石苣苔属植物吊石苣苔 Lysionotus pauciflorus Maxim.。

302. 威州根子

宋《图经》：根子，生威州山中。味苦辛，温，主心中结块久积，气攻脐下。根入药用，采无时；其苗叶花实，并不入药。

〔新释〕

本条图（图310）、文出自《图经》。待考。

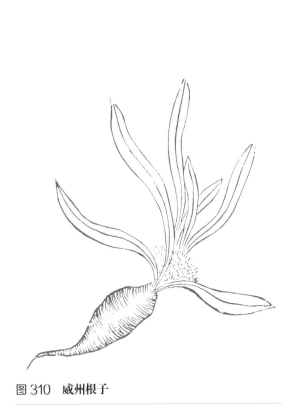

图 310　威州根子

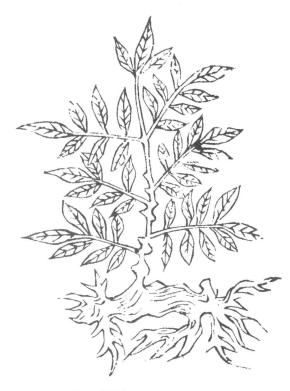

图 311　天台山黄寮郎

303. 天台山黄寮郎

宋《图经》：黄寮郎，生天台山中。苗叶冬夏常青。彼土人采其根入药，治风有效。

〔新释〕

本条图（图311）、文出自《图经》。待考。

304. 天台山催风使

宋《图经》：催风使，生天台山中。苗叶冬夏常青。彼土人秋采其叶入药用，治风有效。

〔新释〕

本条图（图312）、文出自《图经》。待考。

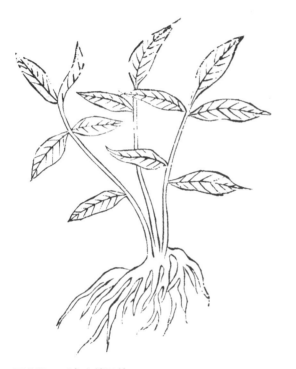

图 312　天台山催风使

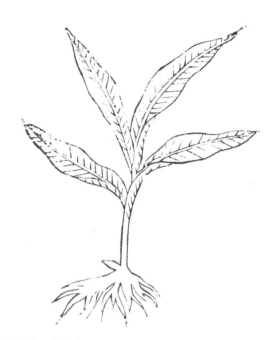

图 313　半边山

305. 半边山

宋《图经》：半边山，生宜州溪涧。味微苦辛，性寒。主风热上壅，咽喉肿痛，及项上风疬，以酒摩服。二月、八月、九月采根，其根状似白术而软，叶似苦荬厚而光。一名水苦荬，一名谢婆菜。

〔新释〕

本条图（图313）、文出自《图经》。待考。

306. 信州紫袍

宋《图经》：紫袍，生信州。春深发生，叶如苦益菜[1]，至五月生花如金钱[2]，紫色。彼方医人用治咽喉、口齿。

〔新释〕

本条图（图314）、文出自《图经》。待考。

〔注〕

1️⃣ 苦益菜：植物名，学名待考。

2️⃣ 金钱：参见本书卷之二十七金钱花，梧桐科午时花属植物五时花 *Pentapetes phoenicea* L.。

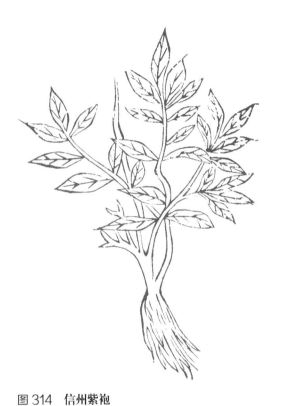

图 314　信州紫袍

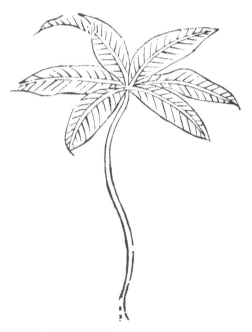

图 315　福州琼田草

307. 福州琼田草

宋《图经》：琼田草，生福州。春生苗叶，无花。三月采根叶，焙干。土人用治风，生捣罗，蜜丸服之。

〔新释〕

本条图（图315）、文出自《图经》。待考。

308. 福州建水草

宋《图经》：建水草，生福州。其枝叶似桑，四时常有。彼土人取其叶焙干，碾末，暖酒服，治走疰风。

〔新释〕

本条图（图316）、文出自《图经》。待考。

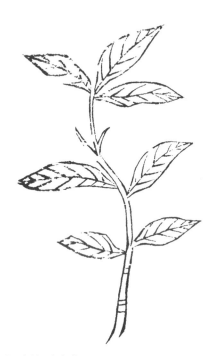

图 316　福州建水草

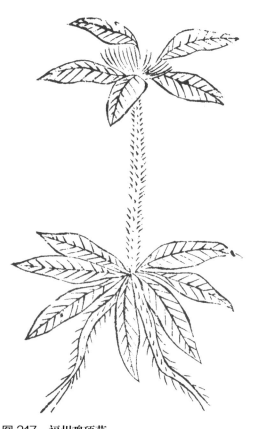

图 317　福州鸡项草

309. 福州鸡项草

宋《图经》：鸡项草，生福州。叶如红花叶，上有刺，青色，亦名千针草。根似小萝卜，枝条直上，三四月苗上生紫花，八月叶凋，十月采根。洗焙干，碾罗为散服，治下血。

〔新释〕

本条图（图317）、文出自《图经》。似菊科蓟属之一种 *Cirsium* sp.。

310. 福州赤孙施

宋《图经》：赤孙施，生福州。叶如浮萍草。治妇人血结不通，四时常有，采无时。每用一手搦，净洗细研，暖酒调服之。

[新释]

本条图（图318）、文出《图经》。待考。

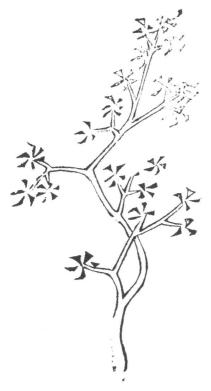

图318　福州赤孙施

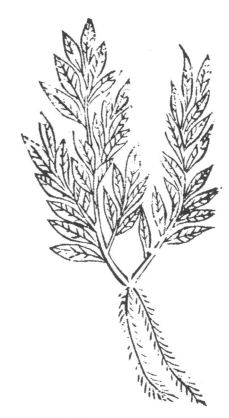

图319　信州鸺鸟威

311. 信州鸺鸟威

宋《图经》：鸺鸟威，生信州山野中。春生青叶，至九月而有花如蓬蒿菜花，淡黄色，不结实。疗痈疖肿毒。采无时。

[新释]

本条图（图319）、文出《图经》。据文

"九月而有花如蓬蒿菜，花淡黄色，不结实"，疑似菊科 Asteraceae 植物。具体物种待考。中国古代对菊科植物的瘦果可能还没有认识。

312. 福州独脚仙

宋《图经》：独脚仙，生福州。山林傍、阴泉处多有之。春生苗，至秋冬而落叶，叶圆，上青下紫，其脚长三四寸。夏采根叶连梗，焙干为末服，治妇人血块，酒煎半钱。

[新释]

本条图（图320）、文出《图经》。《图考》绘图显示的只是3枚叶，叶盾状，轮廓近圆形，叶柄细长三四寸，产于福州山林旁，生于阴泉处。据上述性状，宜释作《中志》29：257描述的小檗科鬼臼属植物六角莲 *Dysosma pleiantha* (Hance) Woodson.。本种产于台湾、浙江、福建、安徽、江西、湖北、湖南、广东、广西、四川、河南。生于林下、山谷溪旁或阴湿溪谷草丛中。海拔400～1 600米。

吴批：*Dysosma pleianthum*？

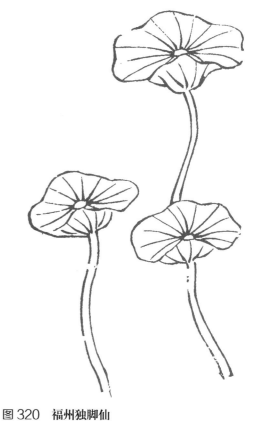

图 320　福州独脚仙

313. 信州茆质汗

宋《图经》：茆质汗，生信州。叶青，花白。七月采。彼土人以治风肿，行血有效。

[新释]

本条图（图321）、文出《图经》。核《政和本草》图，本条绘图所示花五瓣无误。其他多处性状，如根的形态，具毛（原图须根）。叶形叶脉，以及花序的布局，皆有变动。即便据《政和本草》图，也难鉴定物种，何况《图考》图多处性状改变。待考。

吴批：图上花五瓣。查《图经》图，是不是吴其濬抄图有误。

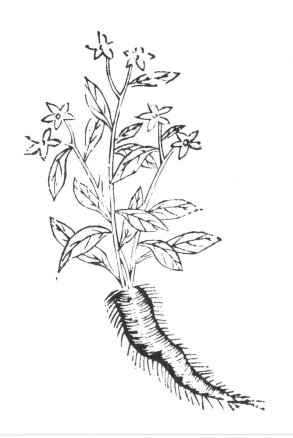

图 321 信州茹质汗

314. 锁阳

锁阳，《本草补遗》[1]始著录，见《辍耕录》[2]。生鞑靼[3]田地。补阴气、益精血，润燥，治痿。

[新释]

《图考》文字所记应为《中志》53（2）：152 描述的锁阳科锁阳属植物锁阳 *Cynomorium songaricum* Rupr.。本种是根寄生多年生肉质草本，全株红棕色，无叶绿素；茎圆柱形，肉质，分枝或不分枝，据螺旋状排列的脱落性鳞片叶；花杂性，极小，由多数雄花、雌花与两性花密集形成顶生的肉穗花序，绘图没有显示花部细节。该种我国产一属一种，分布于新疆、青海、甘肃、宁夏、内蒙古、陕西等省区，生于荒漠草原、草原化荒漠与荒漠地带的河边、湖边、池边等生境且有白刺、枇杷柴生长的盐碱地区。

《图考》绘图（图 322）显然系抄来。吴其濬未见，也不识。如单纯据绘图，无法鉴定物种。

吴批：*Cynomorium songaricum*。

[注]

❶《本草补遗》：北宋庞安时（1042—1099）撰。为补宋以前本草不载而有功效之药。书已佚。

❷《辍耕录》：即《南村辍耕录》，元末陶宗仪撰。

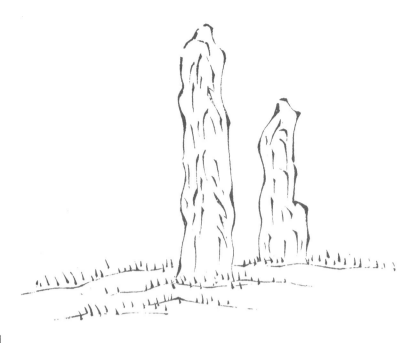

图 322　锁阳

全书 30 卷，内容多记元代政事、典章制度，还保存了一些关于诗词、小说、戏剧、音乐和绘画等方面的资料。陶宗仪，字九成，号南村，浙江黄岩人。本书为其元末避乱松江华亭，随手所作札记。

3 鞑靼（dá dá）：我国古代北方游牧民族的统称，后专指蒙古人。

315. 通草

通草，即《尔雅》离南，活脱，《山海经》寇脱。《法象本草》[1] 收之，《拾遗》曰：通脱木，形状功用具《图经》。其叶茎中空，梢间作苞，开白花如枇杷[2]，此草植生如木，颇似水桐，冬时茎亦不枯。《本草纲目》云蔓生，殊误，今入于山草类。

雩娄农曰：《郭注》，零桂人植而日灌之，以为树。《酉阳杂俎》：瓤轻白可爱，女工取以饰物。寇脱之制物饰，晋唐已有之矣。《尔雅翼》引《潜夫论》[3] 讥花采之费，以为今通行于世，其意以批黄判白，插髻饰鬓为缛丽，而靡物力也。然余以此物行而物力始省，自作绘绨绣，五采彰施，人文渐起，而赋物肖形，尝巧斗妍。譬如天地之于草木，句萌于春，蕰萐于夏，泄其精英，以炫目睫而荡心志者，日出而不可遏抑，雕文刻镂伤农事，锦绣纂组害女工，朝廷虽以俭德风天下，然以朴而华，如益薪爨火，以华而朴，如逆阪走丸。富家明珰翠羽，花钿蔽髻，一物之直，逾于露台。晋以金为步摇，后宫仿效，朝成夕毁，竞为新奇，此风日扇，不熠益炽。《管子》摧铁之法：一女必有一刀、一针。今以中人之产计之，一女必有一簪，一钗，一镜，一搔头、花胜、环瑱、条脱、指环，其糜朱提之浮，岂可胜数？至于剪彩为花，捻蜡作凤，刻玉成叶，染牙制柄，织金抽缕，箔金、银、铜、锡而为涂附者，朝侈神奇，暮裂朽腐，戕天下可以易衣、易食、一成不败之物，还之太虚无何有之乡，此亦造物之所大不忍，而贾长沙[4]所为长太息者矣。寇脱之叶，艑抄而不可为笠，花猥碎而不可供瓶，质轻虚而不可以为薪、为器，易生而扇地，徒蓬勃于蛮烟瘴雨之中，入药裹者万分无一，其无益于世久矣。损其肤以登副笄，千红万紫，引蝶欺蜂，而染绢盘丝，一见无颜色矣。且质不及锱，价不逾铢，虽富者亦爱其便，而后鷉冠、金胜，亦少休息于秋箧之箧笥，而三条广陌，或因此而减堕珥遗簪之奢纵乎？然则造物生此，谓非拯翠之生，完缯之裂，防金、银、宝玉之虚空粉碎耶？智者创物，巧者述之，吾以为始饰物者，虽以西陵氏之祀，享奉之可也。京师有草花市，乃谒东岳，百卉萋萋，实为东方司令，报赛不为无稽。

[新释]

《长编》卷六收"通脱木"文献。《图考》新绘两图，一幅为植株（图323-a），一幅为花期（图323-b），描述的是同一物种。两图显示该种为木本；有明显的叶痕，叶大；集生茎顶，掌状裂5裂，裂片约为叶片全长的2/3，倒卵状长圆形，再裂2～3小裂片，先端渐尖。边缘疏生

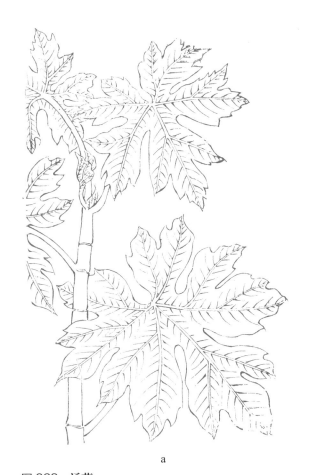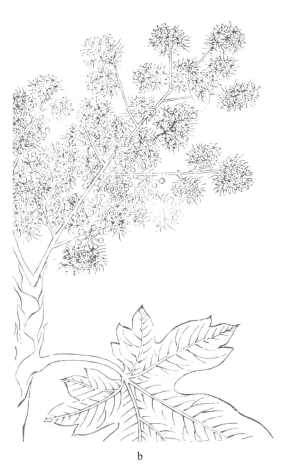

a　　　　　　　　　　b

图323　通草

粗齿，叶柄粗壮，主粗。具托叶；具分枝较多的大型圆锥花序，具花多数。据上述性状，同意释作五加科通脱木属植物通脱木 *Tetrapanax papyrifer* (Hook.) K. Koch。本种分布于北自陕西（太白山），南至广西、广东，西起云南西北部（丽江）和四川西南部（雷波、峨边），经贵州、湖南、湖北、江西至福建和台湾。生于向阳肥厚的土壤，海拔自几十米至2800米。通脱木的茎髓大，质地轻软，颜色洁白，称为"通草"，切成的薄片称为"通草纸"，供精制纸花和小工艺品原料。中药用通草作利尿剂，并有清凉散热功效。

松村：*Fatsia papyrifera* Bth. et Hk.；《中志》54：13 和吴批：*Tetrapanax papyrifer* (Hook.) K. Koch。

[注]

① 《法象本草》：指元代医家李东垣（1180—1251）著作的《用药法象》。据《本草纲目序例》称，此书在《珍珠囊》的基础上，增加了用药凡例、诸经向导及纲要治法等内容。原书佚。

② 枇杷：蔷薇科枇杷属植物枇杷 *Eriobotrya japonica* (Thunb.) Lindl.，参见本书卷之三十二"枇杷"条。

③ 《潜夫论》：东汉隐士王符的作品，内容为抨击时政之得失。王符，字节信，安定临泾（今甘肃镇原）人。

④ 贾长沙：指贾谊（前200—前168），西汉著名文学家、政论家。以辞赋和散文著称。

316. 杏叶沙参

[新释]

吴其濬新绘物种，无文字描述。据《图考》杏叶沙参绘图（图324），形态较接近《中志》73（2）：115 描述的桔梗科沙参属植物荠苨 *Adenophora trachelioides* Maxim.。俗名杏叶菜，心叶沙参。参见本书卷之八"荠苨"条、卷之七"沙参"条图。据《中志》，本种产于辽宁、河北、山东、江苏（北部）、浙江（天目山）、安徽（黄山）和苏南。生于山坡草地或林缘。

松村：*Adenophora polymorpha* Ledeb.var. *latifolia*；吴批：绘图即 *Adenophora remotiflora*。

317. 细叶沙参

[新释]

该条有图无文。绘图（图325）疑仿绘《救荒》图，但改为茎有分枝。吴其濬本人可能没有见过该种。据图，其地下根粗大，茎直立，有分枝，无心形基生叶，茎生叶互生，有短柄，叶细作柳叶形，全缘，无花序。据上述性状，宜释作桔梗科沙参属植物细叶沙参 *Adenophora paniculata* Nannf.。本种产于内蒙古南部、山西、河北、山东、河南、陕西，生于海拔1100～2800米的山坡草地。模式标本采自河北小五台山。

《中志》73（2：）136：*Adenophora paniculata* Nannf.。吴批：*Adenophora paniculata*？

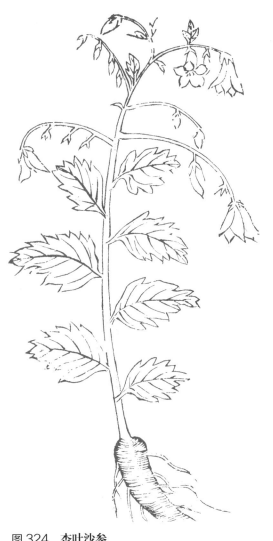

图 324　杏叶沙参

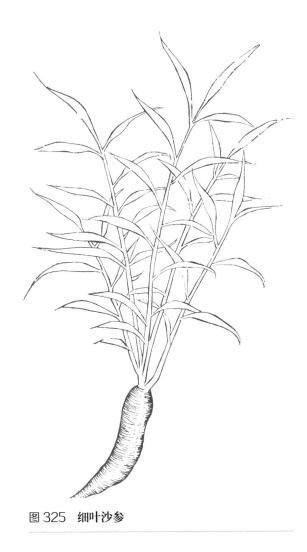

图 325　细叶沙参

318. 三七

《广西通志》：三七，恭城出。其叶七，茎三，故名。根形似白及，有节，味微甘，以末掺猪血中化为水者真。

《本草纲目》李时珍曰：彼人言其叶左三右四，故名三七。盖恐不然。或云本名山漆，谓其能合金疮如漆粘物也，此说近之。金不换，贵重之称也。生广西南丹诸州番峒深山中，采根爆干，黄黑色团结者，状略似白及，长者如老干地黄，有节，味微甘而苦，颇似人参之味。或云试法：以末掺猪血中，血化为水者乃真。近传一种草，春生苗，夏高三四尺，叶似菊艾而劲厚有歧，尖茎有赤棱，夏秋开黄花，蕊如金丝，盘钮可爱，而气不香，花干则吐絮如苦荬絮，根叶味甘，治金疮、折伤、出血及上下血病甚效。云是三七，而根大如牛蒡根，与南中来者不类，恐是刘寄奴之属。甚易繁衍，根气味甘，微苦，温，无毒。主治止血、散血、定痛，金刃箭伤，跌扑杖疮，血出不止者，嚼烂涂或为末掺之，其血即止。亦主吐血、衄血、下血、血痢、崩中、经水不止、产后恶血不下、血运、血痛、赤目、痈肿、虎咬、蛇伤诸病。此药近时始出，南人军中用为金疮要药，云有奇功。又云，凡杖扑伤损，瘀血淋漓者，随即烂嚼罨之，即止，青肿者即消散。若受杖时先服一二钱，则血不冲心，杖后尤宜服之，产后服亦良。大抵此药气温，味甘，微苦，乃阳明、厥阴血分之药，故能治一切血病。与骐驎竭、紫铆相同。叶主治折伤，跌扑出血，傅之即止。青肿经夜即散，余功同根。

按广西三七、金不换，形状各别，《通志》俱载之，辨其非一物，《本草纲目》殆沿讹也。其所述叶似菊艾者，乃土三七，江西、湖广、滇南皆用之。《滇志》：土富州产三七，其地近粤西，应是一类。尚有土三七数种，俱详草药。余在滇时，以书询广南守，答云：三茎七叶，畏日恶雨，土司利之，亦勤培植，且以数缶莳寄。时过中秋，叶脱不全，不能辨其七数，而一茎独矗，顶如葱花，冬深茁芽，至春有苗及寸，一丛数顶，旋即枯萎。昆明距广南千里而近，地候异宜，而余竟不能睹其左右三七之实，惜矣！因就其半萎之茎而图之。余闻田州至多，采以煨肉中，盖皆种生，非野卉也。又《赤雅》[1]云：凡中蛊者，颜色反美于常，夭姬望之而笑，必须叩头乞药，出一丸啖之，立吐奇怪，或人头蛇身，或八足六翼如科斗子，斩之不断，焚之不燃，用白矾浇之立死，否则对时复还其家。予久客其中，习知其方，用三七末、荸荠为丸，又用白矾及细茶，等分为末，每服五钱，泉水调下，得吐则止。按古方取白蘘荷，服其汁，并卧其根，知呼蛊者姓名，则其功缓也。三七治蛊，前人未曾述及。有蛊之地，即产断蛊之药，物必有制，天道洵好生哉。

［新释］

《图考》图为新绘（图 326），产自云南广南，名土三七，乃是“半萎之茎而图之”，惜无根。吴批为 *Panax notoginseng*，《中志》处理为三七 *Panax pseudoginseng* Wall. 的变种 *Panax pseudoginseng* var. *notoginseng* (Burkill) Hoo et Tseng。该种明代已见中原地区入药，由于大规模采集入药，野生种在清代已经找寻不见。吴其濬见到栽培者已落叶，深感遗憾，发了一通牢骚。三七本草记录最早见《本草纲目》卷十二。关于“*Pseudoginseng*”和“*notoginseng*”两个加词和它们在 *Panax* 属内等级问题讨论甚多，根的变异尚未研究清楚。

文中提及《本草纲目》“其所述叶似菊艾者，乃土三七，江西、湖广、滇南皆用之”，乃菊科菊三七属植物菊三七 *Gynura japonica* (Thunb.) Juel.，见本书卷之九“土三七”之图（图 363）。

松村：*Panax*。

［注］

1 《赤雅》：明代广西风物的史志类作品。作者邝露（1604—1650），南海（今广东广州）人，字湛若，号海雪，官至中书舍人。

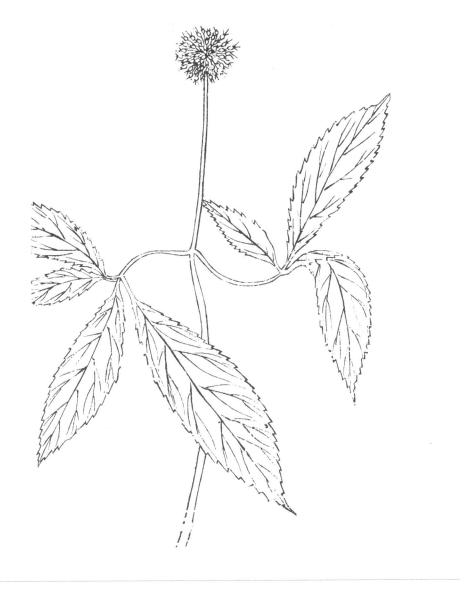

图 326　三七

319. 锦地罗

锦地罗,《本草纲目》始著录,生广西庆远、柳州。根似萆薢[1],治山岚瘴气、疮毒。

[新释]

《图考》图（图327）非新绘。据图、文,显示该种为藤本,无分枝,具不规则圆柱形根状茎;单叶互生或对生,具细长叶柄,叶似心形,边缘微波状;无花果;产于广西北部。据上述性状,颇合薯蓣科薯蓣属 *Dioscorea* 植物特征。具体物种有待在广西进行民族植物学田野调查。

《中志》34（1）:18 释《岭南采药录》"锦

地罗"为茅膏菜科锦地罗属植物锦地罗 *Drosera burmannii* Vahl，并以"锦地罗"作为 *Drosera* 的中文名，但并没有指出《图考》和《纲目》中的"锦地罗"即是该种。《岭南采药录》锦地罗："产雷州、廉州等处。有红白二种。贴地而生。根似草薢，或如栝楼。微苦。性平。无毒。一说濇寒。红治疗红痢，白治白痢。以之和猪肉煎汤饮之。或作茶饮……治疗山岚瘴毒。解诸毒。俱生研酒服。"据上述文字提供的性状和功用，仍是薯蓣属 *Dioscorea* 植物，非 *Drosera*。

吴批：*Dioscorea althaeoides*。即蜀葵叶薯蓣 *Dioscorea althaeoides* R. Knuth，分布于四川、贵州、云南及西藏的昌都和波密。广西不产。

[注]

1 草薢：草薢一名首载《名医别录》，该药基原系薯蓣科薯蓣属植物穿龙薯蓣 *Dioscorea nipponica* Makino，后来诸家本草均有论述，但品种不一。《本草纲目》开始定草薢为 *Smilax*

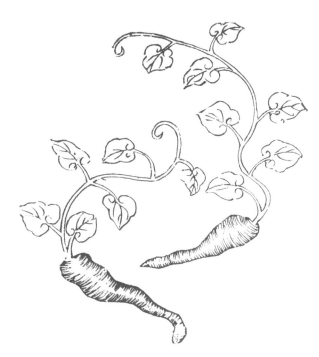

图 327 锦地罗

lunglingensis Wang et Tang（马钱叶菝葜），按其图是非常接近了。《图考》卷之二十二，除"从李说而别存图"外，还作图名"草薢（2）"（图 1075），此则另一种。

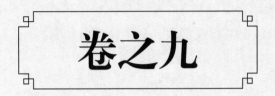

卷之九

固始吴其濬　著　蒙自陆应谷　校刊

山草类

320. 平地木

平地木，《花镜》载之。生山中，一名石青子。叶如木樨[1]，夏开粉红细花，结实似天竹[2]子而扁。江西俚医呼为凉伞遮金珠，以其叶聚梢端，实在叶下，故名。根治跌打行血，和酒煎服。

〔新释〕

《图考》新描绘植物，所图据江西植物。据《图考》文、图（图328），本种为小灌木，茎粗壮，似不分枝；叶片椭圆状披针形至倒披针形，顶端急尖或渐尖，基部楔形，边缘具皱波状或波状齿，具叶柄，短；伞形花序？着生于侧生特殊花枝顶端，花枝近顶端常具2～3片叶，花梗细长，花瓣粉红色；果球形，小，似天竹的果实，但扁；江西分布，俗名凉伞遮金珠。综合上述性

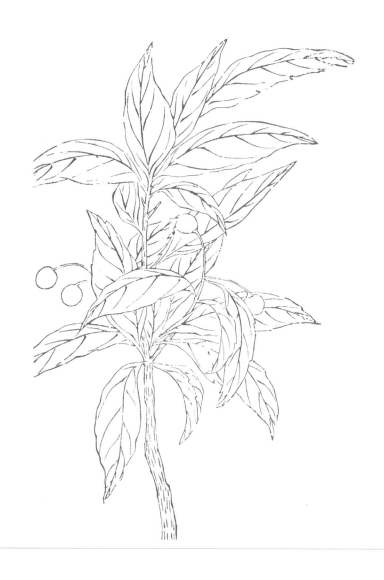

图 328　平地木

状，概貌与《中志》58：68，《云志》1：347 描述的紫金牛科紫金牛属植物硃砂根 *Ardisia crenata* Sims 较合。本种产于我国西藏东南部至台湾，湖北至海南等地区，海拔 90～2 400 米的疏、密林下阴湿的灌木丛中。

松村、《中志》58：68、《云志》1：347 和吴批：*Ardisia crenata* Sims。

〔注〕

1 木樨：疑指木犀科木犀属植物木犀 *Osmanthus fragrans* (Thunb.) Lour.。

2 天竹：小檗科南天竹属植物南天竹 *Nandina domestica* Thunb.，参见《图考》卷之二十六"南天竹"条所附"天竹"。

321. 六面珠

六面珠，产建昌。褐茎对叶，微似月季[1] 花叶而黄绿，微短附茎；秋结小圆红实，四面环抱，攒簇稠密，的皪可爱。

〔新释〕

吴其濬新描述的江西物种。据《图考》原文、图（图 329），可得知本种为木本植物，茎褐色；叶对生，椭圆形至卵状椭圆形，先端尖，基部钝，具很短的柄，边全缘，具羽状脉，侧脉 3～4 对；果实红色，小珠状，集成紧密的聚伞花序，生叶腋。上述特征，应为马鞭草科紫珠属 *Callicarpa* 植物。如据果实颜色，疑似《中志》65（1）：63 描述的红紫珠 *Callicarpa rubella* Lindl.，该种果实紫红色，且我国分布于安徽、浙江、江西、湖南、广东、广西、四川、贵州、云南，生于海拔 300～1 900 米的山坡、河谷的林中或灌丛中。

吴批：*Tsoongia axilliflora*。即 *Tsoongia axillariflora* Merr.，该种江西无分布，仅产于广东、广西及云南东南部；果实由黄色转为黑褐色，非原文所云"秋结小圆红实"。

〔注〕

1 月季：蔷薇科蔷薇属植物月季 *Rosa chinensis* Jacq.。

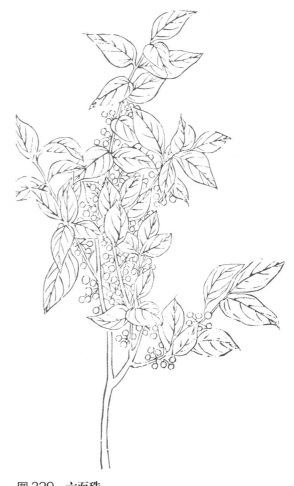

图 329　六面珠

322. 红丝线

红丝线，产南安。绿茎有毛，叶如山茶[1]叶而薄，长柄下垂。结实如珠，生青熟红，绿蒂托之。一名血见愁。俚医捣敷红肿，以为良药。

[新释]

吴其濬新描述的江西物种。据《图考》文、图（图330）可知，本种植物为小灌木，茎分支，茎上有毛；由于下一节的叶贴生于上一节间的茎上，以致叶常呈互生或近似对生，叶卵状椭圆形，先端尖，基部钝，具羽状脉，侧脉常4对，边全缘，有长柄，常下垂，小枝先端者的叶近对生，一大一小；花1~3朵生叶腋，有花柄，花萼杯状盘形，萼筒边缘平截，其10个条状披针形的小尖齿；果小球形，生青熟红，萼宿存而托之。以上性状特征，与《中志》67（1）：122、《图鉴》3：726，图5405所描述的茄科红丝线属植物红丝线 Lycianthes biflora (Lour.) Bitter 在概貌上基本相吻合。本种在我国产于云南、四川（南）、广西、广东、江西、福建、台湾等省区，生于海拔

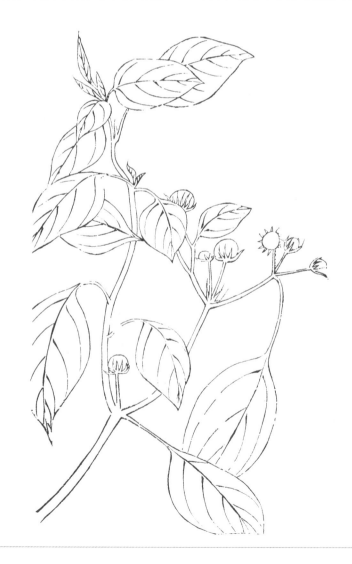

图 330　红丝线

150～2 000 米荒野阴湿地，林下、路旁，山谷中。

松村：*Solanum biflorum* Lour.；《中志》67（1）：122、《云志》2：592、《纲要》3：290 和吴批：*Lycianthes biflora* (Lour.) Bitter。

[注]

1 山茶：山茶科山茶属植物山茶 *Camellia japonica* L.。

323. 鸡公柴

鸡公柴，江西山中皆有之。丛生赭茎，大根深赭色。叶似凤仙花[1]叶而宽，深齿对生，梢结红实如天竹子[2]而大。建昌俚医以根治白浊，和酒煎服。

[新释]

吴其濬新描述的江西物种。据《图考》原文、图（图331），可得知本种系灌木，具硕大的块根；叶对生，卵状椭圆形，顶端尖，基部钝，近于无柄，具羽状脉，侧脉近平行而直，1/3 部分以上具锯齿；果成熟后红色，如天竹子而大，聚成顶生伞房状聚伞花序。上述性状特征，与《中志》72：81 和《图鉴》4：318 图 6049 所描述的忍冬科荚蒾属植物茶荚蒾 *Viburnum setigerum* Hance 在概貌上基本吻合，本种为我国特有，产于江苏、安徽、浙江、江西、福建、台湾、广东、广西、湖南、贵州、云南、四川、湖北、陕西。生于海拔（200～）800～1 650 米，谷溪涧旁疏林或灌丛中。

《中志》72：81 和《纲要》3：350：*Viburnum setigerum* Hance。吴批：*Viburnum*（徐炳声新种）。徐炳声在茶荚蒾 *Viburnum setigerum* 下曾发表一新变种，沟核茶荚蒾（变种）*Viburnum setigerum* var. *sulcatum* Hsu（参见《中志》72：82）。该新变种所述与原变种区别的性状在《图考》原文、图中并未显示。

[注]

1 凤仙花：凤仙花科凤仙花属植物凤仙花

Impatiens balsamina L.。

2 天竹子：小檗科南天竹属植物南天竹 *Nandina domestica* Thunb.，参见本书卷之二十六"南天竹"条中所附之"天竹"。

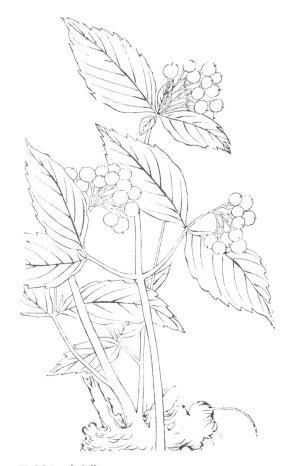

图 331　鸡公柴

324. 鸦鹊翻

鸦鹊翻，生南安。丛生赭茎，对叶如地榆而尖，结小子成攒，娇紫可爱，气味甘温。俚医以治陡发头肿、头风，温酒服，煎水洗之；又治跌打损伤，去风湿。

［新释］

吴其濬新描述的江西物种。据《图考》原文、图（图332），可得知本种为灌木，茎褐色；叶对生，长圆形，先端尖，基部钝，具极短的柄，边具锯齿，具羽状脉，侧脉5～7对；果小珠形，紫色，集成密集的头状果序，腋生。以上性状特征，很难落实于上述两个种之中哪一个，由于这些种之间的区别特征首先以果序总梗长度和邻近的叶柄之比，这是从原文、图中无法得知的。考虑到下一种"细亚锡饭"在原图上凸显的每一个果柄较长，宜释为马鞭草科紫珠属植物白棠子树 *Callicarpa dichotoma* (Lour.) K. Koch，故释本种为同属植物日本紫珠 *Callicarpa japonica* Thunb 为宜。又据其原图的叶甚狭长，故订为日变种 *Callicarpa japonica* var. *angustata* Rehd. ［参见《中志》65

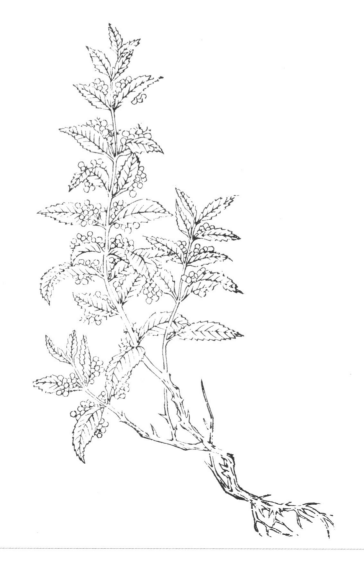

图 332　鸦鹊翻

（1）：73］。该变种分布于陕西（秦岭）、河南、江苏、安徽（黄山）、浙江（天目山、龙泉）、江西、湖北（兴山、巴东）、湖南、广东、广西、贵州、四川（东部），生于海拔1300米以下的山坡、溪旁林中或灌丛中。模式标本采自湖北兴山。

附记：据《中志》云，本变种和原变种存在一系列过渡，两者有时很难区别。期待日后有分类修订。

《纲要》1：401：*Callicarpa cathayana* H. T. Chang。吴批：*Callicarpa japonica*。

325. 细亚锡饭

> 细亚锡饭，生大庾岭。硬茎丛生，叶如柳叶，附茎攒结，长柄小实，娇紫下垂。土人云可洗疮毒。

[**新释**]

吴其濬新描述的江西物种。据《图考》文、图（图333），可知本种为灌木，茎硬；叶对生，卵状椭圆形，先端尖，基部钝，具短柄，中部以上具疏锯齿，具羽状脉，侧脉3～4对；果紫色，小珠形，集成密集的头状果序，虽果序总梗不显，但果柄长约为果的2倍，下垂。上述性状特征，与《中志》65（1）：54、《图鉴》3：586，图5126所描述的白棠子树 *Callicarpa dichotoma* (Lour.) L. Koch 在概貌上基本吻合，尤其叶上半部边缘疏生锯齿，为前一种鸦鹊翻中所描述三种中凸显的特征，故同意《纲要》和吴批意见。该种产于山东、河北、河南、江苏、安徽、浙江、江西、湖北、湖南、福建、台湾、广东、广西、贵州，生于海拔600米以下的低山丘陵灌丛中。

附记：①《中志》65（1）：54 称 *Callicarpa dichotoma* (Lour.) K. Koch 中文名为出自《救荒本草》的"白棠子树"，实误。据《救荒本草译注》"白棠子树"图文宜应为胡颓子科胡颓子属植物木半夏 *Elaeagnus multiflora* Thunb.。如此 *Callicarpa dichotoma* 的中文名有待新拟。②"细亚锡饭"，据《纲要》，它是"鸦吃饭"的粤语，

如据此，或分布于此地的该属植物，通称"鸦鹊翻"？

松村：*Callicarpa purpurea* Juss.；《纲要》1：401 和吴批：*Callicarpa dichotoma* (Lour.) L. Koch。

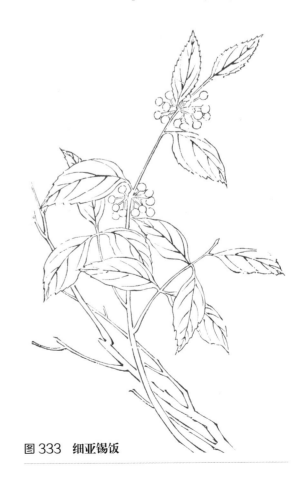

图 333　细亚锡饭

326. 紫蓝

紫蓝，生长沙岳麓。绿茎丛生，长叶对生，如大青叶而窄，秋结蓝实如珠，攒簇梢头。性凉，亦类大青。

[新释]

吴其濬新描述的湖南物种。据《图考》原文、图（图334），本种为灌木，茎丛生，基部有分枝；叶对生，长圆形至长圆状披针形，先端尖，基部楔形，无柄，边全缘，具羽状脉，侧脉4～6对，中脉粗壮；果序圆锥状顶生，具多颗果实，果圆珠形，蓝色。恐非具黑色果实的白花苦灯笼 *Tarenna mollissima* (Hook. et Arn.) Rob.。据上述性状，又典型"蓝实如珠"，或即《中志》35（1）：178 描述的虎耳草科常山属植物常山 *Dichroa febrifuga* Lour.。该种产于陕西、甘肃、江苏、安徽、江西、福建、台湾、湖南、湖北、广东、广西、贵州、云南和西藏等省区，生于海拔200～2 000米阴湿林中。根含常山素，为抗疟要药。

吴旧批：*Tarenna mollissima* (Hook. et Arn.) Roxb.，新批 *Dichroa febrifuga*。

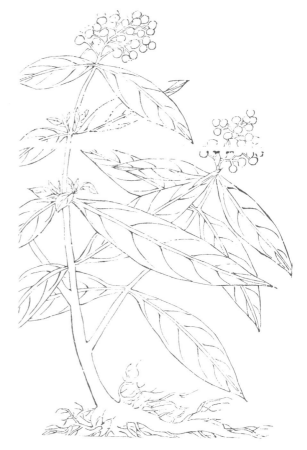

图334 紫蓝

327. 牛金子

牛金子，江西处处有之。丛生小科，硬茎褐色。叶如榆叶而小，无齿，亦微团，附茎甚密。秋开小紫花，繁闹如穗，多须。结实似龙眼，核灰黑色，顶上有小晕。或云能散血。

〔新释〕

吴其濬新描述的江西物种。从《图考》原文、图（图335），可得知为灌木（"丛生小科"）；叶对生，近无柄，椭圆形，先端尖，基部钝，侧脉多而密；花紫色，成顶生圆锥花序，花瓣脱落后显出，雄蕊多数（原图显示，原文：多须）；果实小圆球状，顶具宿萼（"结实似龙眼……顶上有小晕"）。据上述性状特征，与《中志》53（1）：90，《图鉴》2：995，图3719所描述的桃金娘科蒲桃属植物赤楠 Syzygium buxifolium Hook. f. et Arn. 在概貌上基本吻合，同意他们的考证意见。该种产于我国安徽、浙江、台湾、福建、江西、湖南、广东、广西、贵州等省区，生于低山疏林或灌丛。在《图考》卷之三十三"鼠李"条下，附有"唯江西别有牛金子，子黑色，与此异"句。所指应为本种。《图鉴》描述该种花为白色。《图考》原文作"秋开小紫花"，花色描述有出入？存疑。

《中志》53（1）：90、《纲要》2：336：和吴批：Syzygium buxifolium Hook. f. et Arn.。

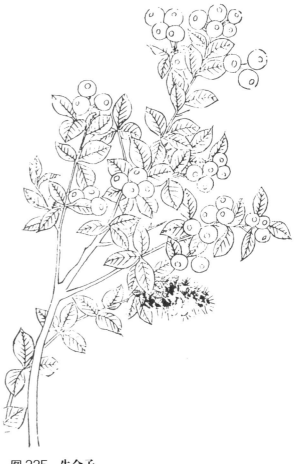

图 335 牛金子

328. 天茄

天茄，生建昌。一名杜榔子。黑茎直劲，短枝发叶，似枸杞叶而圆，有直纹三四缕。俚医以为养筋和血之药。

〔新释〕

吴其濬新描述的江西植物。从《图考》文、图（图336），可得知本种为灌木，茎发短枝；叶生茎上和聚生小枝前端，椭圆形至倒卵状椭圆形，先端钝圆至突尖，基部钝，近无柄，边全缘，具基生三出脉。据上述性状特征，与《中志》31：434描述的樟科山胡椒属植物乌药 Lindera aggregata (Sims) Kosterm.，《图鉴》1：862，图1723所描述的乌药 Lindera strychnifolia (Sieb. et Zucc.) Villar 在概貌上较为接近。本种在我国产于浙江、江西、福建、安徽、湖南、广东、广西和台湾等省区，生于海拔200～1 000米向阳坡地、山谷或疏林灌丛

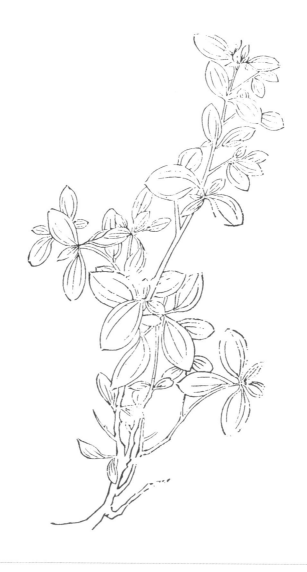

图 336　天茄

中。药用，为散寒理气健胃药。果实、根、叶均可提芳香油制香皂；根、种子磨粉可杀虫。

吴批：*Lindera strychnifolia*。

附记：《图考》卷之三十五另有"乌药"条，说，"《嘉祐本草》始著录。山中极多，俗以根形如连珠、有车毂纹者为佳，开花如桂"。但本图与《图考》卷之三十五的"乌药"图并不相似。

329. 马甲子

马甲子，江西处处有之。小树如菝葜[1]，赭茎。大叶如柿叶，亦硬，面绿背淡，有赭纹。开小白花如枣花；结实形似鳆鱼，圆小如钱，生青熟赭，有扁核。青时味如枣而淡，熟即生蟛。小儿食之，土人采根治喉痛。按《遵义府志》：马鞍树开花结子，壳似五两钱，子在钱内，熟时极红。取子榨油，可作烛。又《思南府志》：铜钱树一名马鞍。秋开黄花，果三棱，淡红色。子压油，不中食。盖即此。

[**新释**]

本条文、图（图337）新描绘了两种江西植物。《图考》马甲子，《纲要》3：159，《中志》48（1）：128 订为鼠李科马甲子属植物马甲子 *Paliurus ramosissimus* (Lour.) Poir.。从《图考》原文，除开"小白花"（实为黄绿花），及果为紫红色或红褐色外，所指确为鼠李科马甲子属植物马甲子 *Paliurus ramosissimus* (Lour.) Poir.。该种在我国产于江苏、浙江、安徽、江西、湖南、湖北、福建、台湾、广东、广西、云南、贵州和四川，生于海拔2 000米以下的山地和平原，野生或栽培。但《图考》绘图，非本种。

据《图考》图，可得知本种为木本植物；叶互生，具柄，柄基部二侧有二小刺，叶椭圆状卵形至卵形，先端急尖，基部钝圆至微心形，基部具三出脉外，似有羽状脉；果为红色。综合上述性状，应为马甲子的近缘种铜钱树 *Paliurus hemsleyanus* Rehd.。通常马甲子 *Paliurus ramosissimus* (Lour.) Poir. 的叶为卵状椭圆形，一般比铜钱树 *Paliurus hemsleganus* 短而圆，参见《中志》48（1）：128之附图，图版

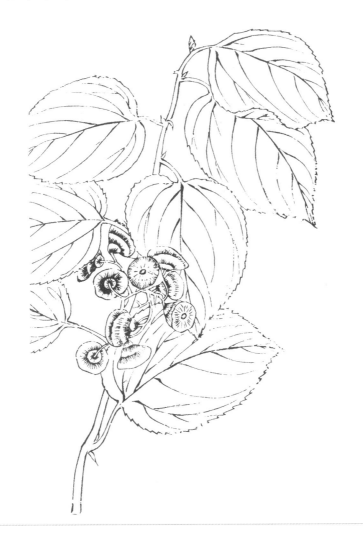

图337　马甲子

35：4-5. 和《图鉴》2：735，图 3225。《图考》文中又引《遵义府志》：马鞍树……又引《思南府志》：铜钱树一名马鞍。思南府，即今贵州的思南、德江、印江、沿河、务州等县。这两条文献中所描述的马鞍树，正是《图考》绘图所绘植物。该种产于陕西、江苏、安徽、浙江、江西、河南、湖北、湖南、四川，生于山坡、溪边、谷地，海拔 550～2 300 米。

吴其濬当时的民间植物分类对种的处理，与现代植物分类种的概念不同。

松村：*Paliurus ramosissimus* Poir.；吴批：*Paliurus hemsleyanus*，马鞍树（《遵义府志》），或为 *Maachia* 一种。

〔注〕

[1] 菝葜：百合科菝葜属植物菝葜 *Smilax china* L.，参见本书卷之二十二"菝葜"条。

330. 满山香

满山香，生南安。黑茎屈盘，叶如椿[1]叶有赭纹，根亦纠曲。俚医以治跌打损伤、风气，煎水洗之。

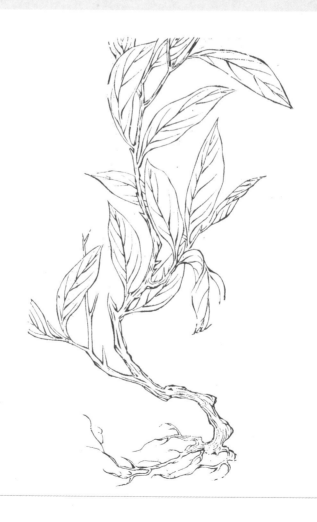

图 338　满山香

331. 风车子

风车子，生南安。一名四角风。长蔓如藤而植立，赭色。叶长如枇杷叶而薄，中宽末尖，纹如楮[1]叶，深刻细密，面凹背凸，面深绿，背淡青。结实如两片榆荚[2]，十字相穿。极似扬谷风扇，四角平匀，生青熟黄。中有子一粒如稻谷，长三四分，皮黄如槐米[3]。俚医以祛风、散寒，疗风痹、洗风足，为风病要药。

[新释]

吴其濬新描述的江西物种。从《图考》图（图339）、文，可得知本种为攀援木本植物（"长蔓如藤而植立"）；叶互生（实误，应为对生或近对生），长圆形，有短柄，先端尖，基部楔形，边全缘，具羽状脉，侧脉间的平行横脉明显；果椭圆形，成腋生的总状果序，有4翅，翅成十字，翅等大，近圆形，边全缘；种子一粒如稻谷，长约1.5厘米（"长三四分"）。据以上性状特征，与《中志》53（1）：27，《图鉴》2：990，图3709所描述的使君子科风车子属植物风车子 *Combretum alfredii* Hance 在概貌基本吻合。据《中志》，该属我国有11种，极大部分产广东和云南，仅 *Combretum alfredii* 产于广东、广西、湖南、江西，与原文"风车子，生南安"也吻合。生于海拔200～800米河边、谷地。

《中志》53（1）：27、《江西植物志》2：774、《图鉴》2：990，图3709和吴批皆释作风车子 *Combretum alfredii* Hance。

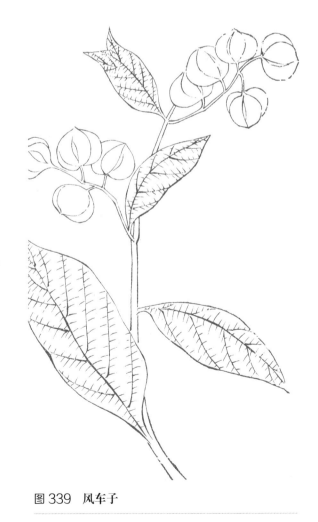

图 339　风车子

〔注〕

1 楮：桑科构属植物构树 Broussonetia papryifera (L.) L'Hert. ex Vent.。

2 榆荚：榆科榆属植物榆树 Ulmus pumila L. 的翅果。

3 槐米：豆科槐属植物槐 Sophora japonica L. 的花蕾，晒干后称槐米。

332. 张天刚

张天刚，生南安。丛生，硬茎有节，红黄色。叶似水苏叶。实如小罂[1]，褐色。茎、叶、实俱有细刺如毛，根淡红色有须。气味甘温。俚医以治下部虚软，补阴分。

〔新释〕

吴其濬新描述的江西物种。从《图考》文、图（图 340），可得知本种为灌木，茎硬；叶交互对生，长圆状披针形，边全缘，先端尖，基部钝，两面有刺毛，有短柄，具 3 条直脉，横脉不显；果序顶生或腋生，果实狭瓶形，口部稍膨大，有刺毛，前部稍收缩，无毛，顶端平截。据以上性状特征，和《中志》53（1）：144 描述的野牡丹科金锦香属植物朝天罐 Osbeckia opipara C. Y. Wu et C. Chen 在概貌上基本相似。《纲要》3：198 该种附注：本种在昔日多订为假朝天罐 Osbeckia crinita Benth. ex Triana。两者是可以区别的。朝天罐 Osbeckia opipara 的主要特征是叶片两面除被糙状毛外，尚有微柔毛和透明腺点；花萼除被多轮刺毛状有柄星毛外，尚被微柔毛；萼片长三角形或卵状三角形，非线状披针形或钻形，简要地说，本种分布于台湾及长江流域以南各省。而假朝天罐 Osbeckia crinita，据《中志》53（1）：142，只产于湖北、湖南、广西（西北部）、四川、贵州及西藏。江西不产。上述特征是在《图考》原文、图上看不到的，分布仅是一个佐证。

《纲要》3：198：Osbeckia opipara C. Y. Wu et C. Chen；吴批：Osbeckia crinita。

〔注〕

1 小罂：罂粟科罂粟属 Papaver 植物。

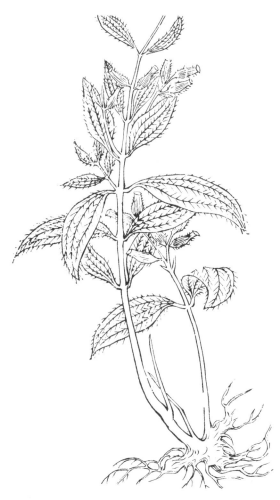

图 340　张天刚

333. 楼梯草

楼梯草，产南安。独茎圆绿，高不盈尺。长叶略似枇杷叶，大齿尖梢，粗纹横斜，面青，背黄绿。土人采治风痛、跌打损伤，煎酒服。

[新释]

吴其濬新描述的江西物种。从《图考》原文、图（图341），可得知本种为草本，具较粗的根，谅系为多年生草本；茎不分枝；叶互生，近无柄，斜长圆形，稍呈镰刀状弯曲，先端渐尖至骤尖，基部偏斜，外侧圆钝，内侧楔形，边具粗锯齿，具羽状脉，侧脉6～7对，基部一对延伸并可再呈羽状。据上特征，与上述二志所描述的荨麻科楼梯草属植物楼梯草 *Elatostema involucratum* Franch. et Sav. 在概貌上基本吻合。该种我国产于云南东北部（镇雄）、贵州、四川、湖南、广西西部、广东北部、江西、福建、浙江、江苏南部、安徽南部、湖北西部、河南西南部（淅川）、陕西南部及甘肃南部。生于山谷沟边石上、林中或灌丛中，海拔200～2 000米。

《中志》23（2）：258、《纲要》2：31 和《云志》7：286：*Elatostema involucratum* Franch. et Sav.。松村和吴批：*Elatostema sessile* Forst.，《中志》23（2）：216 认为某些中国学者标本订为 *Elatostema sessile* Forst. 系错误鉴定，应为长圆楼梯草 *Elatostema oblongifolium* Fu ex W. T. Wang。

该种的叶形虽斜，但不成镰刀形，齿亦较钝，不如上种在外貌上与《图考》原图相似。

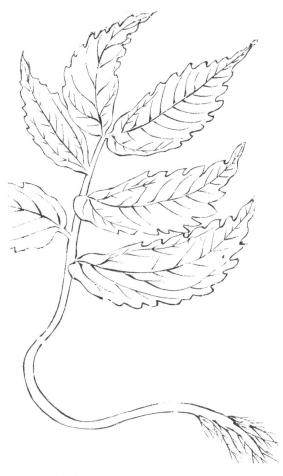

图 341 楼梯草

334. 铁拳头

铁拳头，产南安。丛生柔茎细绿，每枝三叶。叶如薄荷，中有赤纹。结黄实如小球，硬尖如猬。略似石龙芮[1]，唯叶无歧为异。土人采治失血，和猪蹄煮服。

[新释]

吴其濬新描述的江西物种。据《图考》图（图342）、文，该种具直立茎，三小叶复叶，果实顶端具刺状凸起，草本，似毛茛科毛茛属石龙芮[1]。在江西伞形科植物中，与变豆菜属 Sanicula 最相似。江西变豆菜属植物共三种，其中具明显直立茎的只有变豆菜 Sanicula chinensis Bunge 一种。据《江西植物志》，变豆菜在江西全草供药用，有散寒止咳、行瘀通经和清热解毒等功效，可治风寒、百日咳、月经不调、经闭、腰疼等症；嫩叶供蔬食。故应释作变豆菜 Sanicula chinensis。该种在我国产于东北、华东、中南、西北和西南各省区，喜生于阴湿生境中，海拔200～2 300米，日本、朝鲜和俄罗斯西伯利亚东部也有分布。其模式标本采自我国天津的盘山。

吴批：Ranunculus？或 Hepatica？

[注]

[1] 石龙芮：毛茛科毛茛属植物石龙芮 Ranunculus sceleratus L.，参见本书卷之二十四"石龙芮"条。

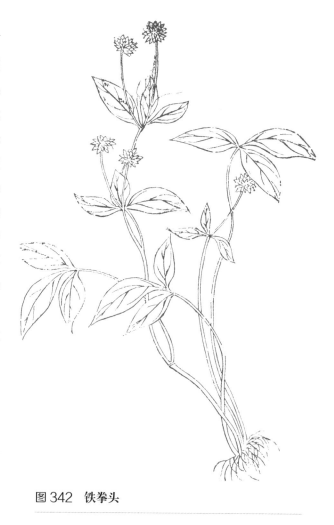

图342　铁拳头

335. 大叶青

大叶青，生南安山岭。独茎高二三尺，灰绿色，有涩毛，中空，白如芦茎。叶三叉，中长寸许，大如掌，面淡青，背微白，涩毛粗纹，有露脉如麻叶。子附茎，生叶下，如火麻子。薄壳，青褐色，亦有毛，中有细红子一窠。俚医以治下部湿痹。

[新释]

吴其濬新描述的江西物种。本条大叶青与卷之三十八"丫枫小树"，别名鸦枫应为同种。合并描述如下：从《图考》原文、图（图343），可得知本种为小乔木，高60～100厘米，茎灰绿色，有硬毛；茎中空，也具硬毛；叶有柄，互生，3～5裂，个别叶片几乎不裂，顶生叶片较大，椭圆形至长圆形，侧生裂片不裂或基部浅裂，裂片顶端尖，叶片基部心形至近平截，叶柄和叶片均具糙毛；榕果单生叶腋，近无梗，近球形，青褐色，皮薄，内有多数红色小果实。

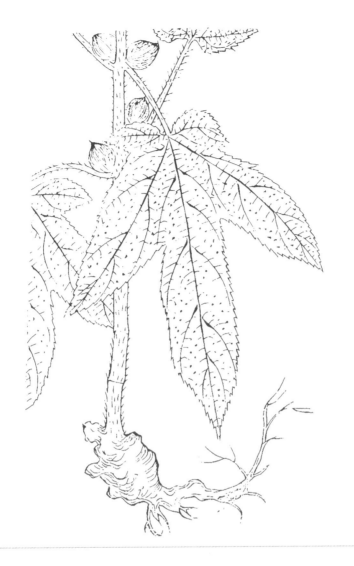

图343　大叶青

据上特征，与《中志》23（1）：162 和《云志》6：643 所描述的桑科榕属植物粗叶榕 *Ficus hirta* Vahl var. *hirta* 在概貌上基本吻合。该变种在我国产于云南、贵州、广西、广东、海南、湖南、福建、江西。常见于村寨附近旷地或山坡林边，或附生于其他树干。《浙江植物志》称其根、果祛风湿，益气固表。

《纲要》2：19：*Ficus simplicissima* Lour. var. *hirta* (Vahl) Migo；《中志》23（1）：160：*Ficus hirta* Vahl，是个多型种。吴批：*Ficus hirta*。

336. 小青

小青，生南安。与俗呼矮茶之小青[1]，同名异物。大根无须，绿茎粗圆，颇似初发梧桐。对叶排生，似大青叶而短，微圆。俚医以为跌打损伤要药，每服不得过三分，忌多服。

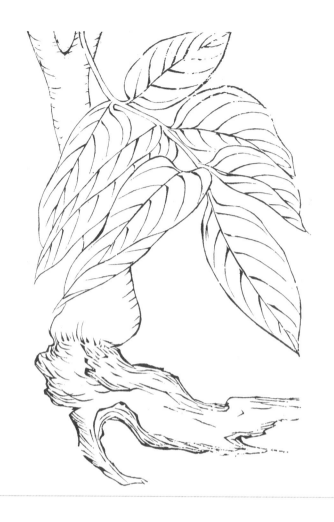

图 344　小青

[新释]

吴其濬新描述的江西物种。从《图考》原文、图（图 344），可得知本种为灌木或小树，根粗壮；叶为奇数羽状复叶，顶生小叶长圆形，先端尖，基部钝，边全缘，具羽状脉，侧生小叶 3 对，对生，披针状长圆形，近无柄；花、果在原图均无显示。据上述性状特征，实无法考证属种。疑其为豆科 Leguminosae 植物之一种。姑妄记之，备日后学者研究江西植物。

吴批：*Euchresta*？

[注]

1　俗呼矮茶之小青：参见卷之十四"小青"条。

337. 红孩儿

红孩儿，生南安。高尺许，根如姜而嫩，红黄色。茎似鱼儿牡丹[1]，叶似木芙蓉[2]而尖歧稍短。秋冬开花，极肖秋海棠[3]。结实作角，如鱼尾形而末小团，皮薄如榆荚。子红黄色，亦似鱼子。俚医以治腰痛。

[新释]

吴其濬新描述之江西物种。从《图考》原文、图（图345），可得知本种为具根状茎的草本，高约30厘米；叶片轮廓宽卵形，7浅裂，中裂片较大，宽三角形，侧裂片较狭小，为宽或狭三角形，边缘具粗锯齿，基部微心形，有柄；花3朵，作聚伞状，总花梗长，花被片4，相互对生，2枚较大，宽椭圆形，2枚稍小，倒卵形，雄蕊多数，花药成团；蒴果具不等大小3翅，大翅卵圆形（"结实作角，如鱼尾形而末小团"）。据上述性状特征，同意订本种为秋海棠科秋海棠属植物裂叶秋海棠 *Begonia palmata* D. Don。但该种是一个多型种，有5个变种，*Begonia palmata* var. *browingiana* 与原变种区别在于叶上面密被短小硬毛，而原变种叶片上面被长硬毛。在《图考》原文、图中，均未涉及毛被，定为一个广义的 *Begonia palmata* D. Don 更为妥当。本种产于长江流域以南各省区，西南至云南、西藏（东南），生于海拔100～3 200米山坡林下、河边阴湿处及岩石上。

松村：*Begonia*；《中志》52（1）：234 和吴批：*Begonia palmate* D. Don var. *browingiana* (Champ. ex Benth) J. Golding et Kareg。

[注]

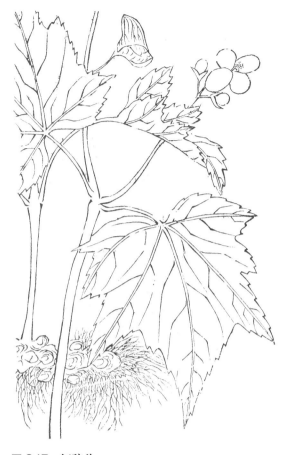

图345　红孩儿

① 鱼儿牡丹：罂粟科荷包牡丹属植物荷包牡丹 *Dicentra spectabilis* (L.) Lem.，参见本书卷之二十七"荷包牡丹"条，一名鱼儿牡丹。

② 木芙蓉：锦葵科木槿属植物木芙蓉 *Hibiscus mutabilis* L.，参见本书卷之三十五"木芙蓉"条。

③ 秋海棠：秋海棠科秋海棠属植物 *Begonia grandis* Dry.，参见本书卷之二十七"秋海棠"条。

338. 红小姐

红小姐，生南安。茎叶微似秋海棠，与红孩儿相类。而叶面绿，无赤脉，背淡红，纹赤。盖一种而微异。俚医以治妇人内窍不通，顺经络、升气、补不足，气味甘温。

[新释]

吴其濬新描述的江西物种。从《图考》之原文、图（图346），得知"红小姐"的叶为披针形，先端渐尖，基部心形，一侧偏斜，但无法得知其子房为几室，以及蒴果的形状。

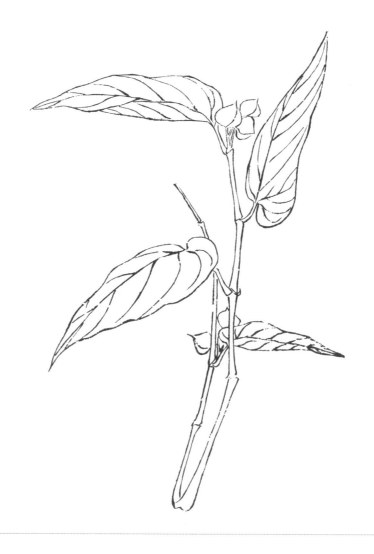

图 346　红小姐

以《图考》之图，核对《图鉴》2：936，图 3602 之粗喙秋海棠 Begonia crassirostris 和《西藏植物志》3，图版 127：4-6 之无翅秋海棠 Begonia acetosella Craib.，从叶形而论，两者确很相似，但从果实而论，前者为三棱，后者为四棱。惜原文、图无花、果的性状描述。但以分布而论，前者分布于福建、广东、海南、广西、湖南、贵州、云南、江西（有记录无见标本），而后者仅产于西藏（东南）、云南。因此，定为秋海棠科秋海棠属植物粗喙秋海棠 Begonia crassirostris Irmsch（今 FOC 修订作 Begonia longifolia Blume）。

松村：Begonia；《中志》52（1）：150：Begonia crassirostris Irmsch.；吴批 Begonia acetosella。

339. 九管血

九管血，生南安。赭茎，根[1]高不及尺。大叶如橘[2]叶而宽，对生。开五尖瓣白花，梢端攒簇。俚医以为通窍、和血、去风之药。

[新释]

吴其濬新描述的江西物种。据《图考》原文、图（图 347），可得知本种为小草本（"根高不及尺"，"根"或为"科"之误）；叶对生椭圆形、长圆形至宽披针钟形，边全缘，先端尖，基部钝至楔形，具短柄，具羽状脉，侧脉 3～6对；花白色，6 朵，集成顶生聚伞花序，具总花梗；花冠管筒状，裂片 5 瓣。俗名九管血，用于通窍、和血、去风。综合上述性状特征，倾向于释作《中志》58：72 描述的报春花科紫金牛属植物九管血 Ardisia brevicaulis Diels。该种产于我国西南至台湾，湖北至广东（海南岛未发现），海拔 400～1 260 米的密林下，阴湿的地方。模式标本采于四川南川。全株入药，有祛风解毒之功，用于治风湿筋骨痛、痨伤咳嗽、喉蛾、蛇咬伤和无名肿毒；根有当归的作用，又因根横断面有血红色液汁渗出，故有血党之称。

《纲要》1：383、《云志》1：347 释作报春花科紫金牛属九管血 Ardisia brevicaulis Diels；吴批：Ophiorrhiza sp.。吴批否定《纲要》和《云志》考证，可能由于《图考》图具对生叶的缘故。

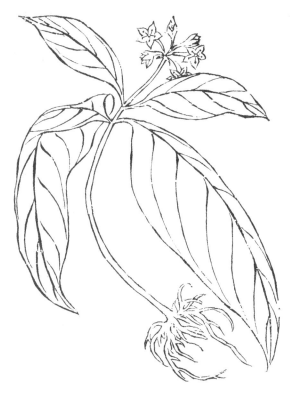

图 347　九管血

[注]

1　根：据文意，似为"科"之讹。

2　橘：芸香科柑橘属植物柑橘 Citrus reticulata Blanco。

340. 四大天王

四大天王，生南安。绿茎赤节，一茎四叶，聚生梢端。叶际抽短穗，开小白花，点点如珠兰[1]。赤根繁密。俚医以治风损跌打、无名肿毒。

[新释]

吴其濬新描述的江西物种。从《图考》原文、图（图 348）可知，本种为多年生草本，

茎具节，叶长圆形至椭圆形，先端尖，基部钝，边全缘，近无柄，4 叶聚生于茎端，花序穗状，单一生茎顶和叶腋，由于 4 叶聚生于茎端，因此有 2～4 条花序似茎端发出。据上述

性状特征，与《中志》20（1）：91 所描述的金粟兰科金粟兰属植物多穗金粟兰 Chloranthus multistachys Pei 在概貌上基本吻合。孔宏智〔宽叶金粟兰及其近缘类群的修订［J］. 植物分类学报，2000，38（4）：355-365.〕认为，本种应合于宽叶金粟兰 Chloranthus henryi Hemsp.。本种为我国特产，分布于河南、陕西、甘肃、安徽、浙江、福建、湖南、湖北、广西、贵州、四川、云南，生于 400～1 650 米山坡林下湿地和沟谷溪旁草丛中。

松村：Chloranthsus；《纲要》9：65：Chloranthus multhistachys Pei；吴批：Chloranthus oldhamii。但 Chloranthus oldhami Solms-Laub.，在我国只产台湾，谅非是。

[注]

1 珠兰：金粟兰科金粟兰属植物金粟兰 Chloranthus spicatus(Thunb.)Makino 的通称。

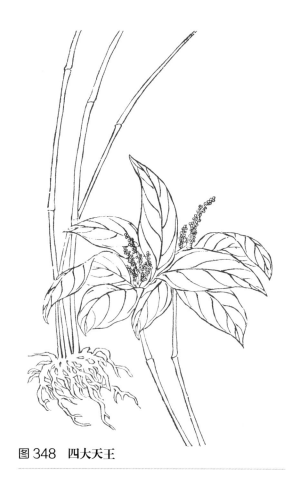

图 348　四大天王

341. 短脚三郎

短脚三郎，生南安。高五六寸，横根赭色丛发，赭茎。叶生梢头。秋结圆实下垂，生青熟红，与小青[1]极相类而性热。治跌打损伤、风痛，孕妇忌服。

[新释]

吴其濬新描述的江西物种。从《图考》原文、图（图 349）可知，本种为一短小灌木，具根状茎；茎褐色，不分枝；叶互生，具短柄，聚茎端，椭圆形，先端尖，基部钝，边具锯齿，具羽状脉，侧脉 5～7 对；果实小球形，生青熟红，果序近伞形，熟后下垂，与小青极相类而性熟。据上述性状特征，与《中志》58：90、《云志》1：357 和《图鉴》3：226，图 4405 所描述的紫金牛科紫金牛属植物紫金牛 Ardisia japonica (Thunb.) Blume 在概貌上基本吻合。本种产于陕西及长江流域以南各省区，海南未发现，习见于海拔约 1 200 米以下的山间林下或竹林下，阴湿的地方。

《纲要》1：386：Ardisia japonica (Thunb.) Blume；吴批：Ardisia faberi。

[注]

1 小青：《图考》名小青者两处记载，此应指卷之十四小青（宋《图经》），别名"矮青"，释为 Ardisia japonica。

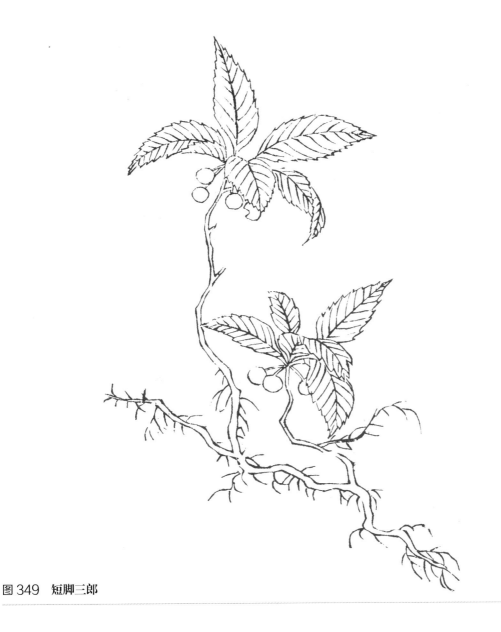

图 349　短脚三郎

342. 朝天一柱

朝天一柱，生南安。肉根圆赭，数条连缀，微似百部[1]。绿茎疏节，对节生枝，长叶如柳。俚医以治无名肿毒、蛇咬，升气、补虚。

[新释]

吴其濬新描述的江西物种（图 350）。待考。

[注]

[1]　百部：百部科百部属植物百部 Stemona japonica (Bl.) Miq.。

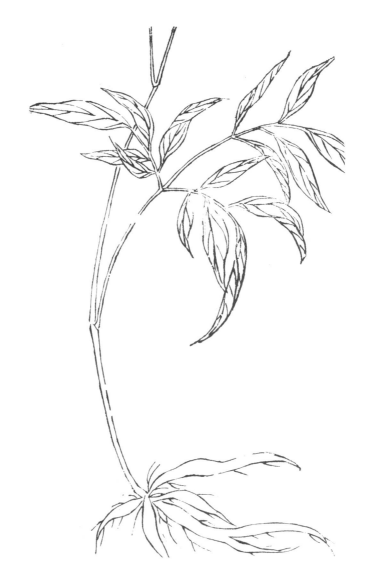

图 350　朝天一柱

343. 土风姜

土风姜，生南安。根似姜而有须，叶、茎似姜而细瘦，微似初生细芦。气味辛温。治风损，行周身。

[**新释**]

吴其濬新描述的江西物种（图 351）。无花果，待考。

吴批：*Alpinia*。

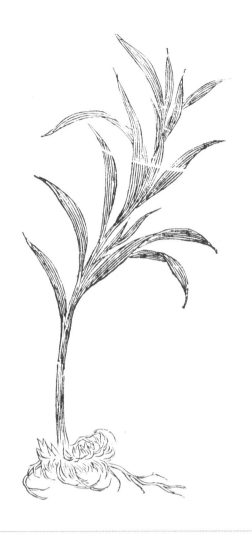

图 351　土风姜

344. 见肿消

见肿消，生建昌。红茎如秋海棠，圆节粗肥似牛膝。小叶多缺齿，大叶三叉，深齿，末尖，面青，背微白。土人采根敷疮毒。

〔**新释**〕

吴其濬新描述的江西物种。据《图考》图（图352），可得知其为藤本植物（因枝条扭曲），叶大部分为单叶，三中裂，外形轮廓为宽卵形，基部心形，中裂片稍大，椭圆形，先端渐尖，整个叶片边缘具粗锯齿，叶柄基部稍膨大。原图

上虽未绘葡萄科的主要特征，即与叶对生的卷须，但不能如《图考》所描述"红茎如秋海棠，圆节粗肥似牛膝"那样，致吴旧批作 Begonia sp.。吴批疑其似葡萄科蛇葡萄属植物三裂叶蛇葡萄 Ampelopsis delavayana Planch. 一类。据《中志》48:（2）：44 和《图鉴》2：779，图 3287: Ampelopsis delavayana Planch. 之叶为 3 小叶，而

《图考》原图的叶主要为三中裂，故非是。

与 *Ampelopsis delavayana* 最近的类群是葎叶蛇葡萄 *Ampelopsis humulifolia* Bunge，参见《中志》48（2）：41，《图鉴》2：778，图3286。所遗憾的是本种产于内蒙古、辽宁、北京、河北、山西、陕西、山东、河南，未南达至江西。原文说"见肿消"生建昌，此点留待以后考证。当然还有一个可能性，可视为东北蛇葡萄 *Ampelopsis heterophylla* (Thunb.) Sieb. et Zucc. var. *maximowizii* (Regel) Rehd.，据《图鉴》2：778，图3285，同名变种的叶为宽卵形，顶端3浅裂，而 var. *maximowiczii* 的叶为深裂，该变种分布甚广，东北至华南都有。特记之，以备考。又据《纲要》3：166异叶蛇葡萄 *Ampelopsis heterophylla* (Bl.) Merr. 的江西土名为见肿消。实则上异叶蛇葡萄 *Ampelopsis heterophylla* (Thunb.) Sieb. et Zucc. 及其变种东北蛇葡萄 var. *brevipeduculata* (Regel) C. L. Li 及葎叶蛇葡萄 *Ampelopsis humifolia* Bunge 实则是一群"复合群"，三者互作异名，作者也很混乱，大概历来（包括《中志》）都未理清。

吴旧批 *Begonia* sp.；新批：*Ampelopsis delavayana* 一类？

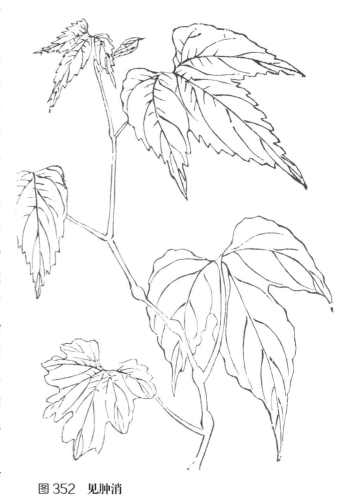

图 352 见肿消

345. 薯莨

薯莨，产闽广诸山。蔓生无花，叶形尖长如夹竹桃[1]，节节有小刺。根如山药有毛，形如芋子，大小不一。外皮紫黑色，内肉红黄色。节节向下生，每年生一节，野生。土人挖取其根，煮汁染网罾，入水不濡。留根在山，生生不息。《南越笔记》：薯莨，产北江者良，其白者不中用，用必以红。红者多胶液，渔人以染众罾，使苎麻[2]爽劲，既利水，又耐咸潮，不易腐。薯莨胶液本红，见水则黑，诸鱼属火而喜水，水之色黑，故与鱼性相得。染众罾使黑，则诸鱼望之而聚云。

[新释]

吴其濬新描述的福建、广西物种。据《图考》文、图（图353），可知本种为草质藤本；地上茎下部有刺，地下块茎多节，每节近球形，多须，外皮紫黑色，切面为肉红黄色；叶在茎下部互生，长圆形至长圆状披针形，先端尖，基部楔形而有柄，具羽状脉（实误，应为平行的3～5主脉）。据上述性状特征，与上述各志书所描述的薯蓣科薯蓣属植物薯莨 *Dioscorea cirrhosa* L. 在概貌上基本相吻合。本种在我国产于浙江、福建、台湾、湖南、广东、广西、贵州、四川、云南、西藏（东），生于海拔350～1 500米山坡、灌丛、阔叶杂木林中。块茎富含单宁，可提制栲胶，或用作染丝绸、棉布、渔网；也可作酿酒的原料；入药能活血、补血、收敛固涩，治跌打损伤、血瘀气滞、月经不调、妇女血崩、咳嗽咯血、半身麻木及风湿等症。

《纲要》1：513，关于"薯莨"：这种植物在古代本草中早有记载，其名曰赭魁，《名医别录》最早收录，但对原植物认识有分歧，如陶弘景在《本草经集注》中说："状如小芋子，肉白皮黄。"乃指黄独 *Dioscorea bulbifera* L.。《唐本草》《梦溪笔谈》及《本草纲目》所指的，和现代《图考》所引《南越笔记》者，即是本种薯莨 *Dioscorea cirrhosa* L.。《南越笔记》记载的薯莨"白者"，当为黄独 *Dioscorea bulbifera* L.。"红者"为薯莨 *Dioscorea cirrhosa* L.。

《纲要》：*Dioscorea cirrhosa* Lour.；吴批：

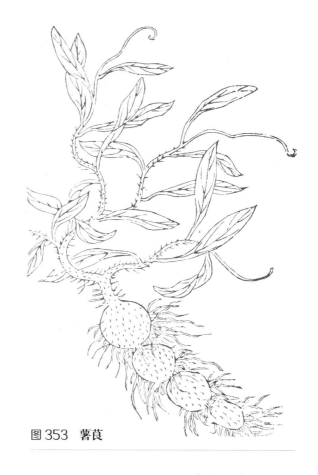

图353　薯莨

Dioscorea rhpogonoides。现《中志》16（1）：108 和《云志》将二种合并，与《图鉴》5：566，图7961，均采用薯蓣科薯蓣属植物薯莨 *Dioscorea cirrhosa* Lour.。

[注]

1　夹竹桃：夹竹桃科夹竹桃属植物夹竹桃 *Nerium indicum* Mill.，参见本书卷之三十"夹竹桃"条。

2　苎麻：苎麻属多种植物 *Boehmeria* spp.，参见本书卷之十四"苎麻"条。

346. 柊叶

　　柊叶，产粤东家园。草本，形如芭蕉，叶可裹粽。以包参茸等物，经久不坏。本高约二三尺，叶长尺许，青色，四季不凋。《南越笔记》：有柊叶者，状如芭蕉，叶湿时以裹角黍，干以包苴物封缸口。盖南方地性热，物易腐败，惟柊叶藏之可持久，即入土千年不坏。柱础上以柊叶垫之，能隔湿润。亦能理象牙，使光泽。计粤中叶之为用，柊为多，蒲葵[1]次之。有油葵者，似棕叶而性柔，以作蓑衣，耐久不减蒲葵。谚曰：油葵蓑，蒲葵笠；朝出风干，夕归雨湿。又曰：只卖叶，休卖花；花贫叶富，二葵成家。《广州竹枝词》[2]云：五月街头人卖叶，卷成片片似芭蕉。谓柊叶也。参差叶伞作蓑篷，谓蒲葵也。篷形方大三尺许，以施于背遮雨，名曰葵篷。葵曰蒲葵者，以叶如蒲而倒伞，盖蒲之类也。

[新释]

《图考》图为新绘（图354）。据《图考》文、图，可知本种为草本植物，高70～100厘米；叶大，基生，具长柄，柄基部膨大成鞘，顶端增厚称为叶枕，叶片具羽状平行脉，似芭蕉，长约30厘米，先端尖，基部圆钝形；花集成头状花序，自叶鞘内伸出。上述特征，与上述各书所描述的竹芋科柊叶属植物柊叶 *Phrynium capitatum* Willd. 在概貌上基本吻合。本种在我国产于云南、广东、广西三省区南部，生于海拔80～1 400米山谷或密林下。"有油葵者，似棕叶而性柔，以作蓑衣，耐久不减蒲葵。"此油葵据文意，似指柊叶 *Phrynium*

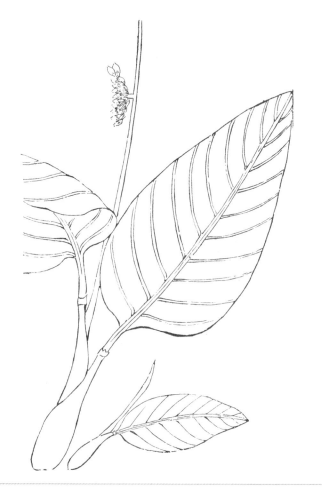

图 354　柊叶

capitatum Willd.。

附记:《纲要》3:573,将 *Phrynium capitatum* 作 *Phrynium placentarium* (Lour.) Merr. 的异名。"柊叶" 在《南方草木状》一书中也有叙述,今有《南方草木状考补》可参考。

松村、《云志》6:880、《图鉴》5:600,图 8029、《中志》16(2):162 和吴批:*Phrynium*

capitatum Willd.。

[注]

1 蒲葵:棕榈科蒲葵属植物蒲葵 *Livistona chinensis* (Jacq.) R. Br.。

2 《广州竹枝词》:出清代屈大均(1630—1696)的《广东新语》,作者待考。

347. 观音座莲

观音座莲,生南安。形似贯众,而叶小,茎细,多枝杈。高二三尺。根亦如贯众,有黑毛,仿佛莲瓣,层层上攒,盖大蕨之类。

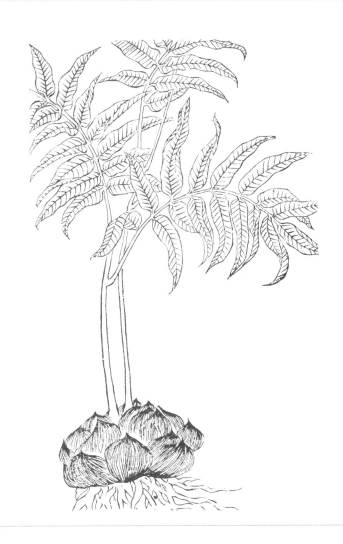

图 355　观音座莲

〔新释〕

吴其濬新描述的江西物种（图355）。可释作观音座莲科观音座莲属植物福建观音座莲 *Angiopteris fokiensis* Hieron。据《中志》2：57该种产于福建、湖北、贵州、广东、广西、香港。生于林下溪沟边。江西南安应也有分布。

松村：*Angiopteris evecta* Hoffm.；《纲要》和吴批：*Angiopteris fokiensis* Hieron。

348. 金鸡尾

金鸡尾，生建昌山中，一名年年松。丛生，斑茎；叶如箬[1]叶排生，中有金黄粗纹一道，面绿，背淡微白；露根似贯众、狗脊。土人以解水毒，用同贯众。

〔新释〕

吴其濬新描述的江西物种。据《图考》绘图（图356），该种应隶裸子蕨科凤丫蕨属植物 *Coniogramme* sp.。其文字"中有金黄粗纹一道"又名"金鸡尾"，推测为峨眉凤丫蕨 *Coniogramme*

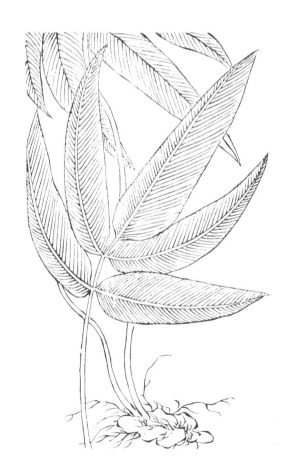

图 356　金鸡尾

emeiensis Ching et Shing 或其近缘类群。

松村：*Nephrodium sieboldi* Hk.；《纲要》*Diplazium donianum* (Mett.) Tard.-Blet.。吴批：蕨类一种。

［注］

1 箬：禾本科箬竹属植物箬竹 *Indocalamus tessellatus* (Munro) Keng f.，见本书卷之十四"箬"条。

349. 合掌消

合掌消，江西山坡有之。独茎脆嫩如景天。叶本方末尖，有疏纹；面绿，背青白；附茎攒生，四面对抱，有如合掌，故名。秋时梢头发细枝，开小紫花，五瓣，绿心，子繁如罂粟米粒[1]。根有白汁，气臭。俚医以为消肿、追毒良药。

［新释］

吴其濬新描述的江西物种。据《图考》图（图 357）、文，可知本种为直立草本，须根，有白汁，有臭气；叶对生，无柄，卵状长圆形，先端尖，基部微心形，交互对生，成四面抱茎，边全缘，呈微波状；聚伞花序顶生和腋生，花冠裂片 5，紫色。据上述特征，同意释为萝藦科鹅绒藤属植物合掌消 *Cynanchum amplexicaule* (Sieb. et Zucc.) Hemsl.。该种有二变种，原变种 *Cynanchum amplexicaule* var. *amplexicaule* 其花冠为黄绿色或棕色，而 var. *castneum* Makino 花冠为紫色。《图考》原文开小紫花，故宜订为后者紫花合掌消 *Cynanchum amplexicaule* (Sieb. et Zucc.) Hemsl. var. *castaneum* Makino［今 *FOC* 已修订作 *Cynanchum amplexicaule* (Sieb. et Zucc.) Hemsl.］。本变种产于黑龙江、吉林、辽宁、内蒙古、河北、山东、河南、陕西、江苏、江西、湖北、湖南和广西。生于海拔 100～1 000 米山坡草地，湿草地及沙滩草丛中。

松村和吴批：*Cynanchum amplexicaule* Hemsl.；《纲要》3：258、《中志》63：332、《图鉴》3：476，图 4905：*Cynanchum amplexicaule* (Sieb. et Zucc.) Hemsl. var. *castaneum* Makino。

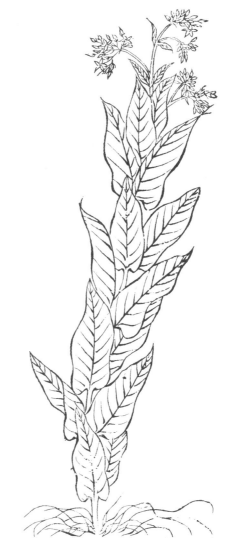

图 357 合掌消

[注]

1 罂粟米粒：罂粟科罂粟属植物罂粟 *Papaver*

somniferum L. 的种子，在古代可以作米食用，详细见《开宝本草》，有别名作御米、象谷、米囊、囊子。

350. 观音竹

观音竹，饶州山坡有之。似千层喜[1]，春时短叶中抽细葶，发小叶，梢开绿花，长柄如石斛。一瓣长圆如小指甲，向上翘如首；下有三细尖瓣，下垂如足；复有一长瓣，弯细如尾。白心点点，颇似青蛙翻肚。茎花齐发，长六七寸，殊状罕俪。

[新释]

吴其濬新描述的江西物种。《图考》图（图358）显示为一兰科植物，花反转向上，有长距。应为唇舌兰属 *Platanthera* 植物。可释作兰科舌唇兰属植物小舌唇兰 *Platanthera minor* (Miq.) Rchb.f.。该种茎粗壮，直立，下部具 1～2（～3）枚较大的叶，上部具 2～5 枚逐渐变小为披针形或线状披针形的苞片状小叶，与《图考》绘图正合。该种我国产于江苏、安徽、浙江、江西、福建、台湾、河南、湖北、湖南、广东、香港、海南、广西、四川、贵州和云南，生于海拔 250～2 700 米的山坡林下或草地。

《纲要》和《云志》订为舌唇兰 *Platanthera japonica*，据《中志》17：293，江西不产。吴批：兰科一种。

[注]

1 千层喜：牛黄伞的异名，见本书卷之十五"牛黄伞"条。

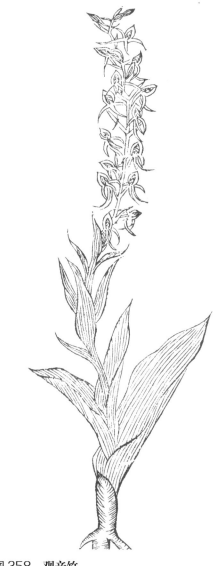

图 358　观音竹

351. 铁灯树

铁灯树，江西、湖南皆有之。铺地生，一叶一茎。叶似紫菀[1]而宽，本圆末尖。夏间中抽一葶，长五六寸，颇似枯茎。秋深始从四面发小叶，随作苞，开细瓣小白花。赭蒂长二三分，叶蒂攒密，青赭斑驳。俚医以根止痛、活血，酒煎服。

[新释]

吴其濬新描述的江西、湖南物种。据《图考》图（图359）、文观之，本种为草本，茎下部不铺地，不分枝；叶聚生于茎的上部，呈莲座状，阔卵形，顶端短尖，基部心形，基出脉3条，侧生的一对，在外侧有细分枝，具细长的叶柄。夏季抽葶，花葶五六寸，顶端头状花序，总苞赭色，于花葶顶端作总状花序排列；果期秋季，冠毛羽状，白色。据上述性状，颇合《中志》79：49描述的菊科兔儿风属植物灯台兔儿风 *Ainsliaea macroclinidioides* Hayata。该种产于广西、广东、湖南、湖北（鹤峰）、江西、安徽、浙江、福建及台湾。生于山坡、河谷林下或湿润草丛中，海拔500～1 010米。附记：但不知《中志》因何订中名作"灯台兔儿风"，难道是据地方俗名？

松村：*Ainsliaea*；吴批：*Ainsliaea* 一种，*bonatii*？

[注]

[1] 紫菀：指菊科紫菀属多种植物 *Aster* spp. 的通称，参见本书卷之十一"紫菀"条。

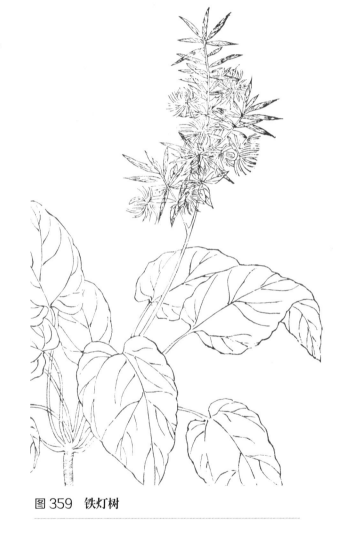

图 359　铁灯树

352. 铁树开花

铁树开花，生建昌。一茎[1]一叶，似马蹄而尖，有微齿，与犁头尖相类，而叶背白，细根。俚医以治隔食症，同猪肺煮服。

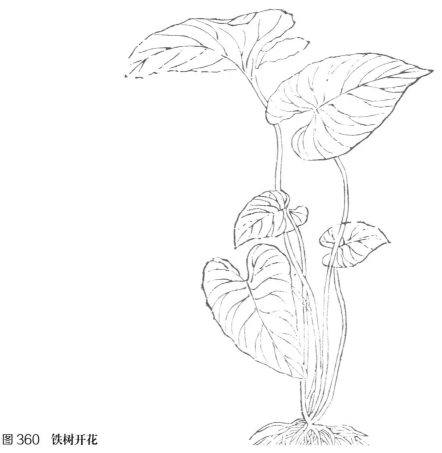

图 360　铁树开花

吴批：*Viola cryptoceras?*

[新释]

吴其濬新描述的江西物种（图 360）。该种无花果，待考。

[注]

1 茎：此指叶柄。

353. 一连条

一连条，生建昌。赤茎，长枝，独叶。叶如苎麻而尖长，面青背白，细纹微齿。土医取干、叶捣敷肿毒。

[新释]

吴其濬新描述的江西物种（图 361）。查对中国科学院植物研究所 PE 标本和卷之十"无

名二种（二）"相比较，认为本种宜订为《中志》44（2）：70 描述的大戟科山麻杆属植物红背山麻杆 *Alchornea trewioides* (Benth.) Muell.-Arg.。本种产于福建南部和西部、江西南部、

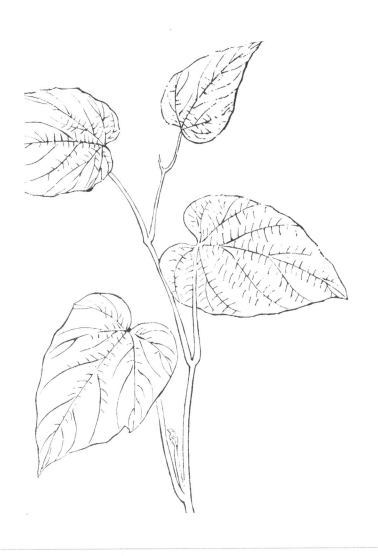

图 361　一连条

湖南南部、广东、广西、海南，生于海拔15～400（～1 000）米沿海平原或内陆山地矮灌丛中或疏林下或石灰岩山灌丛中。

吴批椴叶山麻杆 *Alchornea tiliifolia* (Benth.) Maell.，在我国产于云南（西双版纳和南部）、贵州（南部）、广西、广东（西部），生于海拔250～1 300 米山地或山谷林下或疏林下，或石灰岩山灌丛中。但不产江西。

354. 铁骨散

铁骨散，生建昌。丛生，粗根似姜，赭茎有节。对叶排比，似接骨草[1]而微短亦宽，面绿，背微黄。俚医以根洗脚肿，同甘草煎水。

〔新释〕

吴其濬新描述的江西物种。《图考》文、图（图362）显示，该种似为小灌木，丛生，枝条淡红褐色；羽状复叶对生，羽状复叶具小叶2～4对（对叶排比），侧生小叶片卵圆形，顶端尖，边缘具不整齐浅锯齿，基部楔形或微心形，两侧不对称，似接骨草而微短亦宽，顶生小叶阔卵形顶端渐尖，基部楔形，具柄。据上述叶片性状，其概貌接近《中志》72：8描述的忍冬科接骨木属植物接骨木 *Sambucus williamsii* Hance。本种产于黑龙江、吉林、辽宁、河北、山西、陕西、甘肃、山东、江苏、安徽、浙江、福建、河南、湖北、湖南、广东、广西、四川、贵州及云南等省区，生于海拔540～1 600米的山坡、灌丛、沟边、路旁、宅边等地。江西应该也有分布。

吴批：羽状复叶，似接骨草？

〔注〕

[1] 接骨草：本书名接骨草的植物有多种，此处指忍冬科接骨木属植物接骨草 *Sambucus chinensis* Lindl.，参见本书卷之十一"接骨草"条。

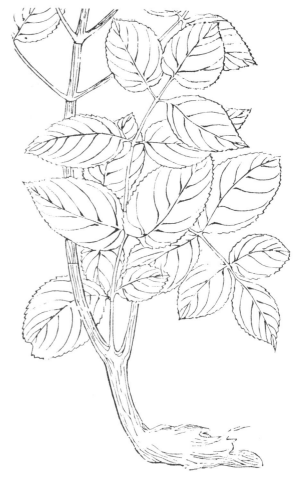

图362　铁骨散

355-1. 土三七

《本草纲目》李时珍曰：近传一种草，春生苗，夏高三四尺，叶似菊艾而劲厚歧尖，茎有赤棱。夏秋开花，花蕊如金丝，盘钮可爱，而气不香。花干则吐絮，如苦荬絮。根、叶味甘，治金疮、折伤出血，及上下血病甚效。云是三七，而根大如牛蒡[1]根，与南中来者不类，恐是刘寄奴[2]之属，甚易繁衍。

按土三七亦有数种，治血衄、跌损有速效者，皆以三七名之。此草今处处种之盆中，俚医以叶面青，背紫，隐其名曰天青地红。凡微伤，但折其叶裹之即愈。《辰溪县志》：泽兰，一名土三七，一名叶下红，根、叶傅金疮、折伤之要药，非本草所云泽兰[3]也。《简易草药》[4]：散血草即和血丹，土名三七，能破血、去瘀、散血、消肿，通治五劳七伤、跌打损伤。春出秋枯。其形状、功用尽于此矣。

[新释]

吴其濬新描述的物种。据《图考》原文、图（图363），可知本种为直立草本，高60～100厘米；叶互生，有短柄，羽状中裂至深裂，裂片先端急尖，边缘有不规则锯齿；头状花序少数（图上仅显示3个），具梗，梗上小苞叶排列成顶生伞房状花序，苞片二层，外层苞片短，内层苞片与管状花等长，无舌状花，管状花金黄色（"花蕊如金丝，盘钮可爱"），全部大小如纽扣；果成熟后被风吹散如絮。据上述性状，与《中志》77（1）：312、《云志》13：370 所描述的菊科菊三七属植物菊三七 Gynura japonica (Thunb.) Juel. (Gynura segetum Lour. ex Merr.) 在概貌上基本相似。本种在我国产于四川、云南、贵州、湖北、湖南、陕西、安徽、浙江、江西、福建、台湾、广西，常生于山谷、山坡草地、林下或林缘。

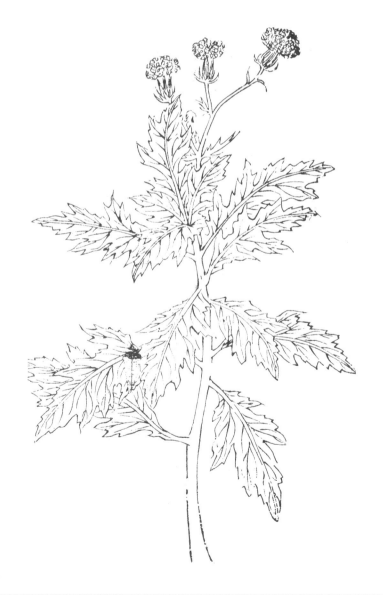

图363　土三七

海拔 1 200～3 000 米。《辰溪县志》：记录的泽兰"泽兰，一名土三七，一名叶下红"，正是 *Gynura japonica*。文中李时珍的一段话，在《图考》卷之八"三七"条中也被引用。应为本种。

《简易草药》：散血草即和血丹，土名三七，所指是否为 *Gynura japonica*，尚待考。

松村：*Gynura pinnatifida* DC.；《纲要》3：424：*Gynura japonica* (Thunb.) Juel. (*G. segetum* Lour. ex Merr.)；吴批：*Gynura segetum*。

[注]

1 牛蒡：菊科牛蒡属植物牛蒡 *Arctium lappa* L.，参见本书卷之十一"牛蒡"条。

2 刘寄奴：本书多种植物名刘寄奴，此处具体物种待核实，可参考卷之十四"刘寄奴"条。

3 泽兰：本草所用泽兰原植物应为唇形科地笋属植物地笋的硬毛变种 *Lycopus lucidus* Turcz. var. *hirtus* Regel。

4 《简易草药》：清代罗思举撰，内容仅见《图考》引用的多条，应属本草著作。

355-2. 土三七

土三七，生广西。茎、叶俱似景天[1]而不甚高，厚叶，有汁无纹，周围有圆齿。伏日拔置赫曦中，经月不槁，无花实。摘叶种之即生，亦名叶生。根畏寒，经霜即腐。主治凉血，止吐血。

[新释]

吴其濬新描述的外来物种。据《图考》原文、图（图364），可得知本种肉汁草本，茎叶俱似景天而不甚高；叶原多汁，单叶对生，除中脉外其他脉不明显，椭圆形，边具疏圆齿，先端钝，基部楔形，摘叶种之即生小植株，故亦名叶生。原图无花果，逸生或盆栽植株可能不易开花结实，故原文作"无花实"。据上述性状特征，与《中志》34（1）：36，《云志》8：135 和《图鉴》2：76，图1881，所描述考证的景天科落地生根属植物落地生根 *Bryophyllum pinnatum* (L. f.) Oken 在概貌上基本吻合。本种原产于非洲，我国各地有栽培，在云南、贵州、广西、广东、福建、台湾绿化或逸为野生。全草入药，可解毒消肿，活血止痛，拔毒生肌。也栽培作观赏用。

吴批：*Bryophyllum pinnatum*。

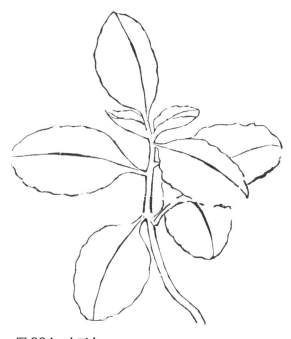

图 364 土三七

[注]

1 景天：本书所绘景天，为《中志》34（1）：

54 描述的景天科八宝属植物八宝 *Hylotelephium erythrostictum* (Miq.) H. Ohba，参见《图考》卷之十一"景天"条。

355–3. 土三七

土三七，广信、衡州山中有之。嫩茎亦如景天，叶似千年艾[1]叶，无歧有齿，深绿柔脆，惟有淡白纹一缕，秋时梢头开尖细小黄花。俚医以治吐血。

[新释]

吴其濬新描述的江西、湖南物种。据《图考》原文、图（图365），可得知本种为多年生草本，嫩茎如景天；叶互生，倒披针状长圆形，叶如千年艾叶，先端尖，基部楔形，近无柄，中脉明显，中部以上边缘具不整齐锯齿；花小，花瓣5，黄色，少数聚生于枝端。上述特征，与《中志》34（1）：128，《云志》8：194和《图鉴》2：88，图1905所描述的景天科费菜属植物费菜 *Sedum aizoon* L. 在概貌上基本吻合。《图鉴》称该种为"土三七"。本种在我国广布

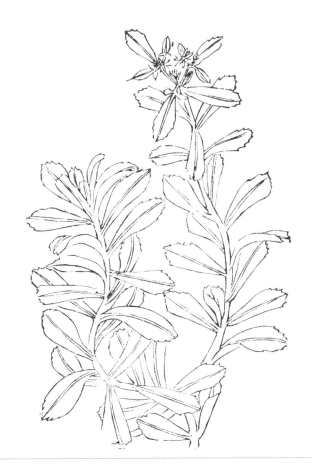

图365　土三七

于东北、华北、西北至长江流域各省区，最近在云南绥江新记录，生于海拔 2 000 余米以下山地阴湿石上或草丛中。

松村：*Sedum aizoon* L.；吴批：广信、衡州 *Sedum*（种待查）。

〔注〕

1 千年艾：菊科芙蓉菊属芙蓉菊 *Crossostephium chinense* (L.) Makino，参见《图考》卷之十四"千年艾"条。

356. 洞丝草

洞丝草，生宁都金精山。高六七寸，绿茎赭节。叶如凤仙花叶，两两对生。冬开紫花如丝，复有细茸。土医诧为奇药，而吝其方。

〔新释〕

吴其濬新描述的江西物种。据《图考》原文、图（图 366），可知本种为草本植物，茎高约 20 厘米，不分枝，节红色；叶对生，具短柄，卵状长圆形，基部钝，先端急尖，叶边缘中上部具锯齿，羽状脉，具 4~5 对侧脉；顶生花序似开放后花脱落，残留花萼，萼片 4？叶腋出总状花序，花尚未开放，花期冬天，花紫色。不具有头状花序，非菊科泽兰属植物 *Eupatorium*。叶形似爵床科植物，但花序又明显不符。待考。

吴批：*Eupatorium* 一种？

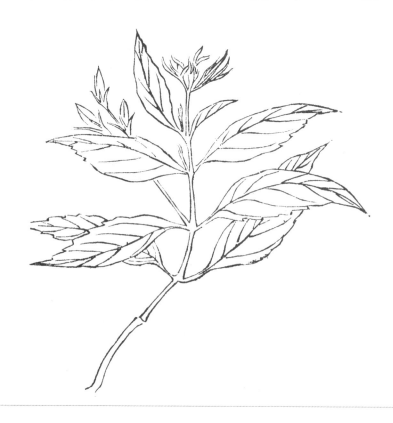

图 366　洞丝草

357. 紫喇叭花

紫喇叭花,生宁都金精山。茎、叶俱如洞丝草,冬开紫颇似地黄,花有白心数点。

[**新释**]

吴其濬新描述的江西物种(图367)。苦苣苔科唇柱苣苔属 *Chirita* 植物聚伞花序腋生,有

时简化为1花,可能性不大。又原文"花颇似地黄",隶玄参科 Scrophulariaceae 植物的可能性较大。具体物种待考。

松村:*Torenia*;吴批注 *Chirita*。

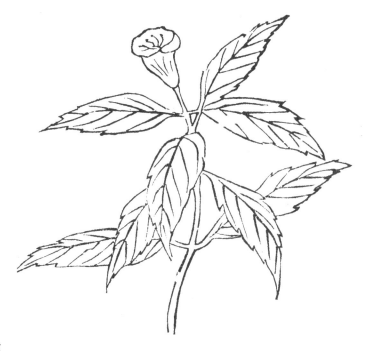

图 367 紫喇叭花

358-1. 水晶花

水晶花,广信、衡州山中有之。小科,叶如女贞[1]叶,亦光润。梢端夏开五出小白花,细如银丝,朵朵如穗。俚医用之。

[**新释**]

吴其濬新描述的江西、湖南物种。我国的

蛇根草属 *Ophiorrhiza* 植物分布较广,而在江西、湖南有产者,除中华蛇根草 *Ophiorrhiza chinensis* Lo 外,只有日本蛇根草 *Ophiorrhiza*

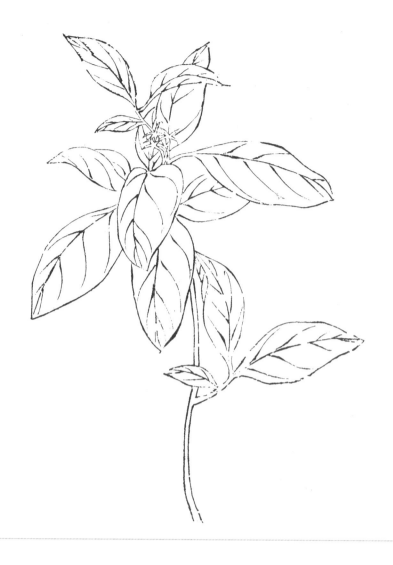

图 368　水晶花

japonica Bl.。从《图考》原文、图（图 368）视之，虽叶形稍似，但原图很难肯定其为对生叶。原文对花的描述"梢端夏开五出小白花，细如银丝，朵朵如穗"，前一句指蛇根草属 Ophiorrhiza 植物是可以理解的，但后二句不知何所指何物，实费解，原图上只显示开五瓣聚成一团的小花。姑妄存之，以备后考。

吴批：Ophiorrhiza。

[注]

1 女贞：木犀科女贞属植物女贞 Ligustrum lucidum Ait.。

358-2. 水晶花

水晶花，衡山生者叶似绣球花[1]叶而小，紫茎有节，花如银丝，作穗长寸许，夏至后即枯。

[新释]

吴其濬新描述的湖南物种。从《图考》文、图（图369），可得知本种为直立草本；茎紫有节；叶宽椭圆形，先端尖，基部钝，有短柄，边缘有尖锯齿，4叶聚生于茎端；花序穗状，图上有三个，一个生茎顶，另两个生于腋生小枝的顶端，花药具显著突出的线形药隔（原文作"花如银丝"，银丝即突出的药隔）。据上述性状特征，与《中志》20（1）：85–88描述的金粟兰属三个种银线草 *Chloranthus japonicus* Sieb.、丝穗金粟兰 *Chloranthus fortunei* (A. Gray) Solmslaub. 和全缘金粟兰 *Chloranthus holostegius* (Hand.-Mazz.) Pei et Shan（据孔宏智，2000，应作 *Chloranthus nervosus* Coll. et Hemsl.）在概貌上较为吻合。这三个种很可能是一聚合种 *Chloranthus japonicus* Sieb. sp. agg.。这个聚合种是东亚特有，为中国–日本成分，从朝鲜、日本分布至我国东北、华北、华东、华中、华南一直到西南（四川、贵州、云南），生于500～2 300米山坡，山谷林下阴湿处。

松村、《纲要》2：64：*Chloranthus fontunei* (A. Gray) Solms. Laub.；吴批：*Chloranthus* (*Tricercqndra*) *japonica*。

[注]

■ 绣球花：见《图考》卷之二十六，《图鉴》4：312，图6038释作虎耳草科绣球属植物绣球 *Viburnum macrocephalum* Fortune，《图考》原文所说有红、白二种，或该种植物花色不同时期有变化。

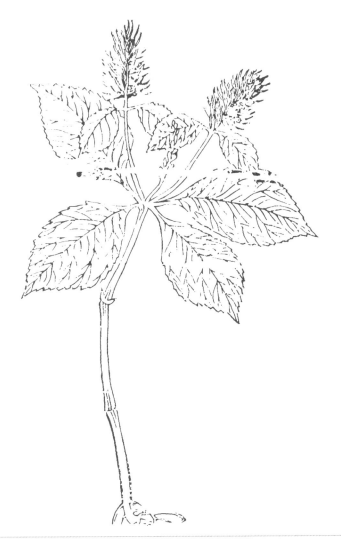

图 369　水晶花

359-1. 急急救

急急救，江西山坡有之。根须黄柔，一茎一叶。叶茎嫩绿，似初生蜀葵叶无歧而尖，深齿如锯，面背皆有细毛。土医以根同红枣浸酒，通骨节，达四肢。

〔新释〕

吴其濬新描述的江西物种（图370）。该种无花果，待考。

吴批：*Ligularia clivorum*。

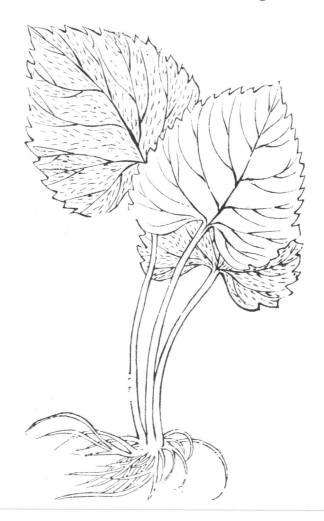

图 370　急急救

359-2. 急急救

急急救，生庐山者，叶如马蹄而大，根粗如大指，余同。

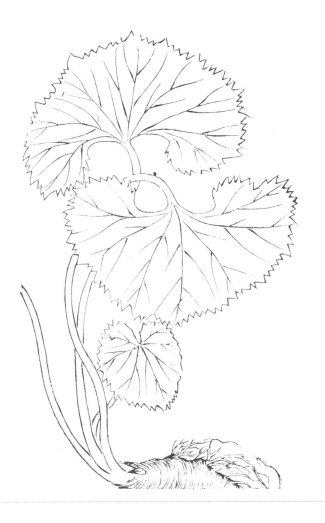

图 371　急急救

〔**新释**〕

吴其濬新描述的江西物种（图 371）。绘图

无花果，应为橐吾属 *Ligularia* 植物。

吴批：*Ligularia intermedia*？

360. 山芍药

山芍药，生建昌。丛生绿茎，高三四尺。大叶如马蹄而尖，甚长，深齿粗纹，面深绿，背淡青。秋深开紫花，瓣尖如针，端有须，绿跗如刺，密攒而上。土医以根、叶治风寒。

〔**新释**〕

吴其濬新描述的江西物种。据《图考》原文、图（图 372），可知本种茎高达 1 米余；下

部茎生叶圆状心形，有长柄基部心形，先端渐尖，边缘有粗锯齿，脉除中脉明显外，侧脉也多少明显，似成掌状柄的基部稍膨大抱茎；头状花序 3 个，有长梗，生枝端。总苞片数层，

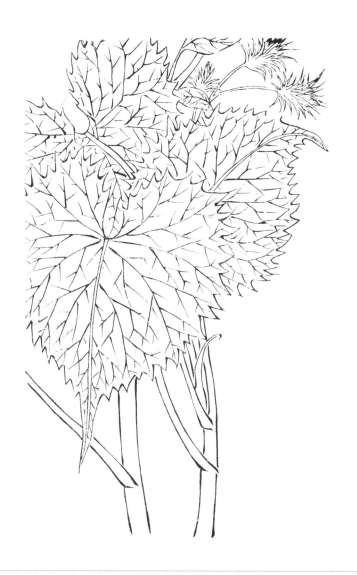

图 372　山芍药

披针形，先端渐尖似刺，反折，无舌状花，全为管状花，紫色。综合上述性状，与《中志》78（2）：165 和《图鉴》4：635，图 6684 所描述的菊科风毛菊属植物心叶风毛菊 *Saussurea cordifolia* Hemsl. 在概貌上基本相似。本种为我国特产，分布于陕西、河南、浙江、安徽、湖北、湖南、四川、贵州；生于林缘、山谷、山坡、灌丛及岩石下。模式标本采自湖北巴东。

松村：*Saussurea*；《纲要》3：451：*Saussurea cordifolia* Hemsl.；吴批：*Saussusea deltoidea*。

361. 香梨

香梨，生建昌。绿茎大叶，叶作三叉形，前尖独长，大过于掌，深齿半寸许，粗纹欹斜，面绿，背淡青，可擦伤。或以为大戟[1]。

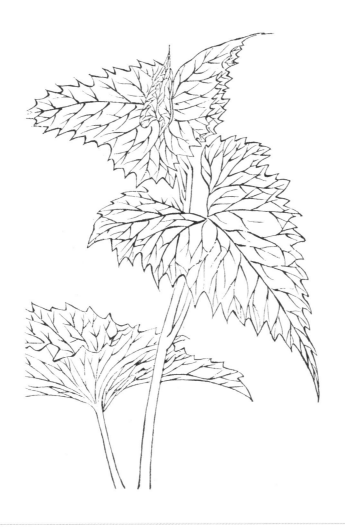

图 373　香梨

〔新释〕

　　吴其濬新描述的江西物种（图 373）。因本种无花果，只有幼苗，且植株不全，待考。

〔注〕

１　大戟：大戟科大戟属植物大戟 *Euphorbia pekinensis* Rupr.。

362. 肺筋草

　　肺筋草，江西山坡有之。叶如茅芽，长四五寸，光润有直纹。春抽细葶开白花，圆而有叉，如石榴花。蒂大如米粒，细根亦短。

〔新释〕

　　吴其濬新描述的江西物种。从《图考》

文、图（图 374），可得知本种为小草本，据细须根；叶寄生呈莲座状，茎上仅一枚苞片状叶，基生叶长条状，先端渐尖，无柄，具平行直脉；茎中部以上疏生 9～10 朵花，花近无柄，下托以较花为短的苞片，花白色，花被合生，先端开裂，裂片稍开展，外倾（"圆而有叉，如石榴花"）；江西分布。据上述性状特征，宜订为《中志》15：178 描述的百合科粉条儿菜属植物短柄粉条儿菜 *Aletris scopulorum* Dunn。本种产于浙江、江西、湖南、广东、福建。生于荒地或草坡上。

粉条儿菜 *Aletris glabra* Bur. et Franc 的花具较长的柄，苞片长于花，与短柄粉条儿菜 *A. scopulorum* Dunn 很好区别，且江西无分布。*Aletris spicata*，具较多而密的花，其须根的根毛局部膨大，似白色米粒，故湖南土名称"金线吊白米"，这样显著的特征，吴其濬不至于忽略不述。

中国植物分类学工具书如《中志》，多有接受日人的考证意见，将《图考》肺筋草和《救荒》"粉条儿菜"混淆，《救荒》粉条儿菜应释为菊科植物，见《图考》卷之五另有引《救荒》"粉条儿菜"条。《图考》肺筋草应为广义百合科肺筋草属 *Scorzonera* 植物 *Aletris*，如此，*Aletris* 中文名应作肺筋草属，《救荒》粉条儿菜应为菊科鸦葱属植物。而 *Aletris glabra* 及该属其他各种，可能需另拟中文名作"某某肺筋草"。

《纲要》和吴批：*Aletris glabra* Bur. et Franc.。

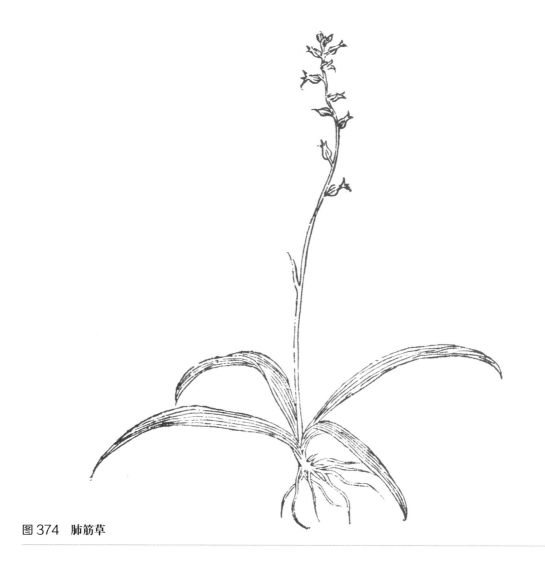

图 374　肺筋草

363. 剪刀草

剪刀草，生建昌。独茎，高尺许。对叶尖长，微似凤仙花叶而无齿，面绿，背青白。梢端抽长条，结黄实如薏仁而小，层缀如穗而疏。一名羊尾须。土医以治顺[1]疮，煎水洗之。

[新释]

吴其濬新描述的江西物种。据《图考》文、图（图375），可得知本种为多年生草本，茎不分枝，高约30厘米；叶对生为主，茎端花序下有一叶，叶狭披针形，先端渐尖，基部楔形似具极短的柄，边全缘，具羽状脉；花成顶生较稀疏的穗状花序（原图之花犹未开放，可能为总状花序），果小，黄色。据上特征，又考虑其分布，宜订为报春花科珍珠菜属植物露珠珍珠菜 *Lysimachia circaeoides* Hemsl. 或其近缘种。该种产于四川、贵州、湖北、湖南、江西，生于山谷湿润处，海拔600～1 200米。全草药用。湖南民间用以治疗肺结核和跌打损伤。

吴批：*Lysimachia* 一种。

[注]

1 顺：底本可能有误刻。商务1957年本改作"头"。

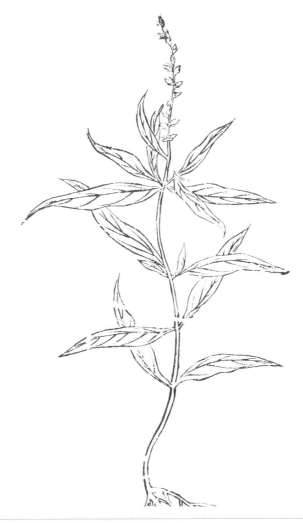

图375　剪刀草

364. 四季青

四季青，生建昌。形如蓼而茎细无节，叶尖错生，秋时梢开白花成穗，如蓼花而疏。土人取根敷伤。

［新释］

吴其濬新描述的江西物种。据《图考》文、图（图376），可得知本种具以下基本特征：植株具根状茎；叶互生，无柄，长圆形至长圆状披针形，边全缘，具羽状脉；花白色，成顶生穗状（花开后很可能成总状）较疏的花序。据以上性状特征，似应隶《中志》59（1）：107记录的 Sect. Spicatae (R.Knuth) Hand.-Mazz.。本组中除广泛分布的矮桃 *Lysimachia clethroides* Duby、虎尾草 *Lysimachia barystachys* Bunge 和红根草 *Lysimachia fortunei* Maxim. 三种之外［前一种和后一种我们已在卷之十二"矮桃（又一种）"条讨论］，还有江西特产的两种，即江西珍珠菜 *Lysimachia jiangxiensis* C. M. Hu 和大叶珍珠菜 *Lysimachia stigmatosa* Chen et C. M. Hu，但这二种叶均具柄。而叶无柄者还是矮桃 *Lysimachia clethroides* Duby 最有可能，暂订为此。该种产于我国东北、华中、西南、华南、华东各省区以及河北、陕西等省，生于山坡林缘和草丛中。

松村：*Polygonum*；吴批：*Lysimachia* 一种。

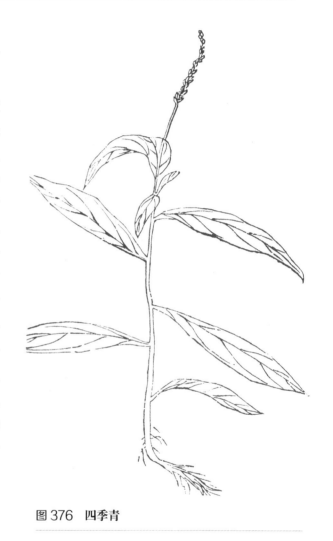

图 376　四季青

365. 白头翁

白头翁，生建昌。赭茎，梢绿。长叶斜齿，面绿背淡。夏结青菁葵，上有三四须，细如蝇足。土人云：根解毒药。

[新释]

吴其濬新描述的江西物种。吴批将本种
及卷之三十八"水蔓子"均释为虎耳草科草
绣球属的 *Cardiandra alternifolia* Sieb. et Zucc.。
《中志》35（1）：185 作者认为，以往某些学
者所订的 *Cardiandra alternifolia* 即为草绣球
Cardiandra moellendorffii (Hance) Migo，包括
var. *laxiflora* (Li) Wei。按《图考》原文、图
（图 377）可知，本种为灌木，赭茎，梢绿；叶
对生，椭圆状长圆形至披针形，边有尖锯齿，
具羽状脉；果序顶生，集成伞房状；果期为夏
季，果实顶端留存 3～4 个短花柱（夏结青菁
葵，上有三四须，细如蝇足）；根入药解毒，产
于建昌。据上述性状与绣球花科常山属植物常
山 *Dichroa febrifuga* Lour. 较为接近。常山花期
2—4 月，果期 5—8 月。产于陕西、甘肃、江
苏、安徽、浙江、江西、福建、台湾、湖北、
湖南、广东、广西、四川、贵州、云南和西藏，
生于海拔 200～2 000 米阴湿林中。印度、越
南、缅甸、马来西亚、印度尼西亚、菲律宾和
琉球群岛亦有分布。模式标本采自越南。根含
有常山素，为抗疟疾要药。药学家曾深入研究，
惜副作用大，未获广泛使用。

吴批：*Cardiandra alternifolia*。《中志》35
（1）：185 作者认为以往研究中国植物的某些学
者，所订的 *Cardiandra alternifolia* 即为草绣球

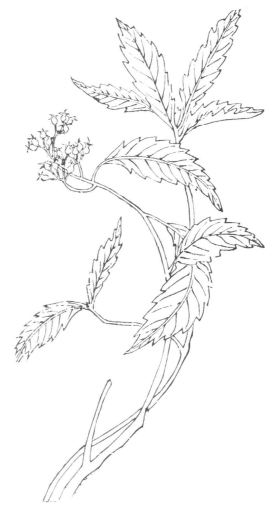

图 377　白头翁

Cardiandra moellendorffii (Hance) Migo，包括
var. *laxiflora* (Li) Wei。该种叶互生，果序周围
有不孕花，与图中所示明显不同。蒴果顶端宿
存 3 个短花柱。花期夏季，果期秋季。

366. 铁伞

　　铁伞，生南安。绿茎如蒿[1]，有直纹，旁多细枝。厚叶翠绿，背微紫，似平地
木叶而齿圆长。俚医以为活气、行血、通络之药。此草叶韧，聚生梢端，故有铁伞
之名。

〔新释〕

吴其濬新描述的江西物种。据《中志》58：70、《云志》1：348，紫金牛科紫金牛属植物硃砂根变种 var. bicolor 与原变种 Ardisia crenata var. crenata 的区别之一，叶的两面均为紫红色，就此点而论，红凉伞 Ardisia crenata var. bicolor 与《图考》原文所云"背微紫"甚符。该变种在我国产于西藏东南部至台湾，湖北至海南岛等地区，海拔 90～2 400 米的疏、密林下阴湿的灌木丛中。其根、叶可祛风除湿，散瘀止痛，通经活络，用于跌打风湿、消化不良、咽喉炎及月经不调等症。果可食，亦可榨油，油可供制肥皂。亦为观赏植物，在园艺方面的品种亦很多。

但就《图考》平地木和铁伞（图 378）两种所附图的叶形和叶脉相比较，两者相异甚显著，可能"铁伞"图不宜订为红凉伞 Ardisia crenata var. bicolor，故吴批也仅订 Ardsisa sp.。由于原图缺乏花果图，经与《中志》各种叶形核对，本种与 Ardisia crenata 的一近缘种，《中志》58：67，图 10：1-2 描述的伞形紫金牛 Ardisia corymbifera Mez 甚似。其"叶狭长圆状披针形……全缘，稀圆齿状……侧脉 15 对"。惜今本种不产江西，仅附记于此，以备后考。

《中志》58：70、《云志》1：348：Ardisia

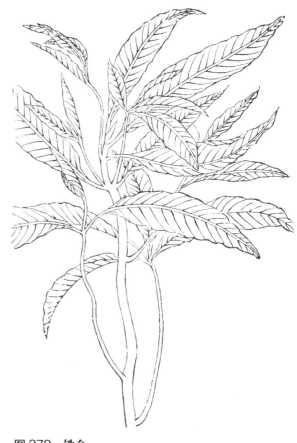

图 378　铁伞

crenata Sims var. bicolor (Walker) C. Y. Wu et C. Chen。吴批：Ardisia 一种。

〔注〕

1 蒿：菊科蒿属 Artemisia 植物的通称。

367. 一枝香

一枝香，生广信。铺地生，叶如桂[1] 叶而柔厚，面光绿，背淡有白毛。根须长三四寸，赭色。土人以治小儿食积。

〔新释〕

吴其濬新描述的江西物种。《纲要》3：447

和《云志》13：665 释为菊科毛大丁草属植物毛大丁草 Piloselloides hirsuta (Forsk.) C. J. Jeffr. ex Cufod.。《图考》仅一图（图 379），且只示六枚

基生叶。以《图考》图核对《云志》的描述和附图，其叶似毛大丁草 *Gerbera piloselloides* (L.) Cass. 的基生叶，仅原文说"面光绿"，但《云志》记载"上面被粗毛，后脱落"似也相同，其下面有白毛则完全相同。据《中志》79：94，*Piloselloides hirsute* 为菊科毛大丁草属植物毛大丁草 *Gerbera piloselloides* (L.) Cass. 的异名，据命名法，暂采用《云志》学名。该种我国产于西藏、云南、四川、贵州、广西、广东、湖南、湖北、江西、江苏、浙江、福建等省区，生于林缘、草丛中或旷野荒地上。全草药用，有清火消炎等功效。治感冒、久热不退、产后虚烦及急性结膜炎等。

有学者释作杏香兔儿风 *Ainsliaea fragrans* Champ.，该种有俗名作一枝香，朝天一支香。但其基生叶布局细长叶柄，叶形卵形、狭卵形或卵状长圆形叶，下面淡绿色或有时多少带紫红色，被较密的长柔毛，不似。

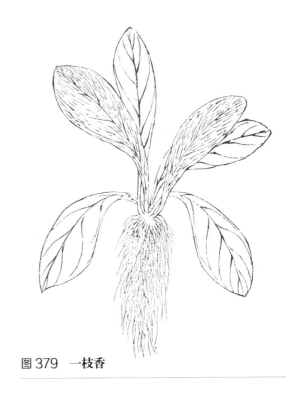

图 379　一枝香

〔注〕

[1] 桂：樟科樟属植物肉桂 *Cinnamomum cassia* Presl？待考。

368. 鹿衔草

鹿衔草，九江建昌山中有之。铺地生，绿叶紫背，面有白缕，略似蔌菜而微长，根亦紫。土人用以浸酒，色如丹，治吐血，通经有效。

按《本草》有鹿衔[1]，形状不类。《安徽志》：鹿衔草，性益阳，出婺源，即此。湖南山中亦有之，俗呼破血丹，滇南尤多。土医云：性温无毒，入肝、肾二经，强筋、健骨、补腰肾、生精液。

〔新释〕

吴其濬新描述的江西物种。据《图考》原文、图（图380），可知本种具根状茎匍匐而生；叶基生，其间有鳞片，叶椭圆形，具短柄，基部钝，先端钝圆或锐尖，下面紫色，上面绿色，沿主脉和侧脉白色（白缕）；花具短柄，有一微小苞片，多少下垂，作穗状花序，从叶基丛中生出，花萼小，深 5 裂；花冠深 5 裂，裂片开展。综合上述性状，与《中志》56：170和《云志》8：500 所描述的鹿蹄草科鹿蹄草属植物普通鹿蹄草 *Pyrola decorata* H. Andr. 在概貌上基本相似。本种产于河南、甘肃、陕西、浙江、安徽、江西、湖北、湖南、广西、广东、

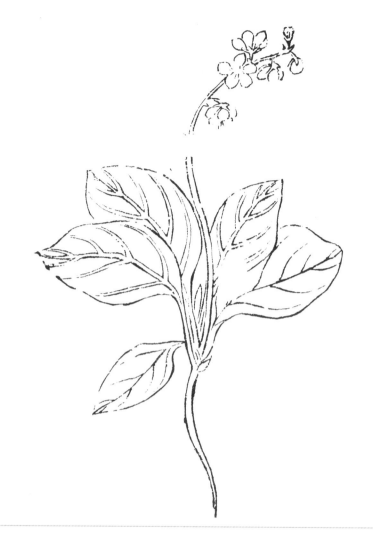

图 380　鹿衔草

福建、贵州、四川、云南、西藏，生于海拔 600～3 000 米山地阔叶林或灌丛下，模式标本采自云南大理。

附记：《中志》56：170 又分变种 *Pyrola decorata* H. Andr. var. *alba*，据《云志》8：501，在野外考察发现本种叶脉表面的白色有变异，同号标本既有全为绿色的，也有脉为白色的，因此 *P. decorata* H. Andr. var. *alba* (H. Andr.) Y. L. Chou et R. Zhou 不能存立，应并入本种。

松村：*Pyrola elliptica* Nutt.；吴批：*Pyrola decorate*。

〔注〕

❶《本草》有鹿衔：待考。

369. 紫背草

紫背草，生南赣山坡。形全似蒲公英而紫茎，近根叶叉微稀，背俱紫。梢端秋深开紫花，似秃女头[1]花不全放，老亦飞絮，功用同蒲公英。

〔新释〕

吴其濬新描述的江西物种。据《图考》原文、图（图381），本种似一年生植物，茎分少枝；基生叶有柄，下面紫色，长圆形，大头羽状分裂，下部裂片小，甚至退化仅存顶生裂片，顶生裂片宽卵形，基部近平截，先端尖，边具疏浅齿，茎生叶羽状分裂，上部者浅裂，下部者深裂，基部抱茎尤以上部者明显，裂片有大锯齿；头状花序单生茎顶和枝端，排成稀疏伞房状花序，苞片一层，稀短于管状花，无舌状花，管状花紫色；种子具冠毛，成熟后随风飘飞如絮。综合上述性状，与《中志》77（1）：324 和《云志》13：377 所描述的菊科一点红属植物一点红 Emilia sonchifolia (L.) DC. 在概貌上基本相似。本种在我国分布于台湾、福建、海南、广东、安徽、浙江、江苏、湖南、湖北、四川、贵州、云南，生于海拔330～2 000 米的山坡、田边、路旁。该种据《中志》，全草药用，消炎，止痢，主治腮腺炎、乳腺炎、小儿疳积、皮肤湿疹等症。

松村：Lactuca；《纲要》3：416 和吴批 Emilia sonchifolia (L.) DC。

〔注〕

1 秃女头：野苦麻的别名，释作菊科泥胡菜

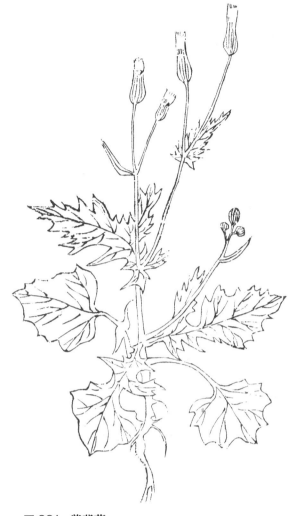

图 381　紫背草

属植物泥胡菜 Hemisteptia lyrata (Bunge) Bunge，参见本书卷之十四"野苦麻"条。

370. 七厘麻

七厘麻，江西山中有之。似吉祥草[1]叶而纹理粗直，横根，绿润有节，似竹根而嫩。土医以治筋骨疼痛。

〔新释〕

吴其濬新描述的江西物种。据《图考》原

文、图（图382），植株具长有节的根状茎，茎基部具多枚无叶的叶鞘，叶片披针形，先端尖，似具很短的柄，具多条平行直脉，似百合科吉祥

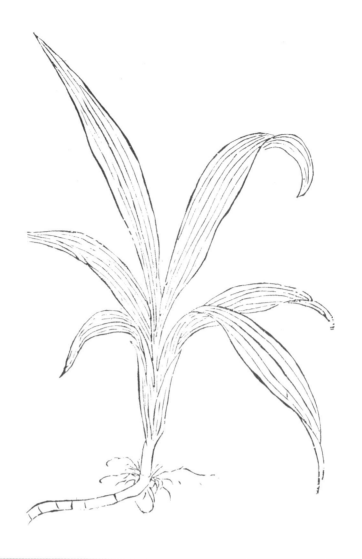

图 382　七厘麻

草属植物吉祥草 *Reineckia carnea* (Andr.) Kunth 的叶。原图无花序。从整体概貌视之，较似《中志》15：1 描述的百合科白穗花属植物白穗花 *Speirantha gardenii* (Hook.) Baill.。该属为我国特有单种属植物，根状茎斜生，较粗，从节上生出又长又细的匍匐茎，有多数分枝的纤维根。叶基生，几枚，多少成簇，平行脉多而密。产于我国江苏、浙江（昌化）、安徽（黄山）和江西，生于山谷溪边和阔叶树林下，海拔 630～900 米。

松村：*Reineckia carnea* Kth.；吴批：*Veratrum* 一种。

〔注〕

1 吉祥草：参见本书卷之二十七"吉祥草"条。

371. 七厘丹

七厘丹，南安、广信山中有之。春时抽茎生叶，似芦而软，叶有间道直纹，长弱下垂。夏发细葶小叶，叶际开花如粟，紫黑色。细根赭褐。俚医以治骨痛、跌打损伤。忌多用，故以七厘为名。

[新释]

吴其濬新描述的江西物种。据《图考》文、图（图383），可得知本种具粗须根，高大草本；基部叶鞘不撕裂，叶片条形，长而软，下垂，先端渐尖，平行脉；花序在原图中刚抽出，未长成。据叶片状苞片，苞片腋尖开黑紫花。如据《中志》的分类意见，宜订为《中志》14：28 描述的百合科藜芦属植物黑紫藜芦 *Veratrum japonicum* (Baker.) Loes. f.。因牯岭藜芦 *Veratrum schindleri* Loes. f 的叶片较 *Veratrum japonicum* 为宽，成宽椭圆形至狭长圆形，花为黄绿色、绿白色或褐色。今 *FOC* 认为，中国学者在《中志》中记录的 *Veratrum japonicum*，实为牯岭藜芦 *Veratrum schindleri* Loes. f.。本种产于我国福建、江西、安徽、湖北、广东、广西、河南、湖南、江苏、浙江，生于海拔 700～1 400 米的山坡林下或草地上。

《云志》：*Veratrum japonicum* (Baker) Loes. f.；吴批：*Veratrum schindleri*。

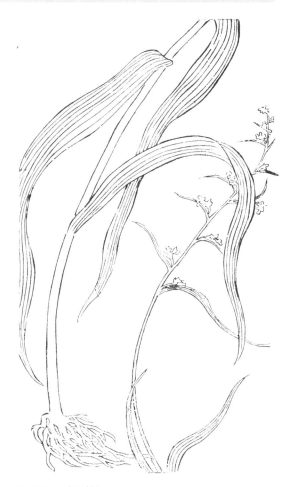

图 383　七厘丹

372. 白如棕

白如棕，一名仙麻。江西、湖南山中多有之。状如初生棕叶，青白色，有直纹微皱。抽茎结实，如建兰[1]花实，独根。土医采治风损、妇科败血。

[新释]

吴其濬新描述的江西、湖南物种。据《图

考》图（图384）、文，该种假鳞茎粗短（独根）；具 4 枚叶（鞘未见），叶在花期全部展开，具平行脉，叶微皱（有直纹微皱），倒卵状长圆

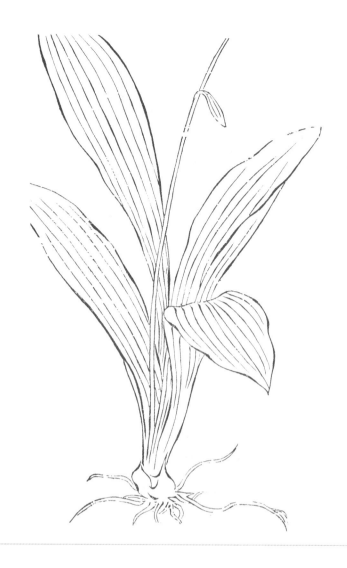

图 384　白如棕

形，先端锐尖；花葶从叶间抽出细长葶，葶上叶披针形，小，花葶上花如建兰花实和果实。综上所述性状，似兰科虾脊兰属 *Calantha* 植物。因无花果，具体物种待考。

有学者释为虾脊兰 *Calanthe discolor* Lindl.，该种现不分布江西、湖南。

吴批：兰科 *Calantha* 一种？

〔注〕

1　建兰：兰科兰属植物建兰 *Cymbidium ensifolium* (L.) Sw.。

373. 鸡脚草

　　鸡脚草，生建昌。形状如吉祥草而叶不光泽，有直纹如竹，面绿，背黄绿，与茎同色。根如姜而瘠，有须。土医以治劳损、乳毒。劳损取根煎酒服，乳毒蒸鸡蛋食之。按《本草拾遗》有鸡脚草，形状、主治不类。

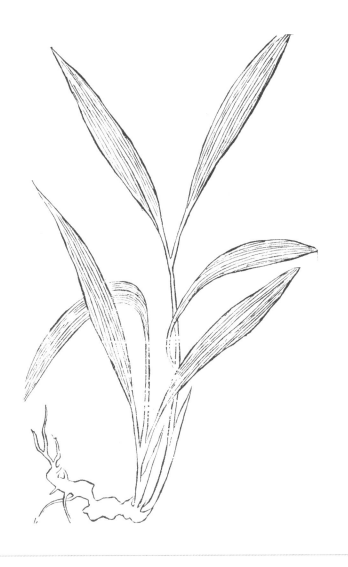

图 385　鸡脚草

[新释]

　　吴其濬新描述的江西物种。据《图考》文、图（图 385），可得知本种为草本，具较粗壮根状茎，叶从根状茎抽出，叶片披针形，先端尖，基部楔形渐狭成短柄，具平行的直脉。由于原图缺乏花、果，很难确定其为白穗花属 Speirantha 植物，在概貌上也似沿阶草属 Ophiopogon 一类植物。暂记之，以备日后野外调查。

　　吴批：？ Speirantha。

374. 蜘蛛抱蛋

　　蜘蛛抱蛋，一名飞天蜈蚣，建昌、南赣皆有之。状如初生棕叶，下细上阔，长至二尺余，粗纹韧质，凌冬不凋。近根结青黑实如卵，横根甚长，稠结密须，形如百足，故以其状名之。土医以根卵治热症；南安土呼哈萨喇，以治腰痛、咳嗽。

〔新释〕

吴其濬新描述的江西物种。据《图考》文、图（图386）可知，本种为常绿草本，具粗而长的根状茎；叶从根状茎抽出，单生，叶柄长，叶片质韧，长圆状披针形，先端尖，基部楔形渐狭成柄，具粗的平行脉；果实卵形，青黑色，位于根状茎附近。据上述特征，与《中志》15：29、《云志》7：702 及《图鉴》5：499，图 7288 所描述的百合科蜘蛛抱蛋属植物蜘蛛抱蛋 *Aspidistra elatior* Blume 在概貌上基本相吻合。该种多为庭园和公园栽培，在四川（屏山）至贵州（凤岗）和云南（罗平、曲靖、临沧、思茅）有分布。该属《中志》已经采用"蜘蛛抱蛋"作中文名，惜未注明出处。

附记：在 1978 年前编《图鉴》和《中志》时，*Aspidistra elatior* Bl. 仅仅见于庭院或苗圃栽培。如据吴其濬记录，当时在江西（建昌、南安）尚有自然分布。后《云志》1997 年报道在四川（屏山）至贵州（凤岗）和云南（罗平、曲靖、临沧、思茅）有分布。由于人类的挖掘破坏，致使现在局限于西南一隅，若对该种加上各代的地方志研究，是一个很有意思的问题。由于本种形态特殊，还可盆栽，谅地方志多有记载。

松村、《云志》7：702 和《纲要》2：518：

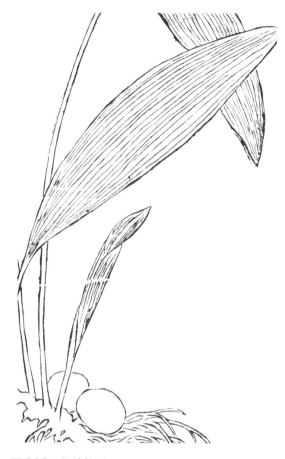

图 386　蜘蛛抱蛋

Aspidistra elatior Bl.；吴批：*Aspidistra typica*、*Aspidistra elatior*。在外形上 *Aspidistra typica* Baill. 的叶片宽卵状披针形，常 2～3 叶簇生，叶鞘枯后裂成纤维状，容易和 *Aspidistra elatior* 区别，在我国只分布于云南东南部（金平、屏边）。

375. 菜蓝

菜蓝，生广信。黑根有须，丛生，绿茎，微有疏节。叶似大叶柴胡[1]，粗纹疏齿。一名大叶仙人过桥。土人采治跌打损伤。

〔新释〕

吴其濬新描述的江西物种。据《图考》绘图（图387），该种叶基渐狭，具典型的离基三出脉，且侧脉在渐狭部分以上发出，为菊科紫菀属植物三脉紫菀 *Aster ageratoides* Turcz. 的特

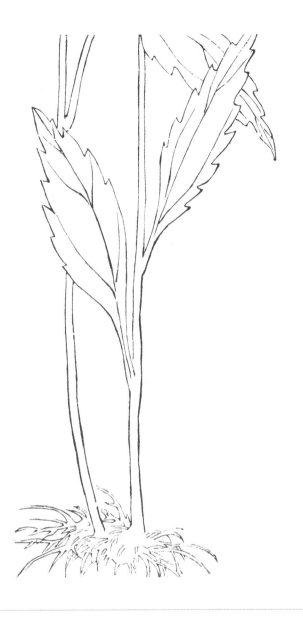

图 387　菜蓝

征。该种在我国东北部、北部、东部、南部、西部、西南部及西藏南部广布，且形态多变，是一个典型的多型种。

〔注〕

❶ 大叶柴胡：指本书卷之七"大柴胡"条，为菊科植物。

376. 地茄

地茄，生江西山冈。铺地生。叶如杏叶而小，柔厚有直纹三道。叶中开粉紫花团，瓣如杏花，中有小缺。土医以治劳损。根大如指，长数寸，煎酒服之。

[新释]

吴其濬新描述的江西物种。据《图考》原文、图（图388），可得知为小灌木；根粗壮，上部多生须根，顶端发二茎；茎矮小；叶对生，有短柄，近卵形，先端尖，基部钝，边全缘，具三条基出直脉，横脉不显；花紫色，几朵成团，生茎顶，花瓣顶端有微凹（"瓣如杏花，中有小缺"）。上述特征，概貌和《中志》53（1）：154 和《图鉴》2：1002，图 3733 所描述的野牡丹科野牡丹属植物地菍 *Melastoma dodecandrum* Lour. 有些相似。但该种花瓣顶端有一刺毛而无微凹，有所不同。而其极近似种细叶野牡丹 *Melastoma intermedium* Dunn，《中志》53（1）：154 的花瓣顶端有柔毛还具微凹，惜该种在江西无分布。故怀疑 *Melastoma imbricatum* Dunn 是否应从 *Melastoma dodecandrum* Lour. 分出。据《中志》处理，这两种区别除毛被外，主要是前者的花瓣长 2～2.5 厘米，后者长 1.2～2 厘米，江西的种是否为 *Melastoma imbricatum* Dunn？但在没有将此两种合并前，暂从众，订为野牡丹科野牡丹属植物地菍 *Melastoma dodecandrum* Lour.。该种在我国产于贵州、湖南、广西、广东、江西、浙江、福建，生于海拔 1 250 米以下的山坡矮草丛中，为酸性土壤常见的植物。果可食，亦可酿酒；全株供药用，有涩肠止痢、舒筋活血、补血安

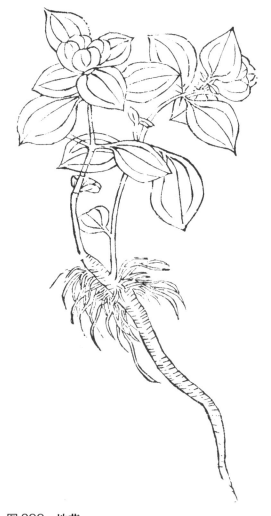

图 388　地菍

胎、清热燥湿等作用；捣碎外敷可治疮、痈、疽、疖；根可解木薯中毒。

《纲要》3：196 和吴批：*Melastoma dodecandrum* Lour.。

377. 仙人过桥

仙人过桥，建昌、南赣山坡皆有之。丛生，高不盈尺，细茎，叶如柳叶。秋时梢端开紫筒子花，略似桔梗花而小。开久瓣色退白，黄蕊迸露。土人采根、叶，煎洗疮毒。

[新释]

吴其濬新描述的江西物种。细观《图考》图（图389），大部分花未开放，有二朵已开放的花显示其为二唇形，故认为它应宜隶桔梗科半边莲属 Lobelia。据《图考》图、文，可得知本种为灌木状小草本，高约30厘米；叶互生，长圆形，先端尖，基部渐狭，近无柄，边长圆，全缘；花密集茎端，紫色，二唇形。花被管筒状，雄蕊筒包围花柱而伸出花被管。检索《中志》73（2）：146 检索表，参考《中志》73（2）：165、《云志》2：533，《图鉴》4：397，图6208，并结合地理分布，该种很似桔梗科半边莲属植物江南山梗菜 *Lobelia davidii* Franch.，它是一多型种，宜隶原变种 *Lobelia davidii* var. *davidii*。本变种分布于福建、江西、浙江、安徽、湖南、湖北、四川、云南、贵州、广西、广东，生于海拔2 300米以下的山地林边或沟边较阴处。根供药用，治痈肿疮毒、胃寒痛；全草治毒蛇咬伤。

吴批：*Lobelia* sp. 或 *Adenophora* sp.？

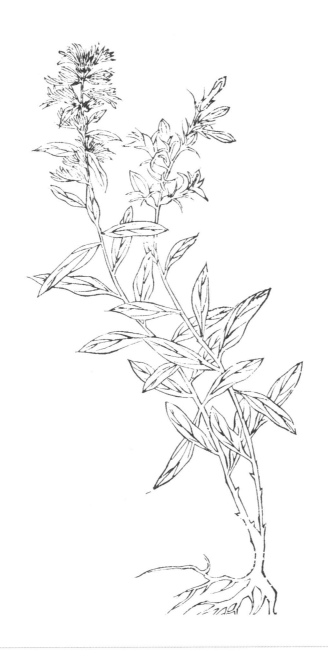

图389　仙人过桥

378. 山柳菊

山柳菊，一名九里明，一名黄花母。南赣山中皆有之。丛生，细叶似石竹叶，绿茎有节。秋开黄花如菊，心亦黄。土医以洗肿毒，不可食。

〔新释〕

吴其濬新描述的江西物种。据《图考》文、图（图390），本种为丛生草本，茎细弱，上部有分枝；叶互生，条状披针形，无柄，上部叶片基部似抱茎，先端渐尖；头状花序单生枝顶和上部叶腋，集成疏散的伞房状花序，总苞片钻形，层数在图上不明，舌状花一层，黄色，管状花较菊科旋覆花属植物 *Inula* 者较少，也为黄色；果实针状。综合上述性状，与《云志》13：142 和《中志》75：283 描述的菊科苇谷草属植物苇谷草白背变种 *Pentanema indicum* (L.) Ling var. *hypopleucum* (Hand.-Mazz.) Ling 在概貌上甚似。该种分布于广西、贵州和云南，生于海拔 370～2 000 米山坡草地、荒地或松林下，灌丛中。但无原文中所说"南赣"有分布，待实地核查江西南赣植物。

松村：*Hieracium krameri* Fr. et. Sax.；吴批：*Pentanema indicum* 或 *Anisopappus chinensis*，日人释为 *Hieracium* 或 *Hololeion* 均非。吴批 *Anisopappus chinensis*，为菊科山黄菊属植物山黄菊 *Anisopappus chinensis* (L.) Hook. et Arn.，该种茎中部的叶为狭长圆形或卵状披针形，边缘有不整齐粗钝齿，在概貌上与《图考》图迥异。

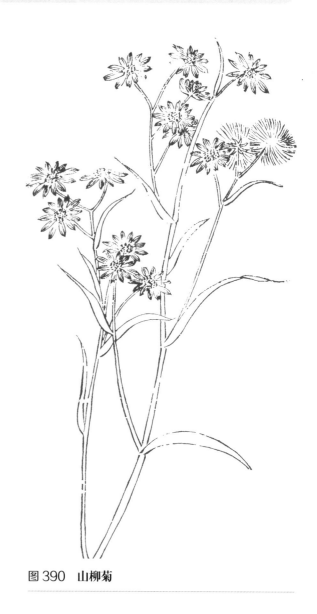

图 390　山柳菊

379. 野山菊

野山菊，南赣山中多有之。丛生，花叶抱茎如苦荬而歧，齿不尖，茎瘦无汁。梢端发杈，秋开花如寒菊。土医以根、叶捣敷疮毒。

〔新释〕

吴其濬新描述的江西物种。据《图考》附图（图391），其茎中部和上部叶为一回羽状浅裂，而上部叶无柄而叶耳抱茎；花序为疏松的伞房花序，舌状花一轮，管状花所组成中心。从外形视之，似为《中志》76(1):32 和《云志》13：303 所描述的菊科菊属植物野菊 *Dendranthema indicum* (L.) Des Moul.（*FOC* 修订为 *Chrysanthemum indicum* L.）。本种广布于东北、华北、华中、华南及西南各地。生于山坡草地、灌丛、河边水湿地、滨海盐渍地、田边及路旁。印度、日本、朝鲜、苏联也有分布。野菊的叶、花及全草入药。味苦、辛、凉，清热解毒，疏风散热，散瘀，明目，降血压。防治流行性脑脊髓膜炎，预防流行性感冒、感冒，治疗高血压、肝炎、痢疾、痈疖疔疮都有明显效果。该种浸液对杀灭孑孓及蝇蛆也非常有效。

松村：*Chrysanthemum indicum* L.；吴批：*Chrysanthemum lavandulifolium*，即今菊科菊属甘菊 *Dendranthema lavandulifolium* (Fisch. ex Trautv.) Makino。

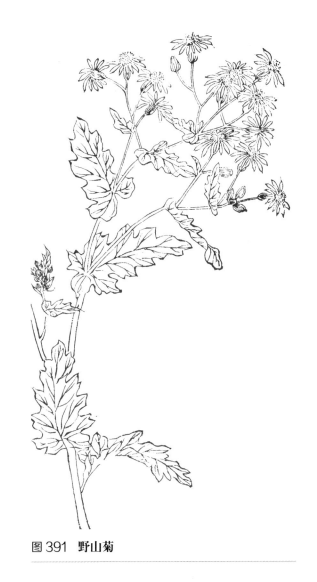

图 391　野山菊

380. 一枝黄花

一枝黄花，江西山坡极多。独茎直上，高尺许，间有歧出者。叶如柳叶而宽，秋开黄花，如单瓣寒菊而小。花枝俱发，茸密无隙，望之如穗。土人以洗肿毒。

〔新释〕

吴其濬新描述的江西物种。据《图考》图（图392）、文，本种为草本，高约 30 厘米。茎直立，似细弱，单生，不分枝；中部茎叶长椭圆形，全缘，下部楔形渐窄，有柄，向上叶渐小；

下部叶与中部茎叶同形，具柄；头状花序较小，多数在茎上部排列成紧密的总状花序。综合上述性状，概貌与《中志》74：75 描述的菊科一枝黄花属植物一枝黄花 *Solidago decurrens* Lour. 较为符合。该种是一个产于我国南方的种。江苏、浙江、安徽、江西、四川、贵州、湖南、湖

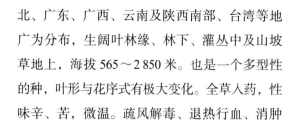

北、广东、广西、云南及陕西南部、台湾等地广为分布，生阔叶林缘、林下、灌丛中及山坡草地上，海拔565～2850米。也是一个多型性的种，叶形与花序式有极大变化。全草入药，性味辛、苦，微温。疏风解毒、退热行血、消肿止痛。主治毒蛇咬伤、痈、疖等。全草含皂苷，家畜误食中毒引起麻痹及运动障碍。

松村：*Solidago virgaaurea* L.；《中志》74：75 和《纲要》3：463：*Solidago decurrens* Lour.；吴批：*Solidago leiantha* (*S. vurgayrea* var.)。

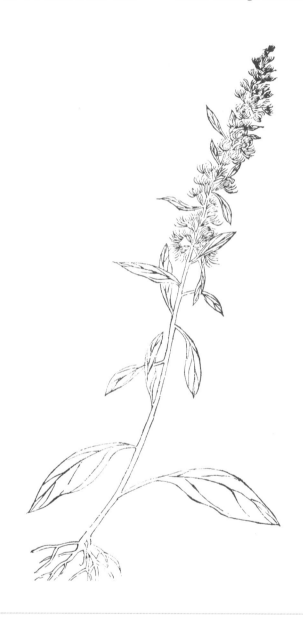

图 392　一枝黄花

《植物名实图考》

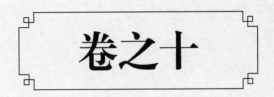

卷之十

固始吴其濬　著　蒙自陆应谷　校刊

山草类

381. 山马蝗

山马蝗，产长沙山阜。独根，有短须，褐茎多叉。每枝三叶，叶微似竹，而青背白，疏纹无齿。叶间发小茎，开紫白小花如粟。俚医以治哮。此草与小槐花[1]枝叶相类，唯附茎团团结角，似蛾眉豆而扁小。有双角连生者，亦黏人衣。叶老则渐圆，与豆叶无异，纹亦涩乱。

[新释]

吴其濬新描述的湖南物种。据《图考》文、图（图393），可得知本种为一直立草本，主根稍木质化，多须根；茎从基部有分歧。叶互生有柄，具3小叶，顶生小叶倒卵状菱形至倒卵状长圆形，先端尖，基部钝至楔形，具短柄，侧生小叶椭圆形至狭长圆形，先端尖，基部钝，无柄，两者边全缘；花紫白色，大小如粟，成腋生总状花序；荚果成双（"有双角连生者"），有钩毛（"黏人衣"），背缝线深凹入，几乎成2荚节。

本种过去以顶生小叶的形态来划分种，《中志》44：5讨论，据本属作者观察大量标本，认为以叶形来划分种是不恰当的，因此把4个种归并成一个种，作为变种处理。本研究基本同意他们的观点，但鉴于原图叶无法确定哪一个变种，故简单地鉴定为豆科长柄山蚂蟥属植物长柄山蚂蟥 *Podocarpium podocarpum* (Thunb.) DC. [*Desmodium racemosum* (Thunb.) DC. 为其异名]。该种产于东北、河北、江苏、浙江、安徽、江西、山东、河南、湖北、湖南、广东、广西、四川、贵州、云南、西藏、陕西、甘肃等省区，生于山坡路旁、草坡、次生阔叶林下或高山草甸处，海拔120～2 100米。

松村：*Desmodium podocarpum* DC.；《纲要》2：131：*Desmodium racemosum* (Thunb.) DC.；的异名。吴批：*Hylodesmum podocarpum* (*Desmodium* sp.)。

[注]

1 小槐花：参见本卷"小槐花"条。

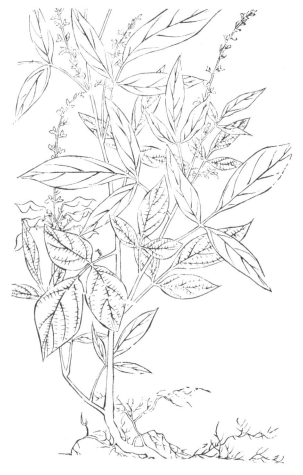

图393 山马蝗

382. 和血丹 即胡枝子

和血丹，生长沙山坡。独茎小科，一枝三叶，面青黄，背粉白，有微毛，似豆叶而长。茎方有棱，赭黑色。直根四出，有细须。俚医以为破血之药。

按《救荒本草》：胡枝子，俗名随军茶，生平泽中。有二种，叶形有大小。大叶者类黑豆叶；小叶者茎类蓍草[1]，叶似苜蓿叶而长大。花色有紫、白，结子如粟粒大，气味与槐相类。性温。采子微舂即成米，先用冷水淘净，复以滚水烫三五次，去水下锅，或作粥，或作炊饭，皆可食。加野绿豆[2]，味尤佳。及采嫩叶，蒸晒为茶，煮饮亦可。此即是叶似黑豆叶者，其气味颇似茶叶。北地茶少，故凡似茶者皆蓄之。南土则多供樵薪，采摘所不及矣。

[新释]

吴其濬新描述的湖南物种。据《图考》文、图（图394，所图据长沙实物），可得知本种系短小木本，主根分枝，稍粗大；茎基部不分枝，方而有棱，赭黑色；叶互生，有柄，具三小叶，顶生小叶椭圆形至长圆状椭圆形，先端钝，基部钝，具短柄，边全缘，据10～13对羽状直脉，侧生小叶如顶生小叶，稍小，近无柄；花序总状，腋生，或顶生稍狭的圆锥花序，比邻近的叶长，每节生二花，花色及果均在原图不显。据上述特征及产地，与《中志》41：143所描述的豆科胡枝子属植物胡枝子 *Lespedeza bicolor* Turcz. 在概貌上基本吻合。该种我国产于黑龙江、吉林、辽宁、河北、内蒙古、山西、陕西、甘肃、山东、江苏、安徽、浙江、福建、台湾、河南、湖南、广东、广西等省区，生于海拔150～1 000米的山坡、林缘、路旁、灌丛及杂木林间。种子油可供食用或作机器润滑油；叶可代茶。

《纲要》2：155：*Lespedeza bicolor* Lurcz.；吴批：*Campylotropis chinensis* Bunge［《中志》41：114作朒子梢 *Campylotropis macrocarpa* (B) Rehd. 的异名］。

《救荒本草译注》释大叶者为胡枝子 *Lespedeza bicolor*；小叶者疑为兴安胡枝子 *Lespedeza daurica* (Laxm.) Schindl.。

附记：据《中志》41；89，*Lespedeza* 和 *Campylotropis* 的主要区别在于前者苞片内具2花，后者具1花。

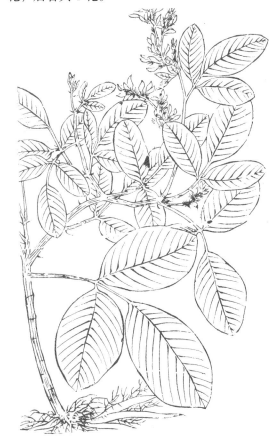

图394 和血丹

〔注〕

1 菁草:《纲要》释作菊科菁属植物高山菁 *Achillea alpina* L.,《中志》有菁草属,属下命名某某菁草,有疑问。参见本书卷之十一"菁"条。

2 野绿豆:疑为《救荒》下卷之"山绿豆"。

383. 小槐花

小槐花,江西田野有之。细茎发枝,一枝三叶,如豆叶而尖长。秋结豆荚,细如绿豆而有毛。茎、叶略似山马蝗,而结角不同。

〔新释〕

吴其濬新描述的江西物种。据《图考》文、图(图395),原图未显植株整体。叶互生,有柄,具三小叶,顶生小叶长圆形,先端尖,基部楔形成极短的柄,侧生小叶椭圆形,较顶生者为小,先端尖,基部钝,无柄,两者均边全缘;荚果线形似绿豆,有直伸的钩毛。据上述性状特征,与上述二志所描述的豆科山蚂蝗属植物小槐花 *Desmodium caudatum* (Thunb.) DC. 在概貌上基本吻合。该种产于长江以南各省,西至喜马拉雅山,东至台湾;生于山坡、路旁草地、沟边、林缘或林下,海拔150~1 000米。根、叶供药用,能祛风活血、利尿、杀虫,亦可作牧草。

松村:*Desmodium laburnifolium* DC.;《纲要》2:128、《中志》41:17和《云志》10:501:*Desmodium caudatum*(Thunb.) DC.。吴批:*Catenaria caudate* (*Desmodiuma caudatum*)。

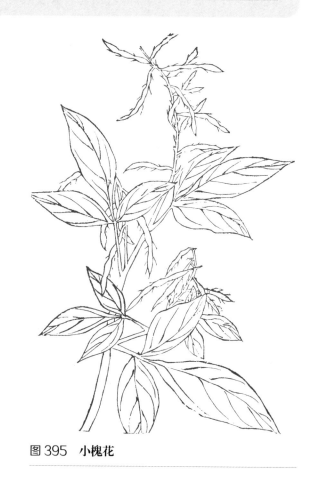

图395 小槐花

384. 无名一种[1]

生岳麓。独茎,参差生叶,三叶攒聚。叶似胡颓子[2]叶微小,面深绿,背白,皆有微毛。梢头发叉,开小白花,似蛾眉豆花,黄须点点。

[新释]

吴其濬新描述但尚未命名的物种。据《图考》图（图396），花在花序轴上单生，似应为豆科茋子梢属植物 *Campylotropis*，而《中志》41：92 记载我国产 29 种，极大部分集中于西南地区。遍阅该属各种及分布，湖南有分布者今为极广布的茋子梢 *Campylotropis macrocarpa* (Bunge) Rehd.（《中志》41：113）。但该种分布广，变异也大，有二变种，六变型。将《图考》原图与《图鉴》467，图 2663 和《中志》41 图版 26：1-9 相比较，在概貌上尚可吻合。原文所说"梢头发叉，开小白花"，从图上观之，是5 个总状花序挤生在一起。所差的本种花为紫红或近粉红色，而原文作"开小白花"，花色是否有变异？原文作"黄须点点"，是指雄蕊的黄色花药伸出花外（参见《图鉴》图）。据上述分布和形态特征，本研究倾向订为茋子梢 *Campylotropis macrocarpa* (Bunge) Rehd.。该种我国产于河北、山西、陕西、甘肃、山东、江苏、安徽、浙江、江西、福建、河南、湖北、湖南、广西、四川、贵州、云南、西藏等省区，生于山坡、灌丛、林缘、山谷沟边及林中，海拔 150～1900 米，稀达 2 000 米以上。

吴批：*Lespedeza cyctobotry*？ 即《中志》41：133 描述的 *Lespedeza cyrtobotry* Miq.，该种腋生总状花序梗极缩短或近于无梗，与《图考》图的花序有梗，梢头发叉，在概貌上大相径庭。

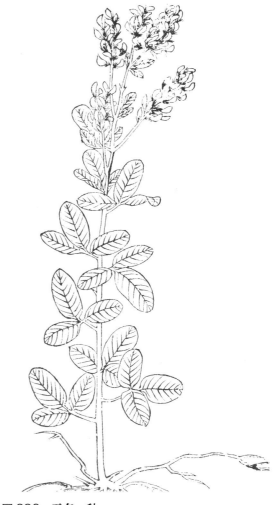

图 396　无名一种

[注]

1　无名一种：本种无名，存目作"无名一种"。据存目补。

2　胡颓子：胡颓子科胡颓子属植物胡颓子 *Elaeagnus pungens* Thunb.。

385. 白鲜皮

白鲜皮，生长沙山坡。丛生，赭茎，茎多斜刺，交互极密，嫩茎青绿。长叶排生，如蒴藋[1]而有细齿，叶上亦有暗刺甚涩，面绿，背青白。俚医以散痰气、行筋骨。按形状与本草白鲜皮异，别是一种。

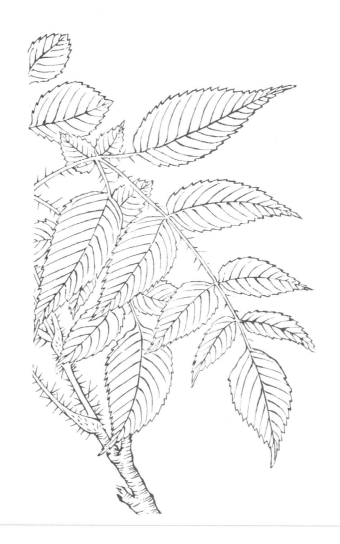

图 397 白鲜皮

〔新释〕

吴其濬新描述的湖南物种。核《图考》原图（图 397），仅一枝条，上有一叶，的确和《图鉴》2：274，图 2277 的蔷薇科悬钩子属植物空心泡 Rubus rosifolius Smith 的叶甚似。但无花果，不能肯定。姑妄释为该种备野外核实，参见《中志》37：96。该种我国产于江西、湖南、安徽、浙江、福建、台湾、广东、广西、四川、贵州，生于山地杂木林内阴处、草坡或高山腐殖质土壤上，海拔达 2 000 米。

吴批：*Rubus rosifolius* Smith。

〔注〕

[1] 蒴藋：忍冬科接骨木属植物接骨草 *Sambucus chinensis* Lindl.。参见本书卷之十一"陆英"条。

386-1. 土常山

土常山，江西多有之。形状颇似黄荆[1]，唯每枝三叶，叶宽有大齿，气味辛烈如椒。俚医云：闽中负贩者，口含此叶，行半日不渴，且能辟暑。盖其气味辛苦，能通窍、散热、生津、降气，故有殊功。

[新释]

　　吴其濬新描述的江西物种。本条绘图（图398）与卷之二十四常山绘图性状一致。据绘图，叶对生，具三小叶，小叶椭圆形至长圆形，先端尖，基部钝，边具疏粗齿，具羽状脉，侧脉4～5对，顶生小叶稍大，具极短的柄，侧生小叶较小而无柄。据上述性状特征，和《中志》65（1）143、《图鉴》3：596，图5144所描述的唇形科牡荆属植物牡荆 *Vitex negundo* L. var. *cannabifolia* (Sieb. et Zucc.) Hand.-Mazz. 在概貌上很相似，其小叶5，间有3叶者。故认为与其定为 *Zanthoxylum* sp.，不如订为牡荆 *Vitex negundo* L. var. *cannabifolia*。中国的芸香科花椒属 *Zanthoxylum* 植物的枝条和叶常有皮刺，而原文、图均未提示有此性状。该变种我国产于华东各省及河北、湖南、湖北、广东、广西、四川、贵州、云南。生于山坡路边灌丛中。吴其濬可能认为该品为本草常山正品。

　　吴批：*Zanthoxylum*。

[注]

1 黄荆：据《纲要》1：416，黄荆一名始见于《图经本草》的杜荆条下为其俗名。当时对这两种植物尚不能区分，故列为一种。现黄荆指 *Vitex negundo* L.，而牡荆指 *Vitex negundo* L. var. *cannabifolia* (Sieb. et Zucc.) Hand-Mazz.，但吴其濬《图考》卷之三十三仍误将牡荆当作蔓荆 *Vitex trifolia* L. var. *ovata* (Thunb.) Makino。

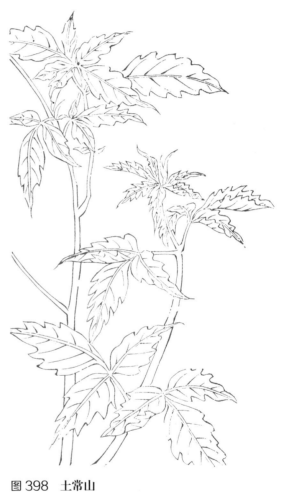

图398 土常山

386-2. 土常山

　　土常山，江西庐山、麻姑山皆有之。丛生，绿茎圆节，长叶相对，深齿粗纹。夏时茎梢开四圆瓣白花，花落结子如黄粟米，累累满枝。俚医以治跌打。形状、主治俱与《图经》异。

［新释］

　　吴其濬新描述的江西物种。据《图考》文、图（图399），可得知本种为丛生灌木；叶对生，长圆状卵形至宽披针形；先端尖至渐尖，基部钝至楔形，边具疏深锯齿，具羽状脉，侧脉5～6对，由于侧脉可分叉，所以原文作"深齿粗纹"描述；顶生大型圆锥花序，不孕花具3～4枚圆形、扩大、白色的萼片。上述性状特征，显然为虎耳草科绣球属 *Hydrangea* 植物。但若按原文、图，其叶形，与其说和《中志》35（1）：241 描述的蜡莲绣球 *Hydrangea strigosa* Rehd. 相似，还不如说其与《中志》35（1）：208，《图鉴》2：104，图1938 描述的中国绣球 *Hydrangea chinensis* Maxim.（包括 *Hydrangea umbellate* Rehd.）更为接近。后者湖南、江西均有分布，而前者虽湖南有分布，江西不产。

　　松村：*Hydrangea thunbergii* Sieb. 和 *Hydrangea aspera* Don.；《纲要》3：71：类似 *Hydrangea strigosa* Rehd.。吴批：*Hydrangea*。

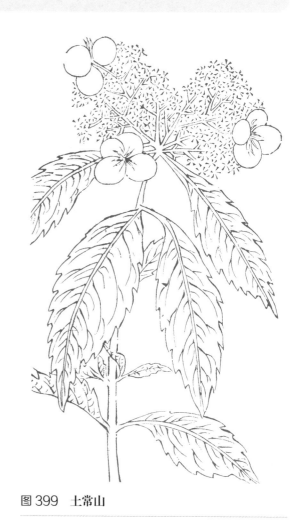

图 399　土常山

386-3. 土常山

　　土常山，长沙山坡有之。赭根有须，根、茎一色，有节，对节生叶，叶如榆，面青背白，背纹亦赭。春间叶际开小花如木樨，色黄白，无香。俚医以治湿热。

［新释］

　　吴其濬新描述的湖南物种。据《图考》文、图（图400）可得知，本种为灌木，根粗壮，

上发三茎；叶对生，椭圆形，先端尖，基部钝，具短柄，边缘有疏钝齿，具羽状脉，侧脉5～6对；花小，黄白色，不香，原图上无花序。上述特征，和《中志》65（1）：88 和《图鉴》3：

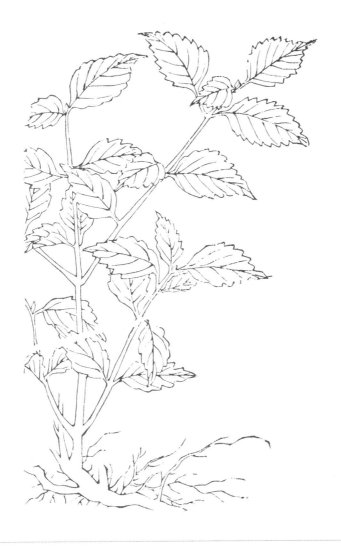

图 400　土常山

589，图 5132 所描述的马鞭草科豆腐柴属植物豆腐柴 *Premna microphylla* Turcz. 在概貌上基本吻合。本种我国产于华东、中南、华南以及四川、贵州等地。生于山坡林下或林缘。日本也有分布。模式标本采自浙江宁波。叶可制豆腐；根、茎、叶入药，清热解毒，消肿止血，主治毒蛇咬伤、无名肿毒、创伤出血。

《纲要》1：413：*Premna microphylla* Turcz.；吴批：*Premna ligustroides*。据《中志》65（1）：89，臭黄荆 *Premna ligustroides* Hemsl. 不产湖南。

386-4. 土常山

土常山，长沙山阜有之。细茎微赭，两叶相当，叶如桑叶有锯齿。夏间开小黄花，微似苦荬。

按宋《图经》：常山，有如茗叶者，有如楸叶者。又天台土常山苗叶极甘，本不一类。今俗以常山为治疟要药，凡可止疟者，皆以常山名之，故有数种。

［新释］

吴其濬新描述的湖南物种。据《图考》文、图（图401），可得知本种为细茎小灌木。叶对生，卵状椭圆形，先端尖，基部钝圆，有柄，边在中部以上具疏钝齿，具羽状脉，侧脉4～5对，近边缘时分叉。花黄色，成聚伞花序，再集成稀疏、小型圆锥花序，顶生枝端。据上述性状特征，与《中志》65（1）：86、《云志》1：421和《图鉴》3：590，图5133所述的马鞭草科豆腐柴属植物狐臭柴 *Premna puberula* Pamp. 在概貌上基本吻合。狐臭柴变种 *Premna puberula* var. *bodinieri* (Lévl.) C. Y. Wu et S. Y. Pao 和原变种的主要区别在枝、叶、花序等密被柔毛，既未在原文、图显示，在湖南也无分布，故订为狐臭柴 *Premna puberula* Pamp. 为宜。该种在我国分布于甘肃、陕西南部、湖北、湖南、四川、云南、贵州、福建、广西、广东西北部等地，生于海拔700～1800米的山坡路边丛林中。模式标本采自贵州烂土（三都南）。但如若据地理分布，则应为原变种。其叶可制凉粉食用；根叶入药，有清湿热解毒之功效。

吴批：图上花序似 *Premna bodinier*。今 *Premna bodinieri* Lévl. 已被《中志》65（1）：

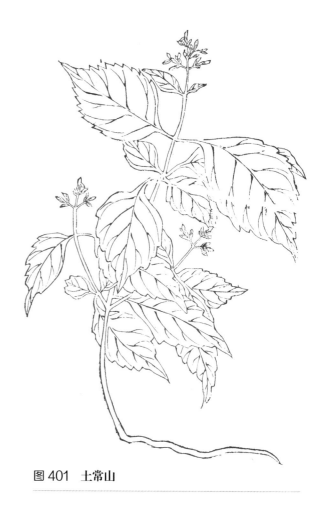

图 401　土常山

87 处理作为马鞭草科豆腐柴属植物毛狐臭柴 *Premna puberula* Pamp. var. *bodinieri* (Lévl.) C. Y. Wu et S. Y. Pao 的异名。

387. 黎辣根

黎辣根，生长沙山冈。丛生小科，赭黑细茎。长叶光硬，本狭末宽，有尖，面浓绿，背淡，有赭纹。近茎黑根圆大，细尾长五六寸。俚医用以杀虫、败毒。秋结实，生青熟黑，味甜可食。

［新释］

吴其濬新描述的湖南物种。据《图考》文、图（图402），可得知本种为灌木，具黑色硕大圆根；茎细，褐黑色；叶互生，有短柄，倒卵状长圆形至倒披针形，先端渐尖至短急尖，基部楔形，边微波状，具羽状脉，侧7～11对；果小球形，集成少果的聚伞花序，生叶腋，生

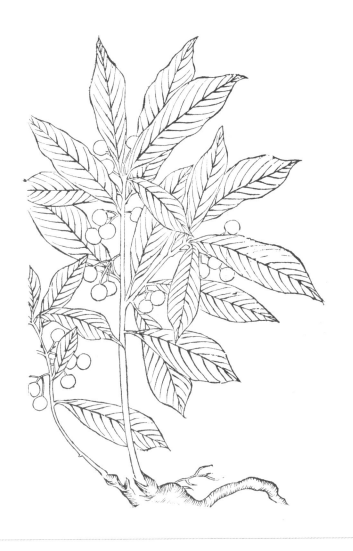

图 402　黎辣根

青熟黑。据上述性状特征，与《中志》48（1）：23，《云志》11：698 和《图鉴》2：754，图3238 所描述的鼠李科鼠李属植物长叶冻绿 *Rhamnus crenata* Sieb. et Zucc. 在概貌上基本吻合（原图上细齿不显，谅系过于微细，刻板无法雕刻，连上述各志书所附图也不甚明显）。本种在我国产于陕西、河南、安徽、江苏、浙江、江西、福建、台湾、广东、广西、湖南、湖北、四川、贵州、云南，常生于海拔 2 000 米以下的山地林下或灌丛中。模式标本采自日本。根有毒。民间常用根、皮煎水或醋浸洗治顽癣或疥疮；根和果实含黄色染料。

《纲要》3：158 和吴批：*Rhamnus crenata* Sieb. et Zucc.。

388. 野南瓜

野南瓜，一名算盘子，一名柿子椒。抚、建、赣南、长沙山坡皆有之。高尺余，叶附茎，对生如槐、檀。叶微厚硬，茎下开四出小黄花，结实如南瓜，形小于凫茈。秋后迸裂，子缀壳上如丹珠。土人取茎及根治痢证，煎水和白糖服之。亦能利湿、破血。

常见，为酸性土壤的指示植物。

松村：*Glochidion obscurum* Bl.；《纲要》2：224、《中志》44：（1）：151、《云志》10：130和吴批：*Glochidion puberum* (L.) Hutch.。

[新释]

吴其濬新描述的江西、湖南物种。据《图考》文、图（图403），可得知本种为灌木，高约50厘米；叶互生（但原文作对生），质地微硬厚，披针状椭圆形至披针状长圆形，先端尖，基部钝，边全缘，具羽状脉，侧脉3～4对；花黄色，四出（应为六出二轮），数朵簇生于叶腋；果实形如南瓜，小于凫茈（即荸荠，见本书卷之三十一"荸荠"条），有明显纵沟槽，开裂；种子朱砂红色，附果瓣上。上述特征，与上述二志和《图鉴》2：585，图2899所描述的大戟科算盘子属植物算盘子 *Glochidion puberum* (L.) Hutch. 在概貌上基本吻合（本种实际上枝条上密被短柔毛，但原文、图不显示）。本种产于我国陕西、甘肃、江苏、安徽、浙江、江西、福建、台湾、河南、湖北、湖南、广东、海南、广西、四川、贵州、云南和西藏等省区，生于海拔300～2 200米山坡、溪旁灌木丛中或林缘。模式标本采自我国南部。种子可榨油，含油量20%，供制肥皂或作润滑油。根、茎、叶和果实均可入药，有活血散瘀、消肿解毒之效，治痢疾、腹泻、感冒发热、咳嗽、食滞腹痛、湿热腰痛、跌打损伤、疝气等；也可作农药。全株可提制栲胶；叶可作绿肥，置于粪池可杀蛆。本种在华南荒山灌丛极为

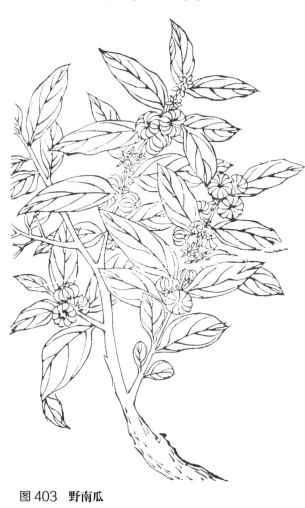

图403　野南瓜

389. 钉地黄

钉地黄，生长沙岳麓。一名贡檀兜，一名降痰王。黑茎小树，叶似女贞叶而不光泽。春开五瓣小白花，白须茸茸，繁密如雪。根长二尺余，赭黄坚劲。俚医以治痰火，清毒。

[新释]

吴其濬新描述的湖南物种。据《图考》文、两图（图404、图405），可得知本种为小树，茎黑色；叶互生，椭圆形，长圆形至倒卵状椭圆形，先端急尖至尖，基部钝至楔形，具甚短之柄，边全缘（实则上应具细锯齿，谅系当时刻工无此水平而刻成全缘），具羽状脉，侧脉4～5对；花白色，五瓣，成顶生或腋生，狭而短似总状的圆锥花序，雄蕊多数，花开放时显露（"白须茸茸，繁密如雪"）。据上述性状特征，与《中志》60（2）：72、《云志》16：331和《图鉴》3：330，图4614所描述的山矾科山矾属植物华山矾 Symplocos chinensis (Lour.) Druce [今 FOC 修订作 Symplocos paniculata (Thunb.) Miq.（白檀）] 在概貌上基本吻合。本种产于我国浙江、福建、台湾、安徽、江西、湖南、广东、广西、云南、贵州、四川等省区，生于海拔1 000米以下的丘陵、山坡、杂林中。模式标本采自广东广州附近。根药用治疟疾、急性肾炎；叶捣烂，外敷治疮疡、跌打；叶研成末，治烧伤烫伤及外伤出血；取叶鲜汁，冲酒内服治蛇伤；种子油制肥皂。该种几个土名在湖南长沙当地仍利用。

《纲要》1：395和吴批：*Symplocos chinensis* (Lour.) Druce。

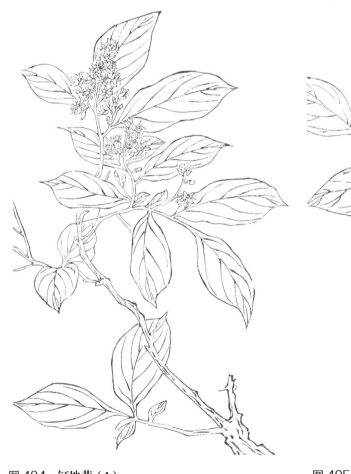

图 404　钉地黄（1）

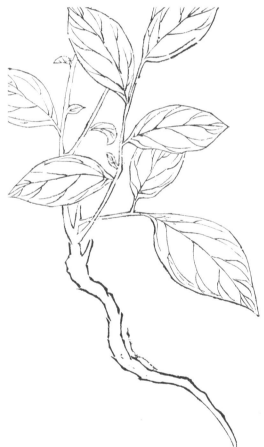

图 405　钉地黄（2）

390. 美人娇

美人娇，生长沙山阜。丛生小木，赭茎细劲，参差生叶。叶如榆叶，深齿如锯。俚医以为散瘀血、治无名种[1]毒之药。其名不可究诘。《本草纲目》九仙子亦名仙女娇，俗语固多如是。

[新释]

吴其濬新描述的湖南物种。《图考》图（图406）、文，性状描述简单，但深齿如锯，吴批疑其似蔷薇科石楠属植物锐齿石楠 *Photinia arguta*

Lindl.，性状不太似，且该种局限云南。待考。

[注]

[1] 种：据文意，为"肿"之讹。商务1957本已改作"肿"。

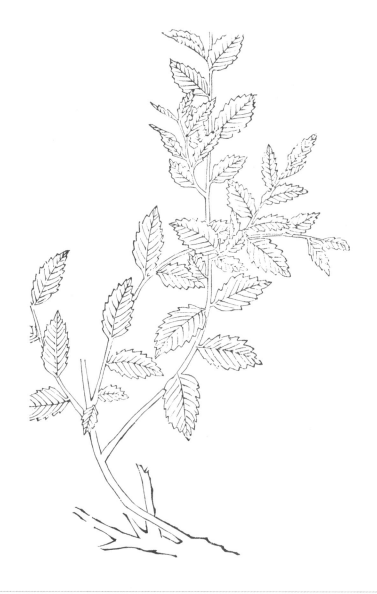

图406　美人娇

391. 细米条

细米条，江西抚、建有之。赭茎如荆[1]，横生枝杈，排生密叶。叶微似地棠[2]叶，叶间开小黄花，略似乌药[3]。俚医捣敷肿毒，一名水麻。

[新释]

吴其濬新描述的江西物种。据《图考》图（图407）、文可知，本种为灌木，茎暗红（"赭茎如荆"）；叶对生（间有互生），卵状披针形，基部楔形？边缘有锯齿，叶柄短；花黄，小，略似乌药（山胡椒属 *Lindera*），绘图显示花苞于叶腋和叶间，未展开；一名水麻。上述特征，甚似《中志》23（2）：394 荨麻科水麻属植物水麻 *Debregeasia orientalis* C. J. Chen，《中志》云水麻出《图考》。细米条有水麻中文别名。在我国产于西藏东南部、云南、广西、贵州、四川、甘肃南部、陕西南部、湖北、湖南、台湾，常生于溪谷河流两岸潮湿地区，海拔300～2 800米。江西有可能分布。一种常用的野生纤维植物，果可食，叶可作饲料。

吴批：*Eurya nitida*? 或 *Stehanandra incise*。

[注]

1 荆：马鞭草科黄荆属植物荆条 *Vitex negundo* L. var. *heterophylla* (Franch.) Rehd.。

2 地棠：植物名，出《救荒》，学名待考。

3 乌药：樟科山胡椒属植物乌药 *Lindera aggregata* (Sims) Kosterm.，参见本书卷之三十五"乌药"条。

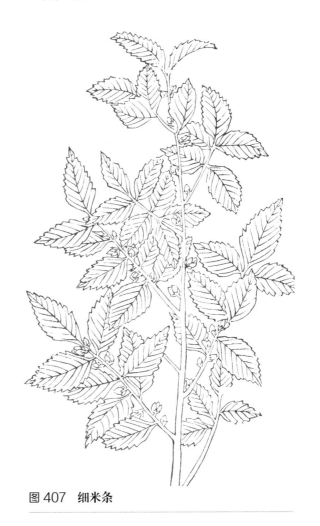

图407 细米条

392. 山胡椒

山胡椒，长沙山坡有之。高二三尺，黑茎细劲，叶大如茉莉[1]花叶而不光润，面青背白，赭纹细碎。九月间结实如椒。

[新释]

吴其濬新描述的湖南物种。观《图考》绘图
（图408），其叶为宽椭圆状，先端尖，基部钝至
楔形，具柄，羽状脉，侧脉3～6对。上述性状，
与《中志》31：393 所描述的樟科山胡椒属植物
山胡椒 *Lindera glauca* (Sieb. et Zucc.) Bl. 的叶形及
原文"九月间结实如椒"大致相符。该种在我国
产于山东昆嵛山以南、河南嵩县以南，陕西郿县
以南以及甘肃、山西、江苏、安徽、浙江、江
西、福建、台湾、广东、广西、湖北、湖南、四
川等省区，生于海拔900米左右以下山坡、林
缘、路旁。该种木材可作家具；叶、果皮可提芳
香油；种仁油含月桂酸，油可作肥皂和润滑油；
根、枝、叶、果药用；叶可温中散寒、破气化
滞、祛风消肿；根治劳伤脱力、水湿水肿、四肢
酸麻、风湿性关节炎、跌打损伤；果治胃痛。

《中国树木分类学》和《纲要》1：86：
Lindera glauca(Sieb. et Zucc.) Bl.；吴批：日人释
为 *Lindera glauca*。

[注]

1 茉莉：木犀科素馨属植物茉莉花 *Jasminum
sambac* (L.) Ait.。

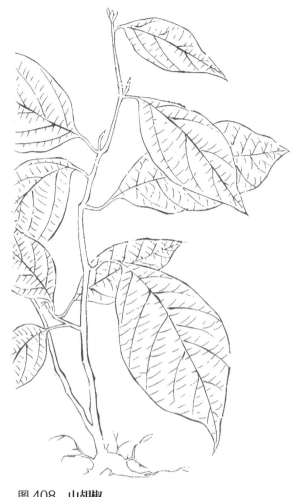

图408 山胡椒

393. 千斤拔

千斤拔，产湖南岳麓，江西南安亦有之。丛生，高二尺许。圆茎淡绿，节间微红。
附茎参差生小枝，一枝三叶，长几二寸，宽四五分，面背淡绿，皱纹极细。夏间就茎
发苞，攒密如球，开紫花。独根，外黄内白，直韧无须，长至尺余。俚医以补气血、
助阳道。亦呼土黄鸡，南安呼金鸡落地。皆以其三叶下垂如鸡距云。

[新释]

吴其濬新描述的江西、湖南物种。据《图

考》文、图（图409）可知，本种为小灌木，
高大80厘米，根长达40厘米，外黄内白；茎
圆，节间微红，分枝似"之"字形曲折；叶互

生，具柄，具三小叶，顶生小叶披针状长圆形，据三出基脉，横脉密而显，先端尖，基部钝，几无柄，侧生小叶似顶者，但基部多少有些偏斜；花序头状，腋生，稍短至稍长于邻近叶柄，花序未开放前，花萼具灰白色毛，花紫色。《图考》原图和《中志》41：39 总苞千斤拔 Fleminga involucrata Benth. 的附图也甚吻合，《中志》云该种在我国只产云南，与《纲要》不一致，《纲要》2：139 说它产于我国江西、湖南、贵州、云南。因此，暂同意本种订为《中志》41：39，《云志》10：673 描述的豆科千金拔属植物千金拔 Fleminga philippinensis Merr. et Rolfe（FOC 修订为 Fleminga prostrata Roxb.），该种我国产于云南、四川、贵州、湖北、湖南、广西、广东、海南、江西、福建和台湾，常生于海拔 50～300 米的平地旷野或山坡路旁草地上。但是否 Fleminga involucrate Benth. 和 Fleminga philippinensis Merr. et Rolfe 有过渡类型？尚待研究。本书卷之十九"山豆"条，也释为 Fleminga philippinensis Merr. et Rolfe.。

松村：Fleminga congesta Roxb.；《纲要》2：139：Fleminga involucrata Benth.；《中志》41：

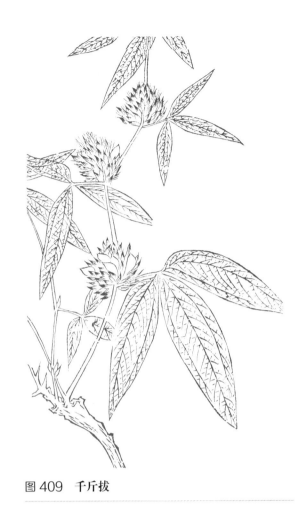

图 409　千斤拔

39，《云志》10：673：Fleminga philippinensis Merr. et Rolfe。吴批：Fleminga（待查）。

394. 青荚叶

青荚叶，一名阴证药，又名大部参。产宝庆山阜。高尺余，青茎有斑点，短杈长叶，粗纹细齿，厚韧微涩。每叶上结实二粒，生青老黑，颇为诡异。俚医以治阴寒病。

[新释]

吴其濬新描述的湖南物种。据《图考》文、图（图 410），可得知本种为一小灌木，高约 50 厘米，茎青绿色有斑点，分枝短；叶互生，长圆形，据 10～12 对羽状脉，先端尖，基部

钝，边缘具细齿；果实小球形，2 个，生叶的中脉上，成熟后为黑色。据《中志》56 卷，山茱萸科青荚叶属 Helwingia 为东亚特有属，外形特殊，花果生叶的中脉上，与百合科的假叶树 Ruscus aculeata L. 的花果生于扁化叶状枝上完全不同。全属有 5 种，我国都产，极大部分

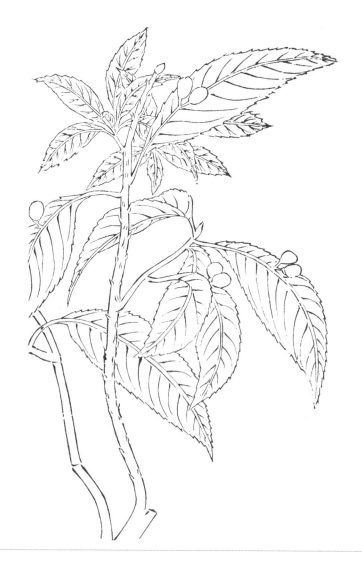

图 410　青荚叶

以叶形来界定种，但叶形变异较大，各种之间的界限很模糊。从《图考》的叶形而论，与其订为青荚叶 *Helwingia japonica* (Thunb.) Dietr.，不如订为西域青荚叶 *Helwingia himalaica* Hook. f. et Thoms. ex C. B. Clarke。《中志》56：26 将它分成 5 个变种，难以掌握，现暂归为一种。按其分布而论，它主要分布于西南（四川、云南、贵州、西藏南部），但也可延伸至湖南、湖北。《图考》云产宝庆山，该山隶清宝庆府，即今湖南邵阳，湖南当在 *Helwingia himalaica* 分布区内。

松村：*Helwingia rusciflora* Willd.；《云志》5：282、《中志》56：21、《图鉴》2：1110，图 3949、《纲要》3：208 和吴批：*Helwingia japonica* (Thunb) F. G. Dietr.。

395. 山豆根

山豆根，生长沙山中。矮科硬茎，茎根黑褐，根梢微白。长叶光润如木犀[1]而韧柔，微齿圆长，有齿处边厚如卷。梢端结青实数粒如碧珠。俚医以治喉痛。

按形似与《图经》不类，根味亦淡，含之有气一缕入喉微苦，又一种也。秋深实红如丹，与小青^[2]无异。又名地杨梅。

［新释］

吴其濬新描述的湖南物种。从《图考》原文、图（图 411），可得知本种为半灌木，具黑褐色粗壮根状茎；叶互生，具短柄，聚生枝端，长圆形，先端尖，基部钝，边呈微波状，具羽状脉，侧脉 9～11 对，不在边缘结合；花瓣开展，5 片；果实小球形，数个呈伞形状，生枝端，生青熟红，红如丹，直立而不下垂。上述性状特征，与上述二志及《图鉴》3：222，图 4398所描述的紫金牛科紫金牛属植物百两金 *Ardisia crispa* (Thunb.) A. DC. 在概貌上基本吻合，同意释为本种；该种分布于长江流域以南各省区，生于海拔 100～2 400 米的山谷、山坡、疏密林下和竹林下。该种根、叶有清热利咽、舒筋活血等功效，用于治咽喉痛、扁桃体炎、肾炎水肿及跌打风湿等症，又用于治白浊、骨结核、痨伤咯血、痈疔、蛇咬伤等。果可食；种子可榨油。

松村：*Ardisia crenata* Sins.；《纲要》1：384、《中志》58：77 和《云志》1：349：*Ardisia crispa* (Thunb.) A. DC.；吴批：*Ardisia chinensis*，小紫金牛 *Ardisia chinensis* Benth.，湖南可能不产。

［注］

1 木犀：木犀科木犀属植物木犀 *Osmanthus*

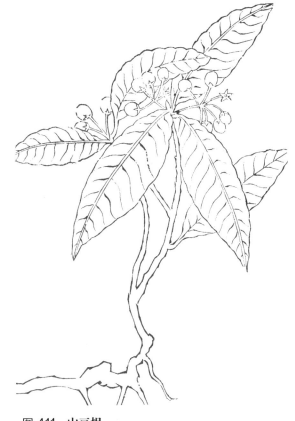

图 411 山豆根

fragrans (Thunb.) Lour.。

2 小青：此小青应为本书卷之十四"小青"，应释为紫金牛科紫金牛属植物紫金牛 *Ardisia japonica* (Thunb.) Blume。

396. 阴行草

阴行草，产南安。丛生，茎硬有节，褐黑色，有微刺，细叶，花苞似小罂，上有歧，瓣如金樱子^[1]形而深绿。开小黄花，略似豆花，气味苦寒。土人取治饱胀，顺气化痰，发诸毒。湖南岳麓亦有之，土呼黄花茵陈，其茎叶颇似蒿，故名。花浸水，黄如槐花，治证同南安。阴行、茵陈，南言无别，宋《图经》谓茵陈有数种，此又其一也。滇南谓之金钟茵陈，既肖其实形，亦闻名易晓。主利小便，疗胃中湿，痰热发黄，或眼仁发黄，或周身黄肿，与茵陈主疗同。其嫩叶绿脆，似亦可茹。

〔新释〕

吴其濬新描述的江西、湖南物种。据《图考》文、图（图412），可知本种为草本植物，茎木质化较多而硬，密生锈色短毛（"褐黑色，有微刺"），分枝对生，无柄；下部叶二回羽状分裂，上部叶一回羽状分裂，裂片羽状深裂和三深裂，小裂片条状披针形，先端锐尖，边全

缘（叶的分裂情况，因原图过小，谅难于刻绘，故与原植物多少有出入）；花对生于分枝的上部成总状，近无柄，有一对小苞片，萼管筒状，其脉明显，侧面观有3尖裂齿，花冠黄色，二唇形（"略似豆花"）。上述性状，与《中志》68：385；《云志》16：615描述的玄参科阴行草属植物阴行草 Siphonostegia chinensis Benth. 在概貌上基本相似。本种广布于我国南北各地，

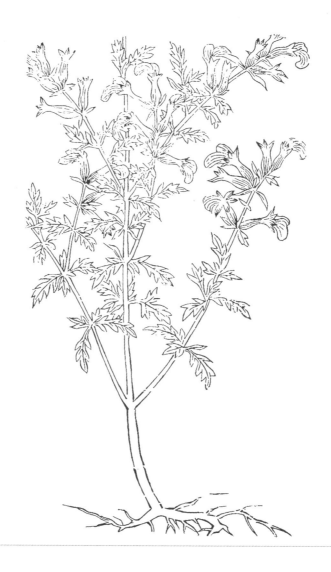

图 412　阴行草

生于1 840～2 800米的山坡荒地，草丛及灌丛中。《中志》该属中文名即订为"阴行草"，惜中文名未注明出处。

文中提及滇南的金钟茵陈，吴批为腺毛阴行草 *Siphonostegia laeta* S. Moore，该种据《中志》68：387，分布于我国湖南、安徽、广东（阴那山），福建（崇安）等，云南不产。滇南产的金钟茵陈可能仍是阴行草 *Siphonostegia*

chinensis。

松村、《纲要》3：321和吴批：*Siphonostegia chinensis* Benth.。

397. 九头狮子草

九头狮子草，产湖南岳麓山坡间，江西庐山亦有之。丛生，数十本为族。附茎对叶，如凤仙花叶稍阔，色浓绿无齿。茎有节如牛膝，细根长须。秋时梢头、节间先发两片绿苞，宛如榆钱，大如指甲，攒簇极密。旋从苞中吐出两瓣粉红花，如秋海棠而长，上小下大，中有细红须一二缕，花落苞存就结实。摘其茎插之即活，亦名接骨草。俚医以其根似细辛，遂呼为土细辛，用以发表。

[新释]

吴其濬新描述的湖南、江西物种。爵床科九头狮子草 *Peristrophe japonica* (Thunb.) Bremek. 和狗肝菜 *Dicliptera chinensis* (L.) Juss. 这两种外形极相似，和《图考》附图（图413）很接近，虽两者隶不同的属，主要区别在蒴果开裂时，观音草属 *Peristrophe* 的果实下部（一半）不从胎座弹起，因此似短柄，而狗肝菜属 *Dicliptera* 的蒴果在开裂时，其基部在胎座处分离而弹起。无论在《中志》70：236，图版37，和《图鉴》4：173，图5758，5757，均显示得很明确，当然这个特征在《图考》文和图中都无表示，估计当时也无法观察得如此细致。宜将本种订为爵床科观音草属九头狮子草 *Peristrophe japonica* (Thunb.) Bremek.，因该种分布较北，产于河南、安徽、江苏、浙江、江

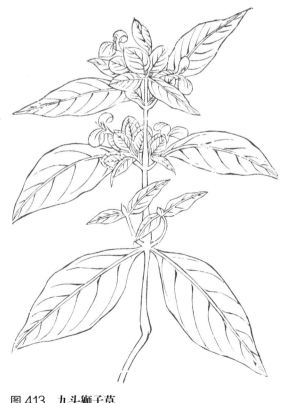

图413　九头狮子草

西、福建、湖北、广东、广西、湖南、四川、贵州和云南，而狗肝菜 *Dicliptera chinensis* (L.) 仅产于福建、台湾、湖北、广东、海南、广西、贵州、四川。《图考》文谓"九头狮子草产湖南岳麓山坡间，江西庐山亦有之"，从分布考虑，应为九头狮子草 *Peristrophe japonica*。

附记：《中志》70：241 和《云志》16：768 均谓观音草 *Peristrophe baphica* (Spreng) Bremk.

中文名出《图考》。经查《图考》，并无此名。《纲要》2：437 观音草一名订为 *Peristrope bivalvis* (L.) Merr.，但并未注出中名出处。

松村：*Dicliptera crinita* Nees.；《纲要》2：437、《中志》70：245、《云志》16：770 和《图鉴》4：173，图 5758：*Peristrophe japonica* (Thunb.) Bremek.；吴批：*Dicliptera chinensis*。

398. 杜根藤

杜根藤，产湖南宝庆府山坡间。状与九头狮子草极相类，唯独茎多须，须亦绿色。开花亦如九头狮子草，而只一瓣，色白无苞。

[新释]

吴其濬新描述的湖南物种。核对《中志》70：280 附图，图版 44，《图考》之图（图 414）的叶形似和爵床科杜根藤属植物圆苞杜根藤 *Calophanoides chinensis* 较为接近。又考虑这两种的分布，杜根藤 *Calophanoides quadrifaria* 分布得较南一些，湖南不产。《图考》云"杜根藤产湖南宝庆府山坡间"。《中志》70：280 描述的圆苞杜根藤 *Calophanoides chinensis* (Champ.) C. Y. Wu et H. S. Lo ex Y. C. Tang［*FOC* 修订作 *Justicia championii* T. Anderson］产安徽、浙江、福建、广东、香港、海南、广西、湖南、湖北、四川、云南。相比之下，我们倾向此种。

松村：*Hygrophila salicifolia* Nees；《中志》70：285、《云志》16：793 和《纲要》2：483：*Calophanoides quadrifaria* (Nees) Ridl.［现 *FOC* 修订作 *Justicia quadrifaria* (Nees) T. Anderson］。吴批：*Calophanoides chinensis* (Champ.) C. Y. Wu et H. S. Lo ex Y. C. Tang。

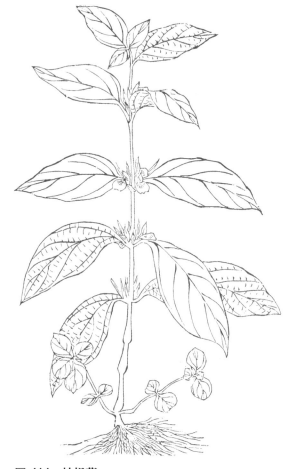

图 414　杜根藤

399. 省头草

省头草，生湖南宝庆府山谷中。圆梗厚叶，柔绿一色，上有白粉，颇似蕲棍[1]叶。长二寸余，宽几一寸，本末俱尖瘦，有疏齿。梢叶小不几寸，无齿。赭根有短须甚细。俚医用之。宝庆近瑶，其草名多难深考，无由译其省头之义。

[新释]

吴其濬新描述的湖南物种。据《图考》文、图（图415）可知，本种为多年生草本，根状茎分枝，茎作"之"字形曲折；叶互生，上部条形，中和下部者倒披针状长圆形，先端尖，基部楔形，无柄，中部以上边缘具疏钝齿；花小，花瓣5，先作小聚伞花序再合成顶生伞房状圆锥花序。据上述性状特征，与《中志》34（1）：56 和图鉴2：84，图1898 所描述的景天科八宝属植物紫花八宝 *Hylotelephium mingjinianum* (S. H. Fu) H.Orba［《图鉴》作 *Sedum mingjinianum* S. H. Fu］在概貌上基本吻合，尤其茎作"之"字形曲折，在我国景天属 *Sedum* 和八宝属 *Hylotelephium* 植物中罕见。本种为我国特有，产于广西、湖南、湖北、安徽、浙江，生于海拔700米上下山间溪边阴湿处。全草药用，可活血生肌，止血解毒。

吴批：*Hylotelephium purpureum*。即紫八宝 *Hylotelephium purpureum* (L.) Holub，茎直立，产于新疆、辽宁、吉林、黑龙江。特征、分布与《图考》文、图描绘不合。

[注]

[1] 蕲棍：菊科香青属植物香青 *Anaphalis sinica* Hance，参见本卷"蕲棍"条。

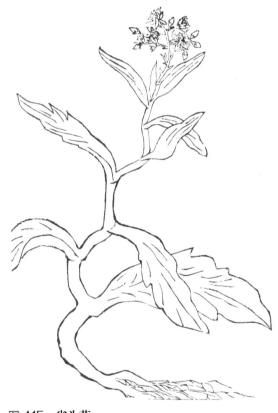

图415　省头草

400. 叶下红

叶下红，产建昌。一名小活血，一名红花草。铺地生，颇似紫菀。叶面青，背紫，碎纹粗涩如芥，背微光滑，长茎、长叶。土人取根、叶，槌敷蛇头指。

按《本草纲目》：叶下红，主飞丝入目，肿痛，同盐少许绢包，滴汁入目；仍以塞鼻，左塞右，右塞左。不详其形状，殆同名也。

〔新释〕

吴其濬新描述的江西物种。据《图考》文、图（图416）可知，本种具莲座状的草本，叶椭圆形至长圆形，具短至长叶柄，先端钝至钝圆，基部钝至微心形，边呈微波状，具羽状脉，侧脉5～6对，叶上面侧脉前端有细脉，细脉在叶下面不显。上述特征，与《中志》58：86，《云志》1：354和《图鉴》3：219，图4319所描述的紫金牛科紫金牛属植物莲座紫金牛 *Ardisia primulifolia* Gardn. et Champ. 在概貌上基本吻合。该种在我国产于云南、广西、广东、江西、福建，海拔600～1 400米的山坡密林下阴湿处。越南亦有。模式标本采自香港。全草供药用，可补血，治痨伤咳嗽、风湿、跌打等；亦用于治疥疮和毛虫刺伤等。

吴批：*Ardisia primuloides*。

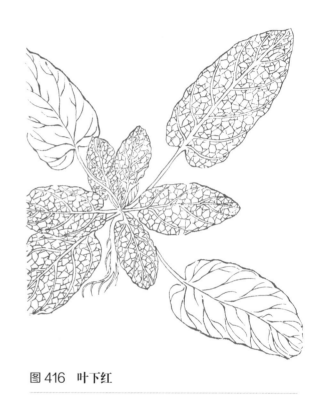

图416　叶下红

401. 闭骨草

闭骨草，产湖南宝庆山阜。铺地生，叶如初生芥菜叶而尖，面青背白，圆齿齐匀，夏抽茎，细茎，开小白筒子花，下垂结角，子尤细。俚医用之。

〔新释〕

吴其濬新描述的湖南物种。据《图考》图（图417）、文，该种为草本植物，面青背白，具小白筒子花，与《中志》69：418描述的苦苣苔科石山苣苔属植物石山苣苔 *Petrocodon dealbatus* Hance 的概貌颇合。近年又发现了不少石山苣苔的近缘种，其花冠形态与该种非常相似。但这些新发现的种都为极狭域分布种，吴其濬见到的可能性不大。该种产于广东北部、

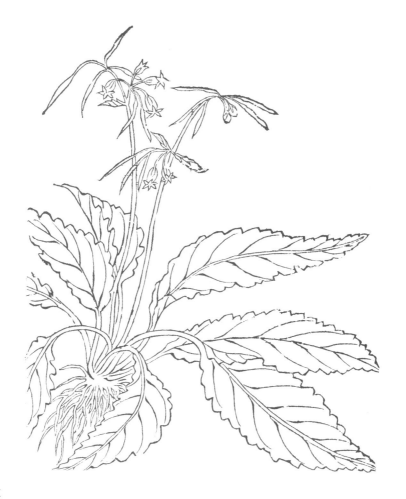

图 417　阴骨草

广西北部、贵州、湖南、湖北西南部，生于山谷阴处石上或石山林中，海拔 500～1 050 米。在湖北咸丰一带全草入药，可治咳嗽等症。

松村：*Conandron ramondioides* S. et Z.；吴批：*Primuliana*（待查）。

402. 地麻风

地麻风，生宝庆山中。铺地长茎，茎色青赤。叶似白菜，面淡绿，背淡青，叶有圆晕，面凹背凸，白脉数缕。俚医用之。

[**新释**]

吴其濬新描述的湖南物种（图 418）。待考。

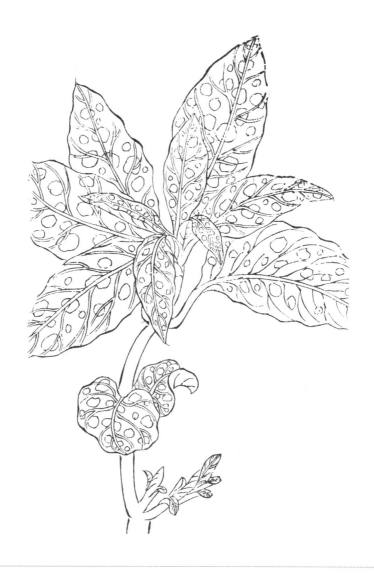

图 418　地麻风

403. 赤胫散

赤胫散，生宝庆山中。黄根，黑须，紫茎，有节似蓼，有细白毛。参差生叶，叶形宛似箭镞；边绿，内紫黑色，纹赤。俚医用之。滇南生者尤长大，开粉红花如蓼，土呼土竭力。

[**新释**]

吴其濬新描述的湖南、云南物种。据《图考》文、图（图419），可得知本种为草本，根黄色，具黑色须根；茎紫，有细白毛；叶互生，

叶柄基部具鞘，两侧有狭翅，在基部的小分枝上的叶为宽卵形，茎生叶羽裂，顶生裂片宽卵状椭圆形，先端急尖，中部有紫黑色班记，内有红色条纹，边全缘，两侧各有一半圆形裂片，因此叶片轮廓似箭镞；花小，粉红色数个成一

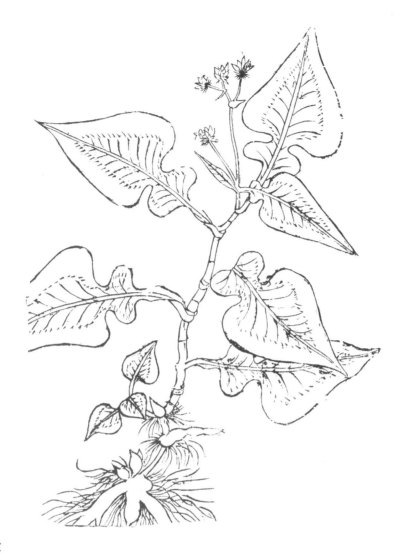

图 419　赤胫散

簇，由数簇呈圆锥状生茎端和单个生叶腋。据上述性状特征，与上述三志所描述的蓼科蓼属植物羽叶蓼 *Polygonum runcinatum* Buch.-Ham. ex D. Don var. *sinense* Hemsl. 在概貌上基本吻合。本种在我国产于河南、陕西、甘肃、浙江、安徽、湖北、湖南、广西、四川、贵州、云南及西藏，生于山坡草地、山谷灌丛，海拔 800～3 900 米。模式标本采自湖北西部及四川峨眉山。

松村：*Polygonum*；《纲要》3：26、《中志》25（1）59 和《云志》11：328：*Polygonum runcinatum* Buch.-Ham. ex D. Don var. *sinense* Hemsl.。吴批：*Persicaria muricata* (*Polygonum*)。

404. 落地梅

落地梅，生湖南宝庆山阜。丛生，青茎红节，节叶对生，梢叶攒聚。叶中发绿苞成簇，细丝如针。开碎白花，花落苞黄，经时不脱，搓之有细黑子。俚医用之。

[新释]

　　吴其濬新描述的湖南物种。据《图考》文、图（图420），可得知本种为多年生草本，茎丛生，青色，有节痕，红色，谅系由小叶脱落所留；叶对生，中部生四叶，似轮生，端部聚生8叶，叶片椭圆形至狭长椭圆形，先端尖，基部渐狭无柄，边全缘或成微波状，具羽状脉，侧脉3～4对；花白色聚生茎端，似为叶片所托，苞片细条状（"叶中发绿苞成簇，细丝如针"）；果黄色，经久不落；种子黑色。上述特征，与上述二志及《图鉴》3：273，图4499所描述的报春花科珍珠菜属植物落地梅 *Lysimachia paridiformis* Franch. 在概貌上基本吻合，同意这一考证意见。该种在我国分布于四川、贵州、湖北、湖南，生于山谷林下湿润处，垂直分布上限可达海拔1400米。模式标本采自贵州。全草入药，主治风热咳嗽、胃痛、风湿痛；外用治跌打损伤、毒蛇咬伤、疖肿等。

　　《纲要》2：369、《中志》59（1）：76、《云志》15：362 和吴批：*Lysimachia paridiformis* Franch.。

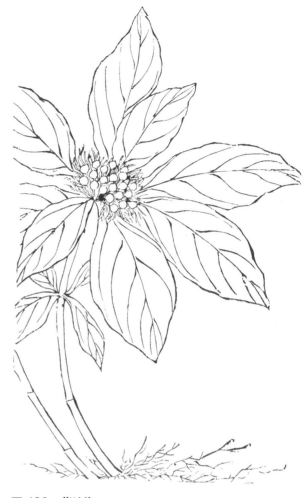

图 420　落地梅

405. 野百合

　　野百合，建昌、长沙洲渚间有之。高不盈尺，圆茎直韧。叶如百合而细，面青，背微白。枝梢开花，先发长苞有黄毛，蒙茸下垂，苞坼花见，似豆花而深紫。俚医以治肺风。南昌西山亦有之，或呼为佛指甲。

[新释]

　　吴其濬新描述的江西、湖南物种。据《图考》文、图（图421），可得知本种为草本，高约30厘米，茎圆柱形；叶为单叶互生，无柄，条形至条状披针形；花深紫色，多朵成顶生紧密的穗状的总状花序，花由具条状小苞片，花下垂，蝶形，花萼黄毛，长于花冠，开展后才露出花冠（吴其濬错把花萼当作苞片，以致描述为"先发长苞有黄毛……苞坼花见"），花的结构

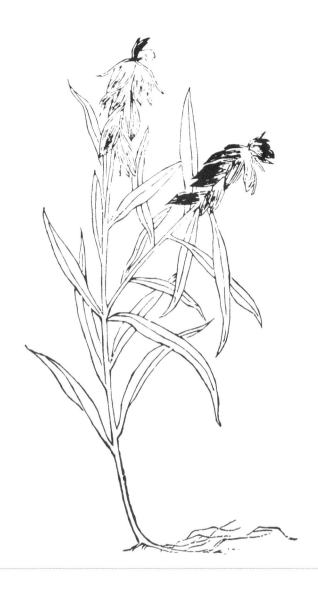

图 421　野百合

和荚果在原图上不显示。上述性状特征，与上述二志及《图鉴》2：367，图 2464 所描述的豆科猪屎豆属植物野百合 Crotalaria sessiliflora L. 在概貌上基本相吻合。本种在我国产于辽宁、河北、山东、江苏、安徽、浙江、江西、福建、台湾、湖南、湖北、广东、海南、广西、四川、贵州、云南、西藏，生于荒地路旁及山谷草地，海拔 70～1 500 米。可供药用，有清热解毒、消肿止痛、破血除瘀等效用，治风湿麻痹、跌打损伤、疮毒、癣疥等症。抗癌作用同大猪屎豆。

松村、《纲要》2：122、《中志》42（2）：366、《云志》10：802 和吴批：Crotalaria sessiliflora L.。

406. 冬虫夏草

《本草从新》[1]：冬虫夏草，甘平保肺，益肾、止血、化痰、止劳嗽，产云贵。冬在土中，身如老蚕，有毛能动。至夏则毛出土上，连身俱化为草；若不取，至冬复化为虫。按此草两广多有之，根如蚕，叶似初生茅草。羊城中采以馔，云鲜美，盖与啖禾虫同。

〔新释〕

通常所说的冬虫夏草，为麦角菌科虫草属冬虫夏草菌 Cordyceps sinensis (Berk.) Sacc. 及其寄主的干燥复合体。分布于四川、青海、西藏、甘肃和云南等地的高海拔山区。《图考》绘图（图422）显示的是虫草属 Cordyceps 菌丝体发育形成的顶部略膨大的呈棒状的子座（子实体）。可能即文中提及"两广多有之，根如蚕，叶似初生茅草"。据分布，或是虫草属 Cordyceps 其他种？冬虫夏草 Cordyceps sinensis 不产两广，非是。

吴批：Cordyceps sinensis，按此草两广多有之，根如蚕，叶似初生茅草 Cordyceps。

〔注〕

■ 《本草从新》：清代吴仪络著本草著作。是在汪昂《本草备要》的基础上修订而成，全书18卷，载药720种。

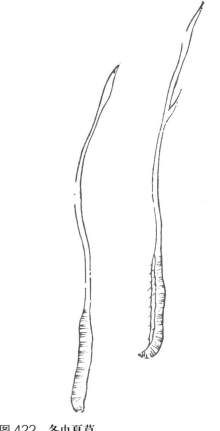

图422　冬虫夏草

407. 野鸡草

野鸡草，江西、湖南坡阜多有之。长茎细叶，如辟汗草[1]。秋时叶际开小黄花，如豆花而极小，与叶相间，宛如雉尾。湖南谓之白马鞭，治证与野辟汗草[2]同，盖一种。

〔新释〕

吴其濬新描述的江西、湖南物种。据《图考》文、图（图423），可得知本品为小灌木草本，茎长；叶为三小叶，彼此密集生茎上，小

叶线状楔形，先端尖或钝（实则上应为平截，谅系过于细小，限于当时刻工水平不能正确显示）；花黄色，如豆花，稍露出叶外。据上述性状特征，与《中志》41：156描述的豆科胡枝子属植物截叶铁扫帚 Lespedeza cuneata (Dum.-

Cours.) G. Don 颇合。该种我国产于陕西、甘肃、山东、台湾、河南、湖北、湖南、广东、四川、云南、西藏等省区。生于海拔 2 500 米以下的山坡路旁。

附记：在华北地区，长叶胡枝子 *Lespedeza caraganae* Bunge、截叶铁扫帚 *Lespedeza cuneata* (Dum.-Cours.) G. Don、尖叶铁扫帚 *Lespedeza juncea* (L.f.) Pers. 和阴山胡枝子 *Lespedeza inschanica* (Maxim.) Schindl. 这几种植物是不易区别的。由于它们都闭花，在生殖生物学上可能有特殊性，故形态上有相互交错的情况。

《纲要》2：156：*Lespedeza cuneata* (Dum.-Cours.) G. Don。吴批：所图不似 *Melilotus*，而似 *lespedeza cuneata*。

[注]

1　辟汗草：豆科草木犀属植物草木犀 *Melilotus officinalis* (L.) Pall.，参见本书卷之二十五"辟汗草"条。

2　野辟汗草：见本卷"野辟汗草"条。

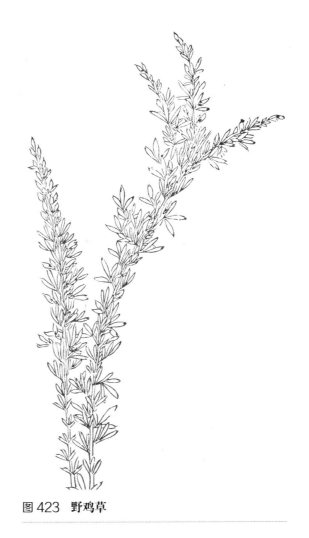

图 423　野鸡草

408. 野辟汗草

野辟汗草，产江西、湖南山坡间。一名赵公鞭。初生独茎，似辟汗草。附茎生叶，三叶攒生，长五六分，亦能开合，类鸡眼草[1]而大。茎长尺许，梢头发一绿球，团如弹子，渐次黄黑，终不脱落。茎上始生小枝，枝上叶小如麦粒。茎既柔弱，球复重欹，附枝纷披，宛欲低舞。

按《本草拾遗》：无风独摇草，带之令夫妇相爱，生岭南。头如弹子，尾若乌尾，两片开合，见人自动，故曰独摇草。土医以祛邪热，形颇似之。

[新释]

本条文、图（图 424）记载的是两种植物，

野辟汗草为吴其濬新描述的江西、湖南物种。《图考》绘图外形似鸡眼草，但原文所描述的"茎长尺许，梢头发一绿球，团如弹子，渐次黄

黑，终不脱落……茎既柔弱，球复重歉……"
这弹子状球状物，后来还要变黑，似为寄生
虫所引起的虫瘿。应释为《中志》41：156 描
述的豆科胡枝子属植物截叶铁扫帚 *Lespedeza
cuneata* (Cum.-Cour.) D. Don。该种在我国产于
陕西、甘肃、山东、台湾、河南、湖北、湖南、
广东、四川、云南、西藏等省区，生于海拔
2 500 米以下的山坡路旁。

《本草拾遗》记载无风独摇草，非 *Lespedeza
cuneata*。原文："生岭南……故曰独摇草……"
其文中也有头如弹子之语，似为豆科含羞草属植
物含羞草 *Mimosa pudica* L. 也生了虫瘿。有关该
种在《图考》卷之三十称"呼和草"，恕不赘述。

松村：*Lespedeza*；吴批：无风独摇草或是
Lespedeza cuneata 一类。

[注]

① 鸡眼草：豆科鸡眼草属植物鸡眼草
Kummerowia striata (Thunb.) Schindl.。

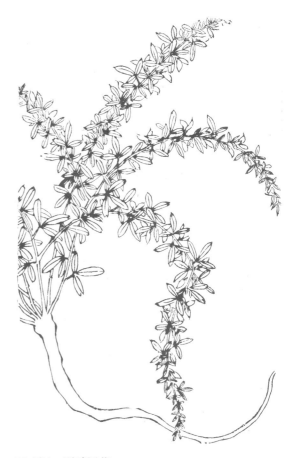

图 424　野辟汗草

409. 茶条树

茶条树，江西、湖广山坡极多。丛生，高尺许，赭茎，近根有刺。附茎对叶，叶
如郁李[1]叶而短小。梢端开五瓣小筒子花，似芫花而白。未开时作赭色筒子，一簇百
余，硬觕，不甚鲜明。夏开，至秋深犹有之。

[新释]

吴其濬新描述的江西、湖广物种。从《图
考》文、图（图 425），可得知本种系灌木，高
约尺许，茎赤褐色；叶对生，卵状椭圆形，先
端尖，基部钝圆，近无柄，边缘具锯齿；聚伞
圆锥花序，具多花，顶生和腋生上部叶腋，花
瓣合生成筒状，裂片 5。据上述性状特征，和

《中志》72：117，《云志》5：445，《图鉴》4：
303，图 6019 所描述的忍冬科六道木属植物糯
米条 *Abelia chinensis* R. Br. 在概貌上基本吻合。
本种为我国特有，分布于浙江、江西、福建、
台湾、湖北、湖南、广东、广西、四川、贵州、
云南，生于海拔 170～1 500 米林下灌丛或溪边。

附记：《纲要》"糯米条，原名茶条树"，并
注明糯米条出自《图考》。但《图考》并无此

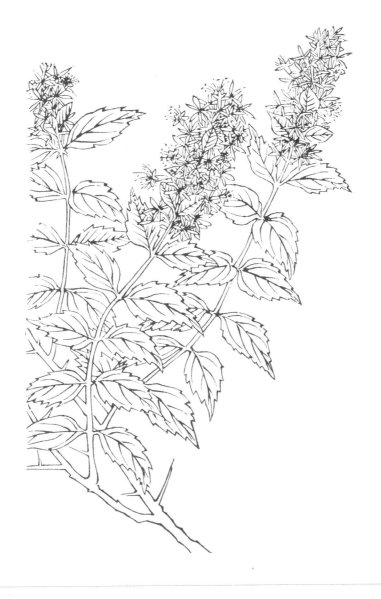

图 425　茶条树

名，而《中志》注明该名出自陈嵘《中国树木分类学》，附记于此。

《纲要》3：339 和吴批：*Abelia chinensis* R. Br.。

[注]

[1] 郁李：蔷薇科樱属植物郁李 *Cerasus japonica* (Thunb.) Lois.，参见本书卷之三十三"郁李"条。

410-1. 无名二种（一）[1]

长沙山坡有之。茎对枝，叶亦相当，似绣球花叶而小，秋时梢端结实，长如小枣而扁，生青熟红。

[新释]

吴其濬新描述的湖南物种,尚未命名。据《图考》图(图426)、文,与《中志》72:81和《图鉴》4:931记录的忍冬科荚蒾属植物茶荚蒾 *Viburnum setigerum* Hance 最为相似,与本书卷之九"鸡公柴"为同种。该种产于我国江苏南部、安徽南部和西部、浙江、江西、福建北部、台湾、广东北部、广西东部、湖南、贵州、云南、四川东部、湖北西部及陕西南部,生于山谷溪涧旁疏林或山坡灌丛中,海拔(200～)800～1 650米。模式标本采自重庆歌乐山。

吴批:*Viburnum theiferum*。该名称已被《中志》处理为 *Vburnum setigerum* 的异名。

[注]

1 无名二种(一):底本无名,存目"无名二种",据存目补,后同。

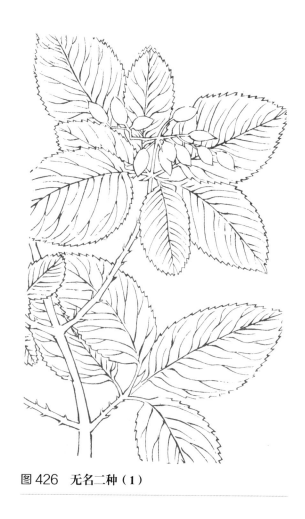

图 426 无名二种(1)

410-2. 无名二种(二)

生长沙岳麓。茎叶如麻叶粗涩,柄细长。枝梢结实如算盘子[1],淡绿有微毛,一颗三粒相合。

[新释]

吴其濬新描述的湖南物种(图427),但尚未命名。本种宜和卷之九"一连条"一起讨论为好。因两条皆为大戟科山麻杆属 *Alchornea* 植物。由于本种原文描述"枝梢结实如算盘子,淡绿有微毛",又加上宽卵形的叶,订为山麻杆属 *Alchornea* 似无问题。众所周知,大戟科属、种繁多,很难以三言两语确定种属。以

叶形而论,下列三种比较接近,椴叶山麻杆 *Alchornea tiliifolia* (Benth.) Muell.-Arg.、山麻杆 *Alchornea davidii* Franch 和红背山麻杆 *Alchornea trewioides* (Benth.) Muell.-Arg.。前一种只分布于广东、桂林、贵州、云南,似可以排除。检查标本馆 PE 标本,剩下两种在叶的外形上是很难区别,PE 标本馆湖南标本仅1张,和江西标本(PE 标本较多)相比较,红脉山麻杆 *Alchornea trewioides* 的叶先端多尖长,故据《图考》原文

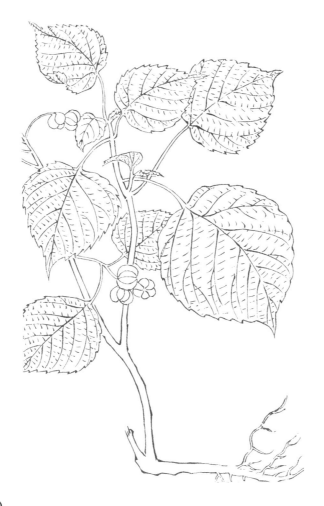

图 427　无名二种（2）

的产地和"叶如苎麻而尖长"，故我们将本书卷之九"一连条"释为红背山麻杆 *Alchornea trewioides* (Benth.) Muell.-Arg.，而本种订为山麻杆 *Alchornea davidii* Franch.。本种产于陕西南部、四川东部和中部、云南东北部、贵州、广西北部、河南、湖北、湖南、江西、江苏、福建西部，生于海拔 300～700（～1 000）米的沟谷或溪畔、河边的坡地灌丛中，或栽种于坡地。模式标本采自陕西。茎皮纤维为制纸原料；叶可作饲料。

吴批：*Alchornea*（大戟科）。

［注］

■ 算盘子：即野南瓜之别名，出《图考》卷之十，叶下珠科算盘子属植物算盘子 *Glochidion puberum* (L.) Hutch.。

411. 小丹参

小丹参，江、湘、滇皆有之。叶似丹参而小，花亦如丹参，色淡红，一层五苞，攒茎并翘。唐钱起《紫参歌序》：紫参五苞连萼，状飞鸟羽举，俗名五凤花，按形即此。而《本草注》[1]但谓青穗葱花，亦有红紫似水苏[2]者，无五葩之说，殆诗人误以丹为紫耶？

［新释］

吴其濬新描述的江、湘、滇分布的物种。据《图考》文、图（图428），可得知本植物为草本，从基部生出5茎；叶单叶或具3小叶的奇数羽状复叶，对生，顶生小叶较侧生者为大，它和单叶者基本同形，卵形，基部心形，边具微齿，侧生小叶基部近圆形，近无柄；轮伞花序通常具5花，组成单一、单生总状花序，花二唇形，花冠伸出萼筒，淡红色。《云志》1：682订为唇形科鼠尾草属云南鼠尾草 *Salvia yunnanensis* C. H. Wight；吴批为贵州鼠尾草之血盆草变种 *Salvia cavaleriei* Lévl. var. *simplicifolia* Stib.。实则上这三个分类群是极近缘的，《云志》把它们排列在一起。*Salvia yunnanensis* 和 *Salvia cavaleriei* 的区别，前者花冠内无毛环，而后者有，这个性状当然不能从原文、图中得悉。从小叶的数

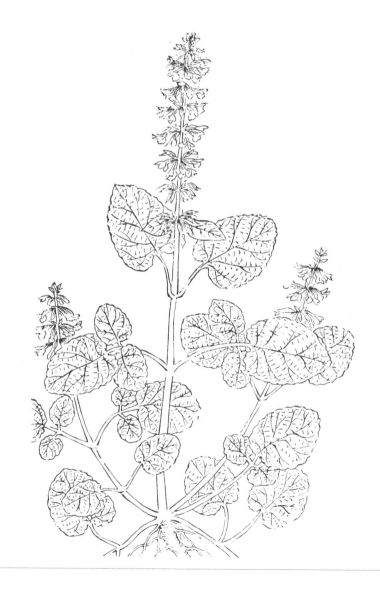

图 428 小丹参

目看，*Salvia cavaleriei* var. *simplicifolia* 常为单叶，并多为基生，而 *Salvia yunnanensis* 通常具 1～3 对小叶的奇数羽状复叶仅有时为单叶，据《云志》*Salvia cavaleriei* var. *cavaleriei* 云南不产。由此看来，本种偏向于云南鼠尾草 *Salvia yunnanensis*，花色似有变异。本种分布于四川西南、贵州西部。产于云南丽江、永胜、鹤庆、洱源、大理、云龙、弥渡、临沧、禄劝、昆明、嵩明、澄江、蒙自、罗平、马龙、昭通，生于海拔 1 800～2 900 米山坡杂林、山坡荒地、路边灌丛，较干燥地方。

松村：*Salvia miltiorrhiza* Bge.；吴批：*Salvia cavaleriei*。

[注]

① 《本草注》：清代黄百谷撰，该书已佚。
② 水荭：蓼科蓼属植物红蓼 *Polygonum orientale* L.。

412. 劲枝丹参

劲枝丹参，与小丹参同，而叶小排生，花亦五蕊并翘。

[新释]

吴其濬新描述的物种。据《图考》文、图（图 429），可得知本种为草本植物，根块状硕大。茎直立；基生叶奇数羽状，顶生小叶较大，椭圆形，先端尖，基部钝，边具疏小齿，侧生小叶 2～3 对，较小，余同顶生者，茎生叶同基生叶，向上逐渐缩小；轮伞花序之间有间隔，作穗状，顶生茎端，花二唇形。据上述特征，与二志及《图鉴》3：671，图 5295 所描述的唇形科鼠尾草属植物长冠鼠尾草 *Salvia plectranthoides* Griff.（*Salvia japonica* 为其异名）在概貌上基本相似。该种在我国产于陕西、湖北、贵州、云南、四川、广西，生于山坡、山谷、疏林下、溪边，海拔 800～2 500 米。模式标本采自不丹。贵州将全草入药，治感冒风寒及腹痛，也治妇科病并可通经活络。广西用根泡酒治伤风咳嗽。

附记：《图考》卷之七"紫参"所引《滇南本草》，及《图考》"紫参"所附图即本种，详

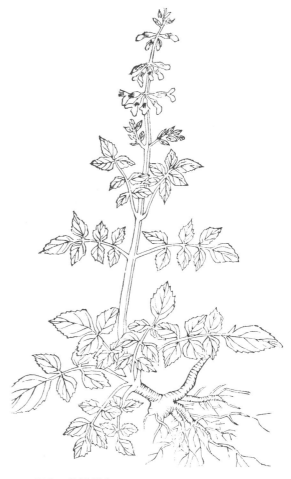

图 429 劲枝丹参

见《纲要》1：467本种的"历史"一段。

松村：*Salvia japonica* Th.；《中志》66：

156、《云志》1：684和《纲要》1：466：*Salvia plectranthoides* Griff.；吴批：*Salvia japonica*。

413. 滇白前

白前，《别录》已载。诸家皆以根似细辛而粗直，叶如柳、如芫花，陶隐居以用蔓生者为非是，然按图仍不得其形。滇产根如沙参辈，初生直立，渐长茎柔如蔓。对叶，亦微似柳，茎、叶俱绿，叶亦软。秋开花作长蒂，似万寿菊；蒂端开五瓣银褐花，细碎如翦；又有一层小瓣，内吐长须数缕，枝繁花浓，铺地如绮。《滇本草》：瓦草，一名白前，味苦辛，性寒。开关窍、清肺热、利小便、治热淋，主治亦相类。

[新释]

滇白前，为吴其濬新描述的物种。据《图考》文、图（图430）。本种茎初生时直立，后细长柔软似蔓生，具分枝。根数条粗大；叶对生，椭圆形，无柄，基部钝圆，先端锐尖，边全缘，具心状脉；花成多歧聚伞花序，生顶生枝和茎端，萼片全唾，萼筒较长，花瓣5，它的爪碎裂，白褐色，爪上又有副花冠裂片，故如图上条状裂片乱成一团，花丝和花柱伸出花瓣之外。综合上述性状，与《中志》26：382和《云志》6：230所描述的石竹科蝇子草属植物粘萼蝇子草 *Silene viscidula* Franch.［《中志》处理 *Silene lankangensis* Franch. 为其异名］在概貌上基本相似。详尽考证和图可参考《滇南本草图谱》重印本79-82页第十五图，以"瓦草"为题。《图考》卷之八"白前"条文末，已提及"滇南名瓦草，又蔓生一种"。本种为我国特产，产于四川、云南、贵州、西藏（东南），生于海拔（1 200～）1 450～3 200米的灌丛草地。模式标本采自云南鹤庆。根入药，用于跌打损伤、风湿骨痛、胃腹疼痛、支气管炎、尿路感染等。

又文中提及《滇本草》记载的瓦草，《滇

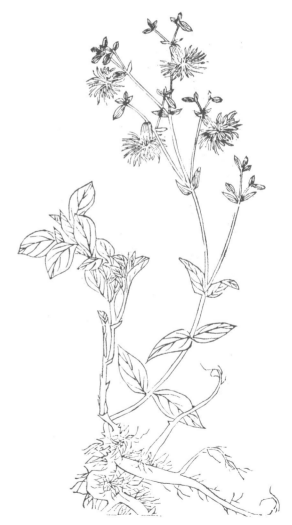

图 430 滇白前

南本草》整理本 1：83 瓦草订为 *Melandrium viscidulum* (Franch.) var. *szcchuanense* (Williams) Hand.-Mazz.，该学名被《中志》26：374 和《云志》6：226 作为掌脉蝇子草 *Silene asclepiadea* Franch. 的异名。至于 *Silene viscidula* 和 *Silene asclepiadea* 的区别，参见《中志》26：384 图版 98：5-10，*S. viscidula* 叶具羽状脉；26：387 图版 92：8，*S. asclepiadea* 叶具 3～5 条基出

脉。《云志》*S. viscidula* 无图；6：227，图版 59：7～9，*S. asclepiadea* 其叶脉为基出脉更明显。据《滇南本草》整理本，瓦草的叶图似为羽脉。而《滇南本草图谱》瓦草的叶图似为基出脉。由此，该种倾向释为粘萼蝇子草 *Silene viscidula* Franch.。

《中志》26：382：*Silene viscidula* Franch.；吴批：*Silene (Melandryum) lankangensis*。

414. 滇龙胆草

滇龙胆，生云南山中。丛根族茎，叶似柳微宽，又似橘叶而小。叶中发苞开花，花如钟形，一一上耸，茄紫色，颇似沙参花，五尖瓣而不反卷，白心数点。叶既蒙密，花亦繁聚，逐层开舒，经月未歇。按形与《图经》信阳、襄州二种相类。《滇本草》：味苦，性寒，泻肝经实火，止喉痛。治证俱同。

[**新释**]

吴其濬新描述的云南物种。据《图考》文、图（图 431），其植物为多年生草本，叶椭圆形至倒卵状椭圆形，具 3～5 近平行脉，近无柄，先端钝至尖锐；花生叶腋间，显著在上部叶腋的花聚集在一起（"一一上耸"），紫色，花冠筒狭钟形，裂片 5，裂片先端尖，间有褶，褶先端尖，短于裂片（裂片和褶在原图上显示反卷，而原文作"五尖瓣而不反卷"，实际上是反卷的）。据此，《中志》62：100、《云志》11：556、《纲要》2：392 和《图鉴》3：390，图 4733 皆定为龙胆科龙胆属植物滇龙胆草 *Gentiana rigescens* Franch. ex Hemsl.。该种产于云南、四川、贵州、湖南、广西。生于山坡草地、灌丛中、林下及山谷中，海拔 1 100～3 000 米。模式标本采自云南大理。

附记：

（1）《中志》认为"滇龙胆草"出自《滇南本草》，《云志》认为该名出自《滇南本草》和《图考》。经查《滇南本草》2：318，定为 *Gentiana rigescens* Franch. ex Hemsl. 者，正名为龙胆草，别名为滇龙胆草。

（2）又《云志》11：558 头花龙胆 *Gentiana cephalantha* Franch. ex Hemsl. 的别名称为"龙胆（《滇南本草》）"，经查《滇南本草》并无"龙胆"之名。

（3）《纲要》2：392 "龙胆"是对 *Gentiana scabra* Bunge 的通称，但《中志》62：104 *Gentiana scabra* Bunge 确称"龙胆"，但"龙胆"出自《本经》。在《图考》8：176 也有"龙胆"条，叙述甚详，惜其附图过于简陋，无法与《图鉴》3：398 图 4750 相比对。

松村：*Gentiana*；吴批：《滇本草》…… *Gentiana rigescens*。按形与《图经》信阳、襄州二种相类，后者亦为 *Gentiana*。

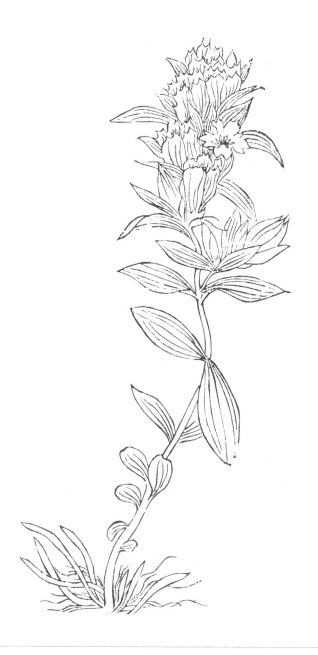

图 431　滇龙胆草

415. 甜远志

　　甜远志，生云南大华山。独根独茎，长叶疏齿，《马志》所谓似大青而小者，盖即此。根如蒿根，色黄，长及一尺，皆与《图经》说符。李时珍分大叶、小叶；《滇本草》分苦、甜。苦即小叶，甜即大叶耳。补心血、定惊悸，主治略同。但《本经》只言味苦；《滇本草》苦远志治证悉如古方，甜者仅云同鸡煮食。盖苦能降，甜惟滋补耳。《救荒本草》图亦是小叶者，夷门所产，自是小草。

〔新释〕

吴其濬新描述的云南物种。《图考》甜远志图，为一菊科植物。据《图考》图（图 432）、文，本种似多年生，根似蒿根，弯曲，粗厚，上部分枝；茎直立，茎下部叶小，中部叶大，倒披针形，边缘反卷? 分枝处和分枝上具线钻形叶 3～5 枚，小。据上述性状，可释作《中志》81:120 描述的菊科还阳参属植物还阳参 *Crepis rigescens* Diels。该种分布于我国的四川（泸定、普格、木里、盐源）、云南（昆明、大理、维西、香格里拉、丽江、贡山）；生于山坡林缘、溪边、路边荒地，海拔 1 600～3 000 米。模式标本采自云南丽江。大华山，今昆明滇池附记。

《救荒本草译注》释远志为远志科远志属植物西伯利亚远志 *Polygala sibirica* L.。

松村：Compositae；《中志》81:120 释《滇南本草》还阳参 *Crepis rigescens* Diels。吴批：*Crepis bodinieri*，即果山还阳参 *Crepis bodinieri* Lévl.。叶形不似。

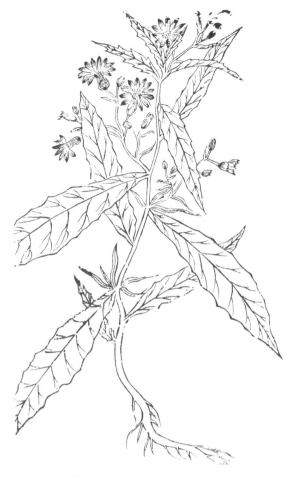

图 432　甜远志

416. 滇银柴胡

> 滇银柴胡，绿茎疏叶，叶如初生小竹叶，开碎黄花，根大如指，赭黑色，有微馨。
> 盖即《本草》所谓竹叶者。前人谓银柴胡以银州得名，滇以韭叶者为猴柴胡，竹叶者
> 为银柴胡。相承如此，亦未可遽斥其妄。

〔新释〕

吴其濬新描述的云南物种。据《图考》文、图（图 433），可知本种的根大如指，赤黑色，有微香。叶疏生，如初生小竹叶。花黄色。《云志》7：469，将云南土名的滇银柴胡（并未注明出自《图考》）考证为小柴胡 *Bupleurum*

hamietonii Balak [*B. tenue* Buch.-Ham. ex D. Don (1825) non salisb. (1796)]。《纲要》1：350 也同此意。但《云志》所附的图（图版 138：7-12），与《图考》所附的滇银柴胡之图相较，前者的根过细，与后者似不相符。且《云志》描述"根细瘦"与《图考》描述为"根大如指"，也有差距。本种为二年生植物，各书作者所见

是不同的年龄？抑或是不同的种，有待进一步核对标本。《云志》图版 139：1-5 的韭叶柴胡 *Bupleurum kunmingense* Y. Li et S. L. Pan. 为多年生草本，根比较粗壮，与《图考》的附图相似，花也黄色，作者还以"韭叶柴胡"名之，岂非他已注意到上述原文："滇以韭叶者为猴柴胡，竹叶者为银柴胡。"奇怪的是，《滇南本草》1：306 柴胡条，别名：竹柴胡、金柴胡、飘带草。意引《图考》滇银柴胡的全部原文。并作为 *Bupleurum tenue* Ham. ex D. Don（料想系吴征镒所作），但考证为 *Bupleurum yunnanense* Franch.，此拉丁名在《云志》中又未录，又不知何故？在《中志》55（1）：236 图版 125，收录 *Bupleurum yunnanense* Franch. 与《图考》滇银柴胡的图颇似，我们宁愿同意释其为滇银柴胡的学名，该种产于云南西北部，生于海拔 2 500～3 800 米山坡上。据此，暂释本条滇银柴胡为伞形科柴胡属植物滇银柴胡 *Bupleurum yunnanense* Franch. 和韭叶柴胡 *Bupleurum kunmingensa* Y. Li et S. L. pan。

松村：*Bupleurum falcatum* L.。吴批：图似 *Bupleurum tenue*。

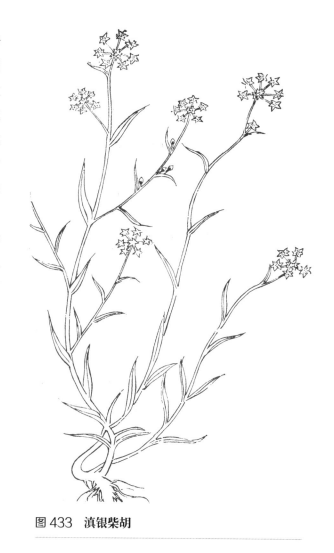

图 433　滇银柴胡

417. 滇黄精

滇黄精，根与湖南所产同，而大重数斤，俗以煨肉，味如山蓣[1]。茎肥色紫，六七叶攒生作层，初生皆上抱。花生叶际，四面下垂如璎珞，色青白，老则赭黄。此种与钩吻极相类，滇人以其叶不反卷，芽不斜出为辨。

按《救荒本草》：钩吻、黄精，茎不紫、花不黄为异。今北产茎绿，滇产茎紫，又恶可以此为别？大抵北地少见钩吻，故皆言之不详，具见毒草类。

[新释]

吴其濬新描述的云南物种。据《图考》文、

图（图 434），可得知本种为较高大草本，根状茎粗大硕状，呈连珠状；茎略作弯曲状；叶 6～8 枚轮生，无柄，条状披针形，先端拳卷，初生上抱，后翻转下垂；花序具花2朵，生叶腋，四面下垂，花青白色，老则赭黄，花被管筒状，先端具裂片。据上述特征，与上述二志所描述的百合科黄精属植物滇黄精 *Polygonatum kingianum* Coll. et Hemsl. 在概貌上基本相吻合。本种在我国分布于云南、四川、贵州，生于林下、灌丛或阴湿草坡，有时生岩石上，海拔700～3 600米。但该种为一种变异甚大的种类。

松村：*Polygonatum*；《中志》15：65、《纲要》2：548和《云志》7：726：*Polygonatum kingianum* Coll. et Hemsl.；吴批：*Polygonatum verticillatum*。即轮叶黄精 *Polygonatum verticillatum* (L.) All.，其叶片通常3叶轮生，在一株之中也有对生或互生的，先端不拳卷，在概貌上容易和 *Polygonatum kingianum* Coll. et hemsl. 区别。

［注］

[1] 山蓣：薯蓣科薯蓣属 *Dioscorea* sp. 植物之一种。

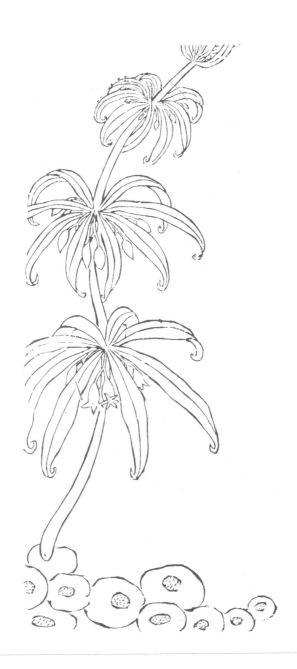

图434　滇黄精

418. 蕲棍

蕲棍，一名豆艾，生建昌。高不及尺，圆茎长叶，白毛如粉。叶厚而柔，两两下垂，惟直纹两三缕，亦不甚露。土医以治肿毒，去风热。

[新释]

　　吴其濬新描述的江西物种。据《图考》图（图435）、文，本种为草本，30厘米左右，茎圆粗壮，不分枝；叶互生，叶倒披针状长圆形，全缘，被白色棉毛或腺毛。叶互生，俗名"豆艾"，据上述性状，较合菊科香青属 *Anaphalis* 植物的特征。又据原文"白毛如粉"，《中志》75：174描述的菊科香青属植物香青 *Anaphalis sinica* Hance 与此较为接近，该种在江西山地草坡常见分布。

　　吴批：*Anaphalis adnata* 或 *A. sinica*。

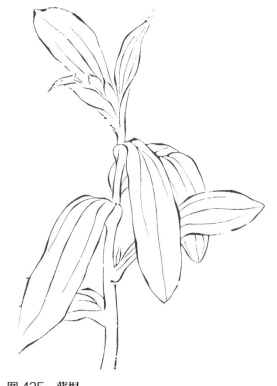

图 435　蕲棍

419. 面来刺

面来刺，赣州山坡有之。丛生，硬茎赭色。叶似榆叶，三叶攒生，中大旁小，面浓绿黑纹，背外绿内赭，有刺如针。或云可退烦热、通肢节。

[新释]

　　吴其濬新描述的江西物种。检索《中志》，拟覆盆子 *Rubus idaeopsis* Focke 隶 Sect. Idaeolatus Focke subsect. Thyraidaei (Focke) Yu et Lu。该亚组在我国有9种，其中在江西有分布的有3种，拟覆盆子 *Rubus idaeopsis* Focke、白叶莓 *Rubus innominatus* S. Moore 分布最广，类型亦多，我们试以《图考》原图（图436）和《图鉴》2：281，图2292的 *Rubus innominatus* 相互比较，实

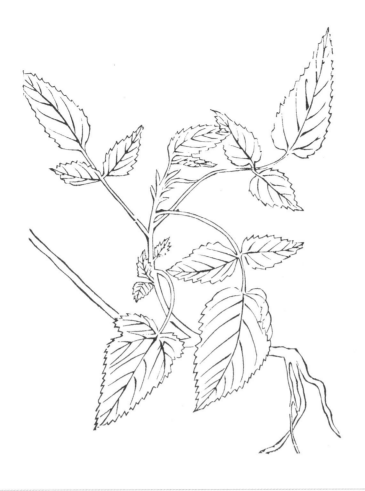

图 436　面来刺

有相似之处，如叶具三小叶，顶生小叶较侧生小叶为大，侧生小叶卵状椭圆形，无柄，顶生小叶卵状椭圆形至卵状长圆形，两者边具粗锯齿，惜其他两种无图可比较。但《中志》37：45以 Rubus idaeopsis Focke 和 Rubus innominatus 相比较，区别在于 Rubus idaeopsis 的小叶片较狭，顶生小叶椭圆形至卵状披针形……基部浅心形……无奈，姑妄暂订为广义的拟覆盆子 Rubus idaeopsis Focke s. l.，因无花序，尚待日后野外细核。

吴批：Rubus idaeopsis 一类。

420. 小二仙草

小二仙草，生庐山。丛生，赤茎高四五寸。小叶对生如初发榆叶，细齿粗纹，两两排生，故名。

[新释]

吴其濬新描述的江西物种。据《图考》图（图437）、文，可得知本种系多年生丛生草本，茎高约20厘米，叶交互对生，边具细锯齿，具羽状细脉，先端尖，基部钝，近无柄，原图无

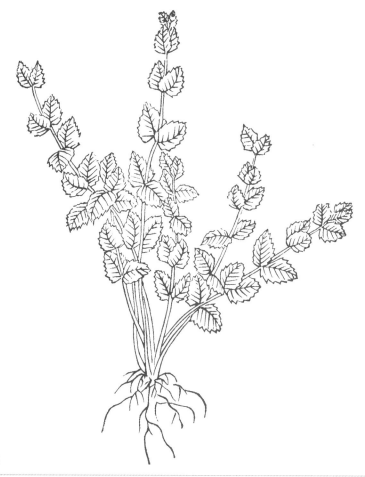

图 437　小二仙草

花果。据上述性状特征，与上述二志及《图鉴》2：1021，图 3772 所描述的小二仙草科小二仙草属植物小二仙草 *Haloragis micrantha* (Thunb.) R. Br. ex Sieb. et Zucc. [*Gonocarpus micranthus* Thunb.]，在概貌上基本吻合。本种产于我国河北、河南、山东、江苏、浙江、安徽、江西、福建、台湾、湖北、湖南、四川、贵州、广东、广西、云南等省区。生于荒山草丛中。全草入药，能清热解毒，利水除湿，散瘀消肿，治毒蛇咬伤。全草也为羊的好饲料。

《纲要》2：345、《中志》53（2）：143、《云志》4：193：*Haloragis micrantha* (Thunb.) R. Br. ex Sieb. et Zucc.；吴批：*Gonocarpus (Haloragis) micrantha*。

421. 土升麻

土升麻，湖北武昌有之。绿茎如竹，高四五尺，无叶无枝，仅有小叉。俚医治痘疹用之，以为升提之药，故名。

按李衎《竹谱》：笋草，出湖北田野间。丛生，亦有箬叶，一如竹笋。渐长成竿，高三五尺，亦如竹，但无枝叶，至秋乃死。《庄子》所谓不笋者是也，江淮之间亦有之。核其形状，即此草也。

[新释]

吴其濬新描述的湖北物种（图438）。待考。

《竹谱》笋草，待考。

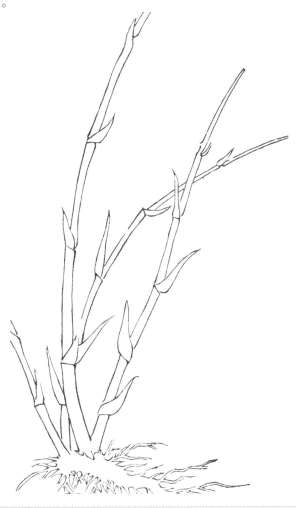

图 438　土升麻

422. 鲥鱼须

鲥鱼须，生建昌。细茎如竹，有节。近根及梢皆紫色。叶聚顶巅，四面错生，如扁豆叶而团，面绿，背本白，末淡绿。赭根攒簇，细长如鱼须。土医以根治劳伤，酒煎服。

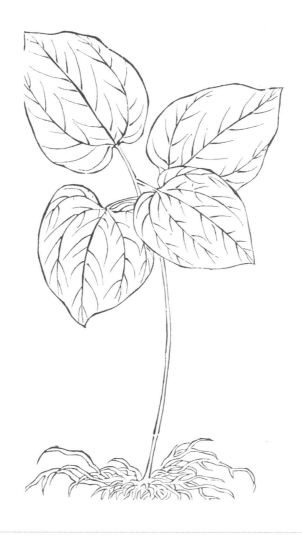

图 439　鲇鱼须

［新释］

吴其濬新描述的江西物种（图 439）。似白背牛尾菜 *Smilax nipponica* Miq.。

《图考》另一"鲇鱼须"见卷之二十一，名出《救荒》,《救荒本草译注》释其为土茯苓 *Smilax glabra* Roxb.。

吴批：金粟兰属 *Chloranthus* 一种，非下文的菝葜属 *Smilax*。但其宽心叶，基部心形，边全缘，非但金粟兰属 *Chloranthus* 中无此叶形，即使金粟兰科 Chloranthaceae 也无此类。

423. 抱鸡母

抱鸡母，生广信，一名石竹根，一名一洞仙。柔茎，下紫上绿，茎上发苞如玉簪花。苞中抽茎，叶生茎端，如竹叶而宽，有直纹三缕，面青，背绿，背纹稍多。柄弱下垂，薄叶偏反，赭根圆长。俚医以治跌打及番肛痔。

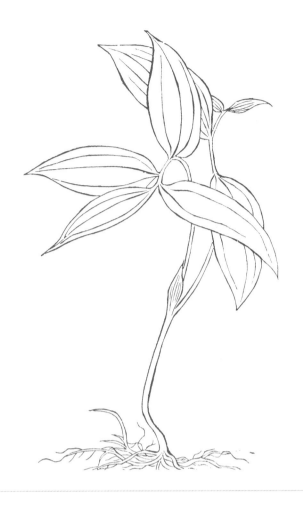

图 440　抱鸡母

［新释］

吴其濬新描述的江西物种。据《图考》图（图 440）、文，草本，直立，根状茎未见；根长，赭色，肉质（赭根圆长）；茎下部各节有鞘（茎上发苞如玉簪花），茎下部紫色，上部绿色（下紫上绿）；茎有分枝。叶互生（如竹叶），具基生 3 脉，叶柄短或近无，叶椭圆形，先端渐尖至尾状渐尖，基部近圆形。据上特征，应为百合科万寿竹属 *Disporum* 植物。疑似《中志》15：145 描述的宝铎草 *Disporum sessile* D. Don（今修订为 *Disporum uniflorum* Baker ex S. Moore）或其近缘种。该种在我国产于浙江、江苏、安徽、江西、湖南、山东、河南、河北、陕西、四川、贵州、云南、广西、广东、福建和台湾；生于林下或灌木丛中，海拔 600～2 500 米。根状茎供药用，有益气补肾、润肺止咳之效。

424. 一扫光

一扫光，生广信。独茎，高尺余，红茎，梢叶密攒。叶如木槿叶而薄柔，面青，背淡，边有软刺。土医以治杨梅疮毒。

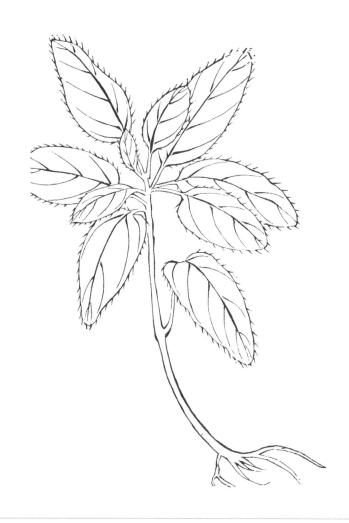

图 441　一扫光

〔新释〕

吴其濬新描述的江西物种（图 441）。待考。

425. 大二仙草

大二仙草，生庐山。紫茎圆润，对节生枝。长叶深齿，面绿，背淡。近茎大叶下韡，又二小叶对生，叶尖内向，故有二仙之名。细根如丝，色黑。

〔新释〕

吴其濬新描述的江西物种。疑似虎耳草科落新妇属植物落新妇 *Astilbe chinensis* (Maxim.)

Franch. et Savat.。

核《图考》图（图 442）、文，其叶不完全二至三回三出羽状复叶，文中描述"近茎大叶下，韡又二小叶对生"，此处可能指三回三出

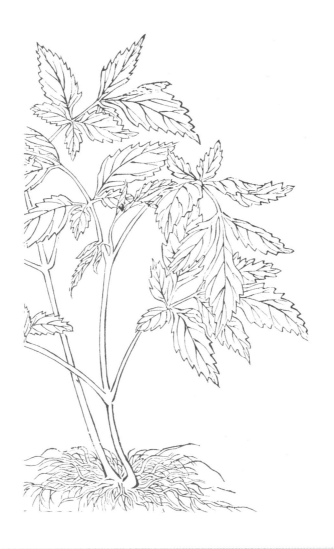

图 442　大二仙草

羽状复叶，基部的两三小叶羽状复叶，有一小叶没完全发育？可能清代此时仍然没有复叶概念，因此认为"近茎大叶下，辄又二小叶对生"。这和绘图的叶形较合，其复叶顶生小叶片菱状椭圆形，侧生小叶片卵形至椭圆形，先端短渐尖至急尖，边缘具重锯齿，基部楔形。该种产于黑龙江、吉林、辽宁、河北、山西、陕西、甘肃东部和南部、青海东部、山东、浙江、江西、河南、湖北、湖南、四川、云南等省，生于海拔 390～3 600 米的山谷、溪边、林下、林缘和草甸等处。苏联、朝鲜和日本也有。模式标本采自黑龙江流域。该种根状茎入药；性辛温，味苦；散瘀止痛，祛风除湿，清热止咳。

426. 元宝草

元宝草，产建昌。赭茎有节，对叶附茎，四面攒生如枸杞叶而圆，梢端开小黄花如槐米。土人采治热证。

[新释]

　　吴其濬新描述的江西物种。此元宝草非本书卷之二十五元宝草。据《图考》图（图443）、文可知，本种植物为草本植物，茎有节；叶对生，上下二对叶又互生，即交互对生，原文作"四面攒生"，椭圆形至椭圆状长圆形，先端钝，无柄；花黄色，集成圆锥状聚伞花序，生茎端和小枝顶端。据上述性状特征，与《中志》50（2）：61 和《图鉴》2：877，图 3483 所描述的藤黄科金丝桃属植物小连翘 *Hypericum erectum* Thunb. ex Murray 在概貌上相似。本种在我国产于江苏、安徽、浙江、福建、台湾、湖北、湖南。生于山坡草丛中。

　　附记：松村 *Hypericum erectum* Thunb. 作小连翘，并谓名出《本草纲目》，查该书，在卷之三十六"连翘"条下，在［集解］项中"［恭曰］此物有两种：大翘、小翘……［颂曰］……有大小二种……"特附记备考。

　　吴批：*Hypericum erectum*，非另文的 *Hypericum sampsonii*。

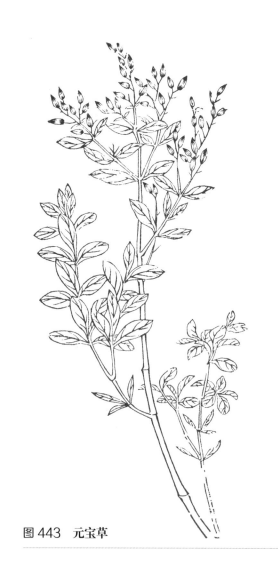

图 443　元宝草

427. 海风丝

　　海风丝，生广信，一名草莲。丛生，横根绿茎，细如小竹。初生叶如青蒿，渐长细如茴香叶。俚医以治头风，利大小便。

[新释]

　　吴其濬新描述的江西物种（图444）。宜释作中国蕨科金粉蕨属植物野雉尾金粉蕨 *Onychium japonicum* (Thunb.) Kze.。该种在我国广泛分布于华东、华中、东南及西南，向北达陕西（秦岭）、河南（鸡公山）、河北西部（新乐），生于林下沟边或溪边石上，海拔50～2 200 米。

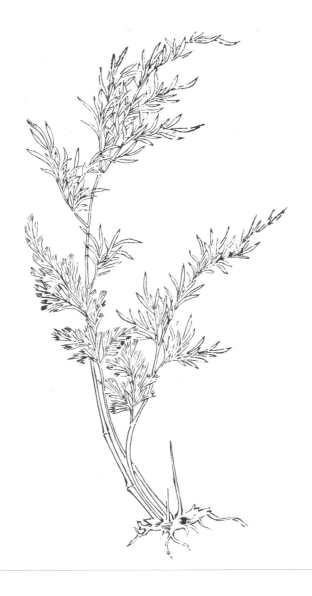

图 444　海风丝

428. 还魂丹

还魂丹，生四川山中。根如大蒜，黑褐色；叶似荸荠[1]而更细密。土医云，治跌打有起死之功，亦极难得。

[新释]

吴其濬新描述的四川物种（图 445）。待考。

[注]

1 荸荠：莎草科荸荠属植物荸荠 Eleocharis dulcis (N. L. Burman) Trinius ex Henschel，参见本书卷之三十一"荸荠"条。

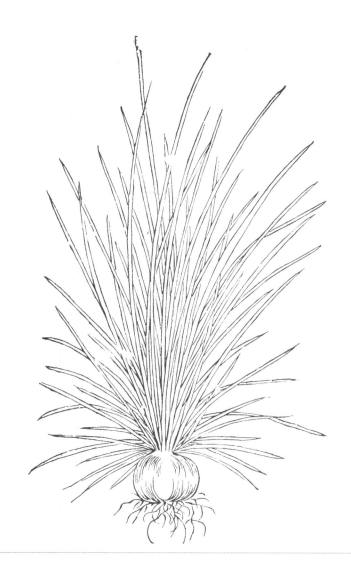

图 445　还魂丹

429. 四方麻

四方麻，产衡山。方茎丛生，长叶如刘寄奴叶，秋发长穗，苞如粟粒。开尖瓣小花，色深紫；黄须茸密，盈条满枝。衡山俚医用之。

[新释]

吴其濬新描述的湖南物种。具《图考》文、图（图446），可知本种为丛生草本，茎有棱（"方茎"）。叶互生，无柄，长圆状披针形至披针形，边缘有细齿，先端渐尖，基部钝；穗状花序顶生茎端或分枝顶端，少数腋生，花深紫色，花冠裂片尖（"开尖瓣小花"），在冠筒上部密生柔毛，雄蕊伸出花冠筒外，花药黄色（"黄须茸密"）。据上特征，与上述二志所描述的玄参科腹水草属植物四方麻 *Veronicastrum caulopterum* (Hance) Yamazaki（*Calorhabdos cauloptera* 今为其异名）在概貌上基本一致。本种在我国分布于云南（东南部）、贵州（南部）、广西、广东、湖南、湖北（西南部）、江西，生于海拔 2 000 米以下的山谷草丛、疏林下。入药，治红白痢疾、喉痛、目赤、黄肿、淋病等。

附记：本种分布广，在叶形和叶柄长短或有变化？例如分布于台湾的台湾腹水草 *Veronicastrum formosanum* (Masamume) Yamazaki

和直立腹水草 *Veronicastrum kitamurae* (Ohwi) Yamazaki 是具叶柄的，《中志》作者认为它们可能是本种的一个亚种。

松村：*Veronica longifolia* L.；《中志》67（2）：245、《纲要》3：327，《云志》16：431：*Veronicastrum caulopterum*(Hance) Yamazaki；吴批：*Calorhabdos cauloptera*。

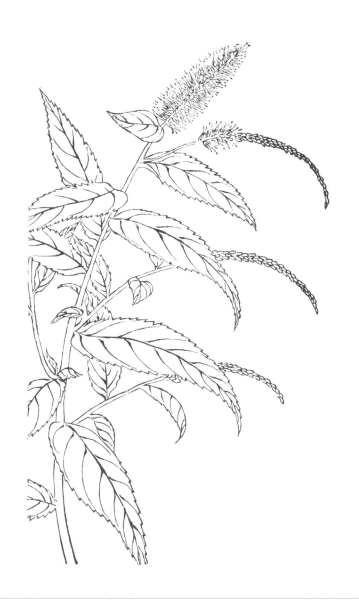

图 446　四方麻

《植物名实图考》

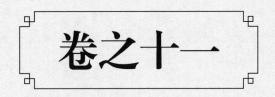

卷之十一

固始吴其濬　著　蒙自陆应谷　校刊

隰草类

430. 菊

菊，《本经》上品。《尔雅》：鞠，治蔷。服食延龄，旧以生南阳者良。其小而气香者为野菊，陈藏器以为苦薏。菊甘而薏苦，有小毒，伤胃气。俚医以治痈肿疔毒，与甘菊花主治悬殊。

雩娄农曰：菊种至繁，而或者为真菊之说，独以黄华为正色。夫三代以还，文质递尚，夏元[1]、商白、周赤，孰非正耶？《菊谱》多矣[2]，莳也若子，得一佳种，咳而名之，尊酒燕赏，亦谓与人无患无争矣。而褊者甚于钻核[3]，抑何吝耶！护其叶逾于护花，非霜残绿瘁，不忍剪折，视万花会之暴殄，独为厚幸。议者以为古人东篱，与后世批黄判白异。然具忘言之妙，兴晚节之思，今之菊犹古之菊。柳下见饧，可以养老；盗跖见饧，可以黏牡，饧一也，而见者异也[4]。玉树朝新，金谷园满，人则累物，物岂能累人！

[新释]

《长编》卷七收菊历代主要文献。《图考》新绘两图。《中志》76（1）：35 在菊花 *Dendranthema morifolium* (Ramat.) Tzvel. 下收一篇很好的附记。简单说来菊有三大类：其一菊花的原祖，其二为艺菊，其三为药菊。本条试将《图考》上所涉的名称和附图，尽量依据《中志》的概念予以处理。《中志》把凡栽培的都归入菊花。并认为是人工选择产生而多元的。

（1）菊花，即鞠（《尔雅》），《中志》76（1）：35 考证为菊科菊属植物菊花 *Dendranthema morifolium* (Ramat.) Tzvel.，修订作 *Chrysanthemum morifolium* Ramat.。本条图 447 即为本种，其叶轮廓为卵状椭圆形，羽状半裂，花大，均为舌状花。

（2）甘菊，据《中志》76（1）：40，甘菊的学名为 *Chrysanthemum lavandulifolium* (Fisch. ex Trautv.) Makino，其叶为二回羽状分裂，一回全裂或几全裂，二回为半裂或浅裂，并有附图，图版 5：2。凡在《图考》所附的图中，其中无一种是二回羽状分裂者。据《纲要》3：412，将《中志》的甘菊作为北野菊（《中药大辞典》）的别名，并谓北野菊分布广，植物形态变化大，是一个多型种，易与野菊混淆。这里所谓的北野菊是指《本草拾遗》和《本草纲目》的野菊，又名苦薏，其学名为野菊 *Chrysanthemum indicum* L.。文字中"菊甘而薏苦"所述，即上述两个种。

（3）图 448，猜测吴其濬可能作为"甘菊"附此。根据《中志》检索表检索，该图可能为菊科菊属植物小红菊 *Dendranthema chanetii* (Lévl.) Shih，参见《中志》76(1): 33，《图鉴》4：508，图 6429。*FOC* 修订作 *Chrysanthemum chanetii* H. Lévl.。本种产于黑龙江、吉林、辽宁、河北、山东、山西、内蒙古、陕西、甘肃、青海（东部），生于草原、山坡林缘、灌丛及河滩与沟边。俄罗斯、朝鲜也有分布。

吴批：*Dendranthema indicum*；附菊花 ×*D.*

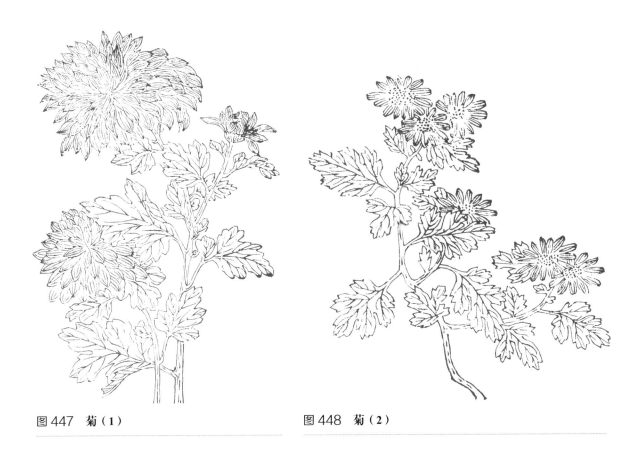

图 447　菊（1）　　　　　　　　图 448　菊（2）

grandiflorum 图 447；甘菊 × *D. moriflorum* 图 448。

［注］

1　元：吴其濬为避康熙讳，改"玄"作"元"，即黑色。

2　《菊谱》多矣：魏晋以来，中国文人尚菊，不同时期，著有《菊谱》多种，仅宋代就有多部，如刘蒙（1104）、史正志（1175）、沈竞（1213）各著《菊谱》一部；另有范成大著《范村菊谱》（1018）和史铸的《百菊集谱》（1242）等。

3　而褊（bián）者甚于钻核：褊，通"偏"，气量狭小，急躁。钻核，钻通李核。形容吝啬。

语本《晋书·王戎传》："家有好李，常出货之，恐人得种，恒钻其核。以此获讥于世。"

4　柳下见饴……而见者异也：出《淮南子·说林训》，柳下惠见饴，曰可以养老；盗跖见饴，曰可以黏牡；见物同，而用之异。柳下惠（前720—前621）：姓展名获，字子禽，谥号惠，中国古代思想家、政治家、教育家，是遵守中国传统道德的典范。盗跖：《庄子·杂篇·盗跖第二十九》载，跖柳下惠之弟，他"从卒九千人，横行天下，侵暴诸侯，穴室枢户，驱人牛马，取人妇女，贪得忘亲，不顾父母兄弟，不祭先祖"，是不遵守中国传统道德的反面代表。

431. 菴蕳

菴蕳，《本经》上品，详《图经》。李时珍以为叶如菊叶者是。

雩娄农曰：《别录》驱骡食菴蕳神仙，世不知驱骡，安知其神仙？比肩兽，其名曰蘪，为驺骔，啮甘草。驺骔待蹶而食，坐获遐龄，宜乎求长生者，觅方士、游五岳而采灵药矣。《图经》谓菴䕡惟入诸杂治药中，治跕折瘀血。大抵蒿、艾之类，供薪蒸者，不知世复有用者否？《本经》上药，皆非奇异之品。诗人所采，触目即是。而古今用舍，渺若霄壤，岂亦如乡举里选，经明行修，诗赋策论，因时递变，有莫知其然而然耶？方其盛也，贵如麟角；及其衰也，贱如鼠璞，不与世推移而为贵贱，其药笼中之参术乎？朝为芙蓉花[1]，暮作断肠草[2]，谁甘为草木之无知！

[新释]

《长编》卷七收历代菴䕡子主要文献。《图考》图为新绘（图449）。《中志》76（2）：146考证为菊科蒿属植物菴䕡*Artemisia keiskeana* Miq.，但其附记曰：古本草书自《神农本草经》至《本草纲目》及《植物名实图考》等记述的"菴䕡"，其种类颇为混乱，除部分记述的"菴䕡"为本种外，《本草纲目》及《植物名实图考》等还将五月艾 *Artemisia indica* Willd. 作"菴䕡"入药；而《政和本草》则将白苞蒿 *Artemisia lactiflora* Wall. ex DC. 称为"秦州菴䕡子"。我们认为《中志》作者并未讲明自《本经》开始，将 *Artemisia indica* 和 *Artemisia keiskeana* 相混作菴䕡使用的证据。

吴其濬引李时珍的话，"以为叶如菊叶者是"。《图考》所附图，中部叶一回羽裂，裂片上有裂齿，下部叶半裂，头状花序分支先形成近穗状花序，再组成圆锥花序，与《中志》76（2）：148，图版20：1-7菴䕡和119，图版17：1-9五月艾均非似，而与南毛蒿 *Artemisia chingii* Pamp. 较接近。该种产于山西（南部）、陕西（南部）、甘肃（南部）、安徽、浙江（西部）、江西、河南（南部）、湖北、湖南、广东、广西、四川、贵州、云南，生于中、低海拔地区的山坡、草地等处，越南及泰国也有。模式标本采自广西百色八角山。

松村：*Artemisia vulgaris* L.；《纲要》3：380：*Artemisia keiskeana* Miq.。吴批：*Artemisia vulgaris*？

[注]

1　芙蓉花：指锦葵科木槿属植物木芙蓉 *Hibiscus mutabilis* L.，参见本书卷之三十五"木芙蓉"条。

2　断肠草：中国古代植物名"断肠草"，隶多个科属的多种植物。此处不特指具体物种，强调的是"毒草"的含义。

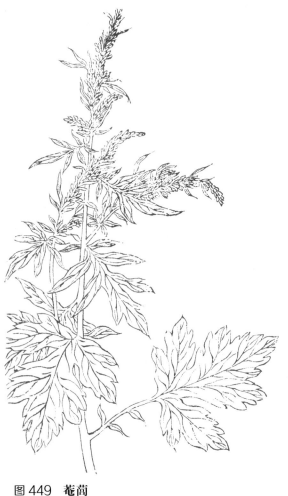

图449　菴䕡

432. 蓍

蓍，《本经》上品。《白虎通》[1]谓天子蓍长九尺；《史记》谓长丈者百茎，不可得，得六尺者六十茎用之。此神物也。八尺以上之蓍，诚不可得。而《家语》[2]有妇人刈蓍薪而亡蓍簪者[3]。老子以蓍艾为席[4]。《下泉》[5]之诗，浸蓍与萧稂同，则蓍亦非奇卉矣。《唐本草》注亦云：处处有之。宋《图经》始云出上蔡。明杨埙《蓍草台记》：台畔二十顷皆产蓍。洪武中，禁民樵采，厥后台荒地侵，汝太守重修之。《上蔡县志》：旧时生蓍草台庙圈，圈废，今生旷野。唯《陈州志·物产》：蓍，义陵者佳。余豫人也，一舟过陈州，再驱上蔡，皆未得登故墟而揽灵莽。陈之人断蓍尺余，以通馈问，而曲阜之蓍，时时见于筮者，此外盖无闻焉。天地灵秀之气，今古如一，古今人不相及，此亦不然之论，何独至于物而惟之。凤凰麒麟在郊薮，龟龙在宫沼，汉儒以为大顺之世；凤鸟不至，河不出图，圣人忧之。议者谓矰缴密、机械深，则德禽仁兽见机而远徙，是诚然矣。然吾谓三代后，疆场日辟，山林日剃，城郭日盈，民生日挤；毒螫猛鸷者，匿其爪牙，而不敢以攫噬。蓬莠藜蒿，化为腴田；虽有不世出之物，览德辉而下之，将尽巢于阿阁而游于苑囿乎？余观黔、滇之山，以凤至而名者有之矣。九苞之羽，归昌之音，其是非不得知；而百鸟伏而万民耸，其不为山人习见无疑矣。荒徼之池，有蓁龙焉，逃而获之。滇之湫，金鳞游漾，时复一见。可致之祥，何独遇于遐陬，毋亦林箐深渺，种人不至，飞者、走者、游者，得为藏身之固耶？滇东杨林驿有《哑泉碑》，禁人渴不得饮，谓孔鹤之所翔集。今过之，无有矣。城西有陡山，《滇本草》谓是生不死之药。斧斤所疮痍，牛羊所践履，孟夏之月，草木不长。然则蓍之不多见者，其野火殄燔，萧艾同烬耶？平原丰草，厕彼菅茅，世无知者，老弃榛芜耶？十室之邑，必有忠信；五步之内，必有芳草。余故不能已于披采。

[新释]

《长编》卷七收历代蓍实主要文献。《图考》图为新绘（图450）。本品始载于《本经》，名为蓍实，列为上品。其基原具体物种，值得商榷。

据《图经本草》载："今蔡州（今河南汝南县）上蔡县白龟祠旁，其生如蒿作丛，高五六尺，一本一二十茎，至多者五十茎，生便条直，所以异于众蒿也。秋后有花，生于枝端，红紫色，形如菊花，结实如艾实。"2018年秋，河南上蔡政府部门将当地名为蓍草的植物标本，送请中国科学院植物研究所专家鉴定。高天刚博士鉴定认为非菊科蓍属 *Achillea* 植物，而是蒿属植物野艾蒿 *Artemisia lavandulifolia* DC.。又《说文》云："蓍，蒿属。"如果河南所送标本确实是当地一直认为的蓍草无误，则蓍草的身份似乎需要重新商榷。

目前不知将古代"蓍"释为蓍属 *Achillea* 的始作俑者。《中志》将"蓍"订为蓍 *Achillea millefolium* L.，该种舌片白色、粉红色或淡紫红色，管状花黄色。我国各地庭园常有栽培，新疆、内蒙古及东北少见野生，我国古代中原地区日常占卜及医药所用蓍草能否采用非中原地区分布的植物值得商榷。又，《纲要》订为 高 山 蓍 *Achillea alpina* L. (*Achillea sibirica* Ledet.，*Achillea mongolica* Fisch. ex Spreng)，与 *Achillea millefolium* L. 在外形上的主要区别在于，前者的叶一回羽状浅裂至深裂（叶轴宽 3～8 毫米），后者的叶（二）至三回羽状全裂（叶轴宽 1.5～2 毫米）。高山蓍 *Achillea alpina* 产于东北、内蒙古、河北、山西、宁夏、甘肃（东部）等省区，常见于山坡草地、灌丛间、林缘。如果从地理分布观之，采用 *Achillea alpina* 的可能要大，但古代河南上蔡、山东曲阜以及古代楚国用蓍草占卜，即便考虑近 3 000 年来气候变迁导致的中原植物分布区变迁等因素，采用这个种可能性也不大。药学界也释《本草纲目》蓍草为 *Achillea alpina* L.，该种舌状花与管状花皆白色。非《图经本草》"秋后有花，红紫色"描述的种。且这两个种，通常很难高达六尺、八尺至九尺，即便古代一尺不过 20 多厘米，很难说是古代的"蓍"。

本条所附蓍草图，据此图性状，很难鉴定为菊科植物，待考。

《中志》76（1）：10：蓍 *Achillea millefolium* L.；《纲要》3：366 蓍（《本经》）：*Achillea alpina* L.；吴批：所图采之宋《图经》？ *Achillea* spp.。

［注］

1《白虎通》：即《白虎通义》，是汉代讲论五经同异，统一今文经义的一部重要著作。由班固等人根据汉章帝建初四年（79）经学辩论的结果撰集而成。因辩论地点在白虎观而得名。该书继承了董仲舒以后今文经学神秘的唯心主义思想。它以神秘化了的阴阳、五行为基础，解释自然、社会、伦理、人生和日常生活的种种现象，对宋明理学的人性论产生了一定影响。

2《家语》：即《孔子家语》，是一部记录孔子及孔门弟子思想言行的著作。今传本共 10 卷 44 篇，魏王肃注。

3 有妇人刈蓍薪而亡蓍簪者：《韩诗外传》卷九，孔子出游少源之野。有妇人中泽而哭，其音甚哀。孔子使弟子问焉。曰："夫人何哭之哀？"妇人曰："乡者刈蓍薪而亡吾蓍簪，吾是以哀也。"弟子曰："刈蓍薪而亡蓍簪，有何悲焉？"妇人曰："非伤亡簪也，吾所以悲者，盖不忘故也。"后因以"亡簪"为怀念故旧的典故。

4 老子以蓍艾为席：皇甫谧《高士传·老莱子》"当时世乱，逃世耕于蒙山之阳，莞葭为墙，蓬蒿为室，枝木为床，蓍艾为席"。形容老子生活极度清贫。

5《下泉》：指《诗经·国风·下泉》。

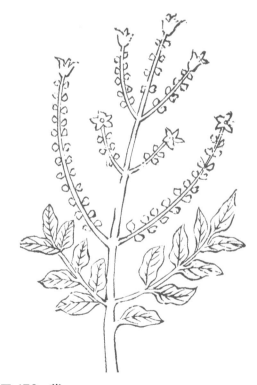

图 450 蓍

433. 白蒿

白蒿，《本经》上品。陆玑《诗疏》以蘩为白蒿，《唐本草》以为大蓬蒿，叶上有白毛错涩者是。李时珍以蒌蒿为即白蒿。不知《诗疏》言刈其蒌，释状甚详，分明两种。《图经》亦辨之。

[新释]

《中志》76 卷第二分册没有将《本经》的"白蒿"作为正名给予考证，但将《尔雅》《古今图书集成》中"白蒿"作为白莲蒿 *Artemisia sacrorum* Ledeb. 的别名，并附记：古本草书《大全本草》白蒿，蓬也，似青蒿而叶簜上有白毛，从初生至枯白，此"白蒿"就是白莲蒿 [《中志》76（2）：44]。同时又将白蒿 [《本经》（部分）、《本草纲目》（部分）] 作为艾（《图考》）*Artemisia argyi* Lévl. et Van. 的别名 [《中志》76（2）：87]，并有一大段附记，在此从略。又将白蒿 [《本草纲目》（水生者）] 作为蒌蒿 *Artemisia selengensis* Turcz.ex Bess. 的别名 [《中志》76（2）：144]。将白蒿（《救荒》《图考》）作为猪毛蒿 *Artemisia scoparia* Waldst. et Kit. 的别名 [《中志》76（2）：220]。我们既钦佩又怀疑，在各种古代本草书中，既无凭证标本，且性状描述又甚简略，竟然能把白蒿作如此详尽分类考证？

历代白蒿，可能指菊科蒿属 *Artemisia* 的多种植物。《救荒》和《图考》的白蒿非一种，《救荒本草译注》释白蒿为茵陈蒿 *Artemisia capillaris* Thunb.。《本草纲目》无蒌蒿，只有："白蒿，处处有之，有水陆两种。"李时珍认为水中者，即蒌蒿。此蒌蒿，现释作菊科蒿属植物蒌蒿 *Artemisia selengensis* Turcz. ex Bess.。《救荒本草译注》释大蓬蒿为额河千里光 *Senecio argunensis* Turcz.，其是否是《唐本草》之大蓬

蒿，尚待核实。《说文》及《尔雅》都谓："蘩，白蒿。"但中国古代叫"白蒿"的植物有多种，蘩究竟是蒿属何种，也待考。

《图考》绘图（图 451）似菊科蒿属植物大籽蒿 *Artemisia sieversiana* Ehrhart ex Willd.。该种广布于温带或亚热带高山地区。我国自黑龙江、吉林、辽宁、内蒙古、河北、山西、陕西、宁夏、甘肃、青海、新疆至四川、贵州、云南及西藏等省区有分布，山东、江苏等省有栽培；东北、华北、西北省区分布于海拔 500～2 200

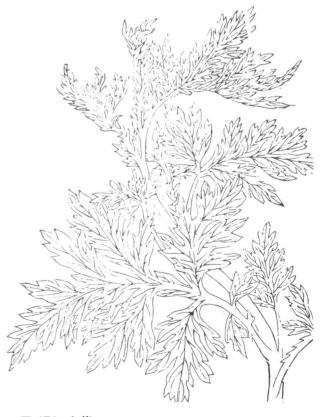

图 451 白蒿

米地区，西南省区最高分布到海拔 4 200 米地区，多生于路旁、荒地、河漫滩、草原、森林草原、干山坡或林缘等，局部地区成片生长，为植物群落的建群种或优势种。

《纲要》3：382：*Artemisia sieversiana* Ehrh. ex Willd.。吴批：绘图似 *Artemisia sieversiana*。

434. 地黄

地黄，《本经》上品。《尔雅》谓之苄。羊苄、豕薇，古以为茹。今产怀庆，以沃土植之，根肥大多汁；野生者根细如指，味极苦。《救荒本草》：俗名婆婆奶，北地谓之狗奶子。叶味苦回甘，如枸杞芽。今怀庆以为羹臛。

雩娄农曰：地黄旧时生咸阳、历城、金陵、同州。其为怀庆之产自明始，今则以一邑供天下矣。怀之人以地黄故，遂多业宋清之业[1]，而善贾轶于洛阳。然植地黄者，必以上上田，其用力勤，而虑水旱尤甚。千亩地黄，其人与千户侯等；怀之谷，亦以此减于他郡。余尝寓直澄怀园，阶前池上皆地黄苗，小儿摘花食之，诧曰蜜罐。辄拟买一弓地，寻能植地黄者，移而沃之，以为服饵。属艺花之农，空一二区以种此为业。既得善价，而洗穰中时疠将作，得鲜地黄以除寒热温斑，其视大黄之峻利苦寒，一误而不可救，当何如也！

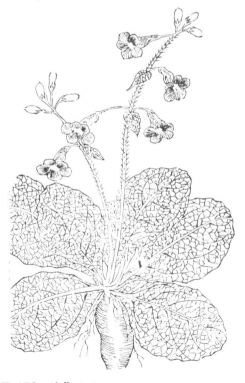

图 452　地黄（1）

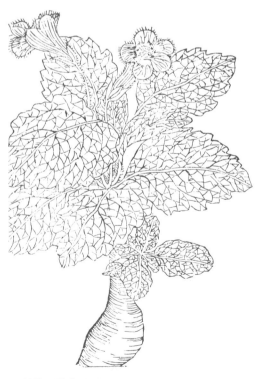

图 453　地黄（2）

[新释]

《长编》卷七收历代地黄主要文献。《图考》新绘图两幅，两图皆为玄参科地黄属植物地黄 *Rehmannia glutinosa* (Gaert.) Libosch. ex Fisch. et Mey. [《中志》: 67 (2): 214，图 59]。吴批图 452 为野生，图 453 为家植。因在栽培条件下，该种肉质根茎会膨大增肥，直径可粗达 5～6 厘米。但细观《图考》两图，肉质根似都有人工栽培膨大增肥的痕迹。该种分布于辽宁、河北、河南、山东、山西、陕西、甘肃、内蒙古、江苏、湖北等省区，生于海拔 50～1 100 米之砂质壤土、荒山坡、山脚、墙边、路旁等处。国内外均有栽培。

松村: *Rehmannia lutea* Maxim.；吴批: *Rehmannia glutinosa*；图 452 野生，图 453 家植。

[注]

1 宋清之业: 指药品经营行业。宋清，唐代人，是长安的药商，是中国古代药商中遵守职业操守的典范代表。

435. 麦门冬

麦门冬，《本经》上品。处处有之，蜀中种以为业。《本草拾遗》云: 大小三四种，今所用有大小二种。其余似麦冬者，尚有数种，医书不具其状，皆入草药。

雩娄农曰: 吾观苏长公[1]闻米元章[2]冒热到东园，送麦门冬饮子，而知古人笃友朋之谊，而善药不离手也。清风万钱，北窗买眠，以己畏热之心，而推人触热之苦，手煎饮子，既无未达不尝之嫌，而讽其无故奔驰，情寓于词，可谓爱人以德矣。《潜夫论》曰: 治世不得真贤，譬如治病不得良医。当得麦门冬，反得蒸矿麦，合而服之，疾以浸剧。乃反谓方不诚而药皆无益于病，因弃后药而弗敢饮。夫麦门冬，非难识之物也，求而得之，一举手、一投足之劳也。欺以矿麦，不惜生死而试之，何其艰于用心而易于糜躯也。滇有小园，护阶除者皆麦门冬也。询之守园者，茫然莫知。然则有疾而求麦门冬，必至欺以矿麦而后已。

[新释]

《长编》卷七收麦门冬历代主要文献。《图考》绘图为新绘图（图 454）。据《图考》文可知，古代百合科沿阶草属 *Ophiopogon* 及其附近类群多种植物作麦门冬。按《图考》图，为多年生草本，茎似不见；叶细长条形，先端渐尖，均为基生叶；根甚多，其顶端膨大成小块根状；花葶生叶腋间，短于叶，花被裂片 6，果球形。以上性状描述，和《中志》15: 163 描述的百合科沿阶草属植物麦冬 *Ophiopogon japonicus* (L. f.) Ker-Gawl. 在概貌上基本符合。该种产于广东、广西、福建、台湾、浙江、江苏、江西、湖南、湖北、四川、云南、贵州、安徽、河南、陕西（南部）和河北（北京以南），生于海拔 2 000 米以下的山坡阴湿处、林下或溪旁；浙江、四川、广西等地均有栽培。其小块根即中药麦冬，有生津解渴、润肺止咳之效，栽培很广，历史悠久（像杭麦冬、川麦冬均属本种）。

吴批滇野生者为同属之沿阶草 *Ophiopogon bodinieri* Lévl.。查《云志》7: 686-687，这两种的区别 *Ophiopogon japonicus* 的花葶比叶短得多，花枝一般粗短，基部宽阔，略微长圆锥形，而 *Ophiopogon bodinieri* 的花序稍短于叶或近等长，花柱细长，圆柱形，基部不宽阔。观《云志》附图 220 图版，这两种图注却相反。附记：请后来分类学研究者注意，这两种是否可作为种级区别？

松村：*Ophiopogon japonicus* Ker.；《纲要》2: 540：*Ophiopogon japonicus* (L. f.) Ker-Gawl.；吴批：*Ophiopogon japonicus*。滇野生者 *Ophiopogon bodinieri*。

[注]

1 苏长公：指苏轼。

2 米元章：指米芾（1051—1107），初名黻，后改芾，字元章。湖北襄阳人。北宋书法家、画家。宋徽宗诏为书画学博士，又称"米襄阳""米南宫"。

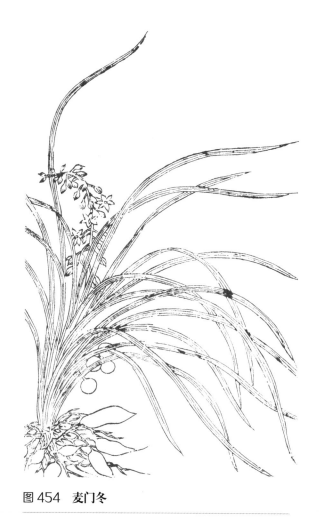

图 454　麦门冬

436. 蓝

蓝，《本经》上品。李时珍分别五种，极确晰。为淀则一，而花叶全别。今俗所种多是蓼蓝、菘蓝，马蓝即板蓝，其吴地种之木蓝，俗谓之槐叶蓝，亦间种之。《汉官仪》[1]：菉园供染绿纹绶，小蓝曰菉。《群芳谱》：小蓝，茎赤，叶绿而小。秋月煮熟染衣，止用小蓝是也。大蓝，《尔雅》：葳，马蓝。《注》：今大叶冬蓝。则马蓝之为大蓝宜矣。《救荒本草》：大蓝叶类白菜，则菘蓝亦可名大蓝。《本草衍义》蓝实即大蓝实，谓之蓼蓝非是。《尔雅》所说，则蓼蓝亦得为大蓝矣。宋《图经》马蓝谓即菘蓝，惟李时珍以叶如苦荬为马蓝。《图经》明云，福州又有一种马蓝，叶似苦荬，恐非《尔雅》之冬蓝也。《月令》：仲夏之月，令民毋艾蓝以染，说者皆以为伤生气，《尔雅翼》谆谆言之。按季夏之月，妇官染采，黑、黄、苍、赤，无敢诈伪。三代改易服色，严于所尚，故染人列于天官，诚重之也。仲夏当献丝供服之时，用蓝尤亟，禁民染青，岂得为便？崔寔[2]《四民月令》亦云五月可刈蓝，蓝至五月，适可供染。圣人虑民之尽刈取给目前，而不俟大利也。故令之使毋芟刈而已，非禁其染也。《夏小正》：五月启灌蓝蓼。蓝之丛生者，启之则易滋茂；而启之有余科，足以染矣。如种菜然，拔其密者以供食。季夏蓝益盛，可供妇官。《齐民要术》七月作坑刈蓝，则《豳风》[3]鸣鵙载黄，我朱[4]矣。蓝之灌当别移，可采取，不可刈。《诗》云：终朝采蓝，不盈一襜。五日为期，六月不詹[5]。《笺》：五日，五月之日也，期至五月而归。此亦五月采蓝之证；一襜、一匊，其非捆载而归明矣。蓝至五月可染，至七月则成，用普而利大。圣人授时先后皆有禁，盖深烛后世争先贵早之弊，夭物之生，减物之利。故树木以时伐焉，禽兽以时杀焉，一物不遂其生成，即拂造物长养之德。五月枲新丝，六月枲新谷，穷民急于有获，剜肉补疮，不暇计利。使丝成而俟织，谷成而俟舂，其利岂止倍蓰哉。求利而急，民将青苗而枲，官将青苗而租，岂复有上农之粪，一钟之收哉。其后时者，禽飨草宅，惰农自甘，里布屋粟，罚宜同之。李时珍又谓蓼蓝可三刈，故禁之。夫再蚕有禁，掌于马质，不掌于典丝。马、蚕同物，故蚕神曰马头[6]；原蚕则害马，故禁之。若蓝之三刈，有益于民，而何损于物？葵之屡摘，韭之屡翦，麻之屡割，稻且有再熟、三熟者，圣人乌能禁之？赵邠卿[7]经陈留，见人以种蓝染绀为业，慨其遗本，民间逐利，不雇饥馑，其患匪细。近时江西广饶，不可耕之山，皆种蓝。而黔中苗峒，焚莱作淀，远贩江汉。负戴者顶趾接于蚕丛[8]，装载者舲舳衔于滩涡，盖皆洞溪荦确之毛也。志谓利二倍于谷，而费人力，故不全植。噫！尽黔壤而为蓝，坞民将安所得食？许浑诗[9]：蓝坞寒先，烧蓝喜暖。《黔志》亦云：刀耕火耨，寒则不生。上海县五月黄梅时刈，凡五六刈。

零娄农曰：余见憔悴之民，春无所得食，接麦穗并其麸与汁而炙食之。比熟，所获者无几矣。三代之时，户有盖藏，故令之而行，禁之而止。否则苟有可获，将枲之以苏喘息，岂能拭泪忍饥而听命哉！《诗》云：握粟出卜，其何能谷[10]？

［新释］

《长编》收蓝的历代主要文献。《图考》绘图为新绘图。中国古代以蓝命名，用来染蓝的植物，来源自不同科属的多种，李时珍认为五种，现分述之。

（1）蓼蓝（《本草衍义》），即图 455，《中志》释为蓼科蓼属植物蓼蓝 *Polygonum tinctorium* Ait.。

（2）菘蓝，《救荒》有大蓝条，无菘蓝，其文字中提到《本草》谓菘蓝，《救荒本草译注》释为 *FOC* 描述的十字花科菘蓝属植物欧洲菘蓝 *Isatis tinctoria* L.，也即《中志》33：65 描述的菘蓝 *Isatis indigotica* Fortune，原产于我国，全国各地均有栽培。根（板蓝根）、叶（大青叶）均供药用，有清热解毒、凉血消斑、利咽止痛的功效。叶还可提取蓝色染料；种子榨油，供工业用。

（3）马蓝（《尔雅》），今通称板蓝，大约古代还可冬种。即图456。松村：*Strobilanthes flaccidifolius* Nees.；吴批作紫云菜属植物，今通称板蓝，即《中志》70：113描述的爵床科板蓝属植物板蓝 *Baphicacanthus cusia* (Nees) Bremek.，*FOC* 修订作马蓝属 *Strobilanthes* 植物板蓝 *Strobilanthes cusia* (Nees) Kuntze。以后北方仅种蓼蓝、菘蓝，而马蓝当前只南方少数民族犹多种之。

（4）木蓝（《本草纲目》）：《中志》40：303释《本草纲目》木蓝为豆科木蓝属植物木蓝 *Indigofera tinctoria* L.。同意这一考证意见。该

种即槐叶蓝，恐即古代吴地种之"吴蓝"。现安徽（舒城）、台湾（高雄）、海南有栽培。

（5）小蓝曰蒉（《汉官仪》《群芳谱》），吴批为观音草属植物 *Peristrophe tinctoria*，即今《中志》70：241描述的爵床科观音草属植物观音草 *Peristrophe baphica* (Spreng) Bremek. [*FOC* 修订为 *Peristrophe bivalvis* (L.) Merr.]，产于海南、广东、广西、湖南、湖北、福建、江西、江苏、上海、贵州，云南也产。除贵州、云南外，生于海拔 500～1 000 米林下。可染色。

[注]

1 《汉官仪》：汉应劭（约153—196）撰。成书于东汉末年。因当时战乱不已，旧章湮没，劭缀集旧闻成是书，作为朝廷典章制度之参考。内容大概包括：汉官源流、职掌、爵秩、官佚；

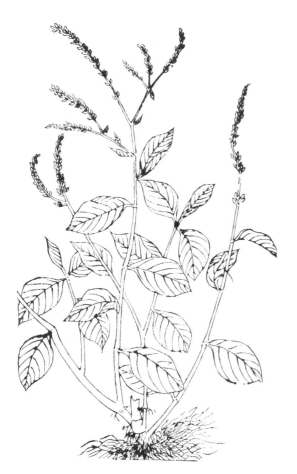

图455 蓝（1）

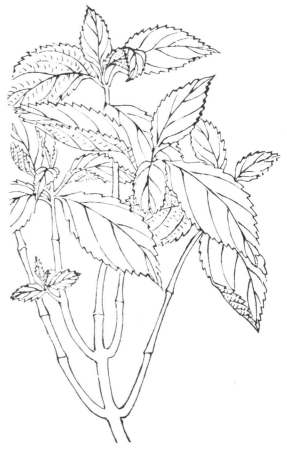

图456 蓝（2）

郊祀、封禅、上陵、籍田礼仪以及舆服、玺绶、刑制、军事等。原书篇目已不可考，宋后大部亡佚，今传两卷，为后人辑本。

[2] 崔寔（约103—约170）：字子真，一名台，字元始。东汉农学家、文学家，冀州安平（今河北省衡水市安平县）人。曾任议郎、五原太守等职，有惠政。著《四民月令》，该书反映了东汉晚期世族地主庄园一年十二个月的家庭事务的计划安排，对后世进行农事活动有着重要的指导意义。

[3] 《豳风》：《诗经》十五国风之一，共七篇，多描写豳地（今陕西彬州）农家劳作及生活场景。

[4] 鸣鵙载黄，我朱：出《诗经·豳风·七月》"七月鸣鵙，八月载绩。载玄载黄，我朱孔阳，为公子裳"。

[5] 终朝采蓝……六月不詹：出《诗经·小雅·采绿》。

[6] 马、蚕同物，故蚕神曰马头：中国古代神话传说，高辛氏时有蚕女马头娘，马首人身，后世祀为蚕神。

[7] 赵邠卿：即赵岐（？—201），字邠卿。京兆长陵县（今陕西咸阳）人。东汉末年经学家、画家。初名嘉，字台卿，后因避难而改名。经陈留，见蓝田弥望，黍稷不植，慨遗本念末，遂著《蓝赋》。

[8] 蚕丛：《蜀王本纪》载"蜀王之先名蚕丛，后代曰柏濩，后者名鱼凫。"此处指蜀地。

[9] 许浑诗：见许浑诗《岁暮自广江至新兴往复中题峡山寺四首》之四。许浑，晚唐诗人。太和六年（832）进士，历官监察御史，睦郢刺史，有《丁卯集》。

[10] 握粟出卜，其何能谷：出《诗经·小雅·小宛》，原诗作"握粟出卜，自何能谷"。

437. 天名精

天名精，《本经》上品。《异苑》[1]载刘懔活鹿事[2]，故有活鹿草、刘懔草诸名。《尔雅》蒤麦[3]，《注》：麦句姜。《本草拾遗》非之。又蚵蘲[4]、豕首，《注》：《本草》曰彘颅，陶隐居以为即豨莶。《梦溪笔谈》以鹤虱、地菘，皆天名精，而《蜀本草》云：地菘抽条如薄荷，与宋《图经》鹤虱小异。今天名精，形状俱如宋《图经》所述。

零娄农曰：天名精，子极臭而刺人衣，南方冬不落尽而新荚生矣，园丁恶之。诸家皆云，子名鹤虱。湘中土医有用鹤虱者，余取视之，乃野胡萝卜子。盖其花白如鹤羽，而子如虱，故有是名。天名精子名此，则所未解。《救荒本草》仅以野胡萝卜根可救饥，而湘南以入药裹，然则即以鹤虱名之亦宜。

[新释]

《长编》卷七收天名精历代主要文献。据《图考》新绘图（图457），本种茎上部多分枝；叶互生，茎生叶宽椭圆形，具短柄，基部

楔形，先端尖至钝，边近全缘，具羽状脉，网脉基显，小枝上的叶基本上和茎生叶相似，但向上逐渐缩小，有的成狭椭圆形；头状花序沿茎和小枝腋生，无柄，其下有2～3枚苞叶，其内部结构图上不详。上述性状，与《中

志》75：313 和《云志》13：194 所描述的菊科天名精属植物天名精 *Carpesium abrotanoides* L. 在概貌上基本相似。本种除东北、西北外，在我国广布。生于村旁、路旁、荒地、溪边、林缘，垂直分布可达 2 000 米。《图考》卷之二十五"兰草"条下，有语"天名精曰蟾蜍兰"，也即该种。据《纲要》3：398，此语出自《唐本草》。

湘中土医有用鹤虱者：此处鹤虱，指伞形科野胡萝卜属植物野胡萝卜 *Daucus carota* L. var. *carota*。

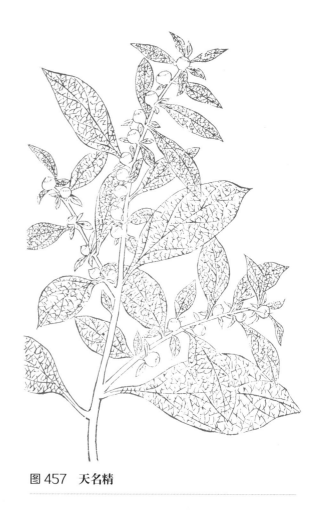

图 457　天名精

［注］

1 《异苑》：中国古代志怪类作品，南朝宋刘敬叔撰。

2 刘懵活鹿事：据《太平广记》转引《酉阳杂俎》类似故事"天名精，一名活鹿草。青州刘炳，宋元嘉中射一鹿，剖五脏，以此草塞之，蹶然而起。炳密录此草种之，多愈伤折。粟呼为刘炳草。"

3 蘧麦：即石竹科石竹属植物瞿麦 *Dianthus superbus* L.。

4 苅藪：即菊科豨莶属植物豨莶 *Siegesbeckia orientalis* L.，详见本卷"豨莶"条。

438. 豨莶

　　豨莶，陶隐居释天名精，以为即豨莶，《唐本草》始著录，成讷、张咏皆有《进豨莶表》[1]。《救荒本草》谓之黏糊菜，叶可煠食。李时珍辨别二种极细。今取以对校，良是，盖一类二种，皆长于去湿。今俗医亦不甚别，故陶隐居合为一也。

　　雩娄农曰：李时珍以豨莶、天名精互校，可谓详矣。但二物形状，都不甚类。豨莶花时，茎跗有腻黏人手，故有猪膏母之名。《救荒本草》谓之黏糊菜，亦以此。气亦不如天名精之臭。金棱银线，素根紫荄，极力形绘。山谷有一夕风雨，花药都尽，惟有豨莶一丛，濯濯得意戏题，殆种之以备煮药掘根也。成、张二表，此药始著。然宋以来言服食者，不多及之，岂信者鲜欤？

[新释]

《图考》绘图为新绘图（图458），据图可知本种茎下部具复二歧状分枝；叶对生，卵形至三角状卵形，具短柄，基部楔形，先端锐尖，边具规则的锯齿，具三出脉；头状花序聚生于各枝顶端外，并对生于分枝各节，外层总苞片条状匙形，5枚，展开，有黏液（"豨莶花时，茎跗有腻黏人手，故有猪膏母之名"），内层苞片及其他头状花序在图上难以辨认。综合上述性状，与《中志》75：339和《云志》13：272所描述的菊科豨莶属植物豨莶 *Siegesbeckia orientalis* L. 在概貌上相似。该种在我国广布于陕西、甘肃、江苏、浙江、安徽、江西、湖南、四川、贵州、福建、广东、海南、台湾、广西、云南等省区。多生于山野、荒地、灌丛、林缘及林下，也常见于耕地。《救荒》第39种，豨莶俗名粘糊菜。《救荒本草译注》释其为豨莶 *Siegesbeckia orientalis*。其附图的叶甚似，但未绘出分枝和花序，可能是其幼苗图。

[注]

① 成讷、张咏皆有《进豨莶表》：见《本草备

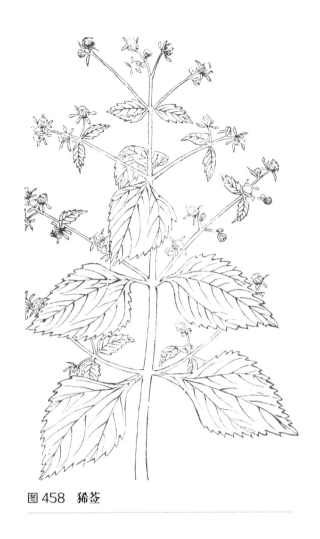

图 458 豨莶

要》"唐成讷有进豨莶表，宋张咏进豨莶表云，其草金棱银线……效验多端"。

439. 牛膝

牛膝，《本经》上品，处处有之。以产怀庆、四川者入汤剂，余皆谓之杜牛膝。《救荒本草》谓之山苋菜，苗叶可煤食，有红、白二种。捣汁和盐治喉蛾，嚼烂罨竹木刺，俱神效。江西俚医有用以打胎者，孕妇立毙，其下行猛峻如此。《广西通志》谓之接骨草，治跌伤有速效云。

[新释]

《救荒本草译注》释山苋菜其为苋科牛膝

属植物牛膝 *Achyranthes bidentata* Blume。《图考》吴其濬新绘两图。图459为草本，根圆柱形，节部膨大，分枝对生；叶片宽卵状倒卵形，

顶端圆钝，基部宽楔形或近圆形，全缘或微波缘，叶柄短；穗状花序顶生，直立，具总花梗，花多数，密生。上述性状，与《中志》25（2）：228描述的苋科牛膝属植物牛膝 *Achyranthes bidentata* Blume 较为接近。该种我国产于湖南、江西、福建、台湾、广东、广西、四川、云南、贵州，生于山坡疏林或村庄附近空旷地，海拔800～2 300米。

图460叶片宽披针形，顶端尾尖，穗状花序顶生。疑似同属植物柳叶牛膝 *Achyranthes longifolia* (Makino) Makino。该种我国产于陕西、浙江、江西、湖南、湖北、四川、云南、贵州、广东、台湾，生于山坡。

吴批提及川牛膝 *Cyathula officinalis* Kuan，

其花序具花球团，《图考》图上无显示，参见《中志》25（2）：221。中国古代文字中提及的川牛膝，并无详细的分类性状描述，究竟为四川产的牛膝 *Achyranthes bidentata*，还是川牛膝 *Cyathula officinalis*，还有待商榷。《广西通志》谓之接骨草，治跌伤有速效云。本书后文有"接骨风"条，似川牛膝 *Cyathula officinalis* Kuan，广西可能为引种栽培。

牛膝（图459）松村：*Achyranthes bidentata* Bl.；吴批：*Achyranthes aspera*。牛膝（图460），《纲要》：*Baphicacanthus cusia* (Nees) Bremek.；吴批：似 *Achyranthes longifolia*；川牛膝：*Cyathula tomentosa*。

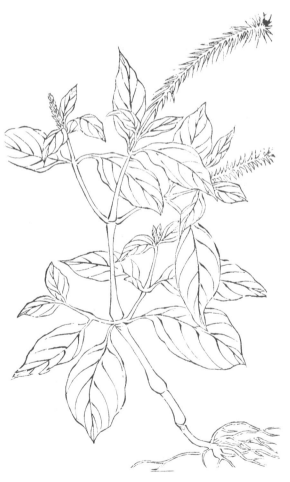

图459　牛膝（1）

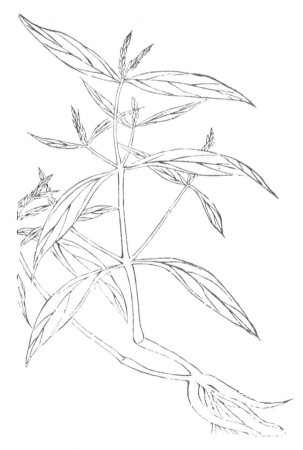

图460　牛膝（2）

440. 茵陈蒿

茵陈蒿，《本经》上品。宋《图经》列叙数种，讫无定论。今以《蜀本草注》叶似青蒿而背白，中州俗呼茵陈者当之。江南所用，或石香薷[1]，或大叶薄荷[2]，皆非蒿类。

零娄农曰：因陈，昔医皆谓因陈根而生，故名。日南多暑，冬草不死，北地之蒿，冻涂如涤。其陈根不拔者，唯此耳。循名责实，何庸聚讼？杜诗：茵陈春藕香[3]。吾乡亦摘其嫩芽食之。谚曰：四月茵陈五月蒿。言至五月则老不中啖。《尔雅》：蘩之醜[4]，秋为蒿。此草春为茵陈，盛夏则蒿矣。其功著于去湿，而医者无的识，河鱼腹疾，奈何！夫百草以蒿类最繁，而为用亦众。尝之为药，茹之为蔬，其臭也焚以为熏，其明也燎以为烛。盖天之生物，必随处而各足；圣人制物，必尽材而无遗。居陆者取给于陆，居泽者取给于泽，居山者取给于山。民生不见难得之货，俯仰有资，不待他求，故民气朴僿，重地著而贱迁移。其懋迁者不过山人足鱼，水人足木而已；虽有大贾驵侩[5]，不敢以奇异剥民衣食之资。先王重本抑末，其制如此，非待重租税以困之也。后世贵野鹜而贱家鸡，凡日用之具，来愈远则愈贵。乳酪之俗而嗜越酝，毡罽之乡而服吴绵[6]，其桑麻鱼稻之区，则又反之。一哄之市，必备南北之珍；万家之邑，必具蕃舶之货；商贾儌五致一，而取赢十倍。由此观之，民安得不靡，而户安得不贫哉？夫取萧祭脂[7]，非不为诚也，今则旃檀沉速[8]矣。束缊请火，非不为明也，今则川蜡、胡麻矣。所有者视如粪土，所无者视如金玉，何其轻重倒置耶？虽然《管子》之言轻重也，官山府海，重其国之所轻，以轻邻国之所重，其富强亦一时计耳。厥后山之林木，衡鹿守之；薮之薪蒸[9]，虞候守之；泽之萑蒲[10]，舟鲛守之；海之盐蜃[11]，祈望守之[12]。擅百姓之利以为利，而民利失；又縻其国之所利，以易邻国之利，而其国之利亦失。一轻一重，衡适为动。一重一轻，衡适为平。圣人以耕稼治天下，霸者以商贾治其国。《孟子》尊王贱霸，其以此欤！

[新释]

《长编》卷七收历代茵陈蒿主要文献。《图考》图为新绘（图461）。所图植物非菊科蒿属植物南牡蒿 *Artemisia eriopoda* Bunge。绘图显示似为一营养枝，叶簇生，性状与《中志》76（2）：216描述的茵陈蒿 *Artemisia capillaris*Thunb. 较似。该种在我国产于辽宁、河北、陕西、山东、江苏、安徽、浙江、江西、福建、台湾、河南、湖北、湖南、广东、广西及四川等省区，生于低海拔地区河岸、海岸附近的湿润沙地、路旁及低山坡地区。

松村：*Artemisia capillaris* Th.；《纲要》3：376和《中志》76（2）：216：*Artemisia capillaris* Thunb.；吴批：所图似 *Artemisia eriopoda*。

［注］

1 石香菜：唇形科石荠苎属植物石香薷 *Mosla chinensis* Maxim.。参见本书卷之二十五"石香薷"条。

2 大叶薄荷：唇形科植物，待考。参见本书卷之二十五"大叶薄荷"条。

3 茵陈春藕香：出杜甫诗《陪郑广文游何将军山林十首》。

4 魄：1957商务本作"醜"，即今"丑"字，商务或据《尔雅》改。

5 驵（zǎng）侩：原指马匹交易的经纪人，后泛指经纪人、市侩。

6 毡毳（cuì）之乡而服吴绵：毡毳，指古代北方及西南少数民族所穿毛织服装。吴绵：即吴棉，吴地出产的一种棉。

7 取萧祭脂：祭祀时合烧萧脂，见《诗经·大雅·生民》："载谋载惟，取萧祭脂。"萧：《说文》作蕭，艾蒿也。如《说文》正确，则萧可释为菊科蒿属植物艾 *Artemisia argyi* Lévl. et Van.。脂：牛肠脂。

8 旃（zhān）檀沉速：指由檀香和沉香等制作的香料。旃檀：檀香科檀香属植物檀香 *Santalum album* L. 制成的名贵香料。沉速：由沉香和速香合成的香料。沉香和速香原植物均为瑞香科沉香属植物，国内用白木香 *Aquilaria sinensis* (Lour.) Gilg。

9 薪蒸：柴木。粗者曰薪，细者曰蒸。

10 萑（huán）蒲：两类湿地植物通称。萑：

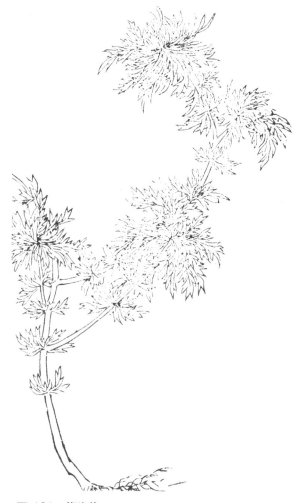

图 461　茵陈蒿

待考，疑为芦苇 *Phragmites australis* (Cav.) Trin. ex Steud. 及其近缘类群的通称。蒲：香蒲属 *Typha* 多种植物的通称。

11 盐蜃（shèn）：盐和海产。蜃：大蛤。

12 厥后山之林木……祈望守之：出《左传·昭公二十年》。主要讲衡鹿、虞衡、舟鲛和祈望四类官名司职的工作内容。

441. 茺蔚

茺蔚，《本经》上品。《诗经》：中谷有蓷[1]。《陆疏》：益母也。有白花、红花，李时珍考辨甚晰。今南方湿地，春时生一种野脂麻，其叶与红花益母叶如艾叶有权歧者不类,俗名谓之白益母草,殆即《尔雅注》所谓叶如荏,白华,华生节间。《本草拾遗》:鏨菜生阴地,似益母者耶?

零娄农曰:益母草,乡人皆识之,而诸书乃多异同。紫花白花,陆生泽生,夏枯夏花,彼此是非,各执其说。按中谷有蓷,旧说以为鵻闲,陆元恪[2]宗刘歆[3]说,以为茺蔚,郭注《尔雅》主之。但萑,蓷,《注》:云白华;《注》:蘬,牛蘬。云华紫缥色[4]。李时珍即以此为益母紫花者,不知《诗》言采其虊[5],《郑注》以为即牛蘬,《陆疏》[6]以为羊蹄[7],殊无茺蔚之说。然则以白华为益母者,其来久矣。紫花者为野天麻,固非有本之言;而返魂丹以紫花为益母,其方实出近世。余至滇南,时已岁暮,满圃星星,则白花益母也,土人皆呼为夏枯草。其别一种夏枯草,则曰麦穗夏枯。然白花益母,高仅尺余,茎叶俱瘦,至夏果枯。其紫花者,高大叶肥,湘中夏花,滇南则冬亦不枯。二物形状虽近,然枯荣肥瘠,迥不相同。前人各执其说,未可全非。《本草》以为生池泽,《毛传》[8]云陆草,生谷中。余所见陆泽皆饶,未可执《本草》以驳《毛传》。此草虽生池泽,然不生于水,伤水之说,乃格物之至者也。故知郁臭、夏枯诸名,洵非误载。近时益母膏,以京师天坛为著,其神妙活人,盖时有之。而羊城之益母丸,救危妇而肉白骨者,功亦大矣。北方生者紫花尤壮,亦有横枝。《救荒本草》:叶似荏,又似艾叶而薄小,开小白花,乃旧说之益母也。药物兴废,莫测由来,今日而执白花之夏枯者,以为妇人胎产良剂,是几訾医师以昌羊引年而进豨苓矣[9]。事有从俗不可泥古,故曰礼时为大。

[新释]

《长编》卷七收茺蔚子历代主要文献。《图考》图为新绘(图462)。本条图文混淆了多种植物,现分述如下。

(1)白花益母(《图考》附茺蔚下),《纲要》1:439 和《云志》1:569 和吴批均订为唇形科夏至草属植物夏至草 *Lagopsis supina* (Steph. ex Willd.) Ik.-Gal. ex Knorr.。因该植物附于茺蔚下,应是唇形科植物。原文除花白色,满园生长似星星外,别无信息可言,无奈唯上述各家是从。本种在我国(除华南外)广为分布;在云南(除热带河谷外)为海拔1 400～2 700米地段的常见杂草。《滇南本草》1:447 所收录夏枯草,也订为本种。原文:"夏枯草,有白花夏枯、有益母夏枯……盖因冬至发生……至夏而枯,故名夏枯草。"本种花冠虽多为白色,但也稀有粉红色。

(2)《救荒》中记载的夏枯草,文字中混杂了多种植物,但绘图却为马前科醉鱼草属植物大叶醉鱼草 *Buddleja davidii* Franch.。

(3)益母草:文字中提及红花益母,当指唇形科益母草属植物益母草 *Leonurus artemisia* (Lour.) S. Y. Hu。《图考》绘图与该种较为接近。产于全国各地;为一杂草,生长于多种生境,尤以阳处为多,海拔可高达3 400米。

(4)文字中提及的麦穗夏枯草,可能为唇形科夏枯草属植物夏枯草 *Prunella vulgaris* L.。吴批 *Prunella asiatica*,该名为一裸名,已处理于 *Prunella vulgaris* 之下。

(5)《本草拾遗》记载的鏨菜,现《中志》

65（2）：513 和现代本草均释为唇形科益母草属植物錾菜 *Leonurus pseudomacranthus* Kitagawa。

（6）文中提及的野脂麻，吴批谓唇形科野芝麻属植物短柄野芝麻 *Lamium album* L.，参见《中志》65（2）：488，该种产于新疆北部、甘肃、山西及内蒙古，可能非吴其濬文字记录的"今南方湿地，春时生一种野脂麻，其叶与红花益母叶如艾叶有杈歧者不类，俗名谓之白益母草"者。所指可能是《中志》65（2）：490 描述的，分布于南方湖北、湖南和西南四川、重庆、贵州等地的野芝麻 *Lamium barbatum* Sieb. et Zucc.，该种花白色或浅黄色。

至于《本经》的"茺蔚"和《诗经》的"蓷"，所指是为上述哪种或还是其他，需要深入考证研究。

松村：*Leonurus sibiricus* L.；《纲要》：*Leonurus japonicus* Thunb.；吴批：所图的确是 *Leonurus artemisia* (*L. sibisicus*)。

［注］

① 中谷有蓷：出《诗经·国风·中谷有蓷》。

② 陆元恪：即陆玑。

③ 刘歆（前 50—23）：西汉经学家、数学家。字子骏，为汉高祖刘邦四弟楚王刘交的后裔，刘向之子。

④《注》：蕵，牛蘈。云华紫缥色：商务本

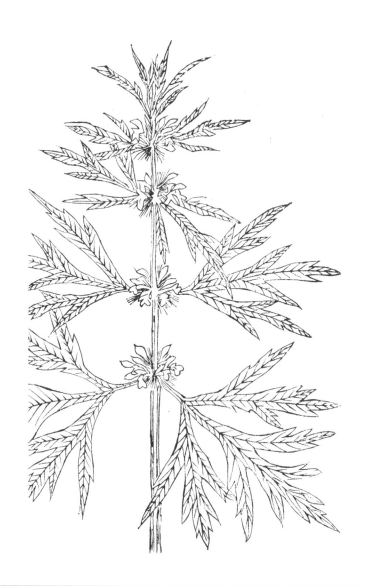

图 462　茺蔚

1957 作"蕑，牛蘈，《注》云白花"，文义通。

⑤ 言采其蓫（zhú）：出《诗经·小野·我行其野》。蓫：植物名，原植物在中国古代即有争议，现代植物学名尚待考。

⑥ 《陆疏》：即陆玑撰写的《毛诗草木鸟兽虫鱼疏》，简称《陆疏》。

⑦ 羊蹄：蓼科酸模属植物羊蹄 Rumex japonicus Houtt.。

⑧ 《毛传》：即《毛诗故训传》，简称《毛传》。

《诗经》注本，30 卷。其作者和传授渊源，自汉迄唐，诸说不一。现代一般根据郑玄的《诗谱》和陆玑的《毛诗草木鸟兽虫鱼疏》，定为鲁人毛亨所作。

⑨ 是几訾医师以昌羊引年而进豨苓矣：唐韩愈《进学解》"是所谓诘匠氏之不以杙为楹，而訾医师以昌阳引年，欲进其豨苓也"。昌羊：菖蒲。昌，通"菖"。豨苓：即本草猪苓，楚人呼猪为豨。原植物为 Polyporus umbellatus。

442. 蒺藜

蒺藜，《本经》上品。《尔雅》：茨，蒺藜。有刺蒺藜、沙苑蒺藜，形状既殊，主治亦异。北方至多，车辙中皆有之。陶隐居云：长安最饶，人行多着木履。《晋书》[1]：蜀诸将烧营遁走，出兵追之。关中多蒺藜，军士着软材平底木屐前行，蒺藜悉着屐，然后马步得进。则此物盛于西北。今南方间有之，亦不甚茂。近时《临证指南》[2]一书，用以开郁，凡胁上乳间横闷滞气，痛胀难忍者，炒香入气药，服之极效。余屡试之，兼以治人，皆愈。盖其气香，可以通郁，而体有刺横生，故能横行排荡，非他药直达不留者可比。

[新释]

《长编》卷七收历代蒺藜子主要文献。《图考》图似新绘（图 463），所描绘的为一草本植物；茎平卧；偶数羽状复叶，小叶对生，5～8 对，矩圆形，全缘；花腋生，花梗短，花瓣 5？据上述性状，应为参见《中志》43（1）：142 描述的蒺藜科蒺藜属植物蒺藜 Tribulus terrestris L.。该种全国各地有分布，生于沙地、荒地、山坡、居民点附近。文中提及的刺蒺藜，即该种。

文中提及的沙苑蒺藜，非蒺藜属 Tribulus 植物，实为《中志》42（1）：110 描述的豆科黄耆属植物背扁黄耆 Astragalus complanatus R. Br.。该种即《本草纲目》《图经本草》提及的白蒺藜，入药又称沙苑子、潼蒺藜、沙苑蒺藜。《中志》

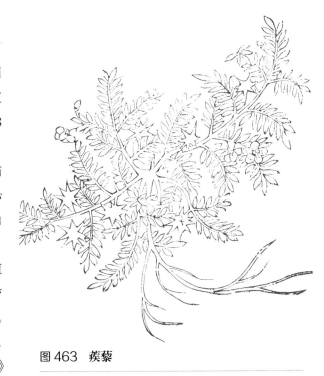

图 463　蒺藜

42（1）：110 讹作"沙苑或藜（《本草纲目》）"。松村和吴批：*Tribulus terrestris* L.。

[注]

《晋书》：二十四史之一，唐房玄龄等共 21 人著。记载历史上起三国时期司马懿早年，下至东晋恭帝元熙二年（420）刘裕废晋帝自立。该书还以"载记"形式，记述了十六国政权的

状况。今存 130 卷。本书涉及内容出《帝纪第一·宣帝》。

[2]《临证指南》：清代华岫云、邵薪甫等整理其师叶天士诊病医案编录的一本临证中医文献，约成书于清乾隆十一年（1746）。全书共分上、下两册，共 7 卷，八十七门。前 5 卷为内科杂病病证，后 2 卷分别为妇科、幼科病证。内容以病为纲，辨各病证特点，给予处方。

443. 车前

车前，《本经》上品。《尔雅》：芣苢，马舃；马舃，车前。释《诗》者或以为去恶疾，或以为宜子，皆传闻师说，未可非也。《逸周书》[1]作桴苢，《韩诗》谓是木似李，可食。其说本此。古今草木，同名异物，同物异名，何可悉数？郭注《尔雅》，多存旧说，是可师矣。《救荒本草》谓之车轮菜。

零娄农曰：《尔雅》，芣苢，马舃；马舃，车前。车前非难识者，《韩诗》[2]说乃以为泽舃，何耶？盖汉承秦绝学之后，书缺有间，学者力守师说，口耳相承，虽有他解，不敢辄易，谨之至也。王安石出己意为新学，不能通，辄即易一说以解之，而独于新法，以为终不可废，其视治国乃不如治经。车前之名，三尺童子知之。滇南谓之虾蟆叶，即虾蟆衣之转音也。绝域方言，其名犹古。

[新释]

《长编》卷七收车前子历代主要文献。《图考》图为新绘（图 464）。据《本草纲目》16：880 车前（《本经》上品），《别录》称蛤蟆衣。谓之牟舌，蛤蟆喜藏伏于下，故江东称为蛤蟆衣。原文无形态特征记述，《云志》16：337 考证为 *Plantago erosa* Wall.，该名或据方言得来。又《云志》16：339 释《滇南本草》蛤蚂草为车前 *Plantago asiatica* L.。

车前 *Plantago asiatica* 和大车前 *Plantago major* 是在我国境内分布最广的两个种，都是须根系（非直根系）植物，两者在生物学上的区

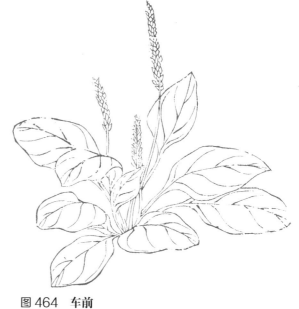

图 464　车前

别仅在前者新鲜花药为白色，稀黄色，后者新鲜花药为紫色，稀白色。车前 *Plantago asiatica* 从华中至华南、西南、横断山区至青藏又分化出亚种 *Plantago asiatica* subsp. *erosa* (Wall.) Z. Y. Li（《中国被子植物综论》第 1047 页）。我们很怀疑李时珍或吴其濬能辨认出 *Plantago asiatica* 和 *Plantago major*，岂要求他们能识别到亚种等级，这又是如同金钩如意草的例子，应以进化观点，只能考订为一个 *Plantago major* L. 或 *Plantago asiatica* L. 集合种。我们暂处理作车前：*Plantago asiatica* L. sp. agg.。《救荒》的车轮菜，《救荒本草译注》作上述两种。

松村：*Plantago major* L.；吴批：*Plantago* sp.。

[注]

■1 《逸周书》：《逸周书》，本名《周书》，隋唐以后亦称《汲冢周书》。作者不详。此书经后代学者考定为先秦古籍，与《尚书》相类，是一部周时诰誓辞命的记言性史书。今本全书 10 卷，正文 70 篇，其叙事上起周文、武王，下至春秋后期的灵王、景王。

■2 《韩诗》：指汉初燕人韩婴所传授的《诗经》。"韩诗"于汉文帝时立为博士，成为官学。西汉时与鲁诗、齐诗并称三家诗。

444. 决明

决明，《本经》上品。《尔雅》：薢茩，芅光。《注》：芅明也，有茳芒、马蹄二种。茳芒决明，《救荒本草》谓之山扁豆，角豆可食。马蹄决明，《救荒本草》谓之望江南，叶可食。今京师花圃，犹呼为望江南，栽时盆中也。杜老[1]《秋雨叹》一诗，而决明入诗筒矣。东坡云：蜀人但食其花，颍州并食其叶。山谷亦云，缥叶资芼羹[2]，则当列蔬谱。而北地少茶，多摘以为饮。《山居录》谓久食无不中风者，李时珍以为不可信。余谓农皇定谷蔬品，皆取人可常食者。华实之毛，充腹者多矣，久则为患，故不植也。决明味苦、寒，调以五味，尚可相剂。若以泡茶，则祛风者即能引风。观其同水银、轻粉，能治癣疮蔓延，则其力亦劲。《广雅》谓之羊踯躅[3]，恐有脱简，不应有此误也。

[新释]

《长编》卷七收历代决明主要文献。《图考》图为新绘（图 465）。所绘为一草本植物；奇数羽状复叶，小叶 5～11，顶生小叶明显大；着花两枚，花瓣 5～6，非豆科植物特征；果序着扁荚三枚，荚头骤尖，内有种子 8 枚？绘图不似决明属 *Cassia* 植物特征。决明属植物为偶数羽状复叶，荚果细长。待考。

吴批：茳芒决明 *Cassia tora*（所图是）；马蹄决明 *Cassia sophera*。

文中提到《救荒》山扁豆和望江南。《救荒本草译注》释望江南作豆科番泻决明属植物望江南 *Senna occidentalis* (L.) Link [《中志》39：125 *Cassia occidentalis* L.]。《救荒》山扁豆文、图，性状与豆科决明属植物豆茶决明 *Senna nomame* (Makino) T. C. Chen 较为接近。

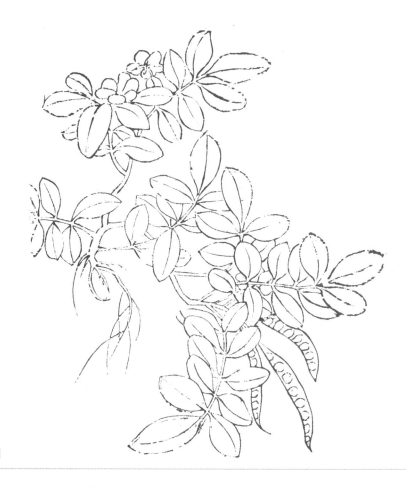

图 465　决明

[注]

① 杜老：指杜甫。诗《秋雨叹》其一提及决明："雨中百草秋烂死，阶下决明颜色鲜。"此决明具体物种，待考。

② 山谷亦云，缥叶资芼羹：出黄庭坚《种决明》。此决明具体物种，待考。

③ 羊踯躅：中国古代被称为羊踯躅的植物多指杜鹃花科杜鹃花属 *Rhododendron* 植物。此处提及《广雅》认为决明谓之羊踯躅。

445. 地肤

地肤，《本经》上品。《尔雅》：葥，王蔧。《注》：王帚也，江东呼之曰落帚。今河南北通呼扫帚菜。《救荒本草》谓之独帚，可为恒蔬，茎老则以为扫帚。

[新释]

《长编》卷七收地肤历代主要文献。《图考》图为新绘（图466），所图即为《中志》25（2）:

102 描述的藜科地肤属植物地肤 *Kochia scoparia* (L.) Schrad.。《救荒本草译注》释独帚也为该种。本种全国各地均产。生于田边、路旁、荒地等处。幼苗可做蔬菜；果实称"地肤子"，为常用

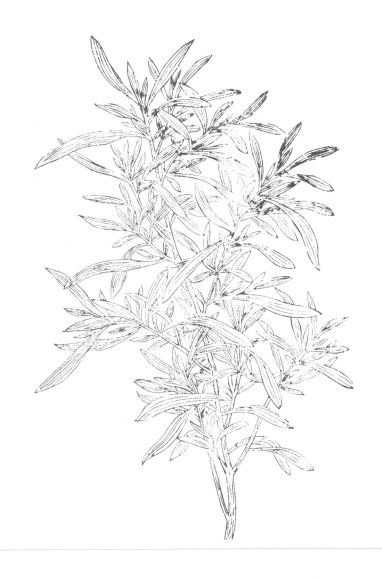

图 466　地肤

中药，能清湿热、利尿，治尿痛、尿急、小便　　　　松村、《中志》25（2）：102：*Kochia scoparia*
不利及荨麻疹，外用治皮肤癣及阴囊湿疹。　　　　（L.) Schrad.。吴批：*Kochia scoparia*（图是）。

446. 续断

　　续断，《本经》上品。详《唐本草》注及宋《图经》。今所用皆川中产。范汪以为即
大蓟根，恐误。但大蓟亦无马蓟之名，或别一种。诸说既异，图列两种，又无蔓生似苎、
两叶相当者。此药习用，并非珍品，不识前人何以未能的识？川中所产，往往与《本草》
刺庌。今滇中生一种续断，极似芥菜，亦多刺，与大蓟微类。梢端夏出一苞，黑刺如球，
大如千日红[1]花苞，开花白，宛如葱花，茎劲，经冬不折。土医习用。滇、蜀密迩，疑
川中贩者即此种，绘之备考，原图俱别存。大蓟既习见有图，原图亦不甚肖大蓟也。

［新释］

《长编》卷七收续断历代主要文献。《图考》绘图为新绘图（图467）。《云志》8：519记述川续断属 *Dipsacus* 植物5种，吴旧批"云南5种，如研究透彻，恐仅2老种"。《云志》作者为包世英，谅他依《中志》作者诚静蓉、艾铁民的概念而细分。正如吴征镒所说：新发表种大多待证实。吴征镒所说云南仅2老种，大概一为川续断 *Dipsacus asper* Wall.，另一为大头续断 *Dipsacus chinensis* Bat.。《纲要》3：352将《图考》"滇生一种续断"和《滇南本草》1：356的续断、鼓槌草、和尚头，均订为 *Dipsacus asper* Wall.，该名为一裸名，《中志》处理在川续断 *Dipsacus asperoides* C. Y. Cheng et T. M. Ai 下。我们将《图考》原图与《图鉴》4：339之6091图、文相核对，似无差别，其主根可1至数条，二图均绘为数条。至于《图考》的原文，除花色之外均为川续断属 *Dipsacus* 植物之特征。宜鉴定为《中志》73（1）：63描述的川续断科川续断属植物川续断 *Dipsacus asperoides* C. Y. Cheng et T. M. Ai ［*FOC* 恢复作 *Dipsacus asper* Wall.］。该种产于湖北、湖南、江西、广西、云南、贵州、四川和西藏等省区，生于沟边、草丛、林缘和田野路旁。根入药，有行血消肿、生肌止痛、续筋接骨、补肝肾、强腰膝、安胎的功效。

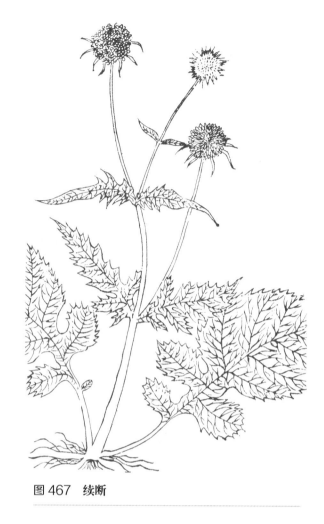

图467　续断

吴批：*Dipsacus asper*。

［注］

1 千日红：苋科千日红属植物千日红 *Gomphrena globosa* L.。参见本书卷之二十七"千日红"条。

447. 景天

景天，《本经》上品，宋《图经》叙述极详。今俗呼火焰草，京师谓之八宝，亦名佛指甲，盆盛养于屋上。南方秋深始开花。李时珍以《救荒本草》佛指甲为景天。今景天，花淡红繁碎，亦无白汁，非一种也。

雩娄农曰：景天名甚丽，如苏颂言，即八宝草。南北种于屋上以辟火，此不待访，询而知也。李时珍乃谓茎有汁，开小白花，并云叶可煠食，抑异矣。广州慎火，大三四围，传闻过甚耳。近时岭南皆种仙人掌[1]、金刚纂[2]，以阻逾折，兼辟火，亦有甚巨者。疑慎火之名，不止一草。有星孛于大辰，西及汉，识者以为有火灾，而请灌斝玉瓒[3]。子产[4]以为天道远，人道迩，厌胜之术，古有之矣。南中多火，皆天道耶？抑人道耶？火政不修，恃区区之小草，与鸱尾[5]争逐毕方[6]，王梅溪[7]诗：禁殿安鸱尾，骚人逐毕方。岂能胜于斝瓒乎？珠足以御火灾则宝之，火炎昆冈[8]将奈何？唯善以为宝，如宋、郑之卿可矣。

［新释］

本条文字涉及多种植物，现分述如下。

（1）景天，《图考》绘图（图 468）显示为一草本的植株上半部分。茎直立，不分枝。叶3叶轮生，卵状长圆形，先端钝，基部渐狭，边缘全缘（应有疏锯齿），无柄，中脉明显；茎上部近花序处叶小，对生，无柄。伞房状花序顶生；花密生、淡红繁碎。从概貌看，较符合《中志》34（1）：54 描述的景天科八宝属植物八宝 *Hylotelephium erythrostictum* (Miq.) H. Ohba 的特征。该种产于云南、贵州、四川、湖北、安徽、浙江、江苏、陕西、河南、山东、山西、河北、辽宁、吉林、黑龙江，生于海拔 450～1 800 米的山坡草地或沟边。此为吴其濬新描绘物种。

（2）《救荒》佛指甲，《救荒本草译注》释佛指甲为藤黄科金丝桃属植物黄海棠 *Hypericum ascyron* L.。

（3）《本经》上品的景天：为景天科八宝属植物常药八宝 *Hylotelephium spectabile* (Bor.) H. Ohba，该种产于安徽、陕西、河南、山东、河北、辽宁、吉林、黑龙江，生于低山多石山坡上。

（4）广州的慎火树，文字附于段成式《酉阳杂俎》茄子条中，乃错入。该种为大戟科大戟属植物火殃勒 *Euphorbia antiquorum* L.，原产印度，我国南北方均有栽培。全株入药，具散瘀消炎、清热解毒之效。我国南方常作绿篱，并有逸为野生现象，北方多于温室栽培。

松村：*Sedum alboroseum* Bak.；吴批：景天（《本经》上品）*Hylotelephium spectabile*。绘图

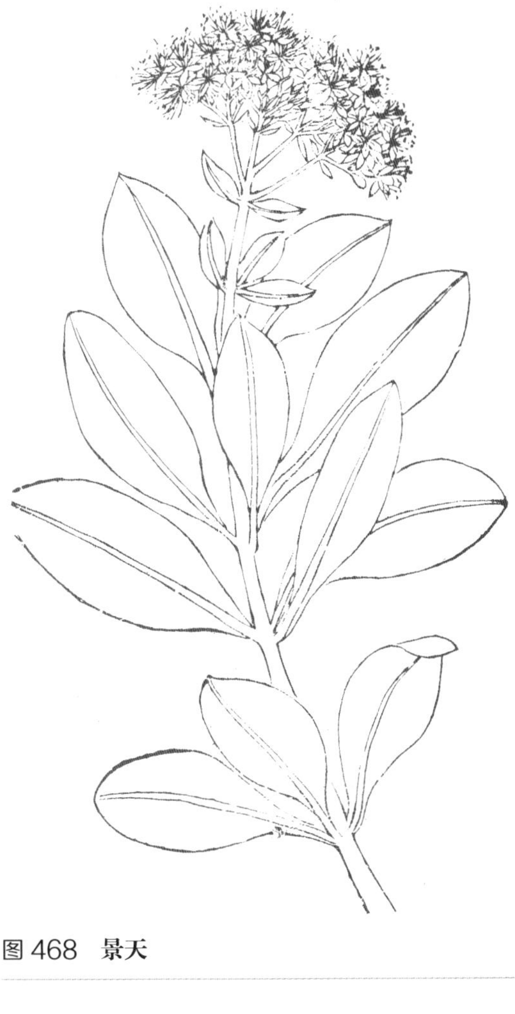

图 468 景天

乃 *Sedum alboroseum*（八宝）。佛指甲（《救荒》）*Talinum patens*（*T. paniculetum*）。

[注]

① 仙人掌：仙人掌科仙人掌属 *Opuntia* 植物的通称。

② 金刚篆：大戟科大戟属植物金刚篆 *Euphorbia neriifolia* L.。

③ 瓘斝（jià）玉瓚（zàn）：应作瓘斝玉瓚。《左传·昭公十七年》："若我用瓘斝玉瓚，郑必不火。"瓘：古代指一种玉。斝：青铜酒器。瓚：古代祭祀时用的礼器。

④ 子产（？—前522）：春秋时期著名政治家、思想家。姬姓，公孙氏，名侨，字子产，又字子美，谥成。郑穆公之孙，前554年为卿，前543年执政，先后辅佐郑简公、郑定公。历史典籍以其字"子产"为通称。

⑤ 鸱尾：中国古代神话传说中动物，又名鸱尾、螭吻。喜欢东张西望，经常被安排在建筑物的屋脊上，做张口吞脊状，并有一剑以固定之。中国古代用它作镇邪之物以避火。

⑥ 毕方：中国古代神话传说中是大火之兆，毕方的名字有可能来自竹子和木头燃烧发出的噼啪声响。毕方的外形像丹顶鹤，但是只有一条腿（一说为只有一只翅膀），身体为蓝色、有红色的斑点，喙为白色。不吃谷物，吞吃火焰。

⑦ 王梅溪：即王十朋（1112—1171），字龟龄，号梅溪。生于温州乐清四都左原（今浙江省乐清市）梅溪村。南宋著名政治家、诗人，爱国名臣。绍兴二十七年（1157）进士第一（状元）。官秘书郎。曾数次建议整顿朝政，起用抗金将领。孝宗立，累官侍御史，力陈抗金恢复之计。

⑧ 火炎昆冈：出语本《尚书·夏书·胤征》"火炎昆冈，玉石俱焚"。

448. 漏芦

漏芦，《本经》上品。宋《图经》有数种，今从《救荒本草》。

[新释]

《长编》卷七收历代漏芦主要文献。《救荒本草译注》释漏芦图为菊科漏芦属植物漏芦 *Rhaponticum uniflorum* (L.) DC.。

《图考》附图（图469）仿绘《救荒》图，性状有改变，除基生叶为羽状分裂这一特征外，其单生的头状花序无法细辨，故我们对该图的描述也只能从略。药学上对《救荒》之漏芦 *Rhaponticum uniflorum* (L.) DC. 和祁州漏芦的概念是一致的。图可参考《图鉴》4：654，图6722。该种我国分布于黑龙江、吉林、辽宁、河北、内蒙古、陕西、甘肃、青海、山西、河南、四川、山东等地，生于山坡丘陵地、松林下或桦木林下，海拔390～2 700米。

吴批：*Leuzea uniflora*（*Rhapontice uniflora*）。

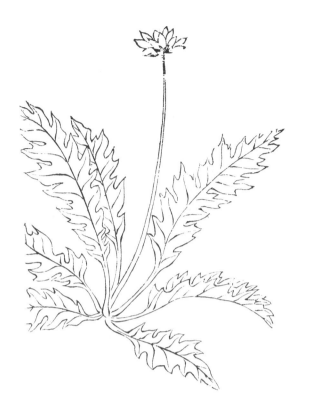

图 469　漏芦

449. 飞廉

　　飞廉，《本经》上品。《梦溪笔谈》以为方家所用漏芦即飞廉。《本草纲目》以《图经》漏芦花萼下及根旁有白茸为飞廉。二物盖一种云。

　　雩娄农曰：今医家罕用飞廉者，不能的识。宋《图经》已云然。然则后之医者，并其名而不知宜矣。余至滇，见土人习用治寒热、毒疮，以臭灵丹为要药，园圃中多有之。就而审视，乃飞廉也。陶隐居云：极似苦芙[1]，多刻缺，叶下附茎，轻有皮起似箭羽，其花紫色。《蜀本草》：叶似苦芙，茎似软羽，花紫，子毛白，所在皆有。今滇中所产，独茎高三四尺，叶似商陆辈，粗糙多齿，齿长如针，茎旁生羽，宛如古方鼎棱角所铸翅羽形。飞廉兽有羽善走，铸鼎多肖其形。此草有软羽，刻缺龃龉，似飞廉，故名。梢端叶际开花，正如小蓟，色深紫而柔，刺不甚放展。按之陶、韩诸说，无不毕肖。即《图经》谓秦州漏芦，花似单叶寒菊[2]，紫色，五七枝同一干，亦仿佛似之。其苏恭云生山冈者，叶相似而无缺，多毛，茎赤无羽，自又一种。若《图经》海州漏芦如单叶莲花，紫碧色，殆即《救荒本草》所图漏芦。《滇本草》虽别名臭灵丹，而主治与《本草》《别录》同而加详。又别出漏芦一物，大理、昆明皆产，主治与《本草》亦相表里，而形状与《图经》各种微异，亦别图之。余既喜见诸医所未见，又以此草本生河内，乃中原弃而不用，边陲种人藉手祛患物，固有屈于彼而伸于此者，与士之知己不知己何异？特著其本名，而附《滇本草》于注，以资采订。他时持以还吾里，按图索之，必有得焉。呜呼！尝草之功，圣愚同性；夫妇所知，圣人有所不知。道大无遗，无谓言小。

[新释]

《长编》卷七收历代飞廉主要文献。《图考》附图为新绘图。吴其濬将《本草纲目》中的"飞廉"和《滇南本草》中"臭灵丹"在本条下相混淆，现分别叙之。

（1）《图考》绘图（图470），即《图考》文"余至滇，见土人习用治寒热、毒疮，以臭灵丹为要药，园圃中多有之"所描述的植物。所图为茎的上部。茎有翅，翅缘有不整齐的粗齿，具分枝。分枝上的叶互生，长圆形，至卵状椭圆形，无柄，先端锐尖，边具粗锯齿，具羽状脉。头状花序单生小枝顶端，再组成复合聚伞花序。从整体性状观之，与《中志》75：48 和《云志》13：176 所描述的菊科六棱菊属植物翼齿六棱菊 *Laggera pterodonta* (DC.) Benth. 在概貌基本相似。该种在我国产于云南、四川、湖北西部、贵州及广西西南部。生于空旷草地上或山谷疏林中。吴其濬谓"他时持以还吾里，按图索之，必有得焉"。该种河南不产，大概吴其濬不清楚物种是有地理分布局限的。

（2）飞廉，《本经》上品，《图考》引，据《本草纲目》卷十五第32种引陶弘景曰："飞廉处处有之。极似苦芙，惟叶多刻缺，叶下附茎，轻有皮气似箭羽，其花紫色。"《纲要》3：398 订为菊科飞廉属植物丝毛飞廉 *Carduus crispus* L.，同意这一考证意见。但《中志》78（1）：155 将"飞廉"这一中名，订成在我国仅

产于新疆的飞廉 *Carduus nutans* L.，虽未注明其名出自《本经》。我们推断当时中原地区不太可能取新疆植物入药。《中志》78（1）：157 和《云志》13：612 也有菊科飞廉属植物丝毛飞廉 *Carduus crispus* L. 的描述，其别名飞廉来自（东北植物检索表），想来是刘慎谔先生的中名

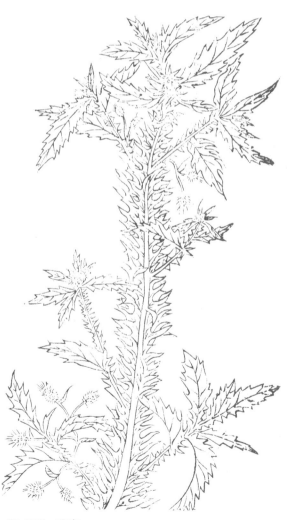

图470　飞廉

处理。本种分布几遍全国各地。生于山坡草地、田间、荒地河旁及林下，海拔400～3 600米。谅是《本草纲目》中的飞廉。

（3）《滇南本草》臭灵丹的详细考证可见《滇南本草图谱》重印本第7图，释作菊科六棱菊属植物翼齿六棱菊 Laggera pterodonta (DC.) Benth.，《纲要》：346、《云志》13：176同此意见。《中志》75：48将"臭灵丹"作中文别名，出《种子植物名称》，推测按照吴征镒20世纪40年代的考证意见。

吴批：日人释为 Carduus acanthoides；臭灵丹（《滇南本草》）：按图或 Carduus 或 Echinops 的一些种似乎也可以。

［注］

[1] 苦芙：此处苦芙非指本书卷之十四"苦芙"条忍冬科败酱属植物攀倒甑 Patrinia villosa (Thunb.) Juss.，疑指菊科山莴苣属植物山莴苣 Lagedium sibiricum (L.) Sojak。

[2] 单叶寒菊：菊科植物，具体物种待考。

450. 石龙刍

石龙刍，《本经》上品。今龙须草，湖南、广西植之田中，织席上供。《山海经》曰龙荔；《别录》龙常草，有名未用。李时珍以为即鼠莞似龙须之小者，俗呼粽心草云。

零娄农曰：龙须草生永州，或云广西富川尤佳。其草长而无节，清而不寒，故为任土之贡，置臣岁命席人审尚方制度作之，不过六领，物既少而直亦轻，非唯百姓无扰，即牧令亦无所预，岂比弘农《得宝》之歌[1]，乐天《卖炭》之什[2]，耗国储而匮民力哉。窃疑《禹贡》[3]厥筐厥贡，多郊祀武备之用，曰浮、曰逾，计其水陆，至详至赅，独于铅松、怪石，仅为器饰，以登天府，致为后世花石所籍口，岂圣人独不料其厉民哉？夫处黄屋作鬃器，为神农、黄帝之言者，犹或非之。若汤之献令[4]，周之爻闾[5]，王会贡图，垂耀奕祀，召康公乃作《旅獒》之诫[6]，盖已默烛白狼、白鹿[7]，观兵生玩，荒服[8]不至之渐，故曰不宝远物，则远人格，其言深切著明矣。然圣人不尽斥贡珍、却地图，何也？天生一物，必畀一物之用，用其材而不时，与知其材而不用，皆曰暴天物。《考工记》[9]曰：智者创物，巧者述之。百工之事，皆圣人所作，是以攻木、攻金、攻皮设色、刮摩砖埴，无不曲尽其功致，而别其良苦。如是则天下无弃物，无弃物则无弃财。圣人尽物之性，即以足财之源，非不知玉杯象箸，日即于侈，然以天下之大利，即天下之大弊。其始也，利胜于弊；其末也，弊胜于利，利不远则弊不深。盖百工者，治世不竭之府，而乱世之大蠹也。圣人知后也必有以峻宇雕墙亡者，而不能不为上栋下宇；知后世必有以甘酒嗜音亡者，而不能不为醴酪笙簧。以为后有圣君良相，必能推吾制作之精，黜奢崇俭，为疾用舒；而纵欲者，必贵异物，贱用物，故明著其禁曰：无为淫巧以荡上心，兴其源而杜其流，法如是足矣。否则上有茅茨土阶，而下有罔水行舟[10]，圣人其如之何？

[新释]

《长编》卷七收历代石龙刍主要文献。《中志》11：201 有莎草科单种属石龙刍属，原变种中国不产，中国分布有短穗石龙刍变种 *Lepironia mucronata* L. C. var. *compressa* (Bocklr.) E.-G. Camus。*FOC* 修订作石龙刍 *Lepironia articulata* (Retzius) Domin。我国只分布于海南、台湾，可用来编制草席和篮子。该种秆高，直立，成列密生，圆柱状，如灯心草秆，中具横膈膜，干时秆呈多节状，基部具鞘，叶缺如。苞片为秆的延长，直立，圆状钻形。《本经》收载的植物，似不太可能是偏南海南、台湾的物种。

《图考》绘图（图471）似非新绘图。所图植物无花果，只有叶片。叶似套叠。与莎草科石龙刍属植物石龙刍 *Lepironia articulata* 不太似，所绘植物待考。

《名医别录》龙常草，《中志》9（2）：295 释作禾本科龙常草属植物龙常草 *Diarrhena mandshurica* Maxim.。产于黑龙江（珠力、带岭）、吉林（松江）、辽宁、河北、山西，生于低山带林缘或灌木丛中及草地上，海拔1900米左右。日本、朝鲜、俄罗斯西伯利亚和远东有分布。模式标本采自俄罗斯阿穆尔。

吴其濬提及"龙须草生永州，或云广西富川尤佳。其草长而无节，清而不寒，故为任土之贡"，疑其为《中志》13（3）：160 描述的灯心草科灯心草属植物灯心草 *Juncus effusus* L.。该种俗名有"龙须草"，我国产于黑龙江、吉林、辽宁、河北、陕西、甘肃、山东、江苏、安徽、浙江、江西、福建、台湾、河南、湖北、湖南、广东、广西、四川、贵州、云南、西藏，生于海拔1650～3400米的河边、池旁、水沟，稻田旁、草地及沼泽湿处。全世界温暖地区均有分布。茎内白色髓心除供点灯和烛心用外，入药有利尿、清凉、镇静作用；茎皮纤维可作编织和造纸原料。

李时珍以为即鼠莞似龙须之小者，俗呼粽心草云，疑其为灯心草科灯心草属 *Juncus* 之另一种。也或许即灯心草 *Juncus effusus* L. 之野生者。

吴批：*Lepironia*（待查）。

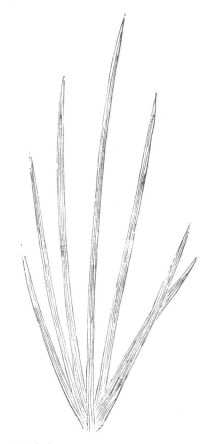

图471　石龙刍

[注]

1　弘农《得宝》之歌：《旧唐书·韦坚传》云：韦坚原为陕郡太守，领江、淮租庸转运使。在南方租赋漕运总码头落成典礼上，特安排一百多人为到场的玄宗齐唱："得宝弘农耶，弘农得宝耶！潭里船车闹，扬州铜器多。三郎当殿坐，看唱《得宝歌》。"

2　乐天《卖炭》之什：指唐代白居易的《卖炭翁》诗。

3　《禹贡》：《尚书》之一篇。书中以自然地理实体（山脉、河流等）为标志，将全国划分为"九州"，并对每州的疆域、山脉、河流、植被、土壤、物产、贡赋、少数民族、交通等自然和人文地理现象，作了简要的描述。现代学者认为该书为战国后期作品，作者未知。

4　汤之献令：《周书·王会》汤问伊尹曰"诸侯来献，或无牛马之所生。而献远方之物，事实相反，不利。今吾欲因其地势所有而献之。必易得而不贵。其为四方献令。"伊尹受命，于是为四方令。

5　周之交闾：周时，诸侯朝会歇息的帐幕。

6　召康公乃作《旅獒》之诫：《旅獒》为《尚书》篇名。周武战胜殷商后，西方的旅国献巨犬，太保召公作《旅獒》，劝谏武王："犬马非其土性不畜，珍禽奇兽不育于国，不宝远物，则远人格；所宝惟贤，则迩人安。"

7　默烛白狼、白鹿：《国语·周语》载，穆天子西狩犬戎，获其五王，得四白狼、四白鹿以归。

8　荒服：为古"五服"之一。"五服"，即以王畿为中心，按相等远近作正方形或圆形边界，依次划分区域为"甸服""侯服""宾服"（《汉书》作"绥服"）、"要服"和"荒服"。"荒服"即离京师最边远地方。

9　《考工记》：中国先秦时期手工艺专著。作者不详。据传西汉时《周官》（即《周礼》）缺《冬官》篇而以此补入，得以流传至今。全文7 000多字，分别介绍了车舆、宫室、兵器以及礼乐之器等的制作工艺和检验方法，涉及数学、力学、声学、冶金学、建筑学等方面的知识和经验总结。

10　罔水行舟：指没有水而在陆地上行船，比喻行为违背常理。

451. 马先蒿 即角蒿

马先蒿，《本经》中品。陆玑《诗疏》：蔚，牡蒿。三月始生，七月华，华似胡麻[1]华而紫赤。八月为角，角似小豆角锐而长，一名马新蒿。据此，则马新蒿即角蒿。《唐本草》角蒿系重出，李时珍但以陆释牡蒿为非，而不知所述形状即是角蒿，则亦未细审。今以马先蒿为正，而附角蒿诸说于后。

[新释]

《长编》卷七分别收角蒿、马先蒿历代主要文献。本条并作一种。《图考》图为新绘（图472），所图为一草本，植株不高，茎分枝；叶2～3回羽状细裂，形态多变异，小叶不规则细裂，末回裂片线状披针形，全缘；顶生总状花序，疏散，花梗短，具小苞片绿色，花萼钟状，萼齿钻状；花冠紫赤，钟状漏斗形，基部收缩成细筒，花冠裂片圆形；果实细长，细圆柱形，顶端尾状渐尖；

花期农历七月，果期农历八月。上述性状，概貌与《中志》69：36描述的紫葳科角蒿属植物角蒿 *Incarvillea sinensis* Lam. 颇合。该种产于东北、河北、河南、山东、山西、陕西、宁夏、青海、内蒙古、甘肃（西部）、四川（北部）、云南（西北部）、西藏（东南部），生于山坡、田野，海拔500～2 500（～3 850）米。模式标本采自北京。

《中志》69：36，认为《唐本草》的角蒿，《救荒》的莪蒿、萝蒿、蘪蒿，即为角蒿 *Incarvillea sinensis* Lam.。《救荒本草译注》也释猪牙菜为角蒿 *Incarvillea sinensis*。如据陆玑《诗疏》提供的性状，也应为本种。

松村：蒿 *Incarvillea sinensis* Lam.；吴批：所图即角蒿 *Incarvillea sinensis*。

附记：现《中志》68：1玄参科 *Pedicularis* L. 中文名采用马先蒿属，属下多种某某马先蒿，但无代表种中文名为马先蒿者。吴批：日人先释马先蒿为 *Pedicularis resupinata*，或系从《唐本草》注？

[注]

1 胡麻：胡麻科胡麻属植物芝麻 *Sesamum indicum* L.。

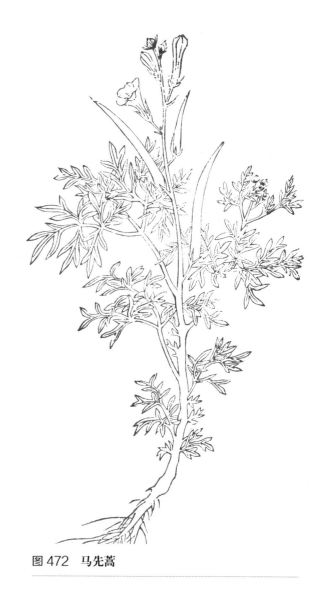

图 472　马先蒿

452. 蠡实

蠡实，《本经》中品。宋《图经》以为即马蔺，北人呼为马楝子。又据《颜氏家训》荔挺，《郑注》：马薤也。《说文》：荔似蒲而小，根可为刷，其说甚核。余曾以叶、实治喉痹，良验。北地人今犹以其根为刷，柔韧细洁，用久不敝。凡裹角黍，缚花、接木，皆用其叶，亦便。

零娄农曰：马蔺，贱草。而《月令》记之，岂非以西北苦寒，冒土最先钦？三之日，积雪欲消，青青丛芽于轮蹄间者，非是物耶？其叶可绳，其实可药，其根可刷。明吴宽[1]诗：为箒或为拂，用之材亦良。根长者任之矣。又高岸崩时合用栽，则此草乃堪护堤捍水耶？《诗》有之：虽有丝麻，无弃菅蒯。

[新释]

《长编》卷七收历代蠡实主要文献,《图考》图为新绘（图473）。《中志》16（1）：156-157释《图经》马蔺和《本经》的蠡实为鸢尾科鸢尾属马蔺 *Iris lactea* Pall. var. *chinensis* (Fisch.) Koidz.，按《中志》另有变种 *Iris lactea* Pall. var. *chrysantha* Y. T. Zhao。这两个变种的区别是根据花色及花上的深色条纹。《图考》文字无花色描述,是无法区分的。不知道根据花色区分的变种,性状是否可靠？故暂接受吴批意见,倾向于学名采用鸢尾科鸢尾属植物白花马蔺 *Iris lactea* Pall.。本种产于黑龙江、吉林、辽宁、内蒙古、河北、山西、山东、河南、安徽、江苏、浙江、湖北、湖南、陕西、甘肃、宁夏、青海、新疆、四川、西藏,生于荒地、路旁、山坡草地,尤以过度放牧的盐碱化草场上生长较多。

松村：*Iris ensata* Th.；吴批：*Iris lactea* (I. ensata)；马楝子：马莲。

[注]

[1] 吴宽（1435—1504）：明代名臣、诗人、散文家、书法家。字原博,号匏庵、玉亭主,世称匏庵先生。南直隶长州（今江苏苏州）人。成化八年状元,授翰林修撰,曾侍奉孝宗读书。孝宗即位,迁左庶子,预修《宪宗实录》,进少詹事兼侍读学士。官至礼部尚书,卒赠太子太保,谥号"文定"。

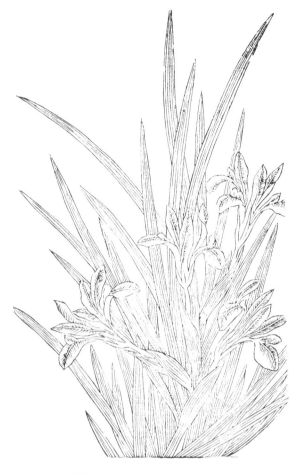

图 473　蠡实

453. 款冬花

款冬花,《本经》中品。《尔雅》：菟奚,颗冻。《注》：款冬也。《图经》列数种。《救荒本草》：款冬,叶似葵而大,开黄花,嫩叶可食。今江西、湖南亦有此草,俗呼八角乌,与《救荒本草》图符,从之。

雩娄农曰：款冬无实而华于冬,傅咸[1]赋序云：冰凌盈谷,积雪被崖,顾见款冬,炜然始敷。《述征记》[2]云：洛水凝厉,款冬茂悦。余走炎乡,久暌坟裂。忆昔燕郊，风餐雪饕，曾未睹植坚冰为膏壤，而吸霜雪以自豪者。章江岁除，始睹其蓝[3]，而咏物之作，辄以傲寒为谀。郭景纯云：吹万不同，阳煦阴蒸，物体所安，焉知涣凝。款冬耀颖，信有征矣。火邱之谷，有鼠与木；雪山之渊，有蛆与莲。阳以阴育，阴以阳全。阴极阳极，其气则偏；偏而不返，所生乃反；曝之不残，其性必寒；敛之不卷，其性必暖。暖者阳和，寒者阴贼，闭雪窖，留阴山而全节者，阳和之外溢也；视太阳，服硫磺而能敌者，阴贼之内炽也。丽江小雪山有蛆焉，大者如兔，味如乳酥，多食鼻衄而口痊。其奔子兰、栗地坪，有珠参[4]焉，实产雪疆，苦燥而强；纯阴之地，所诞乃阳。永昌南直缅甸，黑壤如灰，得火而煤；是有火把，花毒于蝎虿，束而燎之，其蘖不煨。又有相思草焉，是能为祟，遇妇则低，馈夫则制。阴胜于阳，故居阳地。无阴不生，所生乃阴。无阳不化，所化乃阳，宜化而化，宜生而生。道之至中，不生而生；不化而化，道之至大。物不穷极，不见道大；极而不极，复见道中。万物迥薄，振荡相转；忽然为人，何足控抟？百卉困蠢，乌知其然？顺四时而各有宜，毋辄惑其所偏。

[新释]

《长编》卷七收历代款冬花主要文献。《图考》图似为新绘（图474）。本条中，吴其濬将《本经》的款冬花和《图考》的款冬花附图相混淆，现分述之。

（1）款冬花（《本经》，《图考》引），《中志》77（1）：93 和《纲要》3：472 考证为菊科款冬属植物款冬 Tussilago farfara L.，即《救荒》的款冬花，《救荒本草译注》也即释为款冬 Tussilago farfara。本属为广布欧亚温带的单种属。在我国产于东北、华北、西北、湖北、湖南、江西、贵州、云南、西藏；常生于山谷湿地或林下。

（2）款冬花，俗名八角乌（《图考》），由于在《图考》原文中无描述，而《图考》所附图似新绘图，所图为花期。据该图，可知本种为多年生草本，基生叶轮廓为圆形，基部心形，边有波状浅齿，具长柄，柄的基部具微鞘；茎叶苞叶状，小椭圆形，先端尖，全缘。头状花序 4 枚，排列成伞房状，总苞片椭圆形，二层；舌状花约 9，舌片开展，黄色。综合上述性状，与《中志》77（2）：1 所描述的菊科大吴风草属植物大吴风草 Farfugium japonicum (L.) Kitam. 在概貌上基本相同，《纲要》3：420 也同此意。本属为东亚特有的单种属。本种分布在我国湖北、湖南、广西、广东、福建、台湾。生于低海拔林下、山谷及草丛，也时有庭园栽培。

附记：松村，"大吴风草"名出《本草纲目》，核该书，无此名。若查不出该名的历史来源，中文名宜用《图考》的"八角乌"，因大吴风草非但作种名，同时也作属名。

松村：*Ligularia kaempferi* S. et Z.。

[注]

1 傅咸（239—294）：西晋文学家，字长虞，北地泥阳（今陕西耀州区东南）人。曹魏扶风太守傅干之孙，司隶校尉傅玄之子。曾任太子洗马、尚书右丞、御史中丞等职。封清泉侯。

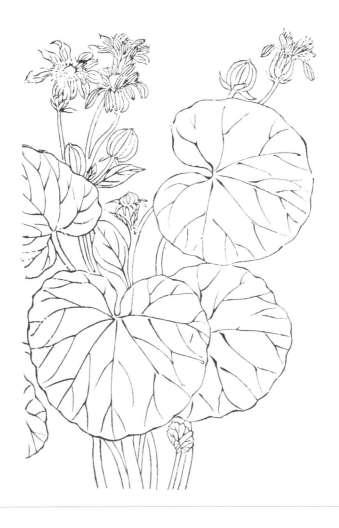

图 474 款冬花

2 《述征记》：东晋郭缘生所著地理类作品，全书 2 卷。

3 蓲（fū）：花盛开。

4 珠参：桔梗科党参属植物珠子参 Codonopsis

convolvulacea Kurz. var. *forrestii* (Diels) Ballard 或羽叶三七 *Panax japonicus* C. A. Mey. var. *bipinnatifidus* (Seem.) C. Y. Wu et K. M. Feng 的干燥根茎。

454. 蜀羊泉

蜀羊泉，《本经》中品。《救荒本草》谓之青杞，叶可炒食。今从之。

[新释]

《长编》卷七收蜀羊泉历代主要文献。吴批认为《本经》的蜀羊泉正品应为 *Solanum dulcamara* var. *lyratum*，即《中志》67（1）：86 描述的白英 *Solanum lyratum* Thunb.。该种产于甘肃、陕西、山西、河南、山东、江苏、浙江、安徽、江西、福建、台湾、广东、广西、湖南、湖北、四川、云南诸省区，喜生于山谷草地或路旁、田边，海拔 600～2 800 米。日本、朝

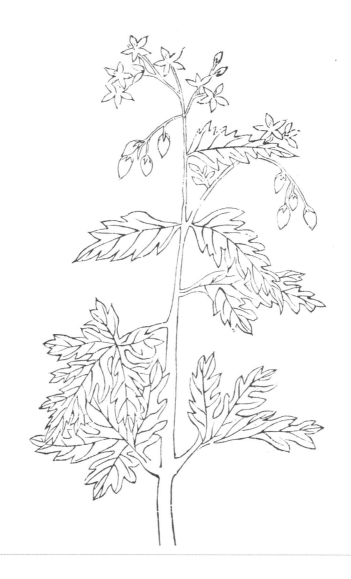

图 475　蜀羊泉

鲜、中南半岛也有分布。全草入药，可治小儿惊风。果实能治风火牙痛。

《救荒本草译注》释青杞为茄科茄属植物青杞 *Solanum septemlobum* Bunge。《图考》图（图 475）仿绘《救荒》图，叶形和花序皆有出入。但仍可释作 *Solanum septemlobum*。该种产于新疆、甘肃、内蒙古、东北、河北、山西、陕西、山东、河南、安徽、江苏及四川诸省。喜生长于山坡向阳处，海拔 900～1 600 米，也有分布在 300～2 500 米的。

吴批：应从日人据《本草纲目》考证的 *Solanum cathayanum* (*Solanum dulcamara* var. *lyratum*)。

455. 败酱

败酱，《本经》中品。李时珍以为即苦菜。今江西所谓野苦菜也。秋开花如芹菜、蛇床子花。

[**新释**]

《长编》卷七收败酱历代主要文献。《图考》图为新绘（图476），所图为一植物幼株，无花果；茎直立，被毛；基生叶丛生，卵形，不分裂，顶端钝，基部楔形，边缘具粗锯齿，叶柄具毛，细长，几长于基生叶，茎生叶有互生，宽卵形，顶部叶对生。所述性状，为败酱科败酱属 *Patrinia* 植物。据上述幼苗性状，具体物种很难判断。

如据文字"李时珍以为即苦菜"，核《本草纲目》原文，"开白花成簇，如芹花、蛇床子花状"，疑为攀倒甑 *Patrinia villosa* (Thunb.) Juss.，本种浙江、江西、湖北等地民间俗名苦菜。其根茎及根有陈腐臭味，为消炎利尿药，全草入药，功效同败酱 *Patrinia scabiosaefolia* Fisch. ex Trev.。民间常以嫩苗作蔬菜食用，也作猪饲料用。

败酱正品应是本书黄花龙牙，花黄色，日人据本草和实物最早释作败酱 *Patrinia scabiosaefolia* Fisch. ex Trev.。

吴批：败酱正品 *P. scabiosaefolia*。

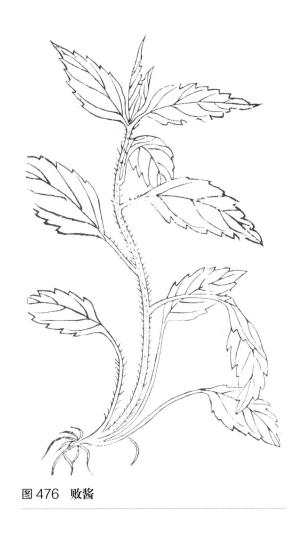

图 476　败酱

456. 酸浆

酸浆，《本经》中品。《尔雅》：葴，寒浆。《注》：今之酸浆草。《梦溪笔谈》以为即苦耽，今之灯笼草也，北地谓之红姑娘。《救荒本草》谓之姑娘菜，叶子可食。此草有王母珠、皮弁草诸名，皆象其实，元内庭亦植之。《梦溪笔谈》：河西番界中有盈丈者。《庚辛玉册》[1]云：川、陕灯笼草最大，叶似龙葵，嫩时可食。滇产高不及丈，而叶肥绿有圭棱，异于北地。俗呼九古牛，亦红姑娘之讹也。又有一种微矮小，即苦耽，其根横长蔓延，数十茎丛苗，花如菚而五角，色白，与《蜀本草》王不留行同。但彼经秋子绿不红，以此为别。

雩娄农曰：《元故宫记》[2]云，棕殿前有红姑娘草，绛囊朱实，颇形咏叹，不知此田塍间物耳。偶然得地，遂与玉树琪花，俱称悬圃灵卉，抑何幸耶？燕赵彼姝，披其橐鄂以簪于髻，渥丹的的，俨然与火齐、木难比丽。元乃贤[3]诗：忽见一枝常十八[4]，摘来插在帽檐前。毡庐板屋，细马明驼，固非翠羽明珰所宜；况乃檀槽[5]牙拨，鹍弦[6]霜劲，歌转玉圆，鬟娇珠颤，得不翩翩其若仙耶？是知厕楛钗于南威，不损其明艳[7]；饰步摇于宿瘤，益增其支离[8]。苞茅纳匦[9]，百神可以来羜[10]；兰茞渐滫[11]，君子为之不佩。物无常贵，士无常贱，会逢其时，取舍乃判。

[新释]

《长编》卷七收酸浆、苦蘵历代主要文献。《图考》图（图 477）为新绘。本条文、图记载了茄科多种植物，现分述如下。

（1）《图考》酸浆图，果梗细长，果萼卵状，长于果梗。似非上述各种，疑即酸浆 *Physalis alkekengi* L. var. *alkekengi*。该变种分布于欧亚大陆；我国产于甘肃、陕西、河南、湖北、四川、贵州和云南，常生长于空旷地或山坡。

（2）苦耽："又有一种微矮小，即苦耽，其根横长蔓延，数十茎丛苗，花如葰而五角，色白，与《蜀本草》王不留行同。但彼经秋子绿不红，以此为别。"应即酸浆属植物苦蘵 *Physalis angulata* L.。该种分布于我国华东、华中、华南及西南，常生于海拔 500～1 500 米的山谷林下及村边路旁。

（3）"《梦溪笔谈》：河西番界中有盈丈者。《庚辛玉册》云：川、陕灯笼草最大，叶似龙葵，嫩时可食。"该种应为茄科山莨菪属植物山莨菪 *Anisodus tanguticus* (Maxim.) Pascher，该种为多年生宿根草本，植株较高大。产于青海、甘肃、西藏（东部）、云南（西北部）；生于海拔 2 800～4 200 米的山坡、草坡阳处。

（4）九古牛（《图考》，附于酸浆条下），在《滇南本草》《云志》《中志》中均无"九古牛"的名称。吴批为 *Nicandra physaloides*。从本条文字数语，可知本种近红姑娘 *Physalis alkekengi* L. var. *franchetii* (Mast.) Makino.，红姑娘萼在果时增大成膀胱状，包围浆果，橙色或火红色，故东北、河北地区称红姑娘。据原文，"九古牛有圭棱"，谅必指其花萼 5 深裂至近基部，裂片基部心脏状箭形，具 2 尖锐的耳片，果时极度膀胱状增大，有 5 锋利棱。参见《中志》67（1）：6，《云志》2：543。因其为酸浆项下的附种，无图，唯据吴征镒云南实地调查是从，释为茄

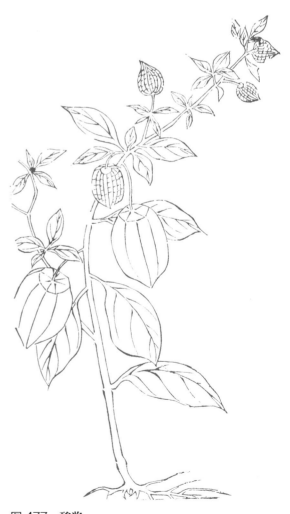

图 477　酸浆

科假酸浆属植物假酸浆 *Nicandra physalodes* (L.) Gaertn.。本种原产南美，我国南北各地或以药用或作观赏植物栽培，但有逸生。在云南昆明、丽江、香格里拉、鹤庆、腾冲、西双版纳等地区有逸生，生于海拔 1 200～2 400 米林边、路旁。

（5）龙葵：茄科茄属植物龙葵 *Solanum nigrum* L.。

（6）王不留行：见本卷"王不留行"条。

附记：该条文字可以看出，中国古代茄科"酸浆"的概念，约为现代植物分类的"属"级概念。关于酸浆、寒浆之"浆"，在湖南武冈县有用果实制作一种类似"果冻"样的透明小食品，或据此而来。

松村：*Physalis alkekengi* L.；吴批：酸浆《本经》中品 *Physalis alkekengi*；红姑娘（《元故宫记》）：*Physalis alkekengi* var. *franchetii*；九古牛（滇南本草？）*Nicandra pysalodes*。

［注］

1 《庚辛玉册》：明宁王朱权（1378—1448）撰写的一部有关炼丹术的作品。书已佚。《本草纲目》中多次引述此书内容。

2 《元故宫记》：明代徐一夔（1319—1399）的作品。

3 乃贤（1309—？）：元代回族诗人。字易之，号河朔外史，合鲁（葛逻禄）部人。著述有《金台集》《河朔仿古记》等，是元代留存诗歌较多的一位诗人。

4 长十八：植物名，疑似菊科紫菀属 *Aster* 植物。

5 檀槽：檀木制成的琵琶、琴等乐器上架弦的槽格。也泛指乐器。

6 鹍（kūn）弦：一种琵琶弦，传说用鹍鸡筋加工制作，极坚韧，弹奏时，让琵琶声音清脆美妙。

7 厕梏钗于南威，不损其明艳：天生丽质的人，即便妆饰简单，也不能妨碍她的美貌。梏：粗劣，不精致。南威：春秋时期晋国的美女。因美丽，与西施并称"威施"。

8 饰步摇于宿瘤，益增其支离：以精美的步摇装饰有外貌有缺陷的人，反而使缺陷更明显。步摇：古代妇女头上的一种可晃动的贵重佩饰。宿瘤：战国时期齐国东郭（今山东省淄博市临淄区）人，聪明睿智，形貌端庄，只是脖颈处长一肉瘤，所以人称宿瘤女。后因其德才，被齐闵王迎娶为王后。事见刘向《列女传·齐宿瘤女》。

9 苞茅纳甄（guǐ）：古代祭祀时，包扎好白茅置于匣中，用来过滤酒。苞：通"包"。甄：匣子。

10 鹝（yáng）：古代传说中的一种鸟，一作"商羊"。鹝出现，预示要下大雨。

11 兰茝（chǎi）渐滫（xiǔ）：兰与白芷浸泡在泔水中。兰：菊科佩兰属植物佩兰 *Eupatorium fortunei* Turcz.。茝：伞形科当归属植物白芷 *Angelica dahurica* (Fisch. ex Hoffm.) Benth. et Hook. f. ex Franch. et Sav.。

457. 菜耳

菜耳，《本经》中品。《诗经》卷耳。《陆疏》：一名苓耳，一名菜耳。今通呼为苍耳。《救荒本草》：子可为面、作饼、熬油。叶可煤食。王逸注《离骚》，以葹为菜耳，《酒经》[1] 谓之道人头，以为曲药[2]。北地今尚熬子为油，气清色绿，点灯宜目。

[新释]

《长编》卷七收菜耳历代主要文献。《图考》文无形态信息，图为新绘（图478）。据图，为一年生草本植物根纺锤形，茎下部具短分枝；叶互生，具长柄，轮廓为卵状三角形至卵状椭圆形，具5～7不等程度的浅裂，基部心形，裂片先端尖，边具锯齿，有3～5基出脉，主脉伸至裂片先端。图上无雄花，果实单生下部叶腋，卵形，有刺。综合上述性状，与《中志》7：325和《云志》13：250所描的菊科苍耳属植物苍耳 *Xanthium sibiricum* Patrin ex Widder（ *Xanthium strumarium* 为其异名）在概貌上基本相似，《纲要》3：478同此意，《救荒》第209种描绘的苍耳也是本种。本种广泛分布于东北、华北、华东、华南、西北及西南各省区，常生于平原、丘陵、低山、荒野路边、田边，果实供药用。

《诗经》卷耳，有争议，日人释作 *Cerastium arvense*（石竹科），不知何据。待今后研究《诗经》植物，详细考证。

松村：*Xanthium strumarium* L.；吴批：*Xanthium strumarium* s.l.。

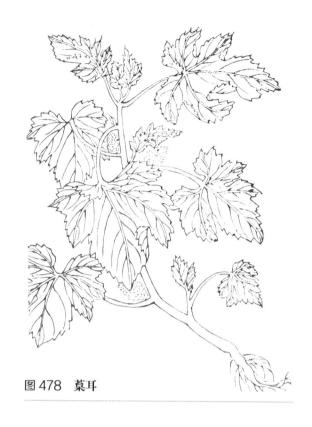

图478　菜耳

[注]

1 《酒经》：又名《北山酒经》，北宋人朱肱（字翼中）著。详载当时家庭酿酒技术。书中还记载有酒曲13种和作曲原料中加入了各种曲药。

2 曲药：用来制作酒曲的植物。中国古代用来做曲药的植物有多种，菜耳即为其中一种。

458. 麻黄

麻黄，《本经》中品。肺经专药，根节能止汗。有一医至蒙古毡庐，见有病寒者，煎麻黄一握，服之即愈。盖连根节并用也。医家去其根节，以数分与服，几委顿不起。今江西南安亦有之，土人皆以为木贼，与麻黄同形、同性，故亦能发汗解肌。俚医用木贼，皆不去节，故误用麻黄，亦不至亡阳耳。

零娄农曰：麻黄茎发汗，节止汗，一物而相反，或者疑之，此盖未睹造物之大也。万物美恶，皆归于根，由根而干、而枝叶、而华荂[1]、而实核。其去本也渐远，则其气越于外，其性亦漓于内。况自根及实，其形、其色、其味无同者；形、色、味不同，则性之不同宜矣。非独物也。黄帝之子二十五人，其得姓者十四人。同德则同姓，异德则异姓。以石碏为之父，而有石厚[2]；以桓魋为之兄，而有司马牛[3]。《传》曰：父不父，子不子，兄不友，弟不恭，不相及也。且天之生物，无不自相制也。果蕴虫而生蠹，豆同根而相煎。木伐薪为炭，而植根乃畏炭；人食物为积，而烧灰乃治积。五行之生也，子盛而母衰；生者，克之机也。五行之克也，贪合而忘雠；克者，生之端也。人之于声、色、臭、味，性也，君子不任性之自然，而知命以节性。其于父子、君臣、宾主、贤者，天道命也。君子不听命之适然，而尽性以立命。《荀子》[4]云：孰知夫士出死要节之所以养生，轻费用之所以养财，恭敬辞让之所以养安，礼义文理之所以养情。以自制为自养，则阴阳舒惨，必无过不及；而存之为中，发之为和，天地万物，可以一理贯之矣。

[新释]

《长编》卷七收麻黄历代主要文献。《本经》麻黄，吴批正品为《中志》7：477 描述的麻黄科麻黄属植物草麻黄 *Ephedra sinica* Stapf，产于辽宁、吉林、内蒙古、河北、山西、河南西北部及陕西等省区，习见于山坡、平原、干燥荒地、河床及草原等处，常组成大面积的单纯群落。模式标本采自内蒙古，为重要的药用植物，生物碱含量丰富，仅次于木贼麻黄 *Ephedra equisetina* Bunge，为我国提制麻黄碱的主要植物。

《图考》图为新绘（图479），应据江西南安植物绘图。绘图显示出了穗卵状孢子囊，明显非麻黄属 *Ephedra* 植物，而是木贼属 *Eguisetum*。宜释为木贼 *Equisetum hyemale* L.。也可参考本书卷之十四"木贼"条。

松村：为 *Equisetum*；吴批：正品 *Ephedra sinica*，绘图 *Eguisetum hyemale*。

[注]

① 荂（fū）：茂盛，此谓植物开花。

② 以石碏为之父，而有石厚：石碏是春秋时期卫国大夫。其子石厚（？—前719）与卫桓公弟州吁狼狈为奸，石厚参与州吁袭杀桓公自

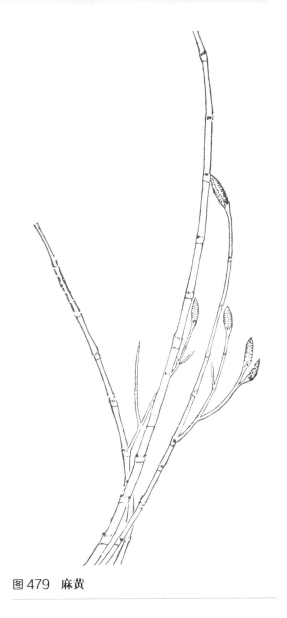

图479　麻黄

立为卫君之事。石碏借陈侯之力，击杀了州吁，并大义灭亲，诛杀了石厚。

3 以桓魋（tuí）为之兄，而有司马牛：桓魋与司马牛是春秋时期宋国的一对异母兄弟，桓魋任宋国大司马，与孔子有仇隙，而司马牛为孔子弟子。桓魋参与了宋国叛乱，失败后逃跑，司马牛也被迫离宋逃亡到鲁国。

4《荀子》：传为战国末年著名思想家荀况（约前313—前238）著。现存32篇。涉及哲学、逻辑、政治、道德许多方面的内容。

459. 紫菀

紫菀，《本经》中品。江西建昌谓之关公须，肖其根形。初生铺地，秋抽方紫茎，开紫花，微似丹参。俚医治嗽犹用之。

[新释]

《长编》卷七收紫菀文献。本草紫菀基原为菊科紫菀属 *Aster* 植物。《中志》74：136 释《本经》紫菀为紫菀 *Aster tataricus* L.。该种产于黑龙江、吉林、辽宁、内蒙古东部及南部、山西、河北、河南西部、陕西及甘肃南部，生于低山阴坡湿地、山顶和低山草地及沼泽地，海拔 400～2 000 米。但根据中国古代民间分类的特点，古代紫菀可能指黄河流域紫菀属植物紫菀 *Aster tataricus* L. 及其近缘多种植物。

图似新绘（图 480），所绘为一植株的幼苗，形态较为简单。所绘非紫菀属 *Aster*。吴批为下条的鼠尾草 *Salvia cavaleriei* Lévl.。江西有名关公须者，谢宗万记为 *Salvia plebeia* var. *kiangsiensis* C. Y. Wu，存以备考。

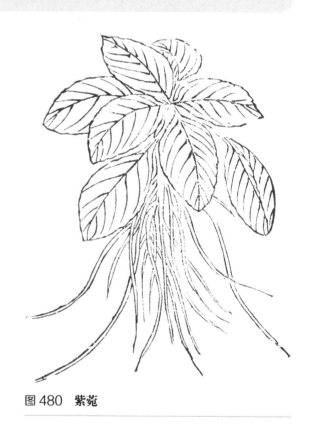

图 480　紫菀

460. 女菀

女菀，《本经》中品。《唐本草注》以为即白菀，功用与紫菀相似。今湖南岳麓多有之。

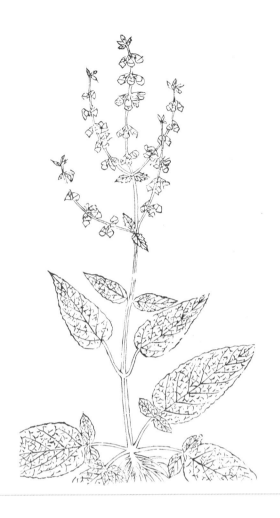

图 481　女菀

[新释]

《长编》卷七收女菀文献。《图考》图（图
481）为新描绘植物，所图确实为唇形科鼠尾
草属 *Salvia* 植物。基生叶为具 1 对羽片的羽状
复叶，小羽极小，卵形，边缘具钝齿，顶生小
叶大，卵形，先端钝圆，基部圆形，边缘有稀
疏的钝锯齿，叶柄短于顶生小叶，茎生叶少，
仅 2 对，单叶，小于基生叶。上述性状，概貌

与《中志》66：152 描述的贵州鼠尾草 *Salvia
cavaleriei* Lévl. 接近。据分布，同意《中志》释
作贵州鼠尾草的紫背变种 var. *erythrophylla*。该
变种产于湖北、四川、陕西、湖南、广西及云
南，生于林下、路旁、草坡，海拔 700～2 000
米。模式标本采自湖北巴东及四川巫山。

松村：*Salvia plebeia* R. Br.；《中志》66：
152：*Salvia cavaleriei* Lévl. var. *erythrophylla*
(Hemsl.) Stib.。

461. 瞿麦

瞿麦，《本经》中品。《尔雅》：大菊，蘧麦。《注》谓为麦句姜。释《本草》者，
皆以为即瞿麦。《救荒本草》谓之石竹子，苗叶可食。今南北多呼洛阳花。

雩娄农曰：余读贾谊[1]诸赋，而慨其以文胜也。方汉文郅隆[2]之世，而谊之策乃至痛哭太息，岂非循战国宾客著书之习，纵横驰骋而忘其过激哉！观其论诸侯之强，卒有七国之祸[3]，而后行其众建之法；论大臣之体，其后卒有刘屈牦、公孙贺之族诛[4]；论大贾之侈富，其后卒有告缗[5]、算轺之破产。数十年后之利害，如烛照数计而龟卜也，其亦非托诸空言矣。乃取忌大臣，无一施用，南迁汨罗，悲吊湘累，惜哉！向使谊非笔舌之士，朴讷无华，信而后谏，以汉文听言若渴之主，必能见用。而绛灌武夫之属，亦不疑其贬刺而心害其能，言行而身显，谓非谊之至幸欤？非汉文之不能用生，生之不能用汉文，苏氏之论，责备当矣。后世以谊早卒，不信谊之能致治安，辄以文章称曰贾、马。夫司马相如以词赋著可已，谊岂其俦？而同为词人之谏一而劝百哉！药中有瞿麦，其花绝纤丽，人第玩其装翠蔚霞，摹之丹青，咏之雕镂。至其通癃结、决痈疽、出刺、去臀、下难产、止九窍血，灼然有殊效者，虽学士大夫，亦罕言之。其与士之以文掩其实者何异？贾生，洛阳年少，瞿麦尤艳者曰洛阳花。洛阳古帝都，固极伟丽哉！

[新释]

《长编》卷七收瞿麦文献。《图考》图为新绘（图482），所图描绘了两种植物的形态：右图为一单瓣类型，其叶片线状披针形，花单生或2多生枝端。花瓣瓣片倒卵状三角形，顶缘顶缘不整齐齿裂，所图应为石竹科石竹属植物石竹 Dianthus chinensis L.。左图植株为一重瓣类型，植株直立，花单生，花辐较大，瓣片倒卵形，顶缘不规则齿裂。疑似香石竹 Dianthus caryophyllus L.，园艺名康乃馨。欧亚温带有分布，我国广泛栽培供观赏，有很多园艺品种，耐瓶插，常用作切花，温室培养可四季开花，用种子或压条繁殖。本条和本书卷之二十六"狮子头"条，为该种引进栽培的最早绘图和文字描述记录。《中志》26：420 讹作"狮头石竹"。瞿麦 Dianthus superbus L. 瓣片宽倒卵形，边缘缝裂至中部或中部以上，与绘图不似。

松村：Dianthus superbus L.；吴批：日人释为 Dianthus superbus，石竹即洛阳花 Dianthus chinensis.。

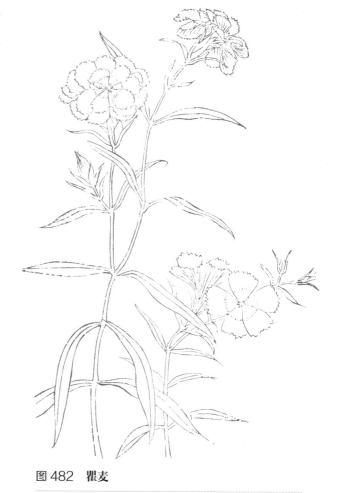

图 482　瞿麦

〔注〕

① 贾谊（前 200—前 168）：西汉初年著名政论家、文学家，世称贾生。洛阳（今河南洛阳东）人。著作主要有散文和辞赋两类，以《过秦论》《论积贮疏》《陈政事疏》《吊屈原赋》和《鹏鸟赋》等作品最为著名。

② 郅隆：昌盛、兴隆。

③ 七国之祸：西汉景帝三年（前 154）景帝采用晁错的《削藩策》，下诏削藩。吴王刘濞联合六位刘姓宗室诸侯王，以"清君侧"为名发动叛乱，也称七国之乱。

④ 其后卒有刘屈牦、公孙贺之族诛：刘屈牦、公孙贺相继为汉武帝时期丞相，皆因"巫蛊之祸"被牵连，灭族。

⑤ 告缗：汉武帝刘彻为打击商人势力，解决财政困难而采取的一项重要政策。告缗是刘邦时采取抑商政策"算缗"的延伸。元鼎三年（前 114），汉武帝实行告缗，即鼓励告发算缗不实。凡揭发属实，即没收被告者全部财产，并罚戍边一年，告发者奖给被没收财产的一半。

462. 蓼

蓼，《本经》中品。古以为味，即今之家蓼也。叶背白，有红、白二种。俗以其叶裹肉，煨食之，香烈。蓼种有七，《本经》唯别出马蓼一种。

零娄农曰：《内则》有蓼无薚，分别不苟。《齐民要术》有种蓼法，故云家蓼矣。魏晋前皆为茹，《本草拾遗》亦云作菜食，能入腰脚，不知何时摈于食单？近时供吟咏、饰泽园秋容而已。元郝文忠公诗[1]：嗟嗟好花草，焉用生此处。只因为诗人，故故独不去。尝胆如啖蔗，食蓼犹膳御。苏武啮雪，志岂在味哉！今皆野生，而俗称犹有家蓼，古语尚未埋也。《千金方》屡著食蓼之害，或以此不登鼎俎欤？

〔新释〕

《长编》卷九蓼、马蓼作一条收历代主要文献。《图考》分作两条，本条绘图为新绘（图483）。绘图显示为一年生草本；茎直立，分枝，节部膨大；叶椭圆状披针形，顶端渐尖，基部楔形，边缘全缘，具短叶柄，托叶鞘筒状；总状花序呈穗状，顶生，下垂，花稀疏。上述性状，近似《中志》25（1）：27 描述的蓼科蓼属植物水蓼 *Polygonum hydropiper* L.。文中有蓼"有红、白二种"，该种即白花者。在我国分布于南北各省区。生于河滩、水沟边、山谷湿地，海拔 50～3 500 米。"红者供吟咏"，即《中志》25（1）：24 描述的水荭（红蓼）*Polygonum orientale* L.，该种即为《名医别录》的"荭草"，《图考》11：293 也独立有一条。文中提及《本经》唯别出马蓼一种，详见本卷"马蓼"条。

中国古代的蓼，为蓼属 *Polygonum* 多种植物的通称。故《图考》本条"蓼种有七，《本经》唯别出马蓼一种"。蓼，为现代植物分类上

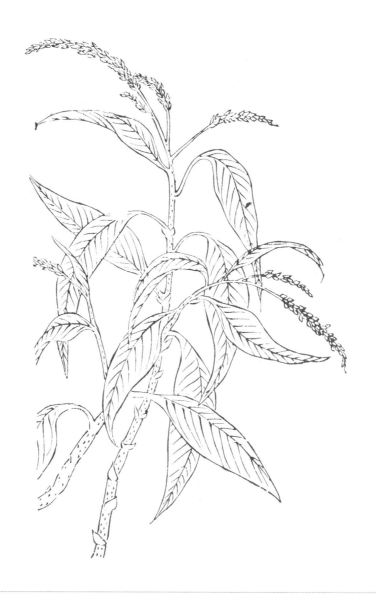

图 483　蓼

的一个属级概念。

松村：*Polygonum aviculare* L.。故吴征镒在《云志》11：304 萹蓄组 sect. Avcularia 作注如下：此组是 *Polygonum* 模式，但中国语不是蓼。《牧野日本植物图鉴》617，图 1849 指蓼为 *Polygonum hydropiper* L.。

〔注〕

1　郝文忠公诗：郝文忠，指郝经（1223—1275），字伯常，泽州陵川（今山西陵川县）。元初著名大儒，政治家。著述收于《陵川集》中。其诗出《甲子岁后园秋色四首》。

463. 马蓼

马蓼，《本经》中品。叶有黑点，《本草纲目》以为墨记草。

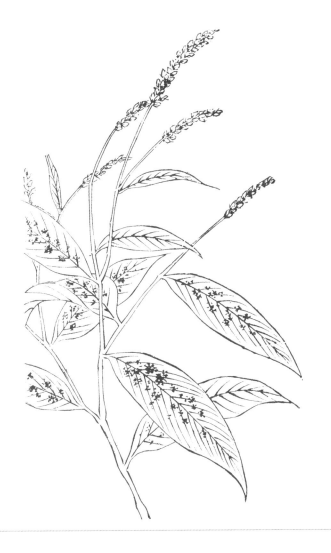

图 484 马蓼

[新释]

《长编》卷九蓼、马蓼并作一条收历代主要文献，《图考》分作两条。本条绘图为新绘（图484），所图显示为植物为一年生草本，茎分枝，节膨大，叶互生，叶片披针形至宽披针形，较长，先端渐长或急尖，基部楔形，叶有黑点，全缘；穗状花序组成圆锥花序。文和图所示性状，

正是《中志》25（1）：32 描述的蓼科蓼属植物酸模叶蓼 *Polygonum lapathifolium* L.，吴批 *Persicaria nodosa* 为其异名。本种广布于我国南北各省区，朝鲜半岛、日本、蒙古、菲律宾、印度、巴基斯坦及欧洲也有分布，生于田边、路旁、水边、荒地或沟边湿地，海拔 30～3 900 米。

松村：*Polygonum posumbu* Ham. var. *blumei* (Meisn)；吴批：*Persicaria nodosa*（图是）。

464. 薇衔

薇衔，《本经》上品，《唐本草》注谓之鹿衔草。言鹿有疾，衔此草即瘥。今鹿衔

草，《安徽志》载之，治血病有殊功，而形状与丛生似芜蔚者迥别。《本草拾遗》：一名无心草。今无心草，平野春时多有，形状既与《唐本草》不符，与《图经》无心草亦异。皆别图绘之，未敢合并。盖诸家图说不晰，方药少用，姑存其名而已。

［新释］

《长编》卷七收历代薇衔主要文献。《图考》图（图485）非新绘，所图植物待考。

吴批：无心草，*Arenaria serpyllifolia*。即《中志》石竹科无心菜属植物无心菜 *Arenaria serpyllifolia* L.。不似绘图物种。

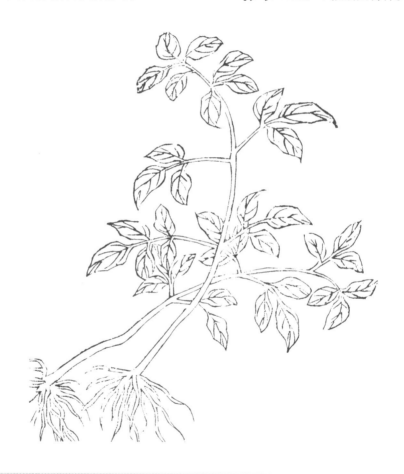

图485　薇衔

465. 连翘

连翘，《本经》下品。《尔雅》：连，异翘。《本经》又有翘根，有名未用。李时珍以为即连翘根也。《湖北通志》：黄州出连翘。

[新释]

《长编》卷九收连翘历代主要文献。《图考》图（图486）非出《图经》，也非吴其濬新绘。所图植株似小灌木，分枝，单叶互生，全缘；聚伞花序顶生，此非连翘属 Forsythia 的特征。蒴果 2～6，长椭圆形至近菱形，先端呈喙状渐尖，2 室开裂。如据果实，疑似木犀科连翘 Forsythia suspensa (Thunb.) Vahl。叶着生方式，不似对生的金丝桃属 Hypericum；叶全缘，毛锯齿，也不似连翘 Forsythia，此图明显是两个类群的性状的拼合图，暂存疑。

吴批：日人释为 Forsythia suspensa。所图当抄自《图经》，似 Hypericum。

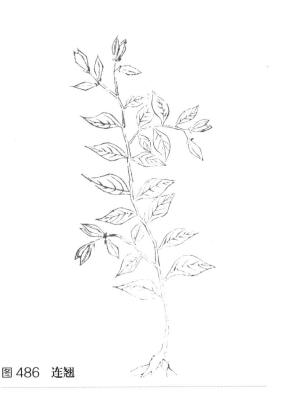

图 486　连翘

466. 湖南连翘　云南连翘

　　湖南连翘，生山坡。独茎方棱，长叶对生，极似刘寄奴。梢端叶际开五瓣黄花，大如杯，长须迸露，中有绿心，如壶卢形。一枝三花，亦有一花者。土人即呼为黄花刘寄奴，以治损伤、败毒。

　　云南连翘，俗呼芒种花。赭茎如树，叶短如柳叶而柔厚，花与湘中无异。按宋《图经》：大翘，青叶，狭长如榆[1]叶、水苏辈，湖南生者同水苏，云南生者如榆。《滇黔纪游》所谓洱海连翘，遍于篱落，黄色可观是也。滇、湖皆取茎、根用之，盖此药以蜀中如椿实者为胜，他处力薄，故不能仅用其实耳。

[新释]

本条文字涉及湖南连翘和云南连翘两种植物，图为新绘（图487），所图为两植株，为两个种。现据两图，分述如下。

（1）湖南连翘，别名黄花刘寄奴，从《图考》文和图右植株得知，本种系草本植物；茎有 4 棱；叶对生，长圆状披针形，先端渐尖，无柄，边全缘；花 1～3 朵成聚伞花序（"一枝三花，亦有一花者"），生茎顶和小枝顶端，萼片 5，花瓣 5，黄色，开放时大如杯，雄蕊多数，中有一绿色，雌蕊葫芦形。据上述特征，与上述各书描述的藤黄科金丝桃属植物黄海棠 Hypericum ascyron L. 在概貌上基本吻合。本种在国内广布，除新疆、青海外各地均产，生于山坡林下、林缘、灌丛、草甸和湿地，也广为栽培。

（2）云南连翘，别名芒种花，从《图考》文和图左植株，可得知本种为小灌木（赭茎如树），叶原文作"湖南生者同水苏，云南生者如榆"，意湖南连翘的叶较长，而云南连翘的叶较短。花同湖南连翘。据《中志》50（2）：24，*Hypericum henryi* Lévl et Van. 分三个亚种，其原亚种产自昆明的有些植株倾向于金丝梅 *Hypericum patulum* Thunb. ex Murray。*Hypericum patulum* 接近 *Hypericum henryi* 而分布较北。匙萼金丝桃 *Hypericum uralum* Buch.-Ham. ex D. Don 极近 *Hypericum Henryi* Lévl et Van. subsp. *uraloides* (Rehd.) N. Robson。据此看来，不同作者各以上述三个学名同释云南连翘，而这三种确甚相近缘。我们认为以分布于长江流域以南的 *Hypericum patulum* 延伸向西分化出 *Hypericum henryi* 和 *Hypericum uralum*，故将"云南连翘"订为 *Hypericum patulum* Thunb. ex Murray sp. agg. 集合种（包括 *Hypericum henryi* 和 *Hypericum uralum*）较为合适。

松村、《中志》50（2）：43、《云志》7：153、《图鉴》2：875，图 3479、《纲要》1：214 均释湖南连翘 *Hypericum ascyron* L.。《中志》50（2）：24 和《云志》7：145 释云南连翘 *Hypericum henryi* Lévl et Van.，《图鉴》2：879，图 3487 释作 *Hypericum patulum* Thunb.；《纲要》1：218 作 *Hypericum uralum* Buch.-Ham. ex D. Don；吴批：前者 *Hypericum ascyron*，后者为 *Hypericum patulum* 或 *Hypericum henryi*。

[注]

[1] 榆：见《图考》卷之三十三"榆"条，包括榆属 *Ulmus* 多种，按其图，可释为 *Ulmus pumila* L.。

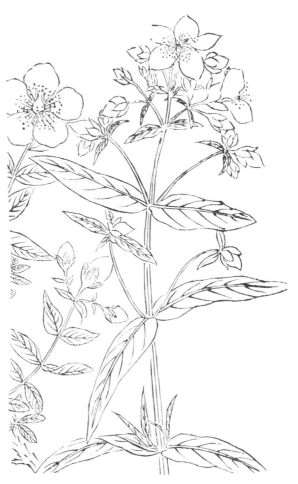

图 487　湖南连翘、云南连翘

467. 葶苈

葶苈，《本经》下品。郑注《月令》蘼草，荠，葶苈之属。《尔雅》：蕈，葶苈。《注》：一名狗荠。今江西犹谓之狗荠。李时珍谓有甜、苦二种，此似因《炮炙论》赤须子味甘而云然也。

零娄农曰：《滇本草》葶苈，一名麦蓝菜，生麦地。余采得视之，正如荠，高几二尺，叶大无花杈。腌为蔬，脆而不甘，与荠味殊别。其花实亦似荠，盖即甜葶苈也。《尔雅》葶苈，《郭注》：实叶皆似芥，此草正如初生白芥菜。其狗荠一种，南方至多，花黄，叶深绿，不堪入馔，《图经》极详晰，殆苦葶苈耳。陈藏器谓：大荠即葶苈，然《尔雅》本分三种。以余考之，蓘荠实盖今荠菜，叶长圆，味美，作菹羹皆佳；菥蓂，大荠，即今花叶荠，一名水荠，叶细碎，味淡。犍为舍人云：荠有小，故言大[1]。此种科叶易肥大。《唐本草》注验其味，甘而不辛。《蜀本草》似荠菜而叶细，俗呼老荠，皆此物也。葶苈一名蕈，而又有苦、甘二种。陶隐居云荠类甚多，《野菜谱》亦列数种，正恐并葶苈一类耳。

[新释]

《长编》卷九收葶苈历代主要文献。《中志》33：173 释《本经》葶苈为十字花科葶苈属植物葶苈 *Draba nemorosa* L.。《滇南本草》3：79 释甜葶苈子又名麦蓝菜，为十字花科葶苈属植物菥蓂 *Thlaspi arvense* L.，《中志》33：80 认为菥蓂（《本经》）即该种。但《图考》绘图（图488）乃就实物新绘，显然不是上述两属植物。《图考》图角果细长，绝非葶苈属 *Draba* 圆形的短角果，正如吴批似蔊菜属 *Rorippa* 一种。《图考》图恐据云南产植物，因文有"《滇本草》葶苈，一名麦蓝菜，生麦地。余采得视之，正如荠，高几二尺，叶大无花杈。腌为蔬，脆而不甘，与荠味殊别。其花实亦似荠"。所绘为一直立草本，植株较粗壮，无毛或具疏毛。茎单一；叶互生，无基生叶，茎下部叶具长柄，叶卵状披针形，边缘具不整齐牙齿，茎上部叶片宽披针形或匙形，小，边缘具疏齿；总状花序顶生或腋生，多花，具细梗，花瓣4；长角

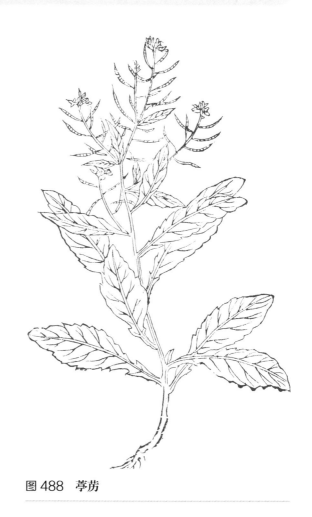

图488　葶苈

果线状圆柱形，稍内弯，成熟时斜升或近水平开展。综合上述性状，颇合《中志》33：301描述的十字花科蔊菜属植物蔊菜 *Rorippa indica* (L.) Hiern。该种产于山东、河南、江苏、浙江、福建、台湾、湖南、江西、广东、陕西、甘肃、四川、云南，生于路旁、田边、园圃、河边、屋边墙脚及山坡路旁等较潮湿处，海拔230～1 450米。

文中提及《尔雅》本有三种：荠菜为十字花科荠菜属植物荠菜 *Capsella bursa-pastoris* (L.) Medic.；菥蓂，大荠：日人释为 *Thlaspi arvense*，但吴其濬在《图考》蔬类却以荠菜即今花叶荠，则名水荠……其图不似 *Thlaspi*，而仍为 *Capsella bursa-pastoris* (L.) Medic. 的变异范围。参见本书卷之三"菥蓂"条。

松村：*Nasturtium indicum* DC.。吴批：日人以 *Draba incana* 当之；*Rorippa* 一种。不知他是据江西实物还是滇西实物。

〔注〕

[1] 犍为舍人……故言大：犍为舍人身份待考。其文字出《齐民要术》引《尔雅》犍为舍人注。

468. 蛇含

蛇含，《本经》下品，李时珍以为即紫背龙牙。又女青，《本经》下品，《别录》以为即蛇含根，《唐本草》非之。宋《图经》：蛇含，一茎或五叶或七叶。有两种，当用细叶黄花者。似即《救荒本草》之龙牙草，未能决定。

〔新释〕

《长编》卷九收蛇含、女青两名下的历代主要文献。吴其濬本条处理作一种，但各名称所指是否同一种植物，有待商榷。

《图考》图（图 489）似仿绘《图经》图。花五瓣黄色，花序仅可肯定为委陵菜属 *Potentilla*，而非龙牙草属 *Agrimonia*。《救荒》龙牙草，《救荒本草译注》释作蔷薇科龙牙草属植物龙牙草 *Agrimonia pilosa* Lébed.。

《本经》下品蛇含，日人释为蔷薇科委陵菜属植物蛇含委陵菜 *Potentilla kleiniana* Wight et Arm.，《中志》37：315 从之。从《图经》对该种的不确定推测，大约晋唐以后，该药少用。李时珍以为即紫背龙牙，但《图经》另立紫背龙牙条，与蛇含条非一图。李时珍也并未

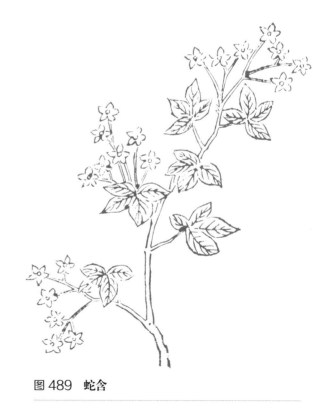

图 489　蛇含

确定紫背龙牙为何种。今蛇含委陵菜 *Potentilla kleiniana*，其背非紫色。《图经》的紫背龙牙从绘图看，也非 *Potentilla*。又《本经》下品女青，按吴其濬以为"似即《救荒本草》之龙牙草"，该种是否即李时珍以为之"紫背龙牙"？按委陵菜属 *Potentilla* 或龙牙草属 *Agrimonia* 都没有紫背，日人释龙牙草为 *Agrimonia* spp.，今本草学上又释为萝藦科鹅绒藤属地梢瓜 *Cynanchum thesioides* (Freyn) K. Schum.。则《图考》蛇含文字，至少混淆了三个科属的三种植物。

历代《本草》对蛇含多有记载，但其形态描述可用于分类的性状不多，注释该种的各部文献，提供的产地又矛盾。建议该药应就各部本草所用药物的基原单独考证，不能综合多部本草或后人注释的植物性状综合成一种植物。本条文中所属各名称所指植物，仍需深入研究。

469. 夏枯草

夏枯草，《本经》下品。《救荒本草》：叶可煤食。今乡人皆识之。

零娄农曰：《月令》，孟夏靡草死，荠，葶苈之属，诚靡矣。夏枯草，枝叶花实，擢莩自立，乃当长嬴；而早成以挚，独名夏枯，其以此欤？本草一名夕句，前人多未绎其义。按物之西者皆为夕，日东则曰景夕；屋倾则曰室夕；而最晚者亦为夕；非时之谒曰夕；直宿之郎曰夕，皆此谓也。草之屈生者谓之句，《月令》曰：句者，毕出是也。此草得西方之气而晚出，经历雪霜不能直达其劲挺之姿，故曰句耳。余伟兹草不与众卉俱生，不与众卉俱死，有特立之概。枯于暑而能祛暑，得严重之气。乃为赋曰：苕黄箨零，乃蕃滋兮。苦雾悲泉，甘以怡兮。冻荄温葶，贯四时兮。与麦为秋，避恢台兮。百英炜煌，独沉寂兮。喜肃畏嬴，自忻戚兮。离景风而就不周，其不为诡激兮。非无惧无闷之俦，孰能敌兮？

[新释]

《长编》卷九收夏枯草历代主要文献。《救荒本草译注》释夏枯草图为马前科醉鱼草属植物大叶醉鱼草 *Buddleja davidii* Franch.，与《图考》图非一种植物。

《图考》文字未提供多少性状，图为新绘（图490），所图为一草木的植株上半部分；茎叶对生，茎叶卵状长圆形或卵圆形，先端钝，基部圆形、截形至宽楔形，下延至叶柄成狭翅，叶边缘具不明显的波状齿或几近全缘，侧脉3～4对，叶柄短；花序下方的一对苞叶似茎叶，下垂，近卵圆形，无柄或具不明显的短柄，轮伞花序密集组成顶生的穗状花序无细致的花部特征。据上述外部特征，确属夏枯草属 *Prunella* 植物。该属原产我国的有三种。硬毛夏枯草 *Prunella hispida* Benth. 产于四川南部和云南。不太可能入药《本经》。剩下两种，据《图考》绘图，难以区分隶山菠菜 *Prunella asiatica* Nakai，该种产于黑龙江、吉林、辽宁、山西、山东、江苏、浙江、安徽及江西，生于路旁、山坡草地、灌丛及潮湿地上，海拔可达

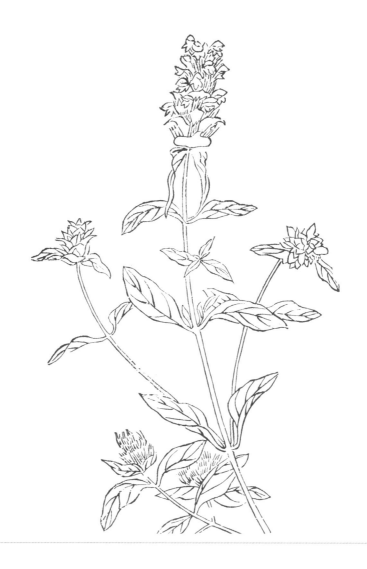

图 490 夏枯草

1 700 米；还是隶夏枯草 Prunella vulgaris L.，产于陕西、甘肃、新疆、河南、湖北、湖南、江西、浙江、福建、台湾、广东、广西、贵州、四川及云南等省区，生于荒坡、草地、溪边及路旁等湿润地上，海拔高可达 3 000 米。根据《中志》65（2）：386，这两种鉴定性状为数量性状，猜想古人也不会细致度量区分这些性状。如据文字"今乡人皆识之"，两种今河南南部都分布，因此暂订为夏枯草 Prunella vulgaris L. 和山菠菜 Prunella asiatica Nakai。

《中志》62（2）：387：Prunella vulgaris L.。

吴批：所图确实是 Prunella vulgari 或 P. spp.。

470. 旋覆花

旋覆花，《本经》下品。《尔雅》：蕧，盗庚。《注》：旋蕧似菊。《救荒本草》：叶可煠食，俗呼滴滴金。

雩娄农曰：蕧，盗庚，释者以为未秋有黄华，为盗金气。《列子》[1]有言，人之于天地四时，孰非盗，而况于小草？虽然造物者，亦何尝不时露其所藏，以待人之善盗哉。水方盛而麋角解也，众草芳而鹎鸠鸣也，月晕而础润也，霜降而鹤警也，鹭鹭来而周兴也，白蛇死而汉代也，刳羊无血而亡于高粱也，投龟大诟而辱于干溪也，肥遗见而兵也，毕方至而火也，海凫为东晋之征也，鹧鸪为南宋之渐也，灯花之集行人也，目瞤之得酒食也，大之见于天地山川，细之见于蚑行喙息，造物者亦何时不示人以知所盗哉！然而庸人之情，未饥则思食，未寒则思衣，菽水则慕列鼎，布帛则愿文绣，蓬户瓮牖则祈广厦洞房，下泽欵段则羡骊马八驷，子孙足则冀锡爵担圭，富贵极则求方丈蓬莱，盖无时而不蕲为盗。而造物乃或慨而使之盗，或吝而拒之盗；其或使，或拒者，非造物之有异于盗，而盗者之不能窥造物也。善为盗者，智察于未然，明烛于无形。商之善盗也，人弃而我取；农之善盗也，修防而潴水；工之善盗也，入山而度木；士之善盗也，谋道而获禄。方其盗也，无知其为盗也；知其为盗，则不足以言盗。蚁未雨为垤，鸟未阴而彻土，豹未雾而惜其毛，驼未风而埋其鼻。鸷鸟将搏，必匿其影；文狸将捕，必伏其身。无形之盗，虽天地万物扃鐍固闭，不能防善视者之伺其隙，大力者之负而趋；而不然者，则清昼攫金之士耳。古之为政者，星陨日珥，以伺于天；河荥石移，以伺于地；童谣市言，以伺于人；多麋有蜮，以伺于物。兢兢业业，惟恐造物谆谆命之，而忽焉无以应也。于是金穰木康，盗于天而可富矣；土宜物生，盗于地而可富矣；足画足夜，盗于人而可富矣；不胎不夭，盗于物而可富矣。是故欲取姑与者，使人不觉其为盗；多与少取者，使人乐于其为盗。与与取均者，使人不敢不听其为盗；有取而无与者，将悖入悖出，使人不能听其终于为盗。使人不觉其为盗者，老庄之学是也；使人乐于其为盗者，官礼之法是也；使人不敢不听其盗者，轻重之法是也；使人不能听其终盗者，孔仅、桑宏羊[2]之属是也。若乃置天变人言于不顾者，是犹未尝问计于盗；而掩目塞耳，匍匐而入五都之市，贸贸然遇物而摸索之，虽遗簪堕珥，尚未可得，况能探囊胠箧乎？昔有受欺以隐身草者，持以为盗。吏执而纺之，尽襥其衣；既无所盗，而卒以予盗。若而人者，即造物亦无如其不善盗何？

[新释]

《长编》卷九收旋覆花历代主要文献。《图考》图为新绘（图491），据《图考》文、图，绘图显示为茎的上部，有分枝；茎生叶长圆状披针形至披针形，基部有耳抱茎，先端锐尖，边近全缘，具羽状脉，侧脉5～6对，有微毛；头状花序单生枝和茎端，总苞片条形，外轮者与内轮者相似，冠状花一层，开展，舌状花极多数，组成花心。综合上述性状，与《中志》75：262所描述的菊科旋覆花属植物欧亚旋覆花 *Inula britanica* L. 在概貌上基本相似。

《中志》75：263认为欧亚旋覆花 *Inula britanica* 和常用中药旋覆花 *Inula japonica* Thunb. 极近似，旋覆花 *Inula japonica* 常被认为它的一个变种 *Inula britanica* L. var. *japonica* (Thunb.)

Franch. et Savat.，仅以叶形和毛茸为区别。广布于我国北部、东北部、中部、东部各省，极常见，在四川、贵州、福建、广东也可见到，生于山坡路旁、湿润草地、河岸和田埂上，海拔150～2 400米。若按进化的概念，两者应是一个 Inula britanica L. 聚合种，但由于在我国长期"旋覆花"当作药用植物，故常用中药仍保留以 Inula japonica 名之。欧亚旋覆花 Inula britanica L. 在我国新疆北部、东北、华北一些地方可见到，生于海拔路旁、湿润草地、河岸、田埂上。从《图考》附图观之，吴其濬并未分清 Inula japonica Thunb. 和 Inula britanica L.，何其巧也？他取的绘图植物也是分布较狭的 Inula britanica L.，而也未指出所绘之图据何地产植物。

松村：Inula britanica DC. (I. chinensis Rupr.)；
吴批：Inula britanica var. chinensis。

［注］

❶《列子》：又名《冲虚经》，道家重要典籍，列子（约前450年—前375）撰。列子，战国前期道家代表人物。名寇，又名御寇，后人尊称列子，周朝郑国圃田（今河南省郑州市）人，著名的思想家、哲学家、文学家和教育家。

❷ 孔仅、桑宏羊：孔仅，西汉大臣，南阳

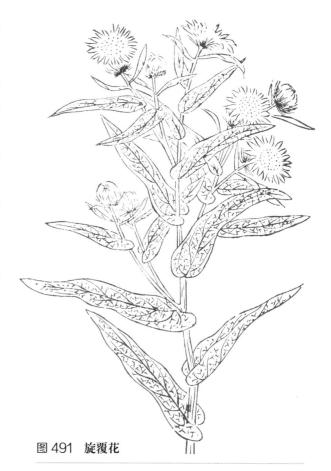

图 491　旋覆花

（今河南南阳）人，原为大冶铁商，后被汉武帝委任为掌管盐铁事物的大农丞，后任大农令、大司农。弘羊（前152—前80），汉武帝时期大臣，洛阳人。历任大司农中丞、大司农、御史大夫等官职。

471. 青葙子

青葙子，《本经》下品，即野鸡冠，有赤、白各种。叶可作茹，胜于家鸡冠叶。一名草决明，乡人皆知以治目疾。

［新释］

《长编》卷九收青葙子历代主要文献。《图考》图为新绘（图492），绘图显示为三株草本植物，不高，茎直立；叶片矩圆披针形，少

数卵状矩圆形，顶端急尖或渐尖，具小芒尖，基部渐狭，具叶柄；花多数，密生，在茎端或枝端成单一圆柱状穗状花序，花序较长，花白色、红色。叶可食用，俗名野鸡冠，药物俗名草决明。上述所列性状，较符合《中

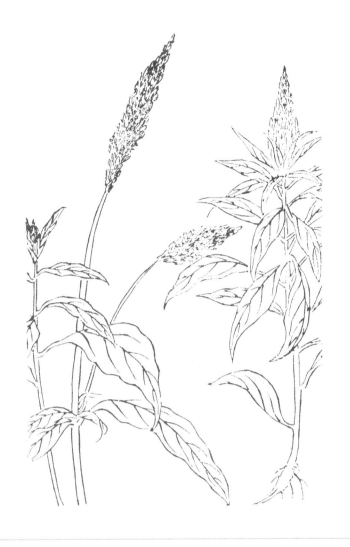

图 492　青葙子

志》25（2）：200 描述的苋科青葙属植物青葙 Celosia argentea L.。该种在山东、江苏、浙江等地俗名即野鸡冠花，分布几遍全国，野生或栽培，生于平原、田边、丘陵、山坡，高达海拔 1 100 米。其种子供药用，有清热明目作用；嫩茎叶浸去苦味后，可作野菜食用；全植物可作饲料。

松村和吴批：Celosia argentea L.。

472. 荩草

荩草，《本经》下品。《唐本草》以为即《尔雅》：绿，王刍。《注》：绿，蓐也。此即水中草之似竹者，医者罕用。

［新释］

《长编》卷九收荩草历代主要文献。《禾本图说》812 释《本经》荩草、《唐本草》绿竹，《中志》10（2）：128 释《本经》荩草为禾本科荩草属植物荩草 Arthraxon hispidus (Thunb.) Makino。

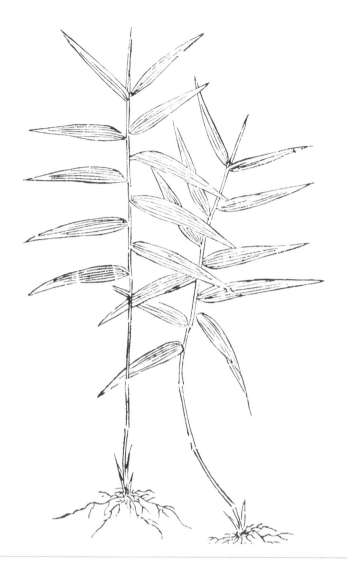

图 493 荩草

《图考》图为新绘（图 493），所图为两株草本植物，茎直立；基部节非着地生须根；叶互生，披针形，基部非心形，不抱茎。上述性状，非荩草属 Arthraxon 的特征。吴批认为是水禾属 Hygroryza 一类。该属只有水禾 Hygroryza aristata (Retz.) Nees ex Wight et Arn. 一种，为多年生水生漂浮草本，节上生羽状须根，叶鞘肿胀；叶片卵状披针形，开展，基部圆心形。也不似。所图待考。

松村：Arthraxon ciliaris Beauv. 吴批：Hygroryza 一类。

473. 萹蓄

萹蓄，《本经》下品。《尔雅》：竹，萹蓄。《救荒本草》亦名扁竹，苗、叶可煤食。今直隶谓之竹叶菜。

零娄农曰：淇澳之竹，古训以为萹蓄。此草喜铺生阴湿地，美白如簧，诚善体物矣。《救荒本草》曰：扁竹，犹中州古语也。江以南皆饶，而识者盖寡。《滇本草》独著其功用，按名而求，果得之。滇之草木名，多始于杨慎，此语或有所承。昔苏轼谪儋耳，琼之人至今奉之惟谨。杨慎谪居滇最久，三迤之人，奉之无异琼之奉眉苏。顾其流离颠沛，箧中无书可质，所笺释大半得之强记，不能无讹误，而滇之人，无敢轻訾之者。彼生长先儒先贤之乡，务求摘前人一语半字之瑕疵，诟厉抨击，断断然不稍贷，不亦异于琼、滇之奉二子耶？

〔新释〕

《长编》卷九收萹蓄历代主要文献。《救荒本草译注》释扁竹为蓼科蓼属植物萹蓄 *Polygonum aviculare* L.。

《图考》图似为新绘（图494），据《图考》文、图，本种多须根，茎下部分枝，多平卧或上升；茎节似膨大，微作"之"字形曲折；叶椭圆形至椭圆状披针形，基部楔形，近无柄，先端急尖，中脉明显；花小，一朵或数朵簇生叶腋。综合上述性状，宜释作《中志》25（1）：7和《云志》11：308描述的蓼科蓼属植物萹蓄 *Polygonum aviculare* L.。本种在我国广布于各省区，生于田边、路旁、沟边湿地，海拔10～4 200米，全草供药用，有通经利尿、清热解毒功效。

松村、《中志》25（1）7、《纲要》3：20、吴批：*Polygonum aviculare* L.。

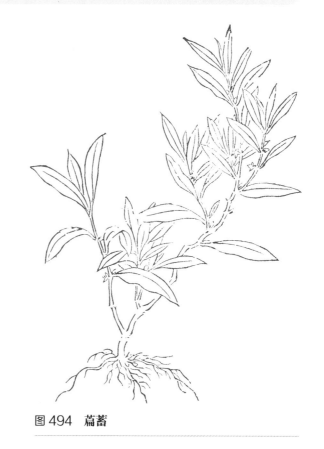

图494　萹蓄

474. 陆英

陆英，《本经》下品。《别录》谓之蒴藋，以为即《尔雅》：芨，堇草。与《郭注》乌头苗异。详考各说，盖即今之接骨草。俚医以为治跌伤要药，谓之排风草。固始谓之珊瑚花，象其实；亦曰珍珠花，象其花也。俗名甚伙，不可殚举。《唐本草》注及《图经》皆以陆英为蒴藋，而《本草衍义》所述形状尤详，今从之。

[新释]————————————

《长编》卷九收陆英历代主要文献。《中志》72：6释《本草纲目》接骨草、《名医别录》蒴藋、《本经》陆英为忍冬科接骨木属植物接骨草Sambucus chinensis Lindl.，见图版1：3-5。

《图考》图为新绘（图495），绘图显示为一植株的一枝，可见植株较高；茎有棱条；羽状复叶具托叶，托叶叶状，小叶2对，对生，狭卵形，先端长渐尖，基部钝圆，两侧不等，边缘具多数细锯齿，顶生小叶卵形，基部楔形，具短柄；复伞形花序顶生（似还有一花序腋生？着生位置很突兀），大而疏散，分枝3出，花冠白色（俗名珊瑚花，珍珠花），可治疗跌打损伤；产河南固始。综合上述性状和证据，较合《中志》72：6描述的忍冬科接骨木属植物接骨草Sambucus chinensis Lindl.。该种在我国产于陕西、甘肃、江苏、安徽、浙江、江西、福建、台湾、河南、湖北、湖南、广东、广西、四川、贵州、云南、西藏等省区，生于海拔300～2 600米的山坡、林下、沟边和草丛中，亦有栽种。

松村：Sambucus javanica Bl.；吴批：Sambucus chinensis。

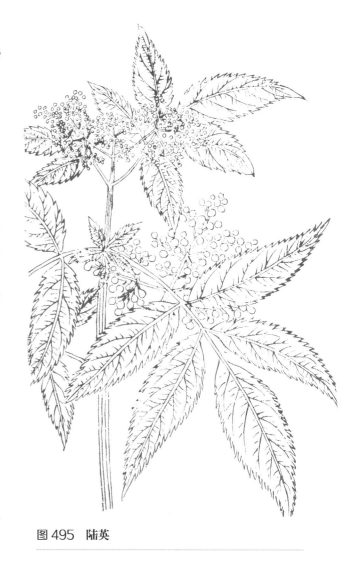

图 495　陆英

475-1. 王不留行

王不留行，《别录》上品[1]，宋《图经》谓之蒴金花。《救荒本草》：叶可煠食，子可为面食。今从之。《蜀本草》所述，乃俗呼天泡果，又名灯笼科。囊似酸浆而短，实青白，不红，南方极多。又一种附于后。

零娄农曰：王不留行性峻利，而《别录》以为上品，疑其名盖古谚也。席不暖，突不黔，圣贤遇焉[2]。有触昔人远举高蹈之义，辄为赋之。其词曰：伊大造之旭卉兮，抟人物其均赋。苟臭味之叶洽兮，胡畛畦夫新故。社枌栎[3]以祈报兮，尸祝之其敢忘夫歆慕。召跋涉而蔽芾兮，勿翦伐而封殖其嘉树。彼杨柳依依而系马兮，小山丛桂醵馥以留人。樲荫暍而扇武兮，松风雨以庇秦。既宿桑其难恝置兮，或班荆而情亲。絷维[4]白驹而食藿苗兮，聊永今夕以逡巡。遽辞条而弃沟水兮，何陨箨泛梗之不仁？刍轹辕以促驾兮，絮漫漫而失踪。纵迷阳而伤足兮，棘榛[5]苯尊以蒙茸。揭车乘而率旷野兮，赍蒉荙[6]以为宿舂[7]。昔芙蓉之姣好兮，今只转此秋蓬。臣揽茝以行吟兮，姬采蘼[8]而相逢。期椒桂[9]之结邻兮，胡萧艾[10]捷径以先容。荃不察此衷曲兮，鹍鸠簧鼓以讻讻。缅秕莠于鸣条兮，哀暴嬴逐客之不公。羌既扈夫萬芷[11]兮，岂终萎绝乎不周之风？望悬圃其未达兮，琪葩琳树杂遝乎云中。折琼茅而召彭咸[12]兮，筳篿讯谇以所从。神迟迟而由兮，巫振振其有辞。谓汇茹其必有遵兮，明良庆而功巍。扬侧陋而举二八兮，曰俞哉而桑阴未移。济舟楫而药瞑眩兮，置左右而阿衡[13]焉。依渔坐茅而占熊彲兮，发垂白而佐姬。感瓜苦与栗薪兮，勿穆卜而诵鸣鸮之诗。脱堂阜而熏衅兮，管夷吾[14]治于高徯。戈虽逐而誓舅氏兮，投白璧于河麋。萧[15]翙赤以谋将兮，淮阴[16]亡而身追。留辟谷而游赤松兮，强加饭以辅持。谶帝秀以奉赤伏兮，许借寇而雄河内之师。隐草庐而三顾兮，乃遂许以驱驰。相直臣而揽镜兮，勉为瘄而犹羁。信石水之相投兮，岂纤芥之能疑？树桐梧于东厢兮，苗指佞于阶墀。苟方凿而枘圆兮，熏与莸其差池。强指杙以为楹兮，终斧柯其无资。策两马接淅兮，又伐柯而陟危。画三宿而侧无人兮，虽濡滞其奚为？宫族行而虞无腊兮，炊桼廖而西归。惨焚林绵上而寒食兮，何从行之不及子推也！问宣室而前席兮，绛灌害之而南吊湘纍。有颇牧而莫能用兮，律不应而坐之。青蝇吊于瘴乡兮，薏苢肆其栖诽。怀鹙鹆而见畏兮，终犹仇其丰碑。陆扶危而厄忠州兮，望赞皇于海涯。亲煨芋而赋黄台兮，避浙东而畏讥。元佑贤而致政兮，麦饭熟而相唏。寇南迁而遂不返兮，楮挂竹以生枝。相乌喙其不可共安乐兮，种受辱而金铸蠡。楚醴废而猖披兮，穆远蹈而申胥靡。物萌芽其兆朕兮，苋陆夬而枯杨稊。奚荆棘之能刺兮，贵履垤而见机。布鼻墟之灵蓍兮，再扐卦而咨之。曰将起夫葛陂之龙竹兮，驾言秣脂而游乎八荒。翘蓬莱之金阙兮，揽若木于东皇。陪王公而投莲骁兮，吻欲笑而掣电光。种芝玉以为田兮，俟蟠桃以徜徉。神荼郁垒方执索搏鬼而供晨飧兮，著告余以不祥。夕辔崦嵫而经细柳兮，暖暖乎桑榆之映阳。挹穴居之戴胜兮，将俯昆仑而行觞。扫白云之间隔兮，采聚窟返魂之秘香。拒格之松踆乌所入兮，声隆隆惊人。煮羊脾未熟而已明，蓐收白毛虎爪执钺以辟人兮，流沙落木萧萧而增凉。翦鹑首而奏钧天兮，藉帝醉而复下方。察萧邱千里之烈焰兮，林郁郁而腾辉煌。遇丈人于丙丁兮，乞灵药以长生。寻自然之谷于岣嵝石囷兮，执箕舌以簸扬。乘六螭而极南滇兮，瞰鹏图击水以廻翔。雄虺封狐往来倏忽兮，黄茅冶葛填巨壑以莽苍。曰瘴疠其难久滞兮，蹑回雁而北征。眺委羽于孤竹兮，曾冰皑皑崩摧以雷硠。木皮三寸堕于天山兮，白草炎暑而戴霜。探赵符于树下兮，挞率然使亘横。烛龙衔景炯彼幽都兮，望斗车作作其有芒。谓暗暧其不可留兮，驷玉虬而上骧。冀帝闻之开关兮，倚阊阖而相望。陶白虎以先导兮，传乘箕而来迎。媒匏瓜使择匹兮，结柳宿以为营。挹木精而游戏兮，张天厨而饫酒浆。谒神农而救医星兮，绝恶草使不昌。携棓櫋以翦薙兮，鞠蓬蘽之碍行。扫茨藜而释屏兮，铺轻黄以走鸾衡。拭铜驼而叩灵琐兮，览天苑草木之欣荣。榆历历而成列兮，枝叶纷挐夫乔卿。倾宝瓮于露坛兮，将以浸沐夫芸生。灵氛为余占以乃吉兮，信爻辞其必当。盍孟晋以勿疑兮，奚独迟乎众芳。

[新释]

《长编》卷九收王不留行历代主要文献。

《图考》图（图 496）似仿绘《救荒》图的局部，所图植株有分枝；基生叶倒披针形，顶端急尖，中脉明显，茎生叶倒披针形、披针形，

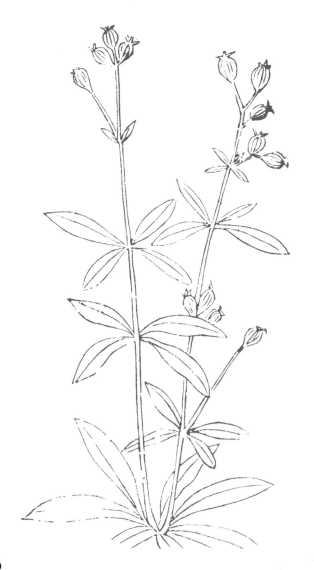

图 496　王不留行（1）

比基生叶稍小。与卷之五女娄菜图（图177）比，全株形态柔弱。同意《中志》和《救荒本草译注》的意见，释作石竹科蝇子草属植物女娄菜 Silene aprica Turcz. ex Fisch. et Mey.，该种产于我国大部分省区，生于平原、丘陵或山地。

文中提及《蜀本草》的天泡果，详见图497王不留行又一种。

［注］

① 《别录》上品：商务1957本改正作"《本经》上品"，但下段"雩娄农曰"文字未改。

② 席不暖，突不黔，圣贤遇焉：《文子》曰"墨子无黔突，孔子无暖席，非以贪禄慕位，欲起天下之利，除万民之害也"。

③ 栎：壳斗科栎属 Quercus 等多种植物的通称。

④ 絷维：拴马的绳索。出《诗经·小雅·白驹》。

⑤ 棘榛：鼠李科枣属植物酸枣 Ziziphus jujuba Mill. var. spinosa (Bunge) Hu ex H. F. Chow. 和桦木科榛属植物榛子 Corylus heterophylla Fisch. ex Trautv.。

⑥ 蓇葖（xù）：旋花科打碗花属植物打碗花 Calystegia hederacea Wall. 和泽泻科泽泻属植物泽泻 Alisma plantago-aquatica L.。

⑦ 宿舂：本指隔夜舂米备粮，后指少量的粮食。见《庄子·逍遥游》。

⑧ 蘼：古诗有"上山采蘼芜，下山逢故夫"。

蘼芜，即伞形科藁本属植物川芎 Ligusticum chuanxiong Hort.。

⑨ 椒桂：芸香科花椒属植物花椒 Zanthoxylum bungeanum Maxim. 与樟科樟属植物肉桂 Cinnamomum cassia Presl。

⑩ 萧艾：萧，蒿属 Artemisia 植物之一种。艾，菊科蒿属植物艾草 Artemisia argyi Lévl. et Van.。

⑪ 蓠芷：江蓠，江蓠科多种植物的藻体，如：真江蓠 Gracilaria asiatica C. F. Chang et B. M. Xia、脆江蓠 Gracilaria bursa-pastoris (Gmel.) Silva、芋根江蓠 Gracilaria blodgettii Harv.、凤尾菜 Gracilaria eucheumoides Harv.、龙须菜 Gracilaria sjoestedtii Kylin、细基江蓠 Gracilaria tenuistipitata C. F. Chang et B. M. Xia 和扁江蓠 Gracilaria textorii (Sur.) De-Toni 等。白芷，伞形科当归属植物白芷 Angelica dahurica (Fisch. ex Hoffm.) Benth. et Hook. f. ex Franch. et Sav.。

⑫ 彭咸：指巫彭和巫咸。《吕氏春秋·勿躬》记曰："巫彭作医，巫咸作筮。"此处泛指巫和医。

⑬ 阿衡：指商汤时宰相伊尹。

⑭ 管夷吾：管仲（？—前645），名夷吾，谥敬仲，颍上（今安徽阜阳）人，世称管子。春秋时期齐国著名的政治家、军事家。

⑮ 萧：指韩刘邦的丞相萧何，他向刘邦推荐韩信为大将，为刘邦夺得天下立下大功。

⑯ 淮阴：指韩信（？—前196），西汉杰出军事家，淮阴（今属江苏淮安）人，曾为淮阴侯，后以谋反罪被杀。

475-2. 王不留行 又一种

王不留行，《蜀本草》所述形状，乃俗呼天泡果。《本草纲目》从之。

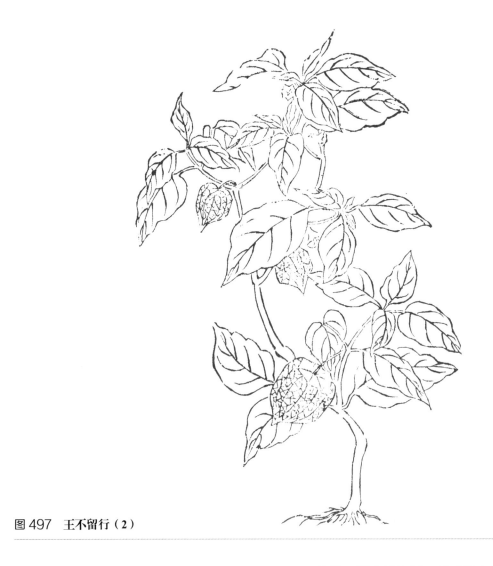

图 497　王不留行（2）

[新释]

《图考》图为新绘（图 497），所图明显是茄科植物。一年生草本；根细瘦；主轴短缩，分枝斜升；叶柄细弱，叶基部歪斜，楔形或阔楔形；花较小，花萼裂片短，三角形；果萼较小，果梗细瘦，与果同长，俯垂，果实球状；俗称天泡果。又《蜀本草》文"又名灯笼科，囊似酸浆而短，实青白，不红，南方极多"。据上述性状，该种为酸浆属 Physalis 植物无疑，与《中志》67（1）：56 描述的小酸浆 Physalis minima L. 颇似，同意松村意见。本种产于云南、广东、广西及四川，生于海拔 1 000～1 300 米的山坡。

476. 艾

艾，《别录》中品。《尔雅》：艾，冰台。古人以灸百病，其治滞下诸证，亦入煎用之。今以蕲州产者良。

雩娄农曰：民非水火不生活，非独饔飧也。人秉五常之性，水内景而发于液，火外景而聚于目。世徒知水泛则燥之，火扬则润之，而不思涌溢者，其源必塞；焱发者，其根必虚。圣人以疏防命水官，以出入均火政。后世钻燧之法湮，而掌火无官。医者治病以汤，而习砭灸者亦鲜。《素问》[1]曰：北方者，天地所闭藏之域也；藏寒生满，病宜艾焫。《注》谓：北方阴寒独盛，阳气闭藏，灸之能通，接元阳于至阴之下。《经》曰：陷下则灸之，盖火郁而不能发，则必违其炎上之性。物以类聚，用外火引内火，故陷者能升。子罕之救火，彻小屋、表火道，亦虑其遏而炽，犹之壅而溃也[2]。凡发背及诸热肿、诸风冷痰，皆可灸。风冷者温以驱之，毒热者暖而导之。故治民及治病，务求其通，而不可稍迫，其理一也。《孟子》[3]曰：凡有四端于我者，若火之始然，泉之始达。虽设譬之辞，而人之性情心术，实则本诸水火五事，以配五行，则貌言专与水火为俪。然木者，水之子而火之母；金者，水所生而火所制；土者，火所泄而水所恃。水火得其宜，则性情和平，百病不生，而天机活泼，曰恭、曰从、曰明、曰聪、曰睿，无乖戾之拂其本性矣。《易》之书，广大悉备，而终以既济、未济。然则天地万物，水火得则为和甘时节，水火不相得则为灾眚瘥疠。医者知用水而不知用火，非所见之偏耶？

[新释]

《长编》卷九收艾历代主要文献。《图考》图为幼苗期（图498）和花果期（图499）两图。所图即《中志》76（2）：87描述的菊科蒿属植物艾 Artemisia argyi Lévl. et Van.。今中医药用此种，制作艾灸及入药，蕲艾即此。本种分布广，除极干旱与高寒地区外，几遍及全国，生于低海拔至中海拔地区的荒地、路旁河边及山坡等地，也见于森林草原及草原地区，局部地区为植物群落的优势种。

附记：《中志》76（2）：87下附，本种植物早在《本经》中已有记述，称"白蒿"（一部分），历代古本草书记述的"白蒿"或"白艾"，其陆生种的大部分植物实际上是包括了本种及其近缘种，如宽叶山蒿 Artemisia stolonifera (Maxim.) Komar.、湘赣艾 Artemisia gilvescens Miq.、野艾蒿 Artemisia lavandulaefolia DC.、南艾蒿 Artemisia verlotorum Lamotte，白叶蒿 Artemisia leucophylla (Turcz. ex Bess.) C. B. Clarke、蒙古蒿 Artemisia mongolica (Fisch. ex Bess.) Nakai、红足蒿 Artemisia rubripes Nakai、五月艾 Artemisia indica Willd.、魁蒿 Artemisia princeps Pamp. 及歧茎蒿 Artemisia igniaria Maxim. 等多个"复合种"的名称。很难理解作者的考证结果，竟然能探知《本经》中称"白蒿（一部分）即 Artemisia argyi，且历代本草中，白蒿和白艾包括这么多种'复合种'的名称。我们也不理解其附：《本草纲目》除记载有'白蒿'及'白艾'外，还记载有'蕲艾'（产蕲州，今湖北省蕲春县蕲州镇），可入药。此系艾的栽培品种 cv. qiai。与原种（野生种）的区别在于……"期待艾属进一步分类修订。

松村：Artemisia vulgaris var. indicate Max.；《中志》76（2）：87、《纲要》3：376：Artemisia argyi Lévl. et Van.。吴批：图是 Artemisia argyi。

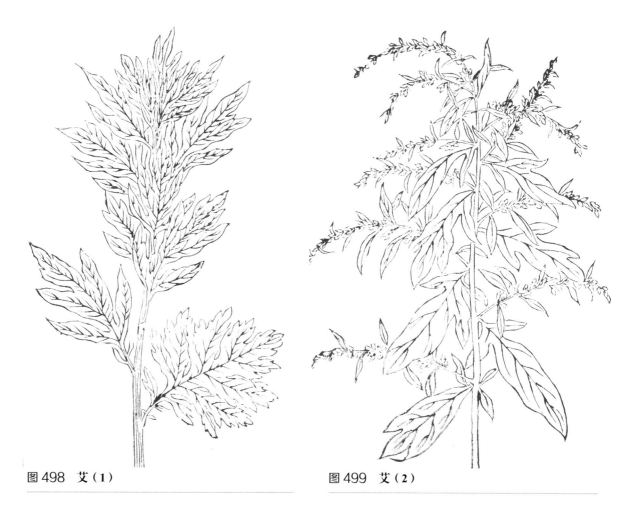

图 498　艾（1）　　　　　　　　　　图 499　艾（2）

［注］

1《素问》：即《黄帝内经·素问》，医经著作，是现存最古老的中医理论著作，成书约在春秋战国时期，与《黄帝内经·灵枢》合之而为《黄帝内经》。原书9卷，其间第七卷亡佚。唐王冰补其所亡，广为次注，扩为24卷81篇。

2　子罕之救火……犹之壅而溃也：内容出《左传·襄公九年》。

3《孟子》：四书之一，是继承并发扬孔子思想的经典著作。战国中期思想家孟子（约前372—前289）及其弟子著。书中记载有孟子及其弟子的政治、教育、哲学、伦理等思想观点和政治活动。

477. 恶实

恶实，《别录》中品，即牛蒡子。《救荒本草》谓之牛菜，俗呼夜叉头，根、叶皆可煮食。今为斑疹要药，盖除风伤之功。

零娄农曰：牛蒡子多刺而独以恶名，何也？初生叶大如芋，形固可骇；茎尤肥，宜能果腹；医者蓄其实为良药。竟体皆有功于人，而蒙不题之名，名顾可凭乎？牛之名，诚不得与驺虞骐骥伍，而为用亦大矣。刘表账下牛重八百斤[1]，杀而享士，无异常牛。庞其形而枵其实，为人所轻，得名亦幸矣哉！

〔新释〕

《长编》卷九收恶实历代主要文献。《救荒本草译注》释牛蒡子作菊科牛蒡属植物牛蒡 *Arctium lappa* L.。据《图考》文、图（图500），本种根粗大；基生叶莲座状，椭圆状卵形，基部楔形，具短柄，先端钝圆，边缘具浅波状钝齿；花葶从基生叶中抽出，其上无叶，头状花序球形，具短梗，排成小型顶生圆锥花序，总苞片刺状，似包围头状花序。综合上述性状，与《中志》78（1）：58 和《云志》13：583 所描述的菊科牛蒡属植物牛蒡 *Arctium lappa* L. 概貌相似。

松村、《纲要》3：373 和吴批：*Arctium lappa* L.。

〔注〕

▌ 刘表账下牛重八百斤：《世说新语·轻诋》"诸君颇闻刘景升不？有大牛重千斤，啖刍豆十倍于常牛，负重致远曾不若一羸牸。魏武入荆州，烹以飨士卒，于时莫不称快"。后因以"刘表牛"谓大而无用之物。此处盖吴其濬讹作八百斤。

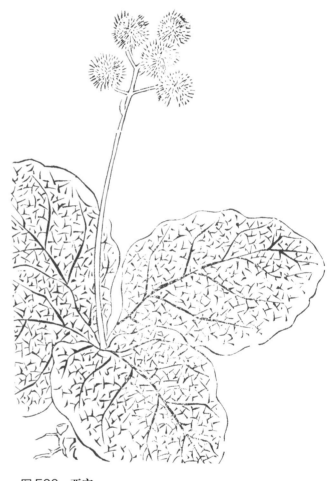

图 500　恶实

478. 小蓟

小蓟，《别录》中品，《救荒本草》谓之刺蓟菜，北人谓之千针草。与红蓝花相类而青紫色，叶为茹甚美。

[新释]

《救荒本草译注》释"大蓟"为菊科飞廉属之丝毛飞廉 *Carduus crispus* L.；释"刺蓟菜"为菊科蓟属植物刺儿菜 *Cirsium arvense* (L.) var. *integrifolium* Wimm. et Grab.。

《图考》小蓟图为新绘（图501），所绘更似菊科飞廉属 *Carduus* 植物，暂订为菊科飞廉属植物丝毛飞廉 *Carduus crispus* L.。该种分布几遍全国，生于山坡草地、田间、荒地河旁及林下，海拔 400～3 600 米。据 *FOC*，这几个属的分类，仍待研究修订。

松村：*Carduus crispus* L.；吴批：*Cirsium setosum*。

附记：关于大蓟和小蓟的争论一直延至今日，盖因如《本草纲目》卷十五第 30 种大蓟、小蓟合成一条叙述。《纲要》3：401 在"刺儿菜"条下有一附记，简要说明其混淆之由来。《中志》78（1）：123 将"刺儿菜"和"大蓟""小蓟"均合成一种，考证为刺儿菜 *Cirsium setosum* (Willd.) M. B.，当然该书作者并未注明这些名称的来源。据《纲要》3：401，小蓟（《名医别录》、《中国药典》）作中名刺儿菜（《本草纲目拾遗》）的别名，考证其学名为 *Cephalonolylos segetum* (Bunge) Kitam. (*Cirsum segetum* Bunge)。又说：《本草纲目》小蓟图颇

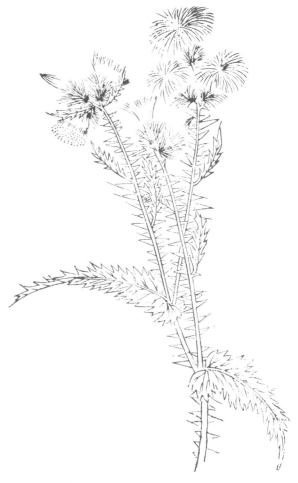

图 501 小蓟

似本种，而大蓟图（即小蓟图左侧）和《图考》大蓟图均似大蓟 *Cirsium japonicum* DC.。《救荒》的刺蓟菜图则似大刺儿菜 *Cephalonolylos setosum* (Wild.) Kitam.。基于此，有必要今后对历代文献中，大蓟和小蓟，分别一一考证。

479. 大蓟

大蓟，《别录》中品。性与小蓟同，叶大多皱。《救荒本草》：叶可煤食，根有毒。医书相承，多以续断为即大蓟根。今江西南赣产者根较肥，土医呼为土人参，或以欺人，其即郑樵所云南续断耶？

零娄农曰：蓟以氏州，其山原皆蓟也。刺森森，践之则迷阳，触之则蜂虿。顾其

嫩叶，汋食之甚美。老则揉为茸以引火，夜行之车绳之，星星列于途也。性去湿，宜血剂。滇南生者，高出人上；瘰疬者，饵根比参耆焉。貌狰狞而质和淑，下堂执手，射雉始笑。不聆其言、睹其技，恶乎知之？

《植物名实图考》新释 / 大蓟

[新释]

《救荒本草译注》释大蓟图作菊科飞廉属植物丝毛飞廉 Carduus crispus L.。

《图考》本条新绘两图，吴批图 502 是菊科蓟属 Cirsium 一种。据图，其根为数条肥大纺锤状；叶羽状中裂至深裂，裂片边缘具针刺，基中部以上的叶基部抱茎；茎上部具短分枝，分枝顶生一头状花序，总苞片多层，外层最短，向内逐长，顶端甚尖，仅具管状花。据上述性状，可以鉴定作大蓟 Cirsium japonicum Fisch. ex DC.（参见《图鉴》4：613，图 6640）。

吴批图 503 即江西南赣者，为菊科风毛菊属 Saussurea 植物。观其图，其根如胡萝卜状，有 4 枚基生叶，叶几为大头羽状全裂，顶生裂片三角形，基部近截形而微凹，先端尖，边具深而尖的锯齿，无茎和花果。将本图和《中志》78（2）：63、《云志》13：552 和《图鉴》4：623，图 6660 所描述的菊科风毛菊属植物三角叶风毛菊 Saussurea deltoidea (DC.) Sch.-Bip. 及其附图相核对，有两处十分相似：一为其根粗有分枝（见《中志》图），另一为下部叶的叶形。

文中提及"滇南生者，高出人上；瘰疬

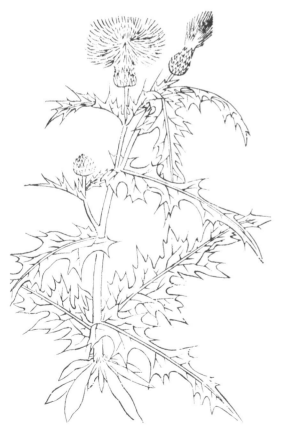

图 502　大蓟（1）

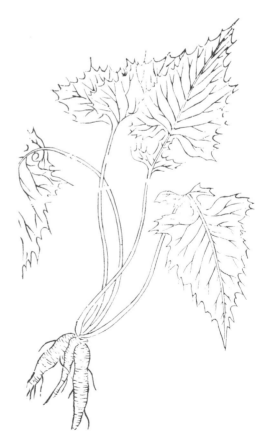

图 503　大蓟（2）

0581

者，饵根比参耆焉"。吴批为《中志》78（1）：91，《云志》13：603 描述的菊科蓟属植物两面刺 Cirsium chlorolepis Petrak ex Hand.-Mazz.，即《滇南本草》整理本 1：363 的大蓟（别名鸡脚刺）。可参见《纲要》3：403。惜《中志》78

（1）：91，《云志》13：603，均无全图。

松村：Cirsium maackii Maxim.；吴批：图 502 应是蓟属 Cirsium 一种。图 503 叶形似 Saussurea，日人据本草释为 Cirsium japonicum。滇南生者 Cirsium chlorolepis。

480. 大青

大青，《别录》中品。今江西、湖南山坡多有之。叶长四五寸，开五瓣圆紫花，结实生青熟黑。唯实成时，花瓣尚在，宛似托盘，土人皆识之，暑月为饮以解渴。湘人有《三指禅》[1]一书，以淡婆婆根治偏头风有奇效。余询而采之，则大青也，乡音转讹耳。按《别录》主治时气头痛，其功素著。而古方治伤寒、黄疸、时疾、温疫，皆云能回困笃。今医者多不知，而俚医用之，又不知其本名。国士在门而不以国士遇之，欲其相报之速也难矣。柯亭之竹[2]，爨下之桐[3]，得一知音，即为千古佳话。安得多识之士，遇物能名，如郭林宗[4]之藻鉴群伦，使山中小草，皆得扬眉吐气于阶前咫尺之地哉！

[新释]

《长编》卷九收大青历代主要文献。《图考》图为新绘（图 504），所图为一小乔木；叶片长四五寸，卵状椭圆形，顶端渐尖，基部宽楔形，全缘，似波折，侧脉 6 对，叶柄不长；伞房状聚伞花序，生于枝顶；花萼紫色，花小，五瓣；果实球形，生青熟黑，萼宿存（唯实成时，花瓣尚在）；产于江西、湖南山坡；药名淡婆婆根。上述性状，与《中志》65(1)：164 描述的马鞭草科大青属植物大青 Clerodendrum cyrtophyllum Turcz. 概貌同。该种在我国产于华东、中南、西南（四川除外）各省区，生于海拔 1 700 米以下的平原、丘陵、山地林下或溪谷旁。但此大青与《长编》所引诸书之大青不类。

松村、《纲要》《云志》和吴批：Clerodendron cyrtophyllum Turcz.。

[注]

[1]《三指禅》：清代周学霆于 1827 年著的脉学作品，共 3 卷。周学霆，字荆威，号梦觉道人，湖南邵阳人。

[2] 柯亭之竹：汉代蔡邕取柯亭竹制笛，后柯亭竹借指美笛或比喻良才。柯亭，在今浙江省绍兴市西南，一名"千秋亭"，又名"高迁亭"。

[3] 爨（cuàn）下之桐：《后汉书》卷六十下《蔡邕列传下》：吴人有烧桐以爨者，邕闻火烈之声，知其良木，因请而裁为琴，果有美音，而其尾犹焦，故时人名曰"焦尾琴"焉。后以桐爨指遭毁弃的良材。

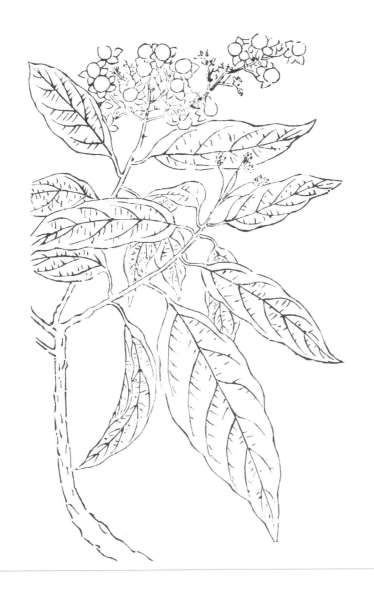

图 504 大青

[4] 郭林宗（128—169）：郭泰，字林宗，东汉太原介休人。著名思想家及教育家，人称"有道先生"，为当时太学生领袖。此句表明吴其濬对植物分类学人才的渴望。

481. 荭草

荭草，《别录》中品。《尔雅》：荭，茏古。陆玑《诗疏》：游龙，一名马蓼。高丈余。《图经》：即水荭也。今北方亦呼为水荭，音讹为蓬。《救荒本草》：嫩叶可煤食。陈藏器以为即《别录》有名未用之天蓼。

雩娄农曰：水荭至梅圣俞始入吟咏，刘克庄[1]亦有分红间白、拜雨揖风之句，其余咏蓼，盖不分别。放翁诗：数枝红蓼醉清秋[2]，非此花不能当也。

[新释]

《长编》卷九收荭草历代主要文献。《图考》图为新绘（图505），所图为一草本的植株上半部，显然植株高大（高丈余）；其茎直立，粗壮；叶，宽卵形，顶端渐尖，基部近心形，微下延，边缘全缘，微折，叶柄细长，具托叶鞘，筒状；总状花序呈穗状，顶生，下垂，数个组成圆锥状；其花水红色（指现在的玫红色）。上述性状显然即《中志》25（1）：24 描述的蓼科蓼属植物红蓼 Polygonum orientale L.。该种除西藏外，广布于我国各地，野生或栽培，生于沟边湿地、村边路旁，海拔 30～2 700 米。

陆机说一名马蓼，此马蓼，可能非现代植物分类上所谓的马蓼 Polygonum lapathifolium L.。《救荒本草译注》释白水荭苗图作蓼科蓼属植物马蓼 Polygonum lapathifolium L.。

松村：Polygonum orientale L.；吴批：Perricaria orientalis（Polygonum orientale）。

[注]

1 刘克庄（1187—1269）：字潜夫，号后村居

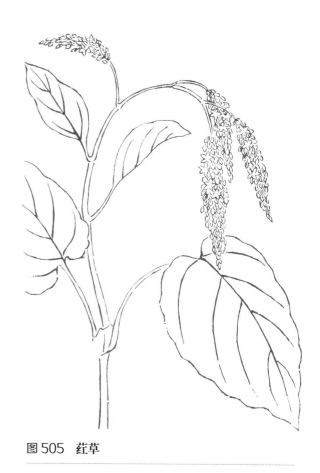

图505 荭草

士，莆田（今属福建）人。诗文出其《蓼花》。南宋文人，擅长诗词和诗论。

2 数枝红蓼醉清秋：出陆游诗《蓼花》。

482. 虎杖

虎杖，《别录》中品。《尔雅》：蒤，虎杖。《注》：似荭草而粗大。《本草纲目》云：茎似红蓼，叶圆似杏，枝黄似柳，花状如菊，色如桃。

[新释]

《长编》卷九收虎杖历代主要文献。《图考》本条文字记录的虎杖，即蓼科虎杖属植物虎杖 Reynoutria japonica Hout.，《纲要》释作 Polygonum cuspidatum Sieb. et Zucc.，FOC 已处理作 Reynoutria japonica 的异名。本种在我国产于陕西南部、甘肃南部、华东、华中、华南、四川、云南及贵州，生于山坡灌丛、山谷、路旁、田边湿地，海拔 140～2 000 米。

《图考》附图一幅，图 506 仿《图经本草》虎杖图之一，图 507 仿《三才图会》图之一。

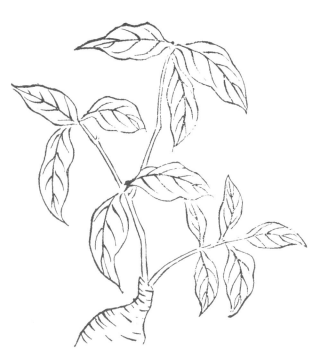

图506　虎杖（1）

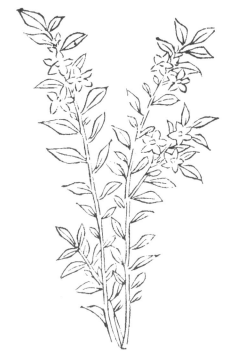

图507　虎杖（2）

两图都不似虎杖 *Reynoutria japonica*，具体物种待考。吴其濬不识虎杖。

吴批：图抄自《图经》？《纲目》？日人释作 *Reynoutria cuspidate*。

483. 黄花蒿

黄花蒿，俗呼臭蒿，以覆酱豉。《本草纲目》始收入药。

[**新释**]

《图考》本条图为新绘（图508），文字描述简单，但提供了该种俗名和功用。宜释为菊科蒿属植物黄花蒿 *Artemisia annua* L.。该种在我国南方一些地区，制曲和制作豆豉时仍然使用覆盖，其植株有浓烈的挥发性蒿香气，所以一些地方俗称作"臭蒿""臭黄蒿"。本种在我国分布几遍全国，在东半部生于海拔1 500 米以下、西北和西南部在2 000～3 000 米、西藏3 650 米，生于路旁、荒地、山坡、林缘、草原、森林草原、干河谷、半荒漠，也见于盐渍化土壤。但若仅仅凭本条绘图提供的性状，是难以鉴定到种的。

松村、《纲要》3：374、《中志》76（2）：62 和吴批：*Artemisia annua* L.。

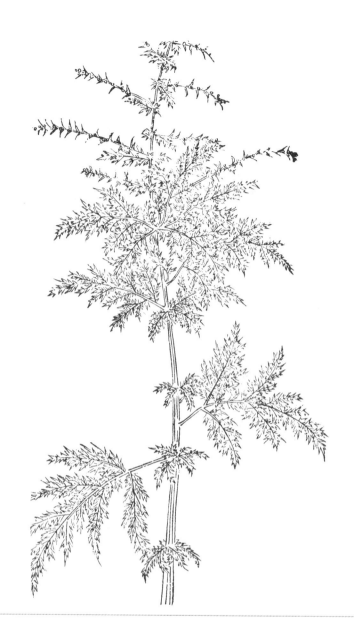

图 508　黄花蒿

484. 青蒿

青蒿，《本经》下品。与黄花蒿无异，《梦溪笔谈》以色深青为别。李时珍云：青蒿结实大如麻子，中有细子。湖南园圃中极多，结实如芡实大，北地颇少。

[新释]

《图考》本条绘图为新绘（图 509）。所图即上条记录的黄花蒿 *Artemisia annua* L.。药界认为中国古代抗疟用的青蒿，实为蒿属的黄花蒿 *Artemisia annua* L.，古代入药作清热、解暑、截疟、凉血、利尿、健胃、止盗汗用，还作外用药；南方民间取枝叶制酒饼或作制酱的香料。

《中志》76（2）：60将《纲要》考证的 *Artemisia. apiacea* Hance in Walp. 视作青蒿 *Artemisia carvifolia* Buch.-Ham. ex Roxb. 之异名。《中志》作者见过两者的模式，发现它们在体态、叶、头状花序特征无异，故予归并。该种非本条绘图。

《本草纲目》描述的"结实大如麻子，中有细子"描述的是其头状花序及其瘦果。疑此描述的为大头青蒿 *Artemisia carvifolia* Buch.-Ham. var. *schochii* (Mattf.) Pamp.，产于江苏、江西、湖北、湖南、广东、广西、云南和贵州。模式标本采自云南昆明。"结实如芡实大"，实是虫瘿。

松村：*Artemisia dracunculus* L.；《纲要》3：375：*Artemisia apiacea* Hance；吴批：所图即系黄花蒿。

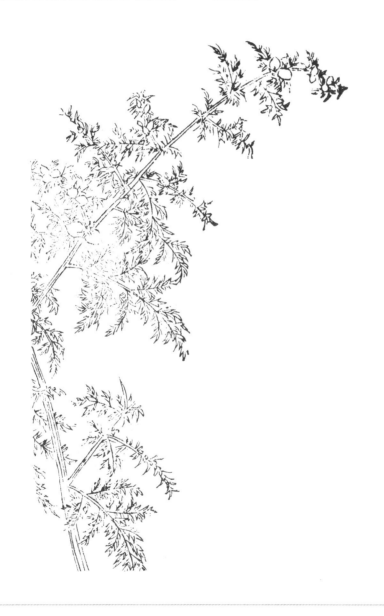

图 509　青蒿

《植物名实图考》

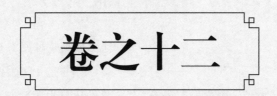

卷之十二

固始吴其濬　著　蒙自陆应谷　校刊

隰草类

485. 翻白草

翻白草，《救荒本草》录入，云即鸡腿儿，根白可食。《本草纲目》收入菜部。考此草，仅可充饥，不任烹腌，宜入隰草。

[新释]

本条文字没有照抄《救荒》原文，有吴其濬评论："考此草，仅可充饥，不任烹腌，宜入隰草。"《救荒本草译注》释鸡腿儿为蔷薇科委陵菜属植物翻白草 *Potentilla discolor* Bunge。

《图考》图（图 510）为吴其濬新绘，花期，描绘出其根粗壮肥厚呈纺锤形的特征——"鸡腿儿"之名即由此性状而来，仍可释为翻白草 *Potentilla discolor* Bunge。本种产于黑龙江、辽宁、

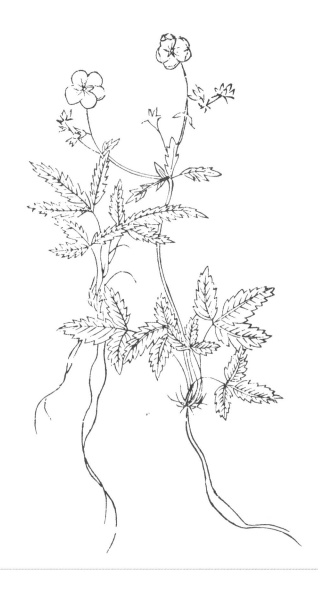

图 510　翻白草

内蒙古、河北、山西、陕西、山东、河南、江苏、安徽、浙江、江西、湖北、湖南、四川、福建、台湾和广东，生于荒地、山谷、沟边、山坡草地、草甸及疏林下，海拔100～1 850米。全草入药，可解热、消肿、止痢、止血。嫩苗可食。

松村和吴批：*Potentilla discolor* Bunge。

486. 雁来红

《救荒本草》：后庭花，一名雁来红，人家园圃多种之。叶似人苋叶，其叶中心红色，又有黄色相间，亦有通身红色者，亦有紫色者。茎叶间结实，比苋实差大。其叶众叶攒聚，状如花朵；其色娇红可爱，故以名之。味甜微涩，性凉。采苗叶煠熟，水浸淘净，油盐调食。晒干煠食尤佳。

[新释]

《救荒本草译注》释为苋科苋属植物苋 *Amaranthus tricolor* L. 的栽培花卉类型。

《图考》文出《救荒》，图为新绘（图511）。绘图较简单，茎上只绘有叶。两茎点缀黑点。该图描绘的仍为苋 *Amaranthus tricolor*。该种现全国各地有栽培，有时逸为野生。其茎叶作为蔬菜食用；叶呈彩色者，可供观赏。

吴批：*Amaranthus tricolor*。

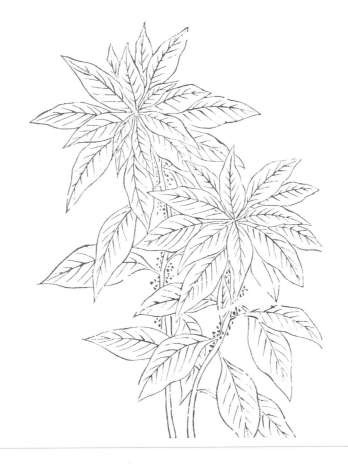

图 511　雁来红

487. 金盏草

《救荒本草》：金盏儿花，人家园圃中多种。苗高四五寸，叶似初生莴苣叶，比莴苣叶狭窄而厚。拚茎生叶，茎端开金黄色盏子样花。其叶味酸。采苗叶煤熟，水浸去酸味，淘净，油盐调食。

按宋《图经》：杏叶草，一名金盏草，生常州。蔓延篱下，叶叶相对。秋后有子如鸡头实，其中变生一小虫，脱而能行。中夏采花。李时珍以为即金盏花，夏月结实在萼内，宛如尺蠖虫数枚蟠屈之状。故苏氏言其化虫，实非虫云。但此草之实，不似鸡头。其叶如莴苣，不应有杏叶之名，未敢并入。

[新释]

《长编》卷八收金盏草文献。《救荒本草译注》释金盏儿花为菊科金盏花属植物金盏花 *Calendula officinalis* L.。

《图考》文出《救荒》，有吴其濬按语，图为吴其濬新绘。据文、图（图512），本种茎自基部分枝；茎生叶互生，近无柄，长圆状倒披针形，向上渐小，边具波状浅齿，基部楔形，先端尖，中脉明显；头状花序具梗，

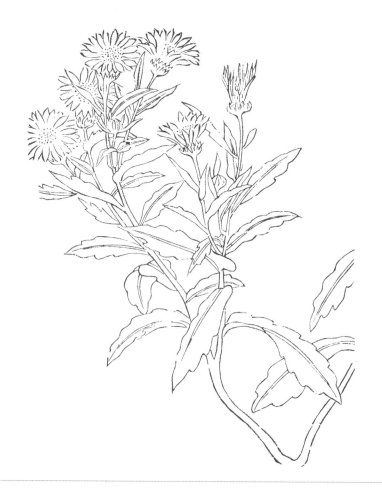

图 512　金盏草

单生茎顶和枝端，排列成伞房花序；总苞2层，舌状花2层，其舌片金黄色，管状花所组成的头状花序的中心盘略小于周围的舌状花。综合上述性状，与《中志》77（1）：326和《云志》13：516所描述的菊科金盏花属植物金盏花 *Calendula officinalis* L. 在概貌上基本相似。本种从国外引入，现在我国各地庭园多栽培。

《图经》的杏叶草：藤本，"子如鸡头"之子，实是虫瘿，具体物种待考。

松村：*Calendula arvensis* L.；吴批：*Calendula officinalis*。杏叶草：出《图经》？

488. 莠

> 莠，俗呼狗尾草，《救荒本草》收之。今北地饥年，亦碾其实作饭充腹，亦呼曰莠草子，其茎可去赘瘤，具《本草纲目》。
>
> 按《说文系传》：葽草也。臣锴按字书云，狗尾草也。又莠，禾粟下扬生莠，臣锴曰：粟下扬，谓禾粟实下播扬而生，出于粟秕。以葽为狗尾草，不审出何字书。其说莠乃与粮皇同类，则非似苗之草矣。

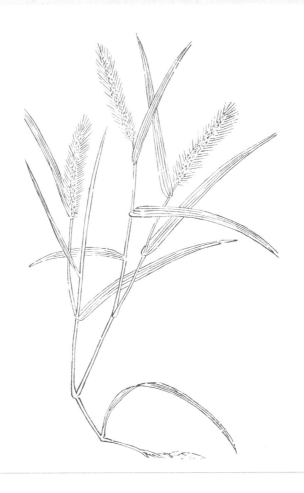

图 513　莠

〔新释〕

《长编》卷八收荞历代主要文献。《救荒本草译注》释"荞草子"意见如下：北方禾本科狗尾草属植物粱（俗称小米、谷子）Setaria italica (L.) Beauv.，收割后，田中还留有其伴生的小草，老百姓一般称其为"谷荞子"，这种"谷荞子"和路旁草地上野生的禾本科狗尾草属植物狗尾草 Setaria viridis (L.) Beauv.，在形态上很难区别。据西方学者研究，后者可能是前者的祖先。

《图考》为新绘图（图 513），所绘植物，仍可订为粟 Setaria viridis (L.) Beauv.。

松村：Setaria glauca Beauv.；吴批：Setaria viridis。

489. 地锦苗

地锦苗，江西园圃平野多有。春初发生茎，叶似胡荽而叶末稍圆。梢杈开紫花如小鱼形，参差偃仰，跗当花中，尾尖首硕，有两小瓣，开合如唇。花罢结角，入夏渐枯。

按《救荒本草》：地锦苗，生田野中，小科苗，高五七寸。茎叶似园荽，叶间开紫花，结小角豆儿。苗、叶味苦。煠熟浸净，油盐调食。即此。滇南谓之金钩如意草，一名五味草。《滇本草》：味有五，故名五味。性微寒，祛风、明目、退翳，消散一切风热、肺劳、咳嗽发热、肝劳发热、怕冷，走筋络，治筋骨疼、痰火等症。昔太华山赵道人服此药，轻身延年，聪耳明目云。

〔新释〕

本条文字中涉及多种植物，现分述之。

（1）《图考》地锦苗图（图 514）为吴其濬新绘。从《图考》文、图，可得知本种为多年生小草本（"春初发生茎"），叶互生，茎上部叶似为三或二回羽状分裂，第一回羽片多为三出，小裂片轮廓为菱状倒卵形，侧生者无柄，顶生稍大而有短柄，边上部具波状钝齿，基部楔形至钝形，具直生脉；花多朵，成顶生总状花序，具顶端三裂的苞片，花瓣紫色，上花瓣基部具距，内部二花瓣先端粘合；蒴果条形，先端尖。据上述性状特征，与《中志》32：109、《云志》8：77 和《图鉴》2：25，图 1780 所描述的罂粟科紫堇属植物地锦苗 Corydalis sheareri S. Moore 在概貌上基本吻合。本种在秦岭、黄河以南诸省区广布，在云南产于盐津、大关、蒙自、元阳、屏边、麻栗坡、西畴、富宁等地，生于 400～1 600 米林下湿地。

（2）《救荒本草》地锦苗，《救荒本草译注》依据河南该属植物分布的情况，认为宜有两种可能，一为紫堇 Corydalis edulis Maxim.，另一为刻叶紫堇 Corydalis incisa (Thunb.) Perss。《中志》32：381 释为后者，《救荒本草译注》订为紫堇 Corydalis edulis Maxim.，依据其现在分布较广，可以食用。

（3）《滇南本草》的金钩如意草，据《云志》8：85-86 和《中志》32：120-122 紫堇属植物金钩如意草 Corydalis taliensis Franch 和师宗紫堇 Corydalis duclouxii Lévl. et Van. 均被考证作为金钩

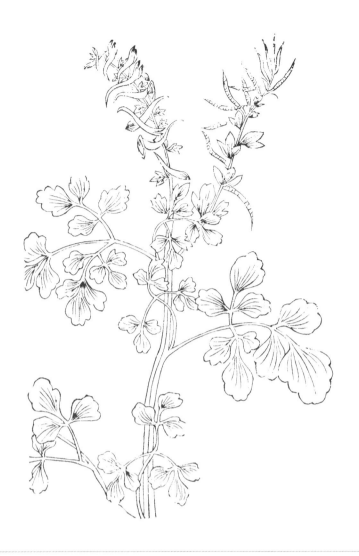

图 514　地锦苗

如意草（《滇南本草》）的学名。可能会有人认为奇怪。采用以进化的观点来考证古籍中植物，一个古名未必专指一个学名，可能是指正在分化中的一个复合种。吴征镒认为以 *Corydalis taliensis* 为中心，向东北分化出 *Corydalis duclouxii*，所以可将金钩如意草考证为 *Corydalis taliensis* Franch. 复合种，这既符合古人对一种植物的认识不能过细，更具现代进化观点（详可参考吴征镒、经利彬等《滇南本草图谱》重印本 94 页第 18 图，对五味草有详细讨论和图 ）。将 *Corydalis stenantha* Franch. 作为 *Corydalis taliensis* Franch. 的异名，两者花差甚小，在叶裂片的差异与植株环境所致，中间状态存在颇多，故宜合并为妥。

《纲要》《中志》32：109 和《云志》8：77：*Corydalis sheareri* S. Moore。吴批：*Corydalis sheareri*。

490. 蒌蒿

《诗经》：言刈其蒌。陆玑《疏》：蒌，蒌蒿也。其叶似艾，白色，长数寸，高丈

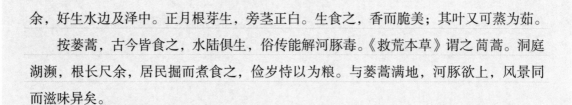

余，好生水边及泽中。正月根芽生，旁茎正白。生食之，香而脆美；其叶又可蒸为茹。

按蒌蒿，古今皆食之，水陆俱生，俗传能解河豚毒。《救荒本草》谓之蒌蒿。洞庭湖濒，根长尺余，居民掘而煮食之，俭岁恃以为粮。与蒌蒿满地，河豚欲上，风景同而滋味异矣。

[新释]

《图考》图为新绘（图515），显示的是一草本植物植株的上半部分；单茎直立，茎有明显纵棱；中上部叶指状3～5～7深裂，分裂叶的裂片线状披针形，叶边缘全缘；头状花序多数，长圆形或宽卵形，在分枝上排成密穗状花序，着生枝顶。综合上述性状，颇似《中志》菊科蒿属植物蒌蒿的无齿蒌蒿（变种）*Artemisia selengensis* Turcz. ex Bess. var. *shansiensis* Y. R. Ling。该变种产于河北、山西、河南、湖北、湖南，多生于中、低海拔地区的山坡或路旁。

《纲要》3：382，《中志》76（2）：144 和吴批：*Artemisia selengensis* Turcz. ex Bess.。

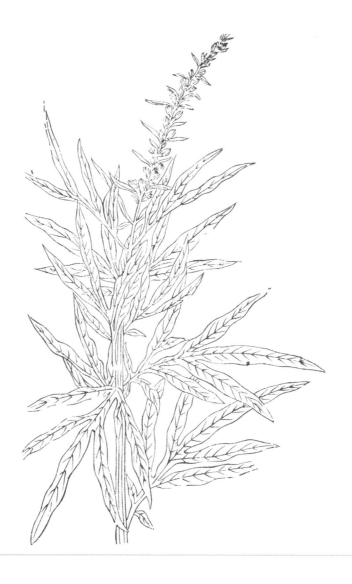

图515　蒌蒿

491. 白蒿

《救荒本草》：白蒿，生荒野中。苗高二三尺，叶如细丝，似初生松针色微青白，稍似艾香，味微辣。采嫩苗、叶煠熟，换水浸淘净，油盐调食。

按此白蒿是细叶者，与野同蒿相类。而茎黑褐色，叶如丝，青白相间，稍长则软弱纷披。盖初发则青，老则白。因陈根而生，不至秋即枯，或即以为山茵陈。宋《图经》云：阶州以白蒿当茵陈，其所谓白蒿，乃《唐本草》大蓬蒿，非此蒿也。

[新释]

《长编》卷七收历代白蒿主要文献。本条文图涉及三种植物。

（1）《救荒本草译注》释白蒿作菊科蒿属植物茵陈蒿 *Artemisia capillaris* Thunb.。

（2）《图考》白蒿图为新绘（图516），该图与同卷野茼蒿图相似。吴其濬按语新描述的即是该种。较宜释为菊科蒿属植物猪毛蒿 *Artemisia scoparia* Waldst. et Kit.。

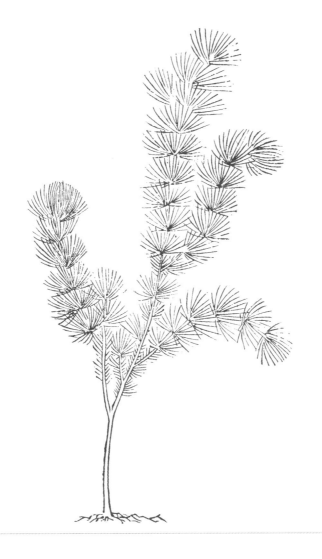

图 516　白蒿

（3）宋《图经》云：阶州以白蒿当茵陈，其所谓白蒿，乃《唐本草》大蓬蒿，非此蒿也。吴批作大籽蒿 *Artemisia sieversiana* Ehrhart ex Willd.，存以备核。

吴批：*Artemisia capillaris*。白蒿：图非《救荒》图。*Artemisia*？

492. 紫香蒿

《救荒本草》：紫香蒿，生中牟县平野中。苗高一二尺，茎方，紫色。叶似邪蒿叶而背白，又似野胡萝卜叶微短。茎叶梢间结小青子，比灰菜子又小。其叶味苦，采叶煤熟，水浸去苦味，油盐调食。

按此蒿，江西平隰亦间有之，紫茎亭亭。凡蒿初发茎青，渐老则紫；此蒿初生茎即紫，与他蒿不类。其叶亦似青蒿。宋《图经》：阴地厥，生邓州顺阳县内乡山谷。味甘苦，微寒，无毒，主疗肿毒、风热。叶似青蒿，茎青紫色，花作小穗微黄，根似细辛。七月采根苗用。核其形状正合。

[**新释**]

《救荒本草译注》释紫香蒿为蒿属 *Artemisia* 植物，《中志》76（2）：220 描述的菊科蒿属植物猪毛蒿 *Artemisia scoparia* Waldst. et Kit.，茎红褐色或褐色，有香气，茎上有棱，俗名香蒿，与《救荒》文字描述和绘图颇似。

《图考》紫香蒿图为新绘（图 517），可能依据江西植物绘制。形态与《中志》76（2）：220 描述的菊科蒿属植物猪毛蒿 *Artemisia scoparia* Waldst. et Kit. 较为接近。

《图经》阴地厥，吴其濬认为正合紫香蒿。日人释其为 *Botrychium*；中药学释作阴地蕨科阴地蕨属植物阴地蕨 *Botrychium ternatum* (Thunb.) Sw.。核《图经》阴地蕨图，其性状非蕨类植物，所隶科属有待深入研究。《中志》有中文名"阴地蕨科""阴地蕨属"和"阴地蕨"等，未注明中文名来源，待选用新的中文名称。

吴批：*Artemisia codonocephala* Diels?

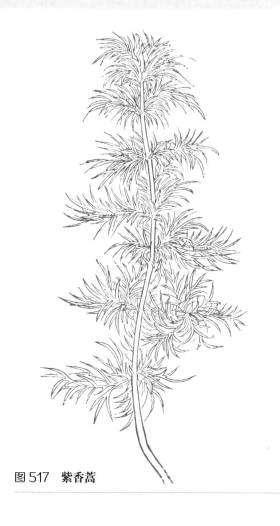

图 517　紫香蒿

493. 菫菫菜

《救荒本草》：菫菫菜，一名箭头草，生田野中。苗初搨地生，叶似铍箭头样，而叶蒂甚长。其后叶间撺葶，开紫花，结三瓣蒴儿，中有子如芥子大，芥褐色，味甘。采苗、叶煠熟，水浸淘净，油盐调食；根、叶捣敷诸肿毒。

按此草，江西、湖南平隰多有之，或呼为紫金锁，又呼为紫花地丁。其结实颇似小白茄，北人又呼为小甜水茄。其叶和面，切食甚滑。实老裂为三叉，子黄如粟，黏于谷上，渐次黑落。俚医用根治火症，功同地丁。

[**新释**]

《救荒本草译注》认为河南该属多种 *Viola* spp. 通称菫菫菜，《救荒》绘图较接近紫花地丁 *Viola philippica* Cav.。

《图考》图为新绘（图 518），具粗壮的根，叶为卵状椭圆形至卵状长圆形，基部心形，边有齿并加上闭花。分布于江西、湖南平野。该种为菫菜科菫菜属 *Viola* 植物无疑，疑似早开菫菜 *Viola prionantha* Bunge，存以备考。《云志》10：22 释作菫菜 *Viola verecunda* A. Gray（现 *FOC* 修订为 *Viola arcuata* Blume 的异名），但不太似。

松村释为 *Viola* ；吴批：*Viola philippica* ssp. *manda*。

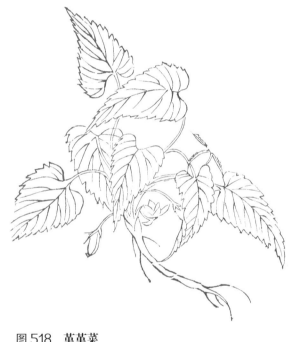

图 518　菫菫菜

494. 犁头草

犁头草，即菫菫菜。南北所产，叶长圆、尖缺各异；花亦有白、紫之别；又有宝剑草、半边莲诸名，而结实则同。滇南谓之地草果，以治目疾、乳肿。《滇南本草》：地草果味辛酸，性微温，入肝经，走阳明，破血气，舒郁结，风火眼暴赤疼痛，祛风、退翳。盖肝气结而翳成，散结则云翳自退。但肝实可用，肝虚忌之。紫花者治奶头疼痛，或小儿吹著，或身体压注，乳汁不通，头痛、怕冷、发热、口干、身体困倦，乳头、乳傍红肿胀硬。地草果二钱，天花粉一钱，川芎钱半，青皮五分，北柴胡一钱，白芷一钱，金银花一钱，甘草节五分，水酒煎服。治目疾赤肿，用白花、绿花地草果一钱，川芎一钱，白蒺藜一钱，木贼五分，谷精草一钱，白菊一钱，支子一钱，蝉退一钱，引用羊肝一片。

《山西通志》：如意草，一名箭头草，象叶形也。夏开紫花，似指甲草[1]而小，有香。土人尝采蒸麦饭。结实三棱似瓜形，如豆大，熟则壳分，三角中各含子十余粒如粟大，色苍黄。根似远志，味苦辛。近医多采叶阴干，以末涂恶疮效。

[新释]

据《图考》文、图，本条记载了堇菜科堇菜属 Viola 的多种植物。

（1）犁头草（图519），为多年生草本。叶均为基生，具长柄，戟状或心状披针形，先端渐尖，基部深心形，两侧耳状成戟形，基部似为掌状脉，中脉为羽状脉，边缘具粗锯齿，枝为基出，枝端生一花，现图上有二枝各具一花苞，而另一枝具已开裂三瓣的果实。据以上性状特征，尤其以其叶形，与《中志》51：71，《云志》10：44，《图鉴》2：912，图3553所描述的堇菜科堇菜属植物戟叶堇菜 Viola betonicifolia J. E. Smith 十分相似，所差为上述各书所附图的叶基部多近截形。暂订此种，以备后考。该种我国产于陕西、甘肃、江苏、安徽、浙江、江西、福建、台湾、河南、湖北、湖南、广东、海南、四川、云南、西藏，生于田野、路边、山坡草地、灌丛、林缘等处。

（2）宝剑草（图520），据《图考》宝剑草图，为多年生草本，无地上茎，根状茎短；主根较粗；基生叶长圆状披针形，边有钝齿，具长柄几长达至叶端，先端钝，基部钝至圆钝，边具疏锯齿，具羽状脉，侧脉3～4对；花紫色或白色，一枝一花，枝基出，一簇中有三枝，枝上无叶。据此性状，比较《图考》图和《云志》附图，图版8：2-8，甚似，似可信。同

意释作《中志》51：63，《云志》10：47，和《图鉴》2：913，图3555（为 Viola yedoensis Makino）所描述的堇菜科堇菜属植物紫花地丁 Viola philippica Cav.。该种我国产于黑龙江、吉林、辽宁、内蒙古、河北、山西、陕西、甘肃、山东、江苏、安徽、浙江、江西、福建、台湾、河南、湖北、湖南、广西、四川、贵州、云南，生于田间、荒地、山坡草丛、林缘或灌丛中，在庭园较湿润处常形成小群落。

松村：Viola patrinii DC.；《云志》10：47：Viola philippica Cav.；《纲要》1：336 释为 Viola yedoensis Makino（此为 V. philippica 的异名）。

（3）《滇南本草》的地草果，吴批：紫花者为 Viola yunnanfuensis；白花绿花地草果为 Viola yedoensis？《滇南本草》1：76 虽考证为 Viola philippica Cav. subsp. malesica W. Beck.，但在附注中说《图考》绘堇堇菜、犁头草、宝剑草、如意草（图521）四图，系四种不同的 Viola，但在犁头草一条下，引《滇南本草》地草果……又附图及说明地草果系紫花，白花、黄花者究系何种 Viola，尚待考订。附以备考。

（4）《图考》引《山西通志》如意草，即如意草图，据《图考》文、图，可得知本种为一小草本，具发达的主根，根如远志，发几枚基生叶和一主茎；基生叶宽心形，有长柄，先端尖，基部深心形，边具波状钝齿，具掌状细脉，茎生叶形似基生叶，但较小而柄也短；腋生一

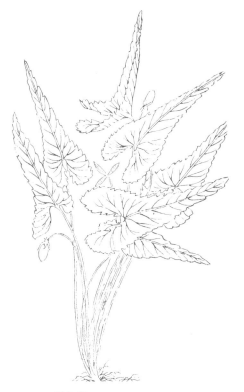

图 519　犁头草

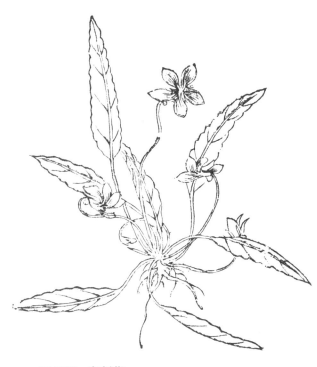

图 520　宝剑草

紫花，似指甲草而小，有香味；果实三棱状，似瓜形，如豆大，成熟后三瓣开裂，各瓣含种子十余粒；种子如粟大，苍黄色。综合上述性状特征，与《中志》51：29，《云志》10：18和《图鉴》2：917，图 3564 所描述的堇菜科堇菜属植物紫花堇菜 Viola grypoceras A. Gray 在概貌上相似。该种我国产于华北、华东至华中、华南、西南各省区的林区（除西藏、青海外）。

松村：Viola sylvestris Kit. var. jaonica Mak.；吴批：Viola arcuata？《纲要》1：333：Viola arcuate Blume，该名在《中志》51：105 作为如意草 Viola hamiltoniana D. Don 异名，该名 FOC 又处理为 Viola arcuata Blume 的异名，不产山西。

〔注〕

① 指甲草：疑为卷之二十七"水木樨"，其别名指甲草。木犀草科木犀草属植物木犀草 Reseda odorata L。

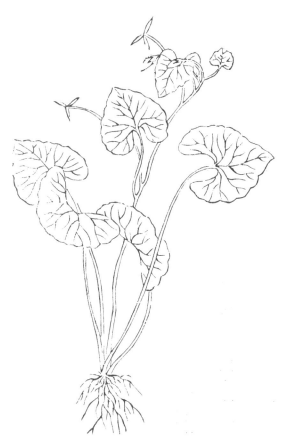

图 521　如意草

495. 毛白菜

毛白菜，江西、湖南多有之。初生铺地如芥菜，长叶深齿，白毛茸茸。夏间抽茎，抱茎生叶，攒附而上。梢间发小枝，开淡紫花，全似马兰稍大。俚医以根、叶同肉煮服，治吐血。

按《救荒本草》：毛连菜，一名常十八，生田野中，苗初攥地生，后撺茎叉高二尺许。叶似刺蓟叶而长大稍尖，其叶边褶曲皱，上有涩毛，梢间开银褐花。味微苦。采叶煤熟，水浸淘洗，油盐调食。形状极肖。又《天禄识余》：草花中有名长十八者。元葛逻禄遁贤[1]《塞上曲》云：双鬟小女玉娟娟，自卷毡帘出账前；忽见一枝长十八，折来簪在帽檐边。下注曰：长十八，草花名。余至塞外，果有是花，未知即此否。

[新释]

《图考》毛白菜附两图：其图 522 仅为茎（或枝）端数叶，无茎和头状花序。如仅具图，由于没有头状花序等关键性状，是否为菊科植物仍需存疑。如加文字性状"开淡紫花，全似马兰稍大"，可订为菊科植物之一种。吴批：*Aster* 或 *Kalimeris* 一种。

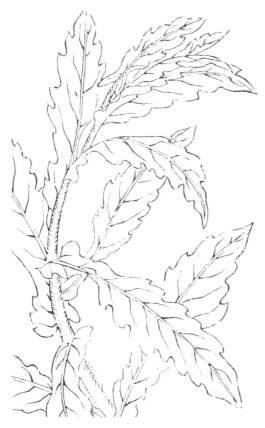

图 522　毛白菜（1）

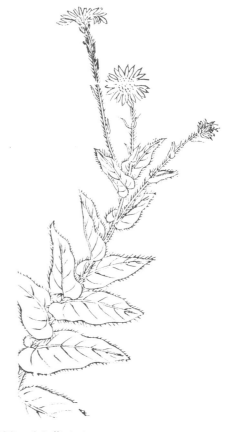

图 523　毛白菜（2）

图 523 仅仿绘自《救荒》原图的一个分枝，基生叶都被略去，但头状花序稍放大而较清晰。我们参照二图作如下描述：本种具基生叶，其叶狭长圆形，无柄，先端尖，边具刺毛具齿。茎生叶卵状椭圆形，往往渐小，无柄，基部似心形而半抱茎，先端尖，具羽状脉，边作微波状而具刺毛；头状花序单生枝端，具长梗，梗上有毛，数个作伞房状排列；总苞片数层（不清楚），整个总状花序为银褐色，均为舌状花。综合上述与《中志》80（1）：55 和《云志》13：672 所描述的菊科毛连菜属植物毛连菜 Picris hieracioides L. 在概貌上相似。本种在我国为广布种和多型种，在东北、华北、华中、西北、西南均有分布，生于 1 400～3 600 米林下、林缘、灌丛、草坡、田边、荒地均有生长。吴批：Cirsium arvense L.。此种分布于新、藏、甘，从地理分布观之，非是。

吴其濬在文中另记载长十八（《天禄识余》《塞上曲》）：清毛奇龄《西河诗话》卷三一："今上尝出塞驻跸乌栏布尔哈酥，有以道傍紫花献者，不得其名，然蓓蕾蕤细可爱，询之土人，曰'此长十八也'。"推测长十八似为菊科 Compositae 植物。存以备民族植物田野调查。

［注］

1 葛逻禄遒贤：即卷之十一"酸浆"条之乃贤。葛逻禄：古族名。突厥族的一支。唐时居北庭西北，金山之南（今新疆准噶尔盆地）。有谋落、炽俟、踏实力三部落，其首领号叶护。

496. 小虫儿卧单

《救荒本草》：小虫儿卧单，一名铁线草。苗揭地生，叶似星宿叶而极小，又似鸡眼草叶亦小。其茎色红，开小红花，苗味甜。采苗、叶煠熟，水浸淘净，油盐调食。

按小虫儿卧单，固始呼为小虫儿盖，直隶呼为雀儿头。李时珍《本草纲目》入《嘉祐本草》地锦下，并入有名未用。《别录》地朕，援据《本草拾遗》：地朕一名地锦，一名地噤。蔓延着地，叶光净，露下有光。又引掌禹锡[1]曰：地锦草生近道田野，出滁州者尤佳。叶细弱，蔓延于地。茎赤，叶青紫色，夏中茂盛，开红花，结细实，取苗子用之，状极相类。而李时珍所说则是奶花草。二种皆布地生，小虫儿卧单茎细叶稀，无白汁，花不黄，非一草也。形未符，主治俱不载，以俟考。《山西通志》：地锦，一名草血竭，一名雀儿单，潞人称为小虫儿卧单。此草既有草血竭之名，则治血症应效。

［新释］

《救荒》图与《图考》图描绘的是完全不同的两个种。《救荒本草译注》释小虫儿卧单为大戟科大戟属植物地锦 Euphorbia humifusa Willd.。《图考》图为新绘（图 524），绘图显示该种似草本，茎平卧，基部分枝；叶簇生或轮生？狭椭圆形？宜释作蓼科蓼属 Polygonum 植物，似习见蓼 Polygonum plebeium R. Br.。该种除西藏外，分布几遍全国，生于田边、路旁、水边湿地，海拔 30～2 200 米。

文中提到李时珍描述的奶花草，如为吴其濬

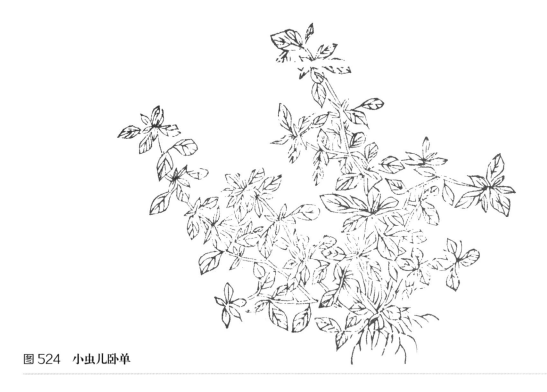

图524　小虫儿卧单

所说的"赤茎花黄"，则确实不是地锦 *Euphorbia humifusa* Willd.，也非习见蓼 *Polygonum plebeium* R. Br.。待考。

　　吴批：《救荒》所图 *Polygonum plebeium*。《图考》绘图 *Chamaesyce humifusa* (*Euphoria humifusa*)。

[注]

① 掌禹锡（992—1068）：字唐卿，许州郾城（今河南郾城区）人。天禧进士，历官道州司理参军、尚书屯田员外郎、井州通判、集贤院校理、崇文院检讨、光禄卿、直秘阁学士。嘉祐二年（1057），奉敕与林亿、苏颂、张洞等共同修订《开宝本草》。又会同医官嘉宗古、朱有章等，以《开宝本草》为蓝本，参考诸家本草进行校正补充，编撰《嘉祐补注神农本草》20卷。

497. 地耳草

　　地耳草，一名斑鸠窝，一名雀舌草，生江西田野中。高三四寸，丛生。叶如小虫卧单叶，初生甚红，叶皆抱茎上耸，老则变绿。梢端春开小黄花。按《野菜谱》有雀舌草，状亦相类，或即此。

[新释]

吴其濬新描述的物种。从《图考》文、图

（图525），可得知本种为一矮小一年生草本，铺地而丛生，高约40厘米；叶小，对生，卵形，先端尖，无柄，全缘，初生甚红，老则变绿；花小，

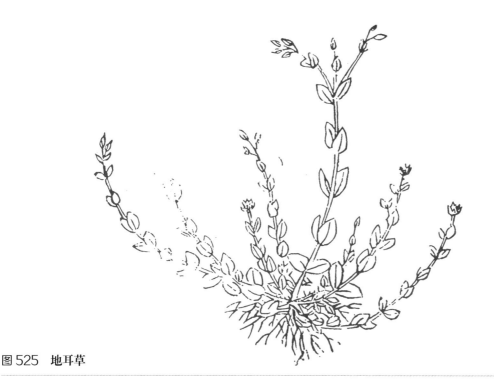

图 525　地耳草

黄色，成简单的聚伞花序，生茎端。据上述性状特征，宜释作《中志》50（2）：47 描述的藤黄科金丝桃属植物地耳草 *Hypericum japonicum* Thunb.。本种在我国广布，北起辽、鲁，南达长江流域以南各省区，生于草地及撂荒地上。

　　松村、《中志》50（2）：47、《云志》7：154、《图鉴》2：878，图 3485、《纲要》1：216和吴批：*Hypericum japonicum* Thunb.。

498. 野艾蒿

《救荒本草》：野艾蒿，生田野中。苗叶类艾而细，又多花叉。叶有艾香，味苦。采叶煤熟，水淘去苦味，油盐调食。

　　按此蒿与大蓬蒿相类，而茎叶白似艾。

〔新释〕

　　《图考》野艾蒿文出《救荒》，吴其濬有按语。《救荒本草译注》释野艾蒿为菊科蒿属植物艾 *Artemisia argyi* H. Lévl. et Van.。《图考》图为吴其濬新绘，图 526 为未开花时的植株形态，图 527 为花果期。

　　按图 526，叶片卵形，二至三回羽裂，侧裂片 3～4 枚，裂片上有尖齿。野艾蒿叶侧裂片较少，而且末回裂片无齿。根据《中国植物志》检索表检索，疑似蒙古蒿 *Artemisia mongolica* (Fisch. ex Bess.) Nakai，该种下部叶的叶形与图 526 较接近。据《中志》76（2）：111，该种在我国产于黑龙江、吉林、辽宁、内蒙古、河北、

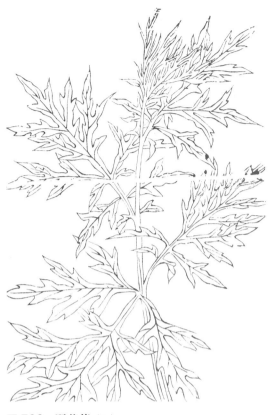

图 526 野艾蒿（1）

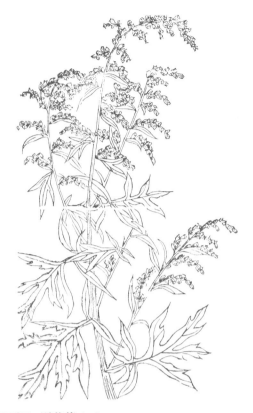

图 527 野艾蒿（2）

山西、陕西、宁夏、甘肃、青海、新疆、山东、江苏、安徽、江西、福建（北部）、台湾（中部高山地区）、河南、湖北、湖南、广东（北部）、四川及贵州等省区；多生于中或低海拔地区的山坡、灌丛、河湖岸边及路旁等，西北、华北地区，还见于森林、草原和干河谷等地区。该种全草入药，作"艾"的代用品。

图 527 似野艾蒿 *Artemisia lavandulifolia* DC.。参见《中志》76（2）：92，图版 12：1-8。该种在我国产于黑龙江、吉林、辽宁、内蒙古、河北、山西、陕西、甘肃、山东、江苏、安徽、江

西、河南、湖北、湖南、广东（北部）、广西（北部）、四川、贵州、云南等省区；多生于低或中海拔地区的路旁、林缘、山坡、草地、山谷、灌丛及河湖滨草地等。入药，作"艾"的代用品。

松村：*Artemisia vulgaris* L.；《中志》76（2）：92 一边释作野艾蒿 *Artemisia lavandulifolia* DC.；又《中志》76（2）：117 野艾蒿（《植物名实图考》）为五月艾 *Artemisia indica* Willd.，同时《中志》76（2）：120 又释野艾蒿［《植物名实图考》（部分）］为魁蒿 *Artemisia princeps* Pamp.，欠妥。吴批：*Artemisia*。

499. 野同蒿

《救荒本草》：野同蒿，生荒野中。苗高二三尺，茎紫赤色。叶似白蒿，色微青黄，

又似初生松针而茸细，味苦。采嫩苗、叶煠熟，换水浸淘净，油盐调食。

按野同蒿即蓬蒿，陆玑《诗疏》：藻一种，茎大如钗股，叶如蓬蒿，谓之聚藻[1]。此蒿茎叶青绿一色，而叶细如丝，正与水藻相似。湖南亦谓之青蒿，云功用胜于似黄蒿之青蒿。李时珍以同蒿菜为蓬蒿，殊误。

[新释]

《救荒本草译注》释野茼蒿为猪毛蒿 *Artemisia scoparia* Waldst et Kit.。

《图考》本条文出《救荒》，有吴其濬按语。两图乃吴其濬新绘，为同一植物的不同时期，图 528 为花果期，图 529 为幼年植株。《中志》76（2）：220 释图 528 为猪毛蒿 *Artemisia scoparia* Waldst et Kit.，同意这一考证意见。该种遍及全国，东部、南部省区分布在中、低海拔地区的山坡、旷野、路旁等，西北省区分布在中、低海拔至 2 800 米的地区，西南省区最高分布到 3 800（～4 000）米地区，在半干旱或半温润地区的山坡、林缘、路旁、草原、黄土高原、荒漠边缘地区都有，局部地区构成植物群落的优势种，为欧、亚大陆温带与亚热带地区广布种。

吴批：*Artemisia capillaris* 图 528 自《救荒》。图 529 为另一种，或幼年植株，无花果。

[注]

1 聚藻：藻类聚藻属植物聚藻 *Chara* sp.。

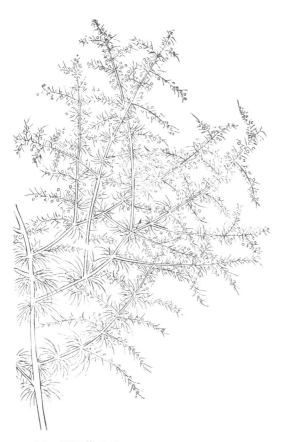

图 528　野同蒿（1）

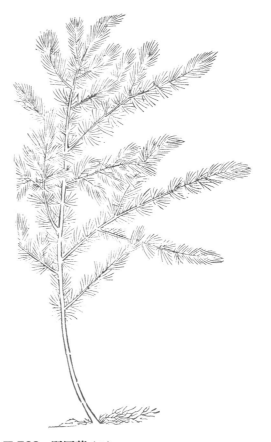

图 529　野同蒿（2）

500. 大蓬蒿

《救荒本草》：大蓬蒿，生密县山野中。茎似黄蒿，茎色微带紫。叶似山芥菜叶而长大，极多花叉，又似风花菜叶，又亦多，又似漏芦叶却微短，开碎瓣黄花。苗、叶味苦。采叶煠熟，水浸淘去苦味，油盐调食。

〔新释〕

《救荒本草译注》释大蓬蒿为菊科千里光属植物额河千里光 Senecio argunensis Turcz.。

《图考》文出《救荒》，图（图530）亦仿绘《救荒》图，但花序不像原图明显作伞房状。据《图考》文、图，可知本种茎单生，不分枝；茎生叶无柄，轮廓长圆形，羽状深裂，裂片5～6对，条状椭圆形，边具少数裂齿；头状花序具梗，组成顶生复伞房花序，其分支基部具小总苞叶，舌状花10余个，舌片条形，花色。综合上述性状，仍与《中志》77（1）：288和《图鉴》4：571，图6555所描述的额河千里光 Senecio argunensis Turcz. 在概貌上较似。本种在我国产于黑龙江、吉林、辽宁、内蒙古、河北、青海、山西、陕西、甘肃、湖北、四川，生于500～3 300米山坡、山地草甸等处。

吴批：绘图自《救荒》，其中花序不似 Artemisia。Senecio。

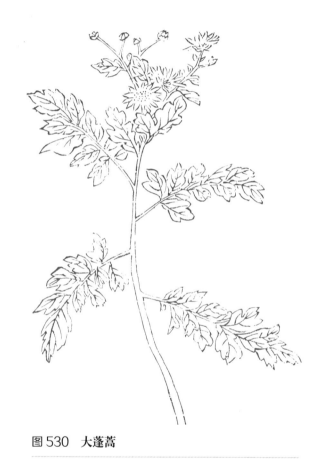

图530　大蓬蒿

501. 牛尾蒿

牛尾蒿，《诗经》：取萧祭脂[1]。陆玑《疏》：萧，荻。今人所谓荻蒿者是也。或云牛尾蒿似白蒿，白叶，茎粗，科生，多者数十茎，可作烛，有香气，故祭祀以脂焫之为香。许慎以为艾蒿，非也。《郊特牲》[2]云：既奠然后焫萧合馨香是也。

按《尔雅》：萧，荻。《郭注》即蒿。盖牛尾蒿，初生时与蒌蒿同，唯一茎旁生横枝。秋时枝上发短叶，横斜欹舞，如短尾随风，故俗呼以状名之。其茎直硬，与萎蒿同为烛杆之用。李时珍以《陆疏》苹为牛尾蒿，与今本不同。郑渔仲[3]以牛尾蒿为青葙子，大误。《尔雅正义》：苹，藾萧。《注》：今藾蒿也，初生亦可食。《正义》：此别蒿之类也。苹，一名藾萧。《小雅》云：呦呦鹿鸣，食野之苹[4]。《郑笺》以为藾萧，《疏》引陆玑《疏》云：叶青白色，茎似箸而轻脆，始生时可生食，又可蒸食。按藾萧为蒿之别种，俗呼为牛尾蒿。或以为即今白蒿，非也。又萧荻，《注》：即蒿。《正义·诗疏》引李巡[5]云：萩，一名萧。《天官·甸师》云：祭祀共萧茅。杜子春[6]以为萧，香蒿也。后郑[7]谓《诗》所云：取萧祭脂。《郊特牲》云：萧合黍稷，臭阳达于墙屋，故既荐然后焫萧为馨香者，是萧之谓也。又《郑注》：《郊特牲》云萧，芗蒿也。染以脂，合黍稷烧之。《生民》，《诗疏》云：宗庙之祭，以香蒿合黍稷，烧此香蒿，以合其馨香之气。是萧为蒿之香者也。萩，监本误作荻；《唐石经》[8]作萩；《释文》：萩，音秋，今改正。案《春官·郁人》[9]，《疏》引王度记云：士以萧，庶人以艾。《白虎通义》亦引之。是萧与艾，定为二物也。萧、艾皆香草，而《离骚》云：何昔日之芳草，今直为此萧艾也。盖萧可以焫，艾可以灸。古之长育群材者，芳草各有其用；而采萧、采艾，亦各以其时。今不辨其为芳草，而与萧、艾并见烧薙，故骚人叹之。说《楚辞》者，不达其意，以萧、艾为恶草，误矣。《管子·地员篇》[10]云：苹下于萧，萧下于薛。辨庶草者，固各有其等差也。

《说文解字注》：萧，艾蒿也。《大雅》：取萧祭脂。《郊特牲》焫萧合馨香。故毛公[11]曰：萧所以共祭祀。郑君曰：萧，芗蒿也。陆玑曰：今人所谓萩蒿也，或曰牛尾蒿。许慎以为艾蒿，非也。按陆语非是。此物蒿类而似艾，一名艾蒿，许非谓艾为萧也。齐高帝[12]云：萧即艾也，乃为误耳。又按《曹风传》曰：萧，蒿也，此统言之。诸家云芗蒿、艾蒿者，析言之。从草，肃声，苏雕切，古音在三部，音修，亦与萧同音，通用。甸师共肃茅，杜子春读肃为萧。萧墙、萧斧皆训肃，萩萧也。从草、秋声，七由切，三部。古多以萩为楸，如《左氏传》伐雍门之萩。《史》《汉》[13]河济之间千树萩是也。

[新释]

本条附两图，图531，即文字"黄牛尾蒿初生时，与萎蒿同，唯一茎旁生横枝。秋枝上发短叶，横斜欹舞，如短尾随风，故俗呼以状名之"。据文、图，为一植物苗期的上半部，茎似有纵棱，分枝多，开展，中部叶卵形，羽状5深裂，裂片似披针形，先端尖，边缘无裂齿，基部渐狭，楔形，成柄状；上部叶与苞片叶指状3深裂或不分裂，裂片或不分裂的苞片叶椭圆状披针形或披针形。综合上述性状，概貌较符合《中志》76（2）：247描绘的牛尾蒿 Artemisia dubia Wall. ex Bess.［Artemisia subdigitata 为其异名］的特征。该种在我国产

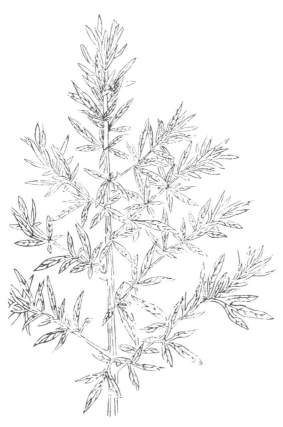

图 531　牛尾蒿（1）

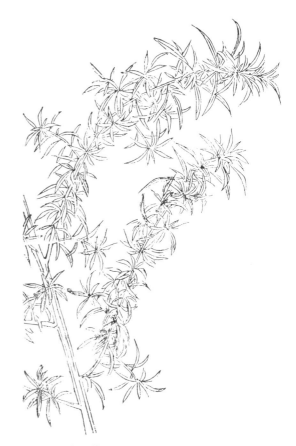

图 532　牛尾蒿（2）

于内蒙古（南部）、河北、山西、陕西、宁夏、甘肃（中部以南）、青海、山东（西部）、河南（南部）、湖北（西部）、广西（西北部）、四川、贵州、云南等省区，生于低海拔至 3 000 米地区的山坡、河边、路旁、沟谷、林缘等，局部地区为植物群落的优势种。入药，有清热、解毒、消炎、杀虫之效。

《纲要》3：383 释《图考》牛尾蒿及图 531 为 Artemisia subdigitata Mattf.。

图 532 描绘的为一植株的中部两枝条，故猜测植株必较高大。其叶线状披针形或线形，先端渐尖，基部渐狭，全缘。吴批图 531 为龙蒿 Artemisia dracunculus L.。恐混淆了两图顺序，此种应为图 532 描绘的物种。该种在我国产于黑龙江、吉林、辽宁、内蒙古、河北（北部）、山西（北部）、陕西（北部）、宁夏、甘肃、青海及新疆；东北、华北及新疆分布在海拔 500～2 500 米地区，甘肃、青海分布在海

拔 2 000～3 800 米地区，多生于干山坡、草原、半荒漠草原、森林草原、林缘、田边、路旁、干河谷、河岸阶地、亚高山草甸等地区，也见于盐碱滩附近，常成丛生长，局部地区成为植物群落的主要伴生种，为北温带及亚热带半荒漠与草原地区的广布种。青海民间入药，治暑湿发热、虚劳等。根有辣味，新疆民间取根研末，代替辣椒作调味品。牧区作牲畜饲料。

《诗经》苹：日人释为 Anaphalis cinnamonea。存以备考。

《中志》76（2）：247：Artemisia dubia Wall. ex Bess.；吴批：绘图 531 即 Artemisia dracunculus。

[注]

1　取萧祭脂：见《诗经·大雅·生民》。

2　《郊特牲》：《礼记》中的一篇，主谈郊祭的礼仪。

3 郑渔仲：郑樵（约 1104—1162），字渔仲。宋代史学家、目录学家。南宋兴化军莆田（今属福建）人，著述颇丰。其《通志·昆虫草木略》，是中国古代一部重要的论述动植物物种的文献资料。

4 呦呦鹿鸣，食野之苹：见《诗经·小雅·鹿鸣》。苹，吴批提及日人译为菊科香青属植物珠光香青 Anaphalis margaritacea (L.) Benth. et Hook. f.，记之以俟考。

5 李巡（？—189）：汝南汝阳（今河南商水县西北）人。东汉末年宦官。汉灵帝时，随蔡邕等人校订《五经》。

6 杜子春（约前 30—约 58）：东汉时经学家。河南缑氏（今河南偃师南）人，西汉末向刘歆学习《周礼》，他注的《周礼》为后来的经学大师、教育家郑玄注的《三礼注解》所采用。

7 后郑：指郑玄。

8 《唐石经》：有称《开成石经》，唐代的十二经刻石。始刻于文宗太和七年（833），开成二年（837）完成。原碑立于唐长安城务本坊的国子监内，宋时移至府学北墉，即今西安碑林。

9 《春官·郁人》：见《周礼·春官宗伯·郁人》。

10 《管子·地员篇》：《管子》大约认为成书于战国时期，假托管子之名编撰的作品，共 24 卷，原 86 篇，今存 76 篇，其余 10 篇仅存目录。《地员篇》主要论述中国土地分类，涉及土壤地理和植物地理。反映了先秦我国人民对土壤和植物分布之间关系的认识。

11 毛公：指毛亨，生卒年不详。西汉鲁国（今曲阜）人。据称其诗学传自子夏，曾作《毛诗故训传》，简称《毛传》，以授侄子毛苌，故世人称之"大毛公"。

12 齐高帝：指南朝齐的建立者萧道成（427—485），字绍伯，小字斗将。

13 《史》《汉》：《史记》和《汉书》。"河济之间千树萩"，出《史记·货殖列传》。

502. 柳叶蒿

柳叶蒿，茎长二尺许，色青心实，不类蒿。叶面青背白，长而狭，有尖齿。顶端叶单似柳，以下叶渐分三歧，或四歧。味清香似艾。生岳麓山。秋开花如粟，与他蒿同。

[新释]

吴其濬新描绘的湖南物种。据《图考》文、图（图 533），顶生叶为单叶似柳，中部叶三歧或四歧，与《图鉴》4：540，图 6493；《中志》76（2）：144 描述的菊科蒿属植物蒌蒿 Artemisia selengensis Turcz. 颇似。该种我国产于黑龙江、吉林、辽宁、内蒙古（南部）、河北、山西、陕西（南部）、甘肃（南部）、山东、江苏、安徽、江西、河南、湖北、湖南、广东（北部）、四川、云南及贵州等省区，多生于低海拔地区的河湖岸边与沼泽地带，也见于湿润的疏林中、山坡、路旁、荒地等。《中志》76（2）：144 释其为蒌蒿之变种无齿蒌蒿 Artemisia selengensis Turcz. ex Bess. var. shansiensis Y. R. Ling。该变种与原变种区别在于，叶的裂片边

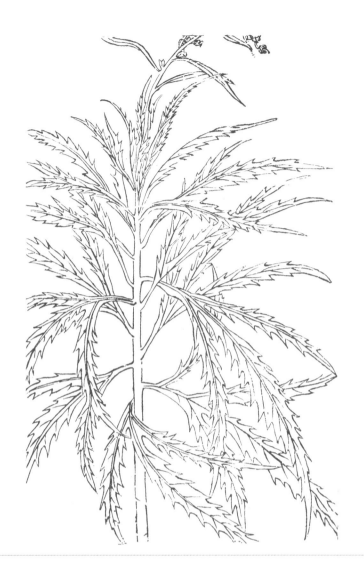

图 533　柳叶蒿

缘全缘，稀间有少数小锯齿。《图考》绘图恰恰有明显锯齿，非全缘，如按此，应释为蒌蒿（原变种）*Artemisia selengensis* Turcz. ex Bess. var. *selengensis*。全草入药，有止血、消炎、镇咳、化痰之效；民间还作"艾"（家艾）的代用品；四川民间作"刘寄奴"（奇蒿）的代用品。嫩茎及叶作菜蔬或腌制酱菜。

《图鉴》4：543，图 543，有中名柳叶蒿 *Artemisia integrifolia* L. 者，与《图考》附图不同。吴批：*Artemisia*（待查）。

503. 扯根菜

《救荒本草》：扯根菜，生田野中。苗高一尺许，茎赤红色。叶似小桃红叶微窄小，色颇绿，又似小柳叶，亦短而厚窄，其叶周围攒茎而生。开碎瓣小青白花，结小花蒴似蒺藜样。叶苗味甘。采苗叶煠熟，水浸淘净，油盐调食。

按此草，湖南坡陇上多有之。俗名矮桃，以其叶似桃叶，高不过二三尺，故名。俚医以为散血之药。

[新释]

《救荒本草译注》释扯根菜为虎耳草科扯根菜属植物扯根菜 Penthorum chinense Pursh。

《图考》图（图534）似吴其濬新描述的湖南新种矮桃。所图为一多年生草本，茎不分枝；叶互生，具短柄，长圆形，向上逐渐缩小，先端尖，基部楔形，边全缘；总状花序顶生，初花时密集，花以后及结果时伸长；果小，球形，顶上似尚留有花柱。据上特征，《中志》59（1）：102 释作报春花科珍珠菜属植物矮桃 Lysimachia clethroides Duby。该种产于我国东北、华中、西南、华南、华东各省区以及河北、陕西等省，生于山坡林缘和草丛中。

松村：Lysimachia clethroides Duby.。《纲要》2：365 云：《图考》卷之十二所云的"扯根菜"非《救荒》的扯根菜，所描述的茎叶似为报春花科珍珠菜属植物红根草 Lysimachia fortunei Maxim.。吴批：Penthorum chinense，矮桃 Lysimachia clethroides。

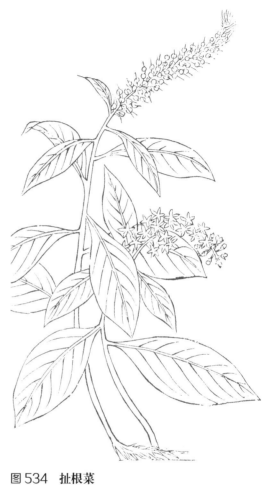

图 534 扯根菜

504. 矮桃 又一种

矮桃，生湖南。颇似扯根菜，三叶攒生，柔厚尖长，梢开青白小五瓣花成穗。土人以为即扯根菜一类，故俱呼矮桃。

[新释]

吴其濬新描述的湖南物种。据图（图535）、

文：茎直立，上部具小枝；叶披针状长圆形，先端尖，基部渐狭近无柄，边全缘，具羽状脉，在茎部之中下三叶轮生，在小枝和茎端之

叶为对生；花冠白色，裂片5，密集的总状花序，生茎端和枝端。据上述性状描述，在外貌上可得出三个主要特征，叶对生至轮生；花冠白色；总状花序密集，生茎顶端和枝端。据此三个特征，宜归于《中志》59（1）：101 描述的 *Lysimachia* subgen. *palladia* (Moench) Hand.-Mazz. sect. Lubinia (Comm.) Klatt。该组中有三种最有可能，虎尾草 *Lysimachia barystachys* Bunge（《中志》释为《救荒》143 种的虎尾草）、矮桃 *Lysimachia clethroides* Dudy 和红根草 *Lysimachia fortunei* Maxim.。但它们的叶一般为互生，假定互生叶可以紧缩似或对生或轮生，例如 *Lysimachia fukiensis* Hand.-Mazz. 其叶互生、对生，有时候3~4叶轮生［参见《中志》59（1）：57］，在概貌上最接近《图鉴》3：281，图4515 描述的报春花科珍珠菜属植物红根草 *Lysimachia fortunei* Maxim.，该种产于我国中南、华南、华东各省区，生于沟边、田边等低湿处。《中志》59（1）：57 释红根草（《图考》）*Lysimachia fortunei* Maxim.，谅系"红根菜"讹写。

松村：*Lysimachia*；《纲要》2：367、《中志》59（1）：104、吴批：*Lysimachia fortunei*。

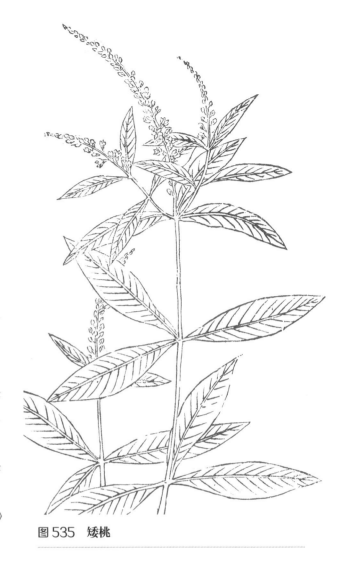

图535 矮桃

505. 龙芽草

《救荒本草》：龙芽草，一名瓜香草。生辉县鸭子口山野间。苗高尺余，茎多涩毛。叶如地棠叶而宽大，叶头齐团，每五叶，或七叶作一茎排生。叶茎脚上又有小芽叶，两两对生。梢间出穗，开五瓣小圆黄花，结青毛葜荽，有子大如黍粒，味甜。收子或捣，或磨，作面食之。

按此草，建昌呼为老鹳嘴，广信呼为子母草，湖南呼为毛脚茵。以治风痰、腰痛。考《本经》蛇含，陶隐居云用有黄花者；李时珍以为即小龙芽，或即此草。但《图经》未甚详晰。方药久不采用，仍入草药，以见礼失求野之义。《滇南本草》谓之黄龙尾，味苦，性温，治妇人月经前后红崩白带、面寒腹痛、赤白痢疾。杭芍二钱，川芎一钱五分，香附一钱，红花二钱，黄龙尾三钱。行经紫黑，加苏木、黄芩。肠痛加延胡、小茴。白带加白芷、木瓜。赤带加土茯苓、赤木通、蛇果草、八仙草、甘草。

[**新释**]

本条文、图中可能涉及三个种，分述如下。

（1）《救荒本草》龙芽草，《救荒本草译注》释其为以蔷薇科龙牙草属植物龙牙草 *Agrimonia pilosa* Ledsb. 为主的一个复合种群。建昌呼为老鹳嘴，广信呼为子母草，湖南呼为毛脚茵。以治风痰、腰痛。《图考》图为新绘（图536），所图物种，即该种。

（2）《本经》蛇含，据《纲要》3：109，"蛇含"之名载于《本经》。《图考》卷之十一的蛇含，非《本草纲目》所载之蛇含。《云志》12：555 考证蛇含（《本经》）为蔷薇科委陵菜属植物委陵菜 *Potentilla kleiniana* Wight et Arn.。据《图考》绘图，可知本种为小草木；茎生叶为5小叶，花序下的苞片似叶，但为4小叶，小叶卵形，无柄，基部钝，先端锐尖；聚伞花序具多花，花瓣5。其概貌基本和 *Potentilla kleiniana*

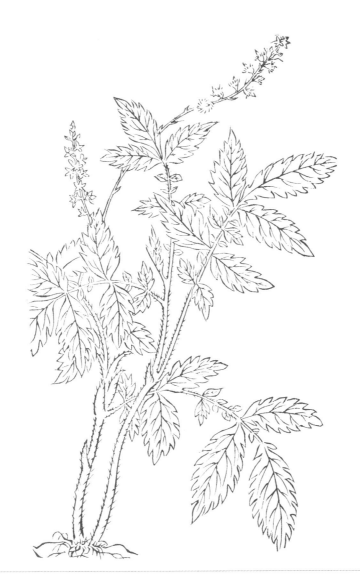

图 536　**龙芽草**

相似。本种广布于我国南北各省，在云南分布较广，昆明、大理、通海、龙陵、金平、文山、蒙自等地皆产，生于海拔 1 100～2 000 米山坡草地。图可参见《图鉴》2：297，图 2323。

（3）《滇南本草》黄龙尾，《云志》12：603 考证为蔷薇科龙牙草属植物龙牙草的黄龙尾变种 *Agrimonia pilosa* Ledeb. var. *nepalensis* (D. Don) Nakai［其异名为 *Agrimonia nepalensis* D. Don（《滇南本草》整理组采用）、*Agrimonia zelanica* auct. non Moon（吴批和《滇南本草图谱》采用）］。详尽考证，可参考经利彬、吴征镒等《滇南本草图谱》重印本第 128-第 133 页．也可参考《滇南本草》1：158-159 在黄龙尾项下的附注，不赘述。

吴批：*Agrimonia pilosa*；蛇含（《本经》）：*Potentilla*；黄龙尾（《滇南本草》）：*Agrimonia zeylanaea*。

506. 满天星

满天星，生水滨，处处有之。绿茎铺地，花叶俱类旱莲草[1]，叶小而花密为异。俚医以洗无名肿毒。

按《救荒本草》：耐惊菜，一名莲子草，以其花之菁葵状似小莲蓬样，故名。生下湿地中。苗高一尺余，茎紫赤色，对生茎叉。叶似小桃红叶而长，梢间开细瓣白花而淡黄心，叶味苦。采苗、叶煠熟，油盐调食。核其形味即此。

[新释]

《救荒本草译注》释耐惊菜、莲子草为菊科鳢肠属植物鳢肠 *Eclipta prostrata* (L.) L.。

《图考》满天星是吴其濬新描述的类群。据《图考》原图（图 537）、文，可得知本种植物为草本植物，茎匍匐或上升，多分枝；叶对生，倒椭圆形至倒长圆形，先端尖，基部楔形，近无柄，全缘，中脉明显；花密集呈头状花序，生叶腋。据上特征，与《云志》11：419，《中志》25（2）：234、《图鉴》1：609，图 1218、《纲要》2：57 和吴批考订的苋科莲子草属植物莲子草 *Alternanthera sessilis* (L.) R. Br. 在概貌上基本吻合。该种在我国广布于长江流域以南各省，生于海拔 420～2 400 米村旁草塘边水沟、田边等处。

许多现代植物学文献，包括《中志》25（2）234，将莲子草、满天星两个中文名，都附

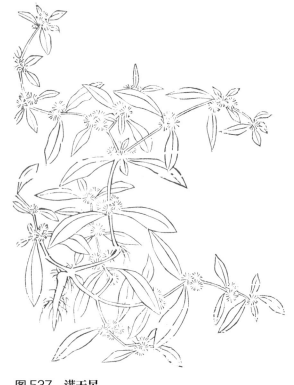

图 537　满天星

于 *Alternanthera sessilis* 这个物种上，欠妥。将《救荒》莲子草释为 *Alternanthera sessilis*，始作俑者推测是松村任三。他可能据《图考》文字，将《图考》之满天星和《救荒》之耐惊草、莲子草两种植物，均释为 *Alternanthera sessilis*。但牧野富太郎的《日本植物图鉴》是正确的，仅将满天星释为 *Alternanthera sessilis*。20 世纪 30 年代始，中国植物分类学家采用古籍中植物名作现代植物中文名时，许多未核实原始文献，对应的拉丁学名多沿用日本学者的考证结果，存在不少问题。

松村和吴批 *Alternanthera sessilis* R. Br.。

〔注〕

1 旱莲草：菊科鳢肠属植物鳢肠 *Eclipta prostrate* (L.) L.。

507. 水蓑衣

《救荒本草》：水蓑衣，生水泊边。叶似地梢瓜叶而窄，每叶间皆结小青葶葵，其叶味苦。采苗、叶煠熟，水浸淘去苦味，油盐调食。

按此草江西沙洲多有之，唯叶间青葶葵略带淡红色。余取破之，其中皆有一小虫跧伏其中。南方湿热，草木蕴结，化生虫蛾，不可细诘，故挑野菜者绝少；不似北地黄壤，几于草根、树皮皆成野蔬也。又小说家谓有仙桃草，四五月麦田中蔓生，叶绿茎红，实大如椒，形如桃，中有一小虫。宜在小暑节十五日内取之，先期则无虫，后时则虫飞出。趁未坼采之，烘干研末，藏以待用。一切跌打损伤，服一二钱可以起死回生；或云其叶煎水浴之亦妙。按状与此草殊肖。

〔新释〕

吴其濬新描述的江西物种，与《救荒》水蓑衣同名异物。《救荒本草译注》释水蓑衣为爵床科水蓑衣属植物水蓑衣 *Hygrophila salicifolia* (Vahl) Nees。

本条按语中，吴其濬释水蓑衣以江西植物仙桃草，并另绘新图。据图 538，植株矮小，自基部多分枝，主茎直立，侧枝披散；叶无柄，下部的倒披针形，上部的长矩圆形，全缘或中上端有三角状锯齿；花序腋生，具长苞片，花冠青色（实白色或浅蓝色），带红色；具虫瘿；生于江西沙洲。与玄参科婆婆纳属蚊母草 *Veronica peregrina* L. 颇合，其果实常因虫瘿而肥大。带虫瘿的全草药用，嫩苗味苦，水煮去苦味，可食。该种分布于东北、华东、华中、西南各省区，生于潮湿的荒地、路边，在西南可达海拔 3 000 米处。

《中志》和《云志》释《救荒》和《图考》水蓑衣同为 *Hygrophila salicifolia* (Vahl) Nees，同时又释《本草纲目》仙桃草为 *Veronica peregrina* L.，实欠妥。核《本草纲目》，无仙桃草一名，疑为《本草纲目拾遗》之讹。

吴批：日人释为 *Hygrophila salicifolia*，但吴其濬所图似系另一种"草有虫瘿者"，即仙桃草，待查。

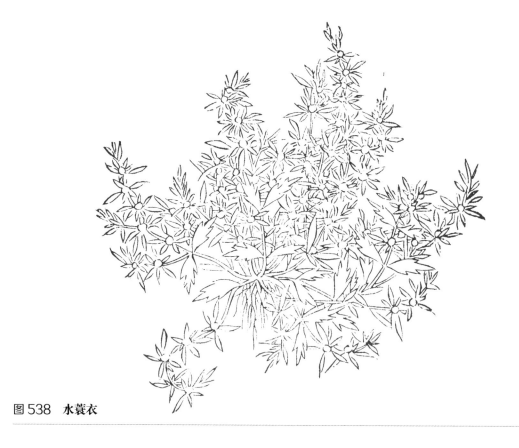

图 538　水蓑衣

508. 地角儿苗

《救荒本草》：地角儿苗，一名地牛儿苗，生田野中。搨地生，一根就分数十茎，其茎甚稠。叶似胡豆[1]叶微小，叶生茎面，每攒四叶，对生作一处。茎旁另叉生葶，梢头开淡紫花，结角似连翘角而小。中有子状似豾豆颗，味甘。采嫩角生食，硬角熟食。

按此草，江西平野亦有之，土人无识之者。

[新释]

《救荒本草译注》释地角儿苗为豆科棘豆属植物地角儿苗 *Oxytropis bicolor* Bunge。

《图考》图为吴其濬据江西平野植物新绘（图 539）。所图实为吴其濬新发现的一新种。所图系草质藤本，伏地而生，四叶轮生，无花果。非吴批鱼鳔黄耆 *Astragalus complanatus*。

疑似茜草科拉拉藤属 *Galium* 植物。似四叶葎 *Galium bungei* Steud.。存以备考。

吴批：*Astragalus complanata*。

[注]

[1] 胡豆：《救荒本草》的胡豆为一豆科植物，具体物种仍待考。

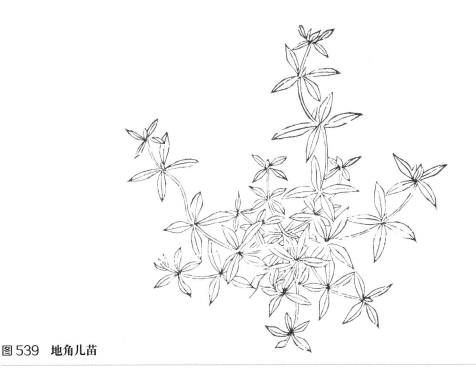

图 539　地角儿苗

509. 鸡眼草

《救荒本草》：鸡眼草，又名掐不齐，以其叶用指甲掐之，作劙不齐，故名。生荒野中。搨地生，叶如鸡眼大，似三叶酸浆叶而圆，又似小虫儿卧单叶而大。结子小如粟粒，黑茶褐色。味微苦，气与槐相类，性温。采子捣取米，其米青色，先用冷水淘净，却以滚水泡三五次。去水下锅，或煮粥，或作炊饭食之，或磨面作饼食亦可。

按江西田野中有之，土人呼为公母草。其叶皆斜纹，掐之辄复相勾连。或云中暑捣取汁，凉水饮之即愈。

[新释]

《救荒本草译注》释鸡眼草为豆科鸡眼草属植物鸡眼草 Kummerowia striata (Thunb.) Schindl.，该种今河南俗名仍为"掐不齐"。

《图考》释鸡眼草以江西植物公母草。又据江西平野植物重新绘图（图 540）。所图仍是鸡眼草 Kummerowia striata (Thunb.) Schindl.。本种我国产于东北、华北、华东、中南、西南等省区，生于路旁、田边、溪旁、砂质地或缓山坡草地，海拔 500 米以下。全草供药用，有利尿通淋、解热止痢之效；全草煎水，可治风疹；又可作饲料和绿肥。

松村：Lespedeza；吴批：日人释作 Kummerowia striata，但原图或是 Medicago。

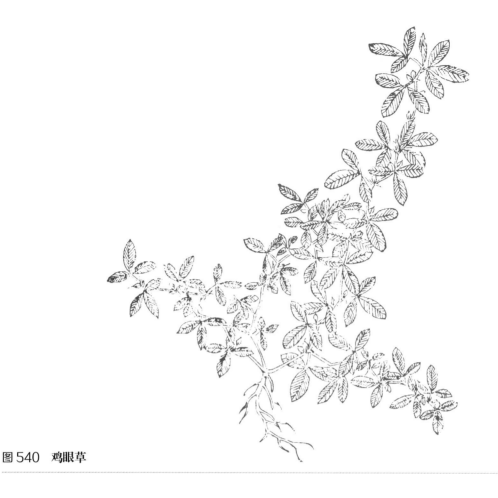

图 540　鸡眼草

510. 狗蹄儿

狗蹄儿，处处平隰有之。初生小叶铺地，圆如狗脚迹，故名。渐长，叶如长柄小匙。春抽细茎，开五瓣小蓝花，与小叶相间，乡人摘其嫩叶茹之。王磐[1]以入《野菜谱》。

[新释]

《野菜谱》有歌诀，无性状描述，绘图简单，无法鉴定。

《图考》狗蹄儿为吴其濬新描述的种，图为新绘（图541）。从《图考》之原文、图，可得知本种为小草本，初生叶铺地生长，基生叶为椭圆形，具长柄似匙，先端钝圆，边全缘；春抽花葶，基部有2叶，比基生叶稍大而无柄，

花小，有短柄，蓝色，花瓣5枚，其间有二枚似叶状的苞片；嫩叶可做茹。据上述性状特征，与《中志》54（2）：104，《云志》4：729，《图鉴》3：560，图5073，所描述的紫草科附地菜属植物附地菜 Trigonotis peduncularis (Trev.) Benth. ex Baker et Moore 在概貌上较吻合。本种在我国广布于东北、内蒙古、陕西、甘肃、新疆至福建、江西、广西、云南、西藏。生于平原、丘陵、草地、林缘、田间、荒地。

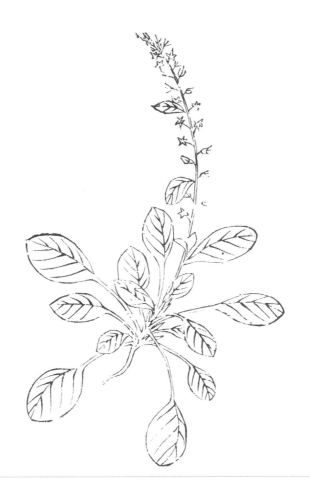

图 541　狗蹄儿

吴批：*Trignotis peduncularis*。

[注]

1　王磐（约 1470—1530）：明代散曲家，字

鸿渐，江苏高邮人，自号"西楼"。1521 年他因见江淮一带灾荒，遂精心编成《野菜谱》，收集 60 种野菜，整理编成三言歌诀，并配上图画说明其采集及食用方法。

511. 米布袋

《救荒本草》：米布袋，生田野中。苗搨地生，叶似泽漆[1]叶而窄，其叶顺茎排生。梢头攒结三四角，中有子如黍粒大，微扁，味甘。采角取子，水淘洗净，下锅煮食。苗叶煠熟，油盐调食亦可。

[新释]

《救荒本草译注》释为豆科米口袋属植物少

花米口袋 *Gueldenstaedtia verna* (Georgi) Boriss.。

《图考》文出《救荒》，绘图仿《救荒》。所图（图 542）为草本，奇数羽状复叶数由 7 枚减

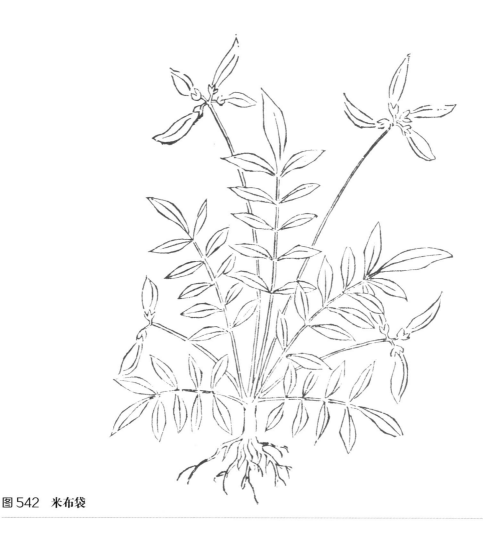

图542　米布袋

至 5 枚；小叶数目由 6 对减至 5 对。叶形也有改变。可释为《中志》42（2）：150 描述的少花米口袋 Gueldenstaedtia verna (Georgi) Boriss.。本种在我国产于东北、华北、华东、陕西中南部、甘肃东部等地区，一般生于海拔 1 300 米以下的山坡、路旁、田边等。

松村：Astragalus sinicus L.；吴批：

Gueldenstaedtia multiflora。

［注］

1 泽漆：《救荒》的泽漆图为夹竹桃科罗布麻属植物罗布麻 Apocynum venetum L.，但其文字中描述中显然还有大戟科大戟属植物泽漆 Euphorbia helioscopia L. 的性状特征。

512. 鸡儿头苗

《救荒本草》：鸡儿头苗，生祥符西田野中。就地拖秧，生叶甚疏稀，每五叶攒生，状如一叶；其叶花叉，有小锯齿。叶间生蔓，开五瓣黄花，根叉甚多。其根形如香附子[1]而须长，皮黑，肉白，味甜。采根换水煮熟食。

〔新释〕

《救荒本草译注》释鸡儿头苗为蔷薇科委陵菜属植物绢毛匍匐委陵菜 *Potentilla reptans* var. *sericophylla* Franch.。该植物具三小叶，小叶边缘有缺刻状锯齿，侧生的两片叶子再2深裂，犹如5枚小叶。

《图考》文、图（图543）出《救荒》，无按语。仿绘图省略匍匐枝，似据文字添绘两花，五瓣。《救荒》原图的花并不清晰。据《图考》图，仍可释为绢毛匍匐委陵菜 *Potentilla reptans* var. *sericophylla* Franch.。该变种产于内蒙古、河北、山西、陕西、甘肃、河南、山东、江苏、浙江、四川、云南，生于山坡草地、渠旁、溪边灌丛中及林缘，海拔300～3 500米。

吴批：*Potentilla hemsleyar*。

〔注〕

1 香附子：莎草科莎草属植物香附子 *Cyperus rotundus* L.。

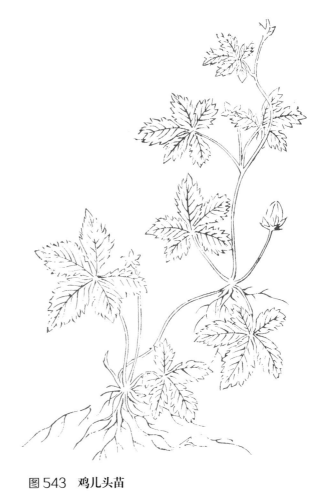

图543 鸡儿头苗

513. 鸡儿肠

《救荒本草》：鸡儿肠，生中牟田野中。苗高一二尺，茎黑紫色。叶似薄荷叶微小，边有稀锯齿，又似六月菊[1]。梢叶间开细瓣淡粉紫花，黄心。叶味微辣。采叶炒熟，换水淘去辣味，油盐调食。

〔新释〕

《救荒本草译注》释为紫菀属 *Aster* 植物，疑似马兰 *Aster indicus* L.。

《图考》文、图（图544）出《救荒》，仿绘图改动较大：植株由三株变两株，大株叶腋花枝改绘成小叶枝，花序也有改变。可释为马兰 *Aster indicus* L.。

松村：*Aster*；吴批：*Kalimeris lautureana*。

〔注〕

1 六月菊：紫菀族 *Astereae* 植物，详见本卷"六月菊"条。

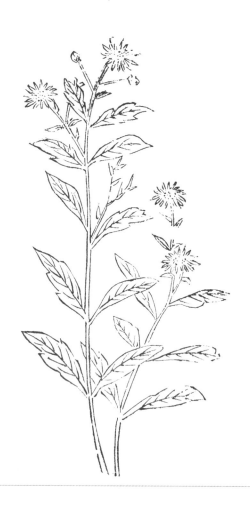

图544　鸡儿肠

514. 碱蓬

《救荒本草》：碱蓬，一名盐蓬，生水傍下湿地。茎似落藜[1]，亦有线楞。叶似蓬而肥壮，比蓬叶亦稀疏。茎叶间结青子，极细小。其叶味微咸，性微寒。采苗叶煤熟，水浸去咸味，淘洗净，油盐调食。山西碱地多有之。

〔新释〕

《救荒本草译注》释碱蓬为藜科碱蓬属植物碱蓬 *Suaeda glauca* (Bunge) Bunge。

《图考》文、图（图545）出《救荒》，吴其濬有一鉴定判断"山西碱地多有之"。《救荒》嘉靖四年本原图即不甚精致，《图考》图也不甚清楚，如仅据《图考》图，难以鉴定种。可接受《救荒本草译注》的考证意见。

松村、吴批：*Suaeda glauca*。

〔注〕

1 落藜：可能指《救荒》水落藜释作小藜 *Chenopodium ficifolium* Smith 或红落藜释作杖藜 *Chenopodium giganteum* D. Don。

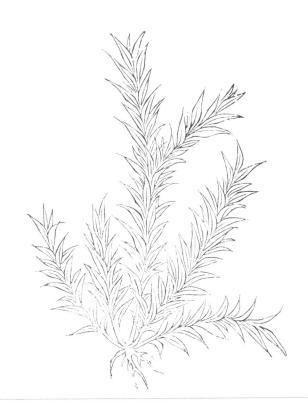

图 545　碱蓬

515. 牻牛儿苗

《救荒本草》：牻牛儿苗，又名斗牛儿苗，生田野中。就地拖秧而生，茎蔓细弱，其茎红紫色。叶似蔊荽叶瘦细而稀疏。开五瓣小紫花，结青菁葵儿。上有一嘴甚尖锐，如细锥子状，小儿取以为斗戏。叶味微苦。采叶煠熟，水浸去苦味，淘净，油盐调食。

按汜水俗呼牵巴巴。牵巴巴者，俗谓啄木鸟也。其角极似鸟嘴，因以名焉。直隶谓之烫烫青，言其叶焯以水则逾青云。山西圃中极多，与苦菜、苣荬同秀，叶味不甚苦，微涩。

[新释]

《救荒本草译注》释牻牛儿苗为牻牛儿苗科牻牛儿苗属植物牻牛儿苗 *Erodium stephanianum* Willd.。

《图考》文、图（图 546）出《救荒》，有按语。图较《救荒》图改动较大，简去大部分枝叶果实。但据果实形态和按语提及的分布地点，仍可释为《中志》43（1）：22 描述的牻牛儿苗 *Erodium stephanianum*。该种在我国主要分布于长江中下游以北的华北、东北、西北、四川西北和西藏；生于山坡、农田边、沙质河滩地和草原凹地等。全草供药用，有祛风除湿和清热解毒之功效。

松村：*Erodium stephanianum* Willd.；吴批：*Erodium*（待查）。

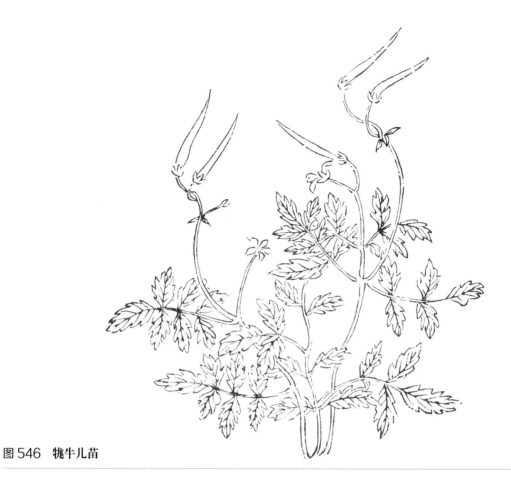

图 546　牻牛儿苗

516. 沙蓬

《救荒本草》: 沙蓬, 又名鸡爪菜, 生田野中。苗高一尺余, 初就地上蔓生, 后分茎叉。其茎有细线楞, 叶似独扫[1]叶狭窄而厚, 又似石竹子叶亦窄。茎叶梢间结小青子, 小如粟粒。其叶味甘, 性温。采苗叶煠熟, 水浸淘净, 油盐调食。

[新释]

《救荒本草译注》释沙蓬为藜科虫实属 Corispermum 植物。

《图考》文、图 (图547) 出《救荒》, 仿绘图虽性状略有改变, 但仍是虫实 Corispermum。在河南当地, 虫实属几种植物, 如黄河虫实 Corispermum huanghoense C. G. Ma、软毛虫实 Corispermum puberulum Iljin 等都作野菜食用, 仅据图文, 难分具体物种。

吴批: Agriophyllum arenarium。

[注]

[1] 独扫: 藜科地肤属植物地肤 Kochia scoparia (L.) Schrad., 见卷之十一 "地肤" 条。

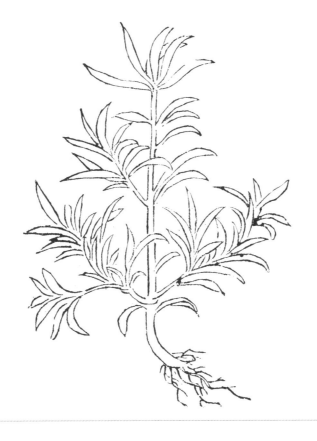

图 547　沙蓬

517. 沙消

沙消，江西沙上多有之。紫茎，叶如石竹子叶而密，土人以利水道。其形与沙蓬相类。

[新释]

本条与卷之十三沙消均为藜科地肤属植物地肤 Kochia scoparia L.。核藜科虫实属 Corispermum，只见于长江以北，在江西沙上不可能是该属植物。《江西植物志》2：484–490 藜科记录江西省只有 4 个极为常见的属：甜菜属 Beta，菠菜属 Spinacia，藜属 Chenopodium 及地肤属 Kochia。地肤属 Kochia 仅一种，即

Kochia scoparia。故二种沙消均释为《中志》25（2）：102 藜科地肤属植物地肤 Kochia scoparia (L.) Schrad. 的幼苗。该种我国全国各地均产，生于田边、路旁、荒地等处。幼苗可做蔬菜，果实称"地肤子"，为常用中药。

吴批：文、图（图 548）与卷之十三沙消重出，Corispermum，卷之十三有吴其濬按语，Kochia scoparia。

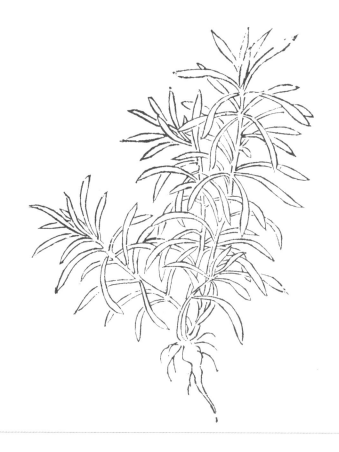

图 548　沙消

518. 水棘针

《救荒本草》：水棘针苗，又名山油子，生田野中。苗高一二尺，茎方四楞，对分茎叉，叶亦对生。其叶似荆叶而软，锯齿尖叶。茎叶紫绿，开小紫碧花。叶味辛辣，微甜。采苗、叶煠熟，水淘洗净，油盐调食。

〔新释〕

《救荒本草译注》释水棘针苗为唇形科水棘针属植物水棘针 *Amethystea caerulea* L.。

《图考》文、图（图 549）出《救荒》，绘图只绘出了《救荒》图的左株，且植株基部少一轮叶，底部一轮叶没有绘全，顶生果序略有改变。绘图虽改动较多，仍可释为《中志》65

（2）：93 水棘针 *Amethystea caerulea* L.。该种在我国产于吉林、辽宁、内蒙古、河北、河南、山东、山西、陕西、甘肃、新疆、安徽、湖北、四川及云南，生于田边旷野、河岸沙地、开阔路边及溪旁，海拔 200～3 400 米。云南有些地方代"荆芥"入药用。

吴批：*Amethystea caerulea*。

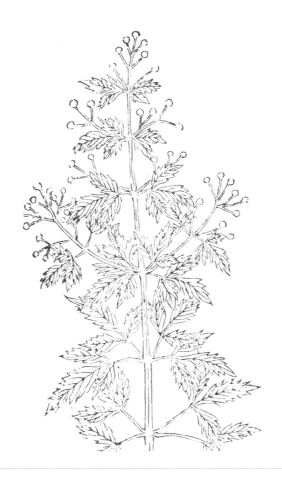

图 549　水棘针

519. 铁扫帚

《救荒本草》：铁扫帚，生荒野中。就地丛生，一本二三十茎，苗高三四尺，叶似苜蓿叶而细长，又似细叶胡枝子叶亦短小，开小白花，其叶味苦。采嫩苗、叶煠熟，换水浸去苦味，油盐调食。《尔雅正义》：荓，马帚。《注》：似著，可以为扫彗[1]。《正义》：荓，一名马帚。《夏小正》云：七月荓秀，荓也者，马帚也。《广雅》云：马帚，屈马第也。《管子·地员篇》云：萎下于荓，《注》：似著。至扫彗正义，《说文》云：著，蒿属[2]，生千岁，三百茎。按荓草似著，则亦蒿属也。李时珍云：此即蓍草，谓其可为马刷，故名马帚，今河南人谓之铁扫帚。李以荓为铁扫帚，极肖。又云即荔也。殊误。无蒿草之说。

[新释]

《救荒本草译注》释铁扫帚为豆科铁扫帚属植物截叶铁扫帚 Lespedeza cuneata (Dum.-Cours.) G. Don 及其近缘种。

《图考》文出《救荒》，有吴其濬对历史文献讨论及按语。绘图（图 550）仿绘《救荒》图，略有改变，较宜释为截叶铁扫帚 Lespedeza

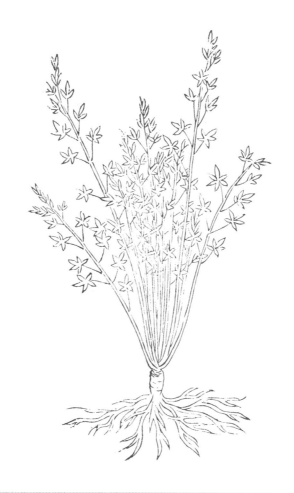

图 550　铁扫箒

cuneata (Dum.-Cours.) G. Don。唯铁扫箒属植物仅具三小叶复叶，而该图植物似兼具五小叶和三小叶不同。

　　吴批：*Lespedeza cuneata*。

520. 刀尖儿苗[1]

　　《救荒本草》：刀尖儿苗，生密县梁家冲山野中。苗高二三尺，叶似细柳叶硬而细，长而尖，叶皆两两布茎对生。叶间开淡黄花，结尖角儿，长二寸许，粗如萝卜角，中有白穰及小匾黑子。其叶味甘。采叶煤熟，水淘洗净，油盐调食。

[新释]

《救荒本草译注》释尖刀儿苗为萝藦科鹅绒藤属植物徐长卿 *Cynanchum paniculatum* (Bunge) Kitagawa。

《图考》文出《救荒》，图为新绘（图551）。此图所绘物种，是徐长卿 *Cynanchum paniculatum* (Bunge) Kitagawa 无疑。本种产于辽宁、内蒙古、山西、河北、河南、陕西、甘肃、四川、贵州、云南、山东、安徽、江苏、浙江、江西、湖北、湖南、广东和广西等省区，生于向阳山坡及草丛中。全草可药用，祛风止痛、解毒消肿，治胃气痛、肠胃炎、毒蛇咬伤、腹水等。

吴批：*Pycnostelma paniculata*。

[注]

[1] 刀尖儿苗：《救荒》嘉靖四年本作"尖刀儿苗"。

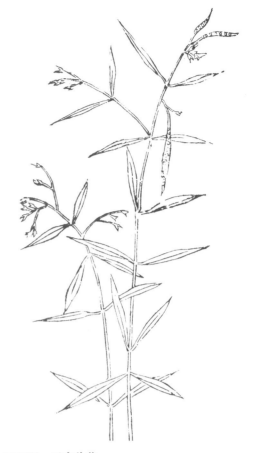

图551　刀尖儿苗

521. 山蓼

《救荒本草》：山蓼，生密县山野间。苗高一二尺，叶似芍药叶而长细窄，又似野菊花叶而硬厚，又似水胡椒[1]叶亦硬。开碎瓣白花。其叶味微辣。采嫩叶煠熟，换水浸辣气，作成黄色，淘洗净，油盐调食。

[新释]

《救荒本草译注》释为毛茛科铁线莲属植物棉团铁线莲 *Clematis hexapetala* Pall.。

《图考》文、图（图552）皆出《救荒》，仿绘图基本遵从《救荒》图的性状，故仍释作《中志》28：209 描述的棉团铁线莲 *Clematis hexapetala* Pall.。该种在我国分布于甘肃东部、陕西、山西、河北、内蒙古、辽宁、吉林、黑龙江，生于固定沙丘、干山坡或山坡草地，尤以东北及内蒙古草原地区较为普遍。根和全草供药用，利尿通经。根可通经络、解毒、利尿、祛痰，可治痛风、虫蛇咬伤；种子含油量高，供工业用油。

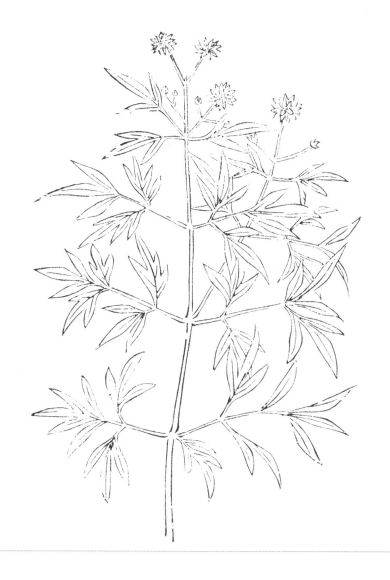

图 552　山蓼

松村：*Clematis angustifolia* Jacq.；吴批：日人释作 *Clematis*，待查。

522. 六月菊

《救荒本草》：六月菊，生祥符西田野中。苗高一二尺，茎似铁杆蒿茎。叶似鸡儿肠叶，但长而涩，又似马兰头叶而硬短。梢叶间开淡紫花。叶味微酸涩。采叶煤熟，水浸去涩味，油盐调食。

[新释]

《救荒本草译注》释六月菊为紫菀族 Astereae 植物。

据《中志》74：133 对紫菀属 Aster 范围界定的介绍，广义的紫菀属 Aster，仅包括中国有的如：Doellingeria, Turczaninowia, Arctogeron, Heterpappus, Kalimeris, Aster, Asterothamnus, Galatella, Linosyris, Krylovia, Tripolium 和 Callistephus 等，在《中志》中均独立成属。由于这些属从紫菀属 Aster 的分出都是基于瘦果、冠毛等细微性状，因此对考证古籍中的植物带来一定困难。

《图考》六月菊文出《救荒》，图（图 553）改变较大。除少绘背后一植株，右株顶生头状花序缺绘。吴批为 Aster altaicus Willd.，现隶《中志》74：112 Heteropappus altaicus (Willd.) Novopokr.，据《中志》，该种虽然是一多型种，但该图茎叶从下至上均为椭圆形，边缘具浅裂状锯齿，恐非是。据当前该类群的分类学结果，现只能考订它隶紫菀族 Astereae，其属种，仍待新的分类学修订结果。

松村：Aster；吴批：Aster altaicus。

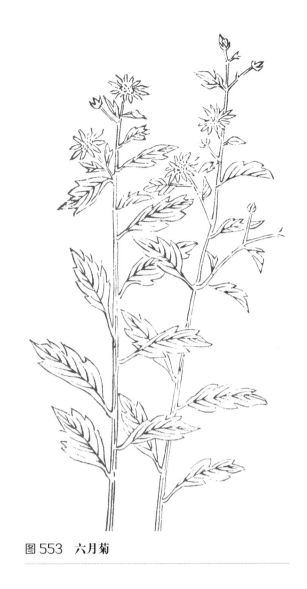

图 553　六月菊

523. 佛指甲

《救荒本草》：佛指甲，科苗高一二尺，茎微带赤黄色。其叶淡绿，背皆微带白色，叶如长匙头样，似黑豆叶而微宽，又似鹅儿肠[1]叶甚大，皆两叶对生。开黄花，结实形如连翘微小，中有黑子如小粟粒。其叶甜，可食。

按《本草纲目》误以为即景天，其花实绝不相类。

[新释]

《救荒本草译注》释佛指甲为藤黄科金丝桃属植物黄海棠 Hypericum ascyron L.。

《图考》佛指甲文出《救荒》，有吴其濬按语，指出《本草纲目》的错误。图（图 554）

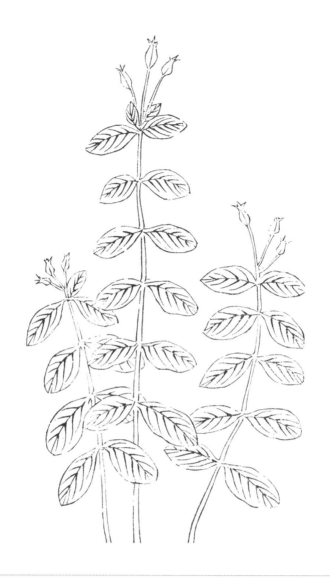

图554　佛指甲

仿绘《救荒》，但每株减少叶多枚，左一株即减少了四对叶；另叶形、叶脉都有不同程度改变。虽如此，但仍可释为《中志》50（2）：43 描述的黄海棠 *Hypericum ascyron* L.。本种在我国除新疆、青海外，各地均产，生于山坡林下、林缘、灌丛间、草丛或草甸中、溪旁及河岸湿地等处，也有广为庭园栽培观赏。全草药用，主治吐血、子宫出血、外伤出血、疮疖痈肿、风湿、痢疾以及月经不调等症；种子泡酒服，可治胃病，并可解毒和排脓。全草也是烤胶原料。此外民间有用叶作茶叶代用品饮用。

吴批：似 *Hypericum*。

[**注**]

1 鹅儿肠：此处指石竹科鹅肠菜属植物鹅肠菜 *Myosoton aquaticum* (L.) Moench.，详见《救荒本草译注》第 74 条鹅儿肠。

524. 鲫鱼鳞

《救荒本草》：鲫鱼鳞，生密县韶华山山野中。苗高一二尺，茎方而茶褐色，对分茎叉，叶亦对生。叶似鸡肠菜[1]叶颇大，又似桔梗叶而微软薄，叶面却微绞皱。梢间开粉红花，结子如小粟粒而茶褐色。其叶味甜。采叶煤熟，水浸淘净，油盐调食。

〔新释〕

《救荒本草译注》释鲫鱼鳞为马鞭草科莸属 *Caryopteris* 植物，似河南常见的三花莸 *Caryopteris terniflora* Maxim.。

《图考》鲫鱼鳞，文出《救荒》，绘图（图555）仿绘《救荒》图，有改动：原图6株，现只剩3株；叶拉长，叶柄变短，叶尖变尖；花仅绘4枚，形态不甚清楚。

吴批：图不可辨，*Vaccaria pyramidata*?

〔注〕

1 鸡肠菜：为本书卷之五"鸡肠菜"，非卷之十三"鸡肠菜"，这两种鸡肠菜同名异物。

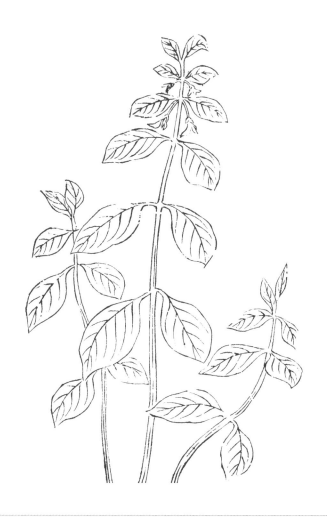

图 555　鲫鱼鳞

525. 婆婆纳

《救荒本草》：婆婆纳，生田野中。苗搨地生，叶最小，如小面花壓儿，状类初生菊花芽，叶又团[1]边微花，如云头样。味甜。采苗、叶煤熟，水浸淘净，油盐调食。

〔新释〕

《救荒本草译注》释婆婆纳为玄参科婆婆纳属植物婆婆纳 *Veronica polita* Fries。

《图考》婆婆纳文、图（图 556）出《救荒》。仿绘图植株形态失去铺地植株的柔弱形态；叶形大改，叶边缘变平滑。吴批为 *Veronica agrestis*，该名现与 *Veronica didyma* 两名皆作为 *Veronica polita* 的异名。该种我国华东、华中、西南、西北及北京常见，叶味甜可食用。

《中志》67（2）：284 释为 *Veronica didyma* Tenore；吴批：*Veronica agrestis*。

〔注〕

[1] 团：《救荒》万历十四年本作"团"，嘉靖四年本为"圆"，吴其濬参照的当是《救荒》万历十四年本。

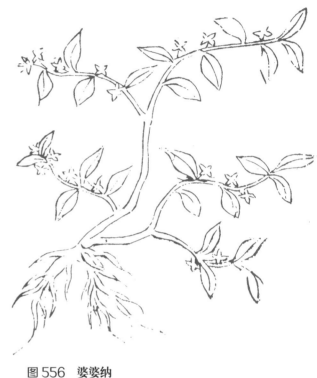

图 556　婆婆纳

526. 野粉团儿

《救荒本草》：野粉团儿，生田野中。苗高一二尺，茎似铁杆蒿[1]茎。叶似独扫叶而小，上下稀疏，枝头分叉。开淡白花，黄心。味甜辣。采嫩苗、叶煤熟，水浸淘净，油盐调食。

〔新释〕

《救荒本草译注》释野粉团儿为菊科紫菀属 *Aster* 植物。暂订为阿尔泰狗娃花 *Aster altaicus* Willd. 或狗娃花 *Aster hispidus* Thunb.。

《图考》野粉团儿文出《救荒》，仿绘图（图 557）少绘几个分枝；分枝上又尽量减少花枝。暂仍接受《救荒本草译注》的考证意见。

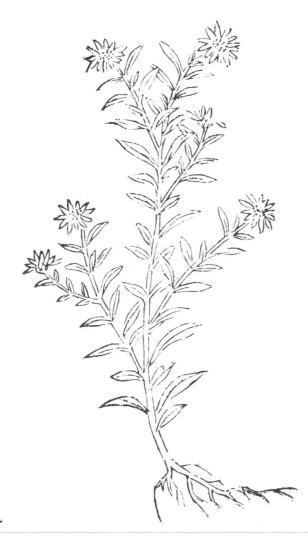

图 557　野粉团儿

这两种前者广泛分布于亚洲中部、东部、北部及东北部，也见于喜马拉雅西部，生于草原、荒漠地、沙地及干旱山地，海拔从滨海到 4 000 米。后者在我国广泛分布于北部、西北部及东北部各省，也见于四川东北部、湖北、安徽、江西北部、浙江及台湾，生于荒地、路旁、林缘及草地，海拔达 2 400 米。

吴批：*Aster* 或 *Kalimeris*。

〔注〕

1 铁杆蒿：见本卷"铁杆蒿"条。

527. 狗掉尾苗

《救荒本草》：狗掉尾苗，生南阳府马鞍山中。苗高二三尺，拖蔓而生，茎方色青。其叶似歪头菜叶稍大而尖艄，色深绿，纹脉微多，又似狗筋蔓叶。梢间开五瓣小白花，黄心。众花攒开，其状如穗。叶味微酸。采嫩叶煠熟，水浸去酸味，淘净，油盐调食。

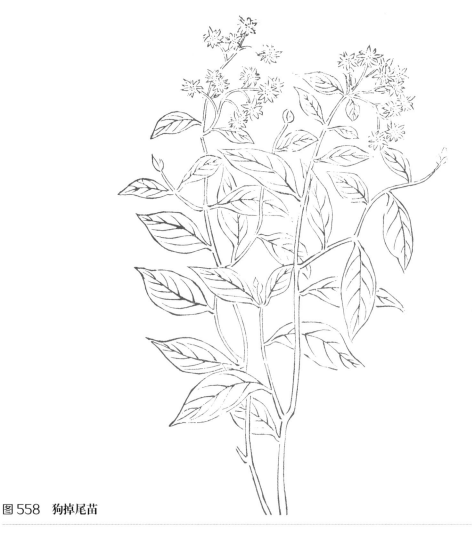

图 558　狗掉尾苗

〔新释〕

《救荒本草译注》释狗掉尾苗为茄科茄属植物白英 *Solanum lyratum* Thunb.。但叶形更以海桐叶白英 *Solanum pittosporifolium* Hemstey，该种主要分布在华东、华南和西南地区，奇怪的是河北有分布。也许今后河南会发现其踪迹。

《图考》文、图（图 558）出《救荒》，仿绘图总状花序上的花改绘成似头状花序。据此绘图，吴批"图说不可辨认"。中国古籍中的植物图，同书不同版本对植物性状常有改动；他书仿绘或引用不同版本绘图，对性状改变更大。这些性状改变，有时会影响绘图在植物考据研究中的重要作用。

《中志》67（1）：86：*Solanum lyratum* Thunb.。

528. 猪尾把苗

《救荒本草》：猪尾把苗，一名狗脚菜，生荒野中。苗长尺余，叶似甘露儿叶而甚短小，其头颇齐，茎叶皆有细毛。每叶间顺条开小白花，结小蒴儿，中有子小如粟粒，黑色。苗、叶味甜。采嫩叶煤熟，换水浸淘净，油盐调食。子可捣为面食。

［新释］

《救荒本草译注》疑其似报春花科珍珠菜 *Lysimachia* 属或柳叶菜属 *Epilobium* 植物。

《图考》文出《救荒》，图仿绘《救荒》图（图559），但删除右下枝条和左下枝条的花。更不可辨。

吴批：图说不可辨。

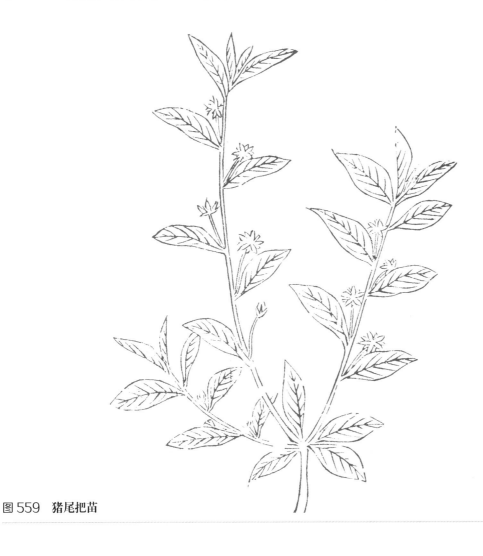

图 559　猪尾把苗

529. 螺厣儿

《救荒本草》：螺厣儿，一名地桑，又名痢见草，生荒野中。茎微红，叶似野人苋叶微长，窄而尖。开花作赤色小细穗儿，其叶味甘。采苗、叶煠熟，水浸淘去邪味，油盐调食。

[新释]

《救荒本草译注》释螺黡儿为大戟科铁苋菜属植物铁苋菜 *Acalypha australis* L.。

《图考》螺黡儿文出《救荒》，仿绘图（图560）删枝条，少叶片。据此绘图，吴批认为图不可辨。只根据名称和文字描述鉴定作铁苋菜 *Acalypha australis*。该种在我国除西部高原或干燥地区外，大部分省区均产，生于海拔20～1 200（～1 900）米平原或山坡较湿润耕地和空旷草地，有时生于石灰岩山疏林下。

吴批：*Acalypha australis*，从名及说，图不可辨。

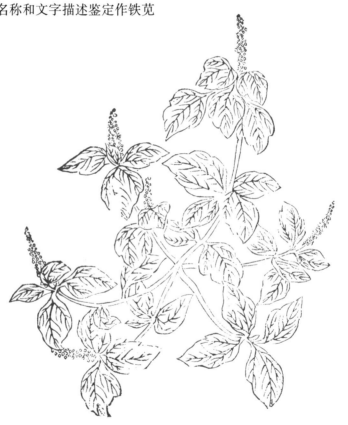

图560　螺黡儿

530. 兔儿酸

《救荒本草》：兔儿酸，一名兔儿浆，所在田野中皆有之。苗比水荭矮短，茎叶皆类水荭。其茎节密，其叶亦稠，比水荭叶稍薄小。味酸，性寒，无毒。采苗、叶煠熟，以新汲水浸去酸味，淘净，油盐调食。

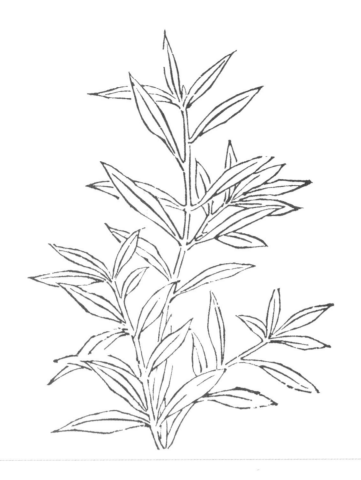

图 561　兔儿酸

［新释］

《救荒本草译注》释兔儿酸为蓼科蓼属 *Polygonum* 植物，似两栖蓼 *Polygonum amphibium* L. 及其近缘种如长鬃蓼 *Polygonum longisetum* Br. 和粘蓼 *Polygonum viscoferum* Mak. 等。

《图考》兔儿酸文出《救荒》，图（图 561）较《救荒》图改变较大。很难据图科学鉴定。

吴批：*Perricaria (Polygonum) nodosa*?

531. 米蒿

《救荒本草》：米蒿，生田野中，所在处处有之。苗高尺许，叶似园荽叶微细。叶丛间分生茎叉，梢上开小青黄花，结小细角似葶苈角儿，叶味微苦。采嫩苗、叶煠熟，水浸过，淘净，油盐调食。

［新释］

《救荒本草译注》释为十字花科播娘蒿属植物播娘蒿 *Descurainia sophia* (L.) Webb. ex Prantl。除华南外全国各地均产，生于山坡、田野及农田。其种子含油高 40%，工业用，也可食用；

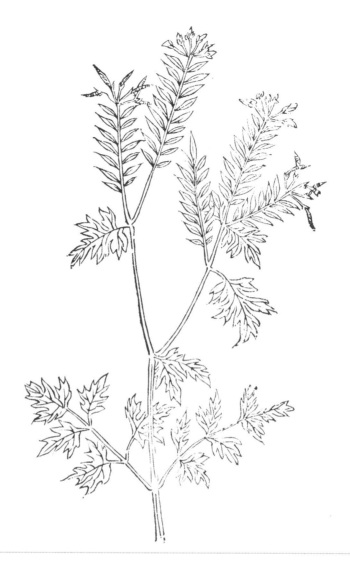

图 562　米蒿

种子亦可药用，有利尿消肿、祛痰定喘的效用。

《图考》文出《救荒》，仿绘图（图 562）关键性状改动较大：将原花序上本已有小细角，改绘成叶；在花序的上半部另增加了"似葶苈角儿"的果实；花序顶端花的形态也有改变。

吴批：*Rorippa* 或 *Barbarea*？

532. 铁杆蒿

《救荒本草》：铁杆蒿，生田野中。苗茎高二三尺，叶似独扫叶微肥短，又似扁蓄叶而短小，分生茎叉。梢间开淡紫花，黄心、叶味苦。采叶煤熟，淘去苦味，油盐调食。

〔新释〕

《救荒本草译注》释为菊科紫菀属 *Aster* 植物，似阿尔泰狗娃花 *Aster altaicus* Willd. 及其近缘种。

《图考》文出《救荒》，仿绘图（图 563）有

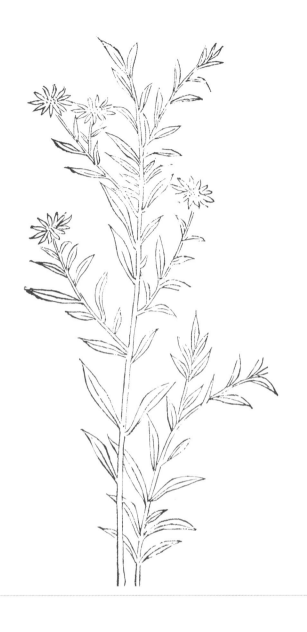

图 563 铁杆蒿

改变：多枝分枝省略，各枝仅剩下顶生开放的头状花序，具花苞的枝条省略；左上花枝《救荒》原为一枚头状花，现绘作两枚。顶生两枝顶端原各有一枚未开花苞，现无。据《图考》文、图（图563），可知本种茎高60～100厘米，上部有分枝；叶互生，长圆形至长圆状披针形，近无柄，枝上部叶渐小，先端锐尖，中脉明显，边全缘；头状花序单生枝顶，总苞在图上不显，舌状花一层，淡紫色，管状花黄色。上述性状，暂定《中志》74：112、119 阿尔泰狗娃花 *Heteropappus altaicus* (Willd.) Novopokr. 和狗娃花 *Heteropappus hispidus* (Thunb.) Less.，这两种在外形十分相似，仅后者的舌状花冠毛极短，在原文、图中无法辨别。

《中志》74：112 在 *Heteropappus altaicus* (Willd.) Novopokr. 附记中说："我国古书《野菜博录》、《植物名实图考》中所载的'铁杆蒿'可能是此种，但此名称在某些著作中常被误用于他种至他属（如 *Artemisia* L.，*Tripolium* Nees 等属），所以在此不再引用。"

松村：*Aster*；吴批：*Aster omaea*。

533. 花蒿

《救荒本草》：花蒿，生荒野中。花叶就地丛生，叶长三四寸，四散分垂。叶似独扫叶而长硬，其头颇齐，微有毛涩。味微辛。采叶煤熟，水浸淘净，油盐调食。

[新释]

《救荒本草译注》认为花蒿是菊科 Asteraceae 植物。

《图考》文、图（图 564）出《救荒》，仿绘图删掉右侧一植株，叶布局略有变化。菊科植物。

吴批：图说不可辨认，或是 *Scorzonera* 一种。

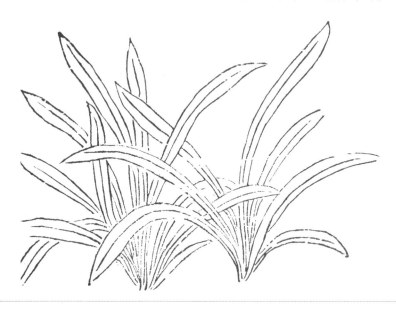

图 564　花蒿

534. 兔儿尾苗

《救荒本草》：兔儿尾苗，生田野中。苗高一二尺，叶似水荭[1]叶而短。其[2]目大，其叶微酸。采嫩苗、叶煤熟，水浸淘净，油盐调食。

[新释]

《救荒本草译注》释兔儿尾苗为玄参科穗花属植物大穗花 *Pseudolysimachion dauricum* (Steven) Holub［即《中志》67（2）：268 描述

的 *Veronica dahurica* Stev.］。《图考》文出《救荒》，仿绘图（图 565）的有出入，叶改绘作巨大波缘。但仍可接受《救荒本草译注》的考证意见。该种在我国分布于东北、内蒙古、河北及河南等省的草地、沙丘及疏林下。

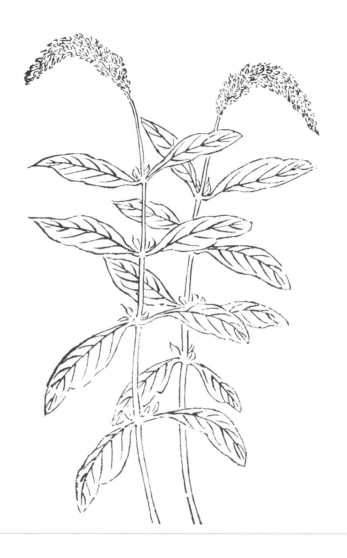

图 565　兔儿尾苗

吴批：似即马蓼 *Persicaria lapathifolia*。但蓼属植物叶为互生。《中志》释《图考》兔儿尾苗为 *Veronica longifolia* L.，据《河南植物志》和 *FOC*，该种在河南没有分布。

〔注〕

① 水荇：即水荭。"荇"同"荭"。

② 其：《救荒》嘉靖四年本"其"之后为"尖颇齐，梢头出穗，如兔尾状，开花白色，结红菁葵，如椒"。此处改为"其目大"。

535. 虎尾草

《救荒本草》：虎尾草，生密县山谷中。科苗高二三尺，茎圆。叶颇似柳叶而瘦短，又似兔儿尾叶亦瘦窄，又似黄精叶颇软，拵茎攒生。味甜微涩。采苗、叶煠熟，换水淘去涩味，油盐调食。

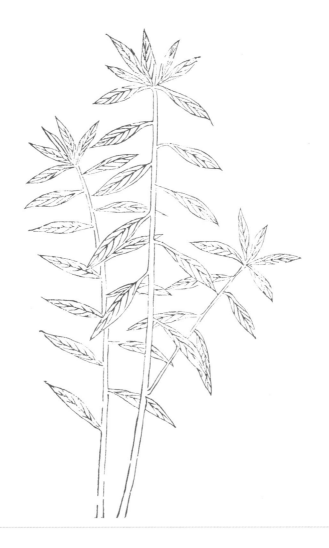

图 566　虎尾草

〔新释〕

《救荒本草译注》释虎尾草为报春花科珍珠菜属植物虎尾草 *Lysimachia barystachys* Bunge。

《图考》文出《救荒》，仿绘图（图 566）删除右面一分枝，叶形有改变。但仍可接受《救荒本草译注》的考证意见，释为《中志》59（1）：103 描述的虎尾草 *Lysimachia barystachys*。该种在我国产于黑龙江、吉林、辽宁、内蒙古、河北、山西、陕西、甘肃、四川、云南、贵州、湖北、河南、安徽、山东、江苏、浙江等省区，生于草甸、山坡路旁灌丛间，垂直分布上限可达海拔 2 000 米。云南民间用全草治疮疖、刀伤。

吴批：图说不可辨。

536. 兔儿伞

《救荒本草》：兔儿伞，生荥阳塔儿山荒野中。其苗高二三尺许，每科初生一茎。茎端生叶，一层有七八叶，每叶分作四叉排生，如伞盖状，故以为名。后于叶间撺生茎叉，上开淡红白花。根似牛膝而疏短。味苦，微辛。采嫩叶煤熟，换水浸淘去苦味，油盐调食。

[**新释**]

《救荒本草译注》释兔儿伞为菊科兔儿伞属植物兔儿伞 *Syneilesis aconitifolia* (Bunge) Maxim.。

《图考》文、图（图 567）出《救荒》，仿绘图性状出入不大。接受《救荒本草译注》的考证意见，释为兔儿伞 *Syneilesis aconitifolia* (Bge.) Maxim.。该种在我国产于东北、华北、华中和陕西、甘肃、贵州，生于海拔 500～1 800 米山坡荒地、林缘和路旁等处。

松村：*Cacalia aconitifolia* Bge.。

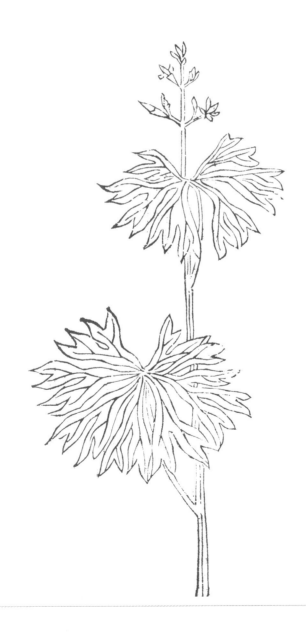

图 567　兔儿伞

537. 柳叶菜

《救荒本草》: 柳叶菜, 生中牟荒野中。科苗高二尺余, 茎似蒿茎。叶似柳叶而短, 拗茎而生。开小白花, 银褐心。其叶味微辛。采嫩叶煠熟, 水浸淘净, 油盐调食。

〔新释〕

《救荒本草译注》释柳叶菜为柳叶菜科柳叶菜属植物柳叶菜 Epilobium hirsutum L.。

《图考》柳叶菜文出《救荒》, 文字描述的是柳叶菜 Epilbium hirsutum L., 但绘图（图 568）却错配成了《救荒》"柳叶青"图。《救荒本草译注》释"柳叶青图"作菊科香青属植物, 似珠光香青 Anaphalis margaritacea (L.) Benth. et Hook. f.。该种广泛分布于我国西南部、西部、中部。

吴批: 旧释为 Epilobium palustre, 或许不是, 因图上花序很多, 作伞型。

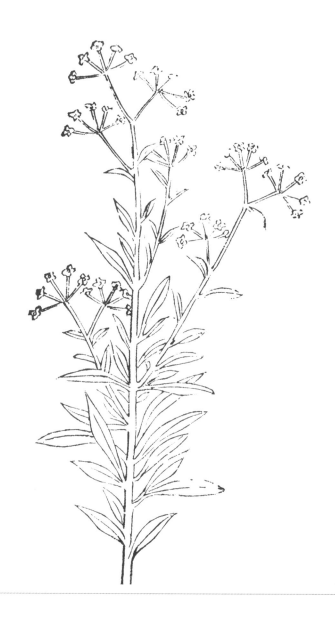

图 568　柳叶菜

538. 菽蕦根

《救荒本草》：菽蕦根，俗名面碌碡，生水边下湿地。其叶就地丛生，叶似蒲叶而肥短，叶背如剑脊样。叶丛中间撺葶，上开淡粉红花，俱皆六瓣，花头攒开如伞盖状。结子如韭花菁葵。其根如鹰爪黄连样，色如墐泥色。味甘。采根揩去皴及毛，用水淘净，蒸熟食；或晒干炒熟食；或磨作面蒸食，皆可。

[新释]

《救荒本草译注》释菽蕦根为花蔺科花蔺属植物花蔺 Butomus umbellatus L.。

《图考》文、图（图569）皆出《救荒》，仿绘图根状茎横走的特征消失；原图叶11枚减少至7枚；叶形绘宽；花据文字绘出六枚花瓣。可释作花蔺 Butomus umbellatus。该种在我国主要产于东北、内蒙古、河北、山西、陕西、新疆、山东、江苏、河南、湖北等地，生于湖泊、水塘、沟渠的浅水中或沼泽里。

吴批：Butomus umbellatus。

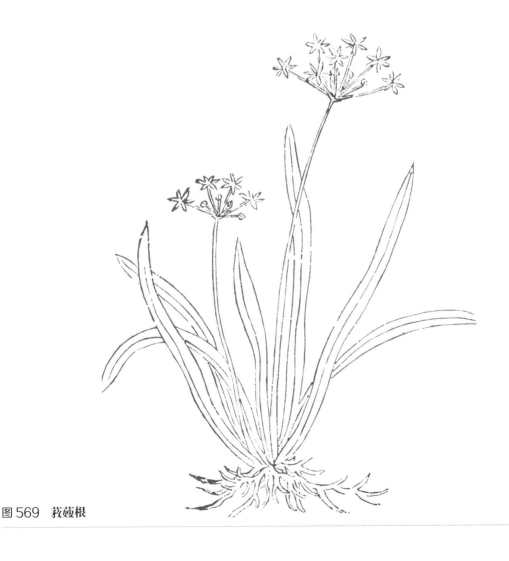

图569 菽蕦根

539. 绵枣儿

《救荒本草》：绵枣儿，一名石枣儿，出密县山谷中，生石间。苗高三五寸，叶似韭叶而阔，瓦陇样。叶中撺葶出穗，似鸡冠苋[1]穗而细小。开淡红花，微带紫色。结小蒴儿，其子似大蓝子而小，黑色。根类独颗蒜，又似枣形而白。味甜，性寒。采取根，添水久煮极熟食之。不换水煮食后，腹中鸣，有下气。

〔新释〕

《救荒本草译注》释绵枣儿为天门冬科绵枣儿属植物绵枣儿 *Barnardia japonica* (Thunb.) Schult. et Schult. f.。

《图考》文、图（图570）皆出《救荒》，无按语。绘图性状略有改变。可释作绵枣儿 *Barnardia japonica* (Thunb.) Schult. et Schult. f.〔《中志》14：166 *Scilla scilloides* (Lindl.) Druce〕，该种在我国产于东北、华北、华中以及四川（木里）、云南（洱源、香格里拉）、广东（北部）、江西、江苏、浙江和台湾。生于海拔2 600米以下的山坡、草地、路旁或林缘。

松村：*Scilla japonica* Bak.；吴批 *Bernardia* (*Scilla*) *sinensis*。

〔注〕

■ 鸡冠苋：苋科青葙属的鸡冠花 *Celosia cristata* L.，参见本书卷之十四"鸡冠"条。

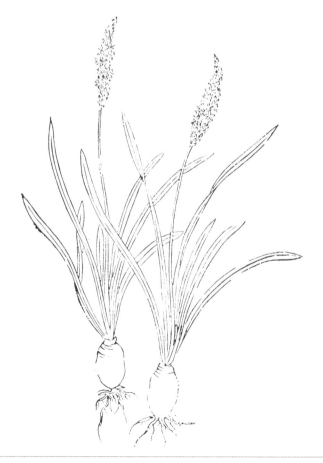

图570　绵枣儿

540. 土圞儿

《救荒本草》：土圞儿一名地栗子，出新郑山野中。细茎延蔓而生，叶似绿豆叶微尖艄，每三叶攒生一处。根似土瓜儿[1]根微团，味甜。采根煮熟食之。

〔新释〕

《救荒本草译注》释土圞儿作豆科土圞儿属植物土圞儿 *Apios fortunei* Maxim.。

《图考》文出《救荒》，仿绘图（图 571）虽较《救荒》图性状改变较大，但仍可释为《中志》41：200 描述的土圞儿 *Apios fortune* Maxim.。该种在我国产于甘肃、陕西、河南、四川、贵州、湖北、湖南、江西、浙江、福建、广东、广西等省区，通常生于海拔 300～1 000 米山坡灌丛中，缠绕在树上。块根含淀粉，味甜可食，可提制淀粉或作酿酒原料。

吴批：*Apios fortunei*?

〔注〕

1 土瓜儿：此处可能指豆科豆薯属植物豆薯 *Pachyrhizus erosus* (L.) Urban。

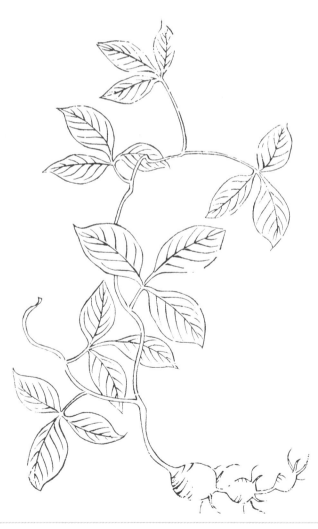

图 571　土圞儿

541. 大蓼

《救荒本草》：大蓼，生密县梁家冲山谷中。拖藤而生，茎有线楞而颇硬。对节分生茎叉，叶亦对生，叶似山蓼叶微短拳曲。节间开白花。其叶味苦，微辣。采叶煤熟，换水浸去辣味，作成黄色，淘洗净，油盐调食。花亦可煤食。

〔新释〕

《救荒本草译注》根据绘图为二回羽状三出复叶，叶窄，释大蓼为毛茛科铁线莲属植物铁线莲的变种狭裂太行铁线莲 *Clematis kirilowii* Maxim. var. *chanetii* (H. Lévl.) Hand.-Mazz.。

《图考》文出《救荒》，绘图（图572）改变《救荒》图较多：减少了枝条；将《救荒》图右枝顶生的花改绘成4枚叶；左枝另增绘了花。可释作《中志》28：159描述的太行铁线莲的变种——狭裂太行铁线莲 *Clematis kirilowii* Maxim. var. *chanetii*。该变种在我国分布于山西太行山一带，河北、河南、山东，生山坡或路旁。

松村：*Clematis angustifolia* Jacq.。

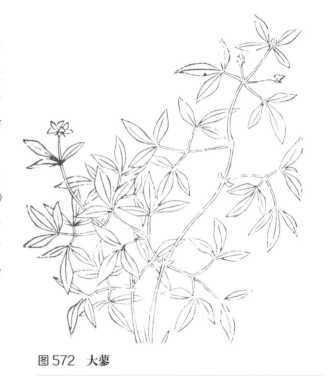

图 572　大蓼

542. 金瓜儿

《救荒本草》：金瓜儿，生郑州田野中。苗初生似小葫芦叶而微小，又似赤雹儿叶。茎方。茎叶俱有毛刺。每叶间出一细藤，延蔓而生。开五瓣尖碗子黄花。结子如马㼎[1]大，生青熟红。根形如鸡弹，微小，其皮土黄色，内则青白色，味微苦，性寒，与酒相反。掘取根，换水煮，浸去苦味，再以水煮极熟，食之。

〔新释〕

《救荒本草译注》释金瓜儿为葫芦科赤瓟属植物赤瓟 *Thladiantha dubia* Bunge.。

《图考》文、图（图573）出《救荒》，仿绘图改变较多：省略了多枚叶、根、藤蔓和卷须；藤上增加了毛刺，去掉了棱线；花据文"五瓣尖碗子"重新绘制。据图文，可释作《中志》73（1）：146 赤瓟 *Thladiantha dubia* Bunge。该种在我国产于黑龙江、吉林、辽宁、河北、山西、山东、陕西、甘肃和宁夏，常生于海拔 300～1 800 米的山坡、河谷及林缘湿处。果实和根入药。朝鲜、日本和欧洲有栽培。该种是本属中分布最北的一个种，也是经济用途较大的种。果实和根入药，果实能理气、活血、祛痰和利湿，根有活血去瘀、清热解毒、通乳之效。

松村：*Lysimachia grammica* Hance.；吴批：*Thladiautha*。

[注]

① 马㼎：葫芦科马㼎儿属植物马㼎儿 *Zehneria indica* (Lour.) Keraudren。

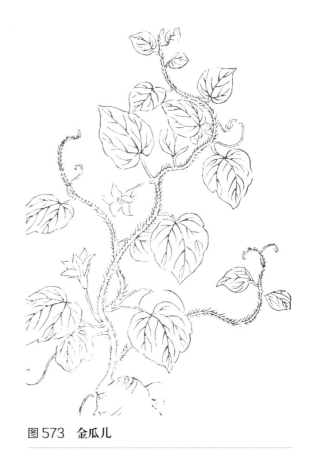

图 573　金瓜儿

543. 牛耳朵

《救荒本草》：牛耳朵[1]，一名野芥菜，生田野中。苗高一二尺，苗茎似莴苣。叶似牛耳朵形而小。叶间分撺葶，又开白花，结子如枣粒大。叶味微苦辣。采苗叶淘洗净，煤熟，油盐调食。

[新释]

《救荒本草译注》疑其似十字花科芸薹属 *Brassica* 植物。

《图考》文、图（图 574）出《救荒》，绘图少绘后面一株。《救荒》图叶抱茎，主脉双线，叶缘非波状。现图另减少花序，也改变了花序式样。但仍然是十字花科 Brassicaceae 植物特征。

吴批：图上叶抱茎，花序顶生，穗状？

[注]

① 牛耳朵：《救荒》嘉靖四年本原作"牛耳朵菜"。

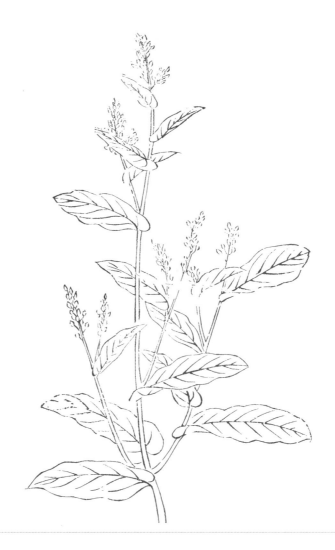

图 574　牛耳朵

544. 拖白练

《救荒本草》：拖白练苗，生田野中。苗攊地生，叶似垂盆草[1]叶而又小。叶间开小白花，结细黄子，其叶味甜。采苗、叶煠熟，油盐调食。

[新释]

《救荒本草译注》释其为茜草科拉拉藤属 Galium 植物。

《图考》文、图（图575）皆出《救荒》，绘图性状有改变。根据《图考》绘图，吴批认为图说似报春花科海乳草属植物海乳草 Glaux maritima L.，其花单生茎上部叶腋，较接近。存以备民族植物学调查。

吴批：图说似 Glaux maritima。

[注]

1 垂盆草：景天科景天属植物垂盆草 Sedum sarmentosum Bunge。

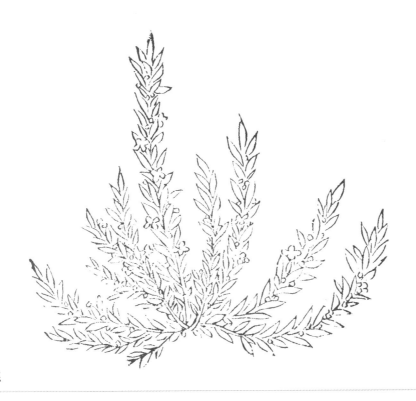

图 575　拖白练

545. 胡苍耳

《救荒本草》：胡苍耳，又名回回苍耳，生田野中。叶似皂荚叶微长大，又似望江南[1]叶而小，颇硬，色微淡绿。茎有线楞。结实如苍耳实，但长艄，味微苦。采嫩苗叶煠熟，水浸去苦味，淘净，油盐调食。今人传说，治诸般疮。采叶，用好酒熬吃，消肿。

〔新释〕

《救荒本草译注》释为豆科甘草属植物刺果甘草 *Glycyrrhiza pallidiflora* Maxim.。

《图考》文、图皆出《救荒》，仿绘图（图576）较《救荒》图，除复叶少顶部一枚，小叶的数目减少，顶生小叶变大外，更也缺少了《救荒》原图的栩栩生气。但仍可释为刺果甘草 *Glycyrrhiza pallidiflora*，该种产于东北、华北各省区及陕西、山东、江苏，常生于河滩地、岸边、田野、路旁。

吴批：*Glycyrrhiza echinata*？或其他种。

〔注〕

[1] 望江南：《救荒》望江南为豆科决明属植物望江南 *Senna occidentalis* (L.) Link。

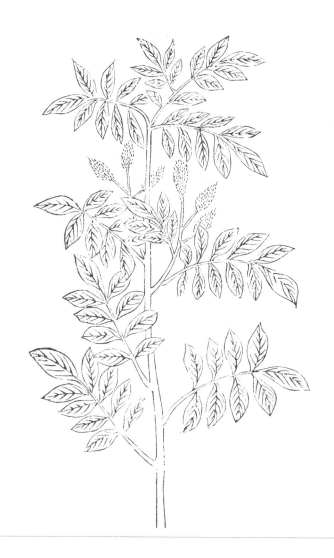

图 576　胡苍耳

546. 野蜀葵

《救荒本草》：野蜀葵，生荒野中。就地丛生，苗高五寸许。叶似葛勒子秧[1]叶而厚大，又似地牡丹叶，味辣。采嫩叶煤熟，水浸淘净，油盐调食。

[新释]

《救荒本草译注》释野蜀葵为伞形科鸭儿芹属植物鸭儿芹 Cryptotaenia japonica Hassk.。

《图考》文、图（图 577）皆出《救荒》，仿绘图较《救荒》原图性状略有改变：中间叶展开了；叶子遮压方式有改变；小叶叶脉变短，锯齿改变等。虽如此，但仍可释为鸭儿芹 Cryptotaenia japonica。该种产于河北、安徽、江苏、浙江、福建、江西、广东、广西、湖北、湖南、山西、陕西、甘肃、四川、贵州、云南，通常生于海拔 200～2 400 米的山地、山沟及林下较阴湿的地区。

吴批：图似 Potentilla 或 Rubus。

[注]

❶ 葛勒子秧：桑科葎草属植物葎草 Humulus scandens (Lour.) Merr.。

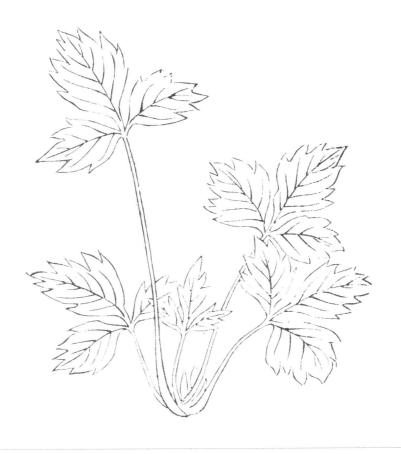

图 577　野蜀葵

547. 透骨草

《救荒本草》：透骨草，一名天芝麻，生中牟荒野中。苗高三四尺。茎方，窊面四楞，其茎脚紫，对节分生茎叉。叶似菌蒿叶而多花叉，叶皆对生。茎节间攒开粉红花，结子似胡麻子。叶味苦。采嫩苗叶煤熟，水浸去苦味，淘净，油盐调食。今人传说，采苗捣敷肿毒。《本草纲目》：透骨草，治筋骨一切风湿疼痛、挛缩、寒湿脚气。《孙氏集效方》：治疬风，遍身疮癣，用透骨草、苦参、大黄、雄黄各五钱，研末煎汤，于密室中席围先熏，至汗出如雨，淋洗之。《普济方》[1]：治反胃吐食，透骨草独科，苍耳、生牡蛎各一钱，姜三片，水煎服。《杨诚经验方》[2]：治一切肿毒初起，用透骨草、漏芦、防风、地榆，等分，煎汤，绵蘸，乘热不住荡之，二三日即愈。

[新释]

《救荒本草译注》释透骨草为唇形科益母草属植物益母草 Leonurus japonicus Houtt.。

本条文出《救荒》，增附《本草纲目》主治和他书中的三药方，图（图 578）仿绘《救荒》，但省略基部一对复叶，顶生花序上的花形态也有出入。概貌与益母草属益母草系的细叶益母草

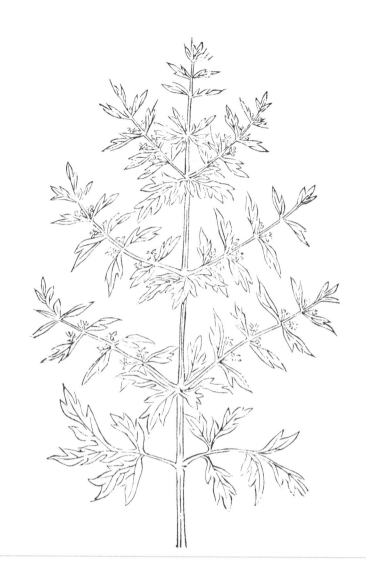

图 578　透骨草

Leonurus sibiricus L. 和益母草 Leonurus japonicus
Houtt. 较似。前者河南未记载，分布偏北。后者
全国广布，生于多种生境，尤以阳处为多。

吴批：图说似 Labiatae 一种。非 Phryma
leptostachya。此名，《中志》70：315 指出"透
骨草（误用名）"。

548. 酸桶笋

《救荒本草》：酸桶笋，生密县韶华山山涧边。初发笋叶，其后分生茎叉。科苗高
四五尺，茎秆似水荭茎而红赤色。其叶似白槿叶而涩，又似山格剌菜[1]叶亦涩，纹脉
亦粗，味甘、微酸。采嫩笋叶煤熟，水浸去邪味，淘净，油盐调食。

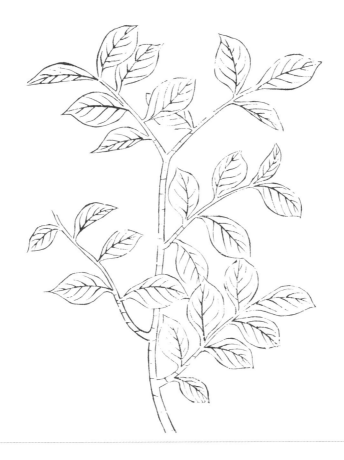

图 579　酸桶笋

[新释]

《救荒本草译注》释酸桶笋为蓼科虎杖属植物虎杖 Reynoutria japonica Houtt.。

《图考》文、图（图579）皆出《救荒》，仿绘图性状较《救荒》图略有改变。同意《救荒本草译注》的考证意见，释为虎杖 Reynoutria japonica。该种产于陕西南部、甘肃南部、华东、华中、华南、四川、云南及贵州，生于山坡灌丛、山谷、路旁、田边湿地，生于海拔 140～2 000 米。根状茎供药用，有活血、散瘀、通经、镇咳等功效。

吴批：似即后文酸桶笋 Reynoutria (Polygonum) cuspidatum。

[注]

1 山格剌菜：《救荒本草译注》释作卫矛科南蛇藤属植物，似大芽南蛇藤 Celastrus gemmatus Loes. 或南蛇藤 Celastrus orbiculatus Thunb.。

549. 地参

《救荒本草》：地参，又名山蔓菁，生郑州沙岗间。苗高一二尺，叶似初生桑科小叶，微短，又似桔梗叶微长。开花似铃铎样，淡红紫花。根如拇指大，皮色苍，内黪白色，味甜。采根煮食。

[新释]

《救荒本草译注》释地参为桔梗科沙参属植物荠苨 *Adenophora trachelioides* Maxim.。

《图考》本条文、图（图580）皆出《救荒》，仿绘图性状略有改变。但仍可《中志》73（2）：115 描述的释为荠苨 *Adenophora trachelioides* Maxim.。该种产于辽宁、河北、山东、江苏（北部）、浙江（天目山）、安徽（黄山）等省。生于山坡草地或林缘。

吴批：Campanulaceae。

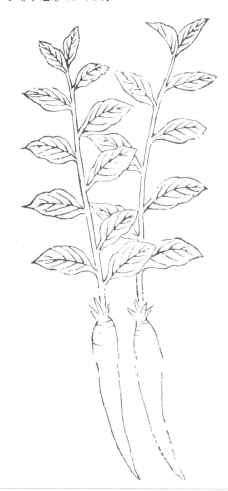

图 580　地参

550. 野西瓜苗[1]

[新释]

《救荒本草译注》释野西瓜苗为锦葵科野西瓜苗属植物野西瓜苗 *Hibiscus trionum* L.。

《图考》本条有图无文。绘图（图581）仿绘《救荒》，性状略有出入。但仍可释为野西瓜苗 *Hibiscus trionum* L.。该种为外来植物，现产全国各地处处有之，为常见的田间杂草。

松村、吴批：*Hibiscus trionum*。

[注]

[1] 野西瓜苗：底本无名，无文。存目"野西瓜苗"。据存目加。

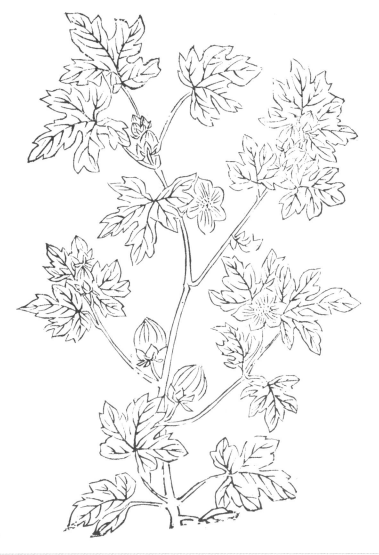

图 581　野西瓜苗

551. 婆婆指甲菜

婆婆指甲菜，《救荒本草》：生田野中。作地那[1]科生，茎细弱。叶像女人指甲，又似初生枣叶微薄。梢间结小花蒴，苗、叶味甘。采嫩苗叶炒熟，油盐调食。

按江西俗呼瓜子草，或云可清小便热症。

[新释]

《救荒本草译注》释婆婆指甲菜为石竹科卷耳属 Cerastium 植物，疑似簇生卷耳 Cerastium fontanum subsp. vulgare (Hartm.) Greuter et Burdet。但从绘图来看，其花序略似蝎尾状聚伞花序，又与紫草科附地菜属 Trigonotis 植物有些相似待考。

《图考》此条文出《救荒》，有吴其濬按

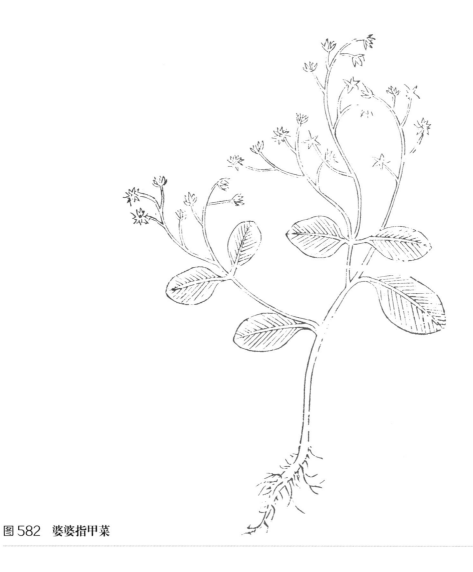

图 582　婆婆指甲菜

语，绘图（图 582）据江西植物瓜子草新绘。疑似景天科景天属植物火焰草 *Sedum stellariifolium* Franch. 或紫草科附地菜属 *Trigonotis* 植物？待考。

　　吴批：是 *Trigonotis* 一种？

[注]

1　那：《救荒》嘉靖四年本作"摊"，商务 1957 年本改作"摊"。

《植物名实图考》

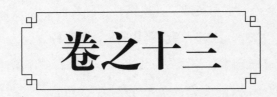

固始吴其濬　著　蒙自陆应谷　校刊

隰草类

552. 还亮草

还亮草，临江广信山圃中皆有之。春初即生。方茎五棱，中凹成沟，高一二尺。本紫梢青，叶似前胡叶而薄。梢间发小细茎，横擎紫花，长柄五瓣，柄蠹花欹，宛如翔蝶。中翘碎瓣尤紫艳，微露黄蕊。花罢结角，翻尖向外，一花三角，间有四角。一名还魂草，一名对叉草，一名蝴蝶菊。取茎煎水，可洗肿毒。

按《本草拾遗》：桃朱术，生园中，细如芹，花紫，子作角。以镜向旁敲之，则子自发。五月五日乃收子带之，令妇人为夫所爱。其形极肖。

[新释]

吴其濬新描述江西物种。从《图考》文、图（图583），可得知本种为草本植物，高达一二尺，茎方而有五棱，棱间有沟；叶互生，一回羽状复叶，有总柄或近无柄，侧生小叶3对，侧生小叶羽状深裂，小裂片先端尖；总状花序具2花，生枝端，花有长柄，紫色，横卧于花柄，萼片5瓣，上萼片有距，和侧萼片与下萼片形成如蝴蝶状，中间微露黄色退

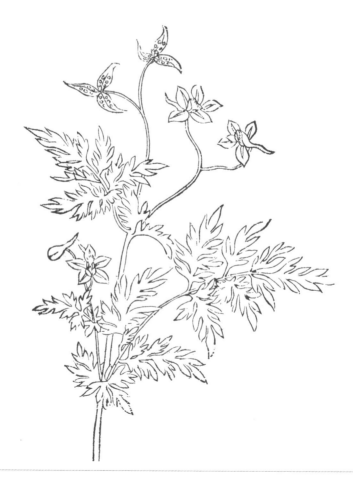

图583 还亮草

化雄蕊，花骨朵 3（稀 4），短角状。据上述特征，同意释为《中志》27：329 和《图鉴》1：709，图 1417 所描述的毛茛科翠雀属植物还亮草 *Delphinium anthriscifolium* Hance。该种分布于广东、广西、贵州、湖南、江西、福建、浙江、江苏、安徽、河南、山西南部，生于海拔 200～1 200 米丘陵或低山的山坡草丛或溪边草地。据《中志》全草供药用，治风湿骨痛，外涂治痈疮癣癫。

《本草拾遗》记载的桃朱术，疑似凤仙花科凤仙花属之一种 *Impatiens* sp.。

松村：*Delphinium fatsienense* Hance.；《纲要》1：123，《中志》27：329 和吴批：*Delphinium anthriscifolium* Hance.。

553. 天葵

天葵，一名夏无踪。初生一茎一叶，大如钱，颇似三叶酸微大，面绿背紫。茎细如丝，根似半夏而小。春时抽生分枝极柔，一枝三叶，一叶三叉，翩反下垂。梢间开小白花，立夏即枯。

按《南城县志》：夏无踪，子名天葵，此草江西抚州、九江近山处有之，即郑樵所谓菟葵，即紫背天葵者。春时抽茎开花，立夏即枯，质既柔弱，根亦微细，寻觅极难。秋时复苗，凌冬不萎。土医皆呼为天葵。南城与闽接壤，故渔仲稔知之。此草既小不盈尺，又生于石罅砌阴下，安能与燕麦动摇春风耶？建昌俚医以敷乳毒，极效。

[新释]

吴其濬新描述的江西物种。从《图考》文、图（图 584），可得知本种为一小草本（"小不盈尺"），具球形块根，茎细弱；叶对生，具短柄，为掌状三出复叶，裂片轮廓菱形至倒卵状椭圆形，先端又三裂，边全缘，基部楔形；花具短柄，柄基部有小型叶状苞片，单生茎端和枝端，白色，似铃状（据李振宇，植株拔起后，花便闭合似铃，他在野外亲自拔过）原图有三株植株，左侧二株为幼苗，其中最左一棵刚发生第一片幼叶，看来幼叶发育成熟需经过几个阶段。据上特征，与《中志》27：486 和《图鉴》1：668，图 1335 和《江西植物志》2：157 所描述的毛茛科天葵属植物天葵 *Semiaquilegia adoxoides* (DC.) Makino 在概貌上基本吻合。该种在我国分布于四川、贵州、湖北、湖南、广

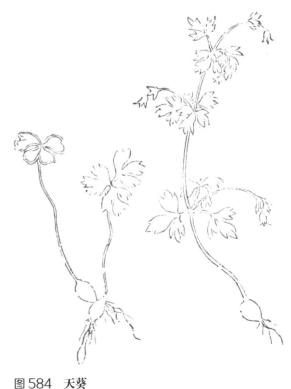

图 584　天葵

西北部、江西、福建、浙江、江苏、安徽、陕西南部，生于海拔 100～1 050 米的疏林下、路旁或山谷地的较阴处。《中志》云本种根可入药，有小毒，可治疗疮疖肿、乳腺炎、扁桃体炎、淋巴结核、跌打损伤等症。吴其濬盖未见花，白花铃状，大约从郑樵之说。

松村：*Isopyrum adoxoides* DC.；吴批：*Corydalis decumbens*（待查）。

554. 天奎草

天奎草，生九江、饶州园圃阴湿地。一名千年老鼠矢，一名爆竹花。春时发细茎，一茎三叶，一叶三叉，色如石绿。梢头横开小紫花，两瓣双合，一瓣上揭，长柄飞翘，茎当花中。赭根颇硬，上缀短须，入夏即枯。俚医以治积年劳伤，酒煎服。

[新释]

吴其濬新描述的江西物种。从《图考》文、图（图585），可得知本种为小草本，具不规则颇硬的块根，其上发出二枚具长柄、二回三深裂的幼叶；茎单一，茎生叶为奇数羽状复叶，顶生小叶的轮廓宽卵形，具三出裂片，裂片再三深裂，侧生小叶一对，三深裂，所有小裂片先端尖，边全缘；总状花序顶生，具6花，花紫色，具柄，柄基部有苞片，上花瓣先端上反，基部有距，下花瓣先端匙形，整个花形似飞鸟，是紫堇属 *Corydalis* 的特征。与《中志》32：455，《图鉴》2：14，图1757所描述的罂粟科紫堇属植物夏天无 *Corydalis decumbens* (Thunb.) Pers. 在概貌上基本吻合，该种在我国产于江苏、安徽、浙江、福建、江西、湖南、湖北、山西、台湾，生于海拔80～300 米的山坡或路边。本种块茎含延胡索甲素、乙素等多种生物碱，有舒筋活络、活血止痛的功能。对风湿关节痛、跌打损伤、腰肌劳损和高血压病有明显的治疗作用。

松村：*Corydalis*；吴批：按图说都是前一条天葵，天奎是讹写，*Corydalis decumbens*。

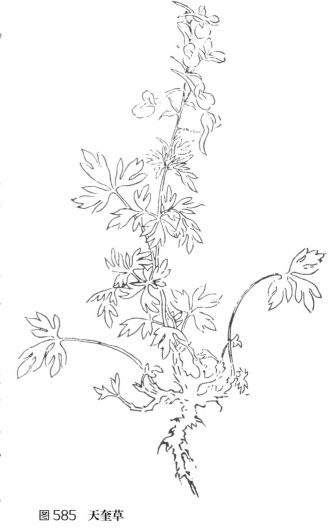

图585　天奎草

555. 黄花地锦苗

黄花地锦苗，江西、湖南多有之。与紫花者相类，而叶茎瘦弱，茎微赤，叶尖细，花有跗[1]，亦结小角。

[新释]

吴其濬新描述江西、湖南物种。据《图考》文、图（图586），可得知本种为小草本，具直根而有须。茎细弱；叶互生，二至三回羽状分裂，小裂片的轮廓为长圆形至椭圆形或宽卵形，边缘深裂，先端尖，顶端裂片较侧裂片稍大；花梗短，花黄色，上花瓣有距，二侧花瓣相粘，形似卷之十二紫花者地锦苗 *Corydalis shearreri* S. Moore，数朵成顶生总状花序；蒴果小角状。产于江西、湖南。据上述性状特征，与《中志》32：433 和《图鉴》2：21，图 1771 描述的罂粟科紫堇属植物小花黄堇 *Corydalis racemosa* (Thunb.) Pers. 在概貌上较为接近。本种产于甘肃、陕西、河南、四川、贵州、湖南、湖北、江西、安徽、江苏、浙江、福建、广东、香港、广西、云南、西藏、台湾，生于海拔 400～1600（～2070）米的林缘阴湿地或多石溪边。日本有分布。模式标本采自日本。全草入药。有杀虫解毒、外敷治疖疮和蛇伤的作用。

松村：*Corydalis pallida* Pers；《纲要》：*Corydalis balansae* Prain；《中志》32：433：*Corydalis racemosa* (Thunb.) Pers.；吴批：*Corydalis pallida*。

[注]

[1] 跗：指现代形态解剖上的囊。

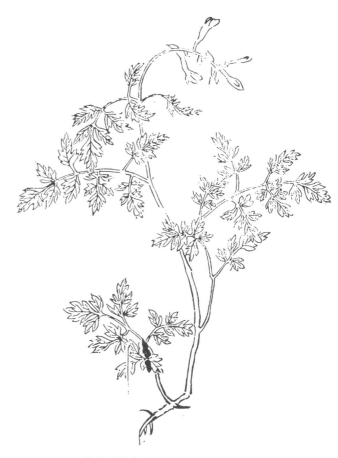

图 586　黄花地锦苗

556. 紫花地丁

紫花地丁，生田塍中。赭茎对叶，叶似薄荷而圆。梢开长紫花，微似丹参花而色紫不白，与《本草纲目》地丁异。

〔新释〕

吴其濬新描述的物种。据《图考》原文、图（图587），可得知为草本，茎赭色；叶对生，下部者具短柄，上部者近无柄，卵状椭圆形，先端尖，基部圆钝，边具疏锯齿（应为疏钝齿，原因同宝盖草），向上逐渐变狭；花单生于上部叶腋，直立，紫色，整个花序似偏向一侧。据上述特征，与《中志》65（2）：229和《云志》1：564，《图鉴》3：626，图5206所描述的唇形科黄芩属植物半枝莲 *Scutellaria barbata* D. Don［《中志》65（1）：229视 *Scutellaria rivularia* Wall. ex. Benth. 为其异名］概貌上基本吻合。该种我国产于河北、山东、陕西南部、河南、江苏、浙江、台湾、福建、江西、湖北、湖南、广东、广西、四川、贵州、云南等省区，生于水田边、溪边或湿润草地上，海拔2 000米以下。全草入药，代益母草；煎水洗痱子，也用于各种炎症、咯血、尿血、胃痛，并用来试治早期癌症。

松村：*Scutellaria indica* L.；吴批：*Scutellaria rivalaris*。

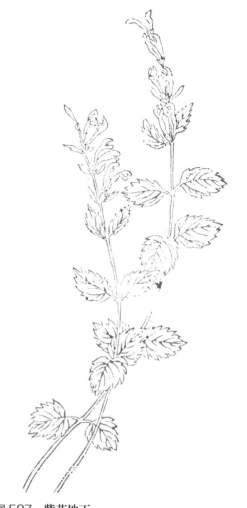

图587　紫花地丁

557. 活血丹

活血丹，产九江、饶州，园圃阶角、墙阴下皆有之。春时极繁，高六七寸，绿茎柔弱，对节生叶。叶似葵菜初生小叶，细齿深纹，柄长而柔。开淡红花，微似丹参花，如蛾下垂。取茎、叶、根煎饮，治吐血、下血有验。入夏后即枯，不易寻矣。

〔新释〕

吴其濬新描述的江西物种。从《图考》原文、图（图588），可得知本种为直立草本，高达20厘米，茎绿而柔弱；叶对生，近心形，有长柄，先端尖，基部心形至平截，边具疏齿（实应圆钝齿，其原因已经于宝盖草条下解

释）；轮伞花序少花，生上部叶脉，花下垂，花冠淡红色。据上特征，与上述诸书和《图鉴》3：636，图5226所描述的唇形科活血丹属植物活血丹 *Glechoma longituba* (Nakai) Rupr. 在概貌上基本吻合。*Glechoma longituba* 宜为广布种欧洲活血丹 *Glechoma hederacea* L. 的地理亚种，从前研究中国植物的一些学者均视前

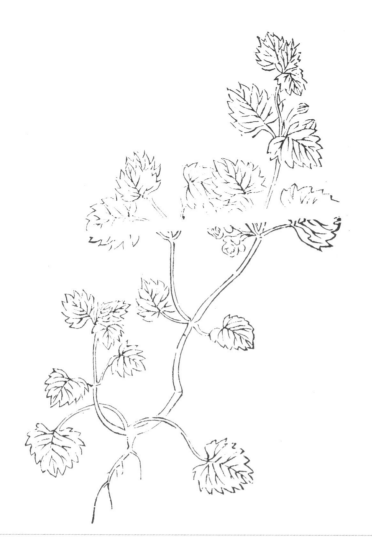

图 588　活血丹

者是后者的变种。两者的主要区别为前者花萼长 9 毫米以上，而后者的花萼在 7 毫米以下。欧洲活血丹 Glechoma hederacea 广泛分布于欧洲伸延至新疆（巩留），而 Glechoma longituba (Nakai) Rupr. 为东亚 Sino-japonica 成分，从俄罗斯远东、朝鲜，一直分布到我国除内蒙古、青海、新疆、西藏外各省区。

松村：Glechoma?、《纲要》1：437、《中志》65（2）：317、《云志》1：578：Glechoma longituba (Nakai) Rupr.；吴批：Glechoma hederacea。

558. 七叶荆

七叶荆，生江西南昌田野中。高二尺余，叶、茎俱微绿，叶如荆叶有齿，近根三叶攒生，上一层四叶，又上一层五叶，梢头至七叶而止。土人以七叶者极难得，云为鬼所畏，语极诞。但《南方草木状》已有指病之说，陶氏《真隐诀》[1] 亦有通神之语。民间传讹，固非无本。

[新释]

　　吴其濬新描述的江西类群。据《图考》图（图 589），确如原文所说，叶对生，下部叶具 3 小叶，中部叶具 5 小叶，顶部叶具 7 小叶，小叶椭圆形至长圆形，顶生小叶较大为长圆形，侧生小叶为椭圆形，似无柄，边具疏、粗锯齿，外形很似《中志》65（1）：143 马鞭草科牡荆属植物黄荆之一变种牡荆 *Vitex negundo* L. var. *cannabifolia* (Seib. et Zucc.) Hand.-Mazz.。本变种在我国产于华东各省及河北、湖南、湖北、广东、广西、四川、贵州、云南，生于山坡路边灌丛中。该种功效同黄荆，茎叶治久痢；种子为清凉性镇静、镇痛药；根可以驱蛲虫；花和枝叶可提取芳香油。

　　吴批：*Vitex nigundo*。

[注]

1　陶氏《真隐诀》：即《登真隐诀》，陶弘景撰，共 3 卷。书中采撷前代道书中的诸真传诀及各家养生术。

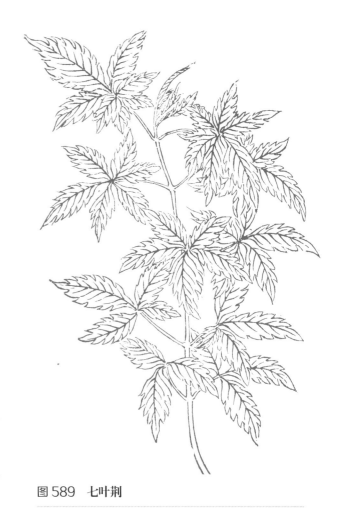

图 589　七叶荆

559. 水杨梅

　　水杨梅，《本草纲目》：生水边，条叶甚多，子如杨梅。
　　按此草，江西池泽边甚多，花老为絮，土人呼为水杨柳，与所引《庚辛玉册》地椒开黄花不类。

[新释]

　　《长编》卷八收水杨梅文献。《图考》本条可能包括三种植物。《图考》图（图 590），显示的是一新物种，只描绘了一枝条，其叶对生，叶卵状椭圆形；头状花序单生，顶生或腋生，柄细，为头状花序的四五倍或更长；果实近球形。上述性状，与《中志》71（1）：275 描绘的茜草科水团花属植物细叶水团花 *Adina rubella* (Sieb. et Zucc.) Hance 概貌颇合。该种产于广东、广西、福建、江苏、浙江、湖南、江西和陕西（秦岭南坡），生于溪边、河边、沙滩等湿润地区。全株入药，枝干通经，花球清热解毒，根治小儿惊风症。

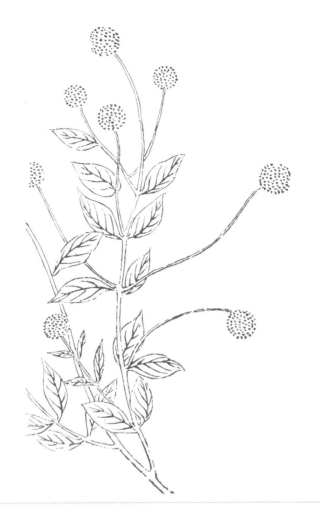

图 590　水杨梅

《中志》37：221 释《本草纲目》水杨梅为蔷薇科路边青属植物路边青 *Geum aleppicum* Jacq.，《本草纲目》水杨梅有"生水边，条叶甚多，子如杨梅"，似无足够性状可证明是路边青 *Geum aleppicum*。《本草纲目》水杨梅所指物种待考。

《庚辛玉册》地椒开黄花者，似蔷薇科路边青属 *Geum* 植物，该属我国产三种，应为日本路边青 *Geum japonicum* Thunb. 或路边青 *Geum aleppicum* Jacq.。

本书卷之十四另有水杨梅条，乃同名异物。

560. 消风草

消风草，南安、长沙平野多有之。绿茎有白毛，叶似麻叶有歧，纹极碎乱，面浓绿，背白有毛。叶间开长蒂小粉红花，结圆实五瓣，有点纹，微似麻子。

[新释]

吴其濬新描述江西、湖南物种。据《图考》图（图591）、文可得知，本种为草本植物，茎有白毛（实则上为星状毛）；叶互生，具柄，宽卵形，下部者上部边缘浅裂，裂片先端尖，基部圆形至心形，上部者不裂，两者均具锯齿并生毛；花1～2朵生叶腋间，粉红色，分果片（成熟心皮）5枚开展，似星状。上述性状，因其下部叶先端常分裂，基部近心形，《中志》49（2）：46释作锦葵科梵天花属植物地桃花的变种 Urena lobata L. var. scabriuscula (DC.) Walp.，该变种现据《中志》，分布于福建、广东、四川、贵州和云南等省，生于海拔高500～1 500米的草坡、山边灌丛和路旁。但今江西南安、湖南长沙等地平野不产。本研究认为宜释锦葵科梵天花属植物地桃花 Urena lobata L.。该种分布甚广，在我国长江以南江西、安徽、湖南、广东、福建、广西、四川、贵州、云南等省区常见野生植物，喜生于干热空旷地、草坡、疏林下。

《中志》49（2）46：Urena lobata L. var. scbriuscula (DC.) Walp.；吴批：Urena sinuate。该名被《中志》49（2）：47作为梵天花 Urena Procumbens L. 的异名，将和三角枫（一）一并讨论。

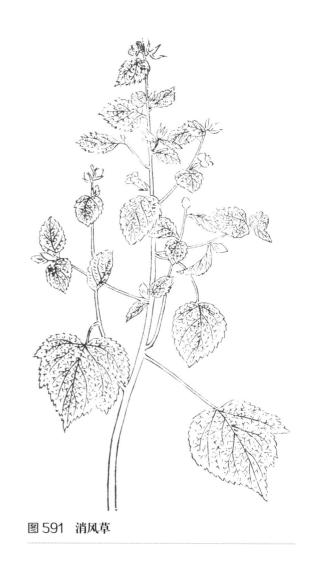

图 591 消风草

561. 宝盖草

宝盖草，生江西南昌阴湿地。一名珍珠莲，春初即生。方茎色紫，叶如婆婆纳叶微大，对生抱茎，圆齿深纹，逐层生长，就叶中团团开小粉紫花。土人采取煎酒，养筋活血，止遍身疼痛。

[新释]

吴其濬新描述的江西物种。从《图考》文、图（图592），可得知本种为小草本，从根离发出多条茎，茎方色紫；叶对生，基部叶具长柄，上部叶无柄，并抱茎，轮廓近圆形至肾形，边疏生尖齿（原文"圆齿深纹"是对

的，但图上为尖齿，谅圆齿难于刻板）；轮伞花序具少花，生上部叶腋，花冠紫色。据上特征，与上述两志以及《图鉴》3：652，图5257所描述的唇形科野芝麻属植物宝盖草 Lamium amplexicaule L. 在概貌上基本相吻合。该种在我国产于江苏、安徽、浙江、福建、湖南、湖北、河南、陕西、甘肃、青海、新疆、四川、

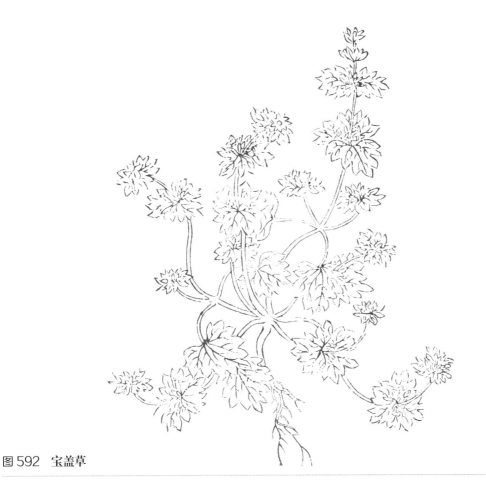

图 592　宝盖草

贵州、云南及西藏，生于路旁、林缘、沼泽
草地及宅旁等地，或为田间杂草，海拔可高
达 4 000 米。全草入药，据《滇南本草》记载，
治外伤骨折、跌打损伤红肿、毒疮、瘫痪、半

身不遂、高血压、小儿肝热及脑漏等症。

松村：*Lamium*?；《中志》65（2）：485，《云
志》1：623，《纲要》1：440 和吴批：*Lamium
amplexicaule* L.。

562. 地锦

地锦，阴湿处有之。紫茎，摄地生。叶如初生菊叶而短，深齿有光，开小粉紫花
大如粟，结实作球，味微辛。湖南亦呼为半边莲，可治跌损。疑陈藏器所谓露下有光
者是此草。

〔新释〕

吴其濬新描述的湖南物种。据《图考》图

（图 593）、文，本种似小草本，茎铺伏地生
长，紫色；叶革质?（深齿有光）对生，叶柄
细长，叶近扇形，边缘有粗牙齿，基出脉；花

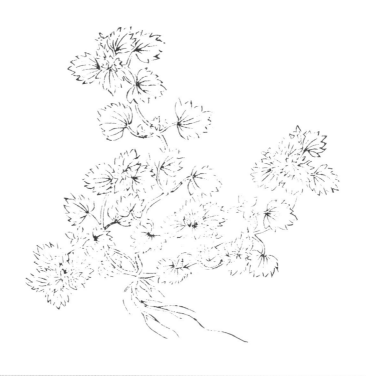

图 593　地锦

单朵生叶腋，粉紫色，如粟大小；果实球形；产于湖南阴湿处，俗呼半边莲，治疗跌损。据上述性状，疑似《中志》65（2）：317 和《云志》1：578 描述的唇形科活血丹属植物活血丹 *Glechoma longituba* (Nakai) Rupr.。该种在我国除青海、甘肃、新疆及西藏外，各地均产，生于林缘、疏林下、草地中、溪边等阴湿处，海拔 50～2 000 米。民间广泛用全草或茎叶入药，外敷治疗跌打损伤、骨折、外伤出血、疮疖痈肿丹毒、风癣，内服亦治伤风咳嗽、流行性感冒、吐血、咯血、衄血、下血、尿血、痢疾、疟疾、妇女月经不调、痛经、红崩、白带、产后血虚头晕、小儿支气管炎、口疮、胎毒、惊风、子痫子肿、疳积、黄疸、肺结核、糖尿病及风湿关节炎等症。叶汁治小儿惊痫、慢性肺炎。功用上，支持该种。

松村：*Veronica*；吴批：*Hydrocotyle sibthorpioides* Lam. var. *batrachium* (Hance) Hand.-Mazz. ex Shan。但该种叶非对生，叶形、花色也不符。

563-1. 过路黄

过路黄，处处有之，生阴湿墙砌下。拖蔓铺地，细茎，叶似薄荷，大如指顶，二叶对生。花生叶际，淡红，亦似薄荷而小，逐节开放，历夏逾秋。蔓长几二尺余，与石香薷、爵床相杂，殊无气味。

[新释]

吴其濬新描述的物种。因《图考》文、图（图594）无法显示花的细微结构，在肯定为风轮菜属植物的前提下，该图宜订为唇形科风轮菜属植物邻近风轮菜 Clinopodium confine (Hance) O. Ktze.，《中志》66：图版54：7-8 之图和《图考》该图甚似。而卷之二十五的"大叶香薷"可订为风轮菜属植物灯笼草 Clinopodium polycephalum (Vaniot) C. Y. Wu et Hsuan ex Hsu。两者在外形上的区别：Clinopodium confine 茎铺地而生，似为蔓生，轮伞花序作头状，无总梗，生于叶腋；而 Clinopodium polycephalum 为直立草本，轮伞花序多作柱状，有总梗，生茎顶和各分枝顶端。邻近风轮菜 Clinopodium confine 在我国产于浙江、江苏、安徽、河南南部、江西、福建、广东、湖南、广西、贵州及四川，生于田边、山坡、草地，海拔约在 500 米以下。

松村：Lysimachia christinae Hance.；《纲要》1：429 将《图考》卷之十三"过路黄"和卷之二十五"大叶香薷"均释作 Clinopodium

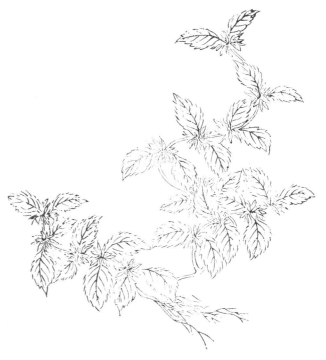

图594 过路黄

polycephalum (Vaniot) C. Y. Wu et Hsuan ex Hsu。《中志》66：223 和《云志》1：695 仅释大叶香薷为 Clinopodium polycephalum。吴批：或释为 L. congestiflora？生境与花叶殊不类，应为 Clinopodium chinense。

563-2. 过路黄 又一种

过路黄，江西坡塍多有之。铺地拖蔓，叶如豆叶，对生附茎。叶间春开五尖瓣黄花，绿跗尖长，与叶并苗。

[新释]

吴其濬新描述的江西物种。从《图考》文、图（图595），可得知本种为多年生草本，茎柔弱，铺地而生，似蔓；叶对生，有柄，宽卵形，先端钝，基部心形，全缘至微波状，具羽状脉；花单生叶腋，有长柄，花萼 5 深裂，裂片顶端

尖，短于花冠，花冠黄色，深裂成 5 片。据上特征，与《中志》59（1）：95 和《图鉴》3：276，图4506 所描述的报春花科珍珠菜属植物过路黄 Lysimachia christinae Hance 在概貌上基本吻合。该种我国产于云南、四川、贵州、陕西（南部）、河南、湖北、湖南、广西、广东、江西、安徽、江苏、浙江、福建，生于沟边、路旁阴湿处和

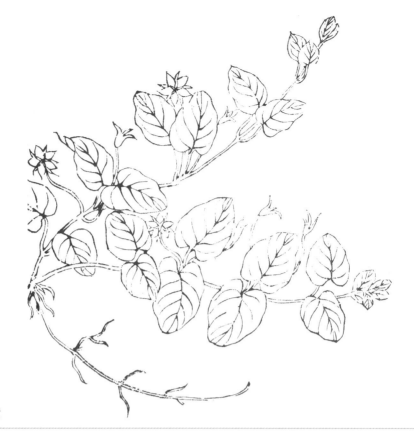

图595 过路黄

山坡林下，垂直分布上限可达海拔2 300米。据《中志》本种为民间常用草药，功能为清热解毒，利尿排石。治胆囊炎、黄疸型肝炎、泌尿系统结石、肝胆结石、跌打损伤、毒蛇咬伤、毒蕈及药物中毒；外用治化脓性炎症、烧烫伤。

《纲要》2：364、《中志》59（1）：94：*Lysimachia christinae* Hance；吴批：*Lysimachia congestiflora*。

564. 翦草

翦草，生江西九饶山坡。似相思草而叶对生不连，紫茎拖地。俚呼翦草，亦曰刘寄奴。治跌损。

按《本事方》：翦草似茜，治血症有殊功。未知即此草否？

[新释]

吴其濬新描述的江西物种。《图考》图（图596）似藤本（拖地，或为草本披散），分枝；茎带紫色；叶对生，全缘，无柄，倒卵形。脉粗明显。治跌损。因无花果，其概貌接近《中志》50（2）：47描述的藤黄科金丝桃属 *Hypericum* 植物例如突脉金丝桃 *Hypericum przewalskii* Maxim. 俗名有大叶刘寄奴。看来该属植物，有作刘寄奴入药的。具体物种待考。

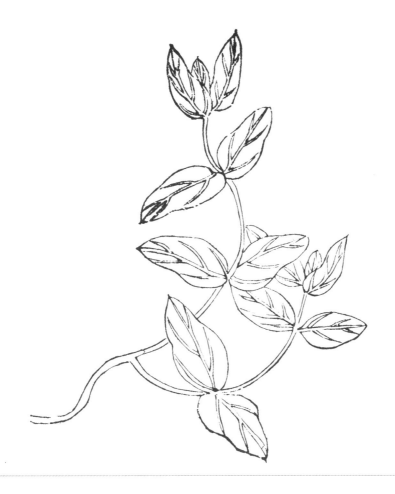

图 596　蒴草

附记:《中志》谓该种即《图考》斑鸡窝。应是"斑鸠窝"之讹,此为本书卷之十二地耳草的别名。

《本事方》的蒴草,是否是该种,尚待考。

吴批:*Hypericum ascyron*？待考。

565. 金瓜草

金瓜草,南昌平隰有之。铺地抱叶,似初生车前,糙涩无纹。

按《唐本草》:狗舌草生渠堑湿地,似车前而无文理。抽茎开花,黄白色,疑即此。《图经》不具,故不并入。

[新释]

吴其濬新描述的江西物种。据《图考》绘图（图 597）,本条确似菊科狗舌草属 *Tephroseris* 植物。但绘图无花果,据图很难鉴定为哪一种。吴批:*Tephroseris pierotii*,即江浙狗舌草 *Tephroseris pierotii* (Miq.) Holub。该种产于江苏、浙江、福建。生于沼泽、潮湿处。如据《中志》

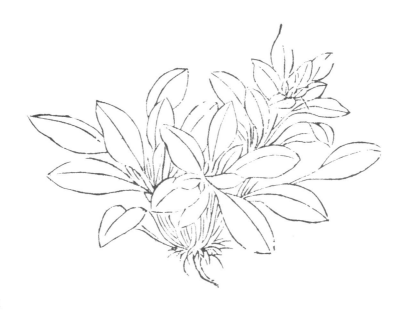

图 597　金瓜草

提供的现代植物分布,《图考》"南昌平隰有之",宜订作狗舌草 *Tephroseris kirilowii* (Turcz. ex DC.) Holub。本种我国产于黑龙江、辽宁、吉林、内蒙古、河北、山西、山东、河南、陕西、甘肃、湖北、湖南、四川、贵州、江苏、浙江、安徽、江西、福建、广东及台湾,常生于草地山坡或山顶阳处,海拔250～2 000米。《唐本草》中的狗舌草,《中志》77(1):155也释为此种。

566. 马鞭花

> 马鞭花,广饶平野有之。丛生赭茎,对节生枝,叶如初生柳叶,枝梢叶际发小枝,开小黄花,大如粟米,颇似山桂[1]而更小。

〔新释〕

吴其濬新描述的江西物种(图598),据图、文,其叶对生、开黄花,大如粟米,叶脉突出,产于江西,名马鞭花,疑似《中志》50(2):2描述的金丝桃属植物赶山鞭 *Hypericum attenuatum* Choisy。

吴批:*Hypericum*。

〔注〕

1 山桂:待考。

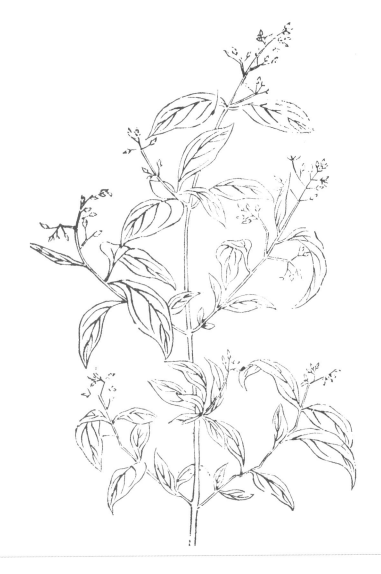

图 598　马鞭花

567. 寻骨风

寻骨风，赣南沙田中有之。丛生，青黑茎，叶前尖后团，疏纹，面青背白，结实如粟穗，绿苞白茸。或呼为寻骨风，未知所用。

〔新释〕

吴其濬新描述的江西物种。据《图考》图（图599）、文，该种为一草本，茎直立，青黑色；分枝对生，叶似对生？有互生叶，叶片面青背白，椭圆形或倒卵形，顶端渐尖，基部宽

楔形，全缘，叶柄细长；结实如粟穗，绿苞白茸。文中云"沙田中有之"，则为栽培植物。综合上述性状，为苋科杯苋属 Cyathula 植物特征，疑似《中志》25（2）：221 描述的川牛膝 Cyathula officinalis Kuan。本种产于四川、云南、贵州。野生或栽培，生于 1 500 米以上地

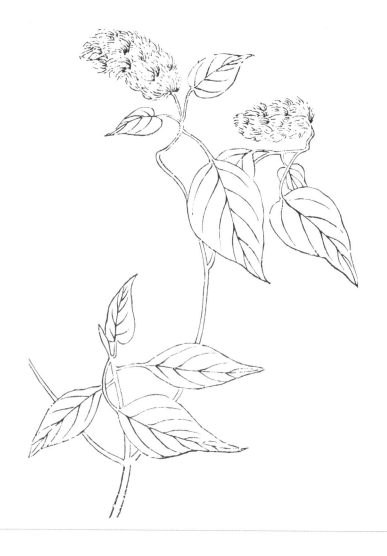

图 599　寻骨风

区。根供药用，生品有下行破血化瘀作用，熟品补肝肾，强腰膝。

　　松村：*Eupatorium wallichii* DC.；《中志》24：

212 释为马兜铃科马兜铃属植物寻风骨 *Aristolochia mollissima* Hance；吴批：非 *Aristolochia mollissima*。

568-1. 附地菜

附地菜，生广饶田野，湖南园圃亦有之。丛生软茎，叶如枸杞。梢头夏间开小碧花，瓣如粟米，小叶绿苞，相间开放。或云北地呼为野苜蓿。

[新释]

吴其濬新描述的江西物种。据《图考》图

（图 600）、文描述性状，较符合紫草科附地菜属植物附地菜 *Trigonotis peduncularis* (Trev.) Benth. ex Baker et Moore 的特征。该种在本书

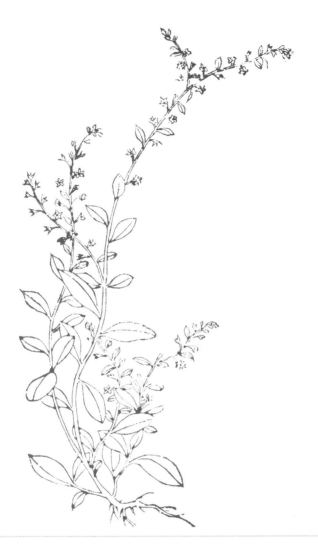

图 600　附地菜

中还指卷之十二"狗蹄儿"。《图考》所附这二种的原图基本一致，不赘述。

　　松村：*Eritrichium pedunculare* DC.=*Trigonotis peduncularis* Bth.；《中志》54（2）：104，《云志》4：729，《图鉴》3：560，图 5073 和吴批：*Trigonotis peduncularis* (Trev.) Benth. ex Baker et Moore。

568-2. 附地菜 又一种

　　附地菜，生田野，比前一种叶长大有星。茎有微毛亦劲，开五圆瓣小碧花，结小蒴如铃。云南生者，叶柔厚多毛，茸茸如鼠耳。俗呼牛舌头花，又名狗屎花。土医用之。《滇南本草》：狗屎花，一名倒提壶，一名一把抓。味苦，性寒，入肝、肾二经，升降肝气，利小便，消水肿，泻胃中湿热，治黄疸，眼珠发黄，周身黄如金，止肝气疼，治七种疝气。白花者治白带，红花者治赤带，泻膀胱热。

[新释]

吴其濬新描述的物种。据图（图601）、文，本植物为一草本，茎、叶密生糙毛（茎有微毛亦劲），叶匙形至倒披针形，先端尖，边全缘；花序较长，自茎下部2/3即开始有花，单生短枝上或单生下部叶腋，花的苞片下部者大，大小近于小叶，向上渐小，花小，花瓣5，蓝色（"开五圆瓣小碧花"），有柄。上述性状，与《中志》64：215，《图鉴》3：570描述的紫草科斑种草属植物斑种草 *Bothriospermum chinense* Bunge 颇合，该种产于甘肃、陕西、河南、山东、山西、河北及辽宁。生于海拔100～1 600米荒野路边、山坡草丛及竹林下。如非云南生者，应是此种。

文中"云南生者，叶柔厚多毛，茸茸如鼠耳。俗呼牛舌头花，又名狗屎花。土医用之"等，更像柔弱斑种草 *Bothriospermum tenellum* (Hornem.) Fisch. et Mey.［FOC修订为 *Bothriospermum zeylanicum* (J. Jacq.) Druce］。该种产于东北、华东、华南、西南各省区及陕西、河南、台湾，生于海拔300～1900米的山坡路边、田间草丛、山坡草地及溪边阴湿处。上述两种可参考《图鉴》3：570，图5094 为 *Bothriospermum chinense*, 3：571，图5097 为 *Bothriospermum tenellum*。

文中另提到《滇南本草》的狗屎花（倒提壶）。关于该种详细的考证，可参考《滇南本草图谱》第一集重印本 31-35，订为紫草科琉璃草属植物倒提壶 *Cynoglossum amabile* Stapf et Drumm.，《中志》64（2）：225 采用了《滇南本草图谱》的考证意见。本种除分布于四川、贵州、甘肃、西藏外，产于云南东部、中部和西北部，生于海拔1 100～3 600米林下、灌丛、草地、路旁。其他还可参考《中志》64（2）：225，《云志》4：703，《图鉴》3：574。

吴批该种白花者为 *Cynoglossum micranthum*，为《中志》西南琉璃草 *Cynoglossum wallichii* G. Don 和小花琉璃草 *Cynoglossum lanceolatum* Forsk. 的异名，这两种花均为蓝色。而在倒提壶 *Cynoglossum amabile* 的描述中却说"花冠通常蓝色，稀白色"。并附记"产云南西部下关山谷的白花倒提壶，能治白带及淋病"，则白花者，疑还是倒提壶。不知《中志》作者花色是始自调查所得，还是从标本的标签上抄下的，需进一步考证。本属中只有红花琉璃草 *Cynoglossum officinale* L. 花有蓝紫色、紫红色、暗紫红色，但只产新疆，云南不产。如此，《滇南本草》的狗屎花红色者，待考。

松村：*Trigonotis brevipes* Maxim.；吴批：*Bothriospermum chinense*；云南生者呼牛舌头花：*Antiotrema* sp. 学名待查。

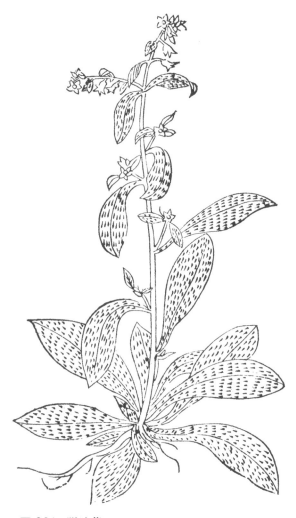

图601　附地菜

569. 鸡肠菜

鸡肠菜，生阴湿处。初生铺地，叶柄长半寸许，深齿疏纹，如初生车前。叶大抽葶发小叶，开五瓣小粉红花，花瓣不甚分破，四瓣平翘，一瓣下垂。又似云头样，微有黄心。乡人茹之。与《救荒本草》两种皆异，此以其葶细长而名。

[新释]

吴其濬新描述的物种。据《图考》图（图602）、文，该种初生铺地，叶柄长（半寸许），深齿疏纹；花期抽葶，上发小叶，花较小，淡紫色或浅黄色，具长梗，生于基生叶或匍匐枝叶丛的叶腋间，花梗纤细，比叶长，上部弯折，花下垂，五瓣小粉红花，花瓣合生（不甚分破），四瓣平翘，一瓣下垂，微有黄心；可食用。综合上述性状，疑似《中志》51：100描述的堇菜科堇菜属植物七星莲 *Viola diffusa* Ging.。该种产于我国河北、陕西、甘肃（南部）、江苏、安徽、浙江、江西、福建、河南、湖北、湖南、广东、广西、海南、四川、贵州、云南、西藏，生于山地林下、林缘、草坡、溪谷旁、岩石缝隙中。据《中志》，全草入药，能清热解毒；外用可消肿、排脓。

吴批：图中花下垂，葶上又抽叶。

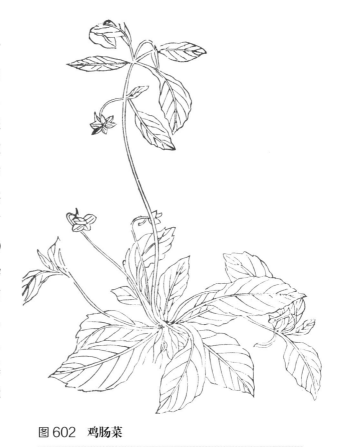

图 602　鸡肠菜

570. 鸭舌草

鸭舌草，处处有之。固始呼为鸭儿嘴。生稻田中，高五六寸，微似茨菇叶，末尖后圆，无歧。一叶一茎，中空，从茎中抽葶，破茎而出，开小蓝紫花六瓣，小大相错。黄蕊数点，袅袅下垂，质极柔脆。芸田者恶之。《湘阴县志》云：可煮食。

［新释］

　　吴其濬新描述的河南物种。据《图考》文、图（图603），可得知本种为一水生草本，高达20厘米；基生叶宽卵形，基部微心形，具柄，柄有鞘，鞘端有舌状体；花序总状，从鞘中抽出（原文误作"从茎中抽葶"），花序梗短，有花3～4朵，花蓝色，花被片6瓣，大小相差，雄花花药黄色。据上述特征，与《中志》13（3）：138和《图鉴》5：404，图7638所描述的雨久花科雨久花属植物鸭舌草 Monochoria vaginalis (Burm. f.) Presl，在概貌上基本吻合。该种产于我国南北各省区，生于平原至海拔1 500米的稻田、沟旁、浅水池塘等水湿处。其嫩茎叶可作蔬食。

　　松村：Monochoria vaginalis var. plantaginea Solms.；《中志》13（3）：138和吴批：Monochoria vaginalis (Burm. f.) Presl。

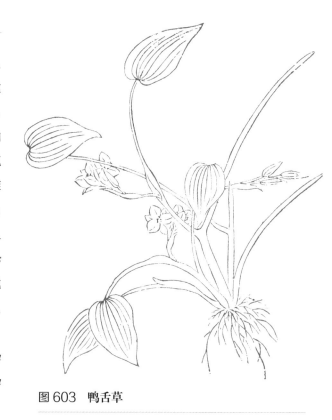

图603　鸭舌草

571. 老鸦瓣

　　老鸦瓣，生田野中。湖北谓之棉花包，固始呼为老鸦头。春初即生，长叶铺地，如萱草叶而屈曲萦结，长至尺余。抽葶开五瓣尖白花，似海栀子[1]而狭，背淡紫，绿心黄蕊，入夏即枯。根如独颗蒜，乡人掘食之。味甘，性温补。

［新释］

　　吴其濬新描述的湖北、河南分布的物种。从《图考》文、图（图604），可得知为矮生草本，具球形鳞茎；春初生出二叶，长条形，长达30厘米，铺地；茎从叶间抽出，近基部还可生出二小分枝，茎上部具一对狭而短的叶状苞片；顶生一花，花被片6瓣（原文作五瓣，但图上六瓣），白色而背面淡紫色，长圆状披针形，先端尖，雄蕊6枚，花药黄色，雌蕊绿色；入夏即枯。据上述性状特征，与《中志》14：89，《图鉴》5：

445，图7720所描述的百合科郁金香属老鸦瓣 Tulipa edulis (Miq.) Baker 在概貌上基本吻合。本种我国产于辽宁（安东）、山东、江苏、浙江、安徽、江西、湖北、湖南和陕西（太白山），生于山坡草地及路旁。据《中志》，鳞茎供药用，有消热解毒、散结消肿之效，又可提取淀粉。

　　松村、《纲要》2：561、《中志》14：89：Tulipa edulis (Miq.) Baker；吴：Amana (Tulipa) edulis。

［注］

1　海栀子：植物名，学名待考。

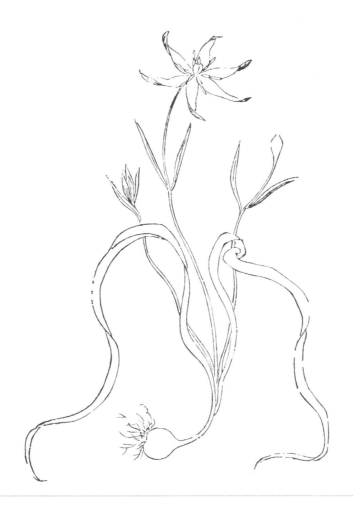

图 604 老鸦瓣

572. 雷公凿

雷公凿，江西平野有之。土人不识其名，固始呼为雷公凿。状如水仙叶长而弱，出地平铺，不能挺立。本白末绿，有黑皮，极类水仙根而无涎滑。

按李时珍以老鸦蒜为即石蒜，引及《救荒本草》，而《湖南志》中，或谓荒年食之，有因吐致死者。余谓《救荒本草》断不至以毒草济人，此是《纲目》误引之过。考《救荒本草》，并无花叶不相见之语，其图亦无花实。此草根叶与老鸦蒜图符，而生麦田中，乡人取以饲畜，其性无毒。余尝之，味亦淡，荒年掘食，当即是此，断非石蒜。

[新释]

吴其濬新描述的江西物种。据《图考》文、图（图 605），本种为一具鳞茎的小草本；鳞茎椭圆状球形或球形，外皮黑色，从原图中一个大的鳞茎观之，由于其外貌为不规整球形，在顶生叶之外又另抽出较短的二叶，由此推断其中似包含 2～3 个小鳞茎。在《云志》7：822

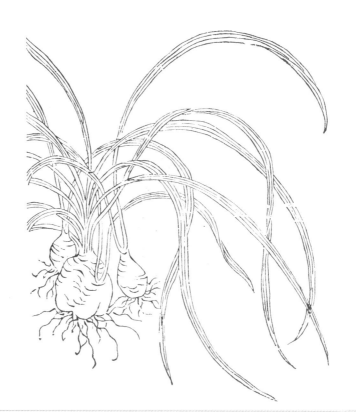

图 605　雷公凿

描述 Scilla scilloides (Lindl.) Druce 的鳞茎 1～3 个，包含于同一外皮内。叶长条形，具多条平行脉，多枚从鳞茎顶端生出，也有 2 枚从鳞茎上部生出。吴其濬曾尝过的鳞茎，味淡，认为俚人荒年掘食。据上特征，无论从叶形和鳞茎情况，本种也不可能是 Tulipa 或 Lycoris，尤其后者花叶不易同时相遇。应为百合科绵枣儿属植物绵枣儿 Scilla scilloides (Lindl.) Druce [FOC 修订为 Barnardia japonica (Thunb.) Schult. et

Schult. f.]，参见《云志》7：822，《中志》14：167，《纲要》2：52。实际上，本种花期 8 月，果期 10 月，花果期也比较短，推测原图系画在春夏季，花序尚未抽出。

《救荒本草译注》老鸦蒜绘图的鳞茎形态似百合 Lilium，非石蒜 Lycoris。

吴批：Amana (Tulipa) 另一种。也可能是 Lycoris 无毒的种。

573. 水芥菜

水芥菜，江西濒湖多有之。初生叶如菠菜叶，微带紫色，抽茎开小黄花如穗。按《救荒本草》水芥叶多花叉，与此微异。或开花后叶老多叉耳。

[新释]

吴其濬新描述的江西物种。《图考》绘图

（图 606）显示为一草本；须根多数；茎直立，不高，无分枝；基生叶和茎下部叶微带紫色，箭形，或圆钝，基部裂片急尖，微波状，叶柄细

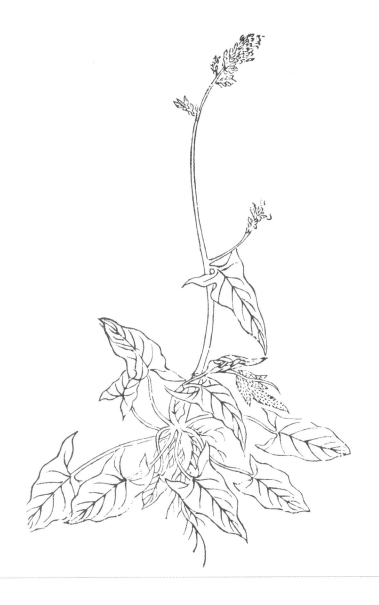

图 606　水芥菜

长，茎上部叶较小；花序狭圆锥状，顶生，分枝稀疏；花黄色，花序如穗（抽茎开小黄花如穗）。据上述特征，可释为《中志》25（1）：151 描述的蓼科酸模属植物酸模 *Rumex acetosa* L.。该种我国产于南北各省区，生于山坡、林缘、沟边、路旁，海拔 400～4 100 米。据《中志》全草供药用，有凉血、解毒之效；嫩茎、叶可作蔬菜及饲料。

《救荒本草译注》释水芥菜作十字花科蔊菜属植物沼生蔊菜 *Rorippa islandica* (Oed.) Borb.。

吴批：*Rumex acetosa*。

574. 野苦麻

野苦麻，处处有之，多生麦田陂泽中。茎叶俱似苦荬花，如小蓟而针细软，花罢成絮。固始呼为秃女头。江西田中多蓄之以为肥，俭岁亦摘食。

按宋《图经》：水苦荬，生宜州。叶如苦荬而厚，根似苍术，不著其花。此草柔茎，花、叶似荬而根似术，或即水苦荬耶？

[新释]

吴其濬新描述的河南、江西物种。据《图考》文、图（图607），本种基生叶和上部叶相似，互生，下部都有短柄，上部者无柄均为羽状深裂，顶裂片稍大，卵状椭圆形，侧裂片椭圆状条形，先端钝至稍尖，边近全缘；头状花序1～2个生枝端和茎顶，总苞片多层，外层较短，无舌状花；果实有冠毛，成熟飞絮。综合上述性状，与《中志》78（1）：138、《云志》13：582所描述的菊科泥胡菜属植物泥胡菜 *Hemisteptia lyrata* (Bunge) Bunge 在概貌上基本相似。《云志》称本种在云南的土名即为野苦麻。该种在我国除新疆、西藏外，遍布全国，生于山坡、山谷、平原、丘陵、林缘、林下、草地、荒地、田间、河边、路旁等处普遍有之，海拔50～3 280米。

宋《图经》的水苦荬，似是菊科植物之另一种，待考。

松村：*Saussurea affins* Spr. (*Hemisteptia lyrata* Bge.)；吴批：*Hemisteptia lyrata* 或 *Saussurea japonica*。

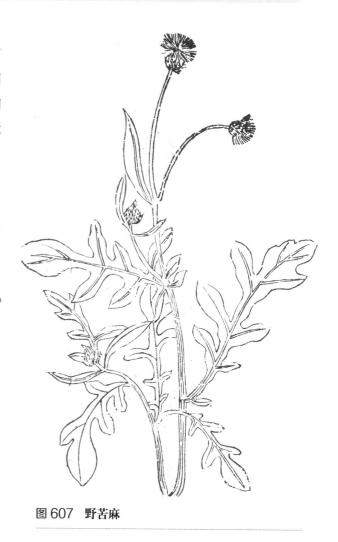

图607　野苦麻

575. 野麻菜

野麻菜，生广饶田泽。长叶布地，花叉如芥，近根微红，根如白菜根。或云可食。

[新释]

吴其濬新描述的江西物种。绘图（图608）

仅一根和数枚基生叶，根肥大如原文所说"如菜根"，叶铺地而生，大者长圆形至倒披针形，具不规则齿裂。仅据此性状是无法考证到种的。

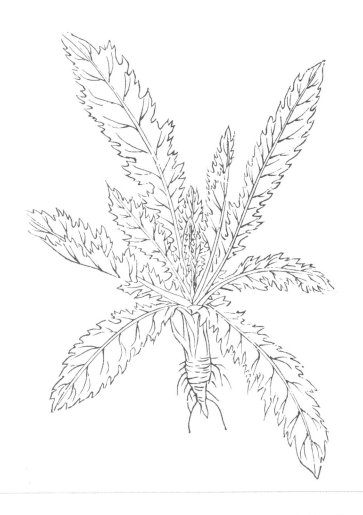

图 608　野麻菜

是否菊科植物，存疑。

　　吴批疑似菊科千里光属植物 *Senecio chrysanthemoides* DC.，即《中志》71（1）：280 描述的菊科千里光属植物菊状千里光 *Senecio laetus* Edgew［今修订作 *Senecio analogus* Candolle）］，图版 62：1-5。因图文无花，不敢确认，该种江西不产。

576. 狼尾草

　　狼尾草，《尔雅》：盂，狼尾。《本草拾遗》始著录。叶如茅而茎紫，穗如黍而极细，长柔纷披，粒芒亦紫。湖南谓之细丝茅，河南亦谓之茵草，叶可覆屋，其粒极细，《救荒本草》所不载。《拾遗》云：作饭食之，令人不饥，未敢深信。

［**新释**］

　　吴其濬新描述的湖南、河南物种。《图考》绘图（图 609）为一高大草本的植物上部。秆直立叶片线状披针形，基部圆形，先端长渐尖；圆锥花序疏散，分枝细长，近轮生，小穗具柄，具芒，芒针尖。综合上述性状，与《中志》10（1）：147，图版 45 描述的禾本科野古草属植

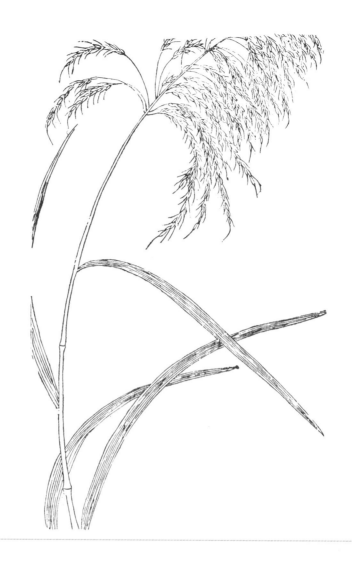

图 609 狼尾草

物石芒草 *Arundinella nepalensis* Trin. 在概貌上较接近。该种产于我国福建、湖南、湖北、广东、广西、贵州、云南、西藏等省区，生于海拔 2 000 米以下的山坡草丛中。

《本草拾遗》的狼尾草，现本草学上释其基原为禾本科狼尾草属植物狼尾草 *Pennisetum alopecuroides* (L.) Spr.。

吴批：*Arundinella nepalensis*？

577. 淮草

淮草，生山冈，田家亦种之。叶如茅，而茎梢开短穗数十茎，结实如粟而小。其叶以覆屋，可廿年不易。

[新释]

吴其濬新描述的物种。从《图考》原文、图

（图 610），可得知本种为较高大的禾草；圆锥花序紧缩呈穗状，具数十分枝，分枝紧贴花序主轴，小穗多数，密生于分枝。从外形观之，和

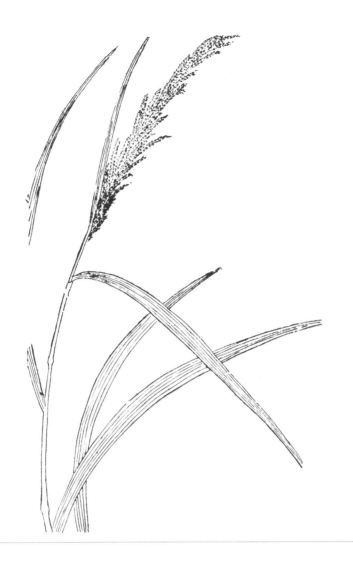

图 610　淮草

《中志》10（1）：99 描述的禾本科黍尾粟属植物鼠尾粟 *Sporobolus fertilis* (Steud.) W. D. Clayt. 较为相似。该种在我国产于华东、华中、西南、陕西、甘肃、西藏等省区，生于海拔 120～2 600 米的田野路边、山坡草地及山谷湿处和林下。

附记：如本条学名考证正确，则《中志》采用的日名"鼠尾粟"，似可考虑弃用。

《纲要》：*Arundinella hirta* (Thunb.) Tanaka；吴批：似 *Sporobolus elongatus* R. Br.，《中志》10（1）：99 认为昔日研究中国禾本科植物学家所订的 *S. elongatus* R. Br. 均为错误鉴定，应为黍尾粟 *Sporobolus fertilis* (Steud.) W. D. Clayt.。

578. 水稗

水稗，田野陂泽极多。铺地生，叶扁，茎如韭，秋抽梢发叉三四五枝，扁齐，结实如稗。经潦不枯，以为牲刍。

［新释］

　　吴其濬新描述的物种。据《图考》文、图（图 611），本种为禾草，铺地而生；穗状花序 3～5 枚，呈指状或近指状，生于秆端，小穗整齐生于穗轴的一侧。上述概貌，与《中志》10（1）：64 描述的禾本科穇属植物牛筋草 *Eleusine indica* (L.) Gaertn. 较为接近。理由如下：本属我国仅 2 种，除本种外，另一种为穇 *Eleusine coracana* (L.) Gaetn，系栽培植物，花序分枝成熟时勾弯，与《图考》原文、图不符。虽两者的小穗均生于穗轴的一侧，但 *Eleusine indica* (L.) Gaertn. 小穗含 3～6 小花，两侧压扁，颖和外稃先端尖，与《图考》原图相符。该种产于我国南北各省区，多生于荒芜之地及道路旁。分布于全世界温带和热带地区。

　　松村：*Panicum*。吴批作雀稗属植物鸭姆草 *Paspalum scrobiculatum* L.，其小穗为背腹压扁，外形作圆形，花序分枝 2～5（8），分散排列于秆的上部，不作指状排列，显然与《图考》原文、图不符。

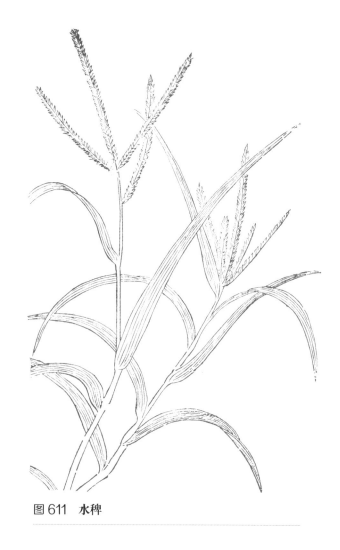

图 611　水稗

579. 莩草

　　莩草，《湘阴志》：生湖地，色淡白，可盖屋，今平野亦多有之。茎似初生小芦，秋结实作穗如水稗有针，色青白，固始谓之莩草。

［新释］

　　吴其濬引《湘阴志》文字，新绘图（图 612）。据《图考》文、图，可得知本种为较高大禾草（"可盖屋"），生态适应性广，湖地和平野都能生长，圆锥花序由多条分枝组成，分枝中等长度，下部较长而向上部逐渐缩短，小穗有短芒（"秋结实作穗如水稗有针"）。据上特征，可订为广义的禾本科稗属植物稗 *Echinochloa crusgalli* (L.) Beauv.，参见《中志》10（1）：252。

　　松村：*Setaria matsumurae* Hack.；《中志》10（1）：346：*Setaria chondrachne* (Steud.) Honda；吴批：李氏禾 *Leersia hexandra* Swartz。该种在外形上外稃不具短芒，与《图考》图不符。

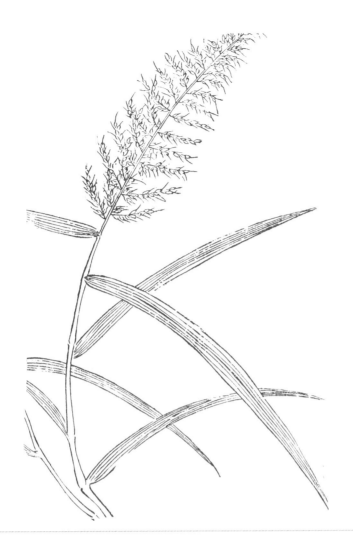

图 612　荩草

580. 鱼腥草

鱼腥草，生阴湿地。细茎短叶，秋作细穗如线，三叉。天阴则气腥，马不食之。实极小，歉岁则茂。北地谓之热草，亦采以充饥。

[新释]

吴其濬新描述的禾本科植物。从《图考》文、图（图 613），可得知本种为一短小禾草，节着地生根；总状花序 3 枚，生杆端，小穗整齐排列于总状花序穗轴一侧；原文中提及"天阴则气腥，马不食之"，此特征有待证实；颖

果很小。据以上性状特征，概貌上订为马唐属 Digitaria 确无问题。但订为何种，实则无任何依据。因 Digitaria 分种极为细微，J. T. Henrard, 1938 Monography of Digitaria，竟以麸上毛的形态来区分种。《中志》10（1）：306 记载我国有 24 种，其分布较广的种类有止血马唐 Digitaria ischaemum (Schreb.) Schreb. 小穗三

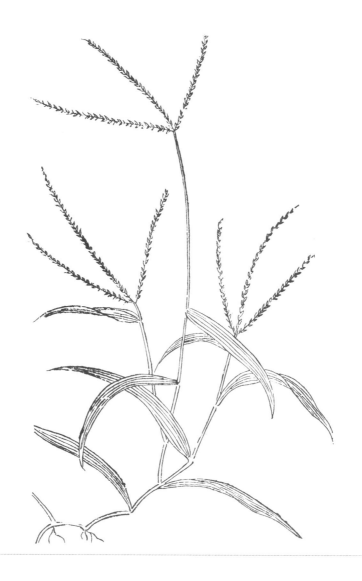

图 613　鱼腥草

枚簇生（隶 Sect. Ischaemun）、马唐 *Digitaria sanguinalis* (L.) Scop. 和 *Digitaria ciliaris* (Retz.) Koel. 小穗孪生（后两种隶 Sect. Digitaria）。

《纲要》3：507：*Digidaria sanguinalis* (L.) Scop.；吴批：*Digitaria sp.*。

581-1. 千年矮

千年矮，生田野中。与水蓑[1]相类，而脚叶[2]无齿，大小叶攒生一处。叶间结小青子，或云浸酒服之有益。

〔新释〕

吴其濬新描述物种。据《图考》图（图

614），其叶狭长圆状披针形，对生乃至 3 ~ 4 叶轮生，概貌确似《中志》26：28 描述的番杏科粟米草属植物粟米草 *Mollugo stricta* L.，

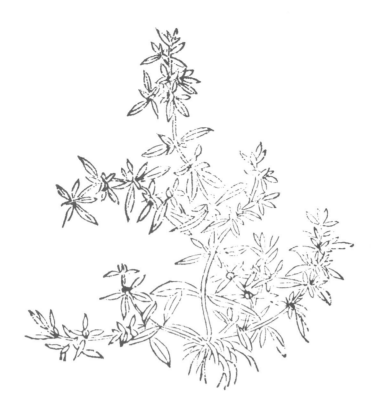

图 614　千年矮

该学名也指卷之十五粟米草。该种我国产秦岭、黄河以南，东南至西南各地，生于空旷荒地、农田和海岸沙地。据《中志》全草可供药用，有清热解毒功效，治腹痛泄泻、皮肤热疹、火眼及蛇伤。

《中志》26：28：*Mollugo stricta* L.；吴批：*Mollugo stricta*？

[注]

1 水蓑：谅系卷之十二水蓑衣。该名出《救荒》，因被虫寄生而形态不可辨认，但其基生叶上部有微齿十分明显，又因该种叶甚细小，故吴其濬认为千年矮类水蓑。

2 脚叶：基生叶。

581-2. 千年矮 又一种

千年矮，生九江。横根丛生，高四五寸，紫茎柔脆，四叶攒生，面青背淡。土医以治牙痛。

[新释]

吴其濬新描述的江西物种。从《图考》文、图（图 615），可知本种为草本，具较粗大根状茎；虽原文作"四叶攒生"，但图上有对生和3～4 叶轮生者，叶小，椭圆形至长圆形，先端

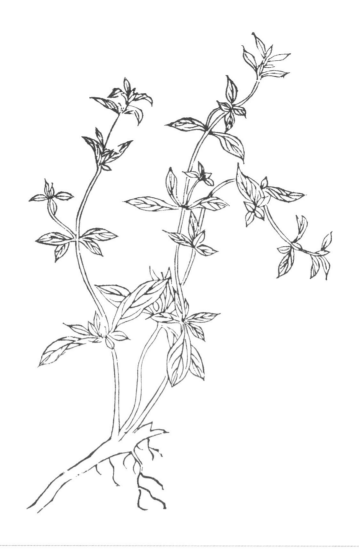

图 615　千年矮

尖，基部楔形，近无柄，边全缘，具明显羽状脉；无花和花序。上述特征，非但和《中志》20（1）：71，《图鉴》1：341，图 682 所描述的豆瓣绿 Peperomia reflexa (Forst. f.) Hook. et Arn. 在概貌上完全不同，即使与吴其濬在《图考》卷之十七所绘的"豆瓣绿"也大相径庭。原图的叶虽为 3～4 枚轮生，但叶形椭圆形，先端尖，基部楔形，这一性状一方面否定其为胡椒科草胡椒属 Peperomia 植物，另一方面可据此释为番杏科粟米草属 Mollugo 植物。但原文、图无花果的描述，仅仅推测与番杏科粟米草属之粟米草 Mollugo stricta L. 最为相似。该种广布于我国长江、秦岭以南地区，生于空旷荒地、农田和海岸沙地，为农田常见杂草，可入药。

吴批：Peperomia reflexa? =P. tetraphylla，叶形不似。

582. 无心菜

无心菜，江西、湖广平野多有之。春初就地铺生，细茎似三叶酸浆，叶大如小指而顶有缺，密排茎上。湖北人多摘以为茹，亦呼为豆瓣菜。

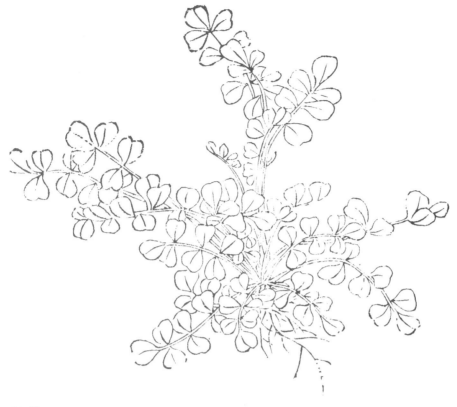

图 616　无心菜

[新释]

吴其濬新描述的江西、湖广物种。《图考》图（图 616）、文显示一草本，茎匍匐（铺地生），茎细似三叶酸浆；奇数羽状复叶，小叶片 7 枚，宽卵形、长圆形或近圆形，顶端 1 片较大，微凹（顶有缺），近全缘，基部截平，小叶柄短；可食用，江西、湖广平野有分布。上述性状，概貌与十字花科豆瓣菜属 *Nasturtium* 有些相似，因无花果性状，只能暂时同意释作

《中志》33：311 描述的十字花科豆瓣菜属植物豆瓣菜 *Nasturtium officinale* R. Br.。该种产于黑龙江、河北、山西、山东、河南、安徽、江苏、广东、广西、陕西、四川、贵州、云南、西藏等地，喜生于水中、水沟边、山涧河边、沼泽地或水田中，海拔 850～3 700 米处均可生长。广东及广西部分地区常栽培作蔬菜。

松村、《纲要》和《中志》：*Nasturtium officinale* R. Br.。吴批：*Medicago hispida*，但该种羽状三出复叶，非是。

583. 小无心菜

小无心菜，比无心菜茎更细，纷如乱丝，叶圆有尖，春初有之。

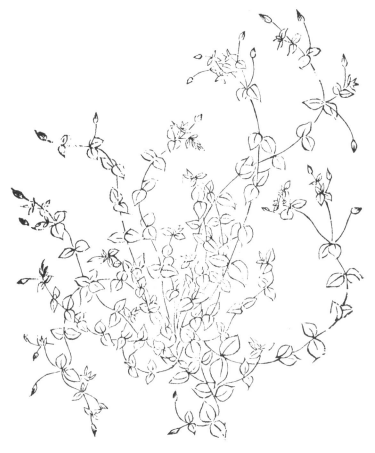

图 617　小无心菜

[新释]

　　吴其濬新描述的物种。据《图考》文、图（图 617），因无花果性状的显示，该种伏地，纤细；叶对生，全缘；花生叶腋，花柄细长，含苞待放。确实似《中志》26：169 描述的石竹科无心菜属植物无心菜 *Arenaria serpyllifolia*

L.。本种广布南北各地，550～3 890 米沙质或石质荒地、田野、园圃、山坡草地。全草入药，清热解毒，治麦粒肿和咽喉痛等病。

　　松村、《中志》26：169、《云志》6：168 和《图鉴》1：624，图 1248. 和吴批：*Arenaria serpyllifolia* L.。

584. 湖瓜草

　　湖瓜草，生沙洲上。高三四寸，如初生麦苗而细。抽茎结青实三四粒，实下有小叶一二片，如三棱草，牲畜食之。

　　按《救荒本草》：砖子苗，根、子味俱甜。子磨面食，根晒干亦可为面。形状相同，但此瘦而彼肥，此系初生而彼系老根，故大小不类耳。

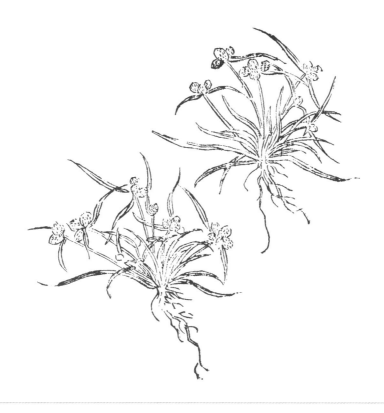

图 618　湖瓜草

[新释]

吴其濬新描述的物种。从《图考》原文、图（图 618），可得知本种为一小草本，高达 40 厘米；叶片细长如初生麦叶，从中抽茎，茎端簇生 3～5 个小穗，其下托以二枚叶状苞片。据上特征，尤其簇生小穗较多，多于 3 个，与《中志》11：193 所描述的莎草科湖瓜草属植物银穗湖瓜草 *Lipocarpha senegalensis* (Lam.) Dandy 和《云志》15：662 所描述的华湖瓜草 *Lipocarpha chinensis* (Osbeck) Tang et Wang 在概貌上较为相似。宜释作后者。前者在我国产于福建、台湾、广东、海南、云南，生于海拔 1 100～2 100 米水边或沼泽中。后者分布很广，从东北至西南及台湾等省区均产。江西应分布。

吴其濬认为《救荒本草》砖子苗即是湖瓜草，实误。《救荒本草译注》释砖子苗为莎草科三棱草属植物，似荆三棱 *Bolboschoenus yagara* (Ohwi) Y. C. Yang et M. Zhan 或扁秆藨草 *Bolboschoenus planiculmis* (F. Schmidt) T. V. Egorova。

松村、《纲要》3：566 和《云志》15：664：*Lipocarpha microcephala* (R. Br.) Kunth。吴批：*Lipocarpha argentea* (Vahl) R. Br.。

585. 喇叭草

喇叭草，产抚建荒田中。高三四寸，长根赭茎，叶如榆叶，秋时附茎，结实长筒有三叉，外向。乡人呼为喇叭草，肖形也。

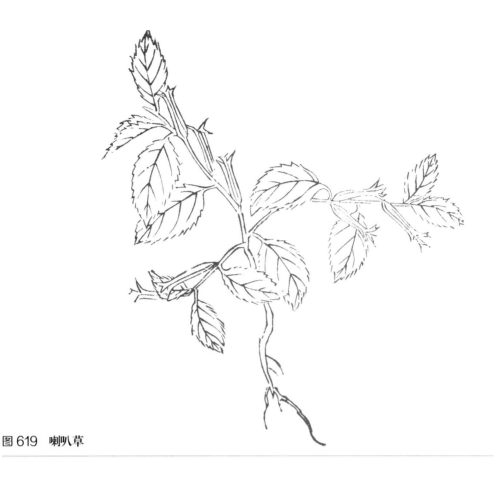

图 619　喇叭草

〔新释〕

吴其濬新描述的江西物种。据《图考》绘图（图619），草本，铺地生长；叶互生，据细叶柄，有锯齿；秋时结果，蒴果长筒状，具棱，顶端三叉外向。上述性状，与《中志》49（1）：80描述的锦葵科黄麻属植物甜麻 Corchorus aestuans L. 颇为相似，产于长江以南各省区。生于荒地、旷野、村旁。为南方各地常见的杂草。亚洲热带地区、中美洲及非洲有分布。纤维可作为黄麻代用品，用作编织及造纸原料；嫩叶可供食用；入药可作清凉解热剂。

松村：Ludwigia prostrata Roxb。吴批：图似 Mimulus tenellus（玄参科）。

586. 臭草

臭草，抚州平野有之。紫茎亭亭，细枝如蔓，一枝三叶，大如指甲。秋开五瓣小黄花，枝弱花疏，偃仰有致。

〔新释〕

吴其濬新描述的江西物种。从《图考》文、图（图620），本种植物为细弱草本，茎分支；叶为三小叶，互生，有柄，小叶椭圆形，先端钝至尖，基部钝，无柄，羽状脉；花小，具细长柄，花瓣 5（但"五瓣"），黄色。芸香科裸芸香属 Psilopeganum 植物。按 Psilopeganum sinense 其花也为单生叶腋，但具纤细花柄，据现原文、图，"枝弱花疏，偃仰有致"看来似为生于枝端的一个圆锥花序，猜测其花下的叶片脱落所致。俗名臭草。据上述特征，宜订为《中志》43（2）：91 描述的芸香科裸芸香属植物裸芸香 Psilopeganum sinense Hemsl.，同意《纲要》2：256 的意见。本种为单种属，我国特产，分布于湖北西、贵州东北、四川东及东南部，其分布

也大致和抚州相符。抚州仅在现分布区稍向西延伸而已，甘肃南部、四川北部和上述三个分布区可视同一区系的一小区。全株有清香柑橘气味，是一种香料原料植物。果用作草药，利水，消肿，驱蛔虫，贵州民间用以治气管炎。

松村：Ruta bracteosa DC.；吴批：Cleame (Polanisia) viscosa，但花序不似，或 Potentilla 一种？黄花草 Cleome viscosa L.，其叶虽亦可为三小叶，但一般为 3～5 小叶。Potentilla 虽有三小叶之种，但小叶一般具锯齿。

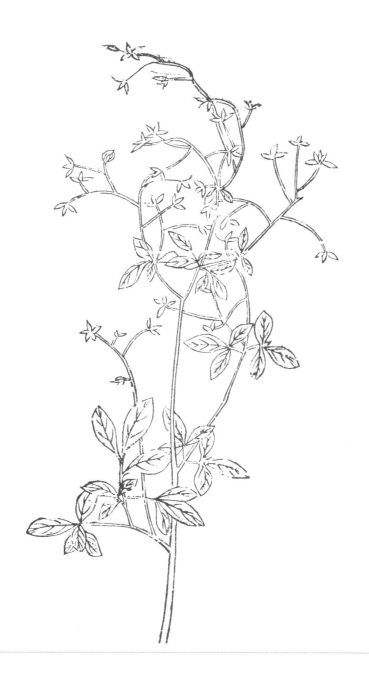

图 620　臭草

587. 纽角草

纽角草,抚州田野中有之。丛生似独帚,茎赭有节,叶亦似独帚而稀。秋结小紫角,似绿豆而细,弯翘极繁。

[新释]

吴其濬新描述的江西物种。《图考》图(图

621)、文显示,该种为草本,叶对生,生紫色果实,疑似萝藦科 Asclepiadaceae 植物。但可用鉴定性状有限,待考。

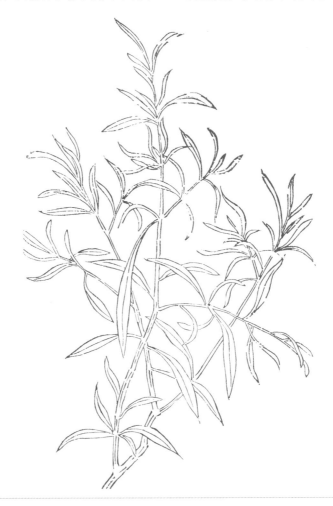

图 621 纽角草

588. 小蓼花

小蓼花,生沟塍浅水中。茎叶皆似水蓼[1],而花作团,穗上擎如覆盆子[2],色尤娇嫩。

[新释]

吴其濬新描述的物种。据《图考》原文、图（图622），可得知本种为生于浅水中的小草本；茎柔软，具分支，茎叶皆似水蓼，叶互生，具短柄，卵状长圆形至卵状椭圆形，向上渐尖，先端尖，基部钝，边全缘；花小，密集呈头状，单个或2个生茎顶端或枝端，有长总梗。据上述性状特征，与《中志》25（1）：78、《云志》11：314描述的蓼科蓼属植物小蓼花 *Polygonum muricatum* Meisn. 性状较为接近。据李安仁，《中志》为吴征镒的考证意见。该种产于吉林、黑龙江、陕西、华东、华中、华南、四川、贵州和云南，生于山谷水边、田边湿地，海拔50～3300米。

《中志》25（1）：78、《云志》11：314：*Polygonum muricatum* Meisn.（刺蓼组 sect. Echinocaulon）。吴批：*Perricari (Polygonum)*。

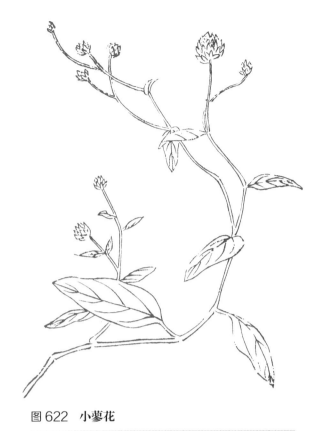

图 622　小蓼花

[注]

■ 水蓼：《中志》25（1）：27释《本草纲目》水蓼为蓼科蓼属植物水蓼 *Polygonum hydropiper* L.，也可参见本书卷之十四"水蓼"条。

■ 覆盆子：《纲要》3：124释《名医别录》为蔷薇科悬钩子属植物插田泡 *Rubus coreanus* Miq.。

589-1. 无名六种（一）[1]

生饶州田野。绿茎类蔓，尖叶似蔄蓄而色淡绿，又似鹅儿肠叶而瘦长。开五尖瓣淡黄花，蕊色亦淡。

[新释]

吴其濬新描述的江西物种。从《图考》文、图（图623），可得知本种似为蔓生（攀援）草本；叶轮生，下部三叶轮生，叶小，狭椭圆形至长圆形，先端尖，基部楔形，无柄，色淡绿；花单生叶腋，有较长之柄，花瓣5枚，淡黄色。据《图考》原文、图提供的上述性状，疑似景天科 Crassulaceae 或石竹科 Caryophyllaceae。待考。

吴批：*Sedum*？

[注]

■ 无名六种（一）：存目"无名六种"，为吴其濬文图描绘，但尚未命名的植物，名据存目补，后同。

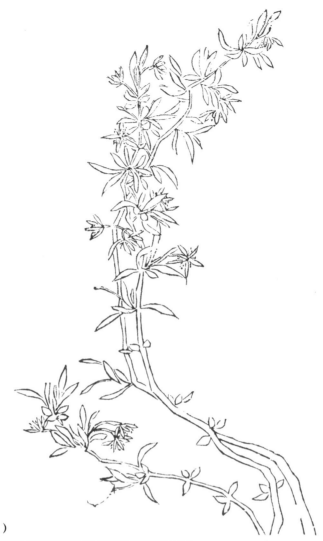

图 623 无名六种（1）

589-2. 无名六种（二）

生饶州田野。绿茎直纹，细枝极柔。叶似地锦苗而小，亦繁。梢开四出小白花，绿萼纤丝，平头萦攒，亦复有致。

[新释]

吴其濬新描述的江西物种。若姑且认为本种确为十字花科碎米芥 Cardamine 植物（十字花科植物如无花果，标本很难确定其所隶属的属）。按松村和吴批考证的二种与《中

志》和《云志》对它们的描述及其附图相对比，相比之下，《图考》图（图 624）与水田碎米芥 Cardamine lyrata Bunge 较相似一点。图也可参考《图鉴》2：53，图 1835（Cardamine impatiens L.）、2：54，图 1838（Cardamine lyrata Bunge）。选该种理由如下：据《云志》6：64

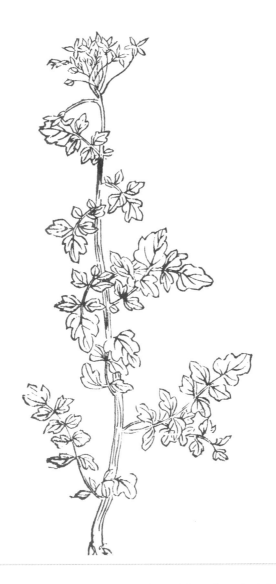

图 624　无名六种（2）

弹裂碎米荠 *Cardamine impatiens* 图版 17：3-6，花序为总状而不为平头（伞房状），据《云志》同上，和《中志》33：209，图版 51：4-9，非大头状羽状复叶，其顶生小叶有时甚至为披针形。又据《中志》33：219，图版 54：1 *Cardamine lyrata* "茎生叶无柄……顶生小叶大，圆形或卵形"，《图考》花序的图显示为伞房状总状花序。本种在我国产于黑龙江、吉林、辽宁、河北、河南、安徽、江苏、湖南、江西、广西等省区，生于水田边、溪边及浅水处。幼嫩的茎叶可供食用；也可入药，有清热去湿之效。

　　松村：*Cardamine lyrata* L.；吴批：*Cardamine impatiens*。

589-3. 无名六种（三）

　　产广饶田野中。丛生长条，叶如初生柳叶微圆，赭茎。茎端夏开长柄丝萼白花，层层开放，长至数尺。下叶上花，亦殊有致。土人不识。

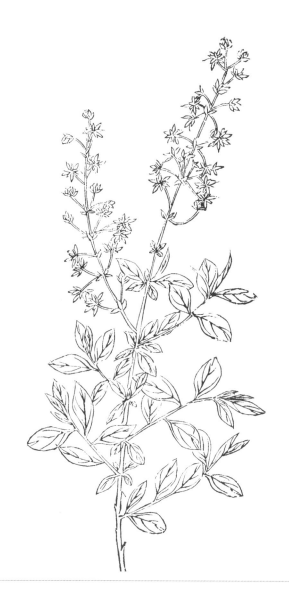

图 625　无名六种（3）

[新释]

吴其濬新描述的江西物种（图 625）。待考。

589-4. 无名六种（四）

产广饶河壖。硬茎盘屈如梅，叶亦如梅叶而无齿。有细毛，附茎发长条，开小白花如米粒。土人不识。

[新释]

吴其濬新描述的江西物种（图 626）。待考。

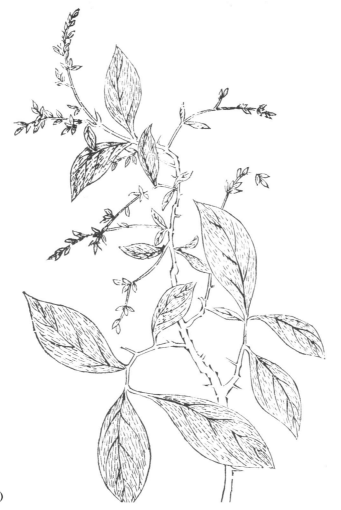

图 626　无名六种（4）

589-5. 无名六种（五）

生建昌田野。丛生赭茎，叶似枸杞，本细末团，面绿背淡。梢端叶间，开碎白花如蓼，逐节发小横枝，攒簇开放极密。土人不识。

[新释]

吴其濬新描述的江西物种（图 627）。查对《中志》《云志》和《图鉴》，从概貌和分布看，以《中志》61：150 描述的木犀科女贞属植物华女贞 Ligustrum lianum Hsu 较有可能。此种是近年从日本女贞 Ligustrum japonicum Thunb. 分出，产于浙江、江西、福建、湖南、广东、海南、广西、贵州。生于山谷疏、密林中或灌木丛中，或旷野，海拔 400～1 700 米。模式标本采自广东五华。

吴批：Ligustrum。

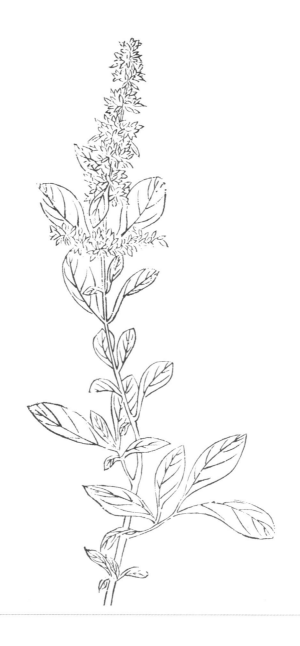

图 627　无名六种（5）

589-6. 无名六种（六）

生广饶田野。独茎青赭色，叶如长柄小匙而瘦，面绿背青白，有直缕，无细纹。梢端结苞如葱韭，开五瓣长筒子小白花，叶间亦抽小葶，发小叶，开花不作苞。

〔新释〕

吴其濬新描述的江西物种。据《图考》图（图 628）、文，该种草本，有分枝；叶"长柄小匙"，背青白；花序似 2～4 枚一轮。花柄细长，花白色，五瓣。待考。

吴批：*Lysimachia*?

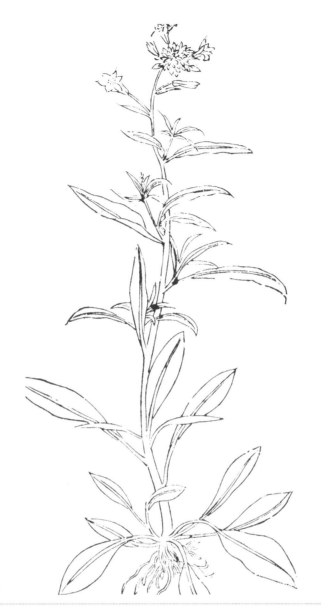

图 628 无名六种（6）

590. 红丝毛根

红丝毛根，产饶州平野。褐茎高尺余，就茎生枝。叶如薄荷叶，淡青无齿。枝端开花成穗，细如粟米，青白色，长三四寸，袅袅下垂。

[新释]

吴其濬新描述的江西物种。从《图考》原文、图（图629），可得知本种系草本植物，高约30厘米，茎褐色，具分枝；叶对生，椭圆形，先端尖，基部钝，具短柄，边全缘，具羽状脉，侧脉3对；花小，青白色，成细长下垂穗状花序（应为总状花序），顶生枝端；产饶州（隋以鄱阳

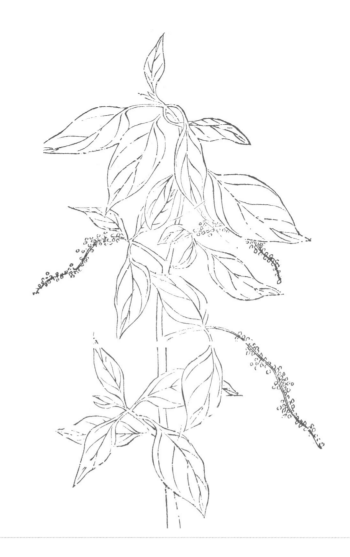

图 629 红丝毛根

郡改名，元为饶州路。相当于今江西鄱阳、信江一带）。据上述特征，似较接近《中志》59（1）：112 描述的报春花科珍珠菜属植物露珠珍珠菜 *Lysimachia circaeoides* Hemsl.。该种产于四川、贵州、湖北、湖南、江西，生于山谷湿润处，海拔

600～1 200 米。模式标本采自湖北宜昌附近。

《纲要》认为近红根草 *Lysimachia fortunei*，该种的叶为互生，近于无柄，通常不分枝，似与原文、图有较大的差异，故其可能性小。吴批：*Lysimachia*？

591. 沙消

沙消，产九江沙洲上。丛生，高不盈尺。紫茎微节，抱茎生叶，四五叶攒生一处，颇似独扫叶，小根赭色。九江俚医以根煎酒，治腰痛。亦名铁扫帚。

按《救荒本草》：沙蓬，又名鸡爪菜，生田野。苗高一尺余，初就地蔓生，后分茎叉。其茎有细线楞，叶似独扫叶狭窄而厚，又似石竹子叶亦窄。茎叶梢间结青子，小如粟粒。其叶味甘，性温。采苗叶煠熟，水浸淘净，油盐调食。疑即此。

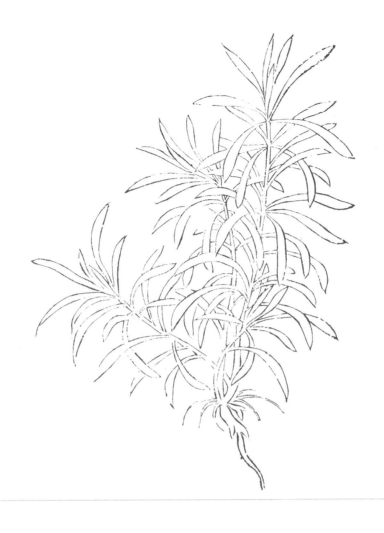

图 630　沙消

［新释］

本条重出，参见卷之十二"沙消"条。所

描绘植物（图 630）为藜科地肤属植物地肤 *Kochia scoparia* (L.) Schrad. 之幼苗，不赘述。

592. 竹叶青

竹叶青，生江西瑞州。初生如菩茅，渐发长叶似茅而阔。面青，背微白，纹如竹叶，有间道而涩。性凉。土人亦以淡竹叶用之。

［新释］

吴其濬新描述的江西物种。从《图考》文、图（图 631），可得知本种为一禾草的幼株，尚未

抽穗，其叶甚阔。在阔叶而又柔弱禾草中，有酸模芒属 *Centotheca* 和淡竹叶属 *Lophatherum* 两属。两者在外形的区别在于后者须根在中间可膨大为纺锤形，而前者不膨大。淡竹叶属 *Lophatherum*

仅2种，我国均产，其中《本草纲目》的淡竹叶在《图考》卷之十四收录并独立成条，释作淡竹叶 Lophatherum gracile Brogn.。酸模芒属 Centhotheca 我国仅产1种，即《中志》9（2）：34 描述的酸模芒 Centotheca lappacea (L.) Desv.。按《图考》图，其须根不膨大，宜订为此种。在

我国产于台湾、福建、广东、海南、云南、广西、香港等省区。生于林下、林缘和山谷蔽阴处。

附记：据《禾本图说》117：钟观光曾将 Centotherca lappacea 取中文名为假淡竹叶，谅系他知本种近淡竹叶属 Lophatherum。

吴批：Centotheca。

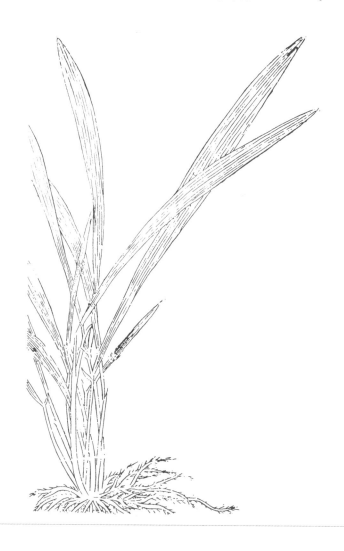

图 631 竹叶青

《植物名实图考》

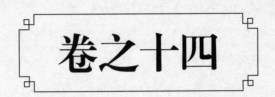

卷之十四

固始吴其濬　著　蒙自陆应谷　校刊

隰草类

593. 苎麻

苎麻，《别录》下品。陆玑《诗疏》：纻，亦麻也。《农政全书》谓纻从丝，非苎。北地寒不宜。考《救荒本草》，苎根味甘，煮食甜美，许州田园亦有种者。盖自淮而北，近时皆致力于棉花，御寒时久，而御暑时暂。绤绤之用，唯城市为殷，故种苎者少耳。野苎极繁，芟除为难，不任绩。山苎稍劲，花作长穗翘出，稍异。

零娄农曰：徐元扈谓北方无苎，《诗》：可以沤纻[1]。纻为丝，此误也。苎，麻属，故言沤。丝不可沤。菅、麻、苎皆草，丝则非其类。江南安庆、宁国、池州山地多有苎，要以江西、湖南及闽、粤为盛。江西之抚州、建昌、宁都、广信、赣州、南安、袁州苎最饶，缉纑[2]织线，犹嘉湖之治丝。宜黄之机上白，市者骛其名，然非佳品。宁都州俗无不缉麻之家，敏者一日可绩三四两，钝者亦两以上。请织匠织成布，一机长者十余丈，短者亦十丈以上，四五两织成一丈布者为最细，次六七两，次八九两，则粗矣。夏布墟[3]则安福乡之会同集，仁义乡之固厚集，怀德乡之璜溪集，在城则军山集。每月集期，土人商贾，杂遝如云，计城乡所产，岁鬻数十万缗，女红之利普矣。《石城县志》亦曰石邑夏布，岁出数十万匹，外贸吴、越、燕、亳间。赣州各邑皆业苎，闽贾于二月时放苎钱，夏秋收苎，归而造布，然不如宁都布洁白细密。苎以瘦韧洁白为上，其黄者曰糙麻。妇功间日缉濯柔细，经时累月，织成一衣，曰女儿布，苎之精者无逾此。居人服之，商贾不可得也。湖南则浏阳、湘乡、攸县、茶陵、醴陵皆麻乡，往时巴陵、道州、武陵、郴州皆贡练纻，今则并浏阳上供。亦裁肥地苎深四五尺，剥至三四次，择避风处苎之。夏有苎市，捆载以售。《溪蛮丛笑》[4]云：汉传载，阑干，阑干，僚言纻巾。有绩治细白苎麻，以旬月而成，名娘子布。则亦女儿布之类，非仅僚俗也。苗人据矮机，席地而织，设虚场[5]以麻布易所无也。《寰宇记》[6]：宜州有都洛麻，狭幅布，今语曰多罗麻。《广西志》：梧州出络布，以络麻织成，因名。并苎类也。《桂海虞衡志》：练子出两江、川峒，大略似苎布，有花纹者谓之花练，彼人亦自贵重。《岭外代答》[7]：邕州左右江溪峒产苎麻，土人择其细长者为练子，暑衣之轻凉离汗者也。花练一端长四丈，重数十钱，卷入之小竹筒，尚有余地。以染真红，尤易著色，厥价不廉，稍细者一匹数十缗也。粤之新会有细苎，盖左思[8]所谓筒中黄润者。凡叠布必成筒，一筒十端；而葛之大者，率以两端为一连；苎则一端为一连；他布则以六丈为端，四丈为匹，此其别也。《禹贡》曰：岛夷卉服。《传》曰：岛夷，南海岛上夷也；卉，草也；卉服，葛越也。葛越，南方之布，以葛为之，以其产于越，故曰葛越也。左思曰：蕉葛升越，弱于罗纨。《正义》曰：卉服，葛越，蕉竹之属，越即苎麻也。汉徐氏女，赠其夫以越布；邓后赐诸贵人白越是也[9]。《汉书》云：粤地多果布之凑。韦昭[10]曰：布，葛布也。颜师古曰：布谓诸杂细布，皆是也。其黄润者，生苎也，细者为绤，粗者为苎，苎一作纻。《禹贡》曰：厥匪织贝。《传》曰：织，细纻也。《疏》曰：细纻，布也。其曰花练、曰谷纑、曰细都、曰弱析，皆其类。志称蛮布织蕉竹、苎麻、都落等，麻有青、黄、白、络、火五种。黄、白曰苎，亦曰白绪；青络曰麻；火曰火麻；都落即络也。马援在交阯，尝衣都布单衣。都布者，络布也；络者，言麻之可经、可络者也。其细者当暑服之，凉爽无油汗气，练之柔熟如椿椒茧绸，可以御冬。新兴县最盛，估人率以绵布易之。其女红治络麻者十之九；治苎者十之三；治蕉十之一；纺蚕作茧者千之一而已。又有鱼冻布，莞中女子以丝兼纻为之，柔滑而白，若鱼冻，谓纱罗。多浣则黄，此布愈浣则愈白云。

[新释]

《长编》卷九以苎根收历代文献。《中志》23（2）：327 释《名医别录》苎麻：*Boehmeria nivea* (L.) Gaudich.。《图考》本条描绘的苎麻，可能包括了野生多种苎麻 *Boehmeria* spp. 在内的苎麻属多个种。《图考》新绘两图。

图 632 描绘的为苎麻属 *Boehmeria* 一种植物的全株。植株直立，似为灌木状；其叶互生，叶片草质，宽卵形，顶端骤尖，基部近宽楔形，边缘在基部之上有牙齿，上面稍粗糙，侧脉约 3 对，叶柄不长，具托叶；未见花果。据上述性状特征，较宜释为荨麻科苎麻属植物苎麻 *Boehmeria nivea* (L.) Gaudich.。该种在我国云南、贵州、广西、广东、福建、江西、台湾、浙江、湖北、四川，以及甘肃、陕西、河南的南部广泛栽培，生于山谷林边或草坡，海拔 200～1 700 米。《救荒本草译注》也释苎麻为该种。

图 633 描绘的是一植株的上半部分。叶对生，与图 632 比，该图显示叶较大，叶片纸质，近卵形，顶端有不明显三骤尖，基部宽楔形，边缘在基部之上有牙齿，牙齿下部的较小，上部的大，三角形，顶端锐尖，全缘或常有 1 小齿，上面粗糙，侧脉多对，叶柄不长；穗状花序长，单生叶腋，不分枝。上述性状，与《中志》23（2）：343 描述的荨麻科苎麻属植物大叶苎麻 *Boehmeria longispica* Steud.［FOC 修订作 *Boehmeria japonica* (L. f.) Miq.］外貌轮廓相似。该种在我国产于广东、广西、贵州、湖南、江西、福建、台湾、浙江、江苏、安徽、湖北、四川、陕西、河南南部、山东，生于丘陵或低山山地灌丛中、疏林中、田边或溪边，海拔 300～600 米，在贵州、四川达 1 000～1 300 米。茎皮纤维可代麻，供纺织麻布用。山东等地称其为山麻。

松村：*Boehmeria nivea* Gaud.；吴批：*Boehmeria nivea* 图 632；*Boehmeria longispica* Steud. 图 633。

[注]

1 可以沤纻：见《诗经·国风·东门之池》"东门之池，可以沤纻"。

2 绩纑（lú）：将麻析成缕，再搓成线。

3 墟（xū）：同"圩"，江浙等地的乡村集市。

4 《溪蛮丛笑》：南宋朱辅著。是一部记载南宋中后期五溪地区少数民族风俗习惯、土产方物的重要笔记史料。

5 虚场：虚，同"墟""圩"。场：西南少数

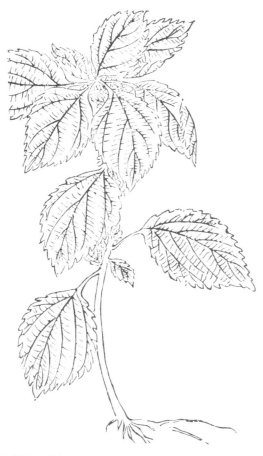

图 632　苎麻（1）

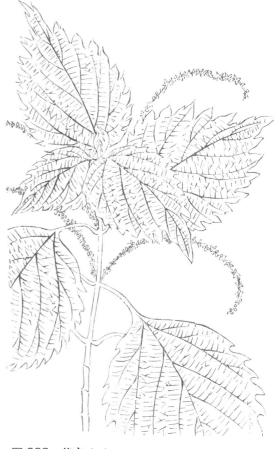

图 633　苎麻（2）

民族地区的乡村集市。

6 《寰宇记》：即《太平寰宇记》，乐史（930—1007）著的一部北宋地理总志，记述了北宋初期的行政区建置，州府沿革，属县之概况以及各地山川湖泽、古迹要塞，人物及风俗土产等。

7 《岭外代答》：宋代周去非撰的笔记类作品。

8 左思（约250—305）：西晋文学家，字泰冲

（《晋书》作太冲），齐国临淄（今山东淄博）人。著《三都赋》为世人称颂，引起"洛阳纸贵"。

9 汉徐氏女……白越是也：出清代李调元《南越笔记》和屈大均《广东新语》。

10 韦昭（204—273）：字弘嗣，吴郡云阳（今江苏丹阳）人。三国东吴四朝重臣，著名史学家、经学家。著有《吴书》《汉书音义》《国语注》《三吴郡国志》等。

594. 苦芙

苦芙，《别录》下品。李时珍以为《尔雅》钩芙[1]即此。今江西有一种野苦菜，南安谓之地胆草，与李说符。

〔新释〕

《长编》卷九收苦芙历代文献。《图考》图为新绘（图634），所图为一植株上部，无花果；茎具长的黑毛；叶对生，卵形，叶缘具不规则粗齿，渐尖，叶具细长柄；江西俗名野苦菜，具苦味，南安谓之地胆草。上述性状，与《中志》73（1）：17描述的败酱科败酱属植物攀倒甑 *Patrinia villosa* (Thunb.) Juss. 较为相似。本种我国产于台湾、江苏、浙江、江西、安徽、河南、湖北、湖南、广东、广西、贵州和四川，生于海拔（50～）400～1 500（～2 000）米的山地林下、林缘或灌丛中、草丛中。据《中志》本种根茎及根有陈腐臭味，为消炎利尿药，全草药用与败酱 *Patrinia scabiosaefolia* Fisch. ex Trev. 相同。民间也常以嫩苗作蔬菜食用。

吴批：即 *Patrinic villosa*。

〔注〕

1 钩芙：待考。

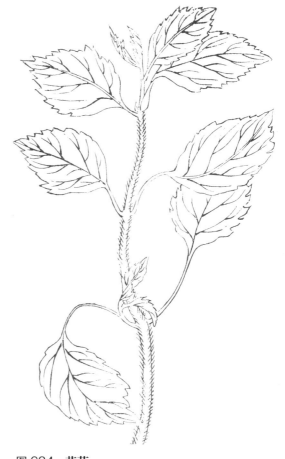

图634　苦芙

595. 甘蕉

甘蕉，《别录》下品。生岭北者开花，花苞有露，极甘，通呼甘露。生岭南者有实，通呼蕉子，种类不一，具详《桂海虞衡志》诸书。李时珍以甘露为襄荷，说本杨慎，殊不确。

〔新释〕

《长编》卷九以芭蕉收录历代文献。《图考》图为新绘（图635），所绘非全株，只绘下垂的半片不完整的叶子和不完整的花序，花序下垂，上具花果；果三棱状，长圆形，长似为宽的四五倍，生于花序下部；花具卵圆形苞片，花生于苞片内，多朵，合生花被片侧面观，似为3齿裂，推测为5裂。上述性状，应为芭蕉科芭蕉属 *Musa* 植物，该属在中国大陆栽培者，约10种。岭北生者，只有芭蕉科芭蕉属芭蕉 *Musa basjoo* Sieb. et Zucc.。该种原产琉球群岛，我国台湾可能有野生，秦岭淮河以南可以露天栽培于庭园及农舍附近。该属其

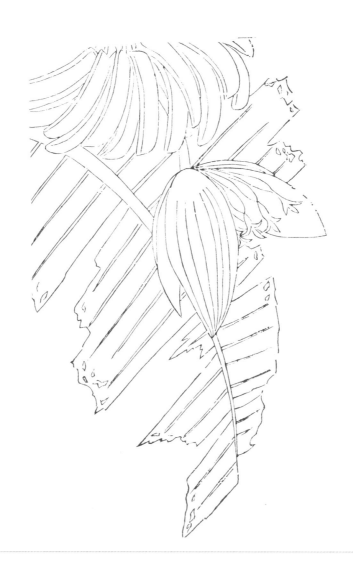

图635　甘蕉

他种类多分布在岭南。据《中志》，该种叶纤维为芭蕉布（称蕉葛）的原料，亦为造纸原料，假茎煎服功能解热，假茎、叶利尿（治水肿，肛胀），花干燥后煎服治脑溢血，根与生姜、甘草一起煎服，可治淋证及消渴，根治感冒、胃痛及腹痛。

松村：*Musa*。《纲要》《中志》16（2）：12和吴批：*Musa basjoo* Sieb. et Zucc.（岭北）。

596. 马鞭草

马鞭草，《别录》下品。李时珍以为即《图经》龙牙草，处处有之。人皆知煎水以洗疮毒。

〔新释〕

本条吴其濬没有提供新的性状描述，图为新绘（图636）。据图，为一草本植物的植株上部；茎四方形；茎生叶多数3深裂，裂片边缘有不整齐锯齿；穗状花序顶生和腋生，花密集

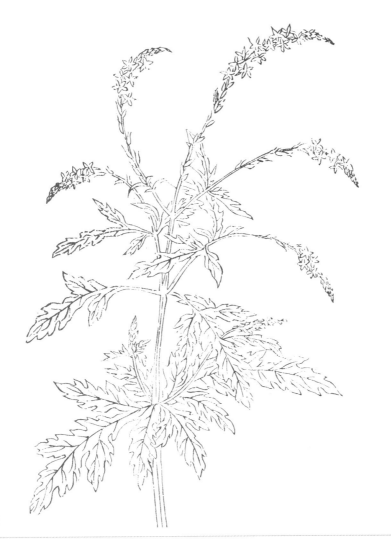

图 636　马鞭草

排列，小，无柄，花瓣似5。上述性状，确合《中志》65（1）：15描述的马鞭草科马鞭草属植物马鞭草 Verbena officinalis L.。该种我国产于山西、陕西、甘肃、江苏、安徽、浙江、福建、江西、湖北、湖南、广东、广西、四川、贵州、云南、新疆、西藏，常生长在低至高海拔的路边、山坡、溪边或林旁。全草药用，有凉血、散瘀、通经、清热、解毒、止痒、驱虫、消肿之功效。

《图经》龙牙草，非马鞭草，而是本书卷之八施州龙牙草，应释作蔷薇科龙芽草属植物龙牙草 Agrimonia pilosa Ldb.。

松村、《中志》65（1）：15 和《云志》：Verbena officinalis L.。

597. 牡蒿

牡蒿，《别录》下品。《尔雅》：蔚，牡菣。陆玑《诗疏》以为即马新蒿。《本经》《别录》分为二物。《唐本草注》以为齐头蒿。李时珍所述形状，正似《救荒本草》之水辣菜。今泽濒亦有之，微作蒿气，姑存之。

〔新释〕

《长编》卷九收牡蒿文献，有吴其濬按语。《图考》图（图637）似新绘。该图显示一草本植物的幼年植株；主根稍明显，侧根多数；茎2枝，矮。未分枝；叶宽匙形，上端有3～5枚斜向基部的浅裂片或深裂片，每裂片的上端有2～4枚小锯齿，叶基部楔形，渐狭窄，具短柄；具蒿香。上述性状，与《中志》76（2）：241描述的菊科蒿属植物牡蒿 *Artemisia japonica* Th. 颇为相似。该种在我国产于辽宁、河北、山西、陕西、甘肃、山东、江苏、安徽、浙江、江西、福建、台湾、河南、湖北、湖南、广东、广西、四川、贵州、云南及西藏（南部）等省区，生于湿润、半湿润或半干旱的环境，常见于林缘、林中空地、疏林下、旷野、灌丛、丘陵、山坡、路旁等。嫩叶可为蔬菜。《救荒本草译注》也释水辣菜为该种。

松村：*Artemisia japonica* Th.；吴批：图似 *Artemisia japonica*。

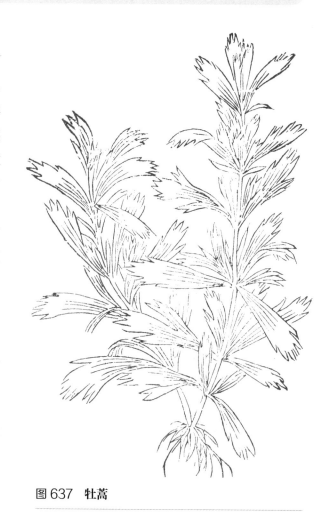

图637　牡蒿

598. 芦

芦，《别录》下品。《梦溪笔谈》以为芦、苇是一物，药中宜用芦，无用荻理。然今江南之荻，通呼为芦，俗方殆无别也。毛晋[1]《诗疏广要》引证颇核，附以备考。

零娄农曰：强脆而心实者为荻，柔纤而中虚者为苇，泽国妇孺，了如菽麦。但南多荻，北多苇。北人植苇于污凹，曰苇泊；掘其芽为蔬，曰苇笋；织其花为履，曰苇絮；纬之为帘，曰苇簿；缕之为藉，曰芦席；以藩院，曰花障；以幕屋，曰仰棚。朽茎则以炒栗，新叶则以裹粽，提之为笼，围之为囤，覆墙以御雨，筑基以避碱，皆芦之功也。大江之南，是多荻洲，为柴、为炭，则灶窑所恃也。其灰可煨、可烘，为防、为筑，则堤岸所亟也。其芽可食、可饲。幽燕以苇代竹，江湖以荻代薪，故北宜苇而南宜芦。又苇喜止水，荻喜急流，弱强异性，固自不同。

[新释]

《长编》卷九收历代芦根（芦苇）文献。中国古代文献中记载芦应是芦苇属植物的通称。《图考》图为新绘（图638），所图确实是禾本科芦苇属 *Phragmites* 植物，《中志》9（2）：25 记录芦苇属在我国分布三种，但绘图提供的性状信息有限，如仅据图，很难鉴定是该属哪一种。在我国分布三种中，日本苇 *Phragmites japonica* Steud. 分布于中国东北，卡开芦 *Phragmites karka* (Retz.) Trin. ex Steud. 分布在海南、广东、台湾、福建、广西和云南南部。只有芦苇 *Phragmites australis* (Cav.) Trin. ex Steud. 产于全国各地。如此看来，古代文献记载长江、黄河流域的芦苇多可鉴定为芦苇 *Phragmites australis*。

文中的荻，为禾本科荻属 *Triarrhena* 植物。中国有荻 *Triarrhena sacchariflora* (Maxim.) Nakai，我国产于黑龙江、吉林、辽宁、河北、山西、河南、山东、甘肃及陕西等省，生于山坡草地和平原岗地、河岸湿地。南荻 *Triarrhena lutarioriparia*

图 638　芦

L. Liu，在我国大概产长江以南各省。江南之荻，应为后者。

松村：*Phragmites communis* Trin.；吴批：*Phragmites* spp.。

〔注〕

1 毛晋（1599—1659）：明代后期著名藏书家、出版家、刻书家和经学家。原名凤苞，字子晋。常熟（今江苏常熟）人。家藏图书几万卷，多为宋、元刻本。后建汲古阁、目耕楼藏之。曾校刻《十三经》《十七史》和《津逮秘书》等书。集注《毛诗陆疏广要》（简称《诗疏广要》），著《毛诗名物考》《隐湖题跋》等。

599. 鼠尾草

鼠尾草，《别录》下品。《尔雅》：葝，鼠尾。《注》：可以染，皂草也。《救荒本草》谓之鼠菊，叶可煠食。细核所绘形状，与马鞭草相仿佛。

〔新释〕

《长编》卷九收鼠尾草历代文献，有吴其濬按语。《救荒本草译注》释鼠尾草绘图为马鞭草科马鞭草属植物马鞭草 *Verbena officinalis* L.。《图考》图（图639）仿绘《救荒》图，但减少枝和叶，花序也有改变。可释为马鞭草 *Verbena officinalis* L.。与本卷马鞭草为同一物种。

但《救荒》的文字中，可能混淆了《名医别录》的"鼠尾草"和《尔雅》的"葝，鼠尾"。《中志》66：179 释《救荒》鼠尾草为唇形科鼠尾草属植物鼠尾草 *Salvia japonica* Thunb.，可能沿用日本学者的考证结果，见《植物学大辞典》。该种分布于浙江、安徽南部、江苏、江西、湖北、福建、台湾、广东、广西，生于山坡、路旁、荫蔽草丛、水边及林荫下，海拔220～1 100米。但《尔雅注》云："可以染，阜草也。"鼠尾草属 *Salvia* 是否具此功用，尚需研究。

吴批：吴其濬盖未识别，图自《救荒》，*Salvia plebian*。

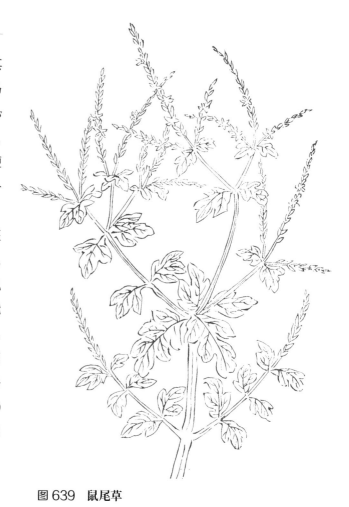

图 639　鼠尾草

600. 龙常草

龙常草，《别录》有名未用。李时珍以为即棕心草，龙须之小者。

[新释]

《中志》9（2）：295 释《别录》"龙常草"为禾本科植物龙常草属植物龙常草 *Diarrhena mandshurica* Maxim.。该种在我国产于黑龙江、吉林、辽宁、河北和山西，生于低山带林缘或灌木丛中及草地上，海拔 1 900 米左右。然《名医别录》云"生河水旁，状如龙刍"，生境不太符合。

《图考》图（图 640）非吴其濬新绘，据此图，实难确定物种。吴批推测或是莎草科球柱草属植物球柱草 *Bulbostylis barbata* (Rottb.) Kunth。存以备考。

李时珍所谓的棕心草，可能是灯心草科灯心草属植物灯心草 *Juncus effusus* L. 及野灯心草 *Juncus setchuensis* Buchen.，茎内白色髓心除供点灯和烛心用外，入药有利尿、清凉、镇静作用；茎皮纤维可作编织和造纸原料。

吴批：图系抄来，不可辨认，或是 *Bulbostylis barbata*。

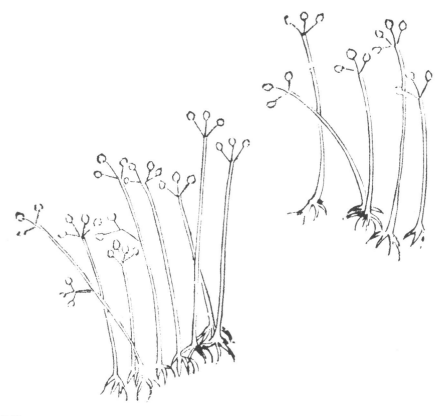

图 640　龙常草

601. 苘麻

苘麻,《唐本草》始著录。今作檾[1]麻,作绳索者,北地种之为业。

雩娄农曰:《说文》檾,枲属。《周礼》:典枲掌布缌缕纻麻草之物。《注》:麻枲苴草葛荶。今枲苴已不列于谷食,衣棉花而绤葛、苎麻之为用贱矣。独檾以捆缚取用多,河滨数百里广种之,以备堤工之购,与蜀黍之秸并亟。考《瓠子之歌》曰搴长茭。《宋史·河渠志》曰:辫竹纠茭,大要皆索草为绹[2]耳。檾之直既逾于草而经久,岂止相什百?然昏垫之患不息。汉武有曰:为我谓河伯兮,何不仁?今齐、豫、扬州间,其闾殚为河,可胜纪哉!或谓堤防始于鲧,而旧说皆以为鲧窃帝之息壤,以堙洪水。息壤在荆州,罗泌《路史》庐叙[3]綦详,今《荆州志》亦载之,云:非金、非石,有篆不可识。昔岁大旱,邑人掘之,甫露其石屋,大风雨,江水骤涨,州几为鱼,亟封之,水乃退,其事甚怪。然则群山万壑,下彝陵、逾荆门,而不横决郊郢[4],莚漫[5]与嶓冢沧浪[6]争道者,其息壤之为之耶?呜呼!世无神禹,不能斯二渠以导九河,还之高地;傥复有息壤可窃,用塞冲决之口,其视以秸檾区区,投黄金于虚牝者,其可同日语哉!

[新释]

《长编》卷九收苘实文献。《图考》图(图641)显示为一亚灌木状草本,茎具毛;叶互生,圆心形,先端长渐尖,基部心形,边缘具细圆锯齿,叶柄似比叶长,具毛,花单生于叶腋,花梗细长,被毛,花萼杯状,密被毛,花冠似联合(应为裂5片)。文字提及可所绳索。上述性状,即花期的锦葵科苘麻属苘麻 *Abutilon theophrasti* Medicus,该种在我国除青藏高原外,其他各省区均产,东北各地有栽培,常见于路旁、荒地和田野间。种子称"冬葵子"入药,为润滑性利尿剂,并有通乳,消乳腺炎,顺产等功效。全草亦可入药,功用待核。

《中志》49(2):36、《云志》和吴批:*Abutilon theophrasti* Medicus。

[注]

[1] 檾(qǐng):同"苘"。

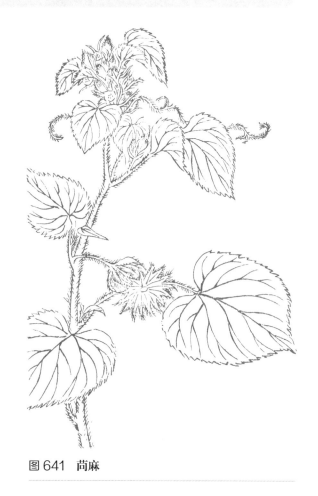

图 641 苘麻

[2] 绹（táo）：绳索。

[3] 胪叙（lú xù）：依次陈序。

[4] 郊郢：楚国的陪都，在今湖北省钟祥市郢中镇。

[5] 莐滢：古河名，其地在今湖北襄阳府宜城市北，与沧浪交汇。

[6] 嶓冢沧浪：嶓冢，山名。又名汉王山，在今陕西省汉中市宁强县境内。沧浪：古水名，有汉水、汉水之别流、汉水之下流、夏水诸说。

602. 蒲公草

蒲公草，《唐本草》始著录，即蒲公英也。《野菜谱》谓之白鼓钉。又有孛孛丁、黄花郎、黄狗头诸名。俚医以为治肿毒要药。淮江以南，四时皆有，取采良便。

[新释]

《长编》卷九收蒲公英本草文献。应为蒲公英属 *Taraxacum* spp. 多个种。蒲公英属植物由于存在有无融合生殖和杂交而成的植株，其分类之困难是众所周知的。《图考》附图（图 642）为吴其濬新绘，所绘确为蒲公属 *Taraxacum* 之一种。但具体物种，仅凭图上

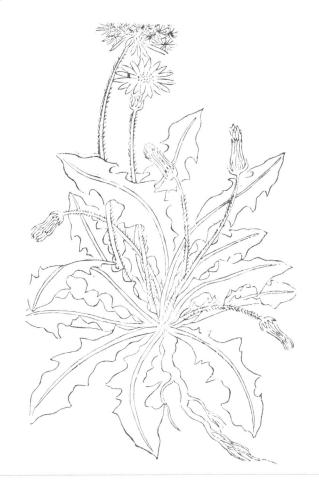

图 642　蒲公草

信息，难以鉴定到种。

以《唐本草》所指的蒲公英而论，《纲要》3：471 和《中志》80（2）：320 均释作菊科蒲公英属植物蒲公英 Taraxacum mongolicum Hand.-Mazz.。该种产于黑龙江、吉林、辽宁、内蒙古、河北、山西、陕西、甘肃、青海、山东、江苏、安徽、浙江、福建北部、台湾、河南、湖北、湖南、广东北部、四川、贵州、云南等省区，广泛生于中、低海拔地区的山坡草地、路边、田野、河滩。至于何据订《唐本草》的蒲公英为 Taraxacum mongolicum，则不得而知。或以该种为黄河中游常见种？现则唯以是从而已。

松村：Taraxacum officinale Web.；吴批：Taraxacum spp.。

603. 鳢肠

鳢肠，《唐本草》始著录，即旱莲草。李时珍谓有两种，白花者为鳢肠，黄紫花而结房如莲房者为小连翘。《救荒本草》莲子草结实如莲房。即此。

〔新释〕

《长编》卷九收鳢肠本草文献，目录中吴其濬已有判断"即旱莲草"。《图考》图为新绘图（图 643）。据《图考》文、图，本种为草本植物，上部分枝；叶交互对生，长圆状披针形，无柄，先端急尖，边波状，具羽状脉，侧脉 4～5 对；头状花序具梗，生叶腋和枝端；总苞片 6～7 片，叶状，似成 2 层；舌状花和管状花在图上分不清，花白色。上所述性状，与《中志》75：344 和《云志》13：276 所描述的菊科鳢肠属植物鳢肠 Eclipta prostrata (L.) L. [E. alba (L.) Haask.] 在概貌上基本相似。《救荒本草译注》释鳢肠菜，一名莲子草，也为此种。该种全国广布于各省区，生于河边、田边或路旁。

"黄紫花而结房如莲房者为小连翘"，该种应为金丝桃属 Hypericum 植物。

松村；Eclipta alba Hassk.；《纲要》3：415：Eclipta prostrata (L.) L；吴批：Eclipta alba (E. prostrate)，图是。

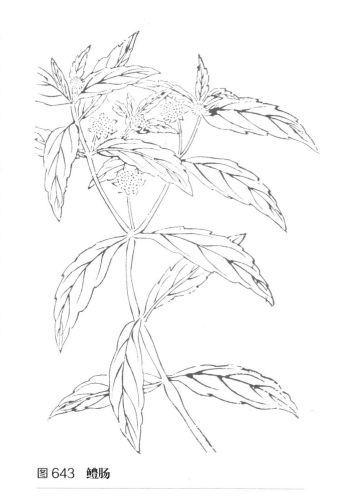

图 643　鳢肠

604. 三白草

三白草,《唐本草》始著录,《酉阳杂俎》亦载之,形状详《本草纲目》。湖南俚医治筋骨及妇人调经多用之。

零娄农曰:三白草,江南农候也。余验之,其叶白,不愆于素;移植过时,乃不复白,不似他草木花,可迟早也。望杏瞻蒲[1],此为的矣。陶、苏皆未识,苏所说乃马蓼有黑点者[2]。此草喜近水滨,江右、湘南土医,习用其方,多于《本草纲目》所载。大约江南诸药,惟陈藏器搜罗最博核,惜不尽得其图。《嘉祐本草》引列而未能详释,半为有名未用,可谓遗憾。

[新释]

《长编》卷九收三白草本草文献,有吴其濬按语。《图考》图为新绘(图644)。所图显示为粗壮草本,茎上绘有竖线,显示的可能是沟槽?茎下部伏地(绘图须根3～4轮);叶阔卵形,顶端渐尖,基部心形,全缘,具柄(叶脉不似),其叶白(移植过时,乃不复白);总状花序与叶对生,花小;近水滨,产于江南、江右、湘南。上述特征,颇合《中志》

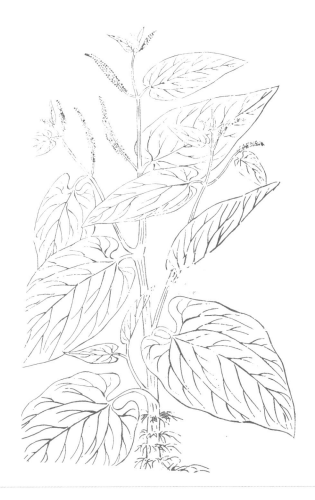

图644 三白草

20（1）：6描述的三白草科三白草属 *Saururus* 的特征。该属在我国只产一种，即三白草 *Saururus chinensis* (Lour.) Baill.，分布于河北、山东、河南和长江流域及其以南各省区，生于低湿沟边，塘边或溪旁。

松村：*Saururus loureiri* Decne.；《中志》20（1）：6、吴批：*Saururus chinensis* (Lour.) Baill.。

[**注**]

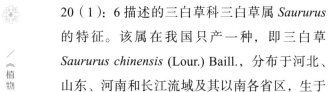 望杏瞻蒲：成语，指按时令劝勉耕种。出南朝陈徐陵（507—583）的《徐州刺史侯安都德政碑》。

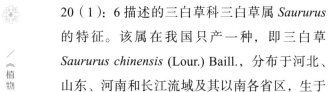 马蓼有黑点者：蓼科蓼属植物酸模叶蓼 *Polygonum lapathifolium* L.。

605. 水蓼

水蓼，《尔雅》：蔷，虞蓼。《注》：泽蓼。《唐本草》始别出。与陆生者同，唯随水深浅有大小耳。俚医以陆生者为曲蓼，不入药；生水中者为地蓼，能治跌打损伤，通筋骨。方书不载。

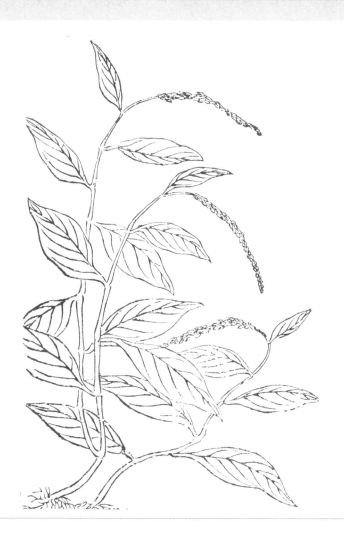

图645　水蓼

〔新释〕

《长编》卷九收水蓼本草文献。《图考》图为新绘（图 645），所图为一草本植物，茎直立，分枝，具节，节部膨大；叶大，互生，叶长圆状披针形，渐尖，叶柄短，基部楔形，全缘；花序生梢头，穗状，长，下垂；水生。上述性状，颇似《中志》25（1）：27 描述的蓼科蓼属植物水蓼 Polygonum hydropiper L.。该种分布于我国南北各省区。生于河滩、水沟边、山谷湿地，海拔 50～3 500 米。

松村：Polygonum hydropiper L.；吴批：图中叶大穗长，Pesicaria。

606-1. 刘寄奴

刘寄奴，《南史》载宋高祖射蛇事，故名刘寄奴。《唐本草》始著录，所述形状与《本草纲目》微相类。今江西、湖南，人皆识之。《蜀本草》：叶似菊花，白色，与《救荒本草》野生姜一名刘寄奴相类，盖别一种，即菊叶蒿也。南方草药治损伤有效者，多呼刘寄奴，别无他名，皆附于后。

〔新释〕

《长编》卷九收历代刘寄奴本草文献。《图考》图为新绘（图 646）。本条图文涉及植物非一种，分述如下。

（1）《南史》刘寄奴，即图 646，所绘据江西、湖南实物。通过与《中志》74：63 菊科泽兰属植物多须公 Eupatorium chinense L.（FOC 处理作白头婆 Eupatorium japonicum Thunb. 异名）所附图版 21：4-6 比较，确认即此。该种分布于我国东南及西南部（浙江、福建、安徽、湖北、湖南、广东、广西、云南、四川及贵州），生于山谷、山坡林缘、林下、灌丛或山坡草地上，村舍旁及田间间或有之，海拔800～1 900 米。

（2）《中志》76（2）：179 和《纲要》3：375 均将《唐本草》的刘寄奴释为菊科蒿属植物奇蒿 Artemisia anomala S. Moore.。

（3）《救荒本草》野生姜、刘寄奴，《救荒

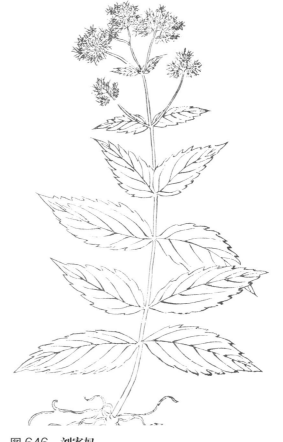

图 646　刘寄奴

本草译注》释《救荒本草》野生姜、刘寄奴的绘图似玄参科阴行草属阴行草 Siphonostegia chinensis Benth.，其文字却混淆了多种植物。

松村：*Eupatorium*，吴批：*Eupatarium chinense*。

606-2. 刘寄奴 又一种

刘寄奴，即野生姜。《蜀本草》以为刘寄奴。叶如菊，排生，茎、花俱如蒿而花色白，结黄白小蒴[1]，俗呼菊叶蒿。

[新释]

《纲要》释《蜀本草》刘寄奴为菊科蒿属植物奇蒿 *Artemisia anomala* S. Moore。

《图考》所绘菊叶蒿（图647），为新描述的物种，绘图中叶不似奇蒿 *Artemisia anomala*。更

似《中志》76（2）：174，图版24：1-8 描述的菊科蒿属植物白苞蒿 *Artemisia lactiflora* Wall. ex DC.。该种在我国产于秦岭山脉以南的陕南、甘南、江苏、安徽、浙江、江西、福建、台湾、河南（南部）、湖北、湖南、广东、广西、四川、贵州、云南等省区；陕西、甘肃及东部、中部与

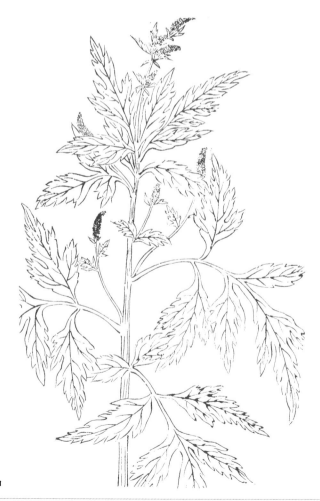

图 647　刘寄奴又一种

南部各省地区分布在中、低海拔地区，西南省区可分布在海拔3 000米附近地区；多生于林下、林缘、灌丛边缘、山谷等湿润或略为干燥地区。全草入药，广东、广西民间作"刘寄奴"（奇蒿）的代用品，有清热解毒、止咳消炎、活血散瘀、通经等作用，用于肝肾疾病，近年也用于血吸虫病治疗。

吴批：叶似菊花，白色，疑似 *Artemisia anomala*。

［注］

1 小蒴：指菊科植物的头状花序。

607. 龙葵

龙葵，《唐本草》始著录，李时珍以为《图经》老鸦眼睛草。俚医亦曰天泡果，其赤者为龙珠，处处有之。

［新释］

《长编》卷九收历代本草龙葵文献，有吴其濬按语。《图考》图为新绘（图648），所图显示一直立草本，分枝；茎无棱；叶卵形，先端短尖，基部楔形下延至叶柄，具不规则的波状

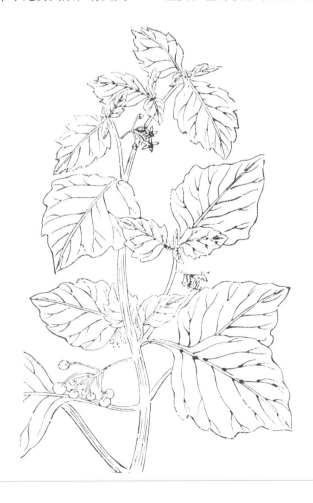

图648 龙葵

粗齿叶脉每边5～6条，叶柄长1～2厘米；蝎尾状？花序腋外生，由6～8花组成，具总花梗，长于花梗，花5基数。上述特征，概貌较合《中志》67（1）：76描述的茄科茄属植物龙葵 Solanum nigrum L.。该种据 FOC 产于福建、广西、贵州、湖南、江苏、四川、台湾、西藏、云南，海拔600～3 000米。

"其赤者曰龙珠"，即果实红色，应为 FOC 描述的茄科茄属植物红果龙葵 Solanum villosum Miller.（《中志》作 Solanum alatum Moench）。产于河北（栽培）、山西、甘肃、新疆、青海诸省，生于山坡及山谷阴处或路旁，海拔950～1 200米。

松村：Solanum nigrum L.；吴批：图是 Solanum nigrum 或 Solanum humile。

608. 狗舌草

狗舌草，《唐本草》始著录，有小毒，涂疮杀虫。按图多相肖，而无的识，存原图以备考。

〔新释〕

由于原文过简，无可用于分类鉴定的性状。附图又为旧图（图649），非吴其濬新绘图。确如吴其濬所说：按图多相肖，而无的识。我们唯《纲要》3：460 释作 Senecio kirilowii Turcz.（采取广义的千里光属 Senecio 概念）和《中志》77（1）：155 所考证的菊科狗舌草属植物狗舌

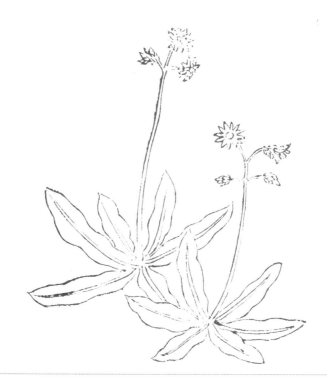

图649　狗舌草

草 Tephroseris kirilowii (Turcz. ex DC.) Holub 是从。本种产于黑龙江、辽宁、吉林、内蒙古、河北、山西、山东、河南、陕西、甘肃、湖北、湖南、四川、贵州、江苏、浙江、安徽、江西、福建、广东、台湾，生于海拔 250～2 000 米山坡草地或山顶阳处。

吴批：Tephroseris palustris (Senecio)。

609. 莪蒿

莪蒿，《诗经》：菁菁者莪[1]。《陆疏》：莪，蒿也。《尔雅》：莪，萝。《郭注》：莪蒿。《本草拾遗》始著录，《本草纲目》以为即抱娘蒿，《救荒本草》作㧜娘蒿。叶碎，茎细如针，色黄绿，嫩则可食，与《陆疏》符合。《埤雅》[2]以角蒿为莪蒿，殊为臆说。

〔新释〕

《长编》卷八收莪蒿历代主要文献。《图考》文字和绘图（图 650）可能包含两种植物：

（1）《图考》图为新绘，所图为一春天幼年植株，叶子形态似《中志》33：448 描述的播娘蒿 Descurainia sophia (L.) Webb. ex Prantl. 幼苗。

（2）《埤雅》的角蒿、莪蒿，应为紫葳科角蒿属植物角蒿 Incarvillea sinensis Lam.。

（3）《救荒本草译注》释㧜娘蒿为十字花科播娘蒿属植物播娘蒿 Descurainia sophia (L.) Webb. ex Prantl.。

《本草拾遗》之前，如《尔雅》《诗经》中的莪，是否《救荒》的㧜娘蒿，尚待考。中国古籍文献中植物同名异物甚多，如果没有确切的形态性状描述和地理分布记录，仅凭以名释名的方法，考证物种难免出问题。

松村：Artemisia；吴批：即今称㧜娘蒿《救荒本草》，Descurainia sophia？

〔注〕

1 菁菁者莪：出《诗经·小雅·菁菁者莪》。

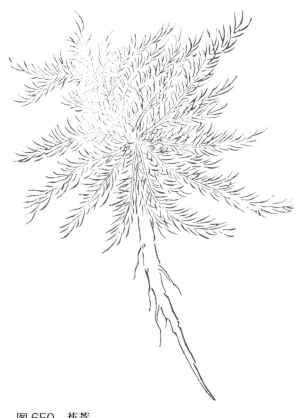

图 650　莪蒿

2 《埤雅》：训诂学著作，全书 20 卷。作者陆佃（1042—1102），字农师，号陶山，越州山阴（今浙江绍兴）人。著有《陶山集》14 卷，《礼象》《春秋后传》和《鹖冠子注》等。

610. 鼠曲草

鼠曲草，《本草拾遗》始著录。李时珍以为即《别录》鼠耳，《药对》佛耳草。《酉阳杂俎》：蚍蜉酒，鼠耳也。即此。今江西、湖南皆呼为水蚁草，或即蚍蜉酒之意。煎饼犹用之。

零娄农曰：鼠曲染糯作糍，色深绿，湘中春时粥于市，五溪峒中尤重之。清明时必采制，以祀其先，名之曰青。其意以为亲没后，又复见春草青青矣。呜呼！雨露既濡，君子履之，必有怵惕之心。彼虽蛮僚，其报本追远有异性乎？宋徽宗[1]有诗曰：鼠耳初生认禁烟。寒食赐火，戚里寻春。《清明上河图》中一段美景，不知南渡后遥忆帝京景物，犹有庙貌如故，钟簴不移[2]之念否？

[新释]

《长编》卷八收历代鼠曲草主要文献。我国南方现以菊科鼠曲草属 *Gnaphalium* spp. 多种植物，早春采用，合糯米作糍粑。分布较广的鼠曲草 *Gnaphalium affine* D. Don（现 *Gnaphalium multiceps* 为其异名）最常用。《图考》图为新绘（图 651），显示的是一年生直立草本；植株下部不分枝，上部伞房状分枝。可能非 *Gnaphalium affine*。该图基部叶无柄，匙状倒披针形或倒卵状匙形，茎生叶下部叶侧面看很难判断，似匙状倒披针或倒披针状长圆形？似抱茎；上部植株伞房状分枝，上部花序枝的叶小，线形；头状花序较大，在枝顶密集成伞房花序；产于江西、湖南。据上述性状，颇似《中志》75：223 描述的宽叶鼠曲草 *Gnaphalium adnatum* (Wall. ex DC.) Kitam.。该种在我国产于台湾、福建、江苏、浙江、江西、湖南、广东、广西、贵州、云南、四川等省区，生于山坡、路旁或灌丛中，在我国东南部地区海拔为 500~600 米，西南部地区海拔 2 500~3 000 米。

松村、吴批：*Gnaphalium multiceps* Wall.。

[注]

[1] 宋徽宗：宋代第八位皇帝赵佶（1082—

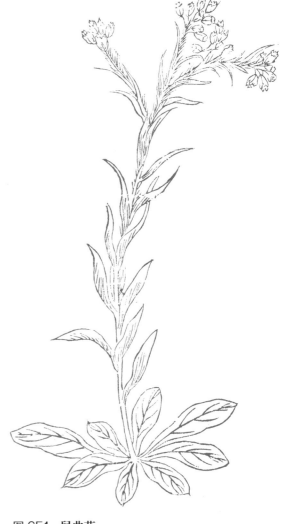

图 651　鼠曲草

1135），1100—1126 年在位。靖康二年（1127）与钦宗一起被金人掳去。徽宗自创书法字体被后人称为"瘦金体"，花鸟画自成"院体"。

❷ 庙貌如故，钟簴不移：出《新唐书·于公异传》："钟簴不移，庙貌如故。"钟簴：饰以猛兽形象的悬乐钟的格架。以祖庙仍在，乐钟的格架稳固，比喻政权稳固，没有更替。

611. 搥胡根

搥胡根，《本草拾遗》始著录。今江西、湖南亦有之，俗皆谓之土当归。根似麦门冬而微黄，亦甜。

[新释]

《长编》收搥胡根《本草拾遗》文献。《图考》绘图（图652）可能参照江西、湖南实物新绘制。据图、文，显示为一草本，根稍粗，近末端处膨大成矩圆形的浅黄色肉质小块根（根似麦门冬而微黄），微甜，小块根又生根；叶长披针形，先端急尖，中脉比较明显；绘图

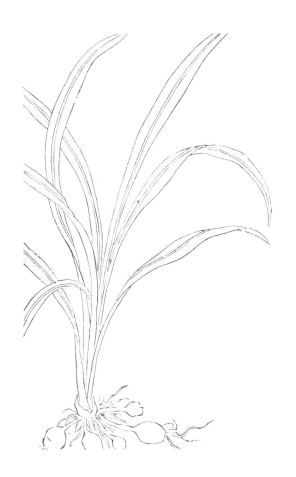

图 652 搥胡根

不见花；江西、湖南分布，俗谓土当归。上述性状特征，合百合科山麦冬属 *Liriope* 特征。该属我国7种，其中《中志》15：128描述的山麦冬 *Liriope spicata* (Thunb.) Lour. 根近末端处常膨大成矩圆形、椭圆形或纺锤形的肉质小块根，其余6种的根或呈纺锤形，或无。该种在我国除东北、内蒙古、青海、新疆、西藏各省区外，其他地区广泛分布和栽培，生于海拔50～1 400米的山坡、山谷林下、路旁或湿地。

吴批：*Liriope spicata*。

612. 鸭跖草

鸭跖草，《本草拾遗》始著录。《救荒本草》谓之竹节菜，一名翠蝴蝶，又名笪竹，叶可食。今皆呼为淡竹，无竹处亦用之。

[新释]

《长编》收历代鸭跖草主要文献。《救荒本草译注》释竹节菜为鸭跖草科鸭跖草属植物鸭跖草 *Commelina communis* L.。《图考》图为新绘（图653），所图也为该种，我国主要分布于四川、云南、甘肃以东的南北各省区，生于湿地。

松村和吴批：*Commelina communis* L.。

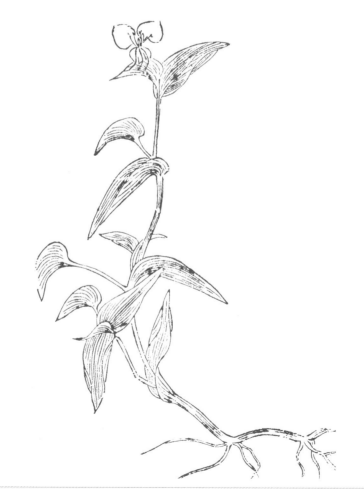

图653 鸭跖草

613. 鬼针草

鬼针草，《本草拾遗》始著录。秋时茎端有针四出，刺人衣。今北地犹谓之鬼针。

[新释]

据《图考》文、图（图654），图为上部茎的一部分，叶对生，上部者由不裂、渐分裂至下部成三裂，顶裂片大，卵状椭圆形，二侧裂片小，卵形，边具锯齿；头状花序顶生枝端和上部叶腋，或成伞房状；总苞片在图上似为2层，开展，无舌状花；果条形，先端具3～4枚芒刺。综合上述性状，与《中志》75：377和《云志》13：290所描述的菊科鬼针草属植物鬼针草 *Bidens pilosa* L. 在概貌上基本相似。本种在我国广布于华东、华中、华南、西南各省区，生于村旁、路边及荒地中。据《中志》，该种为我国民间常用草药，有清热解毒、散瘀活血的功效。主治上呼吸道感染、咽喉肿痛、急性阑尾炎、急性黄疸型肝炎、胃肠炎、风湿关节疼痛、疟疾；外用治疮疖、毒蛇咬伤、跌打肿痛。《长编》收《本草拾遗》鬼钗草文献，即该种。

松村、《纲要》3：392和吴批：*Bidens pilosa* L.。

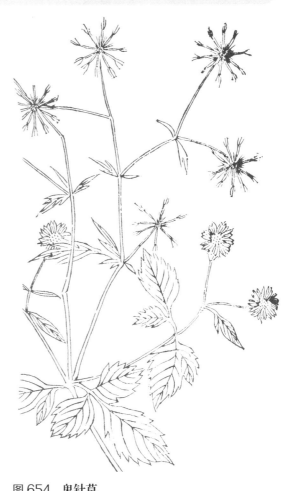

图654　鬼针草

614. 毛蓼

毛蓼，《本草拾遗》始著录。主治痈肿、疽瘘，引脓、生肌。今俚医亦用之。其穗细长，花红，冬初尚开，叶厚有毛，俗呼为白马鞭。

[新释]

《长编》收毛蓼历代主要文献。《图考》图

似新绘（图655），据图、文，该种花序为顶生穗状花序，细长，稀疏，花红色，冬初还开花；叶卵圆形，渐尖，基部楔形，叶厚，明显

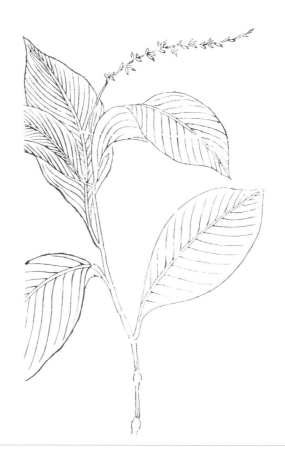

图 655　毛蓼

具毛。叶形和花序不似今《中志》25（1）：19 描述的蓼科蓼属植物毛蓼 *Polygonum barbatum* L.，因为毛蓼叶披针形或椭圆状披针形，总状花序呈穗状，紧密，直立，长 4～8 厘米，顶生或腋生，通常数个组成圆锥状，稀单生。《图考》文、图所示，与《中志》25（1）：106 描述的蓼科金线草属植物金线草 *Antenoron*

filiforme (Thunb.) Rob. et Vaut. 最为接近。该种产于陕西南部、甘肃南部、华东、华中、华南及西南地区，生于山坡林缘、山谷路旁，海拔 100～2 500 米。朝鲜、日本、越南也有。有地方名即为毛蓼。此为吴其濬新描绘的种。

松村：*Polygonum*；吴批注：*Antenoron filiforme*。

615. 地杨梅

地杨梅，《本草拾遗》始著录。云如莎草，有子似杨梅。今小草中有之，治痢亦同。按图似即水滨水杨柳，与原说不肖，姑存之以备考。

[新释]

《图考》图不似新绘（图656），所图显示

的植物似为草本，茎基部近附地；未绘基生叶，茎下部生叶为 3 小叶复叶，茎上部生叶为单叶；顶生伞房花序具花 2～3 朵，花被

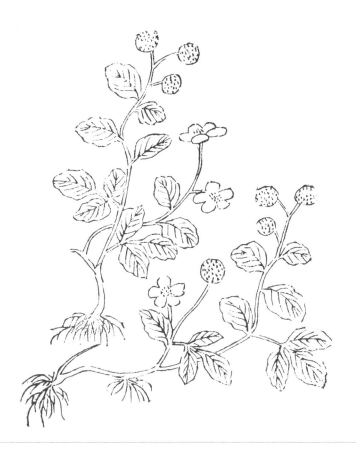

图 656　地杨梅

片 5；果实球形。上述性状特征，概貌与《中志》37：221 描述的蔷薇科路边青属植物柔毛路边青 Geum japonicum Thunb. var. chinense F. Bolle 颇合，该变种产于陕西、甘肃、新疆、山东、河南、江苏、安徽、浙江、江西、福建、湖北、湖南、广东、广西、四川、贵州、云南，生于山坡草地、田边、河边、灌丛及疏林下，海拔 200～2 300 米。而原变种 Geum japonicum Thunb. var. japonicum 产于日本。吴批本条绘图为茜草科水团花属细叶水团花 Adina rubella Hance，可能记忆有误，与"地杨梅"混淆。该种落叶小灌木，叶对生，可参见《中志》71（1）：275。

《本草拾遗》的地杨梅，吴批地杨梅属植物地杨梅 Luzula campestris (L.) DC.，该种据《中志》13（3）：246，仅产云南。生于山坡林下，疑非是。

吴批：《本草拾遗》的地杨梅 Luzula campestris；《图考》水杨梅绘图：图似抄自《图经》，即前文说的水杨梅 Adina rubella。

616. 堅菜

堅菜，《本草拾遗》始著录。李时珍以其似益母草白花，遂以为白花益母草。然原书谓味甜有汁，则非益母一类，存原图俟考。

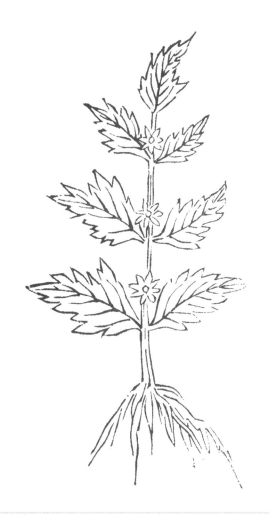

图 657 錾菜

[新释]

《长编》卷八收历代錾菜文献。《图考》图非新绘（图 657），所图为一草本植物，叶对生，叶缘有齿；花不似二唇形。很难与《中志》65（2）：513 描述的唇形科益母草属錾菜 *Leonurus pseudomacranthus* Kitagawa 联系起来。所图待考。

吴批：图自《本草拾遗》不可辨认。

617. 茜

茜，《尔雅》：茜，蔓于。《注》：多生水中，一名轩于。《本草拾遗》：生水田中，状如结缕草[1]而长，马食之。李时珍并入《别录》有名未用之马唐[2]，又以为即熏莸之莸，恐未确。江西水茜草极多，作志者多以为即蔓草。按蔓亦非草名。

雩娄农曰：子产曰，吾臭味也，而敢有差池。《大学》曰：如恶恶臭。臭必恶，而后屏，非与香对称。周人尚臭，臭阴臭阳，灌用郁臭，皆芳气也。熏莸有臭，后人以莸为秽草，然则熏之臭亦秽耶？寇宗奭以《拾遗》之水莸释熏莸，《孙公谈圃》以香薷[3]为茜，二说皆未知所本。然《谈圃》说长，李时珍宗《衍义》而驳之，盖未深考。

［新释］

《长编》收茜草历代主要文献。《图考》图非新绘（图658）。所图为水生植物，叶似轮生；聚伞形花序自叶腋。吴批疑其似车前科石龙尾属 Limnophila 植物。存以备考。

松村：Chara？吴批：或从《本草拾遗》之图，不辨何物，或为 Limnophila？

［注］

1 结缕草：禾本科结缕草属植物结缕草 Zoysia japonica Steud.。

2 马唐：禾本科马唐属植物马唐 Digitaria sanguinalis (L.) Scop.。

3 香薷：唇形科香薷属植物香薷 Elsholtzia ciliata (Thunb.) Hyland.。

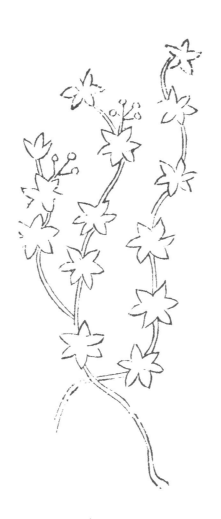

图 658 茜

618. 红花

红花,《汉书》作红蓝花,种以为业。《开宝本草》始著录,今为治血要药。《救荒本草》:叶可煤食。出西藏者为藏红花,即《本草纲目》番红花。

雩娄农曰:红蓝,湖南多艺之。洛阳贾贩于吴越,岁获数十万缗,其利与棉花侔。故俗谚有:红白花以染物,其直同于所染。然历久不渝,红既正色,又不为燥湿寒暑变节,有士君子之行,顾价必善,或岁不登则益贵。江以南煮苏方木[1]浸之以为朴,而润色以红蓝,色近紫有耀,价贬易售,其殆士之乏其实,而骛其名以自衔者。然风日炎曝,雨霉沾湿,辄斑驳点涴,失其所耀,妇稚皆贱之。有其始不能其终,求与黑黄苍蓝为伍而不可得,非所谓的然而日亡者欤?故君子著诚而祛伪。

[新释]

《长编》卷八收红蓝花历代主要文献。《图考》图为新绘(图659)。本条文、图涉及不同科属两种植物。

据《图考》文、图,本种茎上部有分枝;吾椭圆形至卵状披针形,无柄,基部抱茎,先端锐尖,具羽状脉,边缘具不规则羽状浅裂,裂片先端尖;头状花序有梗,生茎顶和枝端,基部围以小叶状苞片排成伞房状花序,头状花序全为管状花,红色。据上述性状,与《中志》78(1):187和《云志》13:618所描述的菊科红花属植物红花 Carthamus tinctorius L. 在概貌上颇似。本种原产中亚地区,在我国各地有引种栽培,是重要的食用油料作物之一,但在山西、甘肃、四川等地区也有逸生的。《救荒》原作"红花菜",《救荒本草译注》也释作本种。

文中提及的藏红花(番红花),原植物是鸢尾科番红花属植物番红花 Crocus sativus L.,参见《中志》16(1):122。原产欧洲南部,我国各地常见栽培。因欧洲中亚产的番红花先运至我国西藏,西藏是中转站,由西藏再运往我国内地,因此又有藏红花之称。

《本草纲目》卷十五"番红花"附图和其

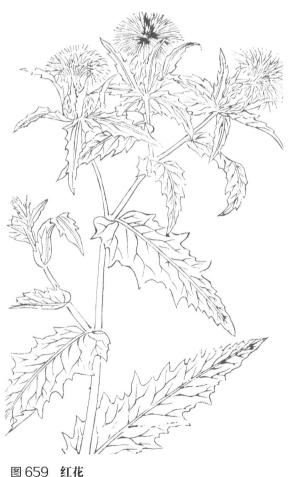

图 659 红花

"红蓝花"附图相同，为 *Carthamus tinctorius* L.，李时珍或未见番红花实物。

松村、《中志》78（1）：187 和吴批：*Carthamus tinctorius* L.。

〔注〕

1 苏方木：豆科云实属植物苏木 *Caesalpinia sappan* L.。

619. 灯心草

灯心草，《开宝本草》始著录。草以为席，瓤以为灯炷，江西泽畔极多。细茎绿润，夏从茎傍开花如穗，长不及寸，微似莎草花。俚医谓之水灯心，盖野生者，性尤清凉。

〔新释〕

《长编》卷八收灯心草历代主要文献。本条

文字记录了《开宝本草》以来记录的制作凉席，茎内白色髓心用供点灯和烛心利用的灯心草，即《中志》13（3）：160 描述的灯心草科灯心草属

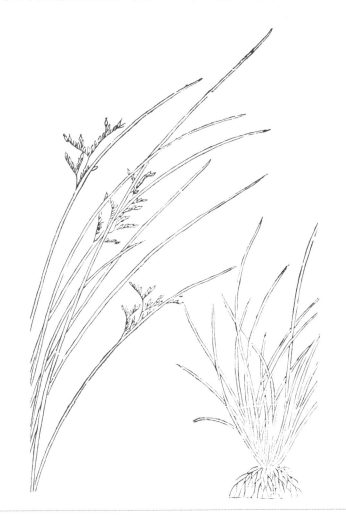

图 660　灯心草

植物灯心草 Juncus effusus L.。该种我国广布,除了新疆、内蒙古、青海少数省区,皆产,生于海拔 1 650～3 400 米的河边、池旁、水沟、稻田旁、草地及沼泽湿处。其江西野生者,吴批疑其为 Juncus effusoides,此或指野灯心草 Juncus setchuensis Buchen.,下有变种 Juncus setchuensis var. effusoides Buchen.,产于陕西、甘肃、江苏、

浙江、湖北、湖南、广西、四川、贵州、云南等省区。而原变种 Juncus setchuensis var. setchuensis 产现江西等省,生于海拔 800～1 700 米的山沟、林下阴湿地、溪旁、道旁的浅水处。《图考》绘图(图 660)左右两株,右图可能出自前代本草,左图绘出花序,似新绘。但从绘图提供的简单性状,很难鉴定具体物种。

620. 谷精草

谷精草,《开宝本草》始著录,《本草纲目》述状颇确。今以为治目疾要药。

〔新释〕

《长编》卷八收谷精草历代主要文献,所指为谷精草 Eriocaulon spp. 多种的通称。《图考》绘图为新绘图(图 661),所绘即谷精草科谷精草属 Eriocaulon 植物,花葶多数,未显示

叶的形态。该属我国产 30 多种,民间多称谷精草,少见具体所指现代植物分类上的某一种。松村谓:Eriocaulon australe R.Br.,该种产于江西、福建、湖南、广东、海南。吴批疑其为四国谷精草 Eriocaulon sikokianum?(现修订为 Eriocaulon miquelianum Korn.),在我国也狭域

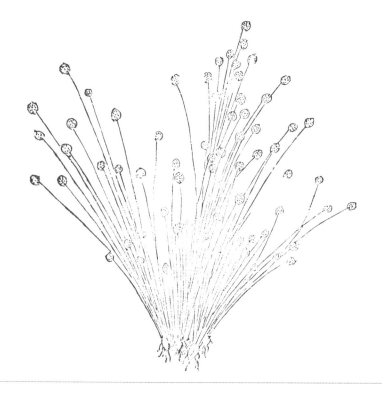

图 661　谷精草

分布在浙江（天台山、雁荡山）、湖南（衡山）等地，可能非《唐本草》所指物种。如实在要订出某种，暂时给出《中志》13（3）：52 描述的谷精草科谷精草属植物谷精草 *Eriocaulon buergerianum* Koern.，该种在我国产于江苏、安徽、浙江、江西、福建、台湾、湖北、湖南、广东、广西、四川、贵州等省区，生于稻田、水边。全国多数地区将其作"谷精草"入药。但若仅凭《图考》的绘图和文字提供的有限，难订到具体的种。

621. 狼杷草

狼杷草，宋《开宝》[1]始著录，疗血痢至精。《尔雅》：櫻，乌阶。《注》：乌杷也，子连著，状如杷，可以染皂。《疏》：今俗谓之狼杷是也。李时珍并入《拾遗》郎耶亦可，但櫻杷注释甚晰，改杷为罢，出于臆断，亦近轻侮。

[新释]

《长编》卷八收"狼杷草"历代主要文献。《图考》图非新绘图（图 662）。绘图显然叶和花序都不似菊科鬼针草属植物狼杷草 *Bidens tripartita* L.，疑古代版本转刻多次，又有仿绘，性状有出入。

民间用以染皂的狼杷草，至今所指仍是狼

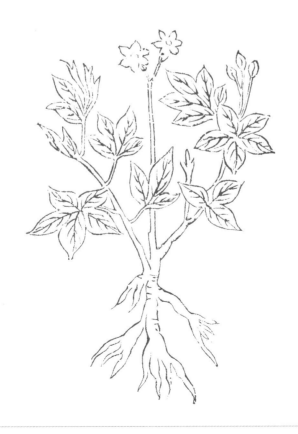

图 662　狼杷草

杷草 Bidens tripartita L.，本条文字记录的狼杷草应释为该种，在我国广布于东北、华北、华东、华中、西南及陕西、甘肃、新疆等省区。生于路边荒野及水边湿地。《中志》75：372 显然将《开宝本草》误作"开宝"和"本草"两部书了。

《纲要》《中志》75：372：Bidens tripartita L.；吴批：Bidens tripartitra，图似抄自本草。

〔注〕

■ 《开宝》：即《开宝本草》，商务 1957 年本加"本草"二字。

622. 木贼

木贼，《嘉祐本草》始著录，今惟治目医用之。《物类相感志》：木贼软牙，盖治木角之工，所恃以为光滑者。通呼为节节草，亦肖其形。

〔新释〕

《长编》卷八收历代记录木贼的主要文献。《图考》图为新绘图（图 663），所绘即木贼科木贼属 Equisetum 植物。其植株小型，未见主枝规则的轮生分枝，也未见孢子囊穗，应为木贼科木贼属植物木贼 Equisetum hyemale L.。该种在我国产于黑龙江、吉林、辽宁、内蒙古、北京、天津、河北、陕西、甘肃、新疆、河南、湖北、四川、重庆，海拔 100～3 000 米。

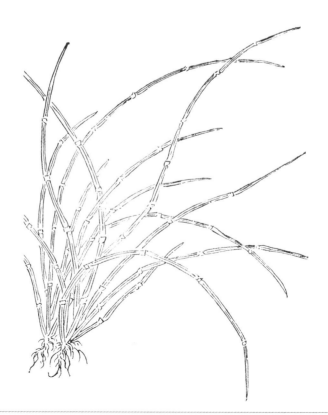

图 663　木贼

节节草，应为《中志》63：224描述的问荆 Equisetum arvense L.。该种产于黑龙江、吉林、辽宁、内蒙古、北京、天津、河北、山西、陕西、宁夏、甘肃、青海、新疆、山东、江苏、上海、安徽、浙江、江西、福建、河南、湖北、四川、重庆、贵州、云南、西藏。

松村：Equisetum hyemale L.；吴批：《嘉祐本草》木贼，Equisetum hyemale。

623. 黄蜀葵

黄蜀葵，《嘉祐本草》始著录，与蜀葵绝不类。俗通呼为棉花葵，以其色似木棉[1]花也。花浸油，涂汤火伤效，亦为疮家要药。

[新释]

《长编》卷八收历代黄蜀葵主要本草文献。

《图考》图为新绘（图664），所图显示为草本，植株高；叶大，掌状5深裂，裂片长披针形，具锯齿，叶柄长，未见托叶；花单生于枝端叶

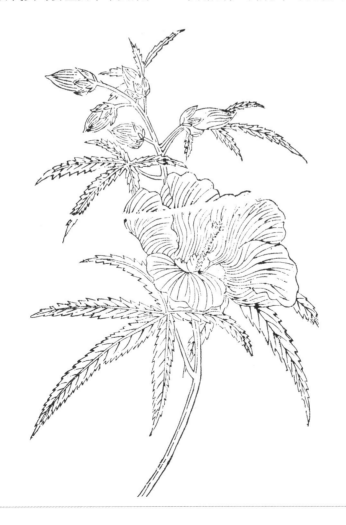

图 664　黄蜀葵

腋，花大，花被片 5 裂，顶端近波缘状，花柱长，柱头匙增大；梢头又具一总状花序，具 5 枚未展花苞（本种花应在梢头和叶腋单生）。上述特征，基本符合《中志》49（2）：53 描述的锦葵科秋葵属植物黄蜀葵 *Abelmoschus manihot* (L.) Medicus 的概貌。本种在我国产于河北、山东、河南、陕西、湖北、湖南、四川、贵州、云南、广西、广东和福建等省区，原产于我国

南方，常生于山谷草丛、田边或沟旁灌丛间。本种的花大色美，栽培供园林观赏用；根含黏质，可作造纸糊料；种子、根和花药用。

松村、《中志》49（2）：53 和吴批：*Hibiscus manihot*。

〔注〕

1 木棉：锦葵科棉属 *Gossypium* 植物。

624. 萱草

萱草，《诗经》作谖，《嘉祐本草》始著录。有单瓣、重瓣，兖州、亳州种以为菜。皋苏[1]蠲忿，萱草忘忧，《尔雅翼》以焉得谖草，谓安得善忘之草，世岂有此物哉！萱、谖同音，遂以命名，但《说文》蕿，令人忘忧草，引《诗》作蕿，又作藼，则忘忧之名，其来已古。《南方草木状》：水葱，花、叶皆如鹿葱，出始兴，妇人佩其花生男，非鹿葱也。则所谓宜男者，又他属矣。萱与鹿葱一类，晏文献[2]云：鹿葱花中有鹿斑，又与萱小同大异。则是以层多有点者为鹿葱，单瓣者为萱。《群芳谱》有黄、白、红、紫，麝香数种，然皆以黄色分浅深。蜜萱色如蜜，浅黄色，黄紫则深黄而近赤。至谓鹿葱叶枯而后花，花五六朵，并开于顶，得毋以石蒜之黄花者为鹿葱耶？忘忧宜男，乡曲托兴，何容刻舟胶柱？世但知呼萱草，摘花作蔬。惟滇南妇稚皆指多层者为鹿葱，边地人质其名，宜有所自。

零娄农曰：宋林洪[3]《萱草赞》序，何处顺宰六合时常食此。无亦边未平，忧心不忘耶？余观丁谓[4]之南窜也，其诗曰：草解忘忧忧底事。丁盖不知忧底事。

〔新释〕

中国古代的萱草是对百合科萱草属 *Hemerocallis* 多种植物的统称。《长编》卷八收历代萱草主要本草文献。《图考》图为新绘图（图 665），所图显示，根近肉质，中下部纺锤状膨大；叶一般较宽；花 5 朵，花被裂片深裂，柱头细长，突出花外。所图即《中志》14：57 描述的百合科萱草属植物萱草 *Hemerocallis*

fulva (L.) L.。萱草在我国栽培历史悠久，早在两千多年前的《诗经·魏风》中就有记载。历代的许多植物学著作中，如《救荒》《花镜》《本草纲目》等多有记述。别名有鹿葱、川草花、忘忧、丹棘等。由于长期人工栽培选择，萱草的类型极多，如叶的宽窄、质地，花的色泽，花被管的长短，花被裂片的宽窄等变异很大，加上各地常有栽培后逸为野生的，分布区也难于判断。李时珍早就注意到，在不同土质

上栽培的萱草，花的质地，色泽的深浅和花期的长短是有变化的。这是正确的。

《图考》文中又有"晏文献云……以层多有点者为鹿葱""惟滇南妇稚皆指多层者为鹿葱"，所指是《中志》14：57记录的重瓣萱草变种 Hemerocallis fulva var. kwanso，也称千叶萱草。"摘花作蔬"的萱草，乃本属的黄花菜 Hemerocallis citrina Baroni，本种花淡黄色，花被管长3～5厘米。产于秦岭以南各省区（包括甘肃和陕西的南部，不包括云南）以及河北、山西和山东，生于海拔2 000米以下的山坡、山谷、荒地或林缘（参见《中志》14：54）。现我国多地栽培，形成产业。《群芳谱》记载的蜜萱……蜜淡黄色，吴批作萱草 Hemerocallis fulva 和小黄花菜 Hemerocallis minor Mill.，存以备考。

《南方草木状》记载的水葱，《南方草木状考补》释作石蒜科石蒜属忽地笑 Lycoris aurea (L'Her.) Herb.。

［注］

▢1 皋苏：传说中的一种树，木汁味甜，食者不饥，可以释劳。汉应玚《报庞惠恭书》："虽萱草树背，皋苏在侧，悒愤不逞，只以增毒。"

▢2 晏文献：晏元献（991—1055）之误。元献即北宋政治家、文学家晏殊，字同叔，江西抚州人。谥号元献，后世称"晏元献"。

▢3 林洪：《山家清事》的作者，南宋晚期泉州人。

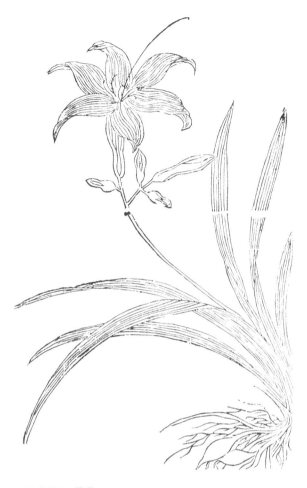

图665　萱草

▢4 丁谓（966—1037）：北宋宰相、奸臣。字谓之，后更字公言，两浙路苏州府长洲县（今江苏苏州）人，祖籍河北。晚年被罢相，贬为崖州（今海南省三亚市）司户参军。文中提及其诗，出《山居》"草解忘忧忧底事，花名含笑笑何人"。

625. 海金沙

海金沙，《嘉祐本草》始著录。江西、湖南多有之。俚医习用，如《本草纲目》主治。

[新释]

《长编》卷八收历代海金沙本草文献。《图考》图为新绘（图666），疑似海金沙科海金沙属植物海金沙 Lygodium japonicum (Thunb.)Sw.。该种产于江苏、浙江、安徽南部、福建、台湾、广东、香港、广西、湖南、贵州、四川、云南、陕西南部。据《本草纲目》通利小肠，疗伤寒热狂，治湿热肿毒，小便热淋膏淋血淋石淋经痛，解热毒气。

松村：*Lygodium japonicum* Sw.；吴批：*Lygodium scandens*，FOC 修订为 *Lygodium microphyllum* (Cav.) R. Br，该种我国分布在福建西部、台湾、广东、香港、海南省海南岛西北部及南部、广西、云南东南部，产于溪边灌木丛中。今江西、湖南未记载。

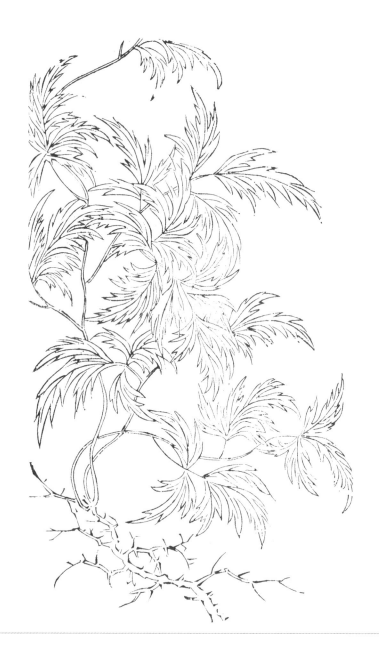

图 666 **海金沙**

626. 鸡冠

鸡冠，《嘉祐本草》始著录。俚医亦多以治红白痢、崩带血症。其性极峻，虚弱者慎之。

[**新释**]

《长编》卷八收历代鸡冠主要文献。《图考》图为新绘图（图667）。所图显示其叶片卵状披针形；花多数，极密生，成扁平肉质鸡冠状（卷冠状）的穗状花序，一个大花序下面有数个较小的分枝，圆锥状矩圆形，表面羽毛状。即《中志》25（2）：201描述的重要的园艺花卉植物，苋科青葙属植物鸡冠花 Celosia cristata L.。《嘉祐本草》是该种在我国栽培起源的最早记载。

松村：Celosia cristata L.；吴批：此应为栽培起源 Celosia cristata。

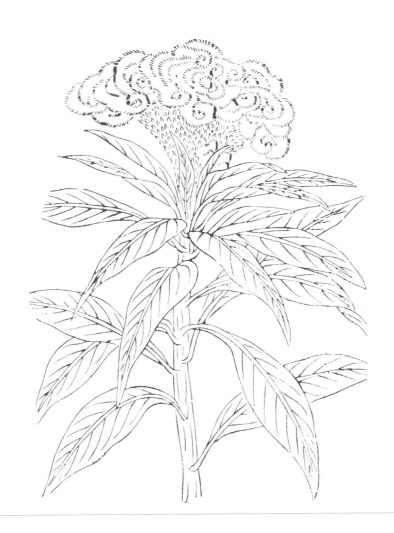

图 667　鸡冠

627. 胡卢巴

胡卢巴，《嘉祐本草》始著录。《图经》云生广州，盖番芦菔子种之而生，不具形状。

[新释]

《长编》卷八收历代胡卢巴主要文献。《中志》42（2）：311 释《嘉祐本草》胡卢巴为 *Trigonella foenum-graecum* L.。《图考》图非新绘（图 668）。所图非羽状三出复叶，而为奇数羽状复叶，小叶 7～21；果序生枝顶，具荚果 8～9 枚，似总状，果具种子 3～8 枚？据《图考》图提供的性状，应属豆科植物，但绝非胡卢巴属胡卢巴 *Trigonella foenum-graecum* L.。待考。

《图经》中的胡卢巴同《嘉祐本草》，暂同意释为豆科胡卢巴属胡卢巴 *Trigonella foenum-graecum* L.。

吴批：日人释作 *Trigonella foenum-graecum*，图当系引自本草，吴其濬不识。

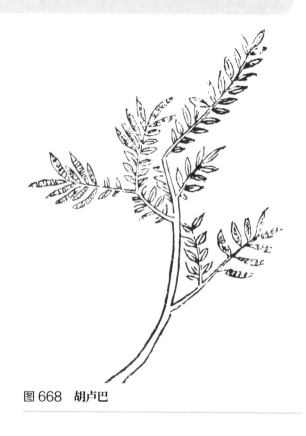

图 668　胡卢巴

628. 火炭母草

火炭母草，宋《图经》始著录。今南安平野有之，形状与图极符。俗呼乌炭子，以其子青黑如炭。小儿食之，冬初尚茂。俚医亦用以洗毒、消肿。

[新释]

《长编》卷八以"乌炭子"收其历代主要本草文献。《图考》图为新绘（图 669）。据文、图，概貌与《中志》25（1）：55 和《云志》11：324 所描述的蓼科蓼属植物火炭母 *Polygonum chinense* L. 基本相似，所不同的是叶的侧脉成斜出平行和缺少叶耳。

附记"以其青黑如炭，小儿食之"一语，《纲要》3：22 引在红药子（《图经本草》）*Polygonum ciliinerve* (Nakai) Ohwi［今《中志》作毛脉蓼 *Fallopia multiflora* (Thunb.) Harald. var. *ciliinerve* (Nakai) A. J. Li 异名］条下，似应引在火炭母条下。

吴批：*Persicaria (Polygonum) chinensis*。

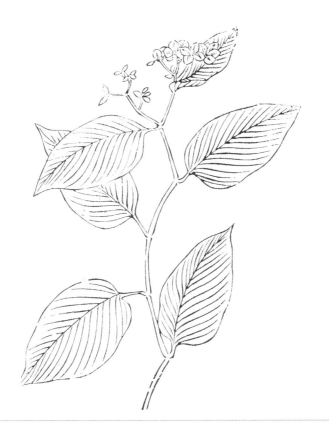

图 669　火炭母草

629. 小青

小青，宋《图经》始著录，亦无形状，今江西、湖南多有之。生沙墙地，高不盈尺，开小粉红花，尖瓣下垂，冬结红实，俗呼矮茶。性寒。俚医用治肿毒、血痢，解蛇毒，救中暑，皆效。

零娄农曰：此草短而凌冬，命曰小青，微之也。然粉花丹实，弥满阮谷，而移植辄不茂。百尺之松，盈握之梅，断而揉之，盘屈于尊缶间，以供世俗之狎玩；彼干霄傲雪之概，亦安在哉！此小草乃有介然不可易者，因为歌曰：猗彼寸茎，被于陵阿。根发如寄，叶棱不柯；生机斯浅，渺此么么。从其么么，霜霰若何？彼尔者华，其实则赤；在瘠而丰，处沃而腊。亦既封之，其叶有泽；虽则有泽，终不我怪。不怪奈何，亦返其初。岩岩苦雾，萋萋紫芜，如鹪悬苕，如鸠抢榆，以生以蕃，何罩何笯。

[**新释**]

《长编》卷八收历代小青本草文献，有吴其濬按语。《图考》图（图670）为新绘图，该

图显示植株矮小（高不盈尺），不分枝；叶近轮生，椭圆形，顶端急尖，基部楔形，边缘具细锯齿，侧脉多对，叶柄短；似伞形花序，腋生或生于近茎顶端的叶腋，有花3～5朵，花

梗细长，开小粉红花；果球形小，冬日红色（冬结红实）（粉花丹实）；俗名矮茶；产于江西、湖南。生沙墙地。较似紫金牛属 *Ardisia* 锯齿组 Sect. Bladhia 植物。吴批作月月红 *Ardisia faberi* Hemsl.，该种分布于广东以西，湖北以南各省区。紫金牛科紫金牛属植物紫金牛 *Ardisia japonica* (Thunb) Blume，今仍有"矮脚樟茶"（陕西、浙江、江西、福建）俗名，或简称矮茶。我国产于陕西及长江流域以南各省区，海南岛未发现。另有九节龙 *Ardisia pusilla* A. DC. 江西、湖南也分布。上述两种，据《图考》提供的性状特征很难加以区分，暂时释作的常见物种紫金牛 *Ardisia japonica* (Thunb) Blume。《图经本草》小青，无性状描述，从绘图很难鉴定为该属植物。

松村：*Ardisia japonica* Bl.；《中志》58：90 释小青、矮茶、短脚三郎皆作紫金牛科紫金牛属紫金牛 *Ardisia japonica* (Thunb) Blume；吴批：*Ardisia faberi*。

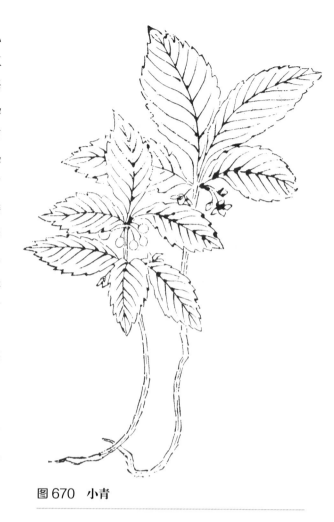

图 670　小青

630. 地蜈蚣草

《本草纲目》：地蜈蚣草，生村落塍野间，左蔓延右，右蔓延左。其叶密而对生，如蜈蚣形，其穗亦长，俗呼过路蜈蚣。其延上树者呼飞天蜈蚣。根、苗皆可用，气味苦寒，无毒。主治解诸毒及大便不通。捣汁疗痈肿，捣涂并末服，能消毒、排脓。蜈蚣伤者，入盐少许，捣涂或末敷之。

按此草，湖南田野多有之，俚医以为通经、行血之药。宋《图经》：地蜈蚣，生江宁州村落间。乡人云：水磨涂肿毒，医方鲜用。即此草也。李时珍遗未引及。

[新释]

《长编》卷八收《纲目》地蜈蚣草。《图考》图似新绘（图671），所图显示为披散矮小

草本，根大，似多年生；叶对生，具短柄，阔披针形，小，顶端短尖尖，基部楔形？叶柄不明显；花序腋生，未见花；产湖南，俗呼过路蜈蚣，蔓延树上者，称飞天蜈蚣。据上述性状，

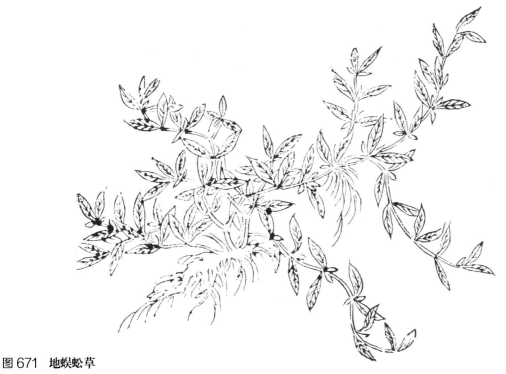

图671 地蜈蚣草

茜草科耳草属 Hedyotis 植物，疑似《中志》71（1）：38 描述的金毛耳草 Hedyotis chrysotricha (Palib.) Merr. 或其近缘种。该种产于广东、广西、福建、江西、江苏、浙江、湖北、湖南、安徽、贵州、云南、台湾等省区，生于山谷杂木林下或山坡灌木丛中，极常见。

吴批：Anotis 茜草科。

631. 攀倒甑

《图经》：攀倒甑，生宜州郊野，味苦，辛寒。主解利风壅热盛、烦渴狂语。春夏采叶，研捣，冷水浸，绞汁服之甚效。其茎叶如薄荷，一名接骨草，一名斑杖茎。

按攀倒甑，湖南土呼攀刀峻，声之转也。形正似大叶薄荷，茎圆，枝微紫，对节生叶，梢头开小黄白花如粟米。俚医云：性凉能除瘴。与《图经》主治亦同。《新化县志》作斑刀箭，饲牛易肥。谚云：要牛健，斑刀箭。

[新释]

《长编》卷八收《图经》攀倒甑。《图考》图为新绘（图672），所图为一植株的上部；茎生叶对生，卵形或菱状卵形，先端尾状渐尖或渐尖，基部楔形下延，边缘具粗齿，上部叶较窄小，具叶柄，上部叶渐近无柄；由聚伞花序组成顶生圆锥花序或伞房花序。文字描述其梢头开小黄白花如粟米，产宜州、新化。俗名有斑杖茎、攀刀峻和斑刀箭，为饲牛要药。上述

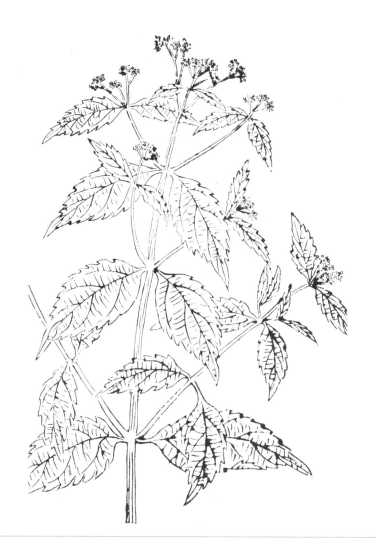

图 672　攀倒甑

性状特征，与《中志》73（1）：17 描述的忍冬科败酱属植物攀倒甑 *Patrinia villosa* (Thunb.) Juss. 概貌颇合。该种我国产于台湾、江苏、浙江、江西、安徽、河南、湖北、湖南、广东、广西、贵州和四川，生于海拔（50～）400～1 500（～2 000）米的山地林下、林缘或灌丛中、草丛中。本种根茎及根为消炎利尿药，全草药用与败酱 *Patrinia scabiosaefolia* Fisch. ex Trev. 同功。民间常以嫩苗作蔬菜食用，也作饲料用。

松村：*Patrinia villosa* Juss.；《纲要》《中志》73（1）：17 释《图经》《图考》攀倒甑为 *Patrinia villosa* (Thunb.) Juss.；吴批：*Patrinia villora*，图据实物绘制。

632. 秦州无心草

宋《图经》：无心草，生商州及秦州。性温，无毒。主积血，逐气块，益筋节，补虚损，润颜色，疗癣泄腹痛。三月开花，五月结实，六七月采根苗，阴干用之。

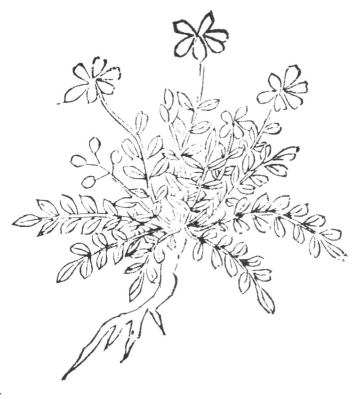

图 673　秦州无心草

[新释]

《长编》卷八收《图经》无心草。似羽状复叶，顶生单花或花序，待考。

吴批：图（图 673）抄自《图经》。

633. 丽春草

《图经》：丽春草，味甘，微温，无毒，出檀崱山川谷。檀崱山在高密界，河南淮阳郡、颍川及谯郡、汝南郡等并呼为龙羊草；河北近山邺郡、汲郡，名蘘兰艾；上党紫团山亦有，名定参草，一名仙女蒿。今所在有，甚疗癞黄，人莫能知。唐天宝中，因颍川杨正进名医尝用有效，单服之，主疗黄疸等。其方云：丽春草疗时患伤热，变成癞黄，遍身壮热，小便黄赤，眼如金色而又青黑，心头气痛，绕心如刺，头旋欲倒，兼肋下有瘕气及黄疸等。经用有验。其药春三月采花阴干，有前病者，取花一升，捣为散，每平明空腹，取三方寸匕，和生麻油一盏，顿服之。日惟一服，隔五日再进，以知为度。其根疗黄疸。患黄疸者，捣根取汁一盏，空腹顿服之。服讫须臾即利，三两行。其疾立已。一剂不能全愈，隔七日更一剂，永瘥。忌酒、面、猪、鱼、蒜、粉酪等。

游默斋[1]《花谱》：丽春紫二品，深者须青，淡者须黄。白亦二品，叶大者微碧，叶细者窃黄，而窃黄尤奇。素衣黄里芳秀，茸若新鹅之毳；窃红似芍药中粉红楼，特差小，视凡花之粉红十倍。

《本草纲目》李时珍曰此草有殊功，而不著其形状。今罂粟亦名丽春草，九仙子亦名仙女娇，与此同名，恐非一物也，当俟博访。

〔新释〕

《长编》卷八收历代丽春草主要文献。《花谱》丽春紫为罂粟科罂粟属 *Papaver* 植物，吴批：虞美人 *Papaver rhoeas* L. 或 *Papaver somniferum* L.。

《本草纲目》的"丽春草"也应为罂粟科罂粟属 *Papaver* 植物，如虞美人 *Papaver rhoeas* L. 和罂粟 *Papaver somniferum* L.，《中志》32：53 误作"丽春花"。

《图考》仿绘《图经》丽春草图（图 674），待考。

〔注〕

1 游默斋：指南宋文人游九言（1142—1206），号默斋，建阳（在今福建建阳）人。后人辑其作《默斋遗稿》两卷。所作《花谱》，待考。

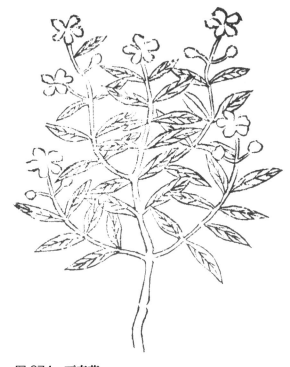

图 674　丽春草

634. 水英

《图经》：水英，味苦，性寒，无毒。元生永阳池泽及河海边。临汝人呼为牛荁草，河北信都人名水节，河内连内黄呼为水棘，剑南、遂宁等郡名龙移草，蜀郡人采其花合面药。淮南诸郡名海荏。岭南亦有，土地尤宜，茎叶肥大，名海精木，亦名鱼精草，所在皆有，单服之疗膝痛等。其方云：水英主丈夫、妇人无故两脚肿满，连膝胫中痛，屈伸急强者，名骨风。其疾不宜针刺及灸，亦不宜服药，惟单煮此药浸之，不经五日即差，数用神验。其药春取苗，夏采茎叶及花，秋冬用根。患前病者，每日取五六斤，以水一石，煮取三斗，及热，浸脚兼淋膝上，日夜三四，频日用之，以差为度。若肿甚者，即于前方加生椒目三升，加水二大斗，依前煮取汁，将淋疮肿，随汤消散。候肿消，即摩粉，避风乃良，忌油腻、蒜、生菜、猪、鱼肉等。

按水英当对陆英而言。滇南有草，绝类蒴藋而实黑，茎中有红汁，俗名血满草，浸脚气湿肿甚效，或即此。别入草药，按图形不类也。

[新释]

本条记录两种植物。一种《图经》水英，图仿绘《图经》图（图675）。吴批：疑为蓼属 Polygonum 一种，苏颂不著形状。吴其濬盖未见。该图叶互生，无齿，花序顶生穗状，待考。

《图考》记载滇南产另一种血满草，为新描述物种。从《图考》原文，可知本植物为草本，茎中有红汁。《中志》72：5，《云志》5：384，《图鉴》4：322 均订为忍冬科接骨木属植物血满草 Sambucus adnata Wall. ex DC.。但红

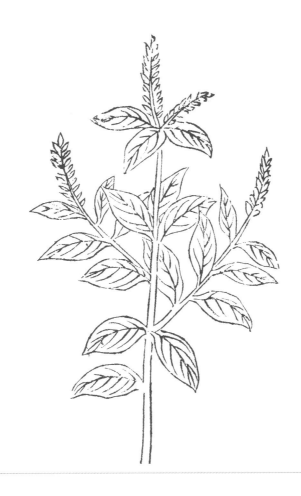

图675　水英

汁是从根状茎中流出，非茎。该种产于陕西、宁夏、甘肃、青海、四川、贵州、云南和西藏等地，生于林下、沟边、灌丛中、山谷斜坡湿地以及高山草地等处，海拔 1 600～3 600 米。本种与近似种接骨草 *Sambucus chinensis* Lindl.，即《图考》卷之十一陆英区别是，该种根状茎无红色。又血满草 *Sambucus adnata* 的最上一对小叶片基部相互合生，而 *Sambucus chinensis* 则否。*Sambucus chinensis* Lindl. 常被释为《名医别录》蒴，《神农本草经》陆英。

635. 见肿消

《图经》：见肿消，生筠州。味酸涩，有微毒。治狗咬疮，消痈肿。春生苗叶，茎紫色，高一二尺，叶似桑而光，面青紫赤色，采无时。土人多以生苗叶烂捣贴疮。

[新释]

《长编》卷八收《图经》见肿消文字。郑金生告知《三才图会》"见肿消"仿绘《图经》图（图 676），将植物改绘成小树样，变形甚大，且加土地背景。《古今图书集成·草木典》"见肿消图"又仿绘《三才图绘》图。《图考》"见肿消"又仿绘《草木典》图。

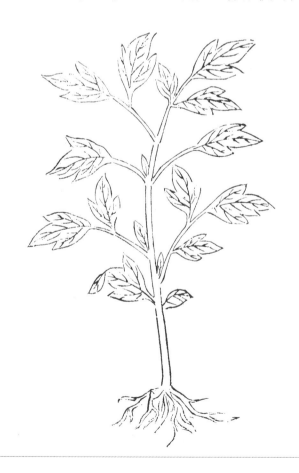

图 676　见肿消

据《图经》文字描述，似菊科植物。吴批 *Gynura* 或 *Senecio*？《中志》77（1）：310 菊科菊三七属植物狗头七 *Gynura pseudochina* (L.) DC.，贵州土名"见肿消"，茎叶颜色颇合，疑即此。该种我国产于海南、广东、广西、贵州、云南等省，生于山坡沙质地、林缘或路旁，海拔 160～2 100 米。现多栽培。

附记：《图考》中以"见肿消"正式作为条目的共有 3 条，除本条外，另两条在卷之九和卷之十五。

吴批：*Gynura* 或 *Senecio*？

636. 九牛草

《图经》：九牛草，生筠州山冈上。味微苦，有小毒，解风劳，治身体痛。二月生苗，独茎，高一尺，叶似艾叶圆而长，背有白毛，面青。五月采，与甘草同煎服，不入众药用。李时珍斥《蒙筌》以为蕲艾[1]之误，甚确。余至瑞州，访之未得。《滇本草》有九古牛草，味苦，性寒。走肝经筋骨疼，通经络、破血、散瘰疬、攻痈疽红肿，又治跌打损伤，治症相类。未知即此草否也。仍分图之。

[新释]

《长编》卷八只收《图经》九牛草文字。《图经》所描述的应为菊科植物，疑似 *Artemisia* sp.。《图考》图（图 677）非新绘，如据《图考》附图，很难鉴定具体物种。

《滇南本草》云南人民出版社整理本九古牛草，只查卷二有小九牯牛，为石竹科植物狗筋蔓 *Cucubalus baccifer* L.，别名九牯牛。昆明民间九牯牛以漆树科九子母属植物九子不离母 *Dobinea delavayi* (Baill) Engl. 为大九股牛，详见《中志》45（1）：133。

吴批《滇本草》九古牛草：*Nicandra physalodes*。即茄科假酸浆属植物假酸浆 *Nicandra physaloides* (L.) Gaertn.。

[注]

■ 蕲艾：菊科蒿属植物艾 *Artemisia argyi* Lévl. et Van.，湖北蕲春栽培选育的类型。

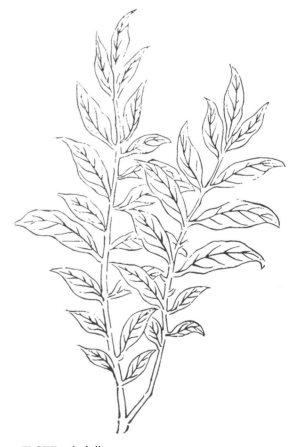

图 677　九牛草

637. 曲节草

《图经》：曲节草，生均州[1]。味甘平，无毒，治发背疮，消痈肿，拔毒。四月生苗，茎方色青，有节。七月、八月着花似薄荷，结子无用，叶似刘寄奴而青软。一名蛇蓝，一名绿豆青，一名六月凌。五月、六月采茎叶阴干，与甘草作末，米汁调服。李时珍以为六月霜不知何草。按鬼箭羽，湖南呼为六月冷，亦结青实，或恐一物。原图不晰，存以备考。

[新释]

《长编》卷八收《图经》曲节草文字。《图考》图（图678）非新绘。该条文下，可能记录的并非一种植物。根据六月冷俗名，吴批疑其卫矛科卫矛属植物卫矛 Euonymus alatus (Thunb.) Sieb.，该种又有俗名鬼箭羽 [据《中志》45（3）：63]。较《图考》绘图叶的形态和着生方式，颇似。同意将《图考》的绘图和李时珍提及的鬼箭羽释为该种。该种在我国除东北、新疆、青海、西藏、广东及海南以外，全国各省区均产，生于山坡、沟地边沿。

但上种非《图经》描述的曲节草。据《图经》，曲节草茎方，青色，有节，花期七八月，似薄荷花。叶似刘寄奴叶而青软，有俗名蛇蓝、绿豆青，一名六月冷。有学者考其为爵床

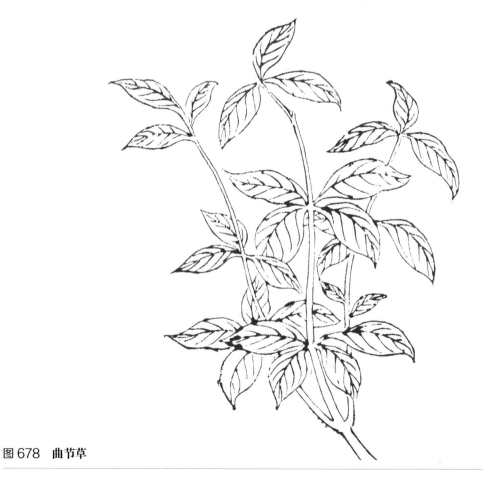

图 678　曲节草

科九头狮子草（六月霜）*Peristrophe japonica* (Thunb.) Bremek.，也有学者释为爵床科马蓝属植物板蓝 *Strobilanthes cusia* (Nees) Kuntze。本研究倾向于后者板蓝。

吴批：图从《图经》，不能辨，图上三小叶？

按：鬼箭羽，湖南呼为六月冷：*Euonymus alatus*？

［注］

1 均州：《政和本草》作"筠州"，据本卷出《图经》，多种植物产筠州，故认为应为筠州之误。

638. 阴地厥

阴地厥，宋《图经》收之，云生邓川内乡山谷。叶似青蒿，茎青紫色，花作小穗，微黄。按图不作穗形。李时珍云江浙有之，引《圣济总录》[1]，治男妇后胸膈虚热吐血。依原图绘以俟访。

［新释］

《长编》卷八收《图经》阴地蕨文字。《图考》图（图 679）似非新绘，所绘为一草本植物，枝顶具一总状花序，花四朵，花大，黄色。日本学者、《纲要》及国内药学研究者将其释为瓶尔小草科阴地蕨属植物阴地蕨 *Botrychium ternatum* (Thunb.) Sw.，形态不似，河南内乡也不产。据上述性状，本研究倾向于释为罂粟科紫堇属 *Corydalis* 植物，花黄色，疑似《中志》32：435 描述的黄堇 *Corydalis pallida* (Thunb.) Pers. 及其近缘类群。该种现河南产于大别山、伏牛山区南部。全草有清热解毒和杀虫的功能。

吴批：日人释为蕨类中的 *Botrychium* 一种，似无据。

［注］

1《圣济总录》：医书名。宋徽宗政和中召集名医，出御府所藏禁方秘论，分七十一门，编为 200 卷，题名《圣济总录》。

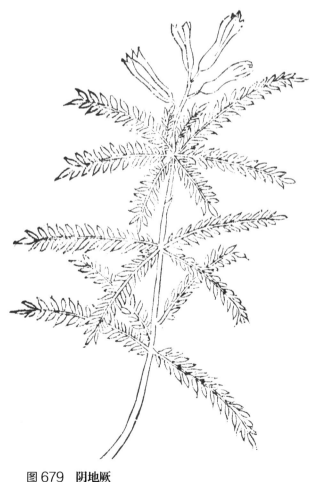

图 679　阴地厥

639. 水甘草

《图经》：水甘草，生筠州。味甘，无毒，治小儿风热、丹毒疮，与甘草同煎饮服。春生苗，茎青色，叶如杨柳，多生水际，无花，十月、八月采。彼土人多单服，不入众药。

[新释]

《长编》卷八收《图经》水甘草文字。《图考》图（图680）非新绘图。同意《中志》63：81释《本草纲目》水甘草作夹竹桃科水甘草属植物水甘草 *Amsonia sinensis* Tsiang et P. T. Li［今修订作 *Amsonia elliptica* (Thunb. ex Murray) Roem. et Schult.］。今产于江苏和安徽。全株可药用，味甘无毒，与甘草同煎饮服有治小儿风热、丹毒疮之效。现代中药"水甘草"入药原植物也用本种。

《本草纲目》未有新说，皆沿《图经》文字。历史上筠州有二，一为今江西省高安市，古又称"筠州""瀛川"，一为今四川省筠连县。但两地今均不分布该种。

吴批：日人释为 *Amsonia*（夹竹桃科）。

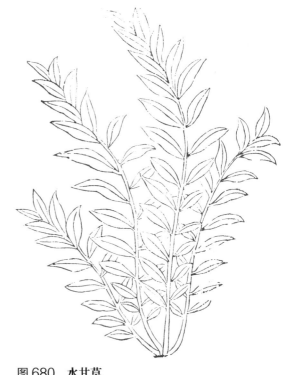

图680　水甘草

640. 竹头草

李衎《竹谱》：竹头草在处有之，枝如莠，叶长五七寸，宽一寸许，有细勒道，望之如篡竹丛丛，秋生白花如菰蒋[1]状。或云无竹处卒欲煮药，取此药以代之，其性与淡竹同。今东阳酒匠，真[2]呼此为淡竹叶，每岁夏伏采之。

按《陆疏》：芩[3]茎如钗股，叶如竹，蔓生，泽中下地咸处为草真实，牛马皆喜食之。按其形状，与此正合。牛马皆喜食，信然。此草《本草》诸书不载，故注《诗》者皆无引据。毛晋云药中黄芩[4]，与《陆疏》不同种。又按截菜，亦名芩草，其叶亦不似竹。

[新释]

《长编》卷八文字与本条同。《图考》图（图681）显示的是植株上部。其枝条如莠；秆直立，似具叶鞘，叶片纺锤状宽披针形，长五七寸，宽一寸许，有细勒道（脉），先端渐尖，基部窄缩呈柄状；圆锥花序主轴延伸甚长，呈开展的塔形，分枝排列疏松。据上述性状特征，概貌较合《中志》10（1）：337 描述禾本科狗尾草属植物棕叶狗尾草 *Setaria palmifolia* (Koen.) Stapf。该种在我国产于浙江、江西、福建、台湾、湖北、湖南、贵州、四川、云南、广东、广西、西藏等省区，生于山坡或谷地林下阴湿处。

但吴其濬可能将芩草与之混淆。芩草是禾本科 Gramineae 其他种，或下条莠竹？

松村：Gramineae；《纲要》和吴批：*Setaria palmifolia* (Koenig) Stapf。

[注]

① 菰蒋：即菰米、茭白，禾本科菰属植物菰 *Zizania latifolia* (Griseb.) Stapf。

② 真：疑为"直"之误。

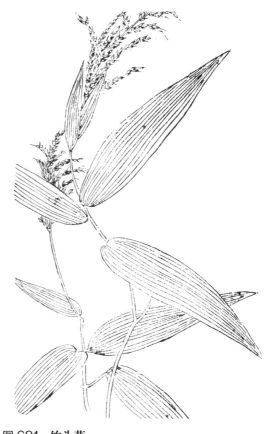

图 681　竹头草

③ 芩草：植物名，具体物种待考。

④ 黄芩：唇形科黄芩属植物黄芩 *Scutellaria baicalensis* Georg。

641. 莠竹

> 李衎《竹谱》：莠竹喜生池塘及路旁。茎细节高，近下曲屈，状若狗脚。南土多茅少草，马见此物，必欲食之。

[新释]

《长编》卷八收莠竹文与本条文同。《中志》第 10（2）：75 释《竹谱》莠竹为禾本科莠竹属植物莠竹 *Microstegium nodosum* (Kom.) Tzvel.［今修订作柔枝莠竹 *Microstegium vimineum*

(Trin.) A. Camus］。

《图考》图为新绘（图682），所图显然不是莠竹属 *Microstegium* 植物。*Microstegium* 叶片披针形，总状花序数枚至多数呈指状排列，稀为单生。《图考》绘图显示的为一纤细草本，基部倾斜，具多节，具分枝，基部节着地生根；叶片卵

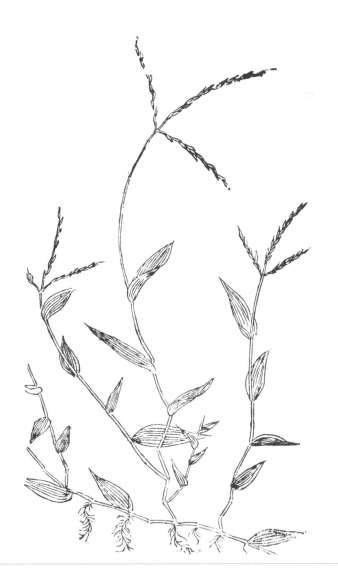

图 682　莠竹

状披针形，基部上卷，似为心形，抱茎；总状花序1枚，花序三小枝在秆顶成指状排列，小穗成对着生于总状花序轴的各节。综合上述性状，该种概貌与《中志》10（2）：228描述的禾本科荩草属植物茅叶荩草 *Arthraxon lanceolatus* (Roxb.) Hochst. 较为相似。该种我国产于华北、华东、华中、西南、陕西等地；喜生于阴湿处，分布于东非、印度、巴基斯坦至中国东部沿岸，从喜马拉雅及中国北部至亚洲东南部以及马来西亚与苏丹。

松村：Gramineae；吴批：*Microstegium vagans*，该种产于广东、海南、云南，可能也不是李衎《竹谱》描写的莠竹。

642. 迎春花

《本草纲目》：迎春花，处处人家栽插之。丛生，高者二三尺，方茎厚叶。叶如初生小椒叶而无齿，面青，背淡，对节生小枝，一枝三叶。正月初开小花，状如瑞香[1]

花，黄色，不结实。叶气味苦涩，平，无毒。主治肿毒、恶疮，阴干研末，酒服二三钱，出汗便瘥。《滇志》云：花黄色，与梅同时，故名金梅。

[新释]

《长编》卷八收《纲目》迎春花。《图考》图（图683）为新绘图。本条文、图包括木犀科素馨属的两种植物。《图考》引《滇志》金梅，《中志》61：183 在野迎春 *Jasminum mesnyi* Hance 的附注如下：本种和迎春 *Jasminum nudiflorum* Lindl. 很相似，主要区别在于本种为常绿植物，花较大，花冠裂片极开展，长于花冠管；后者为落叶植物，花较小，花冠裂片较不开展，短于花冠管，在地理分布上本种限于我国西南部，如四川西南部、贵州、云南。生于峡谷、林中，海拔 500～2 600 米。而迎春 *Jasminum nudiflorum* 分布于较北地区。李时珍的记载，应为迎春 *Jasminum nudiflorum*。图见《图鉴》3：366，图4685。《图考》所附的迎春花图很可能是野迎春 *Jasminum mesnyi*，可惜原图只绘有 5 枚裂片，实际一般为 6～8 枚。《中志》61：183、《云志》4：650 引证本种的丽江土名为金梅花，算是一个辅证。

松村：*Jasminum*；吴批：*Jasminum primulinum* 或 *J. floridum*。

[注]

1 瑞香：瑞香科瑞香属植物瑞香 *Daphne odora* Thunb.。

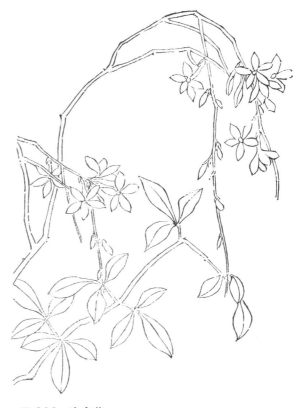

图683　迎春花

643. 千年艾

《本草纲目》：千年艾，出武当太和山中。小茎高尺许，其根如蓬蒿，其叶长寸余，无尖丫，面青背白，秋开黄花如野菊而小，结实如青珠丹颗之状。三伏日采叶暴干。叶不似艾，而作艾香，搓之即碎，不似艾叶成茸也。羽流以充方物。叶气味辛，微苦，温，无毒。主治男子虚寒、妇人血气诸痛，水煎服之。

按《南越笔记》，洋艾本不甚高，宜种盆盎，绿叶茸茸如车盖，可疗疾，兼却火灾。当即此草。而俗间以广中所植，皆呼为洋，作记者仍其陋习，殆未深考。今京师多蓄于暖室，经冬不凋，尚呼为蕲艾。

［新释］

《长编》收《纲目》千年艾文字。《图考》对《纲目》文字顺序调整作先分布、形态描述，后主治。据《图考》文、图（图684），本种似为半灌木状，高约30厘米；叶互生，长约3厘米，匙形至倒卵形，基部楔形渐狭成柄，先端3～5叉分裂，边全缘，上面青色，下面具毛成白色；秋天开黄花，比野菊花小。上述性状，与《中志》76（1）：131 所描述的菊科芙蓉菊属植物芙蓉菊 *Crossostephium chinensis* (L.) Makino 在概貌上颇似，图可参考《图鉴》4：520，图6453。本属仅1种，产于我国中南及东南部（广东、台湾），中南地区时有栽培。是一种民间草药，治小儿惊风，解麻痘作痒有效。《本草纲目》的千年艾也应为本种。

《图考》引《南越笔记》的洋艾，吴批：*Cinerarie*。《图考》既无形态描述，又不附图，唯《中国种子植物科属词典》修订版：111 考为菊科瓜叶菊属植物瓜叶菊 *Pericallis hybrida* B. Nard. (*Cineraria cruenta* Maseon ex L' Herit.) 是从，参见《中志》77（1）：326。本种原产大西洋加那利群岛，是一种常见盆景花卉，我国各地公园或庭院广泛栽培。

松村：*Artemisia*；吴批：*Crossostephium chinensis*；洋艾（《南越笔记》）：*Cineraria*。

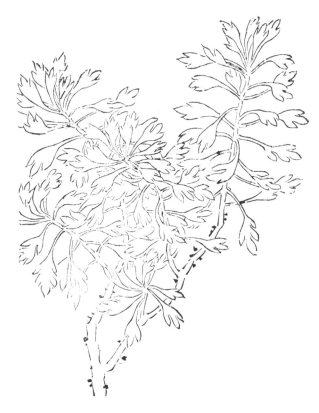

图 684　千年艾

644. 翦春罗

《证治要诀》：火带疮绕腰生者，采翦春罗花叶捣烂，蜜调涂之，为末亦可。《本草纲目》李时珍曰：翦春罗，二月生苗，高尺余；柔茎绿叶，叶对生，抱茎。入夏开花深红色，花大如钱凡六出，周围如翦成，可爱。结实大如豆，内有细子。人家多种之为玩。又有翦红纱花，茎高三尺；夏秋开花，状如石竹花而稍大，四围如翦，鲜红可爱；结穗亦如石竹穗，中有细子。方书不见用者。其功亦应利小便、主痛肿也。

李衎《竹谱》：箭竹生江、浙广右永湘间甚多。枝间有节，有叶似桃，其花如石竹差大，丹红一色。人家盆槛内亦有种者，俗名翦春罗。

按江西、湖南多呼为翦金花；又雄黄花，以其色名之。

〔新释〕

《长编》卷八收《纲目》翦春罗。《图考》图为新绘（图685），所图显示一草本植株上部；叶对生，叶片椭圆状倒披针形，基部楔形，顶端渐尖；二歧聚伞花序通常具数花，苞片披针形，花瓣橙红色（文作深红色），顶端具不整齐缺刻状齿，入夏开花；果期8—9月。上述性状特征，颇合《中志》26：275描绘的石竹科

剪秋罗属植物剪春罗 Lychnis coronata Thunb.。该种产于江苏、浙江、江西和四川（峨眉山），其他省区有栽培，生于疏林下或灌丛草地。吴批作剪秋萝 Lychnis cognata Maxim.，该种花瓣又状浅2裂或深凹缺，裂片倒卵形，全缘或具不明显的细齿，瓣片两侧中下部具1线形小裂片，产于黑龙江、吉林、辽宁、河北、山西、山东、内蒙古。非《图考》图绘者。

吴批《本草纲目》翦红纱为剪秋罗 Lychnis

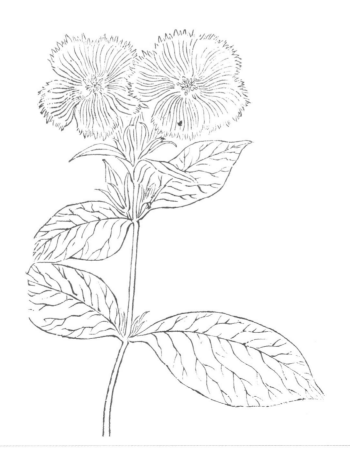

图685　翦春罗

fulgens Fisch.，多产北方，可能非李时珍所见。《中志》26：278 释作剪红纱花 Lychnis senno Sieb. et Zucc.，产于长江流域（东自江苏、浙江，西至四川、云南）和秦岭（西至甘肃天水、成县）以南，生于海拔 150～2 000 米的疏林下或灌丛草地；国内外广泛栽培。同意释为该种。该种全草或根入药，治跌打损伤、热淋、小便不利、感冒、风湿性关节炎、腹泻等。

《竹谱》所记，应为剪秋罗属 Lychnis spp. 多种植物。

松村：Lychnis corgnate Th.；《中志》26：275 释《本草纲目》：Lychnis coronata Thunb.；吴批：Lychnis cognate；剪红纱（《本草纲目》）：Lychnis fulgens。

645. 箬

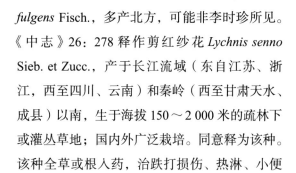

箬，古今以为笠蓬，亦呼为篛，御湿所亟。《本草纲目》始著录。弃物有殊功，故备载诸方，以著无弃菅蒯之义。

雩娄农曰：箬之用广矣，笠以御雨，蓬以行舟，裹以避湿，摘以习书。《南史》：徐伯珍少孤贫，学书无纸，常以竹箭、箬叶、甘蕉学书。叶如竹与芦，而用胜于竹、芦，乃字书皆未详及。《说文》若训择菜，余皆以箬训竹、箬训笋，唯诗家间有咏及耳。夫杜若既无定诂，若木乃涉荒渺，文人摭扯，如数家珍，而民间日用之物，忽焉不察，非所谓画家喜画鬼神而不画犬耶？李时珍采以入药，品其气味，胪其治疗，拔真才于灌莽，袚濯而熏盥之，脱堂阜于缧绁，握瑿薆于庭阶，得一知己，沉沦者亦良幸矣。吾前过章贡山中，捋之、撷之于芜秽蒙密间，始识其全体，土人皆呼为辽叶。李时珍谓其叶疏辽，故名。按字书蓼，树叶疏也，则亦可作蓼。吾谓凡物之邈远者，皆曰辽。火燎于原，其光远也；窗疏曰寮，目朗曰瞭，其见远也。山民曰僚，外之至矣。此草不生平原，而远依山泽，谓之曰辽，亦外之而已。夫物为人所外，而有殊功，古所云破天荒者，非此类耶？荜门窦窭之人，而皆陵其上，其难为上矣。春秋世禄，恃以为狱，乌可为训？

[新释]

《长编》收箬的历代本草主要文献。《图考》图为新绘图（图 686），只绘一枚竹亚科枝条。据此很难鉴定物种。据文字描述和功用，暂释作《中志》91（1）：689 描写的禾本科箬竹属植物箬竹 Indocalamus tessellatus (Munro) Keng f.。该种产于浙江西天目山、衢州和湖南零陵阳明山，生于山坡路旁，海拔 300～1 400 米。推测江西应有分布。

吴批：绘图当按江西山中所产，待查。

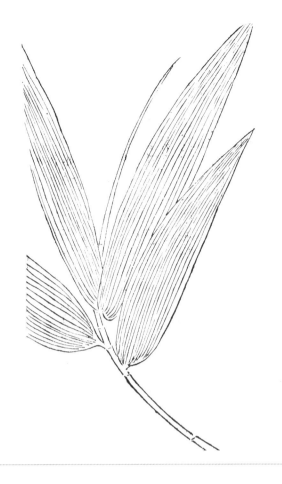

图 686　箬

646. 淡竹叶

淡竹叶，详《本草纲目》。今江西、湖南原野多有之。考古方淡竹叶，《梦溪笔谈》谓对苦竹而言；或又谓自有一种淡竹。唯李时珍以此草定为淡竹叶。又有竹头草，与此相类，《竹谱》亦谓可代淡竹叶。

[**新释**]

《长编》卷八收《纲目》淡竹叶文字。《图考》图为新绘（图687），所图显示为一草本，似多年生，须根发达，须根中部膨大呈纺锤形小块根；秆直立，疏丛生，不甚高大，具3～4叶；叶具短柄；叶片披针形，基部收窄成柄状；圆锥花序长，分枝斜升或开展，小穗披针形。上述性状，概貌颇似《中志》9（2）：34描述禾本科淡

竹叶属 Lophatherum 植物，该属我国产2种，一种淡竹叶 Lophatherum gracile Brongn.，我国产于江苏、安徽、浙江、江西、福建、台湾、湖南、广东、广西、四川、云南，生于山坡、林地或林缘、道旁蔽阴处，其根作药用。另一种中华淡竹叶 Lophatherum sinense Rendle，较高大，产于江苏、安徽、浙江、江西、福建、湖南。生于山坡林下溪旁荫处，其膨大之块根和叶均作药用。《图考》绘图没有小穗的详细特征，很难将上述

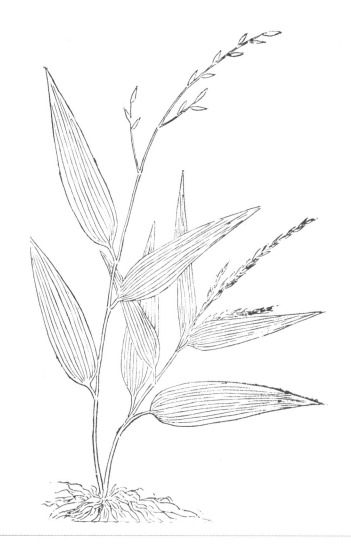

图 687　淡竹叶

两种区分开来。想来吴其濬时期也不会区分得如此详细，且两种江西、湖南都有分布。暂接受释为淡竹叶 *Lophatherum gracile* Brongn.。

松村：*Lophatherum elatum* Zoll.；《中志》9（2）：35、《禾本图说》118、《纲要》3：513 和吴批：*Lophatherum gracile* Brongn.。

647. 半边莲

半边莲，详《本草纲目》。其花如马兰，只有半边，俚医亦用之。

[新释]

《长编》卷八收《纲目》半边莲文字描述。《图考》图似新绘（图 688），图文描述为一矮

小草本。茎细弱，分枝直立；叶互生，近无柄，椭圆状披针形至匙形，先端急尖，基部楔形，全缘；花单生于分枝梢头，花梗细，花萼筒倒长锥状，花冠裂片全部平展于下方，呈一个平

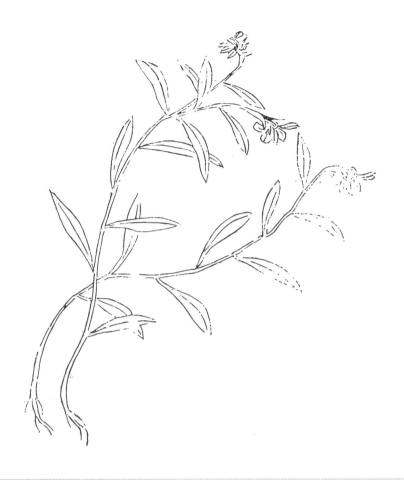

图 688　半边莲

面，2 侧裂片略上翘，与中间 3 枚裂片稍有间距，中间 3 枚裂片椭圆状披针形，较短，并排。上述性状，的确为半边莲属 Lobelia 植物，颇合《中志》73（2）：154 描述桔梗科半边莲属植物半边莲 Lobelia chinensis Lour.，现《中志》处理 L. radicans Thunb. 为该种异名。该种我国产于长江中、下游及以南各省区，生于水田边、沟边及潮湿草地上。全草可供药用，含多种生物碱。有清热解毒、利尿消肿之效，治毒蛇咬伤、肝硬化腹水、晚期血吸虫病腹水、阑尾炎等。模式标本采自广东。

松村：Lobelia radicans Th.；《纲要》和吴批：Lobelia chinensis Lour.。

648. 鹿蹄草

鹿蹄草，《本草纲目》本轩辕述《宝藏论》[1]，收入隰草。阙气味，盖亦未经法尝也。主治金疮、蛇犬咬毒，有图，存之。

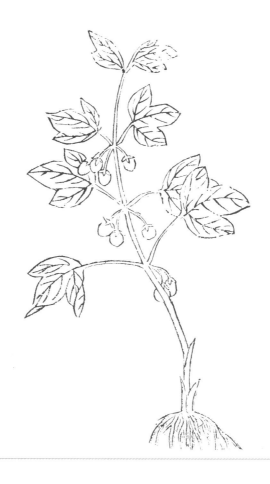

图 689　鹿蹄草

[新释]

《长编》卷八收鹿蹄草文献。《图考》图（图689）似沿用旧图，其叶对生，不似茄属 Solanum。吴批提及日人释为鹿蹄草属 Pyrola 植物。本属植物我国产的物种中，叶生于茎基部，叶形多为椭圆形或圆椭圆形，没见叶三裂的种，绘图显示也非鹿蹄草属 Pyrola 的总状花序。待考。

松村：Solanum；吴批：图从《本草纲目》，盖亦未识，日人释为 Pyrola。

[注]

■ 轩辕述《宝藏论》：五代时期教服饵炼丹的道家著作。作者轩辕述，生平不详。

649. 水杨梅

水杨梅，《本草纲目》始著录。按图亦与水滨水杨相类，生子微似杨梅，老则飞絮。俗无水杨梅之名，恐即一物，而两存图之。

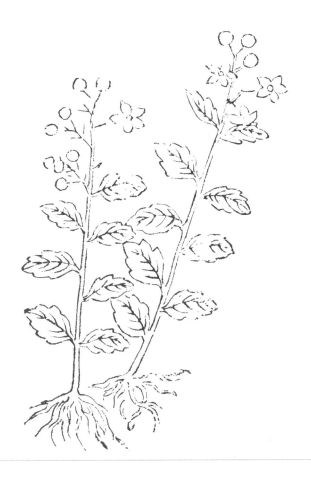

图 690　水杨梅

[新释]

本条文与卷之十三的水杨梅绘图不同。本条图（图690）非新绘，所图显示似也为多年生植物，根发达，植株直立，叶互生，具大齿；圆锥花序顶生，花5基数。似蔷薇科植物，具体物种待考。日本学者释为路边青 *Geum aleppicum* Jacq.，该种叶为羽状复叶，可能非是。吴其濬文字，很可能与地杨梅文中的水杨柳 *Adina rubella* 相混了。

吴批：图抄自《本草纲目》，日人释为 *Geum aleppicum*。

650. 紫花地丁

《本草纲目》：紫花地丁，处处有之。其叶似柳而微细，夏开紫花，结角。平地生者起茎，沟壑边生者起蔓。《普济方》云：乡村篱落生者，夏秋开小白花，如铃儿倒垂，叶微似木香花之叶。此与紫花者相戾，恐别一种也。气味苦，辛，寒，无毒。主治一切痈疽发背、疔肿瘰疬、无名肿毒、恶疮。

按各处所产紫花地丁皆不同，此又一种，依原图绘之。

[新释]

《长编》卷八收《本草纲目》紫花地丁，无按语。《图考》图（图691）非新绘。吴批：图应是抄自《本草纲目》，即按《普济方》所说绘制的，并未参照实物。《本草纲目》文字所记似乎是堇菜属 Viola spp.，包括平地直立和沟壑边起蔓二类。《普济方》所描述植物待考。

从《图考》所附紫花地丁绘图看，似非堇菜属 Viola，具体物种待考。

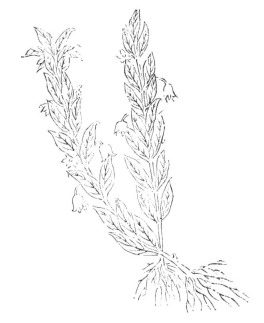

图 691　紫花地丁

651. 常州菩萨草

宋《图经》：菩萨草，生江、浙州郡，近京亦有之。味苦无毒，中诸药食毒者，酒研服之。又治诸虫蛇伤，饮其汁及研傅之，良。亦名天[1]。主妇人妊娠咳嗽，捣筛，蜜丸服之立效。此草凌冬不凋，秋中有花直出，赤子似蒻头[2]，冬月采根用。

[新释]

《图考》图（图692）非新绘，图、文显示，草本，根状茎粗，须根多数，叶四枚，"凌冬不凋"，直立；"秋中有花直出，赤子似蒻头"；果实红色；产于江、浙州郡，近京亦有之，具解毒功效。上述性状，较接近《中志》15：16 描述的百合科万年青属植物万年青 Rohdea japonica (Thunb.) Roth，该种产于我国山东、江苏、浙江、江西、湖北、湖南、广西、贵州、四川，生于林下潮湿处或草地上，海拔 750～1 700 米。

而分布江浙的天门冬科开口箭属植物开口箭 Campylandra chinensis (Baker) M. N. Tamura,

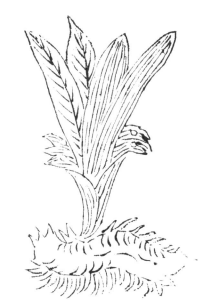

图 692　常州菩萨草

S. Yun Liang et Turland，根状茎细，多节，节上少须根。

吴批：图与说都像 *Rohdea japonica*，或即万年青 *Campylandra*。

〔注〕

① 天：《政和本草》作"尺二"。

② 蒟头：今释作天南星科魔芋属 *Amorphophallus* 植物。

652. 密州胡堇草

宋《图经》：胡堇草，生密州东武山田中。味辛，滑，无毒。主五脏、荣卫肌肉、皮肤中瘀血，止疼痛，散血，绞汁涂金疮。科叶似小堇菜，花紫色，似翘轺花；一枝七叶，花出三两茎。春采苗，使时捣筛，与松枝、乳香、花桑、柴炭、乱发灰同熬如弹丸大，如有打扑损筋骨折伤及恶痈疖肿破，以热酒摩一弹丸服之，其疼痛立止。

〔新释〕

密州东武山在山东诸城境内，《图考》附图（图693）非新绘。疑似堇菜科堇菜属 *Viola* 植物。

吴批：*Rodgersia aesculifolia*? 但七叶鬼灯擎 *Rodgersia aesculifolia* Batalin 今山东不产。

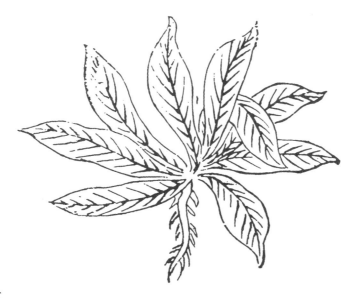

图693　密州胡堇草

653. 常州石逍遥草

宋《图经》：石逍遥草，生常州。味苦，微寒，无毒。疗瘫痪、诸风、手足不遂。其草冬夏常有，无花，实生亦不多，采无时。俗用捣为末，炼蜜丸如梧桐子大，酒服二十粒，日三服，百日差。久服益血轻身，初服微有头疼，无害。

[新释]

《图考》图（图694）、文沿用旧本草。待考。

吴批：图说都无法辨认。

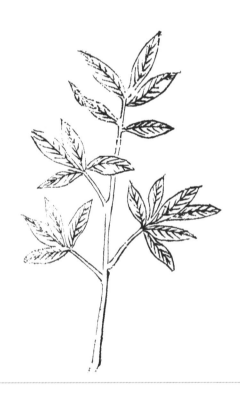

图694　常州石逍遥草

654. 秦州苦芥子

宋《图经》：苦芥子，生秦州。苗长一尺已来，枝茎青色，叶如柳，开白花似榆英。其子黑色，味苦，大寒，无毒。明眼目，治血风、烦躁。

[新释]

《图考》图非新绘，据文、图（图 695），该种草本，植株不高，开白花，果实逐茎排列，近圆形，扁平，边缘有翅。似榆钱的形状；明眼目，治血风、烦躁。综合上述性状，疑其似十字花科菥蓂属植物菥蓂 *Thlaspi arvense* L.。该种分布几遍全国。生在平地路旁，沟边或村落附近。亚洲、欧洲、非洲北部也有分布。种子油供制肥皂，也作润滑油，还可食用；全草、嫩苗和种子均入药，全草清热解毒、消肿排脓；种子利肝明目；嫩苗和中益气、利肝明目。

吴批：图说和产地治疗有些像 *Buddleja aeternifolia*。然马前科醉鱼草属植物互叶醉鱼草 *Buddleja alternifolia* Maxim.，花冠为紫蓝色。

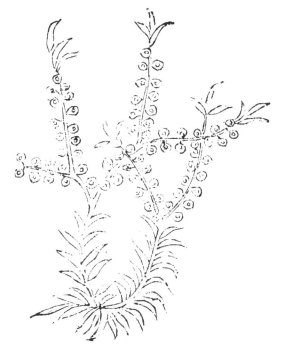

图 695 秦州苦芥子

655. 密州翦刀草

宋《图经》：翦刀草，生江湖及京东近水河沟沙碛中。味甘，微苦，寒，无毒。叶如翦刀形，茎秆似嫩蒲，又似三棱苗甚软，其色深青绿。每丛十余茎，内抽出一两茎，上分枝，开小白花四瓣，蕊深黄色。根大者如杏，小者如杏核，色白而莹滑。五月、六月、七月采叶，正月、二月采根。一名慈菰，一名白地栗，一名河凫茨。土人烂捣其茎叶如泥，涂傅诸恶疮肿及小儿游瘤、丹毒，以冷水调此草，膏化如糊，以鸡羽扫上，肿便消退，其效殊佳。根煮熟，味甚甘甜，时人作果子，常食无毒。福州别有一种小异，三月生花，四时采根叶，亦治痈肿。

[新释]

图非吴其濬新绘，可能仿绘《图经》图（图 696）。据图可直接鉴定为泽泻科慈姑属 *Sagittaria* 植物。该属我国产 9 种，其中《中志》8：131 记录的慈姑变种 *Sagittaria trifolia* L. var. *sinensis* (Sims) Makino，植株高大，粗壮；叶片宽大，肥厚，顶裂片先端钝圆，卵形至宽卵形；匍匐茎末端膨大呈球茎，球茎卵圆形或球形。球茎可作蔬菜食用等。我国长江以南各省区广泛栽培。《图经》绘图，应即本变种。

《图考》文字记录的"福州别有一种小异，

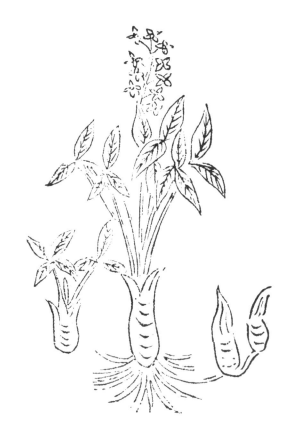

图 696　密州箭刀草

三月生花，四时采根叶，亦治痈肿"，暂订为野慈姑 Sagittaria trifolia L.。

《纲要》：Sagittaria trifolia L. var. angustifolia (Sieb.) Kitagawa；吴批：Sagittaria sagittifolia var. sinensis。

656. 临江军田母草

宋《图经》：田母草，生临江军。性凉。无花实，二月采根用。主烦热及小儿风热，用之尤效。

[**新释**]

《图考》图（图 697）非新绘，所图待考。

吴批：图说不可辨认。

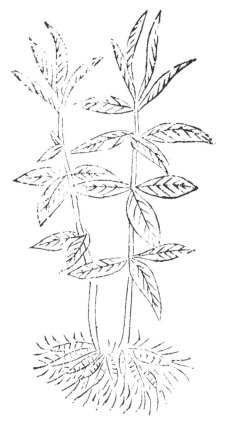

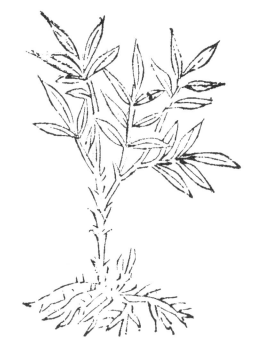

图 697　临江军田母草

图 698　南恩州布里草

657. 南恩州布里草

宋《图经》：布里草，生南恩州原野中。味苦，寒，有小毒。治皮肤疮疥。茎高三四尺，叶似李而大，至夏不花而实，食之令人泻。不拘时采根，割取皮，焙干为末，油和涂疮疥，杀虫。

[新释]

《图考》图（图 698）非新绘，所图待考。

吴批：从名字看，或似 *Urena lobata*。

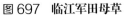

658. 鼎州地芙蓉

宋《图经》：地芙蓉，生鼎州。味辛，平，无毒。花主恶疮；叶以傅贴肿毒。九月采。

[新释]

《图考》图（图699）非新绘，据图，似木本，具两花，单生于枝端叶腋间，花大，具花萼。名地芙蓉（以区别于水生的芙蓉，荷花）。产鼎州，北宋大中祥符五年（1012）改朗州置，治武陵县（今属湖南常德），属荆湖北路。辖境相当于今湖南省常德、汉寿、沅江、桃源等地。综合上述性状与地理分布，图699所绘植物，与锦葵科木槿属木芙蓉 *Hibiscus mutabilis* L. 较接近。该种花叶供药用，有清肺、凉血、散热和解毒之功效。在我国辽宁、河北、山东、陕西、安徽、江苏、浙江、江西、福建、台湾、广东、广西、湖南、湖北、四川、贵州和云南等省区栽培，系我国湖南原产。

吴批：图中有花或果，不可辨认。

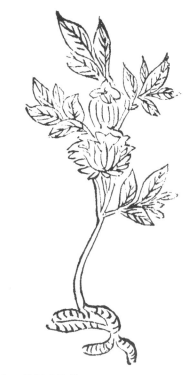

图 699　鼎州地芙蓉

659. 信州黄花了

宋《图经》：黄花了，生信州。春生青叶，至三月而有花，似辣菜花。黄色，至秋中结实，采无时。疗咽喉、口齿。

[新释]

《图考》图（图700）非新绘，较似《中志》32：537描述的山柑科白花菜属植物黄花菜 *Cleome viscosa* L. 。该种叶3～5（7）小叶的掌状复叶，花黄色，无时；秋中结实；产于信州（今江西）。该种我国产于安徽、浙江、江西、福建、台湾、湖南、广东、广西、海南及云南等省区，生态环境差异较大，多见于干燥气候条件下的荒地、路旁及田野间。种子含油约36%，又含黏液酸与甲氧基-三羟基黄酮，均供药用；广东、海南有用鲜叶捣汁加水（或加乳汁）以点眼病。

吴批：? *Cleome (Polynisia) viscosa*。

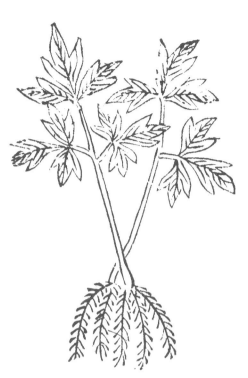

图 700　信州黄花了

图 701　信州田麻

660. 信州田麻

宋《图经》：田麻，生信州田野及沟涧旁。春夏生青叶，七月、八月中生小荚子。冬三月采叶，疗痈疖肿毒。

[新释]

《图考》图（图 701）非新绘。日人所释，今作《中志》49（1）：81 描述的椴树科田麻属植物田麻 Corchoropsis tomentosa (Thunb.) Makino。其名有"麻"字，说明可利用作纤维。秋生果实，作小荚子，推测为荚果，角果或长形蒴果。从本条文字看，日人推测的物种，不无道理。但若仅据绘图性状，确实难以鉴定。

吴批：图非日人所释田麻 Corchoropis crenat。

《植物名实图考》

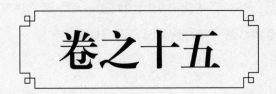

卷之十五

固始吴其濬　著　蒙自陆应谷　校刊

隰草类

661. 竹叶麦冬草

竹叶麦冬草,生赣州、吉安荒田中。细茎拖地,短节小叶,似秋时小竹,梢开小红白花成簇。余以十月后船行章江,霜草就枯,场圃濯濯,荒草中见有红萼新娇,取视得此。后询之建昌土医,云可泻心火,功同麦冬。东海之枣[1],妄言妄对,姑存其说。但小草凌冬,得霜而葩,或与秋菊同其喜凉畏炎之性。

[新释]

吴其濬新描述的江西物种。据《图考》原文、图(图 702),可得知本种为铺地生小草本,茎分支;叶互生,在枝端或接近而近似簇生,披针形,先端尖,基部近楔形,近无柄,边全缘,中脉明显;花小,淡红色("红白花")成簇,有总梗,三个头状花序似从三总苞片中生出,生枝端。据上述性状特征,与《中志》25(1):61 所描述的蓼科蓼属植物蓼子草 *Polygonum criopolitanum* Hance 在概貌上相似。该种分布于河南、陕西、江苏、浙江、安徽、江西、湖南、湖北、福建、广东、广西,生于河滩沙地、沟边湿地,海拔 50～900 米。

吴批:*Pecsicaria (Polygonum) criopolitana*。

[注]

1 东海之枣:出《晏子春秋》"景公谓晏子

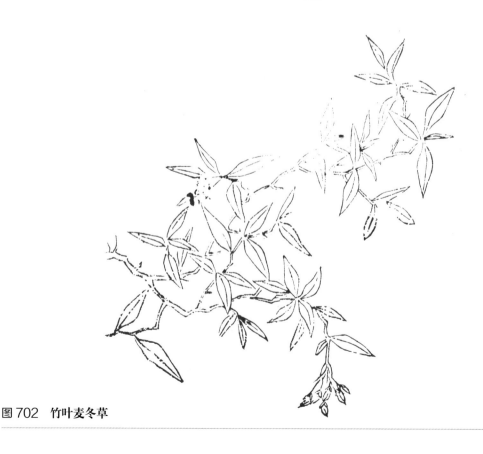

图 702　竹叶麦冬草

曰，东海之中，有水而赤，其中有枣，华而不实，何也？晏子对曰，昔者陈缪公乘龙舟而理天下，以黄布裹蒸枣，至东海而捐其布，破黄布，故水赤；蒸枣，故华而不实。公曰，吾详问子何为？对曰：婴闻之，详问者，亦详对之也"。吴其濬认为其"妄言妄对"。

662. 瓜子金

瓜子金，江西、湖南多有之。一名金锁匙，一名神砂草，一名地藤草。高四五寸，长根短茎，数茎为丛，叶如瓜子而长，唯有直纹一线。叶间开小圆紫花，中有紫蕊，气味甘。俚医以为破血、起伤、通关、止痛之药，多蓄之。云南名紫花地丁。《滇南本草》：紫花地丁，味苦，性寒。破血，解诸毒。攻痈疽、肿毒，治疥癫癣疮。治小儿走马牙疳溃烂，用紫花地丁新瓦焙为末，搽患处效。

[新释]

吴其濬新描述江西、湖南物种。据《图考》文、图（图703），可知为多年生草本，具长根，数茎丛生，高达1米余；叶互生，椭圆形至椭圆状披针形，具短柄，基部钝，先端尖；花1朵（实则上应为总状花序），具柄，长不超过顶生叶，紫色，似蝶形，其中一枚花瓣，龙骨状，在顶部有鸡冠状附属物；蒴果圆形。综合上述性状，与《中志》43（3）：177和《云志》3：281所描述的远志科远志属植物瓜子金 *Polygala japonica* Houtt. 在概貌上基本相似。本种产于东北、华北、西北、华东、华中和西南地区；生于山坡草地或田埂上，海拔800～2 100米。全草或根入药，有镇咳、化痰、活血、止血、安神、解毒的功效。

松村、《中志》43（3）：177和吴批：*Polygala japonica* Houtt.。

吴批《滇南本草》的"紫花地丁"为苦远志 *Polygala sibirica* L. var. *megalopha* Franch.，但《云志》3：287、《中志》43（3）：195认为此学名宜为《滇南本草》卷三"苦远志"的学

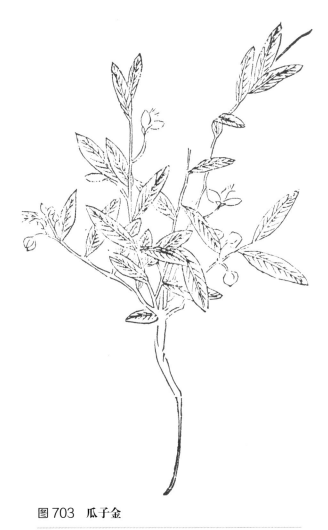

图703 瓜子金

名。本变种产于云南中部和西北部；生于山坡疏林下或草地、田边，海拔1 800～2 600米。

模式标本采自云南洱源。本变种全草入药，有清热解毒、祛风止痛、拔毒、生肌的功能。

663. 虾须草

虾须草，生阴湿地，处处有之。细茎淡赭色，柔弱不能植立。叶似萹蓄而薄，色亦淡绿，梢叶更细。叶间茎端出小枝，开三瓣淡粉红花，瓣大如粟。性凉。

[新释]

吴其濬新描述的物种。据《图考》图（图704）、文，该种矮小草本；茎柔弱，自下部起分枝，茎带紫色（"淡赭"）；叶稀疏，小，倒披针形（似萹蓄叶），无柄，顶端尖，全缘，中脉明显，茎上部叶梗细小；头状花序单枚，顶生或腋生，具花序梗，花小，三瓣，淡粉色，瓣大如粟粒；生于阴湿地。上述性状，与《中志》75：322描述的菊科虾须草属植物虾须草 *Sheareria nana* S. Moore 形态符合。本种主要分布于长江流域，南达广西珠江流域，生境为阴湿河漫滩、山坡、田边或湖边草地，为中国特有种，吴其濬首次记载。

《纲要》《中志》75：322和吴批：*Sheareria nana* S. Moore。

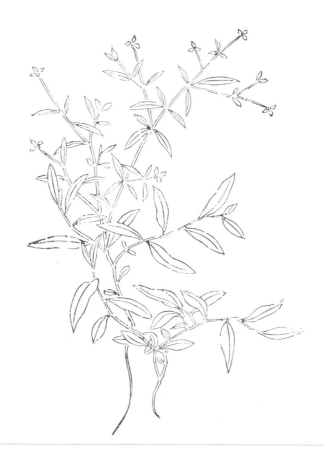

图704　虾须草

664. 奶花草

奶花草，田塍阴湿处皆有之。形状似小虫儿卧单，而茎赤、叶稍大，断之有白汁。同鲢鱼煮服，通乳有效。

按《嘉祐本草》：地锦，茎赤，叶青紫，红花，细实。当即此草。李时珍误以小虫儿卧单并为一条，乃云黄花，黑实，与《图经》相戾。今俗方治血病，不甚采用，而通乳则里妪皆识，故标奶花之名，以著其功用云。

[新释]

据《图考》文、图（图 705），本种为小草本，茎纤细，匍匐，赤色，具白浆，叶对生，椭圆形，先端钝圆，基部狭而稍偏斜，花序生叶腋（原文误作花，描述为"红花"，实则上为花序总苞的腺体边缘附属物为红色）。上述特征，与《中志》44（3）：49，《云志》10：260，《图鉴》2：621，图 2971 所描述的大戟科大戟属植物地锦 Euphorbia humifusa Willd. ex Schlect. 在概貌上基本吻合。该种除海南外，分布于全国，生于原野荒地、路旁、田间、沙丘、海滩、山坡等地。全草入药，有清热解毒、利尿、通乳、止血及杀虫作用。

松村、《纲要》2：216、吴批：Euphorbia humifusa Willd.。《纲要》指出："《植物名实图考》

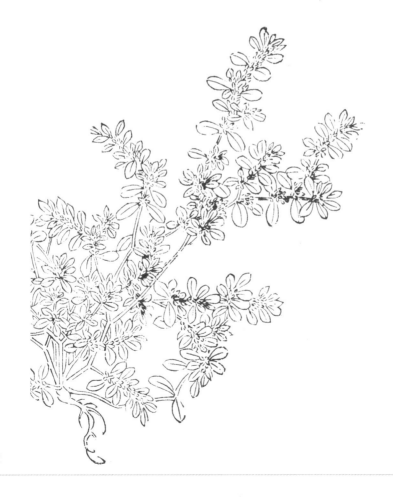

图 705　奶花草

的奶花草即《嘉祐本草》的地锦。"又云："李时珍误以小虫儿卧单并为一条，乃云黄花，黑实，与《图经》相戾。"《中国药典》（1977）地锦条，收地锦 *Euphorbia humifusa* 与斑地锦 *Euphorbia maculata* L. 两个来源，而各地当作地锦用的还

有同属植物和地锦外形相似的千根草 *Euphorbia thymifolia* L. 和铺地草 *Euphorbia prostrata* Ait.。据《中志》44（3）：28，上述 4 个名称同隶 Subgen. Chamaesyce 中的 Sect. Chamaesyce 的 14，15，16，17 四个种，非常近缘，外形十分相似。

665. 公草母草

公草母草，产湖南田野间。高五六寸，绿茎细弱，似鹅儿肠而不引蔓。公草叶尖，长半寸许，附茎三叶攒生，叶间梢头复发细长茎，开小绿黄花，大如黍米，落落清疏。母草叶短、微宽，两叶对生，叶间抽短茎，一茎一花。俚医以治跌打，并入妇科，通经络。二草齐用，单用不验。

［新释］

《图考》在此名下附有两图，皆吴其濬新描

述的种。

其一为公草（图 706），原文描述为"公草叶尖，长半寸许，附茎三叶攒生，叶尖梢头……

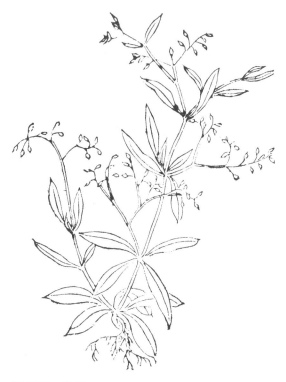

图 706　公草

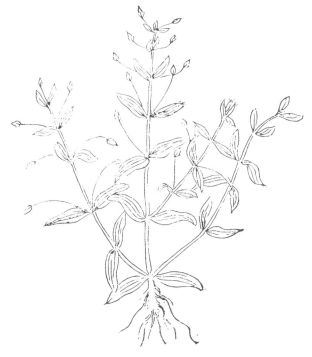

图 707　母草

疏"。松村、吴批：*Mollugo pentaphylla* L.。《中志》26：28 认为昔日订为 *Mollugo pentaphylla* L. 是番杏科粟米草属植物粟米草 *Mollugo stricta* L. 的错误鉴定，此即公草，也即图 706 所绘植物。

其二为母草（图 707），母草叶短，微宽，两对对生，叶间抽短茎，一茎一花。从《图考》原文、图，可得知本种为小草本，茎基部分枝，也对生，无柄，椭圆形至长圆形，先端尖，基部钝，边全缘，具基出三条平行脉；花具长柄，单生叶腋（原文误将花柄当作茎，作"叶间抽短茎，一茎一花"），花小，原图不显其细微结构。据上述特征，应订为《中志》67：（2）：131 描述的玄参科母草属植物陌上菜 *Lindernia procumbens* (Krock.) Philcox。我国分布于四川、

云南、贵州、广西、广东、湖南、湖北、江西、浙江、江苏、安徽、河南、河北、吉林以及黑龙江等省区，生于水边及潮湿处。

松村：*Lindernia pyxidaria* All，《纲要》3：311：*Lindernia crustacean*(L.) F. Muell，吴批：*Lindernia hyssopioides* (L.) Haines。旧释 *Lindernia pyxidaria* L.［现《中志》67（2）：131 视作 *Lindernia procumbens* (Krock.) Philcox］的异名。*Lindernia crustacea* (L.) F. Muell［参见《中志》67（2）：129］，叶边缘有锯齿，具羽脉，与《图考》图不符。*Lindernia hyssopodes* (L.) Haines［参见《中志》67（2）：150］，叶狭卵形至卵状披针形，上部常有 1～2 对小齿，与《图考》原图不符，且只分布于云南、广东，湖南不产。

666. 八字草

八字草，产建昌。小草蔓生，茎细如发，本红梢绿，微有毛；一枝三叶，似三叶酸[1] 而更小，叶极稀疏。土人捣碎，敷漆疮。

按《本草拾遗》：漆姑草如鼠迹大，生阶墀间阴处。气辛烈，挼敷漆疮，亦主溪毒。主治既同，形亦相类，而《本草》不图其形，未敢遽定。

[新释]

八字草为吴其濬新描述的江西物种。据《图考》文、图（图 708），可得知本种为蔓生小草；茎纤细而分枝，微有毛；叶互生，极稀疏，有长柄，具三小叶，小叶倒卵形，先端平截或微凹，基部楔形，顶生小叶和侧生小叶同形，均无小柄；花和果在原图上均不显示。《纲要》2：130 释似豆科山蚂蟥属小叶三点金 *Desmodium microphyllum* (Thunb.) DC.，但在该书 2:113 认为原图确似三点金 *Desmodium triflorum* (L.) DC.。据《中志》41：

36，*Desmodium microphyllum* (Thunb.) DC. 和 *Desmodium triflorum* (L.) DC. 在外形上较相似，同隶于 sect. Sagotia，主要的区别释前者的总状花序具 6～10 朵，后者仅为 1～3 朵，惜《图考》原图、文均未涉及此特征。《中志》对这两种均无附图，但《图鉴》2：451，图 2631 *Desmodium microphyllum* 描述顶生小叶长圆形并有柄，侧生小叶稍小，近无柄；图 2632 *Desmodium triflorum* 描述的三小叶几乎等大，为倒心形或倒卵形。若《图鉴》作者所作的鉴定是正确的话，则"八字草"宜订为豆科山蚂蟥属植物三点金 *Desmodium triflorum* (L.) DC.。

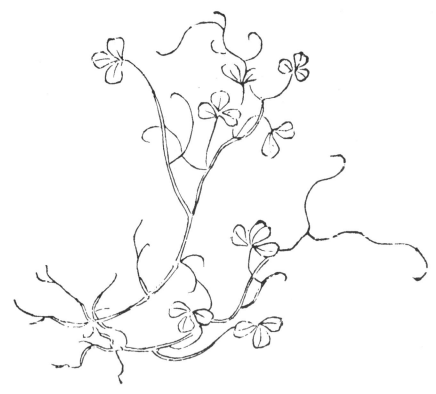

图708　八字草

本种产于浙江（龙泉）、福建、江西、广东、海南、广西、云南、台湾等省区，生于旷野草地、路旁或河边沙土上，海拔180～570米。全草入药，有解表、消食之效。

《长编》卷十三收漆姑草文献，未注明出《本草拾遗》。文中《本草拾遗》漆姑草，待考。

吴批注："Sagina japonica（日人释，不知何据）。"

吴批：Desmodium parvifolium。

〔注〕

❶　三叶酸：疑为三叶酸浆，漏刻"浆"字。

667. 夏无踪

夏无踪，产宁都，小草也。一茎一叶，叶如葵，多缺有毛而小如钱，高数寸，长根多须生。治手指毒。又一种紫背，根如小麦冬者，同名异类。

〔新释〕

吴其濬新描述江西物种。待考。

吴批认为，依《图考》卷之十三"天葵"

所附或仍是罂粟科紫堇属植物夏天无 Corydalis decumbens (Thunb.) Pers.。谅系他考虑：① 天葵的别名为夏无踪。② 天葵的原文中也有"初生一茎一叶，大如钱"，与夏无踪的原文"一

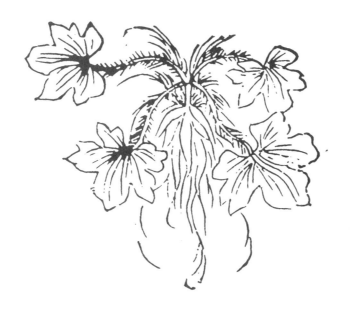

图 709　夏无踪

茎一叶，叶如葵，多缺有毛而小如钱"多少有点同。但观察"夏无踪"绘图（图 709），其根为数条肉质直根，正如原文所指"根如小麦冬者"。非"天葵"的根球状如半夏。其叶柄上有毛。两者非一类。且"夏无踪"是一种幼苗，是无法考证的。诚然，紫堇属 *Corydalis* 的根具多形性，有圆柱状、纺锤状、圆球状块根等。

吴批又认为是毛茛科扁果草属 *Isopyrum* 一种，据《中志》27：468-470，我国毛茛科扁果

草属有两种，*Isopyrum anemonoides* Kar. et. Kir. 具横走根状茎，*Isopyrum manshurium* Kom. 具纺锤状小块茎。前者产西北，后者产东北，江西不产。

文中提及"又一种紫背，根如小麦冬者，同名异类"，应为毛茛科天葵属植物天葵 *Semiaquilegia adoxoides* (DC.) Makino。

吴批：依前文天葵所附或仍是 *Corydalis decumbens* 或 *Isopyrum* 一种。

668-1. 天蓬草

天蓬草，一名凉帽草，生建昌河壖。铺地细茎如乱发，百余茎为族。茎端有叶三两片，如初生小柳叶。黑根粗如指。土人以洗肿毒。

[**新释**]

吴其濬新描述的江西物种。从《图考》文、图（图 710），可得知本种为小草本，具黑色粗根，直接如指；细茎繁多，从根发出如乱

发，铺地而生；茎端有叶三两片，披针形（实则上小叶片 2，生于细长的叶柄顶端，叶互生于细茎上，由于吴其濬将叶柄和茎混淆在一起，所以描述为"铺地细茎如乱发"）；原图无花果；产建昌。据上述特征，与《中志》41：

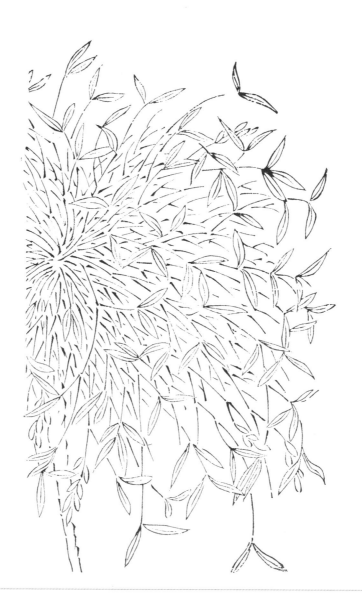

图710 天蓬草

358、《云志》10：690 和《图鉴》2：443，图 2616（采用 *Zornia diphylla* Pers.）所描述豆科丁葵草属植物丁葵草 *Zornia gibbosa* Spanog. 在概貌上基本吻合。本种产于江南各省，生于田边、村边稍干旱的旷野草地上。据《生草药性备要》载："味甜、性温，敷大疮，其根煲酒饭解热毒，用根煅灰捣为末，散痈疽，治疗疾，和蜜捣敷治牛马疔，亦治蛇伤。"

吴批：或系 *Zornia*。

668-2. 天蓬草 又一种 [1]

天蓬草，比前一种茎赤而韧。附茎对叶，梢开小白花如菊，根细短。

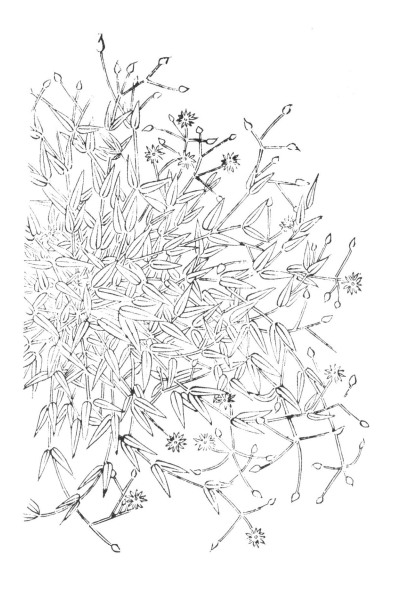

图 711 天蓬草

[新释]

吴其濬新描述的物种。《图考》图（图711）、文显示为一矮小草本；茎丛生，稍铺散，多分枝；叶无柄，对生，叶片小，长圆状披针形，顶端渐尖，基部楔形，半抱茎；聚伞花序通常具3～5花，顶生或花单生叶腋，花梗细，长，花瓣数不清楚。似菊花，白色。据上述性状，轮廓与《中志》26：128 描述的石竹科繁缕属植物雀舌草 *Stellaria uliginosa* Murr. [今名称修订作 *Stellaria alsine* Grimm] 概貌上较吻合。该种我国产于内蒙古、甘肃、河南、安徽、江苏、浙江、江西、台湾、福建、湖南、广东、广西、贵州、四川、云南、西藏，生于田间、溪岸或潮湿地。全株药用，可强筋骨，治刀伤。

松村，《中志》26：128：*Stellaria uliginosa* Murr.；《纲要》：*Stellaria alsine* Grimm；吴批：此或是 *Stellaria alsine* (*S. aliginosa*)。

[注]

 ① 天蓬草又一种：据文义补。

669. 粟米草

粟米草，江西田野中有之。铺地细茎似萹蓄而瘦，有节。三四叶攒生一处。梢端叶间开小黄花如粟，近根色淡红；根亦细韧。

[新释]

吴其濬新描述的江西物种。据《图考》文、图（图712），可知本种为铺地生小草本，茎纤细，多分枝；叶狭披针形至狭倒卵状披针形，全缘对生或3～4叶成轮生，先端光，基部渐狭，近无柄，中脉明显；花小，黄色，成顶生疏散的聚伞花序。上述特征，和《中志》26：28、《图鉴》1：614，图1227所描述的粟米草科粟米草属植物粟米草 *Mollugo stricta* L. 在概貌上基本相吻合。本种在我国秦岭、黄河以南，东南至西南广布，生于空旷荒地，农田和海岸沙地。本书卷之十三"千年矮"，也为该种。

附记：《中志》26：图版6：7，为 *Mollugo stricta* L. 的花序，实则上为一无花序的枝条，叶形为倒椭圆形，似非 *Mollugo stricta* L.。

松村、《中志》26：208 和吴批：*Mollugo stricta* L.。

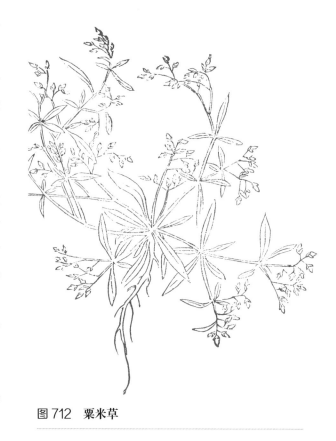

图 712　粟米草

670. 瓜槌草

瓜槌草，一名牛毛黏。生阴湿地及花盆中。高三四寸，细如乱丝，微似天门冬而小矮，纠结成簇。梢端叶际，结小实如珠，上擎累累。瓜槌、牛毛，皆以形名。或云能利小便。云南谓之珍珠草，俗方以治小儿乳积。《滇南本草》：珍珠草，味辛，性温，治面寒痛。新瓦焙为末，热烧酒服。

[新释]

吴其濬新描述的云南物种。据《图考》文、

图（图713），可得知本种为矮小一年生草本；叶条形，对生；果如小珠，具长梗，单生枝端叶腋；常生阴湿地及花盆中，整株纠结成簇。

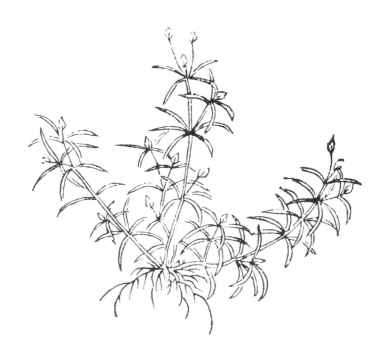

图 713　瓜槌草

据上性状特征，宜释为《中志》26：255 描绘的石竹科漆姑草属植物漆姑草 Sagina japonica (Sw.) Ohwi。本种广布于我国东北、华北、西北（陕西、甘肃）、华东、华中西南，生于海拔 600～1 900 米（西南可升至 3 800～4 000 米）河岸沙质地、撂荒地或路旁草地。

《滇南本草》的珍珠草，《滇南本草》整理组释其为同属根叶漆姑草 Sagina maxima A. Gray。该种产于辽宁、新疆、江苏、安徽、台湾、湖北、四川、云南，生于田野。

松村：Sagina linnaei Presl. var. maxima Maxim.；《中志》26：255、《云志》6：136、《图鉴》1：635，图 1269 和吴批：Sagina japonica (Sw.) Ohwi。

671. 飘拂草

> 飘拂草，南方墙阴砌下多有之。如初发小茅草，高四五寸。春时抽小茎，结实圆如粟米，生青老赭。或云煎水饮，能利小便。

[新释]

吴其濬新描述的物种。莎草科飘拂草属 Fimbristylis 植物的花柱完全脱落，而莎草科球柱草属 Bulbostylis 植物的花柱脱落时，基部还残存于小坚顶端，呈球状或盘状。这些微小的区别在《图考》原文、图中是不能表现出来的。虽然这二属在 1935 年《动植物名词汇编》已接受分别成为两个属，Fimbristylis 命名飘拂草属，Bulbostylis 命名为球花柱草属，但是在 1954 年

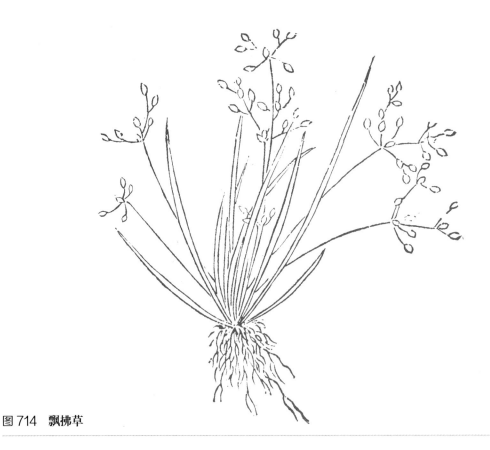

图 714　飘拂草

《种子植物名称》中只接受 *Fimbristylis*。

从《图考》文、图（图 714）观之，其基生叶片较宽，从概貌上更似莎草科飘拂草属水虱草 *Fimbristylis miliacea* (L.) Vahl（参考《图鉴》5：229，图 7288）。而球柱草属 *Bulbostylis* 常见的只有二种，球柱草 *Bulbostylis barbata* (Rottb.) Kunth 非但基生叶细发状，而小穗 3 至数个集生在一起（参见《图鉴》5：228，图 7282）谅非是。丝叶球柱草 *Bulbostylis densa* (Wall.) Hand.-Mazz. 在花序外形上稀疏而分散，确相似，但基生叶也细如毛发（参考《图鉴 5：226，图 7821》），与《图考》文、图不符。由此，较宜释本种为莎草科飘拂草属水虱草 *Fimbristylis miliacea* (L.) Vahl（今修订为 *Fimbristylis littoralis* Grandich）。该种在我国广布于云南、四川、贵州、广西、广东、湖北、河南、安徽、江苏、浙江、江西、台湾、陕西、甘肃，生于海拔 1 100～2 000 米田野和水边。

《纲要》3：555、《云志》15：604：*Fimbristylis miliacea* (L.) Vahl；吴批：*Bulbostylis barbata* (*Fimbristylis barbata*)。

672. 水线草

水线草，生水滨，处处有之。丛生，细茎如线，高五六寸。叶亦细长，茎间结青实如绿豆大，颇似牛毛黏而茎稍韧，叶微大，赭根有须。俚医以洗无名肿毒。

[新释]

吴其濬新描述的新种。据《图考》原文、图（图715），可得知本种系生于水旁之小草，茎细，丛生，高约60厘米；叶条状线形，对生，等长或稍长于节间；花1～2朵，呈聚伞花序，腋生或生于短分枝的顶端；果如绿豆大。据上特征，与上述二志及《图鉴》4：222，图5858所描述的茜草科耳草属伞房花耳草 *Hedyotis corymbosa* (L.) Lam. 在概貌上基本吻合。本种产于广东、广西、海南、福建、浙江、贵州和四川等地，多见于水田和田埂或湿润的草地上。

松村：*Sagina linnaei* Presl. var. *maxima* Maxim.；《纲要》2：442、《中志》71（1）：72 和《云志》15：44：*Hedyotis corymbosa* (L.) Lam.；吴批：*Oldenlandia diffusa*？松村任三以为图 *Sagina*，误也。

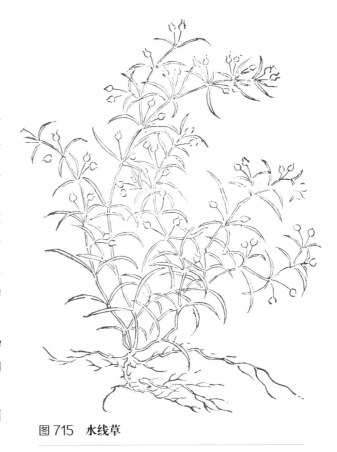

图 715　水线草

673. 画眉草

画眉草，抚州山坡有之。如初生茅草，高三四寸。秋时抽葶，发小穗数十条，淡紫色，似蓼而小，殊有动摇之致。或云可治跌打损伤，亦名榧子草。

[新释]

吴其濬新描述的江西物种。从《图考》原文、图（图716），可得知为禾草，高约20厘米，圆锥花序由数十条分枝（原文误作"小穗"）构成，小穗淡紫色。从整体观之，可订为禾本科画眉草属 *Eragrostis* 植物。从外部形态而论，画眉草 *Eragrostis pilosa* (L.) Beauv. 可能性要大于鲫鱼草 *Eragrostis tenella* (L.) Beauv.，理由如下：*Eragrostis pilosa* 分布较 *E. tenella* 为广，虽两者在江西都有分布，但后者多产于江西以南各省如粤桂（根据 PE 标本）。从体态上，*Eragrostis tenella* 的圆锥花序的分枝比 *Eragrostis pilosa* 要长一些。据此，倾向于释本种为禾本科画眉草属植物画眉草 *Eragrostis pilosa* (L.) Beauv. ex Roem. et Schult.。本种产于全国各地；多生于荒芜田野草地上。为优良饲料；入药治跌打损伤。

松村、《禾本图说》313、《中志》10（1）：23、《纲要》3：510：*Eragrostis pilosa* (L.) Beauv.。吴批：*Eragrostis tenella*。

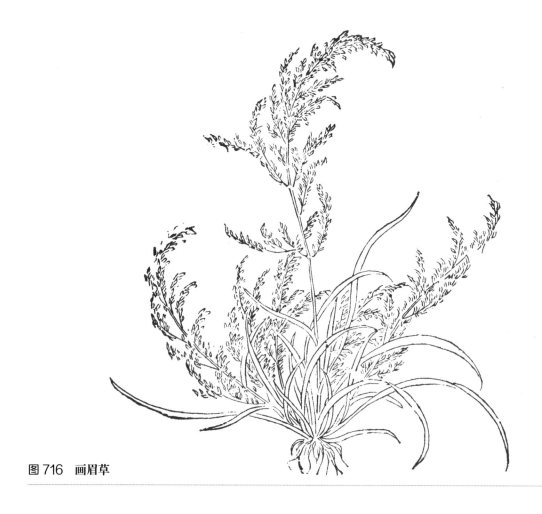

图 716　画眉草

674. 绊根草

绊根草，平野、水泽皆有，俚医谓之堘头草。扁者白根，有须者、味甜者可用；圆者生水边，味淡者不可用。治跌打损伤，破皮止血。寸节生根，志书多以为即蔓草。《尔雅》：茜，蔓于。或即此。《本草衍义》谓即熏莸之莸，恐未的。

〔新释〕

吴其濬新描述的物种。从《图考》文、图（图717），可得知，本种为禾草，具长根状茎，节着地生须根；秆上生细长的叶，秆略两侧压扁[原文：扁者白根，有须者、味甜者可用。同时参考《中志》10（1）：84 Cynodm dacytlon 的描述，秆……有时略两侧压扁]。虽原图无花序，仍倾

向于订为禾本科狗牙根属植物狗牙根 Cynodon dactylon (L.) Pers.。本种广布于我国黄河以南各省区，近年北京附近已有栽培，多生长于村庄附近、道旁河岸、荒地山坡。根茎可作饲料；全草可入药，有清血、解热、生肌之效。

原文中有"圆者生水边，味淡者不可用"，吴批疑其指莎草科 Cyperaceae 植物，恐非是。莎草科植物的茎常为三棱形。无其他形态描述，

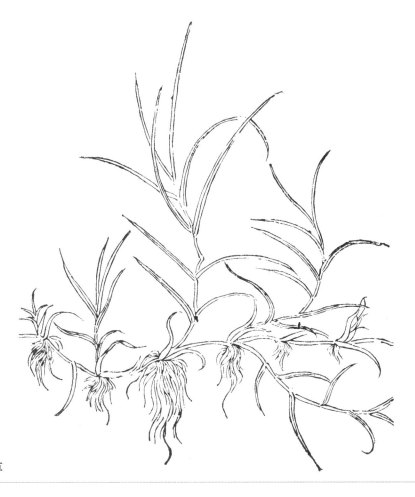

图 717 绊根草

难以考订。

《禾本图说》472、《中志》10（1）：82、

《纲要》：*Cynodon dactylon* (L.) Pers.；吴批：图似 *Cynodon dactylon*。

675. 水蜈蚣

水蜈蚣，生沙洲，处处有之。横根赭色多须，微似蜈蚣形。发青苗如茅芽，高三四寸，抽茎结青球如指顶大，茎上复生细叶三四片。俚医以为杀虫、败毒之药。

按《本草拾遗》地杨梅，苗如莎草，四五月有子似杨梅。形颇相肖，唯主治赤、白痢不同。但湿地小草，多利湿，当可通用。

[**新释**]

吴其濬新描述的类群。按《图考》文、图（图 718），可得知为一小草本，高达 40 厘米；具很长的根状茎，茎散生于根状茎各节；无基生叶，茎生叶 1～2 枚，细条状；头状花序 1 个，如顶指大，其下托以 3～4 枚叶状苞片。据上特征，与《云志》15：660 所描述的莎草

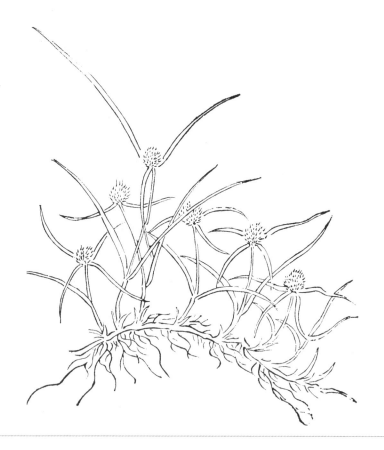

图 718　水蜈蚣

科水蜈蚣属单穗水蜈蚣 *Kyllinga monocephala* Rottb. 今接收名为 *Kyllinga nemoralis* (J. R. Forster & G. Forst) Dandy ex Hutchinson & Daiziel 在概貌上基本吻合。本种在我国分布于广东、海南、广西、云南，生于海拔 380～570 米山坡林下，沟边，田边潮湿地。

松村、《纲要》3：566：*Kyllinga brevifolia* Rottb.；吴批：*Kyllinga monocephala*，该名被《云志》15：666 认为不合法名称，应命名为 *Kyllinga nemoralis* (J. R. Forster & G. Forat) Dandy ex Hutchinson & Daiziel。

676-1. 无名四种（一）[1]

生吉安田野中。细茎，高三四寸，对叶如初生榆叶，十月中开小粉红花，瓣大如米。盖春草冬暖而已开花。

〔新释〕

吴其濬新描述但尚未命名的江西物种（图 719）。似玄参科母草属 *Lindernia* 植物。

吴批：花序顶生，伞房状？叶对生。

〔注〕

❶ 无名四种（一）：底本无名，存目作"无名四种"，据存目补，后同。

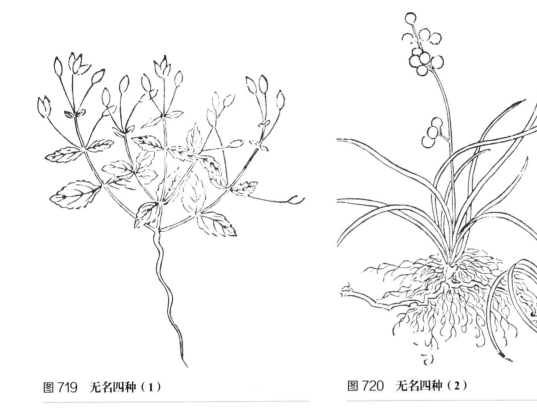

图 719　无名四种（1）　　　　　图 720　无名四种（2）

676-2. 无名四种（二）

生赣州沙田中。宛似小麦门冬，高六七寸。有横根，细须攒之。抽葶，冬结圆实，亦如麦门冬而黑紫色。

[**新释**]

吴其濬新描述但尚未命名的江西物种（图 720）。同意吴批意见，为 *Ophiopogon* 一种。

676-3. 无名四种（三）

江西平野有之。高四五寸，绿茎细柔，附茎生叶，如初生小菊叶。叶间开五圆瓣小白花，如梅花而小。

[新释]

吴其濬新描述但尚未命名的江西物种。从《图考》原文、图（图721），可知本种为一小草本，高约15厘米；茎绿色，细软，图上有二茎簇生；茎生叶（理应有基生叶，但原图不示）互生，宽卵形至三角形，无柄，边具深锯齿；花单生于条状苞片腋内，有柄，呈总状排列于茎端，花冠白色，裂片圆。据上述特征，与《中志》59（1）：139和《图鉴》3：269，图4491所描述的报春花科假婆婆纳属植物假婆婆纳 Stimpsonia chamaedryoides Wright ex A. Gray 在概貌上基本吻合。本属为东南亚特产的单种属。

吴批：Stimpsonia chamedrifolia。按：可能为 chamedryoides（Primulaceae）误写。

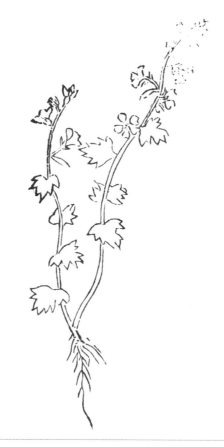

图 721　无名四种（3）

676-4. 无名四种（四）

生南康洲渚间。小草铺地，细茎淡赭色。叶大如指，面浓绿、背淡青而尖微红，无纹理，宛似小桃。

[新释]

吴其濬新描述但尚未命名的江西物种（图722）。待考。

松村：Torenia crustacean Cham. et Schl.；吴批：生南康渚间？

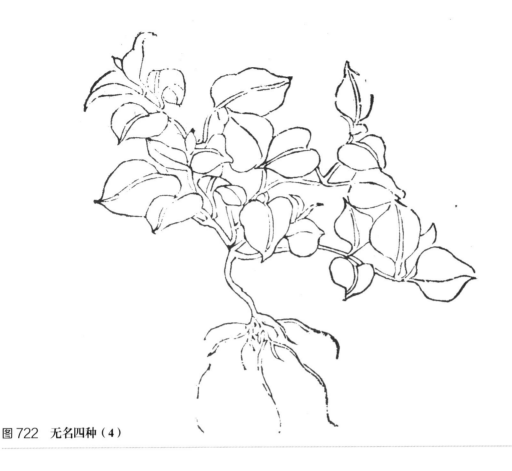

图 722　无名四种（4）

677. 仙人掌

《岭南杂记》：仙人掌，人家种于田畔以止牛践；种于墙头亦辟火灾。无叶，枝青嫩而扁厚有刺，每层有数枝，杈桠而生，绝无可观。其汁入目，使人失明。《南安府志》：《三国志》载孙皓时，有菜生工人吴平家，高四尺，厚三分，如枇杷形；上广尺八寸，下茎广三寸，两边生绿叶，东观案图作平虑草。按此即今仙人掌，人呼为老鸦舌，郡中有高至八九尺及丈许者。《桂平县志》：龙舌[1]，青色，皮厚有脂，妇人取以泽发。种土墙上可以辟火。《通志》附仙人掌下，当是浔州土名。《南越笔记》琼州有仙人掌，自下而上，一枝一掌，无花叶，可以辟火。臣谨按，《南安志》据《吴志》以仙人掌为即平露，足称该洽。《南越笔记》云广州种以辟火，殆即昔所谓慎火树者？臣前在京师曾见之，生叶成簇，新绿深齿，缀于掌边。道光乙未，供奉内廷。上命内侍出此草示臣，敕臣详考，以补《群芳谱》所未备。惜彼时未检及《吴志》，深惭疏陋。又据内侍口述，此草顷在禁籞，忽开花，色如芙蓉，大若月季，禁中皆称仙人掌上玉芙蓉云。向阳花木，雨露曲承，舒葩献媚，物理常然，固不足言异征也。越八年，臣备员湘抚，绘草木图，敬述斯事，以见无知之物。偶经宸顾，尚能效灵；忝窃槐棘，有惭葵藿，亦恐草木笑人。又三年，臣移抚云南，检《滇志》云，仙人掌，肥厚多刺，相接成枝。花名玉英，色红黄，实如小瓜，可食。节署颇多，大者高及人肩，春末夏初，开花结实，俱如志所述。因俾画手补绘。回忆持节岭峤，依光禁籞，皆目睹斯卉。万里昆明，与奇葩异萼，晨夕染濡，盖是夙缘。独怪岭南纪载，殊不周详，岂秉笔者未及审核，抑滇产异于他处耶？臣谨识。

〔新释〕

本条下有二种仙人掌，一种名出《岭南杂记》和《南越笔记》，按《中志》52（1）：《岭南杂记》的仙人掌被订为仙人掌科仙人掌属植物仙人掌 Opuntia stricta (Haw.) Haw. var. dillenii (Ker-Gawl.) Benson.，今赞成将这二部文献的仙人掌释为该变种。该变种原产墨西哥东海岸、美国南部及东南部沿海地区、西印度群岛、百慕大群岛和南美洲北部，在加那利群岛、印度和澳大利亚东部逸生，我国于明末引种，南方沿海地区常见栽培，在广东、广西南部和海南沿海海岸逸生。通常栽作围篱，茎供药用，浆果酸甜可食。

仙人掌的另一种，以《图考》附图为准，为新绘图（图723），出《滇志》。据《云志》12：240，应订为梨果仙人掌 Opuntia ficus-indica (L.) Mill.。本种除栽培外，归化于金沙流域（永仁、元谋）干热河谷以及屏边、富宁石灰岩山地。浆果可食，在集市上作"仙桃"出售。本种以前常被订为 Opuntia macrantha (Willd.) Haw.。这两个物种，在外形上区别明显，Opuntia ficus-indica 茎边缘全缘，小窠密集，花蕾基部近圆形；而 Opuntia macrantha 的茎边缘波状，小窠较稀疏，花蕾基部较狭成楔形。

吴批：南粤产为 Opuntia dillenii (O. stricta var.

dillenii)；所图为云南分布的 Opuntia monacantha。

〔注〕

■ 龙舌：即百合科芦荟属植物芦荟 Aloe vera var. chinensis。

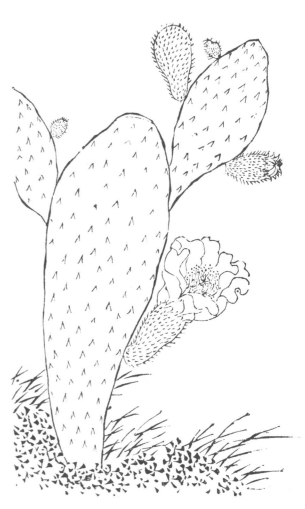

图 723　仙人掌

678. 万年青

《花镜》：万年青，一名蒀，阔叶丛生，深绿色，冬夏不萎。吴中人家多种之，以其盛衰占休咎。造屋移居，行聘治圹，小儿初生，一切喜事，无不用之以为祥瑞口号。至于结姻币聘，虽不取生者，亦必翦造绫绢，肖其形以代之。又与吉祥草、葱、松四品，并列盆中，亦俗套也。种法：于春、秋二分时分栽盆内，置之背阴处。俗云四月十四是神仙生日，当删翦旧叶，掷之通衢，令人践踏，则新叶发生必盛。喜壅肥土，浇用冷茶。

按九江俚医以治无名肿毒、疔疮、牙痛，隐其名为开口剑。或谓能治蛇伤，亦呼为斩蛇剑。

[新释]

本条两幅绘图，一花期（图 724），一果期（图 725）。核实《图考》图及文字，认为吴中人家现仍栽种作万年青，所绘皆指《中志》15：16 描述的百合科万年青属植物万年青 *Rohdea japonica* (Thunb.) Roth，取其绿叶红果吉祥之意。该种产于山东、江苏、浙江、江西、湖北、湖南、广西、贵州、四川，生于林下潮湿处或草地上，海拔 750～1 700 米，各地常有盆栽供观赏。

文中提及九江俚医，隐其名曰开口剑，亦呼斩蛇剑。《中志》15：12，《云志》7：714

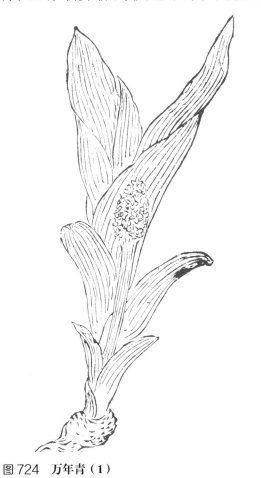

图 724　万年青（1）

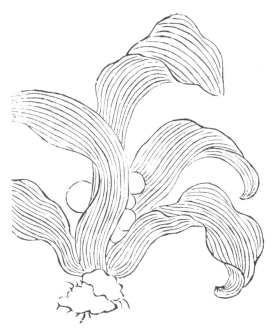

图 725　万年青（2）

释为天门冬科开口箭属植物开口箭 *Tupistra chinensis* Baker［*FOC* 作 *Campylandra chinensis* (Baker) M. N. Tamura et al.］，将《图考》这两个名称均附于万年青 *Rohdea japonica* 下。由于开口箭是附名，并无形态描述。吴征镒订

为 *Tupistra*，或有实地调查。念其为开口箭属 *Tupistra* 的中文名称，故志之，以备考。

松村：*Rohdea japonica* Roth.；《纲要》2：552：*Rohdea japonica*(Thunb.) Roth；吴批：*Rohdea japonica*；开口剑 *Tupistra*。

679. 牛黄伞

牛黄伞，江西、湖南有之，一名千层喜。长叶绿脆，纹脉润，层层抽长，如抱焦心，长者可三四尺，断之有涎丝。俚医以治肿毒，目为难得之药。亦间有花，即广中文殊兰。逾岭经冬叶陨，故少花，其叶甚长。仍两图之。又滇南有佛手兰，叶亦相类。

[新释]

吴其濬新描述的江西、湖南物种（图726）。赞成《云志》8：697 将牛黄伞作为文殊

兰（《南越笔记》）别名，释作《中志》16（1）：8 记载的石蒜科文殊兰属植物文殊兰 *Crinum asiaticum* L. var. *sinicum* (Roxb. ex Herb.) Baker。该种分布于福建、台湾、广东、广西等省区，

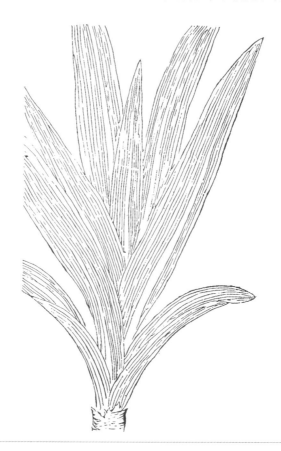

图 726　牛黄伞

常生于海滨地区或河旁沙地，现栽培供观赏。模式标本可能采自香港。叶与鳞茎药用，有活血散瘀、消肿止痛之效，治跌打损伤、风热头痛、热毒疮肿等症。

文中提及"又滇南有佛手兰，叶亦相类"。按《云南种子植物名录》下册订为 *Crinum zeylanicum* L.，但没有注明出《植物名实图考》。

吴批：牛黄伞 *Crinum*；佛手兰 *Crinum*。

680. 金不换

金不换，江西、湖南皆有之。叶似羊蹄菜而圆，无花实，或呼为土大黄。性凉，俚医以治无名肿毒，消血热。叶敷疮，根止吐血，同猪肉煮服。

[新释]

吴其濬新描述江西、湖南物种，所图（图727），叶较狭，无花果，为 *Rumex*，而非 *Rheum*，宜订为《中志》25（1）：156 描述的蓼科酸模属植物羊蹄 *Rumex japonicus* Houtt.。该种产于东北、华北、陕西、华东、华中、华南、四川及贵州，生于田边路旁、河滩、沟边湿地，海拔 30～3 400 米。本书卷之十八有羊蹄条，也释为该种。

《纲要》3：34：*Rumex obtusifolia* L.；吴批：*Rumex daiwoo* (?) 或 *Rheum*。

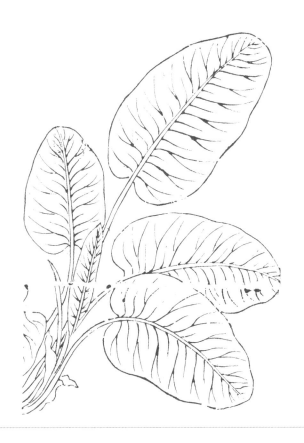

图 727　金不换

681. 筋骨草

筋骨草，产南康平野。春时铺地生叶如芥菜叶，面绿背紫，面上有白毛一缕，茸茸如刺。抽葶发小叶，花生叶际，相间开放。叶紫，花白，花如益母，遥望蓬蓬，白如积灰，亦呼为石灰菜。俚医用之养筋、和血、散寒，酒煎服。乡人亦掘以饲豕。

〔新释〕

吴其濬新描述的江西物种。据《云志》65（2）：76 和 65 将紫背金盘释为唇形科筋骨草属植物 *Ajuga nipponensis* Makino，筋骨草释为同属的 *Ajuga ciliata*。同隶一系，在外形上极似，两者主要区别：前者的萼筒及萼齿全部被毛，苞片小；而后者仅萼齿外面被柔毛或具明显的睫毛，苞片叶状，卵圆形。以上性状在《图考》

文、图（图 728）极难显示出来，所以吴其濬将 16 卷紫背金盘配上 *Ajuga nipponensis* Makino 的图，《中志》65（2）：76 和吴批作如此认识。

"紫背金盘"名出宋《图经》，吴其濬说，据"李时珍谓湖、湘水石处有之，今湖南所产，引紫蔓长尺余……"查《本草纲目》卷二十（人民卫生出版社），"紫背金盘草"，其原文如下："湖、湘水石处皆有之，名盘藤。似酢浆草而叶小，背微紫。软花引蔓似黄丝，搓之即断，无汁可见。"

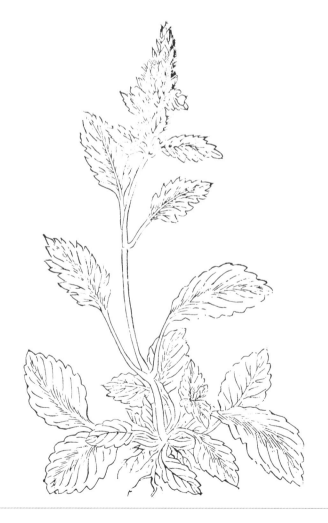

图 728　筋骨草

其附图为一直生草本，具三对无柄的对生叶，看不出有蔓生之意。吴其濬在《图考》"紫背金盘"的附图，确有蔓生之意，但无花序，是否为筋骨草属 *Ajuga* 有待进一步考证。而"筋骨草"图有花序，其苞片较大，故认为与其将筋骨草订为 *Ajuga nipponensis*，毋宁订为《中志》65（2）：65

描述的同属植物筋骨草 *Ajuga ciliata* Bunge 为妥。该种产于河北、山东、河南、山西、陕西、甘肃、四川及浙江，生于山谷溪旁，阴湿的草地上，林下湿润处及路旁草丛中，海拔 340～1 800 米。

松村：*Ajuga genevensis* L.；吴批：*Ajuga nipponensis*。

682. 见血青

见血青，生江西建昌平野，亦名白头翁。初生铺地，叶如白菜，长三四寸，深齿柔嫩，光润无皱。中抽数葶，逐节开白花，颇似益母草，花蒂有毛茸茸。又顶梢花白，故有白头翁之名。俚医捣敷疮毒，殆亦蛋菜之类。

[新释]

吴其濬新描述的江西物种。据《图考》文、图（图 729），可得知本种为铺地草本，基生叶长圆形，先端钝，基部楔形具柄，边具疏钝齿，茎生叶与基生叶相似，两面有毛，由于原图为矮化型植株，茎不断伸长，花序紧缩于顶生叶之间，苞片大，花冠白色，下三裂，中裂片较二侧裂片大，顶端微凹。上述特征，与《中志》65（2）：75，《云志》1：522，《图鉴》3：613，图 5180 所述的唇形科筋骨草属金疮小草 *Ajuga decumbens* Thunb. 在概貌上基本吻合。该种在我国产于长江以南各省区，最西可达云南西畴及蒙自，生于溪边、路旁及湿润的草坡上，海拔 360～1 400 米。

附记：① 据《中志》65（2）：65，*Ajuga ciliata* Bunge，*Ajuga decumbens* Thunb.，*Ajuga nipponensis* Makino 三个种同在一个 series *Genevenses* Maxim.，所以筋骨草和见血青的考证搞得如此混乱。它们之间是不易区别，可参见《云志》1：522-523，在 *Ajuga decumbens* 和 *Ajuga*

nipponensis 下的附记。② 吴其濬分列筋骨草和见血青两种，可见吴其濬能将两地分布的同属不同种的植物加以对比，具有初步的分类意识。

《纲要》1：425：*Ajuga decumbens* Thunb.，《牧野日本植物图鉴》182，图 546 也认为 *Ajuga decumbens* Thunb. 的汉名为"金疮小草"（惯用）。吴批：*Ajuga* 另一种。

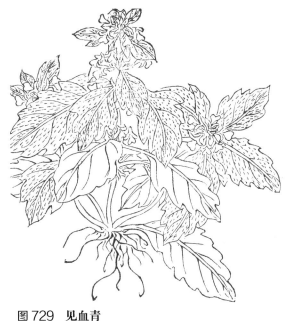

图 729 见血青

683. 见肿消

见肿消，产南昌。铺地生，叶如芥菜，多皱而尖长；又似初生天名精叶，亦狭，中有白脉一道。根如初生小萝菔，直下无须，赭褐色，有横纹。南昌俚医蓄之，以治肿毒。

〔新释〕

吴其濬新描述的江西物种（图730）。图示植物具粗大的根，叶中脉明显，无花果，待考。

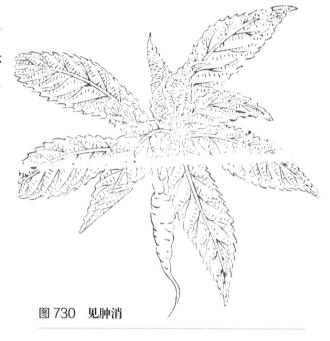

图730　见肿消

684. 鱼公草

鱼公草，江西、湖南有之。绿茎丛生，茎有细毛，附茎生叶，长如芍药叶有斜齿，历落如锯。俚医云性寒，一名青鱼胆。能通肢节，止痛行血。

〔新释〕

吴其濬新描述的江西、湖南物种（图731）。从《图考》原文，可得知本种为丛生草本，茎上部似分枝，有细毛，叶互生，无柄，斜椭圆形至斜长圆形，先端尖至渐尖，基部稍楔形，边缘下部 1/3 以上具疏大钝齿，具羽状脉，侧脉约 4 对。据上述特征，与《云志》7：265，《中志》23（2）：224，《图鉴》1：515，图1030所描述的楼梯草属植物狭叶楼梯草（变种）*Elatostema lineolatum* Wight var. *majus* Wedd. 在概貌上基本吻合。本变种我国产于西藏东南部（墨脱，海拔 700～850 米）、云南南部（500～1 800 米）、广西、广东（海拔

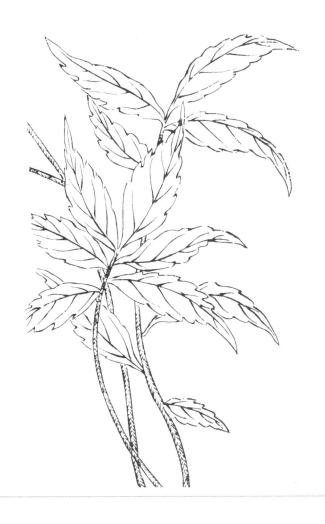

图 731　鱼公草

160～600 米）、福建、台湾。生于山地沟边、林边或灌丛中。《中志》在本种下加一附记："《图考》记载产于江西和湖南的鱼公草，茎有细毛，叶较狭长近披针形，有些像本种，但本种在江西、湖南无分布，因此不能确定鱼公草即此。"但作者也并不指出宜订或接近何种。本研究认为《图考》原图在叶形上与《中志》图版：45：5-6 之图已经很接近。荨麻科在无花果情况下，似可订为本种。

《纲要》2：32、《云志》7：265：*Elatostema lineolatum* Wight var. *majus* Wedd.。吴批：*Elatostema sesquifolium*，《中志》23（2）：226 作全缘楼梯草 *Elatostema integrifolium* (D. Don) Wedd. 之异名，在《中志》中只有其 *Elatostema integrifolium* var. *tomentosum* (Hook. f.) W. T. Wang. 有图，其叶形更不相符。

685. 野白菊花

野白菊花，处处平野有之。绿茎圆细，叶如凤仙、刘寄奴，不对生。梢端开花，宛如野菊，白瓣黄心，大如五铢钱。俚医云性凉，亦可煎洗无名肿毒。

[新释]

吴其濬新描述的物种。据《图考》文、图（图732），可知本种茎上部有分枝；叶互生，但在枝端伞房状或圆锥状花序下有一对对生叶，叶长圆状披针形，具柄，具羽状脉，侧脉3～4对，但最下一对为离基三出脉，边全缘或呈微波状，基部楔形，先端钝至急尖；总苞片似2层，舌状花白色，管状花黄色，花大小如五铢钱。上述性状与《中志》74：159和《云志》13：66所描述的菊科紫菀属植物三脉紫菀 *Aster ageratoides* Turcz. 在概貌上基本相似。该种广泛分布于我国东北部、北部、东部、南部至西部、西南部及西藏南部，也分布于喜马拉雅山脉南部、朝鲜、日本及亚洲东北部，生于林下、林缘、灌丛及山谷湿地，海拔100～3 350米。

松村：*Aster*；吴批：*Aster trinervius*。

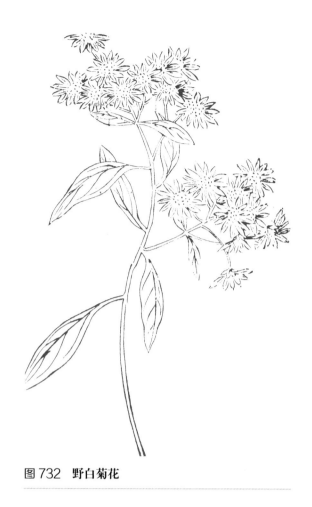

图732　野白菊花

686. 野芝麻

野芝麻，临江、九江山圃中极多。春时丛生，方茎四棱，棱青，茎微紫。对节生叶，深齿细纹，略似麻叶；本平末尖，面青，背淡，微有涩毛。绕节开花，色白，皆上蠹，长几半寸，上瓣下覆如勺，下瓣圆小双歧，两旁短缺，如禽张口。中森扁须，随上瓣弯垂，如舌抵上腭，星星黑点。花萼尖丝，如针攒簇。叶茎味淡，微辛，作芝麻气而更腻。湖南圃中尤多，芟夷不尽，或即呼为白花益母草。

[新释]

吴其濬新描述的江西物种。从《图考》原文、图（图733），可得知本种茎叶具芝麻气味的草本；茎方，具四棱，茎微紫而棱青；叶对生，具柄，卵状长圆形，先端渐尖，基部钝圆，

边具锯齿，背面有毛，具细纹（即网脉明显）；轮状花序具少花，簇生于茎端上部叶脉；花白色，上翘，萼片先端尖锐，上唇下弯如勺，下唇平展，因此上下唇口如禽嘴，先端2裂。雄蕊2，上升至上唇之下（"中森扁须，随上瓣弯垂"）。据上特征，和《中志》65（1）：49，《图

鉴》3：652，图 5258 所描述的唇形科野芝麻属植物野芝麻 *Lamium barbatum* Sieb. et Zucc. 在概貌上相吻合。本种产于东北、华北、华东各省区，西北的陕西、甘肃，中南的湖北、湖南以及西南的四川、贵州，生于路边、溪旁、田埂及荒坡上，海拔可达 2 600 米。《图考》卷之十一"茺蔚"条下，也提及本种，名白益母草。

若按我们的意见，*Lamium barbatum* 可作为 *Lamium album* L. 的地理亚种。理由如下：*Lamium album* L. 和 *Lamium barbatum* 为极近缘的二个种，后者曾作为一个变种 *Lamium album* L. var. *barbatum* (S. et Z.) Franch.。《牧野日本植物图鉴》175，图 525，仍如此采用。两者的区别为前者 *Lamium album* 的花冠浅蓝色或污白色，后者 *Lamium barbatum* 为白色或浅蓝色。从地理分布而论，前者广布，从欧洲、西亚，至印度和蒙古、日本、加拿大；生长有北方落叶松林缘，云杉林破坏后的阴阔地。后者仅为东亚的中国—日本成分从俄罗斯远东、朝鲜、日本至我国东北、华北乃至四川、贵州。生路边草坡。两者是否仍像《中志》处理，抑或如

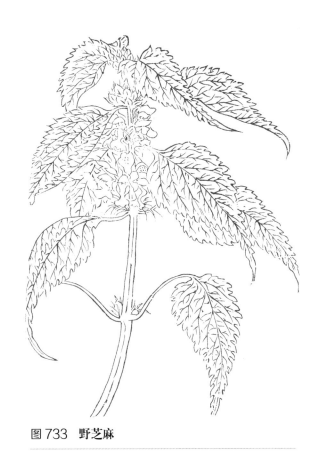

图 733　野芝麻

吴征镒将两者合并，有待研究。

松村和吴批：*Lamium album* L.；《中志》65（1）：490 和《纲要》1：440：*Lamium barbatum* Sieb. et Zucc.。

687. 鹤草

鹤草，江西平野多有之。一名洒线花，或即呼为沙参。长根细白，叶似枸杞而小，秋开五瓣长白花，下作细筒，瓣梢有齿如剪。

按《救荒本草》：沙参有数种，此殆细叶开白花者。

[**新释**]

吴其濬新描述的江西物种。据《图考》原文、图（图 734），可得本种植物系多年生草本植物；根圆柱形，粗壮；茎簇生；叶对生，匙状披针形，中脉明显；花有长梗，中部有 2 苞片，2～3 朵成聚伞花序，顶生，萼筒细管状，具纵脉（数条），花瓣 5，露出萼筒，倒卵状椭圆形，先端边缘有微齿状缺刻（但原文作"瓣梢有齿如剪"，若按原文描述理解，其缺刻当甚深，绝非似原图总微齿状），雄蕊外露。据上特征，与《中志》26：

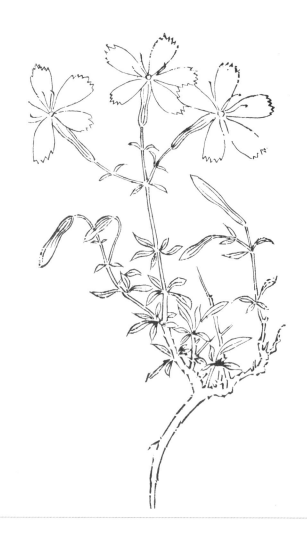

图 734　鹤草

283 所描述的石竹科蝇子草属植物鹤草 *Silene fortunei* Vis. 在概貌上基本吻合。本种为我国特产，分布于长江流域和黄河流域南部，北抵山西、陕西南部，南达福建、台湾、四川、甘肃（东南），生于平原、低山草坡和灌丛草地。吴其濬误以本种为沙参细叶开白花者。

《救荒》的沙参，泛指沙参属多种植物。细叶者，指细叶沙参 *Adenophora paniculata* Nannf. [*Adenophora capillaria* Hemsl. subsp. *paniculata* (Nannf.) D. Y. Hong et S. Ge]。

松村：*Silene keiskei* Miq.；《中志》26：283 和吴批：*Silene fortunei* Vis.。

688. 刘海节菊

刘海节菊，似黄花刘寄奴[1]，而茎叶细瘦，花亦无长蕊。建昌俚医，采根治风火。

[新释]

吴其濬新描述的江西物种。从《图考》文、

图（图 735），可得知本种系直立草本，下部叶腋可发小枝；叶对生，披针形，向上逐渐缩小，无柄，先端渐尖，基部钝，边全缘，具羽状脉，侧脉 5～6 对；花有长柄，单生叶腋，花萼 5 深裂，裂片条状披针形，与花冠几等长，花冠黄色，裂片 5，顶端钝，雄蕊不伸出花冠外（"花亦无长蕊"）。据上述性状特征，与《中志》59（1）：57 和《图鉴》3：279，图 4511 所描述的报春花科珍珠菜属植物福建过路黄 *Lysimachia fukienensis* Hand.-Mazz. 在概貌上基本吻合。本种为我国特产，产于江西东部和南部、浙江南部、福建西部、广东东北。

《纲要》2：367：本品学名或为 *Lysimachia melampyroides* R. Kunth。我们认为该种虽与 *Lysimachia fukienensis* Hand.-Mazz. 同隶一系，但叶具柄，谅非是。

松村：*Lysimachia vulgaris* L.；《纲要》2：367：*Lysimachia fukienensis* Hand.-Mazz.；吴批：图似 *Lysimachia*（待查）。

〔注〕

1 黄花刘寄奴：即本书卷之十一"湖南连翘"之别名。

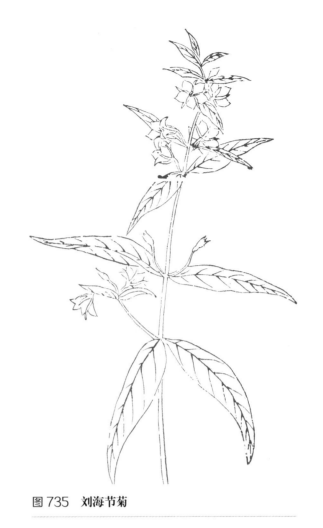

图 735　刘海节菊

689. 白头婆

白头婆，生长沙山坡间。细茎直上，高二三尺，长叶对生，疏纹微齿，上下叶相距甚疏。梢头发葶，开小长白花，攒簇稠密，一望如雪，故有白头之名。性凉。

〔新释〕

吴其濬新描述的湖南物种。据《图考》原文、图（图 736），可知本种为草本植物，茎高约 1 米，不分枝；叶对生，具短柄，长圆状披针形，基部钝，先端急尖，边具大、小不等的锯齿，具羽状脉，长的侧脉约 5 对；上部叶腋和茎端生出伞房状花序，合成大型复伞房状花

序，花白色，密集成一片白色的花，故名白头婆。综合上述，与《中志》74：60 和《云志》13：38 所描述的菊科泽兰属白头婆 *Eupatorium japonicum* Thunb. 在概貌上基本相似。《纲要》3：419 并指出《本经》的"泽兰"即此，有详尽考证，在此不赘。本种在我国广布，东北、华北、华东、华中、华南、西南均有分布；在云南大部地区也有，生于海拔（500～）800～2 000

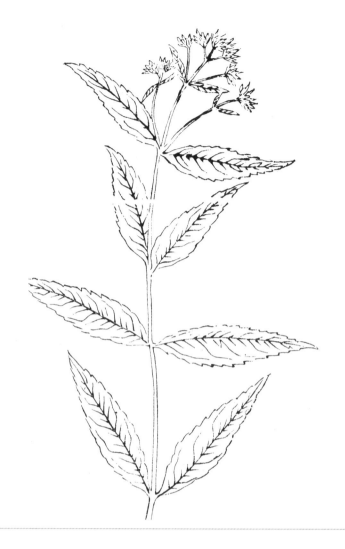

图 736　白头婆

（～3 200）米林下、灌丛中、山坡草地、路边、溪旁。而多须公 *Eupatorium chinense* L. 叶多为卵形、宽卵形，仅产我国东南和西南部，明显可别。

松村：*Eupatorium*；《纲要》3：419 和吴批：*Eupatorium japonicum* Thunb.，与 *Eupatorium chinense* 比较。

690. 天水蚁草

天水蚁草，生湖南平野。荆湘间呼鼠曲草为水蚁草，盖与《酉阳杂俎》以鼠曲为蚍蜉酒同义。此草叶有白毛，极似鼠曲，而茎硬如蒿，亦微作蒿气，高二尺许。俚医以为补筋骨之药。

[新释]

吴其濬新描述的湖南物种。据《图考》文、

图（图 737），本种具长的柱状根，并生多数须根；茎高达 60 厘米，上部分枝；茎生叶条状披针形，互生，无柄，先端尖，中脉明显，具

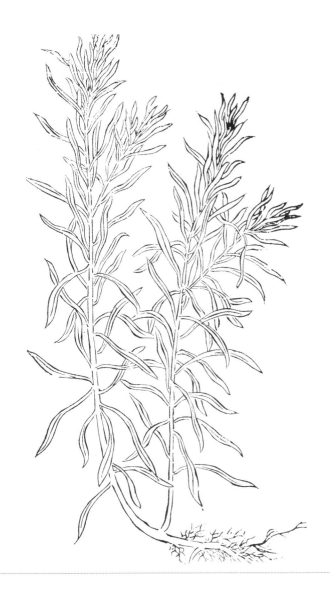

图 737　天水蚁草

白色，图上无花序。因原文、图提供信息有限，唯《云志》释作菊科鼠曲草属秋鼠曲草 Gnaphalium hypoleucum DC. 是从。本种在我国华东、华南、华中、西南及西北各省区都有分布，在云南除西双版纳外也广泛分布，生于海拔（520～）1 200～3 600（～3 800）米林下、山坡、草地、路边、村旁或空旷地。

《云志》13：199 和吴批：Gnaphalium hypoleucum DC.（Gnaphalium chrysocephalum Franch.）。

691-1. 黄花龙芽

黄花龙芽，湖南园圃中多有之。高三四尺，绿茎如蒿。长叶花叉，皱纹如马鞭草而大，色稍淡，茎叶皆微有毛涩。秋开五瓣黄花，瓣小如粟；长枝分叉，点缀颇繁。

俚医与龙芽草同用。按县志中多云黄花龙芽胜于紫花者。湖南谓《救荒本草》中龙芽草为毛脚茵，则黄花当以毛脚茵为正，而俚医无别。

[新释]

吴其濬新描述的湖南物种。据《图考》文、图（图738），可知本种为草本，高达1米余；茎生叶对生，无柄，轮廓为倒卵状长圆形，羽状深裂，顶生裂片最大，倒卵状至长圆状，侧裂片3～4对，长圆形至宽条形，边缘均具粗锯齿；花小，黄色，花管裂片5，先集成小聚伞花序，后成顶生大型圆锥花序；园圃栽培。上述性状特征，与《中志》73（1）：7和《图鉴》4：324，图6062描述的败酱科败酱属植物败酱 Patrinia scabiosaefolia Link（FOC作 Patrinia scabiosifolia Link）在概貌上基本吻合。该种在我国分布很广，除宁夏、青海、新疆、西藏和海南省海南岛外，全国各地均有分布，常生于海拔（50）400～2 100（2 600）米的山坡林下、林缘和灌丛中以及路边、田埂边的草丛中。

《救荒本草译注》释龙牙草为蔷薇科龙牙草属龙牙草 Agrimonia pilosa Lébed.，与《图考》的黄花龙牙并非一种。

松村、《中志》73（1）：7、《云志》11：529和吴批 Patrinia scabiosaefolia Link。

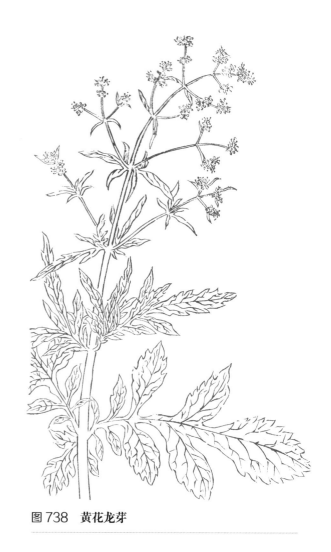

图 738　黄花龙芽

691-2. 黄花龙芽 又一种

黄花龙芽，生岳麓。比前一种茎矮而黄，直硬有节，亦有毛，脚叶微瘦，余皆四五叶攒生一处，细尖有歧，如初生蒌蒿。梢开小黄花，攒如黄粟米。盖一类而生于山、陆，故肥瘦不同。

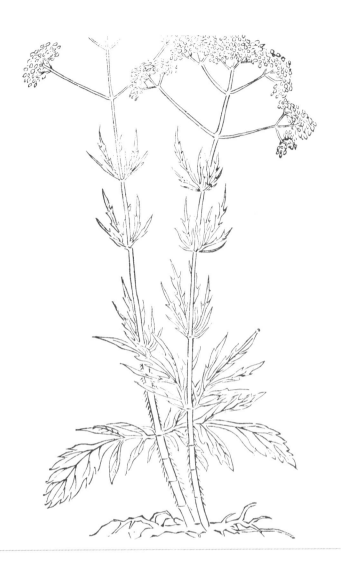

图 739　黄花龙芽

〔新释〕

吴其濬新描述的湖南类群。《图考》图（图739）或据一特殊类型所绘，其基生叶仅互生两叶，疑似前种败酱科败酱属植物败酱 *Patrinia* *scabiosaefolia* Link，其他 4 叶为轮生，条状深裂。从整体观察败酱属 *Patrinia* 似可肯定。这样类型尚需更多野外观察。

吴批：*Patrinia monandra*，但该种叶裂片少。

692. 金芑耳

金芑耳，产湖南长沙山坡。高二尺余，独茎褐紫，参差生叶，叶如凤仙花叶，面青背白，微齿。秋开黄花，如寒菊下垂，旁茎弱欹，故有是名。俚医云性凉，能除瘴气。按《黔书》有黄花根，能除蛊瘴。气味或相近。

[新释]

　　吴其濬新描述的湖南物种。据《图考》图（图740）、文，本种为草本；茎直立，高约二尺多，独茎褐紫，中部以上分枝，枝通常近平展；下部叶卵状长圆形，先端锐尖，基部呈阔楔形，边缘具齿，叶柄较叶片短，无翅，上部叶渐变小，长椭圆形或长圆状披针形，两端渐狭，几无柄；头状花序单生茎端及枝端，苞叶3～5枚，披针形至椭圆形，其中2枚较大，较总苞长。以上性状，颇合《中志》75：305描述的菊科天名精属植物金挖耳 Carpesium divaricatum Sieb. et Zucc.，该种产于华东、华南、华中、西南和东北各省区，生于路旁及山坡灌丛中。

　　松村、《中志》75：305和《纲要》：Carpesium divaricatum Sieb. et Zucc.。吴批：Carpesium cernuum L.。该种茎下部叶较大，具长柄，柄长约为叶片的2/3或近等长，下部具狭翅，向叶基渐宽。

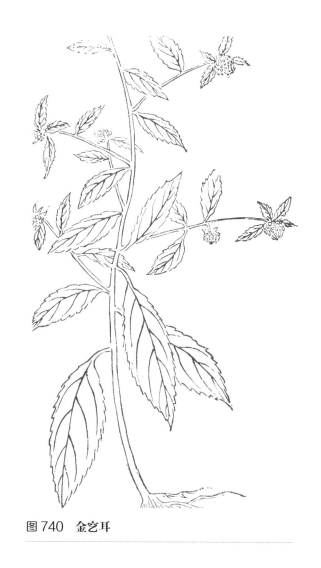

图740　金艺耳

693. 土豨莶

　　土豨莶，生南昌园圃中。红茎对叶，叶如凤仙花叶而无齿，梢端叶际发细葶，柔嫩如丝。开黄花如寒菊，绿跗如蝇足抱之。土人或即以代豨莶。

[新释]

　　吴其濬新描述的江西物种。据《图考》文、图（图741），图仅绘一分枝，分枝柔嫩而微弯曲；叶对生，长圆状披针形，基部楔形渐狭成短柄，先端锐尖，边全缘至微波状，具羽状脉，侧脉3～4对，最基部一对似为基出三脉；头状花序聚成头状或伞房状，外层总苞片明显可见，似豨莶，舌状花和管状花黄色。综合上述性状，与《中志》75：340和《云志》13：274所描述的菊科豨莶属植物毛梗豨莶 Siegesbeckia glabrescens Makino 在概貌上基本相似。本种在我国分布于浙江、福建、安徽、江西、湖北、湖南、四川、广东、云南，生于海拔300～1 000米路边、旷野荒地和山坡灌丛中。

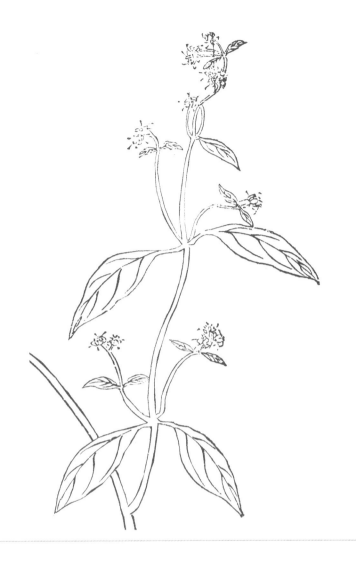

图 741　土豨莶

694. 田皂角

田皂角，江西、湖南坡阜多有之。丛生绿茎，叶如夜合树叶，极小而密，亦能开合。夏开黄花如豆花，秋结角如绿豆，圆满下垂。土人以其形如皂角树，故名。俚医以为去风、杀虫之药。

[**新释**]

吴其濬新描述的江西、湖南种。据《图考》文、图（图742），可得知为草本，茎丛生，分枝；叶互生，有柄，偶数羽状复叶，可开合，小叶片多达20对，椭圆形，先端钝，基部钝，其

小，近无柄；花黄色，2朵呈总状花序生枝端，蝶型（"黄花如豆花"），但细微结构不清楚；豆荚有柄，长双生并下垂，背、腹缝凹陷分5～6个荚节。综合上述特征，与上述二志及《图鉴》2：442，图2613所描述的豆科合萌属植物合萌 *Aeschynomene indica* L. 在概貌上基本吻合。本种

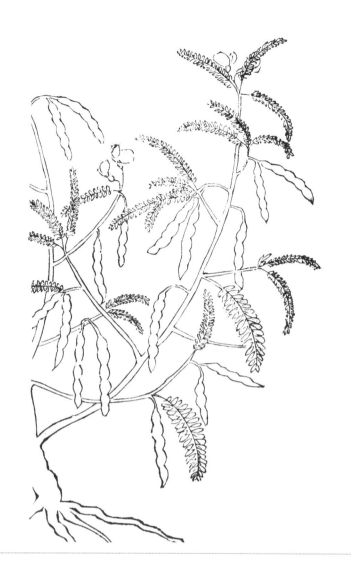

图742　田皂角

除草原、荒漠外，全国林区及其边缘均有分布。

松村、《纲要》2：88、《中志》41：351、

《云志》10：682 和吴批均释为豆科合萌属植物合萌 Aeschynomene indica L.。

695. 七篱笆

七篱笆，生建昌。细茎翠绿，近根微红。叶如小竹枝梢，三叶，旁枝二叶对生，共成七叶，状亦娉婷。土医以根治烦热。

〔新释〕

吴其濬新描述的江西物种。虽《图考》原文寥寥数语"七篱笆……烦热"。其图（图

743）也仅一全叶和一半叶，但足证和本书卷之二十五"隔山香"基本相似，同意将两条均释作《中志》55（3）：67 描述的伞形科山芹属植物隔山香 Ostericum citriodorum (Hance) Yuan et

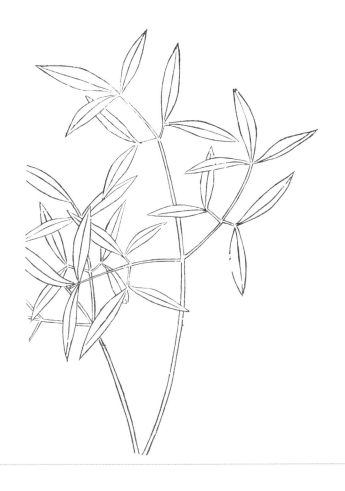

图 743　七篱笆

Shan。该种产于我国湖南、江西、浙江、广西、广东、福建等省区，生于山坡灌木林下或林缘、草丛中。根入药，有疏风清热、活血化瘀、行气止痛等功能。用于治风热咳嗽、心绞痛、胃痛、疟疾、痢疾、经闭、白带、跌打损伤等。

《中志》55（3）：67：*Ostericum citriodorum* (Hance) Yuan et Shan；吴批：*Angelica citriodora*。

696. 水麻芍

水麻芍，生建昌。丛生，茎如蓼，淡红色，绿节。叶三叉，前尖长，后短，面绿背淡有毛。俚医捣浆，以新汲水冲服，疗痧症。

按《本草纲目》有牛脂芍，无形状，草药多有以芍名者。

[新释]

吴其濬新描述的江西物种。从《图考》文、图（图 744），可得知本种为丛生草本，茎如蓼，淡红色，节绿；叶互生，具长柄，戟形，先端尖，基部微心形，边全缘，上面绿色，下面色淡，有毛，叶鞘边缘具半圆状翅，翅全缘。综合上述特征，与上述二志所描述

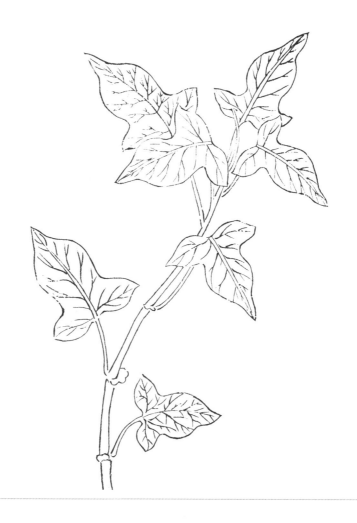

图744　水麻芍

的蓼科蓼属植物戟叶蓼 *Polygonum thunbergii* Sieb. et Zucc. 在概貌上基本吻合。该种在我国产于东北、华北、陕西、甘肃、华东、华中、华南及四川、贵州、云南，生于山谷湿地、山坡草丛，海拔90～2 400米。

松村：*Polygonum*；《纲要》3：27、《中志》25（1）：70、《云志》11：311 和吴批：*Polygonum (Persicaria) thunbergii* Sieb. et. Zucc.。

697. 钓鱼竿

《简易草药》：钓鱼竿，一名逍遥竹，一名一枝箭。治跌打损伤、筋骨痛疼要药。清明前后有之，夏至后即难寻觅。

按此草，建昌俗呼了鸟竹。细茎亭亭，对叶稀疏，似竹而瘦，中惟直纹一道。土医以治劳伤。

[新释]

吴其濬新描述的江西物种。《图考》图（图745）、文显示为一草本植物，茎细瘦，直立，不分枝；叶对生，稀疏（对叶稀疏），叶披针形，全缘，中脉明显（中惟直纹一道），未见

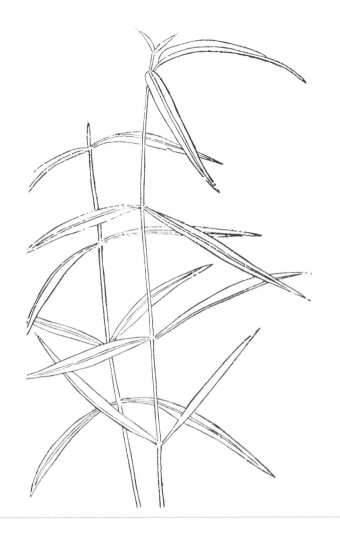

图 745　钓鱼竿

花果；俗名钓鱼竿、逍遥竹、一枝箭、了鸟竹。产建昌。本条因未见花果，暂接受《中志》意见，释为萝藦科鹅绒藤属植物徐长卿 *Cynanchum paniculatum* (Bunge) Kitagawa。 该种我国产于辽宁、内蒙古、山西、河北、河南、陕西、甘肃、四川、贵州、云南、山东、安徽、江苏、浙江、江西、湖北、湖南、广东和广西等省区，生于向阳山坡及草丛中。模式标本采自我国北方。《中志》63：351 记载，其俗名还有：钩鱼竿、逍遥竹、一枝箭（江西），如俗名为分类学家据田野调查得来，则是一辅证。

吴批：*Pycnostelma paniculata*，现《中志》63：351 作 为 徐 长 卿 *Cynanchum paniculatum* (Bunge) Kitagawa 的异名。

698. 臭牡丹

臭牡丹，江西、湖南田野、废圃皆有之。一名臭枫根，一名大红袍。高可三四尺，圆叶有尖，如紫荆叶而薄，又似油桐叶而小，梢端叶颇红。就梢叶内开五瓣淡紫花成攒，颇似绣球，而须长如聚针。南安人取其根，煎洗脚肿，其气近臭，京师呼为臭八宝，或伪为洋绣球售之。湖南俚医云：煮乌鸡同食，去头昏。亦治毒疮，消肿止痛。

[新释]

吴其濬新描述的江西、湖南物种。从《图考》文、图（图 746），可得知本种为灌木，高可达 2 米；叶对生，宽卵形，先端急尖，基部心形，边全缘；花淡紫色，成头状圆锥花序，有总柄，其上生二如叶状总苞片，花丝长，伸出花冠筒外。据上述特征，与《中志》65（1）：176，《云志》1：468，《图鉴》3：601，图 5155 所描述的马鞭草科大青属植物臭牡丹 *Clerodendrum bungei* Steud. 在概貌上基本吻合。本种产于华北、西北、西南以及江苏、安徽、浙江、江西、湖南、湖北、广西，生于海拔 2 500 米以下的山坡、林缘、沟谷、路旁、灌丛润湿处。京师呼为臭八宝者，也为该种。据《中志》该种根、茎、叶入药，有祛风解毒、消肿止痛之效，近来还用于治疗子宫脱垂。依据上述四志书，本种的叶缘具疏锯齿，原图作全缘，因多系栽培，未知有些变异否。

松村、吴批：*Clerodendron foetidum* Bge.；《纲要》1：406：*Clerodendron bungei* Steud.。

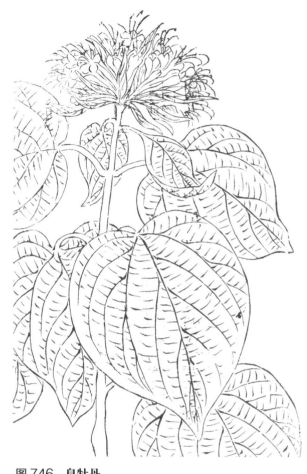

图 746　臭牡丹

699. 斑珠科

斑珠科，生长沙平野。一丛数十茎，高尺余，枝杈繁密，三叶攒生，极似鸡眼草。俚医以除火毒。

[新释]

吴其濬新描述的湖南物种。从《图考》图（图 747）、文，可得知本种为短小草本，高约

40 厘米，从根发出数十茎，茎枝繁密，分枝基部和叶的基部均具三角形的托叶；叶近无柄，具三小叶，小叶倒卵形，先端圆、平截至微凹，基部楔形，小叶也近无柄，具 5～8 条斜出直

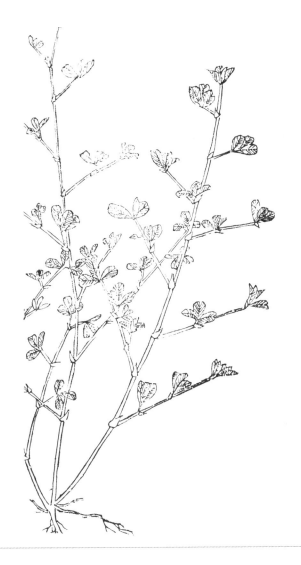

图 747　斑珠科

脉；花、果在原图上不显示。据上特征，和《中志》41：160、《图鉴》2：468 图 2665 描述的豆科鸡眼草属植物长萼鸡眼草 *Kummerowia stipulacea* (Maxim.) Makino 在概貌上基本吻合。该种我国产于东北、华北、华东（包括台湾）、中南、西北等省区，生于路旁、草地、山坡、固定或半固定沙丘等处，海拔 100～1 200 米。

附记：鸡眼草属 *Kumerowia* 和胡枝子属 *Lespedeza* 在外形上的主要区别，前者的托叶大而宿存，后者托叶小，通常早落。前者在 1912 年才被 Schindle 从胡枝子属 *Lespedeza* 中分出。

松村：*Lespedeza striata* Hook. et Arn.［此名被《中志》41：160 作为 *Kummerowia striata* (Thunb.) Schindl. 的异名］；《纲要》2：154：*Kummerowia stipulacea* (Maxim.) Makino；吴批：*Lespedeza* 待查。

700. 铁马鞭

铁马鞭，生长沙冈阜。绿茎横枝，长弱如蔓。三叶攒生，似落花生[1]叶而小，面青背白，茎叶皆有微毛。俚医以为散血之药。

〔新释〕

　　吴其濬新描述的湖南物种。从《图考》文、图（图748），可知本种为匍匐草本（"绿茎横枝，长弱如蔓"），枝条细弱，多少呈蔓生，有微毛；叶互生，具三小叶，有柄至近于无柄，小叶倒卵形，先端平截，圆钝至微凹，基部楔形，边全缘，顶生小叶有短柄，侧生小叶无柄，具斜生直脉，有微毛；花、果在原图上不显示。据上述特征，与《中志》41：145，《中国主要植物图说·豆科》527 和《图鉴》2：463，图 2655（这些书均称"铁马鞭"，但未指出名称出处）所描述的豆科胡枝子属植物铁马鞭 *Lespedeza pilosa* (Thunb.) Sieb. et Zucc. 在概貌上基本吻合。该种产于陕西、甘肃、江苏、安徽、浙江、江西、福建、湖北、湖南、广东、四川、贵州、西藏等省区，生于海拔 1 000 米以下的荒山坡及草地。

　　松村：作 *Lespedeza*；《纲要》2：158：*Lespediza pilosa* (Thunb.) Sieb. et Zucc.。吴批：*Lespedeza pilosa*？

〔注〕

1　落花生：即本书卷之三十一所记的落花生，释为豆科落花生属植物落花生 *Arachis hypogaea* L.，《滇海虞衡志》称"地豆"。

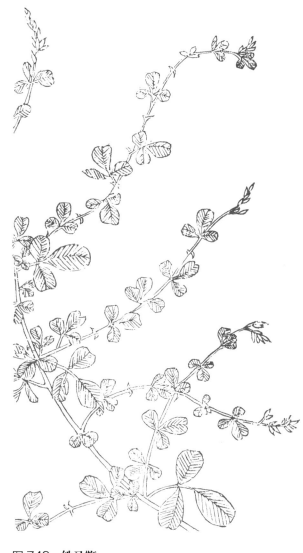

图 748　铁马鞭

701. 叶下珠

　　叶下珠，江西、湖南砌下墙阴多有之。高四五寸，宛如初出夜合树[1]芽，叶亦昼开夜合。叶下顺茎结子如粟，生黄熟紫。俚医云性凉，能除瘴气。

〔新释〕

　　吴其濬新描述的江西、湖南物种。从《图

考》原文、图（图749），可得知本种为一小草本，高约20厘米；茎下部分枝；叶互生，成 2 列，似合欢树的叶，也是昼开夜合（此

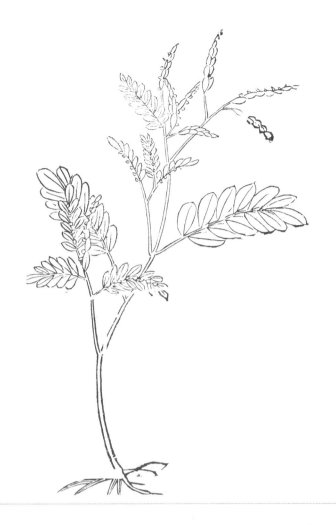

图 749　叶下珠

点在各志中都无记载，有待野外观察），椭圆形，先端尖，基部多少偏斜，几无柄，具一明显的中脉；果单生叶下，生黄色，熟时紫色。据上特征，与上述二志和《图鉴》2：588，图2906 所描述的大戟科叶下珠属植物叶下珠 *Phyllanthus urinaria* L. 在概貌上基本吻合。本种产于河北、山西、陕西、华东、华中、华南、西南等省区，通常生于海拔 500 米以下旷野平地、旱田、山地路旁或林缘，在云南海拔 1 100 米的湿润山坡草地亦见有生长。

松村、《纲要》2：230、《中志》44（1）：93 和《云志》10：106：*Phyllanthus urinaria* L.。吴批：*Psilopegenum sinense* 或 *Phyllanthus urinaria*。

[注]

① 夜合树：即合欢，出《图考》卷之三十三，也或即《图考》卷之三十六大毛毛花，两者都隶属豆科合欢属 *Albizia* 植物。

702. 臭节草

臭节草，生建昌。独茎细绿，叶长圆如瓜子形，顶微缺，面深绿，背灰白，三叶攒生，中大旁小，一茎之上，小、大叶相间，颇繁碎。土医采根捣浆，洗肿毒有效。

[新释]

吴其濬新描述的江西物种。据《图考》文、图（图750），本种系草本植物；茎细不分枝；叶互生，有柄，二回三出复叶（吴其濬时期不知复叶概念，他未识二回三出复叶，认为一叶是一小枝，描述为"三叶攒生，中大旁小，一茎之上，大小叶相同，颇繁碎"），三小叶中以顶生小叶为大，小叶倒卵状椭圆形，先端圆钝而有微缺，基部钝而无柄，边全缘，羽状脉，侧脉2～3对，上面深绿，下面灰色；原图无花果。据上特征，与上述各书及《图鉴》2：549，图2828所描述的芸香科石椒属植物臭节草 Boenninghausenia albiflora (Hook.) Reichb. ex Meisn. 在概貌上基本吻合。本种产于长江以南各地，南至广东北部，东南至台湾，西南至西藏东南部，在安徽、江苏、浙江、江西、湖南、广东、广西一带的常生于海拔700～1 000米的山地，在四川、云南和西藏的多生于海拔1 500～2 800米山地草丛中或疏林下，土山或石岩山地均有。

《中志》43（2）：82、《纲要》2：239、《云志》6：737和吴批：Boenninghausenia albiflora (Hook.) Reichb. ex Meisn.。

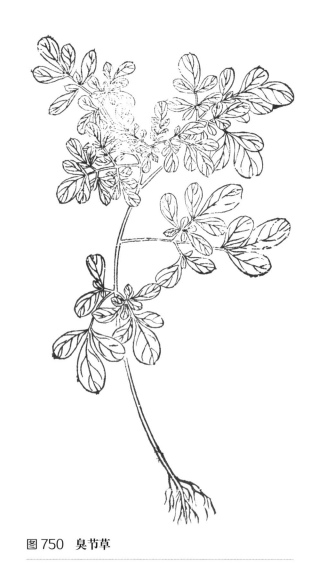

图750　臭节草

703. 临时救

临时救，江西、湖南田塍、山足皆有之。春发弱茎，就地平铺。厚叶绿软尖圆，微似杏叶而无齿。茎端攒聚，二四对生，下大上小。花生叶际，黄瓣五出，红心，颇似磬口腊梅[1]，中有黄白一缕吐出。土医以治跌损，云伤重垂毙，灌敷皆可活，故名。

[新释]

吴其濬新描述的江西、湖南物种。从《图考》文、图（图751），可得知本种为多年生草本，茎柔软，下部匍匐，节上生根，茎上有毛；叶对生，卵形至椭圆形，有短柄，先端尖，基部钝，边全缘至微波状，具羽状脉，侧脉约3对，茎和枝端二对靠近，下面一对较大，而上面一对较小（"茎端攒聚，二四对生，下大上小"）；花黄色，腋生茎端和枝端的叶腋花冠裂片5，花冠喉部红色，花丝和花药伸出喉口。据上述特征，与《中志》59（1）：83和《图鉴》3：274，图4502所描述的报春花科珍珠菜属临时救 *Lysimachia congestiflora* Hemsl. 在概貌上基本吻合。本种产于我国长江以南各省区以及陕西、甘肃南部和台湾省，生于水沟边、田塍上和山坡林缘、草地等湿润处，垂直分布上限可达海拔2 100米。浙江民间仍用"临时救"一名。全草入药，治风寒头痛、咽喉肿痛、肾炎水肿、肾结石、小儿疳积、疔疮、毒蛇咬伤等。

松村：作 *Lysimachia involucrate* Hemsl.；《云志》和《中志》59（1）：83：*Lysimachia congestiflora* Hemsl.；《纲要》2：368：*Lysimachia hui* Diels ex Hand.-Mazz.,《中志》59（1）：83已处理作 *L. congestiflora* Hemsl. 的异名；吴批：*Lysimachia alfredi*？待查。

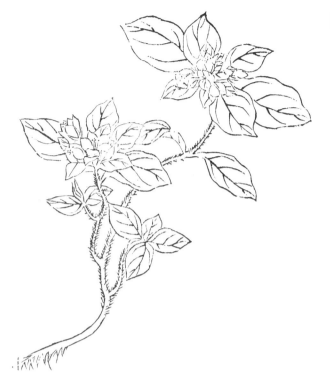

图 751　临时救

[注]

1　磬口腊梅：出《群芳谱》，即蜡梅科蜡梅属植物蜡梅 *Chimonanthus praecox* (L.) Link。

704. 救命王

救命王，湘南平隰、废圃多有之。丛生，十数茎为族，高五六寸。一茎三叶，初生时颇似蛇莓叶，渐大长七八分，深齿浓绿，微似刺榆[1]。俚医以治跌打，全科捣碎，用童便或回龙汤冲服。虽年久重伤，皆能有效。

[新释]

吴其濬新描述的湖南物种。从《图考》文、图（图752），可得知本种为直立草本植物，茎丛生，十数茎为一簇，高五六寸（15厘米左右）；基生叶为三小叶复叶，有长柄，顶生小叶和侧生小叶基本相似，卵状椭圆形，均近无柄，先端尖，基部钝，边具粗锯齿，具羽状脉。平隰废圃多有之。据上述特征，应隶委陵菜属 *Potentilla* 一种，与《中志》37：328描述的三叶委陵菜 *Potentilla freyniana* Bornm. 颇为相似。该种产于黑龙江、吉林、辽宁、河北、山西、山东、陕

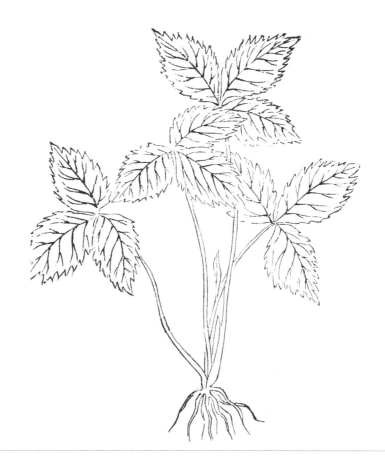

图 752　救命王

西、甘肃、湖北、湖南、浙江、江西、福建、四川、贵州、云南，生于山坡草地、溪边及疏林下阴湿处，海拔 300～2 100 米。据《湖南植物志》：本种有小毒，为妇科止血药；根捣烂敷患处，可治刀伤，尚有清热解毒、止咳化痰等功效。

吴批：*Potentilla* 一种。

［注］

1 刺榆：榆科刺榆属植物刺榆 *Hemiptelea davidii* (Hance) Planch.。

705. 鹿角草

鹿角草，产建昌。或谓之草麦冬。叶、根俱似麦门冬而柴硬，与萱草根相类。土人取根煎水，亦可退热。

按《本草纲目》搥胡根，与此草甚肖，惟搥胡叶宽大如萱草，颇柔润，根味甘，似天门冬。又一种竹叶草根，亦如麦冬。昔人谓麦冬有数种，皆其同类。

［新释］

吴其濬新描述的江西种。从《图考》图（图 753），可得知本种为一草本植物，其叶似禾草，无长的根状茎，须根末端具纺锤状小块根。众所周知，似图所绘，既可订沿阶草属

Ophiopogon 或也可订山麦冬属 *Liriope*。以须根具小块根而论，我国 6 种山麦冬属 *Liriope* 之中，3 种有之；而沿阶草属 *Ophiopogon* 我国 33 种，只有 3 种有之；若限于江西产者，有下列六种 *Liriope graminifalia* (L.) Baker, *Liriope spicata* (Thunb.) Lour., *Liriope platyphylla* Wang et Tang；*Ophiopogon bodinieri* Lévl. (?) 和 *Ophiopogon japonicus* (L. f.) Ker-Gawl.。吴征镒在《纲要》2：540 将《图考》11：258 "麦门冬" 订为《本经》的麦冬，并提及吴其濬云 "滇有小园，护阶者皆麦门冬也"，其学名为 *Ophiopogon japonicus* (L. f.) Ker-Gawl.，吴其濬在 "麦门冬" 条下引用苏长公和米元章的故事，因不识 "麦门冬" 而误服加重其疾。由此推论吴其濬不可能将 "鹿角草" 当作 "麦门冬"，况明确 "鹿角草" 或谓之 "草麦冬"，俱似麦门冬而紫硬与萱草根相类。萱草见《图考》卷之十四，为 *Hemerocallis fulva* L.，该属各种的须根也具小块根。由于原图无花序等其他特征，仅从具小块根在沿阶草属 *Ophiopogon* 和山麦冬属 *Liriope* 二属中比例推测，将本种释山麦冬属 *Liriope* 的一种，可能性要大一些，但若按叶片较宽，具较多的平行直脉，则订沿阶草属 *Ophiopogon* 的可能性也不小。本研究偏向订沿阶草属 *Ophiopongon* 之一种，具体物种待后续在江西建昌作分类学田野调查。

文中 "又一种竹叶草根，亦如麦冬"，疑似

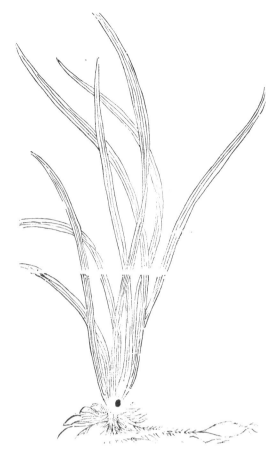

图 753　鹿角草

棒叶沿阶草 *Ophiopogon clavatus* C. H. Wright，产于四川（东南部）、湖北（西南部）、广西（东北部）和广东（北部）。生于海拔 1 400～1 600 米山坡或山谷的疏林下或水边。

吴批：*Ophiopogon longifolias*？镒按《本草纲目》搥胡根与此草甚肖，*Oph.* 或 *Liriope spicate*。

706. 天草萍

天草萍，产建昌。赭根横短，抽茎如萱草茎。就茎发叶，亦如萱草而狭。茎上开花，作苞如兰花菁葵。建昌俚医用之，未及询其所治何病。

[新释]

吴其濬新描述的江西物种。据《图考》文、

图（图 754），可得知本种具短而有节的根状茎，须根可膨大成纺锤状小块根；单茎从根状茎生出；下部生狭长具平行脉的叶，叶无柄，

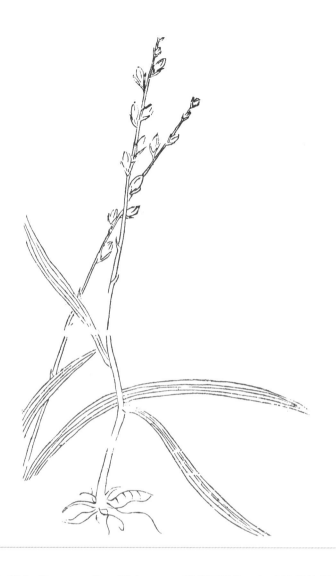

图 754　天草萍

中部生数枚苞片，上部生花 7～10 朵。图上花序总状，不分枝。花序每花芽下有一小型苞片，原图上花尚未开放，故原文"作苞如兰花菁葵"，在这里"菁葵"所指的是花苞。以上特征均为百合科萱草属 Hemerocallis 植物的性状。原文中提及"抽茎如萱草茎。就茎发叶，亦如萱草而狭"。由于其苞片很小，很可能是百合科萱草属植物萱草 Hemerocallis fulva (L.) L. 或黄花菜 Hemerocallis citrine Baroni。鉴于《图考》14：365 将萱草另立一条，故推测本种很可能是 Hemerocallis citrina。

　　吴批：Convallariaceae 一种。

707. 盘龙参

　　盘龙参，袁州、衡州山坡皆有之。长叶如初生萱草而脆肥，春时抽葶，发苞如辫绳斜纠，开小粉红花，大如小豆瓣，有细齿上翘，中吐白蕊，根有黏汁。衡州俚医用之，滇南以治阴虚之症。其根似天门冬而微细，色黄。

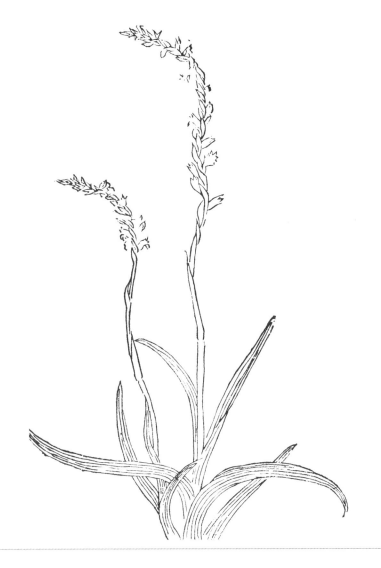

图 755　盘龙参

[新释]

吴其濬新描述的江西物种。据《图考》图（图 755）、文，本种为草本，叶如萱草叶，基生叶 2～5 枚叶，叶片宽线形或宽线状披针形，先端急尖或渐尖，基部收狭具柄状抱茎的鞘；花葶直立，总状花序具多数密生的花，呈螺旋状扭转（发苞如辫绳斜纠），花小（大如小豆瓣），粉红色，在花序轴上呈螺旋状排生。综合上述性状，与《中志》17：228 描述的绶草 *Spiranthes sinensis* (Pers.) Ames 颇合。

《纲要》：*Spiranthes sinensis* 本种在全国产于各省区。生于海拔 200～3 400 米的山坡林下、灌丛下、草地或河滩沼泽草甸中。全草民间作药用，功用待调查。

708. 蛇包五披风

蛇包五披风，江西、湖南有之。柔茎丛生，一茎五叶，略似蛇莓而大，叶、茎俱有毛如刺。抽葶生小叶，发权开小绿花，尖瓣，多少不匀，中露黄蕊如粟。黑根粗须，似仙茅。俚医用治咳嗽。

[新释]

吴其濬新描述的江西、湖南物种。据《图考》文、图（图756），可得知本种为多年生草本，具宿根；茎和叶柄均生刺毛，具基生叶和茎上分叉；基生叶为鸟足状5小叶，具长柄，小叶几无柄，倒卵状椭圆形，先端尖至钝，基部钝至楔形，边缘具锯齿，具羽状脉，侧脉多对，茎生叶似基生叶，但上部者可仅具3～4小叶，花绿色（实际上为黄色，视原图可能花尚未开展，所见的为绿色萼片，故描述为尖瓣，实际上花瓣为倒卵形，先端绝非为尖），呈伞房状聚伞花序，花序梗顶上有叶状总苞片，雄蕊黄色。据上述特征，与《中志》37：315、《云志》12：555和《图鉴》2：297，图2323所描述的蔷薇科委陵菜属植物蛇含委陵菜 Potentilla kleiniana Wight et Arn. 在概貌上基本相符，同意释作本种。分布于辽宁、陕西、山东、河南、安徽、江苏、浙江、湖北、湖南、江西、福建、广东、广西、四川、贵州、云南、西藏，生于田边、水旁、草甸及山坡草地，海拔400～3 000米。

松村：Potentilla；吴批：Rubus 一种。

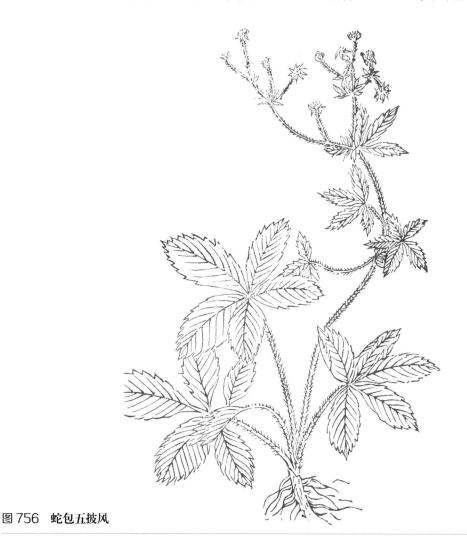

图 756　蛇包五披风

《植物名实图考》

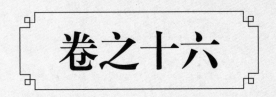

固始吴其濬　著　蒙自陆应谷　校刊

石草类

709. 石斛

石斛,《本经》上品。今山石上多有之。开花如瓯兰而小,其长者为木斛[1]。又有一种,扁茎有节如竹,叶亦宽大,高尺余,即《竹谱》所谓悬竹。衡山人呼为千年竹,置之笥中,经时不干,得水即活。

〔新释〕

《长编》卷十三石草收石斛文献。《图考》绘图两幅,为新描绘物种。

图 757 所绘为兰科石斛属植物之一种 *Dendrobium* sp.。松村和《云志》释为细茎石斛 *Dendrobium moniliforme* (L.) Sw.,郎楷永认为欠妥。吴批:*Dendrobium acuminatum*?

图 758 所绘也为兰科石斛属植物之一种 *Dendrobium* sp.。

悬竹《竹谱》、千年竹:《纲要》《云志》释作兰科石斛属植物石斛 *Dendrobium nobile* Lindl.。

〔注〕

[1] 木斛:疑似兰科石斛属植物石斛 *Dendrobium nobile* Lindl.。

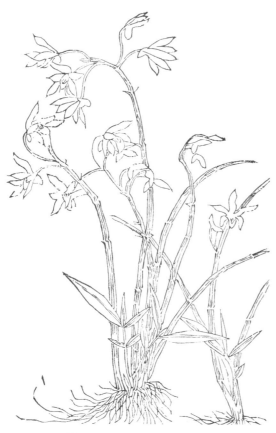

图 757　石斛（1）

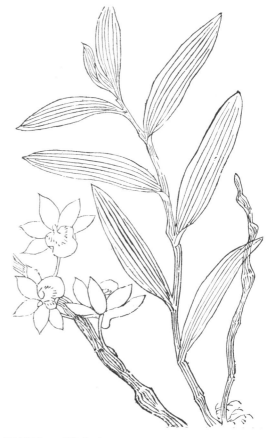

图 758　石斛（2）

710. 卷柏

[新释]

《长编》卷十三石草收卷柏文献。《图考》图为新绘（图759），所图似《中志》63（3）：119描绘的卷柏科卷柏属植物兖州卷柏 *Selaginella involvens* (Sw.) Spring。该种在我国产于湖南、香港、安徽、重庆、福建、甘肃、广东、广西、贵州、海南、河南、湖北、江西、陕西、四川、台湾、西藏、云南、浙江，生于岩石上，或偶在林中附生树干上，海拔450～3 100米。

松村和吴批：*Selaginella involvens* Spr.。

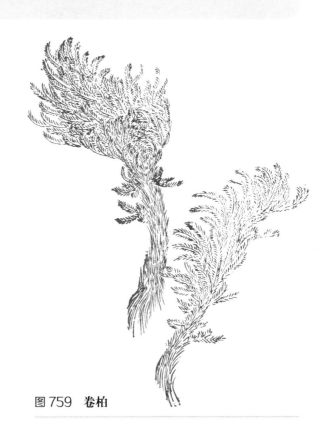

图759　卷柏

711. 石韦

[新释]

《长编》卷十三收石韦文献。《本经》石韦，应为黄河、长江流域水龙骨科石韦属 *Pyrrosia* spp. 多种植物的通称。如毡毛石韦 *Pyrrosia drakeana* (Franch.) Ching，产于湖北、陕西、河南、甘肃、四川、贵州、云南、西藏。华东常见者，庐山石韦 *Pyrrosia sheareri* (Baker) Ching，主产于台湾、福建、浙江、江西、安徽、湖北、广东、广西、云南、贵州、四川。《图考》所绘（图760）叶近生，叶片阔披针形，近基部最宽，向上渐狭，渐尖头，顶端钝圆，基部近圆截形或微心形，不对称，全缘或微呈波状，主脉粗壮，隆起，侧脉可见；孢子囊群于叶片下

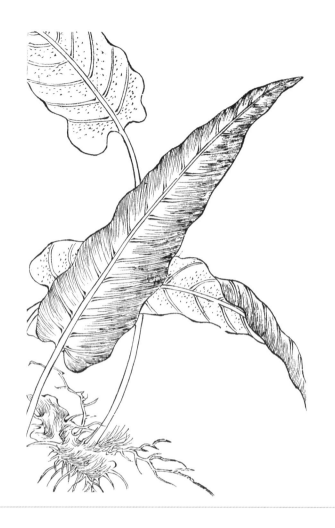

图 760　石韦

面呈不规则的点状排列于侧脉间，与庐山石韦 *Pyrrosia sheareri* (Baker) Ching 较为接近。

松村：*Niphobolus lingua* Spr.；《纲要》和吴批：*Pyrrosia sheareri*。

712. 石长生

石长生，《本经》下品。陶隐居云：似蕨而细如龙须草，黑如光漆。今蕨地多有之。

[新释]

《长编》卷十三，收石长生文献。《图考》图为新绘（图 761），所图与乌毛蕨科乌毛蕨属乌毛蕨 *Blechnum orientale* L. 较为接近。该种

植株高 0.5～2 米；根状茎直立，粗短，木质，黑褐色，羽片细长，如"龙须草"，其细如龙须草（即灯心草科灯心草属植物灯心草 *Juncus effusus* L.）。该种在我国产于广东、广西、海南、台湾、福建及西藏墨脱、四川、重庆、云

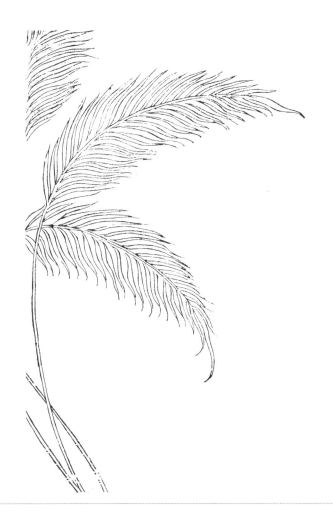

图 761　石长生

南、贵州、湖南、江西、浙江等地。生于较阴湿的水沟旁及坑穴边缘，也生于山坡灌丛中或疏林下，海拔 300～800 米。为我国热带和亚热带的酸性土指示植物，其生长地土壤的 pH 为 4.5～5.0。但据地理分布，可能非《本经》下品石长生的基原。

松村：*Filices*；《纲要》：*Adiantum monochlamys* Eaton；吴批：*Blechnum*?。

713. 酢浆草

酢浆草，《唐本草》始著录。即三叶酸浆。生山石间，叶大如钱。

[新释]

《长编》卷十三收酢浆草主要文献。《图考》图为新绘（图 762），所绘为一草本，茎细弱，多分枝，匍匐茎节上生根；叶基生或茎上互生，三叶复叶，叶柄长，小叶无柄，倒心形，先端凹入，基部宽楔形；花腋生，花瓣 5；蒴果长圆柱形。据上述性状，与《中志》43（1）：

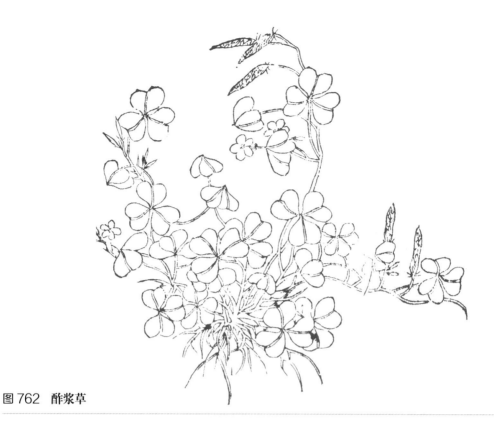

图 762　酢浆草

11 描述的酢浆草科酢浆草属植物酢浆草 Oxalis corniculata L. 颇合。该种全国广布，生于山坡草地、河谷沿岸、路边、田边、荒地或林下阴湿处等。

《唐本草》酢浆草"叶如细萍"，可释作白花酢浆草 Oxalis acetosella L.。

松村：Oxalis corniculata L.；吴批：Oxalis acetosella，绘图是 O. corniculata。

714. 老蜗生

老蜗生，生长沙田塍。铺地细蔓，似三叶酸浆而蔓赭、叶小；根大如指，微硬。俚医以治损伤。

[新释]

吴其濬新描述的湖南物种（图 763）。吴批绘图叶似豆科紫雀花属植物紫雀花 Parochetus communis Buch.-Ham. ex D. Don Prodr.，该种形态与《图考》绘图颇似，掌状三出复叶，小叶倒心形，茎暗红色。该种为单种属，据《中志》42（2）：295，只产于四川、云南、贵州和西藏。长沙不产。《纲要》释为天蓝苜蓿 Medicago lupulina L.，叶形略有出入，存以备民族植物学调查。

《纲要》：Medicago lupulina L.；吴批：图中叶似 parochetus communis（豆科）。

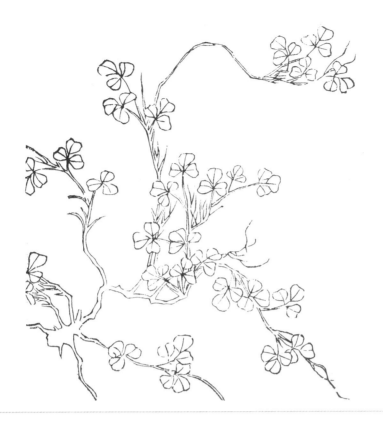

图 763　老蜗生

715. 石胡荽

石胡荽，《四声本草》[1] 收之，即鹅不食草。详《本草纲目》以治目翳，研末嗅之。《简易草药》有满天星、沙飞草、地胡椒、大救驾诸名，亦治跌打损伤。或云能治痧症，盖取其辛，能开窍。

[新释]

吴其濬新描述的物种。《图考》绘图（图764）描绘了植株三株，为一年生矮小小草本；叶互生，楔状倒披针形，顶端钝，基部楔形，边缘有少数锯齿；头状花序小球状，单生于叶腋。绘图所示性状，正合《中志》76（1）：132 描述的菊科石胡荽属植物石胡荽 Centipeda minima (L.) A. Br. et Aschers.。该种我国产于东北、华北、华中、华东、华南、西南，生于路

旁、荒野阴湿地。即今中草药"鹅不食草"。

《图考》绘图与《本草纲目》的"鹅不食草"及《简易本草》的"满天星、沙飞草、地胡椒、大救驾"非一种。《本草纲目》鹅不食草应为菊科球菊属植物球菊 Epaltes australis Less.。《简易草药》满天星、沙飞草、地胡椒、大救驾，可能为伞形科天胡荽属植物 Hydrocotyle 或积雪草属植物积雪草 Centella asiatica (L.) Urban 一类。

《长编》卷十三收石胡荽《嘉祐本草》文

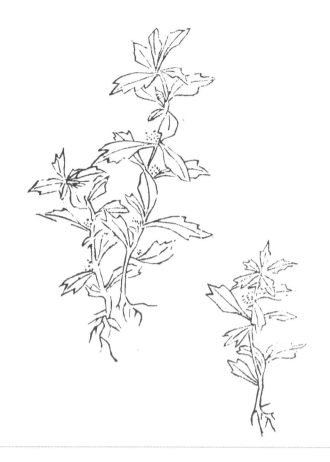

图 764　石胡荽

字，无具体性状描述，只提供俗名"鹅不食草"，待考。

松村：*Myriogyne minuta* Less. (*Centipeda orbicularis* Lour.)；《纲要》和吴批：*Centipeda minima* (L.) A. Br. et Aschers.。

〔注〕

1《四声本草》：唐代萧炳撰，原书佚，《政和本草》收部分文字。

716. 骨碎补

骨碎补，《本草拾遗》谓之猴姜。开元时，以其主伤折、补骨碎命名。凡古木阴地皆有之。

〔新释〕

《长编》卷十三收骨碎补文献。《图考》图（图 765）为吴其濬新描绘。所绘为槲蕨科槲蕨属之一种 *Drynaria* sp.。与《中志》6（2）：284 描述的槲蕨 *Drynaria roosii* Nakaike 较为接近。该种根状茎直径 1～2 厘米，密被鳞片；鳞片斜升；二型叶，基生不育叶圆形，基部心形，浅裂，边缘全缘，与《图考》绘图颇合；通常附生岩石上，匍匐生长，或附生树

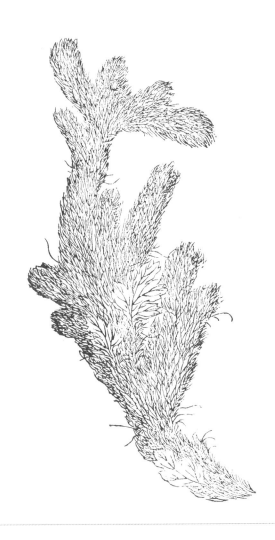

图 765　骨碎补

干上，与文字描述的生境"古木阴地皆有之"同。该种我国产于江苏、安徽、江西、浙江、福建、台湾、海南、湖北、湖南、广东、广西、四川、重庆、贵州、云南，附生树干或石上，偶生于墙缝，海拔 100～1 800 米。模式标本采自我国香港。根状茎在许多地区作"骨碎补"用，补肾坚骨，活血止痛，治跌打损伤、腰膝酸痛。

但该种是否《本草拾遗》的猴姜，尚待考。

松村：*Drynaria fortunei* J. Sm.；《纲要》：*Drynaria bonii* (Christ) Diels；吴批：*Drynarria fortunei* 的根茎（如图）。

717. 草石蚕

草石蚕，《本草拾遗》始著录。山石上多有之。毛茎如蚕，叶如卷柏，干瘁得湿则生。俚医呼为返魂草。《本草纲目》附注菜部石蚕下，盖未的识。

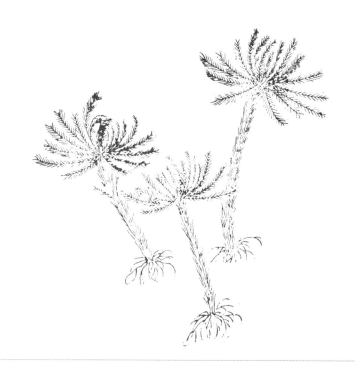

图 766　草石蚕

[新释]

《图考》图（图766）为吴其濬新绘。据图、文，本种石生，复苏植物，呈垫状；根托只生于茎的基部，根多分叉，和茎及分枝密集形成树状主干；主茎自中部开始羽状分枝或不等二叉分枝，不呈"之"字形，不分枝的主茎卵圆柱状，侧枝多对，2～3回羽状分枝，小枝稀疏，规则；形态如卷柏［本书指兖州卷柏 Selaginella involvens (Sw.) Spring，俗名还魂草］。上述性状，疑指卷柏科卷柏属植物卷柏 Selaginella tamariscina (P. Beauv.) Spring，参见《中志》6（3）：100，图版22。本种我国产于安徽、北京、重庆、福建、贵州、广西、广东、海南、湖北、湖南、河北、河南、江苏、江西、吉林、辽宁、内蒙古、青海、陕西、山东、四川、台湾、香港、云南、浙江，常见于石灰岩上，海拔（60～）500～1 500（～2 100）米。

吴批：Selaginella 一种。

718-1. 金星草

金星草，《嘉祐本草》：即石韦之有金星者。石草结子，大率相类，即贯众等亦然。凡俗名金星者，皆以此。

[新释]

吴其濬新描述的蕨类植物，据《图考》绘图（图767）显示，其根状茎粗壮，横卧；叶柄粗长，叶近生，叶片椭圆状披针形，近基部处为最宽，向上渐狭，渐尖头，顶端钝圆，基部近圆截形或心形，全缘，微波状，主脉粗壮，隆起，侧脉可见；孢子囊群于叶片下面呈

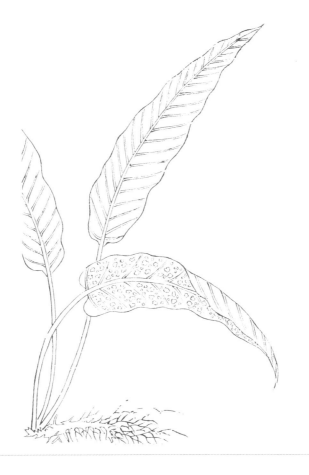

图 767　金星草

不规则的点状排列于侧脉间。据上述特征，与《中志》6（2）：128 描述的水龙骨科石韦属植物庐山石韦 *Pyrrosia sheareri* (Baker) Ching 颇合。本种产于台湾、福建、浙江、江西、安徽、湖北、广东、广西、云南、贵州、四川。《长编》卷十三收金星草文献，但《嘉祐本草》金星草，是否该种，待考。

松村：*Dryopteris sophoroides* O. Kze.。

718-2. 金星草 又一种

金星草，生山石间。横根多须，抽茎生叶，如贯众而多齿，似狗脊而齿尖，叶背金星极多。盖狗脊之别种。

[新释]

吴其濬新描述的蕨类植物（图 768）。本研究释作《中志》4（1）：234 描述的金星蕨科毛蕨属植物渐尖毛蕨 *Cyclosorus acuminatus* (Houtt.) Nakai。该种产于陕西南部、甘肃南部、河南南部以南的广大地区，生于灌丛、草地、田边、路边、沟旁湿地或山谷乱石中，海拔 100～2 700 米。日本也产。模式标本采自日本。

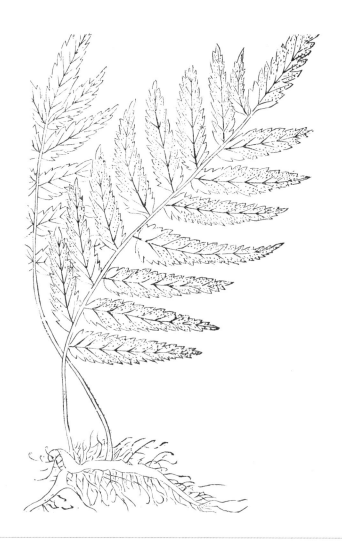

图 768　金星草

719. 鹅掌金星草

鹅掌金星草，生建昌山石间。横根，一茎一叶，叶如鹅掌，有金星。《滇本草》谓之七星草，云此草形如鸡脚，上有黄点，贴石生，味甘，性寒，无毒。治五淋白浊。又包敷无名大疮，神效。又熨脐，治阴寒。

[新释]

《图考》图为新绘（图769）。所绘为水龙骨科假瘤蕨属 *Phymatopteris* 植物。与《中志》6（2）：174 描述的金鸡脚假瘤蕨 *Phymatopteris hastata* (Thunb.) Pic.（*Polypodium hastatum* Thunb. 为异名）颇似。该种分布于云南、西藏、四川、贵州、广西、广东、湖南、湖北、江西、福建、浙江、江苏、安徽、山东、辽宁、河南、陕西、甘肃、台湾等，生于林缘土坎上。

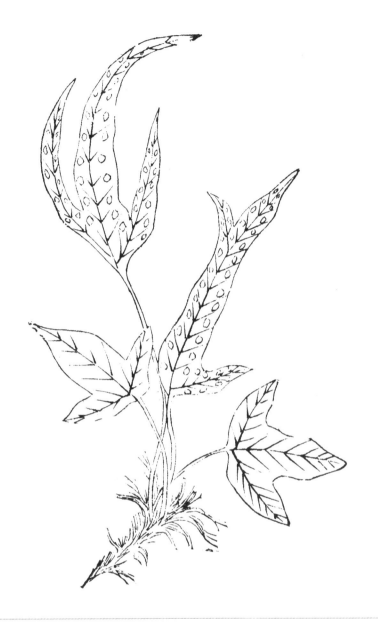

图 769　鹅掌金星草

《滇南本草》七星草，《滇南本草》整理组也释其作 *Polypodium hastatum* Thunb.。

松村、吴批：*Polypodum hastatum* Th.；《纲要》：*Phymatopsis integrifolia* Ching。

720. 石龙

石龙，一名石茶。横根丛生，一茎一叶，高三四寸。叶如茶而厚，如石韦重叠堆砌。李时珍谓石韦有如杏叶者，殆即此。

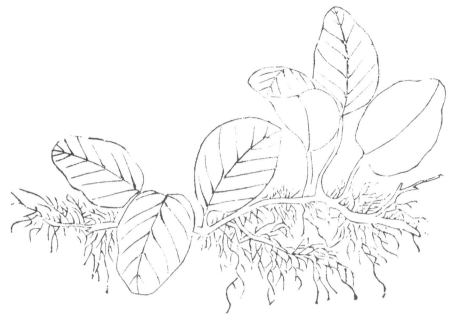

图 770　石龙

[新释]

《图考》图（图 770）、文，描述的皆为水龙骨科石韦属石韦 Pyrrosia lingua (Thunb.) Farwell 没长孢子的营养叶。该类型在我国南方岩石上常见。该种产于长江以南各省区，北至甘肃（文县）、西到西藏（墨脱）、东至台湾，附生于低海拔林下树干上，或稍干的岩石上，海拔 100～1 800 米。印度（阿萨姆）、越南、朝鲜和日本也有。本种药用，能清湿热、利尿通淋，治刀伤、烫伤、脱力虚损。

松村：Filiccs；《纲要》：Lemmaphyllum microphyllum Presl。吴批：Pyrrhosia 一种。

721. 剑丹

剑丹，生赣州山石上。丛生，长叶如初生莴苣，面绿背淡，亦有金星如骨牌点。治跌打损伤，酒煎服。

[新释]

吴其濬新描述的江西物种。《图考》绘图（图 771）显示植株不高，草本；根状茎未见，须根多数；具叶柄，叶片狭披针形，中部最宽，渐尖头，基部渐变狭并下延，主脉明显，小脉不见；孢子囊群圆形，相距较近。与《中志》6（2）:60 描述的水龙骨科瓦韦属植物瓦韦 Lepisorus thunbergianus (Kaulf.) Ching 概貌颇似。该种产于台湾、福建、江西、浙江、江苏、湖南、湖北、北京、山西、甘肃、四川、贵州、云南、西藏，附生于山坡林下树干或岩石上，海拔 400～3 800 米。

松村：Polypodium lineare Th.；吴批：Lepisorus 待查。

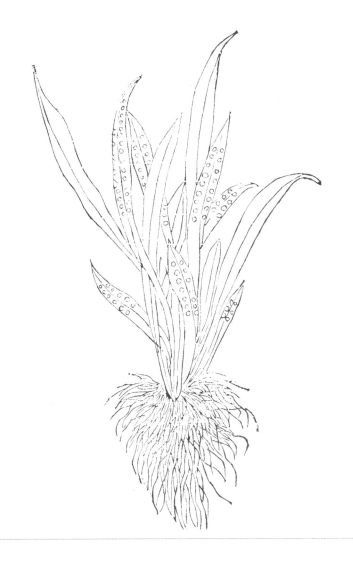

图 771　剑丹

722. 飞刀剑

飞刀剑，生南安。即石韦之瘦细者，亦有金星。俚医以治痰火，同瘦猪肉蒸服。

[新释]

吴其濬新描述的江西物种。《图考》绘图（图 772）显示植株矮小；根状茎横走；叶远生，叶片近长圆形，或长圆披针形，下部1/3 处为最宽，向上渐狭，短渐尖头，基部楔形，全缘；孢子囊群近椭圆形，布满整个叶片下面。产于南安。文中指出，本种即石韦之瘦细者。据上述性状特征，可释作《中志》6（2）：127 描述的水龙骨科石韦属植物石韦 *Pyrrosia lingua* (Thunb.) Farwell。该种我国产于长江以南各省区，北至甘肃（文县）、西到西藏（墨脱）、东至台湾，附生于低海拔林下树干上，或稍干的岩石上，海拔 100～1 800 米。

松村：*Polypodium superficiale* Bl.；吴批：*Pyrrhosia*（待查）。

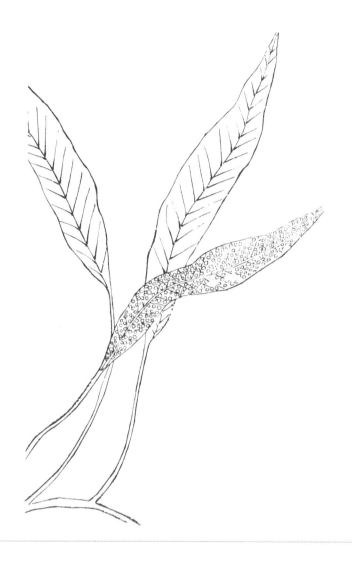

图 772 飞刀剑

723. 金交剪

金交剪，生建昌。横根生叶，似石韦而小，亦有金星，功同石韦。

[新释]

吴其濬新描述的江西物种。据图（图773），与上种飞刀剑应同隶水龙骨科石韦属 Pyrrosia 植物。文、图描述疑似《中志》6（2）：125 描述的有柄石韦 Pyrrosia petiolosa (Christ) Ching。产于中国东北、华北、西北、西南和长江中下游各省区，多附生于干旱裸露岩石上，海拔 250～2 200 米。朝鲜和俄罗斯也有。药用，有利尿、通淋、清湿热之效。

松村：Polypodium buergerianum Miq.；吴批：Pyrrosia（待查）。

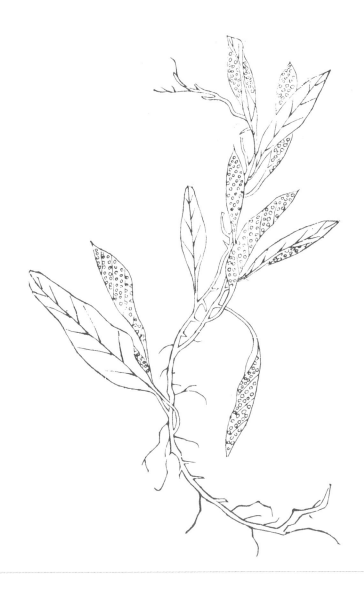

图 773　金交剪

724. 过坛龙

过坛龙，生南安。似铁角凤尾草，长茎分枝，叶稍大，盖一类。治疮毒，研末傅之。疮破不可擦。

〔新释〕

吴其濬新描述的江西物种（图 774）。文字注明其似铁角凤尾草；根状茎未绘；叶簇生，柄长，分枝，叶片二至三回不对称的二叉分枝，通常中央的羽片较长，两侧的与中央羽片同形而略短，中央羽片线状披针形，奇数一回羽状，小羽片十几对，互生，平展，小羽片斜方形，内缘及下缘直而全缘，基部为阔楔形或扇状楔形，外缘和上缘近圆形或圆截形。概貌与《中志》3（1）：195 描述的铁线蕨科铁线蕨属植物扇叶铁线蕨 Adiantum flabellulatum L. 较接近。该

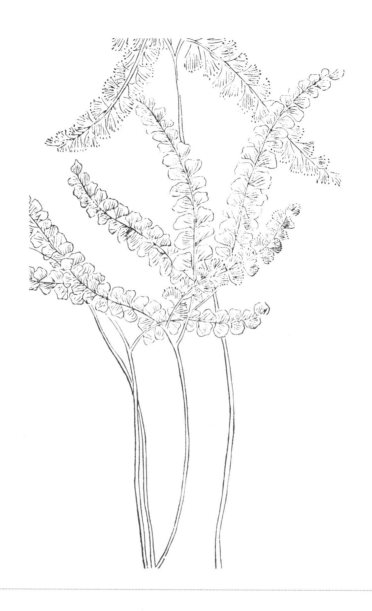

图 774　过坛龙

种产于我国台湾、福建、江西、广东、海南、湖南、浙江、广西、贵州、四川、云南，生于阳光充足的酸性红、黄壤上，海拔 100～1 100 米。

松村、《纲要》《中志》3（1）：195 和《云志》：*Adiantum flabellulatum* L.；吴批：*Adiantum pedatum*。

725. 铁角凤尾草

铁角凤尾草，生建昌山石上。高四五寸，丛生，紫茎，对叶排生。生如指肚大而末作细齿，背有细子小如粟。治红白痢，连根叶酒煎服。岳麓亦多有之。

[新释]

吴其濬新描述的江西类群（图 775）。该种
植株高四五寸；根状茎未见，须根多数；叶多
数，密集簇生，叶柄细长，叶片长线形，中部
宽，长渐尖头，基部略变狭，一回羽状，羽片
约 20 对，对生，平展，无柄，中部羽片同大，
椭圆形或卵形，圆头，有钝齿，基部为近对称
或不对称的圆楔形；孢子囊群阔线形，每羽片
有 7～8 枚，位于主脉与叶边之间；产于建昌。
与《中志》4（2）：25 描述的铁角蕨科铁角蕨属
植物铁角蕨 *Asplenium trichomanes* L. 较似。该
种在我国广布于山西、陕西、甘肃、新疆、江
苏、安徽、浙江、江西、福建、台湾、河南、
湖北、湖南、广东、广西、四川、贵州、云南
及西藏，生于林下山谷中的岩石上或石缝中，
海拔 400～3 400 米。

松村：*Asplenium trichomanes* L.；《纲要》：
Asplenium saxicola Ros.，据《中志》4（2）：67，
石生铁角蕨 *Asplenium saxicola* 不产江西和河南。
吴批：*Aspidium*（待查）。

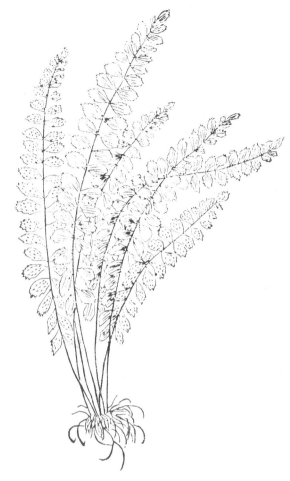

图 775　铁角凤尾草

726. 紫背金牛

紫背金牛，生四川山石间。似铁角凤尾草而叶微团，面绿背紫，抽茎开小紫花，
微似薄荷花。按宋《图经》有紫金牛，似小青，与此异。

[新释]

吴其濬新描述的四川物种。《图考》图（图
776）似非新绘。据文、图，可得知本种为小草
本，主根直生，似萝卜状细小；基生叶为奇数羽
状复叶，顶生小叶倒卵状椭圆形，先端钝，基部
楔形，近无柄，侧生小叶 10～12 对，对生，倒
卵状椭圆形，先端钝，基部楔形，无柄，由基部

者向上渐大，两者均上面绿色，下面紫色；花萼
略超过或短于基生叶，上部生 8～10 数朵花，花
紫色，蝶形。从绘图和上述性状观之，隶豆科黄
耆属 *Astragalus* 似无问题，但该属在我国种类繁
多，仅依据上述信息，暂难考证到种。

《图经》的紫金牛，当是紫金牛科紫金牛属
植物紫金牛 *Ardisia japonica* (Thunb.) Blume。

吴批：*Astragalus* 一种（待查）。

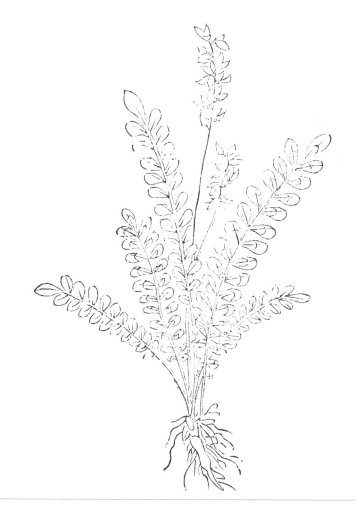

图 776　紫背金牛

727. 水龙骨

水龙骨，生山石间。圆根横出分杈，蓝白色，多斑，破之有丝，疏须数茎，抽茎红紫，一茎一叶，叶长厚如石韦，分破如猴姜而圆，有紫纹。主治腰痛，酒煎服。

[新释]

吴其濬新描述的类群。据《图考》图（图777），根状茎圆、长而横走，具分枝（"圆根横出分杈"），灰绿色（"蓝白色"），肉质（"破之有丝"）；叶柄暗棕色（"抽茎红紫，一茎一叶"），厚如石韦，叶远生，叶柄长，叶片长椭

圆状披针形，长羽状深裂（分破如猴姜而圆），基部心形，顶端羽裂渐尖；裂片十多对，顶端钝圆，边缘全缘，基部一对裂片向后反折。叶脉主脉明显，裂片的侧脉和小脉不明显；孢子囊群未见；生山石间。据上述性状，与《中志》6（2）：15 描绘的水龙骨科水龙骨属植物日本水龙骨 *Polypodiodes niponica* (Mett.) Ching 概貌

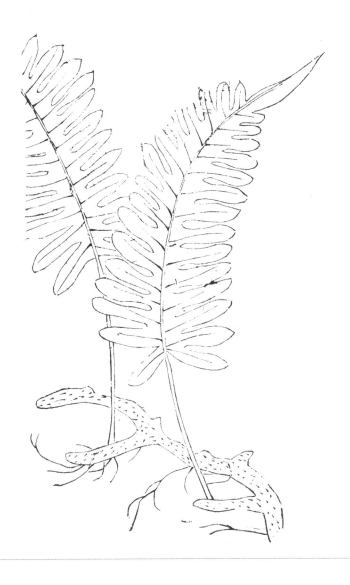

图 777　水龙骨

颇合。本种在我国产于福建、浙江、江苏、安徽、江西、湖北、湖南、广东、广西、云南、贵州、四川、西藏、甘肃、山西、台湾，附生树干上或石上。海拔 1 000～1 600 米。

松村和《纲要》: *Polypodiodes niponica* (Mett.) Ching；吴批: *Polypodium*。

728. 水石韦

水石韦，生山石间。横根赭色，一茎一叶。长如石韦而叶薄软，面绿背淡。一名银茶匙，一名牌坊草。主治咳嗽，敷手指蛇头。

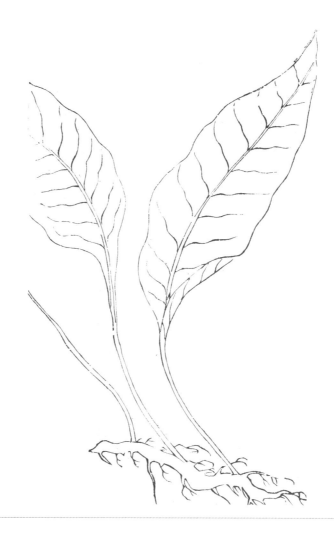

图 778　水石韦

[新释]

吴其濬新描述的类群。《图考》绘图（图778）显示植物为草本，植株不高；根状茎横走；叶远生，叶柄长，叶片披针形，基部近圆形，近中部最宽，基部向下渐狭沿叶柄下延，主脉隆起，侧脉明显；孢子囊群未见。据上述性状，颇似《中志》6（2）：36描述的水龙骨科盾蕨属植物剑叶盾蕨 Neolepisorus ensatus (Thunb.) Ching。本种分布广，性状变异较大。

松村：Polypodium ensatum Thunb.；《纲要》：Neolepisorus ovatus (Bedd.) Ching；吴批：Mierosarium 待查。

729. 凤尾草

凤尾草，生山石及阴湿处。有绿茎、紫茎者。一名井阑草，或谓之石长生。治五淋，止小便痛。

［新释］

吴其濬新描述的物种。《图考》绘图（图779）显示，该植物为矮小草本；叶簇生，柄长，叶片卵圆形，一回羽状，不育叶的羽片2对，对生，斜向上，基部一对为二叉，狭披针形或披针形，先端渐尖，基部阔楔形，叶缘有锯齿，锯齿往往粗而尖，顶生三叉羽片的基部似下延；孢子囊未见。据此性状，与《中志》3（1）：28描述的凤尾蕨科凤尾蕨属植物欧洲凤尾蕨之凤尾蕨变种 *Pteris cretica* L. var. *nervosa* (Thunb.) Ching et S. H. Wu 较似。该变种在我国产于河南西南部、陕西南部、湖北、江西、福建、浙江西部、湖南、广东、广西、贵州、云南、西藏，生于石灰岩地区的岩隙间或林下灌丛中，海拔400～3 200 米。

文中提及的井阑草，应是同属的井栏边草 *Pteris multifida* Poir.。

松村：*Pteris serrulata* L.；吴批：*Pteris cretica*。

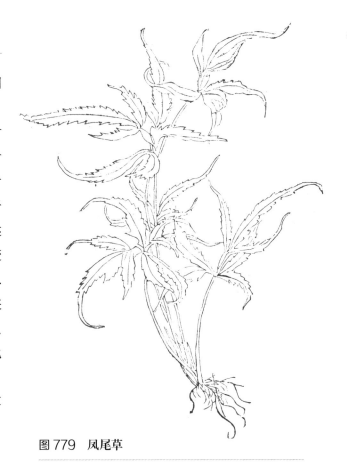

图 779　凤尾草

730. 凤了草

凤了草，生庐山。横根黑圆，多须，紫茎似蕨，而叶长大对生，盖即大蕨之类。

［新释］

吴其濬新描述的江西种。《图考》绘图（图780）显示，该种根状茎横走，圆（"横根黑圆，多须"），上着多数须根，植株较高；叶柄粗、长，叶片比叶柄稍长，长圆三角形，二回羽状，羽片3对，基部一对最大，卵圆三角形，侧生小羽片1，披针形，顶生小羽片较大，阔披针形，长渐尖头向基部略狭，基部为不对称的楔形，第二对起向上均为单一，但略渐变小，和其下羽片的顶生小羽片同形，顶羽片较其下的大，羽片和小羽片边缘齿不明显；孢子囊

群未显示；产于庐山。综合上述性状特征，与《中志》3（1）：270，图版75，描绘的裸子蕨科凤丫蕨属植物凤丫蕨 *Coniogramme japonica* (Thunb.) Diels 概貌颇合。本种在我国产于江苏南部、浙江、福建、台湾、江西、安徽、湖北、湖南、广西、四川、贵州、广东，生于湿润林下和山谷阴湿处，海拔100～1 300 米。

附记：《中志》中文名作"凤丫蕨"，可能蕨类专家早已考证本条作 *Coniogramme japonica*，只"凤丫"为"凤了"之讹。

松村：*Coniogramme japonica* Diels；吴批：*Coniogramme*。

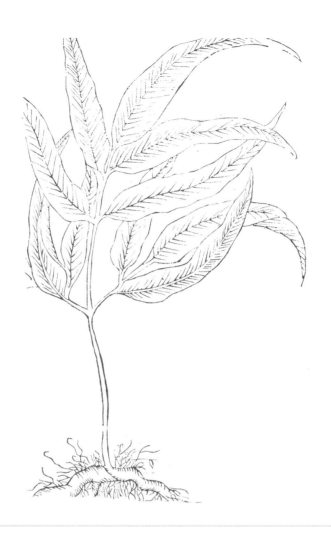

图 780　凤了草

731. 地胆

地胆，产大庾岭，或呼为录段草。高三寸许，叶如水竹子叶而宽厚，面绿有直纹，紫白圆点相间。背紫，光滑可爱。或云治妇科五心热症。

按《南越笔记》有还魂草，一名地胆，叶如芥，花如地茶。以蛤试之，能取死回生。产阳江山中。未知即此否？

〔新释〕

吴其濬新描述的江西物种。从《图考》文、图（图781）可知，本种为一小草本，原图是一幼苗，无法判断定是 *Sonerila laeta* 还是 *Sonerila cantonensis*。《中志》在 *Sonerila laeta*

附记中说"本种系 E. H. Wilson 在我国收集的种子播出的植株为模式标本，而种子采自我国何处不详"，并该种只产云南南部和东南部。但《图考》原文明确"地胆，产大庾岭"，从分布来讲，宜为《中志》53（1）: 226 描述的野牡丹科蜂斗草属植物蜂斗草 *Sonerila cantonensis*

Stapf。该种分布于云南、广东、福建。但如仅仅凭原图的性状，是无法考证到种的。全株药用，通经活血，治跌打，翳膜。

《南越笔记》的地胆草，为菊科地胆草属植物地胆草 *Elephantopus scaber* L.，参考《云志》13：27，《图鉴》4：407，图 6228。这是一种泛热带的杂草。我国产于浙江、江西、福建、台湾、湖南、广东、广西、贵州及云南等省区。常生于开旷山坡、路旁，或山谷林缘。全草入药，有清热解毒、消肿利尿之功效。治感冒、菌痢、胃肠炎、扁桃体炎、咽喉炎、肾炎水肿、结膜炎、疖肿等症。

《中志》53（1）：261：*Sonerila laeta* Stapf［今修订作 *Sonerila maculata* Roxb.］，仅产于云南南部及东南部；吴批：*Sonerila cantoniensis*。

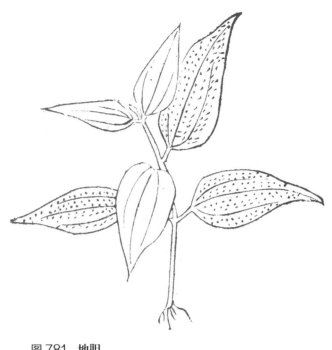

图 781　地胆

732. 双蝴蝶

双蝴蝶，建昌山石向阴处有之。叶长圆二寸余，有尖，二四对生，两大两小。面青蓝，有碎斜纹；背红紫，有金线四五缕。两长叶铺地如蝶翅，两小叶横出如蝶腹及首尾。短根数缕如足，极为奇诡。捣敷诸毒，见日即萎。

[新释]

吴其濬新描述的江西物种。从《图考》文、图（图 782）可知，本种为阴生并贴生于岩石上的小草本；茎节上生 4～6 叶，叶短宿呈莲座状，原图即为一茎节上所生莲座状簇叶，下面 4 叶小，上面 2 叶大（"二四对生"），大叶卵状椭圆形，先端尖，基部近圆形，无柄，5 基出脉，边全缘，上面有青蓝色网脉（"面青兰，有碎斜纹"），下面红紫色；原图无花果。据上特征，与《中志》62:259 和

《图鉴》3：385，图 4723 所描述的龙胆科双蝴蝶属植物双蝴蝶 *Tripterospermum chinense* (Migo) H. Smith，即《图鉴》3：385，图 4723 描绘的 *Tripterospermum affine* (Wall.) H. Smith，概貌相似。该种产于江苏、浙江、安徽、江西、福建、广西，生于山坡林下、林缘、灌木丛或草丛中，海拔 300～1 100 米。

《中志》62：259：*Tripterospermum chinense* (Migo) H. Smith；《纲要》2：400：*Tripterospermum affine* (Wall.) H. Smith。吴批：*Tripterospermum chinense*？待查。

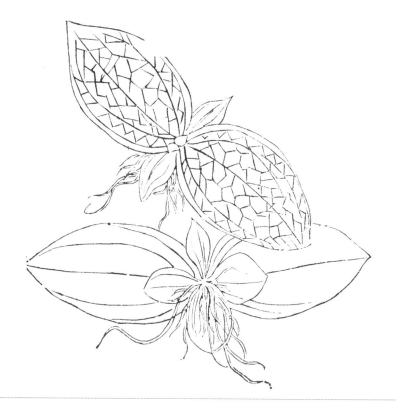

图 782　双蝴蝶

733. 紫背金盘

宋《图经》紫背金盘，生施州。苗高一尺以来，叶背紫，无花。李时珍谓湖湘水石处有之。今湖南所产，引紫蔓长尺余，叶背紫面绿，有圆齿，土名破血丹，与《图经》主治妇人血气痛、能消胎气相符。李时珍所云蔓似黄丝，恐非此种。

[新释]

《图考》图为新绘（图783），所图显示为草本，茎柔软，似匍匐（"引紫蔓"），基部分枝，植株30多厘米，茎紫色（"引紫蔓长尺余"）；基生叶无，茎生叶对生，均具柄，柄细长，叶片卵状椭圆形，先端钝，基部楔形，下延，边缘具不整齐的波状圆齿，有时几呈圆齿，叶背紫，面绿；花果未绘出；土名破血丹；产湖南。以上性状，确属筋骨草属 *Ajuga* 植物，该属湖南分布，土名破血丹者，

宜释为唇形科筋骨草属植物紫背金盘 *Ajuga nipponensis* Makino。该种在我国产于东部、南部及西南各省区，西北至秦岭南坡，河北有记录，但未见标本，生于田边、矮草地湿润处、林内及向阳坡地，海拔100～2 300米。模式标本采自日本。

《纲要》《中志》65（2）：76：*Ajuga nipponensis* Makino。吴批：图是 *Ajuga*（待查）。

《图经》及李时珍所说可能是川八角莲 *Dysosma delavayi* (Franch.) Hu。参见本卷"施州紫背金盘草"条。

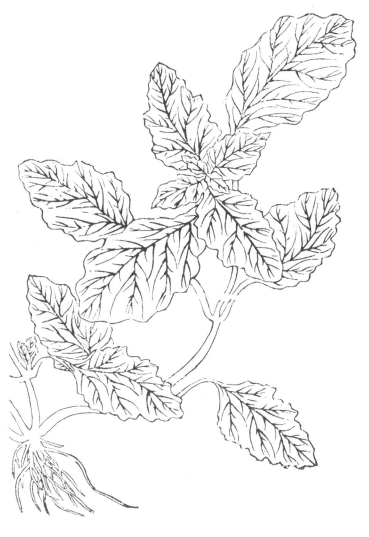

图 783　紫背金盘

734. 虎耳草

虎耳草，《本草纲目》始著录。栽种者多白纹，自生山石间者淡绿色，有白毛，却少细纹。治聤耳。过用或成聋闭、喉闭无音。用以代茶，亦治吐血。《简易草药》名为系系叶。

[新释]

《图考》图为吴其濬新绘（图 784），图、文显示，该种为草本，植株矮；鞭匍枝细长，密被卷曲长腺毛，具鳞片状叶；茎被长腺毛，具 1～4 枚苞片状叶；基生叶具长柄，叶片近心形或圆形，先端钝，基部近心形，裂片不明显，边缘具白毛，腹面绿色，叶柄细长，茎生叶未见；总状花序，花少，仅 6 朵左右，花梗细短，花两侧对称，花被片 5。上述性状，概

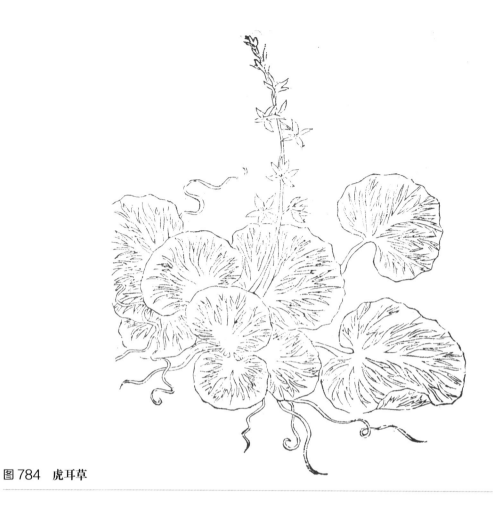

图 784　虎耳草

貌颇合《中志》34（2）：75 描述的虎耳草科虎耳草属植物虎耳草 *Saxifraga stolonifera* Curt.（*Saxifraga sarmentosa* L. 为其异名）。本种我国产于河北（小五台山）、陕西、甘肃东南部、江苏、安徽、浙江、江西、福建、台湾、河南、湖北、湖南、广东、广西、四川东部、贵州、云南东部和西南部。生于海拔 400～4 500 米的林下、灌丛、草甸和阴湿岩隙。

松村：*Saxifraga sarmentosa* L.；吴批：*Saxifraga stolonifera*。

735. 岩白菜

岩白菜，生山石有溜处。铺生如白菜，面绿，背黄，有毛茸茸。治吐血有效。

[新释]

吴其濬新描述的物种。据《图考》图（图 785）、文，可得知本种系生于岩石上的小草本；叶均为基生，外围的叶有短柄，内部无叶柄，卵状椭圆形至卵状长圆形，边缘近全缘或稍呈波浪状，具羽状脉，上面有毛，下面无毛（《图鉴》4：124，图 5651 云：初两面密生绢状柔毛……

后下面只在脉上较密），基部楔形。原图无花果。据上特征，和《中志》69：144，《图鉴》4：124，图 5651 描述的苦苣苔科马铃苣苔属植物长瓣马铃苣苔 Oreocharis auricula (S. Moore) Clarke 在概貌上相近，仅在叶的基部原图为楔形渐狭成柄，而《图鉴》谓"叶基部圆钝或近心形"不同。由于原图无花果，遍与《中志》本属各种所附之图相对，还是与 Oreocharis auricula (S. Moore) Clarke 最近似。该种产于我国广东、广西西北部、江西、湖南、贵州（梵净山）及四川（秀山），生于山谷、沟边及林下潮湿岩石上，海拔 400～1 600 米。全草民间供药用，治跌打损伤等症。

吴批：苦苣苔科？ Oreocharis auricula？

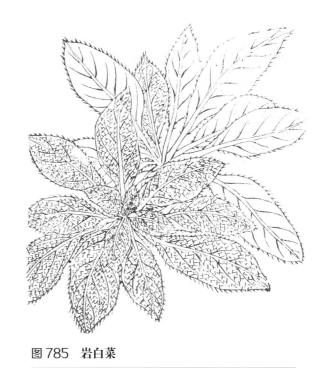

图 785　岩白菜

736. 呆白菜

呆白菜，生山石间。铺生不植立，一名矮白菜。极似菩莲，长根数寸。主治吐血。

[新释]

吴其濬新描述的物种。据《图考》文、图（图 786），本品为铺生石上的一小草本；原图为基生叶，叶卵状椭圆形，先端略尖，基部钝而渐狭成短而粗的叶柄，边浅波状，具羽状脉，中脉宽而明显，侧脉 3～5 对。据上述特征，与《云志》及《图鉴》2：124，图 1978 所描述的虎耳草科岩白菜属植物岩白菜 Bergenia purpurascens (Hook. f. et Thims.) Engl. 在概貌上基本吻合。该种根状茎入药，治虚弱头晕、劳伤咳嗽、吐血、咯血及肿毒等，与呆白菜功用同。该种产于四川西南部、云南北部及西藏南部和东部，生于海拔 2 700～4 800 米的林下、灌丛、高山草甸和高山碎石隙。

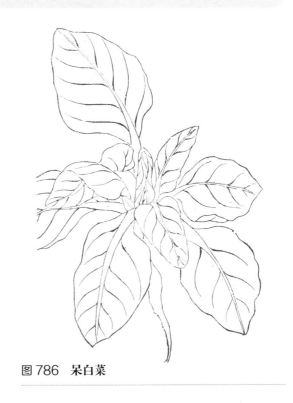

图 786　呆白菜

附记:《中志》谓岩白菜(《分类草药性》)。《分类草药性》刊于清光绪三十二年(1906)。如此"岩白菜"可能为晚出同名。

《云志》12:24、《纲要》3:65:*Bergenia purpurascens* (Hook. f. et Thims.) Engl.;吴批:*Bergenia*(待查)。

737. 石吊兰

石吊兰,产广信宝庆山石上。横根赭色,高四五寸。就根发小茎生叶,四五叶排生,攒簇光润,厚劲有锯齿,大而疏。面深绿背淡,中唯直纹一缕。叶下生长须数条,就石上生根。土人采治通肢节、跌打、酒病。

[新释]

吴其濬新描述的江西类群。据《图考》文、图(图787),可得知该植物为矮小草本,仅4~5寸高,生岩石上,具长的根状茎;叶在茎上为互生(误,应为对生)或4~5枚轮生,椭圆形,先端尖,基部钝,边在中部以上具4~5疏锯齿,先端尖,基部近楔形,近无柄;具明显1条中脉而侧脉不显,有时在枝条上可发出数条气生根,原文作"叶下生长须数条,就石上生根";原图无花果。上述性状,概貌与《中志》69:550,《云志》5:555,《图鉴》4:119,图5651所描述的苦苣苔科吊石苣苔属植物吊石苣苔 *Lysionotus pauciflorus* Maxim. 颇似。该种据《中志》,药用治跌打损伤等症。与《图考》所治病证同。本种在我国广布于长江流域以南,生于丘陵或山地林中或阴处石崖上或树上,海拔300~2000米。

Lysionotus pauciflorus Maxim. 和 *Lysionotus carnosus* Hemsl. 两种的区别,据《云志》和《中志》,前者系是一个多型种,有5个变种之多,而后者局限产于云南金平、屏边至蒙自一带。它们的形态上区别甚微,后者的叶为卵形或椭圆形,而前者的叶为长圆形至线形。前者既然是一个多型种,后者仅依据叶形而分出,

其能否存立值得怀疑。若无《纲要》和《云志》考订为 *Lysionotus pauciflorus* Maxim. 在先,又不考虑地理分布,仅依据《图考》原图,与《中志》69:图版151所附这二种图相比,本种更似 *Lysionotus carnosus* Hemsl.。

松村、《中志》69:550 和《纲要》3:334:*Lysionotus pauciflorus* Maxim.;吴批:*Lysionotus carnosus*(苦苣苔科)。

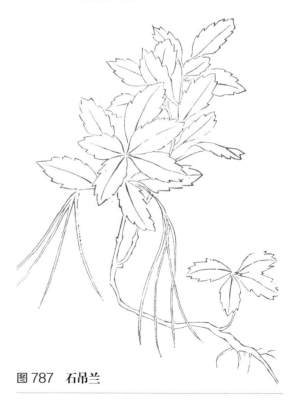

图787 石吊兰

738. 七星莲

七星莲，生长沙山石上。铺地引蔓，与石吊兰相似，而叶阔薄有白脉。本细末团，圆齿乱根如短发。又从叶下生蔓，四面傍引，从蔓上生叶，叶下复生根须，一丛居中，六丛环外。根既别植，蔓仍牵带，故有七星之名。俚医以治红、白痢。

[新释]

吴其濬新描述的湖南类群。据《图考》文、图（图788），可得知本种具长匍匐枝，铺生石上的小草本，匍匐枝断后，即能生长出新植株（"根既别植，蔓仍牵带"）；基生叶呈莲座状，外围者较大，倒卵状椭圆形至椭圆形，先端钝至钝圆，基部渐狭近无柄，边具微波状疏齿，中脉显著，具羽状脉；原图无花果。据上特征，原图仅有莲座状基生叶，而无具柄的叶，但具长的匍匐枝等性状，在概貌上尚能与二志所描述的堇菜科堇菜属植物七星莲 *Viola diffusa* Ging. 吻合。土家族药"黄瓜香"即此。《中志》51：100该种下分两变种，*Viola diffusa* var. *brevibarbata* C. J. Wang 与原变种 *Viola diffusa* var. *diffusa* 的主要区别是：侧方花瓣里面基部有明显的短须毛。在民间植物分类中，这一性状很难用到。但仅该变种分布在湖南。该变种与原变种功效同，全草入药，能清热解毒；外用可消肿、排脓。《江西植物志》2：340 记载有 *Viola diffusa* Ging.，别名七星草。

《纲要》1：334、《中志》51：100、《云志》10：33 和吴批：*Viola diffusa* Ging.。

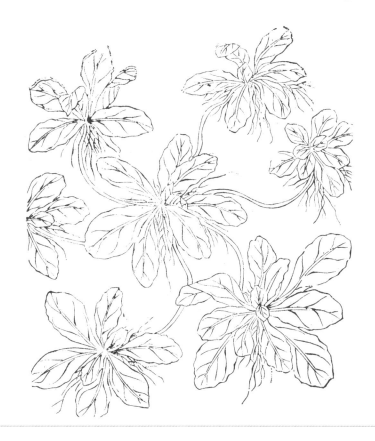

图788　七星莲

739. 石花莲

石花莲，生南安。铺地生，短茎长叶，似地黄叶而尖，面浓绿，有直纹极细，上浮白茸；背青灰色，浓赭纹，亦有毛。根不甚长，极稠密，黑赭相间。气味寒。主治心气疼痛、汤火、刀枪，煎服。

〔新释〕

吴其濬新描述的江西类群（图789）。因无花果性状，待考。

吴批：*Anaphalis adnata*？或苦苣苔科？

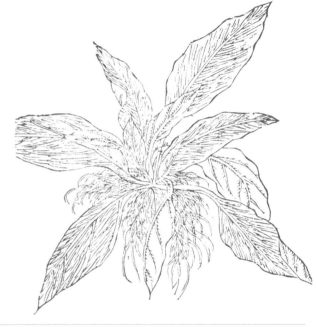

图789　石花莲

740. 牛耳草

牛耳草，生山石间。铺生，叶如葵而不圆，多深齿而有直纹隆起。细根成簇，夏抽葶开花。治跌打损伤。湖南谓之翻魂草，《滇本草》谓之石胆草。云生石上，贴石而生，开花形似车前草，味甘，无毒。同文蛤为末，乌须良。叶捣烂敷疮，神效。

按此花作筒子，内微白外紫，下一瓣长，旁两瓣短，上一瓣又短，皆连而不坼，如翦缺然。葶高二三寸，花朵下垂。置之石盎拳石间，殊有致。

〔新释〕

吴其濬新描述的湖南物种。据《图考》文、图（图790），本种为铺地生小草本，多生山石间；叶全部基生，叶轮廓为菱形至倒卵形，近无柄，中部以上边缘有钝锯齿，先端钝圆形，基部楔形渐狭成柄，具放射状脉；花葶1条，从叶腋中生出，高二三寸，具花7～8朵，呈聚伞花序，

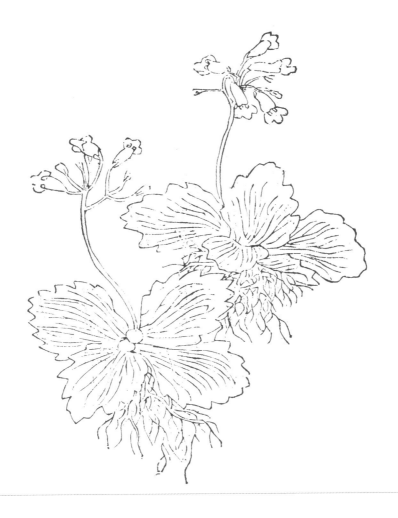

图 790　牛耳草

生花葶顶端；花下垂，二唇形，内微白，外紫，下唇 3 裂，上唇 2 裂，裂片均较花冠筒短，雄蕊和花柱不伸出花外。据上述性状，概貌与《中志》69：235、《云志》5：603、《图鉴》4：132，图 5677 所描述的苦苣苔科珊瑚苣苔属植物石花 *Corallodiscus flabellatus* (Craib) Burtt［*FOC* 新修订为 *Corallodiscus lanuginosus* (Wall. ex R. Brown) B. L. Burtt］相似。该种我国产于云南、四川、河北、山西、河南、湖北、湖南、四川、贵州、云南和西藏东南等地，生于海拔 1 700～3 000 米山地岩石上。全草药用，治湿热疥症、疮毒等。《滇南本草》整理组订《滇南本草》卷二石胆草也为本种。

《中志》《云志》5：687 释作旋蒴苣苔 *Boea hydrometrica* (Bunge) R. Br. 吴 批：*Corallodiscus flabellatus*。

741. 千重塔

千重塔，江西山中近石处皆有之。细茎密叶，<u>丛生</u>，高五六寸。叶微似落帚而短，稍宽。土人云：同螺蛳肉煎水服，能治咳嗽。

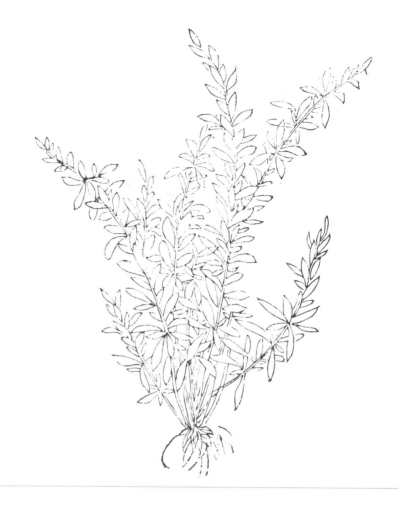

图 791　千重塔

〔新释〕

吴其濬新描述的江西类群（图 791）。待考。

742. 千层塔

千层塔，生山石间。蔓生绿茎，小叶攒生，四面如刺，间有长叶及梢头叶，俱如初生柳叶。可煎洗肿毒、跌打及鼻孔作痒。

〔新释〕

吴其濬新描述的类群。

《图考》绘图（图 792），确实与《中志》第 6（3）：17-18，图版 5：1-4 描述的蛇足石杉 *Huperzia serrata* (Thunb. ex Murray) Trev. 颇接近。但最近修订研究认为 *Huperzia serrata* 模式产自日本，该种分布日本和中国北方。中国南方分布的是 *Huperzia javanica* (Sw.) C. Y. Yang。原 *FOC* 的处理有误（参见张宪春等 2016 年的

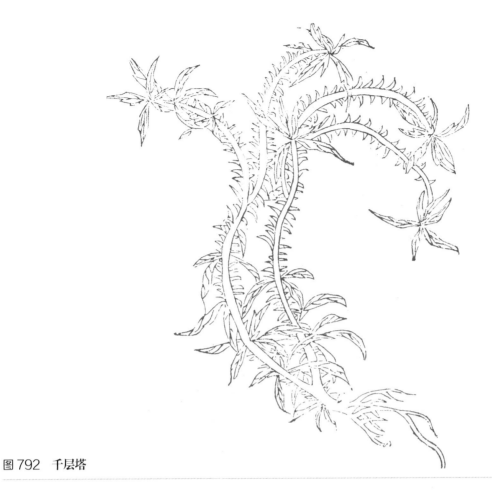

图 792　千层塔

修订）。《图考》千层塔产于江西，叶大，如初生柳叶，应为 *Huperzia javanica*。

《纲要》释作石杉科石杉属蛇足石杉 *Huperzia serrata* (Thunb.) Trev.。吴批：*Lycopodium serratum*。

743. 风兰

风兰，产闽粤，江西赣南山中亦有之，一名吊兰。根露石上，茎叶向下，倒卷而上，高四五寸。扁叶长二寸许，双合不舒。五月开花似石斛，瓣与心均微似兰而小，以竹筐悬之檐间，得风露之气。自生自开，或寄生老树上。

[**新释**]

吴其濬新描述的福建、广东和江西产的类群。《图考》绘图（图 793），与《中志》19：381 描述的兰科风兰属植物风兰 *Neofinetia falcata* (Thunb. ex A. Murray) H. H. Hu 较为接近。该种产于甘肃南部（文县）、浙江、江西西部、福建北部、湖北西南部、四川，生于海拔达 1 520 米的山地林中树干上。分布于日本、朝鲜半岛南部。模式标本采自日本。

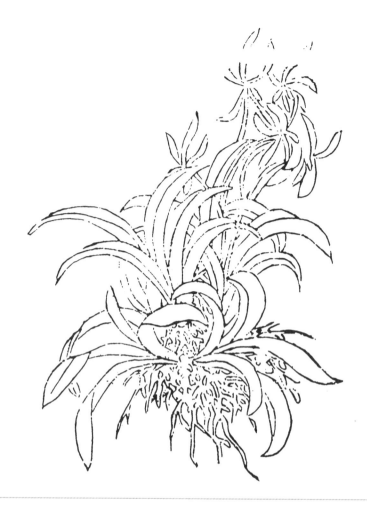

图 793　风兰

本书卷之二十八后出另一种风兰，可释作《中志》18：336 描述的兰科笋兰属植物笋兰 *Thunia alba* (Lindl.) Reichb. f.。

松村：*Aerides japonicum* Lindl et Reich.；吴批：日人释 *Aerides japonica*。

744. 石兰

石兰，南安山石上有之。横根，先作一蒂[1]如麦门冬色绿，蒂上发两小叶，叶中抽小茎开花，瓣如瓯兰而短，心红瓣绿，与瓯兰无异。花罢结实，仍如门冬，累累相连。盖即石斛一种。

[新释]

吴其濬新描述的类群（图 794）。厚唇兰属植物之一种 *Epigeneium* sp.。

吴批：兰科植物一种。

[注]

1 蒂：指兰科的假鳞茎。

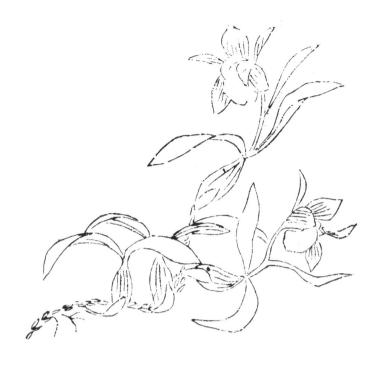

图 794　石兰

745. 石豆

石豆，生山石间。似瓜子金[1]，硬茎。初生一蒂大如豆，上发一叶如瓜子，微长而圆，厚分许。一名石仙桃，一名鱼毙草。性与瓜子金同。

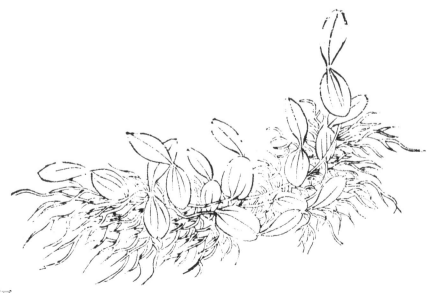

图 795　石豆

［新释］

吴其濬新描述的类群（图 795）。兰科石豆兰属植物之一种 *Bulbophyllum* sp.。

吴批：*Bulbophyllum* sp.。

［注］

1 瓜子金：参见本卷"瓜子金"条。

746. 瓜子金

瓜子金，山石上皆有之。毛根如猴姜，横蔓细茎，叶如瓜子稍长，厚一二分，背有黄点。治风损，煎酒冲白糖服。

［新释］

吴其濬新描述的类群。据图（图 796）、文，该种根状茎细长横走；叶远生，二型，不育叶长圆形至卵形，圆头或钝圆头，基部楔形，几无柄，全缘，能育叶舌状或倒披针形，基部狭缩，几无柄或具短柄，上面光滑；孢子囊群圆形，沿主脉两侧各成一行，位于主脉与叶边之间。上述性状，概貌颇似《中志》6（2）：96 描述的水龙骨科骨牌蕨属植物抱石莲 *Lepidogrammitis drymoglossoides* (Baker) Ching。该种广布于长江流域各省及福建、广东、广西、贵州、陕西和甘肃，附生阴湿树干和岩石上，海拔 200～1 400 米。

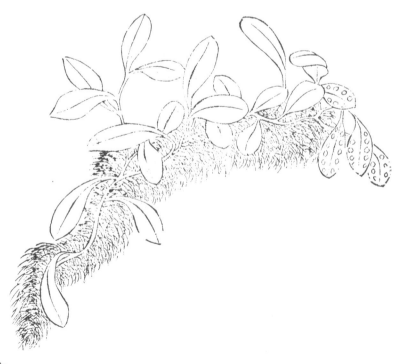

图 796 瓜子金

松村：*Drymoglossum carnosum* Hook；吴批：*Drymoglossum*。据《中志》6（2）：151，我国仅产抱树莲 *Drymoglossum piloselloides* (L.) C. Presl

一种，产于海南（儋县、陵水、琼中和定安）、云南（金平、河口），附生和攀援林下树干上，海拔 100～500 米。琼非是。

747. 地柏叶

地柏叶，湖南山坡多有之。高四五寸，细茎，花叶似侧柏而光，色亦淡绿，四五茎作小丛。盖与卷柏、千年松同类，而生于土不生于石。俚医用以去肺风。

[新释]

吴其濬新描述的湖南类群。绘图（图 797）为铁角蕨科铁角蕨属 *Asplenium* 植物，似《中志》4（2）：97 描述的华中铁角蕨 *Asplenium sarelii* Hook.。该种产湖南。

松村：*Asplenium incisum* Th.；吴批：非 *Selaginella*（卷柏），图似一蕨类。

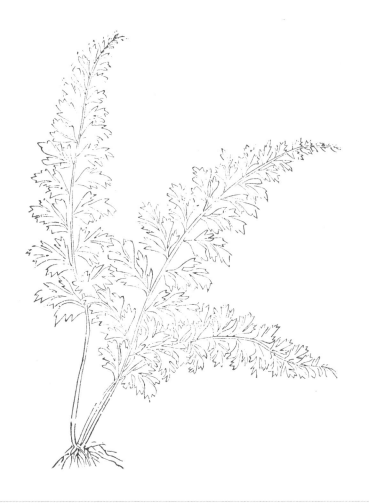

图 797　地柏叶

748. 万年柏

万年柏，生山石间。高三四寸，细茎光黑，叶如地柏叶而硬，面绿背白如纸剪成，可为盆玩。

[新释]

吴其濬新描述的类群。《图考》绘图（图798）为铁角蕨科铁角蕨属 *Asplenium* 植物。与《中志》4（2）：100，图版16：5-11描述的北京铁角蕨 *Asplenium pekinense* Hance 较合。该种广布于内蒙古（大青山）、河北、山西、陕西南部、宁夏、甘肃东南部、山东、江苏、浙江、福建、台湾、河南、湖北、湖南、广东北部、广西、四川、贵州西部及东北部、云南，生于岩石上或石缝中，海拔380～3 900米。朝鲜及日本也有分布。模式标本来自北京。

松村：*Asplenium pekinense* Hance；吴批：*Lithostogia*（鳞毛蕨科）。

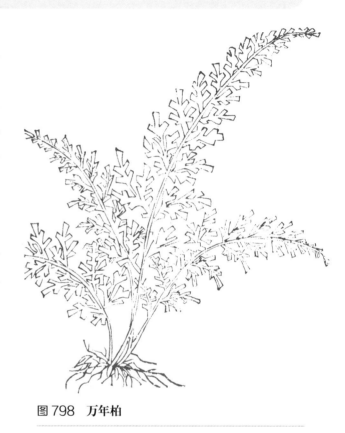

图798　万年柏

749. 万年松

万年松，产峨眉山。置之簏中经年，得水即生，彼处以充馈问。其似柏叶为千年柏，深山亦多有之。李时珍以释《别录》玉柏，但与紫花不符。

[新释]

吴其濬新描述四川物种。《图考》绘图（图799）显示为卷柏属 *Selaginella* 植物，该地常见

卷柏为江南卷柏 *Selaginella moellendorffii* Hieron.。

《本草纲目》记载的千年柏、万年松，有学者释为玉柏 *Lycopodium obscurum* L.，存以备考。

松村：*Selaginella*；吴批：*Selaginella* 一种。

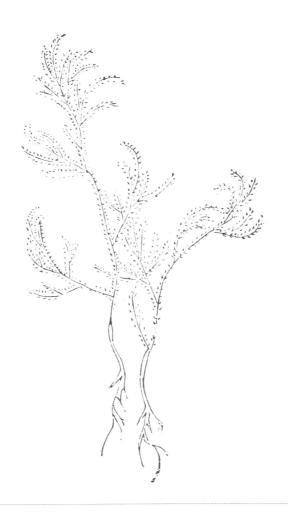

图 799　万年松

750. 鹿茸草

鹿茸草，生山石上。高四五寸，柔茎极嫩，白茸如粉。四面生叶，攒密上抱，叶纤如小指甲。春开四瓣桃红花，三瓣似海棠花，微尖下垂，一瓣上翕，两边交掩，黄心全露。《进贤县志》录入药类，不著功用。《别录》：玉柏，生石上如松，高五六寸，紫花，用茎叶。殆此类也。又《庐山志》：千年艾，触油即萎。此草色白如艾，是矣。

[新释]

吴其濬新描述的江西类群。据《图考》文、图（图 800），可得知本种为石生短小草本，高

达四五寸，基部发出三茎；茎柔弱，有白毛如粉（"白茸如粉"）；叶交互对生（"四面生叶"），甚密，几乎上下相互贴生，作覆瓦状，狭小椭圆形，先端缺，基部钝，无柄，具 1 脉；花单

生，顶生和腋生，花萼裂片 4，披针形（？不清楚），花萼筒长，裂片 4（"春开四瓣"）桃红色，二唇形，上唇上翘，下唇三裂，伸张，雄蕊外露于花冠筒口，黄色（"黄心全露"）；产进贤县（即今江西进贤县）。据上述性状，应为玄参科鹿茸草属 *Monochasma* 植物。本属为东亚特有属，3 种我国全产（仅 *Monochasma monantha* Hemsl. 尚未见标本）。与《中志》68：389 描述的玄参科鹿茸草属鹿茸草 *Monochasma shearei* Maxim. 较为吻合。该种产于我国山东（烟台），江苏（宜兴、苏州、南京），安徽（九华山），浙江（宁波），江西（九江、丰城），湖北（宜昌）等处，生于海拔 100 米以上低山的多沙山坡及草丛中。与近缘种沙氏鹿茸草 *Monochasma savatieri* Franch. 在外貌上的区别在于，后者的叶片上下排列较稀疏，不作覆瓦状。

《名医别录》玉柏，有学者释为石松科石松属玉柏 *Lycopodium otscurum* L.，但与"紫花不符"。庐山千年艾，本书卷之十四有"千年艾"条，释作菊科芙蓉菊属植物芙蓉菊 *Crossostephium*

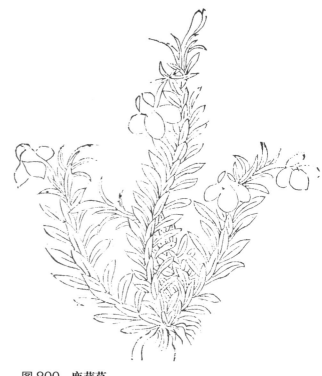

图 800　鹿茸草

chinense (L.) Makino，庐山千年艾"色白如艾"，或即该种。

《中志》68：389：*Monochasma shearei* Maxim.；吴批：日人释 *Monochasma savatieri*。

751. 石龙牙草

石龙牙草，生山石上。根如小半夏，春无叶，有花，细茎如丝。参差开五瓣小白花，花罢黄须下垂，高三四寸。小草尤纤。

[新释]

吴其濬新描述的类群。据《图考》文、图（图 801），可得知本种为具球茎的小草本，球茎如小半夏，茎细，高约 30 厘米，基部有膜质鳞片；叶互生，叶片 2～4 裂（实误，应为圆形或半月形），具腺毛；花顶生，呈似总状花序（实应为蝎尾状聚伞花序），花瓣 5，白

色。据上述特征，与 *FOC* 所描述的茅膏菜科茅膏菜属植物盾叶茅膏菜 *Drosera peltata* Smith ex Willdenow 在概貌上基本吻合。该种变异较大，《中志》曾处理成多个变种。现分布于我国安徽、甘肃、广东、广西、贵州西部、湖北、湖南、江西、四川西南、台湾、藏南、云南和浙江等省区，生于 1 200～3 650 米的松林和疏林下，草丛或灌丛中，田边、水旁、草坪亦可见。

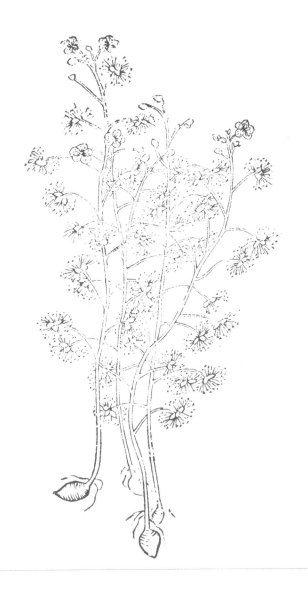

图 801　石龙牙草

文中吴其濬描述"参差开五瓣小白花，花罢黄须下垂"。后一语显系指具腺毛之叶。吴其濬未知叶（或腺毛）下垂与开花无关。

松村：*Drosera lunata* Buch.；《纲要》3：58、《云志》4：146：*Drosera peltata* Smith var. *glabrata* Y. Z. Ruan [*Drosera peltata* Smith var. *lunata* auct. non C. B. Clarke]；《中志》34（1）：25、吴批：*Drosera peltata* Smith var. *multisepala* Y. Z. Ruan。

752. 筋骨草

筋骨草，生山溪间。绿蔓茸毛，就茎生杈，长至数尺。着地生根，头绪繁挐，如人筋络。俚医以为调和筋骨之药，名为小伸筋。秋时茎梢发白芽，宛如小牙。滇南谓之过山龙，端午日，傻傻采以入市鬻之。云小儿是日煎水作浴汤，不生疮毒受湿痒。

[新释]

　　吴其濬新描述的云南物种。据《图考》图（图 802）、文，该种为较大型土生植物（"长至数尺"），主茎直立；主茎的叶螺旋状排列，线形，边缘全缘。侧枝上斜，多回不等位二叉分枝（"绿蔓茸毛，就茎生杈"），侧枝及小枝上的叶螺旋状排列，密集，线形；孢子囊穗单生于小枝顶端，短圆柱形，下垂（秋生白芽）；滇南产，俗名过山龙。综合上述性状，符合《中志》6（3）：70 描述的石松科垂穗石松属植物 *Palhinhaea*（*FOC* 并入石松属 *Lycopodium*）特征。本属在我国分布有 2 种，一种是垂穗石松 *Palhinhaea cernua* (L.) Franco et Vasc.［*FOC* 作 *Lycopodium cernuum* L.］，在我国产于重庆、福建、广东、广西、贵州、海南、湖南、江西、四川、台湾、西藏、云南和浙江，生于林中、林缘、山地灌丛和石边，海拔 100～2 300（～2 800？）米。另一种海南垂穗石松 *Palhinhaea hainanensis* C. Y. Yang [*Lycopodium hainanense* (C. Y. Yang) Li Bing Zhang] 在我国只产于海南，非是。武素功释筋骨草为 *Lycopodium clavatum* L.，据 *FOC*，该种产于东北，吴其濬未出关，可能未见。但滇南药用的过山龙，可能包括云南产 *Palhinhaea cernua* 的近缘种，因石松类植物，我国民间分

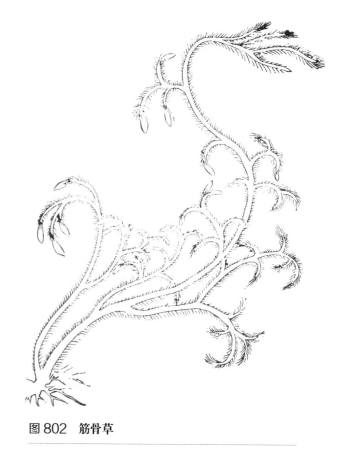

图 802　筋骨草

类分得不很细。《中志》63（3）：70 *Palhinhaea cernua* (L.) Vasc. et Franco 下 "过山龙（《植物学大辞典》）"，实出《图考》。

　　松村：*Lycopodium cernuum* L.；《纲要》《云志》：*Palhinhaea cernua* (L.) Franco et Vasc.；吴批：*Lycopodium cornuum*。

753. 牛毛松

　　牛毛松，生山石上。高三四寸，数十茎为丛。叶细如毛而硬，似刺松，梢头春开小黄花[1]。置之巾箱，得雨可活。俚医以治跌损。

[新释]

　　吴其濬新描述的物种。据《图考》图（图

803），可释作金发藓科金发藓属植物东亚小金发藓 *Pogonatum inflexum* (Lindb.) S. Lac.。该种我国分布于安徽、福建、湖北、广西、四川和

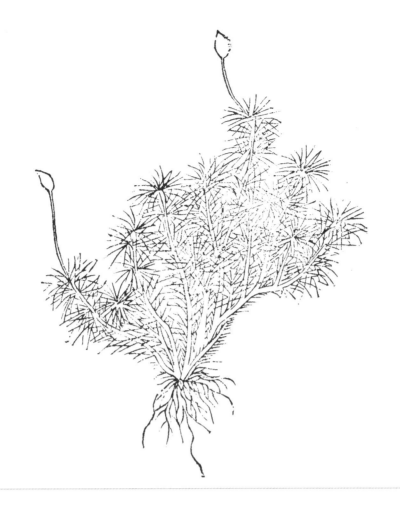

图 803　牛毛松

云南，生于海拔 110～1 800 米山区阴湿林或土坡。但《图考》绘图不准确，在于其"植物体基部不可能呈束状生长"。

　　松村：*Musci*；吴批：*Pogonatum*（金发藓一种）。

① 春开小黄花：系孢蒴上被覆有具金黄色腺毛的蒴帽的误解。

754-1. 佛甲草

佛甲草，宋《图经》始收之。南方屋上、墙头至多，北方罕见，详《本草纲目》。今人亦以治汤火灼疮。

[新释] ────

本条佛甲草文字所指应为景天科景天属

Sedum spp. 多种植物。

　　《图考》绘图为新绘图（图 804），所绘为一年生矮小草本，无毛，丛生。花茎直立，不分枝；3叶轮生，叶狭长，线形，先端钝；花序疏伞状，顶生；产于南方。综合上述性状，可释为《云志》8：203描述的景天科景天属佛甲草 Sedum lineare Thunb.。该种产于云南、四川、贵州、广东、湖南、湖北、甘肃、陕西、河南、安徽、江苏、浙江、福建、台湾、江西，生于低山或平地草坡上。日本也有。模式标本采自日本。据《中志》34（1）：144，全草药用，有清热解毒、散瘀消肿、止血之效。牧野富太郎《牧野日本植物图鉴》501，图1503，也同此意。

松村：Sedum；吴批绘图为云南的 Sedum marginatum，所指或为《中志》34（1）：104收载的大花景天 Sedum magniflorum K. T. Fu，图版24：10-18？但该种叶非轮生，且产于云南西北部，生于冷杉林下岩石上，海拔3 800米。谅非是。

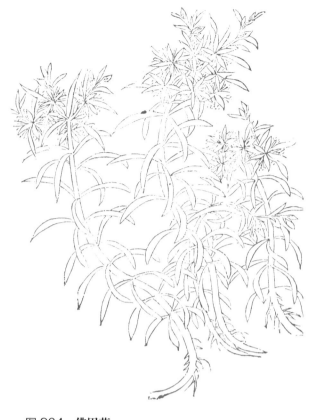

图804 佛甲草

754-2. 佛甲草 又一种

佛甲草，生山石上及瓦上。茎、叶淡绿，高三四寸，叶如小匙，大若指顶，微有白粉，厚脆。夏开黄花，五瓣微尖。与前一种以茎不紫、叶不尖为别，根亦微香。

[新释]

吴其濬新描述的物种。据《图考》文、图（图805），可得知本种为一（二）年生小草本，茎直立，中、下部叶腋生小枝；叶互生，卵形，先端尖，基部楔形，有短柄，边全缘，中脉和侧脉均不明显；花黄色，花瓣5，少数花集成短的总状聚伞花序，生枝和茎顶端。据上特征，与《中志》34（1）：79，《云志》8：175和《图鉴》2：87，图1903所描述的繁缕景天

Sedum stellariifolium Franch. 在概貌上基本吻合。本种为我国特有，产于黑龙江、辽宁、河北、山西、山东、河南、陕西、甘肃、江西、湖南、湖北、贵州、四川、云南、广东，生于（650～）1 750～3 000米山坡、山谷、路旁等处的石缝中。

《纲要》：Sedum drymarioides var. stellariifolium。吴批：所图似 Sedum drymasifolium var. stellarioides。《云志》8：175：Sedum stellariifolium Franch.，按吴批推测为 Sedum stellariifolium，谅系记忆错误，即为本种异名。

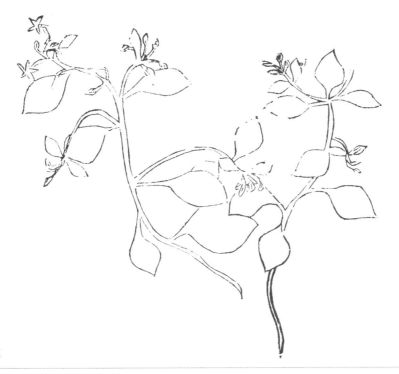

图 805　佛甲草

755. 水仙

水仙花,《本草会编》始收之。俗谓其根有毒。而《卫生易简方》[1] 疗妇人五心发热, 同干荷叶、赤芍等分为末, 白汤服之。恐未可信。其花不藉土而活, 应入石草。

[新释]

《图考》图为新绘(图 806), 所图显示一草本, 鳞茎卵球形; 叶宽线形, 扁平, 似有中脉, 叶梢钝, 全缘; 花茎长于叶, 伞形花序有花 3 多盛开, 另有未开花骨朵 2 朵, 佛焰苞状总苞, 花梗长短不一, 花被管细, 花被裂片 6, 卵圆形, 顶端具短尖头, 具副花冠; 其花不藉土而活。综合上述性状, 概貌与《中志》16 (1): 28 描述的石蒜科石蒜属植物水仙 *Narcissus tazetta* L. var. *chinensis* Roem. 颇合。该种原产亚洲东部的海滨温暖地区, 我国引进

栽培时间和路线待考。水仙鳞茎有毒, 捣烂敷治痈肿, 外科用作镇静剂。

松村、《中志》16 (1): 28、《纲要》和吴批: *Narcissus tazetta* L. var. *chinensis* Roem.。

[注]

1《卫生易简方》: 中医方书。明胡濙撰, 约刊于 1410 年。书中收集各地民间单方验方, 分为诸风、诸寒、诸暑、诸湿等 145 类病证, 共 396 方。主张方宜简易, 多数方剂药仅一二味, 且多为易得之品。

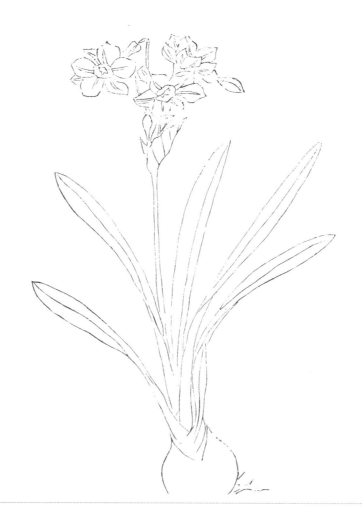

图 806 水仙

756. 乌韭

乌韭，《本经》下品。又名石发，生石上及木间阴处。青翠茸茸，似苔而非苔也。

[新释]

《长编》卷十三收乌韭文献。《图考》图（图 807）非新绘，所图待考。

有学者建议乌韭释为陵齿蕨科乌蕨属植物乌蕨 *Stenoloma chusana* (L.) Ching［今修订作 *Sphenomeris chinensis* (L.) Maxon］，我国产于浙江南部、福建、台湾、安徽南部、江西、广东、海南、香港、广西、湖南、湖北、四川、贵州及云南，生于林下或灌丛中阴湿地，海拔 200～1900 米。但该种与《图考》绘图所绘性状相差甚远。

《本经》乌韭，也有学者释为凤尾藓科凤尾藓属植物卷叶凤尾藓 *Fissidens cristatus* Mitt.，并认为《图考》图即此种。但绘图实在看不出卷叶凤尾藓 *Fissidens cristatus* 的特征。

吴批：图抄自《本草》或其他书，李时珍吴其濬盖未识。

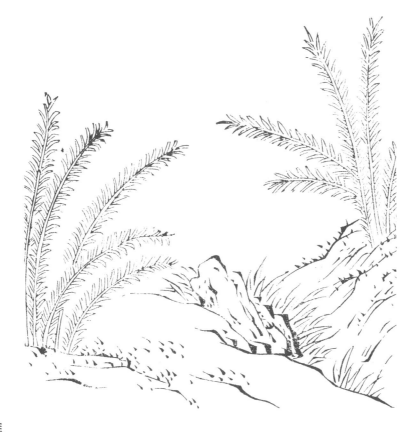

图 807　乌韭

757. 马勃

马勃，《别录》下品。生湿地及腐木上。紫色虚软，状如狗肝，大如升斗，为清肺、治咽痛要药。

[新释]

《长编》卷十三收马勃文献。本草记载最早见于《名医别录》，称其"味辛平无毒，主治恶疮马疥"，生长环境为"园中久腐处"。最早关于马勃的药材性状描述的是南梁陶弘景，在《本草经集注》中说："马勃……紫色虚软，状如狗肺，弹之粉。"显然陶氏所述为灰包科马勃属真菌紫色马勃 *Calvatia lilacina* (Mont. et Berk.) Lloyd。此后历代本草，诸如《千金翼方》《唐本草》及《蜀本草》等均列有马勃条，其性状描述"如紫絮""紫尘出"等，描绘了紫色马勃 *Calvatia lilacina* 的性状特征。

《中国药典》2015 年版共收载马勃基原有三个来源，脱皮马勃 *Lasiosphaera fenzlii* Reich.，大马勃 *Calvatia gigantea* (Batsch ex Pers.) Lloyd 和紫色马勃 *Calvatia lilacina* (Mont. et Berk.) Lloyd。《图考》图（图 808）非新绘，如仅据《图考》图，实在鉴定不出隶上述何种。

吴批：*Lycoperdon*。

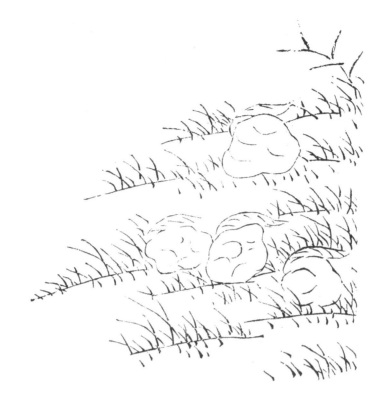

图 808　马勃

758. 垣衣

垣衣，《别录》中品。在瓦曰屋游，苔类。主治大略相同。

[新释]

《长编》卷十三收垣衣、屋游文献。《图考》图（图 809）非新绘，提供性状有限，无法鉴定。根据俗名，"垣衣"及在瓦曰"屋游"。

《纲要》释作真藓科真藓属植物银叶真藓 *Bryum argenteum* Hedw.，俗名也称瓦苔。该种全球广布，从赤道到两极均有生长，生长于有机质丰富及肥沃的土壤上。

吴批：？苔藓？

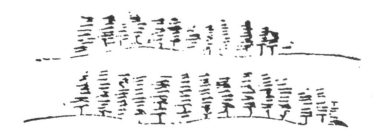

图 809　垣衣

759. 昨叶何草

昨叶何草，即瓦松，《唐本草》始著录。惟此草俗云有大毒，未可轻服。烧灰沐发，捣涂汤火伤，皆常用之。且南北老屋皆生，而《唐本草》独云生上党屋上，初生如蓬，高尺余，远望如松栽，酸平无毒。余至晋，见此草，果与他处有异。秋时作粉红花极繁，五瓣、白须，黑蕊数点。阳骄瓦灼，益复郁茂。盖山西风烈，屋上皆落土尺许，草生其上，无异冈脊。气饱霜露，味兼土木，较之鳞次雨飘，仅藉湿润而生，其性状固不得同耳。

〔新释〕

《长编》卷十三收昨叶何草文献。《图考》图（图810）非新绘。文字中提及"南北老屋皆生"，可能指景天科瓦松属 Orostachys spp. 多种植物。山西瓦松，据《图考》绘图，为一矮小草本。植株为莲座丛状；莲座叶似卵状披针形？据文，其花粉红色，五花瓣，雄蕊多数，白色，花药黑色；山西产，生屋顶。上述性状，轮廓较似《中志》34（1）：42 描述的景天科瓦松属植物瓦松 Orostachys fimbriatus (Turcz.) Berger。《唐本草》描述的山西上党屋顶的瓦松，也应为该种。该种在我国产于湖北、安徽、江苏、浙江、青海、宁夏、甘肃、陕西、河南、山东、山西、河北、内蒙古、辽宁、黑龙江，生于海拔 1 600 米以下，在甘肃、青海可到海拔 3 500 米以下的山坡石上或屋瓦上。

松村：*Cotyledon fimbriata* Turcz. var. *ramosissima* Maxim.；吴批：*Orostachya fimbriata*。

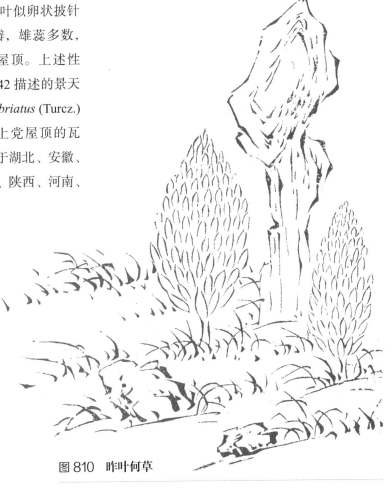

图 810 昨叶何草

760. 石蕊

石蕊，《本草拾遗》始著录。李时珍以为即《别录》石濡，生高山石上，苔衣类也。状如花蕊，故名。

[新释]

《长编》卷十三收石蕊文献。《本草拾遗》石蕊，前人考证为石蕊科石蕊属植物鹿蕊 *Cladonia rangiferina* (L.) Web.。该种在我国分布于东北、陕西、贵州、四川、云南等地松树林的地面和开阔的高山上。

李时珍以为即《名医别录》的石濡，前人考证为梅花衣科梅花衣属植物白石花 *Parmelia tinctorum* Despr。以叶状体入药。四季可采，洗净晒干。《图考》绘图（图811）疑似该种。

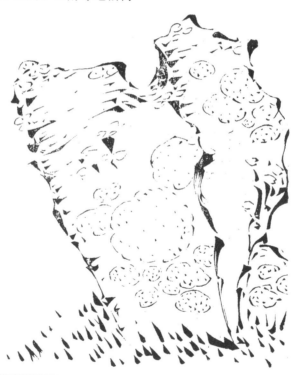

图 811　石蕊

761. 地衣

地衣，《本草拾遗》始著录。即阴湿地苔藓，经日晒起皮者，故名仰天皮。治中暑、阴疮、雀盲，又主马反花疮，生油调傅。

〔新释〕

《长编》卷十三收地衣文献。《图考》图（图 812）为似非新绘，大概为地衣类生物，是菌类和蓝藻混合物，具体种类待考。

松村：Lichenes；吴批：Lichenes。

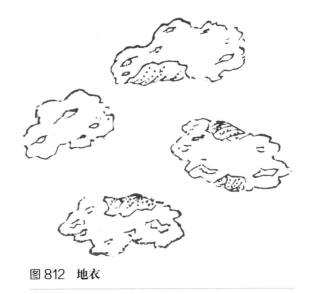

图 812　地衣

762. 离鬲草

离鬲草，味辛，寒，有小毒。主瘰疬、丹毒、小儿无辜寒热、大腹痞、满痰、饮膈、上热，生研绞汁服一合，当吐出胸膈间宿物。生人家阶庭湿处，高三二寸，苗叶似羃䍦[1]，去疟为[2]。上江东有之，北土无。

〔新释〕

《长编》卷十三收离鬲草文献，《图考》绘图（图 813）出处未知。物种待考。

吴批：图不可辨，抄自《拾遗》。

〔注〕

1 羃䍦（mì lí）：分布覆盖貌，后用以指遮脸的巾。

2 为：商务 1957 版改作"唯"。

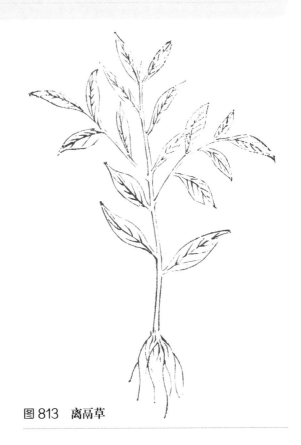

图 813　离鬲草

763. 仙人草

仙人草，主小儿酢疮，煮汤浴，亦捣傅之。酢疮头小而硬，小儿此疮，或有不因药而自差者。当丹毒入腹必危，可预饮冷药以防之，兼用此草洗疮。亦明目去肤翳，按汁滴目中。生阶庭间，高二三寸，叶细有雁齿，似离离草，北地不生也。

〔**新释**〕

《长编》卷十三收仙人草文献，出处未知。待考（图814）。

吴批：图说似均抄来，不可辨。

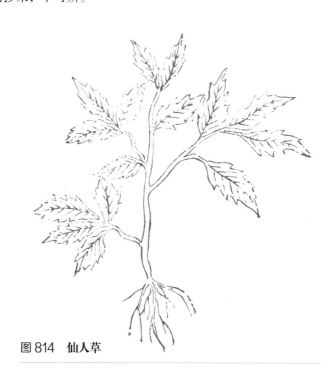

图 814　仙人草

764. 螺厣草

《本草拾遗》：螺厣草，蔓生石上。叶状似螺厣，微带赤色，而光如镜，背有少毛，小草也。气味辛，主治痈肿、风疹、脚气肿，捣烂傅之，亦煮汤洗肿处。

按《救荒本草》有螺黡儿，形状不相类，恐非一种。

[新释]

《救荒本草译注》释螺厣儿为大戟科铁苋菜属植物铁苋菜 *Acalypha australis* L.。

《图考》图（图815）可能仿绘《本草纲目》图，所绘植物蔓生石上，非铁苋菜 *Acalypha australis*。吴批疑其为水龙骨科的抱树莲属 *Drymoglossum*，该属我国仅一种，抱树莲 *Drymoglossum piloselloides* (L.) C. Presl，产海南于（儋州、陵水、琼中和定安）、云南（金平、河口），附生和攀援林下树干上，海拔 100～500 米。其分布和生境，不太可能是《本草拾遗》螺厣草。本研究倾向于释《图考》图为水龙骨科伏石蕨属植物伏石蕨 *Lemmaphyllum microphyllum* Presl.。本种产于台湾、浙江、福建、江西、安徽、江苏、湖北、广东、广西和云南，附生于林中树干上或岩石上，海拔 95～1 500 米。

吴批：蕨类 *Drymoglossum*。

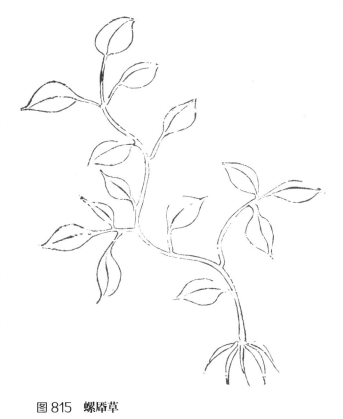

图 815　螺厣草

765. 列当

列当，《开宝本草》始著录。生原州、秦州等州。即草苁蓉。治劳伤，补腰肾，代肉苁蓉即此。

[新释]

《长编》卷十三收列当文献。《图考》图（图816）非新绘。如仅凭《图考》绘图，鉴定不到属种。现本草学上释列当为列当科列当属 *Orobanche* 多种植物的通称。入药多用列当 *Orobanche coerulescens* Steph. 和黄花列当 *Orobanche pycnostachya* Hance。

代肉苁蓉入药的草苁蓉，为列当科草苁蓉属 *Boschniakia* 植物。该属在我国分布两种，丁座草 *Boschniakia himalaica* Hook. f. et Thoms. 产于青海、甘肃、陕西、湖北、四川、云南和西藏。生于高山林下或灌丛中，海拔 2 500～4 000 米；常寄生于杜鹃花科杜鹃花属 *Rhododendron* 植物根上。草苁蓉 *Boschniakia rossica* (Cham. et Schlecht.) Fedtsch. 产于黑龙江、吉林和内蒙古。生于山坡、林下低湿处及河边，海拔 1 500～1 800 米；常寄生于桤木属 *Alnus* 植物根上。如据地理分布，

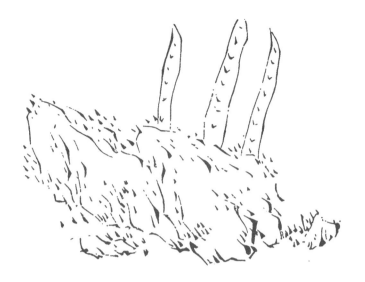

图 816　列当

原州（今宁夏固原）、秦州（今甘肃天水）产者，当属丁座草 *Boschniakia himalaica* Hook. f. et Thoms.。

吴批：*Orobanche* spp.。

766. 土马鬃

土马鬃，《嘉祐本草》始著录。垣衣生于土墙头上者，性能败热毒。

〔新释〕

《长编》卷十三收土马鬃文献。土马鬃即苔藓类金发藓科金发藓属植物大金发藓 *Polytrichum commune* L. ex Hedw.。该种多在酸性而湿润的针叶林林地分布。全草入药，清热解毒。但如仅据《图考》绘图（图 817），难以鉴定物种。

吴批：*Polytrichum commune*。

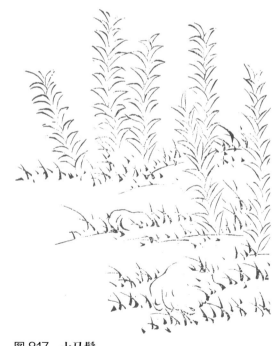

图 817　土马鬃

767. 河中府地柏

宋《图经》：地柏，生蜀中山谷，河中府亦有之。根黄，状如丝；茎细，上有黄点子；无花叶。三月生，长四五寸许；四月采，暴干用。蜀中九月，药市多有货之。主脏毒，下血神速，其方与黄蓍等分末之，米饮服二钱。蜀人甚神此方，诚有效也。

[新释]

《图考》图（图818）非新绘。该种名地柏，生蜀中山谷，茎细，长四五寸许。疑似罂粟科紫堇属植物地柏枝 *Corydalis cheilanthifolia* Hemsl.，该种俗名"地白子""地柏枝"。存以备考。

吴批：蕨类 *Cheilanthes* 或地柏枝 *Corydalis cheilanthifolia*（待查）。

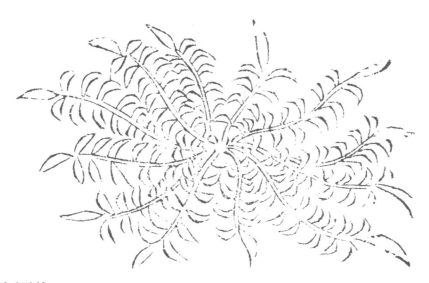

图 818　河中府地柏

768. 施州崖棕

宋《图经》：崖棕，生施州石崖上。味甘辛，性温，无毒。苗高一尺已来，四季有叶无花。彼土医人，采根与半天回、鸡翁藤、野兰根等四味，净洗焙干，去粗皮，等分捣罗，温酒调服二钱匕，疗妇人血气，并五劳七伤。妇人服，忌鸡鱼湿面，丈夫服无所忌。

［新释］

《图考》图（图 819）非吴其濬新绘。所图待考。

吴批：旧释作莎草科苔草属植物宽叶苔草 *Carex siderosticta*。据《中志》12：216 *Carex siderosticta* 不产湖北西部，生境也不似。

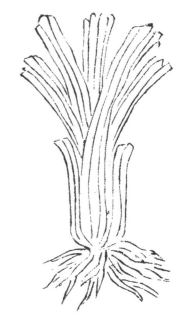

图 819　施州崖棕

769. 秦州百乳草

宋《图经》：百乳草，生河中府、秦州、剑州。根黄白色，形如瓦松，茎叶俱青，有如松叶，无花。三月生苗，四月长及五六寸许。四时采其根，晒干用。下乳，亦通顺血脉，调气甚佳。亦谓之百蕊草。

［新释］

《图考》图（图 820）非新绘，据图、文，为一直立柔弱草本，高五六寸；茎细长，簇生，基部以上疏分枝，斜升；叶小；未见花；形态如瓦松 *Orostachys fimbriatus*；功效下乳；分布于河中府、秦州、剑州。综合上述特征，概貌与《中志》24：80 描述的檀香科百蕊草属植物百蕊草 *Thesium chinense* Turcz. 较为接近。该种为广布种，我国大部省区均产，生于荫蔽湿润或潮湿的小溪边、田野、草甸，也见于草甸和沙漠地带边缘、干草原与栎树林的石砾坡地上。模式标本采自我国北部（内蒙古）。

松村：*Selaginella*；吴批：*Thesium chinense*。

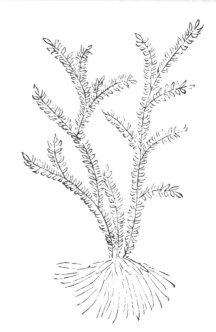

图 820　秦州百乳草

770. 施州红茂草

宋《图经》：红茂草，生施州。又名地没药，又名长生草。四季枝叶繁盛，故有长生之名。大凉，味苦。春采根、叶焙干，捣罗为末，冷水调贴痈疽疮肿。

[新释]

《图考》图（图821）非新绘。有茎生叶，

上部叶轮生，常绿？待考。

吴批：*Pararuellia*（爵床科）？

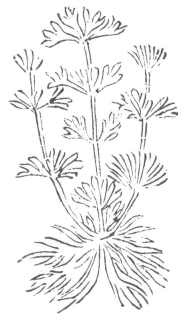

图 821 施州红茂草

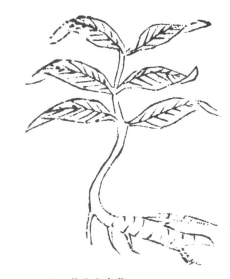

图 822 施州紫背金盘草

771. 施州紫背金盘草

宋《图经》：紫背金盘草，生施州。苗高一尺已来，叶背紫面青，根味辛涩，性热，无毒。采无时。土人单用此物，洗净去粗皮，焙干，捣罗，温酒调服半钱匕。妇人血气，能消胎气，孕妇不可服，忌鸡鱼湿面羊血。

[新释]

《图考》图（图822）非新绘，如据此图，

不可鉴定物种。本卷紫背金盘草条中，吴征镒曾提示，《图经》和《本草纲目》的紫背金盘似小檗科鬼臼属植物川八角莲 *Dysosma veitchii*

(Hemsl. et Wils) Fu ex Ying [*Dysosma delavayi* (Franch.) Hu]。该种叶2枚，对生，盾状，轮廓近圆形；叶上面暗绿色，有时带暗紫色，背面淡黄绿色或暗紫红色。产于四川、贵州、云南，生于山谷林下、沟边或阴湿处，海拔1 200～2 500米。又全草入药，有滋阴补肾、追风散毒、清肺润燥、祛瘀消肿、止痛等功效。施州在鄂西。与文字提供的性状，颇似。存以备考。

吴批：图自宋《图经》，不可辨认。

772. 福州石垂

宋《图经》：石垂，生福州山中。三月有花，四月采子，焙干，生捣罗，密丸。彼人用治蛊毒甚佳。

[**新释**]

《图考》图（图823）非新绘。待考。

吴批：图自宋《图经》，不可辨认。

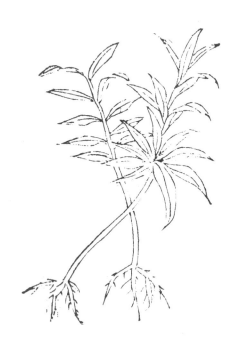

图823　福州石垂

《植物名实图考》

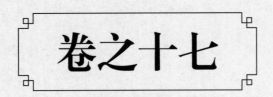

卷之十七

固始吴其濬　著　蒙自陆应谷　校刊

石草类

773. 翠云草

翠云草，生山石间。绿茎小叶，青翠可爱。《群芳谱》录之。人多种于石供及阴湿地为玩。江西土医谓之龙须，滇南谓之剑柏，皆云能舒筋络。

[新释]

吴其濬新描述的江西类群（图824）。本研究释其为《中志》6（3）：145描述的卷柏科卷柏属植物翠云草 Selaginella uncinata (Desv.) Spring。该种为我国特有种，产于安徽、重庆、福建、广东、广西、贵州、湖北、湖南、江西、陕西、四川、香港、云南、浙江，生于林下，海拔50～1 200米。该种《中志》中文名即为翠云草，惜未指出其名称出处。

松村：Selaginella；《云志》：Selaginella uncinata (Desv.) Spring；吴批：Selaginella（待查）。

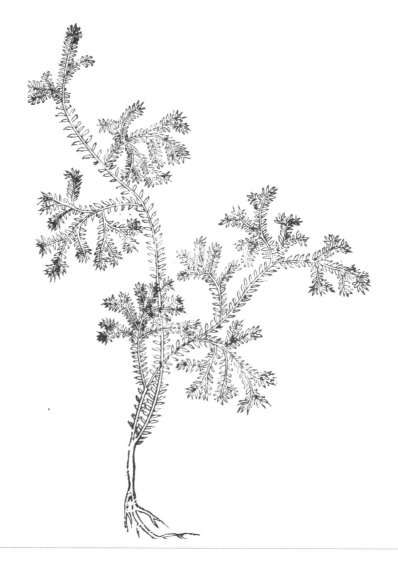

图824　翠云草

774. 瓶尔小草

瓶尔小草，生云南山石间。一茎一叶，高二三寸。叶似马蹄有尖，光绿无纹。就茎作小穗，色绿，微黄，贴叶如著。

[新释]

吴其濬新描述的云南类群（图825）。《中志》2：8即有中文名"瓶尔小草科""瓶尔小草属"及"瓶尔小草"*Ophioglossum vulgatum* L.，未注明出《图考》。该种根状茎短而直立，具一簇肉质粗根，如匍匐茎一样向四面横走。叶单生，总叶柄长6～9厘米，营养叶为卵状长圆形或卵圆形，先端钝或圆，基部心脏形，非急剧变狭并下延，无柄，略呈波状。上述性状，更似《中志》2：9描述的心脏叶瓶尔小草 *Ophioglossum reticulatum* L.。本种在我国产于江西、四川、云南、台湾及福建。生密林下。

松村、《纲要》《云志》和吴批：*Ophioglossum vulgatum* L.。

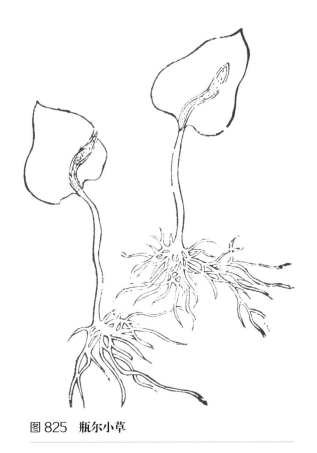

图825　瓶尔小草

775. 石盆草

石盆草，生云南山石间。铺地长叶，秃歧拖蔓，色紫，叶如马齿苋微长，顶有小缺，绿蒂，白花。

[新释]

吴其濬新描述的云南类群。《图考》图

（图826）、文显示，为一矮小匍匐草本，基生叶莲座状铺地，叶似马齿苋微长，顶有小缺，基部楔形，茎生叶对生，总状花序，花五出，

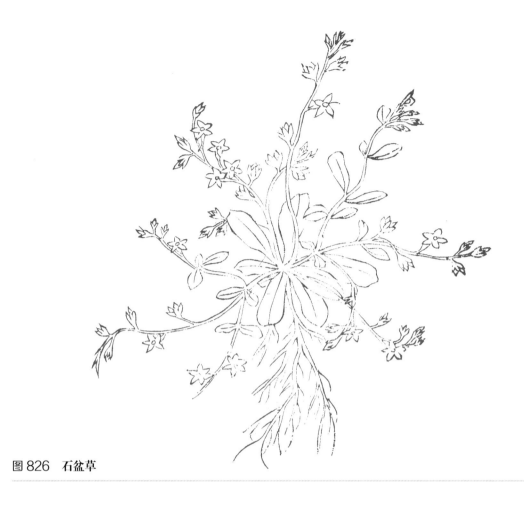

图 826　石盆草

萼钟状。具花柄。花被片色白。产于云南山石间。上述性状，概貌似玄参科植物。与通泉草属植物通泉草 Mazus japonicus (Thunb.) D. Kuntze 较为接近。存以备野外核实。

松村：*Mollugo verticillata* L.，云南不产，形态不似；吴批：*Astragalus*？但花五出筒状，顶生穗有苞，叶为羽状复叶。

776. 地盆草

地盆草，生云南山石间。铺地生，叶粗涩如芥菜。紫葶高四五寸，开花如牛耳草而色更紫。

[新释]

吴其濬新描述的云南物种。据《图考》文、图（图 827），可知该植物系多年生草本，主根具多数支根；叶密集于花葶基部似基生，单叶，卵形，基部钝圆，先端尖，边缘具钝齿，上面密生毛；轮伞花具 2 花，花对生，每花具一小苞片，萼筒短，花冠筒长伸出，似作蜿蜒仰升

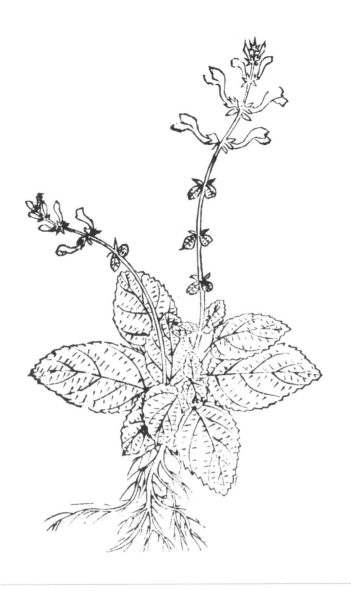

图 827　地盆草

状，紫色，结果时萼筒宿存，下垂。其概貌和
《中志》65（2）：136 描述的唇形科黄芩属植
物地盆草 *Scutellaria discolor* Wall. ex Benth. var.
hirta Hand.-Mazz. 基本相同。本变种除四川西南
外，云南产于宾川、大理、富民、昆明、金沙
江支流河谷，生于海拔 1 700～2 600 米山坡林

缘，灌丛或石灰岩山草地。民间全草治疗感冒，
高热，胃肠炎，咽喉肿痛，痈毒疔疮及中耳炎。

松村：*Salvia* ；《纲要》1：470、《云志》1：
541、《中志》65（2）：136：*Scutellaria discolor*
Wall. ex Benth. var. *hirta* Hand.-Mazz.；吴批：*Salvia
yunanensis*?

777. 石松

石松，生云南山石间。矮草大根，长叶攒簇似罗汉松[1]叶。叶脱剩茎，粗痕如错。

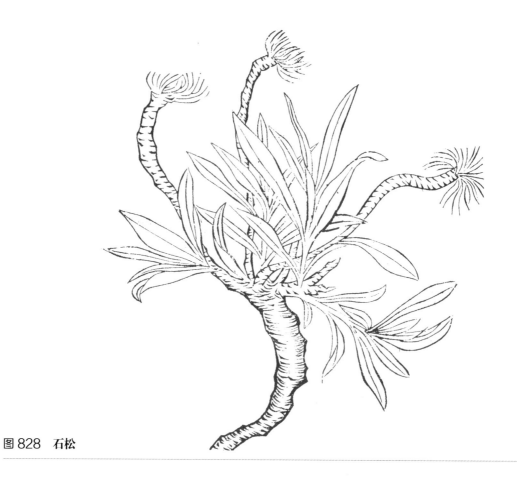

图 828　石松

[新释]

　　吴其濬新描述的云南物种。《图考》图（图828）显示似为多年生草本，植株不高，根粗长；叶线状披针形，在茎上排列密集（长叶攒簇），茎下部有老叶脱落时残存的基部，形成鱼鳞状茎鞘（叶脱剩茎，粗痕如错）；花生茎顶端，花部描绘不似，吴其濬似未见花；产于云南，生山石间。上述性状特征，概貌较符合《中志》64（2）：38 描述的紫草科紫草属石生紫草 *Lithospermum hancockianum* Oliv.。该种产于云南及贵州的西部，为我国特有种，生于石灰岩山坡、石缝等处。

　　松村：*Statice arbuscula* Maxim；《中志》64（2）：38 和吴批：*Lithospermum hancockianum* Oliv.。

[注]

■1 罗汉松：罗汉松科罗汉松属植物罗汉松 *Podocarpus macrophyllus* (Thunb.) D. Don。

778. 金丝矮它它

　　金丝矮它它，生云南山石间。茎叶皆如蕨，而高不逾尺，横根；一茎一臼，臼皆突起如节。土医以治筋骨、痰火。

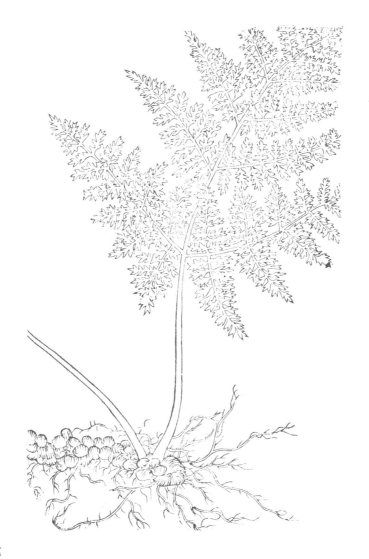

图 829　金丝矮它它

[新释]

吴其濬新描述的云南物种。绘图（图 829）显示根状茎上似无"一茎一臼，臼皆突起如节"，即叶柄基部膨大，并具金黄色鳞片（"金丝"）的特征。应隶肿足蕨科肿足蕨属 *Hypodematium*。与肿足蕨 *Hypodematium crenatum* (Forssk.) Kuhn 或无毛肿足蕨 *Hypodematium glabrum* Ching ex Shing 较接近。

吴批：蕨类 *Lithostegia*（昆明三清阁有之）。

779. 石蝴蝶

石蝴蝶，生云南山石间。小草高三四寸，如初生车前草，叶有圆齿。细葶，开五瓣茄色花，瓣不分坼。三大两小，缀以紫心、白蕊，可植石盆为玩。

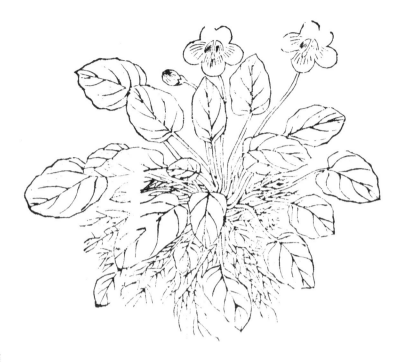

图830 石蝴蝶

〔新释〕

吴其濬新描述的云南物种。据《图考》图（图830）、文，本种为小草，初贴地而生，生山石间，向下密生多数须根；叶椭圆状卵形，具柄，多少上举，先端钝圆，基部微心形，近全缘或有波状圆齿，具羽状脉；花序从叶间生出，稍高于叶，3茎，顶具单花，花两唇形，花冠筒在图上不显，上唇2裂，下唇3裂，裂片先端钝圆，茄色，中间紫色，从花冠筒口可见白色雌雄蕊。其概貌与《中志》69：313和《云志》5：637描述的苦苣苔科石蝴蝶属石蝴蝶 *Petrocosmea duclouxii* Craib 基本相似。本种为我国特有种，除分布于四川西南（会东）外，在云南产于昆明、富民、禄劝、景东，生于海拔2 100～2 600米石灰岩山石缝隙中或岩石上。

《中志》69：313、《云志》5：637和吴批：*Petrocosmea duclouxii* Craib。

780. 碎补

碎补，生云南山石间。横根丛茎，茎极劲。细叶如前胡、藁本辈。石草似此种者甚多，而叶细碎无逾于此。

〔新释〕

吴其濬新描述的云南物种。从《图考》文字描述与前胡、藁本比较，确实会误为伞形科植物。但据《图考》绘图（图831），可知本种为一草本植物，横根粗壮，丛生（丛茎），三

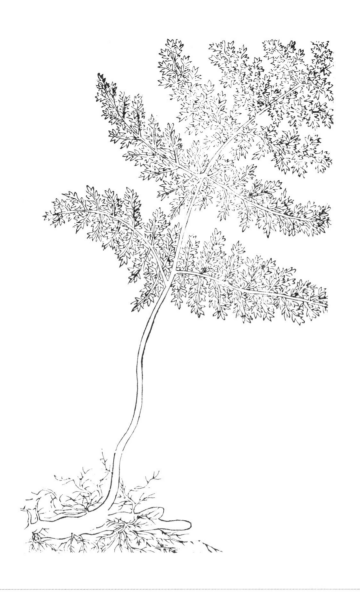

图 831　碎补

回羽状分裂，小羽片又细裂。无伞形科植物的叶柄和叶鞘的特征，更无花序及花，《图考》绘图，更似蕨类植物，与《中志》6（1）：294 描述的骨碎补科小膜盖蕨属植物鳞轴小膜盖蕨

Araiostegia perdurans (Christ) Cop. 较为接近。

《云志》7：511 和吴批：伞形科云南细裂芹 *Harrysmithia dissecta* Wolff ex Shan。吴按：原昆明三清阁有之。

781. 黑牛筋

黑牛筋，生云南山石间。粗茎铺地，逐节生枝。小叶木强，大体类络石。开五瓣白花，红苞如珠。

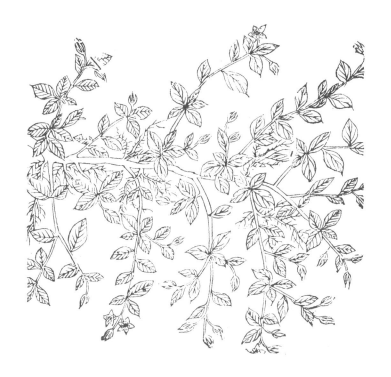

图 832　黑牛筋

[新释]

　　吴其濬新描述的云南物种。据《图考》文、图（图 832）可知本种为铺地生的小灌木，多分枝，分枝贴近地面处多生不定根；叶互生，小型、卵形，近无柄，基部钝，先端尖，具羽状脉；花单生，有柄，柄短于或等长于叶片，花瓣 5，白色；果实圆珠状，红色（"红苞如珠"）。吴批：小叶栒子 *Cotoneaster microphyllus* Wall. ex Lindl.。但《云志》记录 *Cotoneaster microphyllus* 有一个近似种矮生栒子 *Cotoneaster dammeri* Schneid.，它与 *Cotoneaster microphyllus* 在外形

上的区别在于枝上易生不定根，果具柄，可长达 3～15 毫米（叶长 4.5～30 毫米，仅稍短于叶片），而 *Cotoneaster microphyllus* 枝不易生不定根，果柄短或无果柄。如此看来，黑牛筋的学名似宜订为矮生栒子 *Cotoneaster dammeri* Schneid.。该种产于湖北、四川、贵州、云南，生于多石山地或稀疏杂木林内，海拔 1 300～2 600 米。众所周知，栒子属 *Cotoneaster* 是一个明显的无融合生殖类群，它的种的界限往往较难确定，可能这二种是一个无融合生殖群。

　　《纲要》《云志》12：330 和吴批：*Cotoneaster microphylla* Wall. ex Lindl.。

782. 蜈蚣草

　　蜈蚣草，生云南山石间。赭根纠互，硬枝横铺。密叶如锯，背有金星。其性应与石韦相类。

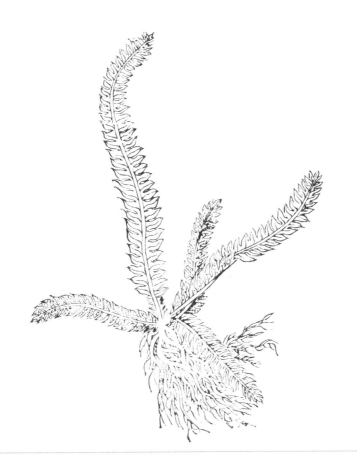

图 833　蜈蚣草

[新释]

吴其濬新描述的云南类群（图 833）。该种低矮，赭根，羽片形状及文字"硬枝横铺"，羽片"叶裂如锯"，背有金星。应隶鳞毛蕨科耳蕨属 Polystichum。与狭叶芽胞耳蕨 Polystichum stenophyllum Christ 颇似。该种云南有分布。

《纲要》: Nephrolepis auriculata (L.) Trimen；《中志》3（1）: 37 和《云志》: Pteris vittata L.；吴批: Polystichum acanthophyllum。

783. 石筋草

石筋草，生滇南山石间。丛生易繁，紫绿圆茎。叶似乌药叶，淡绿深纹，劲脆有光。叶间抽细紫茎，开青白花，碎如黍米，微带紫色。《滇本草》: 性微温，味辛酸，主治风寒湿痹、筋骨疼痛、痰火痿软、手足麻痹，活筋舒络方中用之良效。

[新释]

吴其濬新描述的云南类群。据《图考》文、图（图 834），可知本种为具匍匐根状茎草本；根状茎生山石间，节上套须根繁多并能抽出嫩茎而易于繁殖；茎圆、直立，色紫绿；叶对生，具柄，宽卵形至卵状椭圆形，基部钝圆，多少有些偏斜，先端急尖至渐尖，边全缘至微波状，具三

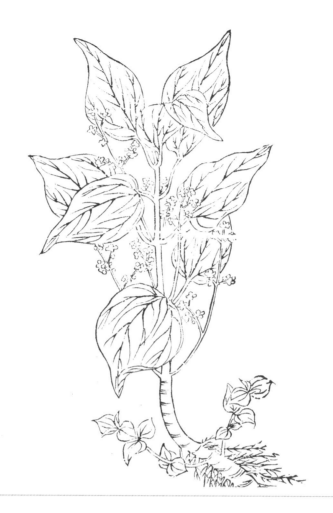

图 834　石筋草

出基脉，二侧脉近边缘，淡绿色面深；花小青白色，先聚成簇，再成腋生的圆锥状花序，花序二型，长者超过于叶，短者几等长于叶柄；瘦果微带紫色。综合上述性状，与《云志》7：222 和《中志》23（2）：110 所描述的荨麻科冷水花属石筋草 Pilea plataniflora C. H. Wright 在概貌上基本相似。本种除分布于甘肃、陕西、湖北西部、四川、贵州、广西、台湾外。在云南几乎全省有分布；生于海拔 1 000～2 400 米山坡林下石灰岩上。全草入药，有舒筋活血、消肿和利尿之效。

《中志》23（2）：110、《纲要》2：40、《云志》7：222 和吴批：Pilea plataniflora C. H. Wright。

784. 紫背鹿衔草

紫背鹿衔草，生昆明山石间。如初生水竹子叶细长，茎紫，微有毛。初生叶背亦紫，得湿即活，人家屋瓦上多种之。夏、秋间，梢端叶际作扁苞，如水竹子，中开三圆瓣碧蓝花。绒心一簇，长三四分，正如翦绘缋绡[1]为之。上缀黄点，耐久不敛。藓花苔绣，长伴阶除；秋雨萧条，稍堪拈笑。

[新释]

吴其濬新描述的云南类群。据《图考》文、图（图835），本种为一草本，生石间，叶细长如竹叶，下部包裹茎成鞘，茎和初生叶背有紫色，微有毛；夏、秋间，在梢端的叶际间，抽出花序，现原图仅1～3朵（尚未完全生长开展，因其下尚有许多苞片），花序下托以舟状总苞片，花瓣3，圆形，碧蓝色，花丝有绒毛，正如原文所说"绒心一簇，长三四分，正如翦绘缯绡为之"，谅系由几个花挤生成在一起而远观之成一簇，花药黄色，花期较长。从上述性状概况视之，将本种订为《中志》13（3）：104，《云志》3：697描述的鸭跖草科水竹叶属紫背鹿衔草 *Murdannia divergens* (C. B. Clarke.) Bruckn. 较为合适。《中志》作者虽未注中名出《图考》，但已转引《云南种子植物名录》。本种分布于我国四川西南、贵州和云南，生于海拔1 100～2 900米山坡草地、沟谷林下。

松村：*Aneilema*；《纲要》和吴批：*Murdannia divergens* (C. B. Clarke.) Bruckn.。

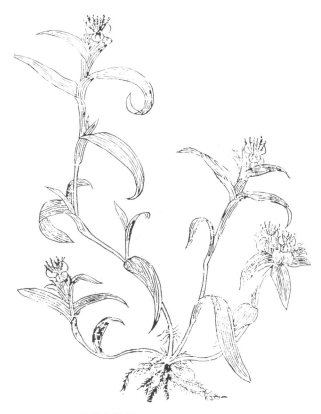

图835　紫背鹿衔草

[注]

① 缯绡：丝织物。

785. 象鼻草

象鼻草，生云南，一名象鼻莲。初生如舌，厚润有刺，两叶对生，高可尺余，边微内翕。外叶冬瘁，内叶即生，栽之盆玩，喜阴畏暵，盖即与仙人掌相类。《云南府志》：可治丹毒。产大理者，夏发茎，开小尖瓣黄花如穗。性凉，敷汤火伤良。

[新释]

本条、卷之三十油葱和卷之三十五卢会三条描述的物种，实则即一种。从本条和油葱原文、图，本种植物为多年生常绿肉质草本，茎短高尺余，基部叶对生，上部叶互生，叶肥厚多汁，汁干后成膏或饴，边微向内卷，边上有刺；花黄色，成穗状花序，花被片下部合生，裂片前端尖。概貌和《中志》14：63和《云志》7：696所描述的百合科芦荟属植物芦荟 *Aloe vera* var. *chinensis* 基本相似。只芦荟条所附图（图836）非是该种。该种据《中志》，南

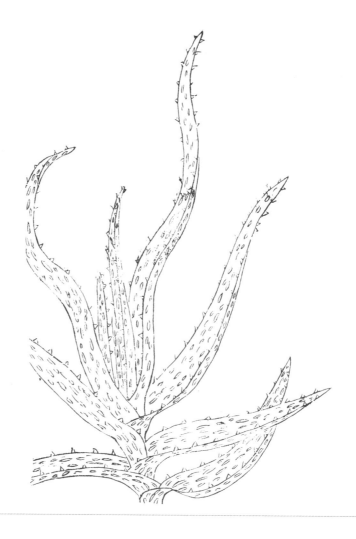

图 836　象鼻草

方各省区和温室常见栽培，也有由栽培变为野生的。但我国有否真正野生的，尚难以肯定。芦荟在民间也作草药用，有通便、催经和凉血止痛的作用。

松村：*Agave*；《云志》：*Aloe vera* (L.) Burm. f.；吴批：*Aloe vera* var. *chinensis*。

786. 对叶草

对叶草，生云南山石上。根如麦门冬，累缀成簇，下有短须甚硬。根上生叶如指甲，双双对生。冬开小白花四瓣，作穗长二三分。与瓜子金相类而花异，性亦应同石斛。

[新释]

吴其濬新描述的云南类群。据《图考》图（图 837）、文，本品为一草本，根状茎匍匐，生假鳞茎，假鳞茎卵形，顶端生 2 叶，叶披针形，最宽部分一般在下部 1/3 处，先端长渐尖；冬天其花序从假鳞茎的基部伸出开花，花葶长二三分，花白色，四瓣，类瓜子金，性同石斛，

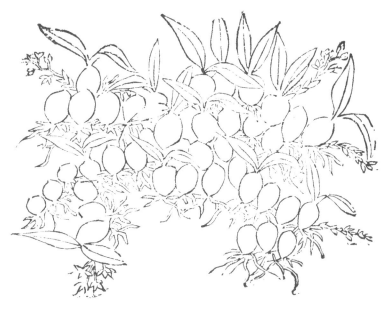

图 837　对叶草

其花序是从假鳞茎的基部伸出。上述性状，较符合兰科石豆兰属 *Bulbophyllum* 植物的特征。具体物种待考。

《纲要》：*Pholidota cantonensis* Rolfe；吴批：*Bulbophyllum*。

787. 树头花

树头花，云南老屋木板上皆有之，开三瓣紫花。《古今图书集成》：顺宁府产树头花，年久枯树上所生。状似吉祥草而叶稍大，开花如穗。一茎有花十余朵，香逊幽兰。状颇相类。

[新释]

吴其濬新描述的云南类群。由《图考》文、图（图 838），可得知，该种为矮小、直立草本，花茎从基生叶腋中抽出，叶细长如吉祥草（参见本书卷之二十七，为 *Reineckia carnea*，但图上的花似为麦门冬一种），花序总状，托以舟状总苞片，花瓣 3 片，紫色。从以上简略的性状描述，可判断为鸭跖草科水竹叶属 *Murdannia*

植物。吴旧时曾订作鸭跖草科水竹叶属植物 *Murdannia sinica* (Ker.-Gawl.) Briickn. 或树头花 *Murdannia stenothyrsa* (Diels) Hand.-Mazz.。现前一名作细叶竹篙草 *Murdannia simplex* (Vahl) Brenan 的异名。树头花 *Murdannia stenothyrsa* 为我国特有种，除四川（西昌、汉源）外，在云南产于昆明、禄丰、大理、剑川、凤庆，生于 1 700～2 700 米开旷山坡、杂木林内或水田边。《中志》："或许把本种作为细竹篙草 *Mudannia*

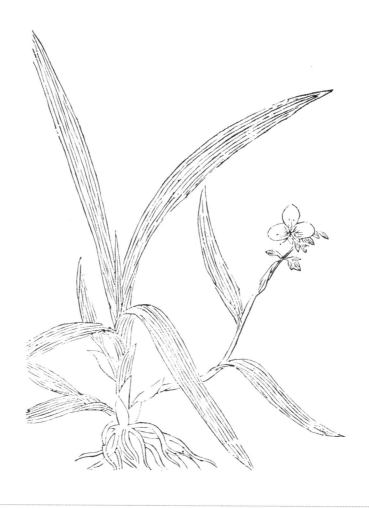

图 838　树头花

---

simplex 中的一个亚种处理更合适些，因为两者区别只在一些量的性状上，而且并无明显间断，在分布上两者呈海拔高度上的替代关系。"

《中志》13（3）：111、《云志》3：700：*Murdannia stenothyrsa* (Diels) Hand. -Mazz.。

788. 金兰

金兰，即石斛之一种。花如兰而瓣肥短，色金黄，有光灼灼。开足则扁阔，口哆[1]中露红纹尤艳。凡斛花皆就茎生柄，此花从梢端发权生枝，一枝多至六七朵，与他斛异。滇南植之屋瓦上，极繁，且卖其花以插鬓。滇有五色石斛，此其一也。

[新释]

吴其濬新描述的云南类群。《纲要》释作兰

科石斛属植物叠鞘石斛 *Dendrobium aurantiacum* Rchb. f. var. *denneanum* (Kerr) Z. H. Tsi，与《图考》绘图（图 839）中花序的性状不符，暂定石

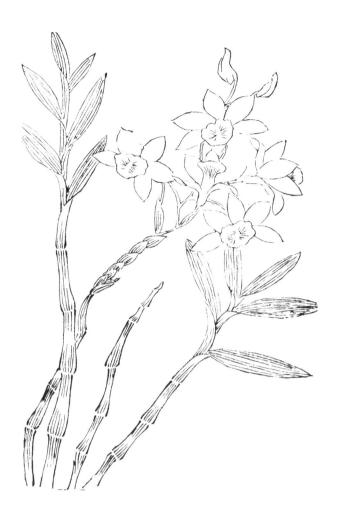

图 839　金兰

斛之一种 *Dendrobium* sp.。

　　松村：*Dendrobium*；吴批：*Dendrobium chrysanthum*。

〔注〕

I 口哆（duō）：此处指兰科植物唇瓣上面的唇盘。

789. 石交

　　石交，生云南山坡。高尺余，褐茎如木，交互相纠。初附茎生叶，渐出嫩枝；三叶一簇，面绿背紫。大者如豆，小者如胡麻，参差疏密，自然成致。《滇本草》：性温，味苦辣，有小毒。走筋络，治膈气痛、冷寒攻心、胃气疼、腹胀，发散疮毒。

〔新释〕

吴其濬新描述的云南物种。据《图考》文、

图（图 840），可知本植物为高尺余草本，茎褐色，互生，但交互相纠，初生茎生叶，后才萌发嫩枝；叶为一回具三小叶的奇数羽状复叶，

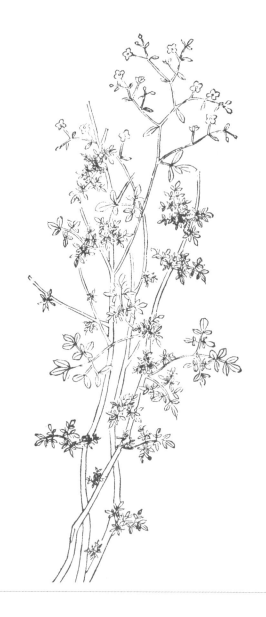

图 840　石交

小叶小，卵形，无柄，先端钝圆；聚伞花序似作蝎尾状花序，生枝顶，其中常生小叶；花具长柄，花瓣 4 枚。上述性状，与《中志》43（2）：84 和《云志》6：737 描述的芸香科石椒草属植物石椒草 *Boenninghausenia sessilicarpa* Lévl. 在概貌上基本相似。本种为我国特有种，

除分布四川西南外，还产于云南西北、云南中部、云南东北及红河、泸水等地，生石灰岩灌丛及山沟林缘。附记：《滇南本草》作石椒草，石交草为别名。

《纲要》和吴批：*Boenninghausenia sessilicarpa* Lévl.。

790. 豆瓣绿

豆瓣绿，生云南山石间。小草高数寸，茎叶绿脆。每四叶攒生一层，大如豆瓣，

厚泽类佛指甲。梢端发小穗长数分，亦脆。土医云性寒，治跌打。顺宁有制为膏服之，或有验。惟滇南凡草性滋养者，皆曰鹿衔，诞词殊未可信，姑存其方。

六味鹿衔草膏：六味鹿衔草，皆生顺宁县瑟阴洞林岩。扳岩采取豆瓣鹿衔草、紫背鹿衔草、岩背鹿衔草、石斛鹿衔草、竹叶鹿衔草、龟背鹿衔草六味，加大茯苓，用桑柴合煎去渣，更加别药，熬一日夜。冰糖融膏。性平和，男女老幼皆可服，忌酸冷。治痰火，用芭根酒服。年老虚弱、头晕、眼花，用福圆大枣汤服。年幼先天不足、五痨七伤，火酒调服。患病日久，难以起欠，福圆大枣茯苓姜汤服。此膏长服，益寿延年，须发转黑。

[新释]

吴其濬新描述的云南物种。据《图考》文、图（图841），本种为丛生矮小草本，高约10厘米；茎、叶绿而肉质，叶椭圆形，大小如豆瓣，4枚轮生；花成穗状花序，长2～3厘米，其下总梗稍短于花序，单生于茎端。上述性状，与《中志》20（1）：70和《云志》所描述的胡椒科草胡椒属植物豆瓣绿 *Peperomia tetraphylla* (Forst. f.) Hook. et Arn. 在概貌上相似。该种在我国广布于台湾、福建、广东、广西、贵州、四川、甘肃南部、西藏南部和云南，生于海拔800～2 900米的苔藓栎林、湿润处岩石表面、树杈上。全草药用。内服治风湿性关节炎、支气管炎；外敷治扭伤、骨折、痈疮疔肿等。

附方中提及六种鹿衔草，其中紫背鹿衔草，本卷前文已考，其余四种植物待考。

《中志》20（1）：70、《纲要》和吴批：*Peperomia tetraphylla* (Forst. f.)Hook. et Arn.。

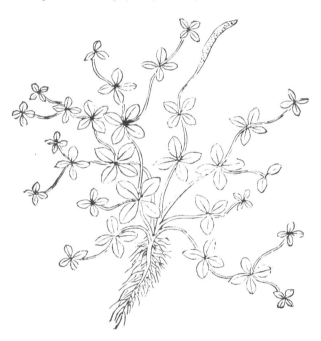

图841 豆瓣绿

791. 草血竭

草血竭，一名回头草，生云南山石间。乱根细如团发，色黑，横生。长柄长叶，微似石韦而柔，面绿背淡，柄微紫。春发葶，开花成穗，如小白蓼花。《滇本草》：味辛苦，微涩，性温。宽中消食，化痞。治胃疼寒湿、浮肿癥瘕、淤血。男妇痞块、癥瘕积聚，草血竭一钱焙末，砂糖热酒服。气盛者加槟榔、台乌。寒湿浮肿，草血竭、茴香根、草果子共为细末，煮鲴鱼吃三四次效。

［新释］

吴其濬新描述的云南物种。据《图考》文、图（图842），本种"乱根细如团发，色黑，横生"，茎不分枝；基生叶长圆状披针形至倒披针形，基部楔形，具长柄，先端急尖，边全缘，中脉显著，茎生叶具开裂的鞘，披针形但比基生叶小而狭；花小，白色，集成顶生穗状花序。综合上述性状，宜释作《中志》25（1）：47、《云志》11：341及《图鉴》1：555，图1110描述考证的蓼科蓼属植物草血竭 *Polygonum paleaceum* Wall. ex Hook. f.。本种在我国分布于四川、云南、贵州。在云南分布几遍全省，生于海拔1 350～4 200米山坡草地、山谷、沟边、林中、林缘等处。根状茎供药用，止血止痛，收敛止泻。

松村：*Polygonum*；吴批：*Bistorta paleacea*、*Bistorta paleaceum*。

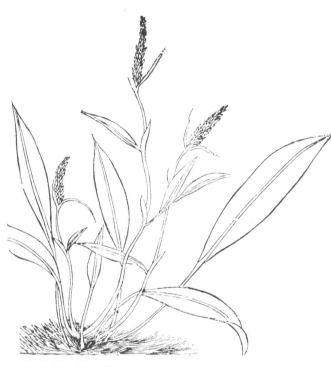

图842 草血竭

792. 郁松

郁松，生蒙自县山中。绿茎细叶，蒙茸荏柔，一丛数本，经冬不萎，故名为松，而枝叶俱扁。土医采治牙痛，无论风火、虫蚀，揉熟，塞入患处即止。

［新释］

吴其濬新描述的云南类群。绘图（图843）枝头具复总状花序，不像卷柏属 *Selaginella* 植物，应为一种被子植物。待考。

吴批：*Selaginella*。

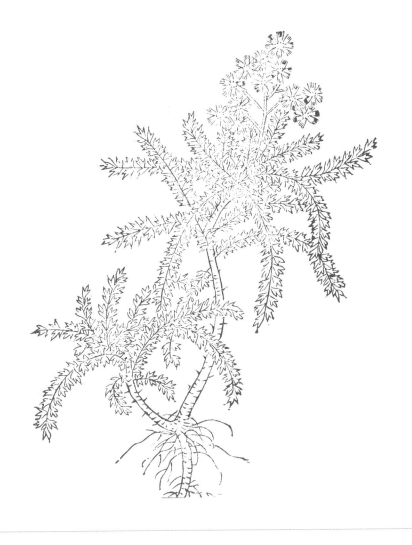

图 843　郁松

793. 镜面草

镜面草，生云南圃中。根茎黑糙，附茎附根发叶。叶极似莼，光滑厚脆，故有镜面之名。《云南志》录之，云可治丹毒。此草性、形，大致同虎耳草。

[新释]

吴其濬新描述的云南物种。据《图考》文、图（图844），可知本种具黑而粗糙且肥大的根状茎，叶生茎端外，在根状茎上可生出簇叶；叶宽卵形至近圆形，盾状着生，柄着生于近叶的基部，先端略尖，边全缘，光滑肉质（"光

滑厚脆"）似铜镜面，因而得名镜面草。虽原图无花果，但在云南产的冷水花属 *Pilea* 植物中，在外形上十分特异，较宜释为《中志》23（2）：125 描述的荨麻科冷水花属镜面草 *Pilea peperomioides* Diels。本种为我国特有种，除分布于贵州西部、四川西南外。在云南产于昆明、大理、泸水、维西等地，生于海拔 800～2 000

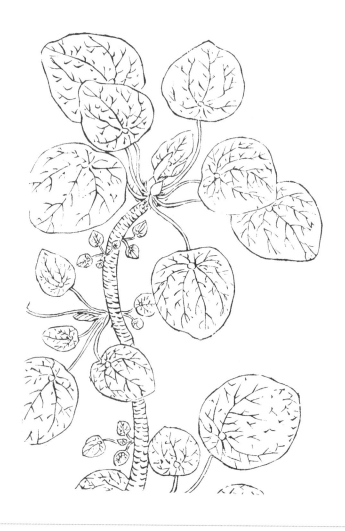

图 844　镜面草

（～3 000）米山坡岩石上或林下水沟边。各地常栽培供观赏，野外很难发现野生居群。

《中志》23（2）：125、《纲要》《云志》7：229 和吴批：*Pilea peperomfoides* Diels。

794. 石风丹

石风丹，生大理府。似石韦有茎，梢开青花，作穗如狗尾草，俚医用之。云性温，味苦，无毒。通行十二经络，养血舒肝，益气滋肾。入筋祛风，入骨除湿。盖亦草血竭一类。

[新释]

吴其濬新描述的云南类群。据《图考》文、图（图845），本种具粗肥的 5 条根；基生叶长

圆状披针形，基部楔形，具长柄，先端尖，边全缘，革质（"似石韦"），中脉显著，茎生叶条状披针形，向上逐渐缩小；花青色？成穗状，单生茎端。上述性状与蓼科蓼属植物翅

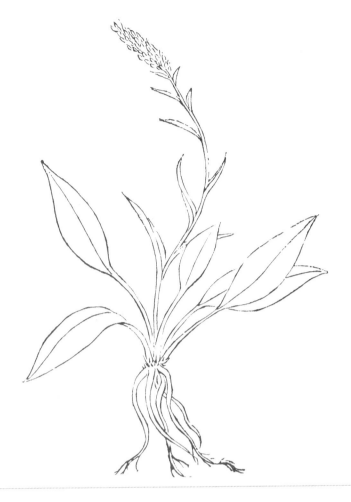

图 845　石风丹

枝蓼 *Polygonum sinomontanum* Sam. 和珠芽蓼 *Polygonum viviparum* L. 在概貌上确实有些相似。但这两种花色为粉色或淡粉，文字中提示该种"似石韦有茎，梢开青花"，不合。

《图考》绘图绘出 5 条粗大的根，应为兰科植物。花色与兰科斑叶兰属植物 *Goodyera* 的花序和花颜色颇似，疑为《中志》17：151 描述的大理府高斑叶兰 *Goodyera procera* (Ker-Gawl.) Hook.，该种花被片基部绿白色。该种产于安徽、浙江、福建、台湾、广东、香港、海南、广西、四川西部至南部、贵州、云南、西藏东南部，生于海拔 250～1 550 米的林下。本种民间今仍作草药利用。

松村：*Polygonum*；《中志》25（1）：39 和《云志》11：336：*Polygonum sinomontanum* Sam.；《纲要》3：28：*Polygonum viviparum* L.Hook.；吴批：*Bistorta(Polygonum) toriace*。

795. 一把伞

一把伞，生大理府石上。似峨眉万年松而叶圆。俚医用之，云味甘涩，性温，入足少阴，补腰肾、壮元阳。

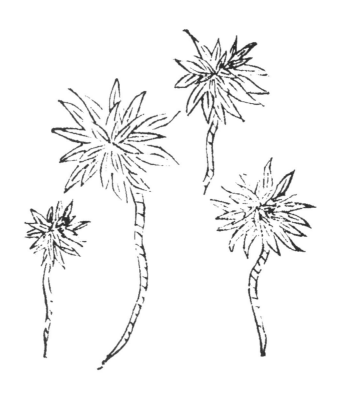

图 846　一把伞

[新释]

吴其濬新描述的云南物种。据《图考》图（图 846），较似真藓科大叶藓属植物暖地金发藓 Rhodobryum giganteum (Schwägr.)Par. 或大叶藓 Rhodobryum roseum (Hedw.) Limpr.。前者在我国分布较广，产于陕西、甘肃、安徽、浙江、台湾、福建、江西、湖北、湖南、广东、广西、贵州、云南和西藏等省区。后者我国产于吉林、内蒙古、陕西、山东、甘肃、新疆和台湾等省区。两种都富含黄酮类化合物，可促进血液中氧的含量。据文字提供的地理分布"生大理府石上"，应为前者。

吴批：苔藓 Mnium。

796. 地卷草

地卷草，即石上青苔。湿气凝结成片，与仰天皮[1]相似。面青黑，背白，盖即石耳之类。《滇本草》：味甘，性温，无毒。生石上或贴地上。绿色细叶自卷成虫形。一名虫草，一名抓地松。采取治一切跌打损伤筋骨如神。不可生用，生则破血。夷人呼为石青苔，治鼻血效。

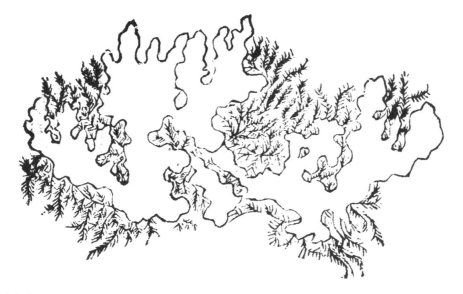

图 847　地卷草

图（图847）及文字描述也为该种。云南常见。

[新释]

据《滇南本草》卷三，《滇南本草》整理组释本品为地卷科地卷属植物，多指地卷 *Peltigera polydactyla* (Neck.) Hoffm.。《图考》绘

吴批：地衣：*Pletaria*(?)。

[注]

❶ 仰天皮：地衣类植物通称。

797. 石龙尾

> 石龙尾，生云南山石上。独茎细叶，四面攒生，高四五寸。颇似初生青蒿而无枝叉，大致如石松等，而茎肥叶浓，性应相类。

[新释]

吴其濬新描述的云南类群（图848）。《中志》67（2）：103 石龙尾作为 *Limnophila* 属的中文名。石龙尾 *Limnophila sessiliflora* (Vahl) Blume 为水生植物，叶为二型，叶有香气。若

按《图考》的"石龙尾"生山石上，有疑问。日人最早将这一植物订为该种，《种子植物名称》1954年沿用。吴批为玄参科马先蒿属之一种 *Pedicularis* sp.。形态不符，似非是。

松村：*Ambulia sessiliflora*；吴批：图似 *Pedicularis* 一种，日人释作 *Limnophila sessiliflora*。

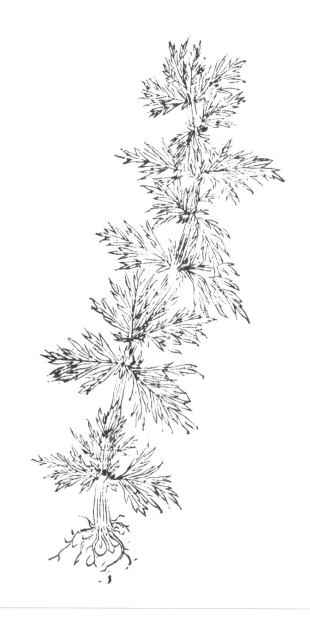

图 848　石龙尾

798. 过山龙

过山龙，一名骨碎补。似猴姜而色紫有毛，云南极多。味苦，性温。补肾，治耳鸣及肾虚久泻。

[新释]

吴其濬新描述的云南类群。据《图考》绘图（图 849），仅为一段具圆、直而粗壮的根茎，密被紫色鳞片，似肉质。蕨类槲蕨属植物之一种 *Drynaria* sp.。云南该属 9 种，但《图考》图只附根茎，无多叶片及孢子囊特征，具体物种待野外详细核实。

吴批：图仅仅为根茎，*Drynaria delavayi*？

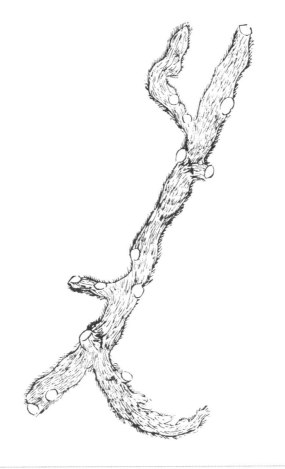

图 849　过山龙

799. 玉芙蓉

玉芙蓉，生大理府。形似枫松树脂，黄白色，如牙相粘，得火可然。俚医云味微甘，无毒。治肠痔泻血。

[新释]

吴其濬新描述的云南药物（图 850）。待考。

吴批：图为树脂状物，参考本书卷之十五"仙人掌"条。

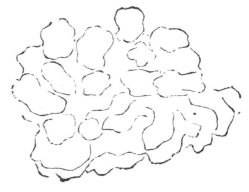

图 850　玉芙蓉

800. 独牛

独牛，生云南山石间。初生一叶，似秋海棠叶而光滑无锯齿，淡绿厚脆，疏纹数道，面有紫晕如指印痕。茎高三四寸，从茎上发苞开花。花亦似海棠，只二瓣，黄心一簇。盆石间植之有别趣，且耐久。

[新释]

吴其濬新描述的云南类群。从《图考》文、图（图851）视之，原文"茎高三四寸"，系将花葶误作茎。本植物具球形块茎，具2叶，叶宽卵形，两侧微不相等，有柄，基部心形，先端急尖，边缘似具不规则小齿，图上绘有一已开放的雄花（原文所说"只二瓣"指的是花被片，"黄心一簇"指的是雄蕊），本植物隶秋海棠属 *Begonia* 无疑。本属在全国约有140种，而云南占有93种之多，仅依靠上述性状很难鉴定到种。所幸前人已订为独牛 *Begonia henryi* Hemsl.，从上述描述与其核对尚适合，故从前说。据《云南植物名录》上：350 和《云志》12：184，本种除分布于湖北、四川、贵州、广西外，在云南产于昆明、东川、禄劝、楚雄、大理、鹤庆、洱源等地，生于海拔1 800～2 600米石灰岩山地密林下、溪边岩上。

《纲要》和吴批：*Begonia henryi* Hemsl.；《中志》52（1）：201 释作短茎秋海棠 *Begonia sinobrevicaulis* Ku，如从花序性状，较符合《图考》绘图特征。只该种根状茎圆柱状，又狭域分布在云南麻栗坡。

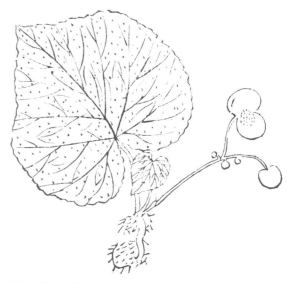

图851 独牛

801. 半把伞 一名雄过山

半把伞，生云南山石上。横根，黑须如乱发。茎端生叶，长二三寸，披垂如伞而阙其半，背有点如金星。

[新释]

吴其濬新描述的云南类群。据《中志》6

（2）：32，扇蕨植株高达65厘米；根状茎粗壮横走，密被鳞片；叶远生，叶柄长30～45厘米，叶片扇形，长25～30厘米，宽相等或

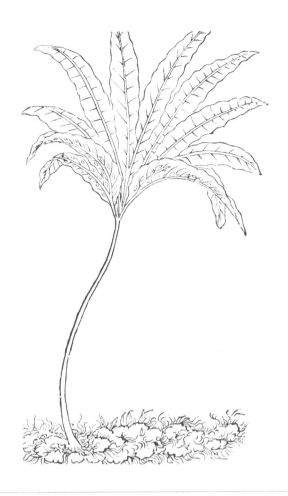

图 852 半把伞

略超过，鸟足状掌形分裂，中央裂片披针形，长，两侧的向外渐短，全缘，干后纸质，叶脉网状，网眼密，有内藏小脉。正合《图考》绘图植物形态（图 852）。其孢子囊群聚生裂片下部，紧靠主脉，圆形或椭圆形。据此，可释其为《中志》描述的水龙骨科扇蕨属植物扇蕨

Neocheiropteris palmatopedata (Baker) Christ。该种产于四川、贵州和云南，生于密林下或山崖林下，海拔 1 500～2 700 米。为中国特产的一种奇异的蕨类植物，可作观赏栽培。

松村：*Dipteris conjugate* Reinw.；《中志》和吴批：*Neocheiropteris palmatopedata* (Baker) Christ。

802. 大风草

大风草，石韦之类，而叶长尺许，薄脆，横直纹，皆类蕉叶，背有白绿点。盖无风自摇者。

[新释]

吴其濬新描述的类群。《图考》绘图（图

853）没有表现出附生的特征。绘图植株具粗壮根状茎；叶近簇生，叶柄短，具棱？叶片椭圆披针形，中部最宽，顶端渐尖，基部下延

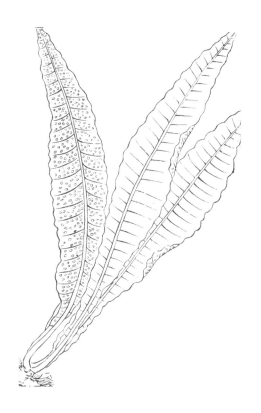

图 853 大风草

成狭翅，几达叶柄基部，略呈波状，主脉下面隆起，侧脉明显，近平展，具横脉；孢子囊群小，圆形，着生于叶片小脉连接处，不规则地散布于侧脉间。上述性状，概貌疑似《中志》6（2）：226 描述的水龙骨科星蕨属植物膜叶星蕨 *Microsorum membranaceum* (D. Don) Ching。

该种产于台湾、广东、广西、海南、四川、贵州、云南和西藏等省区，生长于荫蔽的山谷溪边或林下潮湿的岩石或树干上，海拔 800～2 600 米。

《纲要》：*Microsorum membranaceum* (Don) Ching；吴批：*Microsorum punctoctum*。

803. 骨碎补

骨碎补，与猴姜一类。惟猴姜扁阔，骨碎补圆长，滇之采药者别之。

[新释]

吴其濬新描述的类群。据《云志》21 卷，云南槲蕨科槲蕨属 *Drynaria* 共 9 种，石莲姜槲蕨 *Drynaria propinqua* (Wall.) J. Smith 的根状茎直径仅 1～2 毫米。而《图考》绘图（图 854）显示的根状茎粗，具分枝。较宜释为川滇槲蕨 *Drynaria delavayi* Christ。该种根状茎直径 1～2 厘米，圆柱状。我国产于陕西、甘肃南部、青海、四川、云南西北部和西藏东部，生于石上或草坡，海拔 1 000～1900（～2 800～3 800～4 200）米。

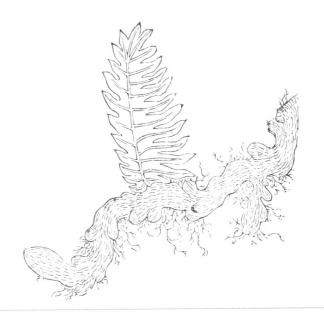

图 854　骨碎补

文中提及猴姜，其根状茎扁而阔者。吴批：*Drynaria fortunei*。存以备考。

松村：*Polypodium fortunei* Kze.= *Drynaria fortunei*；《纲要》：*Drynaria propinqua* (Wall.) J. Smith；吴批：*Drynaria delavayi*，与 *D. fortunei* 之别。

804. 还阳草

还阳草，大体类凤尾草，细茎如漆，横根多毛。殆石长生之类。

[新释]

　　吴其濬新描述的类群。绘图（图 855）显示为凤尾蕨科凤尾蕨属 *Pteris* 植物。宜释作《中志》3（1）：20 描述的猪鬣凤尾蕨 *Pteris actiniopteroides* Christ。该种产于西南，云南较为常见，云南产于昆明、嵩明、文山、屏边、蒙自、景东、丽江，生于裸露的石灰岩缝隙中，海拔 600～2 000 米，模式标本采自云南（蒙自）。为旱生好钙植物，由于生境的不同，形体差异甚大。

　　松村：*Pteris cretica* L.；《纲要》和吴批：*Pteris actiniopteroides* Christ。

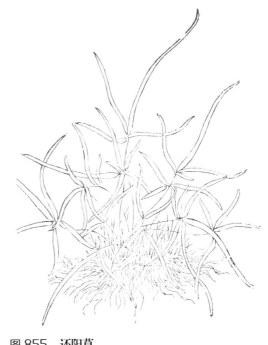

图 855　还阳草

805. 石龙参

石龙参，生昆明山石间。一茎一叶，如莙叶。根白有黑横纹，宛似小蚕，复有长须十数条。

[新释]

吴其濬新描述的云南类群。据《图考》文、图（图856），本种为多年生小草本，根状茎如蚕，有黑色横纹，从其抽出仅一叶；叶宽卵状心形，基部心形，先端尖，边近全缘。据《云志》10：8，灰叶堇菜 *Viola delavayi* Franch 根状茎粗壮，具多数暗色纤维状根……叶卵形，长3～4厘米，宽约3厘米，先端渐尖，基部心形，边缘具波状锯齿……其附图，图版1：5～11和《图考》绘图不太相符。《图考》图不绘有花、果，谅系春季刚发出一叶的情况，看来十分特异。吴征镒对昆明植物十分熟悉，料想他不会对此特异的植物不识。民间以全草入药，能清热解毒；根能治跌打损伤。又该种有一个变种 *Viola delavayi* Franch var. *depauperata* Diels，据变种加词的词源，指其不发育之意，疑即指此变种。

吴批：*Viola delavayi*。

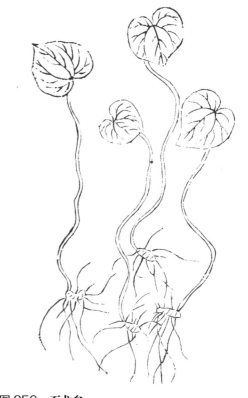

图856　石龙参

806. 小扁豆

小扁豆，生云南山石上。长三四寸，红茎对叶，开小紫花，作穗。结实如扁豆，极小。

[新释]

吴其濬新描述的云南类群。据《图考》文、图（图857），可知本种为一年生草本，茎高约10厘米，不分枝；叶互生，宽椭圆形，近无柄，先端钝圆至锐尖；花紫色，顶生茎顶；果扁圆形，小。综合上述性状，宜释作《中志》43（3）：170和《云志》3：278所描述的远志

科远志属小扁豆 *Polygala tatarinowii* Regel。本种广布于我国东北、华北、华中、西北、西南各地外，在云南产于中新、东北、东南、南部、西北各地，生于海拔（540～）1 300～3 000（～3 900）山坡草地、石灰岩及路旁草丛中。

全草可入药，用于治疟疾和身体虚弱。

松村：*Salomonia stricta* Sieb. et Zucc.；《纲要》《中志》43（3）：170 和吴批：*Polygala tatarinowii* Regel。

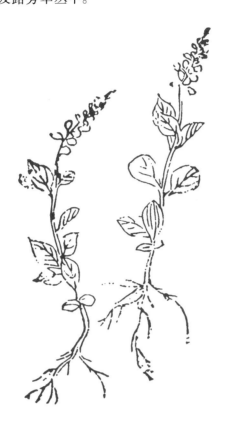

图 857　小扁豆

《植物名实图考》

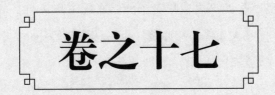

卷之十七

固始吴其濬　著　蒙自陆应谷　校刊

水草类

807. 子午莲

子午莲，滇曰茈碧花，生泽陂中。叶似莼有歧，背殷红。秋开花作绿苞，四坼为跗，如大绿瓣，内舒千层白花，如西番菊，黄心。亦作千瓣，大似寒菊。《浪穹县志》：茎长六七丈，气清芬，采而烹之，味美于莼。八月花开满湖，湖名茈碧，以此[1]。按《本草拾遗》萍蓬草，叶大如荇，花亦黄。李时珍谓叶似荇而大，其花布叶数重，当夏昼开花，夜缩入水，昼复出。则此草其即萍蓬耶？

〔新释〕

本条为吴其濬新描绘的云南物种。据图（图858）、文，为一水生植物；叶倒心形至倒卵状心形，基部深裂，先端钝圆，全缘，背面朱红色，具长柄，柄着生于叶片的裂口部；秋天开花，花具长柄，萼片4枚，绿色，花瓣白色，多数作数轮排列，雄蕊多数，也作数轮排列，花药黄色。概貌与《云志》4：143和《中志》描述的睡莲科睡莲属植物睡莲 *Nymphaea tetragona* Georgi 相同。本种分布于贵州、新疆、东北、华北，在云南产洱源茈碧湖，海拔2 000余米。

《本草拾遗》的萍蓬草，睡莲科萍蓬草属植

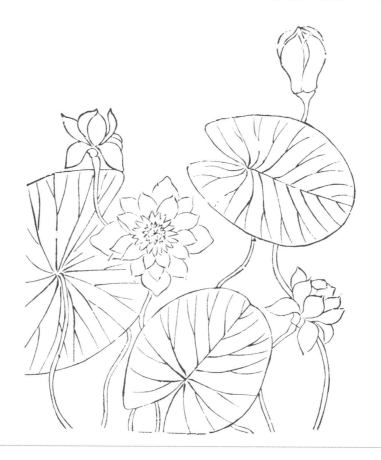

图 858　子午莲

物萍蓬草 *Nuphar pumilum* (Hoffm.) DC.，产于黑龙江、吉林、河北、江苏、浙江、江西、福建、广东。生在湖沼中。

松村：*Nymphaea tetragona* Georg.；吴批：

Nymphaea alba 一类。该种云南未分布。

[注]

1 以此：其后疑有漏字，如"名之"之类。

808. 马尿花

马尿花，生昆明海[1]中，近华浦尤多。叶如荇而背凸起，厚脆无骨，数茎为族，或挺出水面。抽短葶开三瓣白花，相叠微皱，一名水旋覆。《滇本草》：味苦，微咸，性微寒。治妇人赤白带下。按《野菜赞》云：油灼灼，苹类。圆大一缺，背点如水泡，一名苤菜，沸汤过，去苦涩，须姜醋，宜作干菜，根甚肥美，即此草也。

[新释]

吴其濬新描述的云南物种。据文、图（图859），本植物为漂浮的水生植物，数株生长在一起（表明有根状茎）；叶具柄圆状心形（即圆大一缺），厚，有时挺出水面，下面有蜂窝状贮气组织（即背点如水泡），花葶短，与叶近等长，顶生一花，花瓣3枚，近圆形，白色。其概貌与《中志》8：364和《云志》4：756所描述的水鳖科水鳖属植物水鳖 *Hydrocharis dubia* (Bl.) Baker（异名 *Hydrocharis asiatica* Miq.）基本相似。本种产于我国东北、河北、陕西、山东、江苏、安徽、浙江、江西、福建、台湾、河南、湖北、湖南、广东、海南、广西、四川、

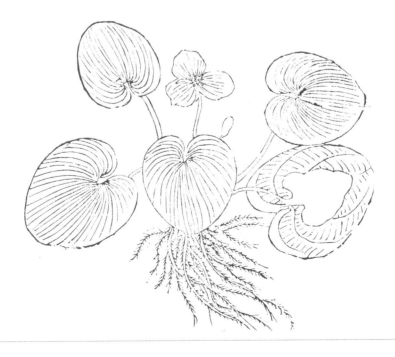

图 859　马尿花

云南等省区，生于静水池沼中。《滇南本草》的马尿花，《野菜赞》的油灼灼也为本种。今江苏苏州地区仍称之为茆菜。

松村：*Hydrocharis morsus-ranae* L.；《纲要》3：492、《中志》：*Hydrocharis dubia* (Bl.) Backer；吴批：*Hydrocharis asiatica*。

[注]

[1] 海：云南称较大的湖泊作"海"，如洱海。

809. 海菜

海菜，生云南水中。长茎长叶，叶似车前叶而大，皆藏水内。抽葶作长苞，十数花同一苞。花开则出于水面，三瓣，色白；瓣中凹，视之如六，大如杯，多皱而薄；黄蕊素萼，照耀涟漪。花罢结尖角，数角弯翘如龙爪，故又名龙爪菜。水濒人摘其茎，煠食之。《蒙自县志》：茎头开花，无叶，长丈余，细如钗股。卷而束之，以鬻于市，曰海菜，可瀹而食。盖未见植根水底、漾叶波际也。《滇海虞衡志》以为其根即莼[1]，则并不识莼。考《唐本草》有蕵菜，叶似泽泻而小，形差相类。语即未详，图亦失真，不并入。

[新释]

本条包括两种植物：一种为《图考》引《蒙自县志》的海菜，从《图考》原文、图（图860），本植物为沉水植物，茎极短缩，叶基生，具长柄，卵状椭圆形，基部微心形，先端锐尖，具5条平行脉，边缘呈被状；花葶具一佛焰苞，内有花十数朵，开花时生长出于水面，花瓣三，白色，中间深凹而形似六瓣；果实长角状而弯曲。本植物为沉水植物，在体态上，尤其叶形变异很大，据上描述，基本符合《中志》8：160，《云志》4：758和《图鉴》5：25，图6880 [*Ottelia esquirolii* (Lévl. et Vant.) Dandy] 描述的水鳖科水车前属植物海菜花 *Ottelia acuminata* (Gagnep.) Dandy 的特征。该种产于广东、海南、广西、四川、贵州和云南，为我国特有种，生于湖泊、池塘、沟渠及水田中。

另一种为《唐本草》的蕵菜。查《本草纲目》卷十九有蕵菜，出《唐本草》，文如下：蕵

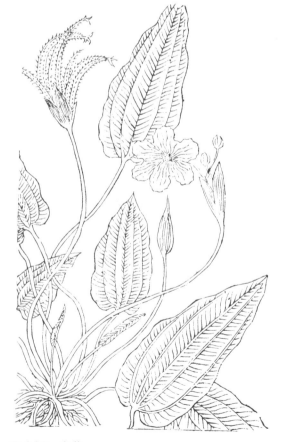

图860 海菜

菜所在有之，生于水旁。叶圆，似泽泻而小，花青白色。亦堪蒸啖……吴征镒订为水鳖科水车前属植物龙舌草 *Ottelia alismoides* (L.) Pers.，该名即同《图考》17：443 滇海水仙花所附的"龙舌草"。"龙舌草"一名最早出《本草纲目》，该书集解："龙舌生南方池泽湖泊中，叶如大叶菝菜及荇苴状。根生水底，抽茎出水，开白花。根似胡萝卜根而香。杵汁能软鹅鸭卵，方家因刺丹砂，煅白矾，制三黄。"因无论"蕲菜"和"龙舌草"都语焉不详，亦未有图，唯有从《中志》8：153 和《云南》4：758 的考订

龙舌草 *Ottelia alismoides* (L.) Pers.。所幸云南只有 *Ottelia acuminatus* 和 *Ottelia alismoides* 两种，前者佛焰苞通常无翅，一个佛焰苞内具多花，而后者佛焰苞有数条翅，只具 1 花，稀 2～3 花，可以区别。不知古人能否区别开。

《纲要》《中志》8：160 和吴批：*Ottelia acuminata* (Gagnep.) Dandy。

[注]

[1] 莼：莼菜属科莼菜属植物莼菜 *Brasenia schreberi* J. F. Gmel.。

810. 滇海水仙花

滇海水仙花，生海滨。铺生。长叶如车前草而瘦，粗厚涩纹，层层攒密。夏抽葶开粉红花，微似报春花[1]，团簇作球，映水可爱，疑即龙舌草[2]之类。根甚茸细。

[新释]

吴其濬新描述的云南类群。据《图考》文、图（图 861），可知本种为多年生草本植物，具粗短的根状茎，无茎；叶均为铺地而生的基出叶，长圆状披针形至倒披形，基部楔形渐狭成极短的柄，先端钝至锐尖，具羽状脉，侧脉 6～8 对，边全缘；花多朵，集生成头状花序，粉红色，花葶自叶丛中生出，不高，长约等于叶片；花冠深裂 5 瓣，裂片展开，先端 2 浅裂。综合上述性状，与《中志》59（2）：253 和《云志》15：500 所描述的报春花科报春花属植物滇海水仙花 *Primula pseudodenticulata* Pax 在概貌上基本相似。《纲要》2：371，考证为上述的一个近缘类群滇北球花报春 *Primula denticulata* Smith subsp. *sinodenticulata* (Balf. f. et Forr.) W. W. Smith et Forr.，该种为我国特有种，除四川西部

有分布外，在云南产于大理、洱源、剑川、丽江、香格里拉、景东、昆明、玉溪、蒙自等地，生于海拔 1 500～2 300（～3 000）米的湿草地。

Primula 组 sect. Denticulata Watt。据《云志》记载在云南产仅 3 种（其中 1 种仅有其亚种等级存在）即 *Primula denticulata* Smith ssp. *sinodenticulata* (Balf. f. et Forr.) W. W. Smith、*Primula monticola* (Hand.-Mazz.) Chen et C. M. Hu 以及 *Primula pseudenticulata* Pax。三种之间区别甚小，若仔细阅读它们所列的异名，互作异名的近况也是存在的。如 *Primula sinodenticulata* Balf. f. et Forr. 既又存立为种，又可作为 *Primula deuticulata* Smith 的亚种，而 *Primula monticola* (Hand.-Mazz.) Chen et C. M. Hu 既可作种，又可作为 *Primula polyphylla* Franch 或 *Primula pseudodenticulata* Pax 的变种，而 *Primula polyphylla* 还可作为 *Primula pseudodenticulata* Pax 的亚种 *Primula*

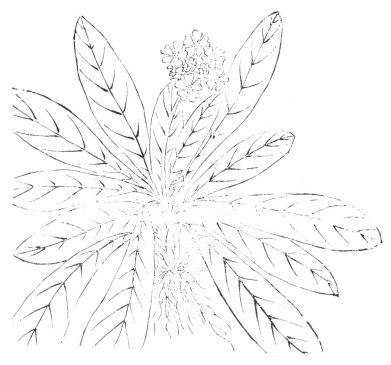

图 861　滇海水仙花

pseudodenticulata ssp. *polyphylla* (Franch.) W. W. Smith et Forr.。由此可见上述，这些类型很可能是分布于我国喜马拉雅地区 *Primula denticulata* Smith 的一个复合种的几个类型（经仔细研究后或可作亚种处理），谅在吴其濬眼中，是无法区分它们的。但我们为什么一定要把滇海水仙花考证为 *Primula pseudodenticulata*（如《云志》）或 *Primula denticulata* ssp. *sinodenticulata*（如《纲要》）。吴其濬确实久居昆明而它们在昆明都有生长。而把滇海水仙花订为其中之一，是无可非议的。若我们以进化观点，应该把它订成 *Primula denticulata* Smith 复合群为妥。

又据原文"滇海水仙花，生海滨"，这里的"海"若指洱海，是否也有理由订成 *Primula monticola* (Hand.-Mazz.) Chen et C. M. Hu，它的分布比前两种更北一些，海拔更高一些。若为药用植物的科和种区别明显者不宜应用。

松村：*Primula*；吴批：*Primula sinodenticulata*。

[**注**]

1 报春花：报春花科报春花属 *Primula* 多种植物。

2 龙舌草：水鳖科水车前属植物龙舌草 *Ottelia alismoides* (L.) Perr.。

811. 水毛花

水毛花，生滇海滨。三棱，<u>丛生</u>，如初生茭蒲，高二三尺。梢下开青黄花，似灯心草微大，一茎一花。根如茅根。

[新释]

吴其濬新描述的云南类群。《图考》绘图（图862）显示为植株的上半部，草本；秆丛生，锐三棱形，顶端呈斜截形，无叶片；苞片1枚，绘图绘作秆的延长，直立；小穗5到多数，聚集成头状，假侧生；卵形、长圆状卵形，顶端近于急尖；未见花。上述性状，较接近莎草科藨草属水毛花 *Scirpus triangulatus* Roxb. [*FOC* 作 *Schoenoplectus mucronatus* (L.) Palla subsp. *robustus* (Miq.) T. Koyama]。该种我国除新疆、西藏外，广布于全国各地，生于水塘边、沼泽地、溪边牧草地、湖边等，常和慈姑莲花同生，海拔500～1500米。

附记：《中志》似已经考证，否则不会订中名作水毛花，只未注明中名出处。

松村：*Scirpus mucronatus* L.；《纲要》：*Scirpus triangulatus* Roxb.；吴批：*Schoenoplectus*(*Scirpus*) *mucronata*。

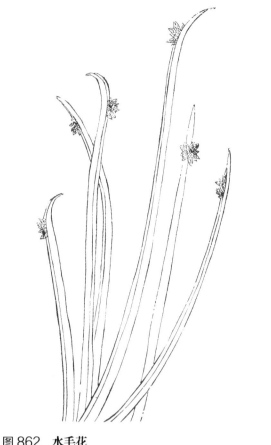

图862　水毛花

812. 水金凤

> 水金凤，生云南水泽畔。叶、茎俱似凤仙花，叶色深绿。《滇南本草》：味辛，性寒。洗筋骨疼痛、疥癞癣疮，殆能去湿。夏秋时叶梢生细枝，一枝数花，亦似凤仙，而有紫、黄数种，尤耐久。

[新释]

吴其濬新描述的云南物种。据《图考》文字，指凤仙花一类植物。众所周知，凤仙花主要依据花的结构、果实的形状来分类，仅据上述寥寥数语是无法鉴定到种。《图考》"水金凤"是引《滇南本草》1：129 而言的，据《图考》绘图（图863），可订为凤仙花科凤仙花属植物

滇水金凤 *Impatiens uliginosa* Franch.，而不同意《中志》47（2）：170 鉴定为水金凤 *Impatiens noli-tangere* L. 的考证意见。参见《云志》16：967，而后者水金凤据《中志》，广布于东北至长江流域中下流诸省，云南并无分布。滇水金凤 *Impatiens uliginosa* Franch. 花紫红色，而水金凤 *Impatiens noli-tangere* 花黄色。也许是文字中"亦似凤仙，而有紫、黄数种"之花黄色者。

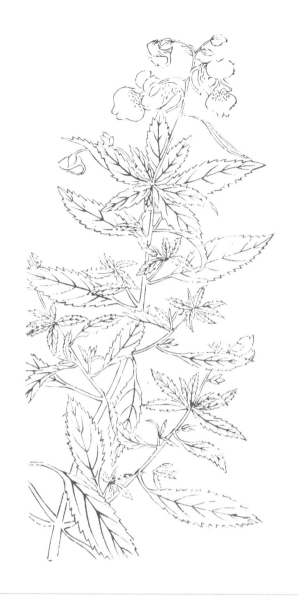

图 863　水金凤

《中志》47（2）：170：*Impatiens noli-tangere* L.；《纲要》《云志》16：967：*Impatiens uliginosa* Franch.；吴批：紫花者，*Impatiens uliginosa*；黄花者，*Impatiens*（待查）。

813. 水朝阳草

水朝阳草，生云南海边。独茎柔绿，叶如金凤花叶而肥短，细纹密齿。梢端开花，黄瓣如千层菊，大如小杯。繁心孕实，密叶承跗，掩映蓼蒲，欹侧金盆泽畔，缛绚不亚江南菰芦中矣。《滇本草》：味甘辛，无毒，性热。似鼓锤草包叶而生花，子朝阳生，故名。采煮灵砂成丹，名纯阳丹，救一切病，其效如神云。

[新释]

吴其濬新描述的云南类群。据《图考》文、图（图864），本种系多年生草本，茎上部有小枝；叶互生，卵状椭圆形至披针状椭圆形，基部钝，近无柄，先端尖，边具锯齿，具羽状脉网纹明显；头状花序单生茎顶和枝端总苞片多层，外层条形，舌状花一层，黄色，管状花极多数，成花之中心。综合上述，与《中志》75：259 和《云志》13：134 所描述的菊科旋覆花属植物水朝阳旋覆花 *Inula helianthus-aquatilis* C. Y. Wu ex Y. Ling 在概貌上基本相似。本种我国特有种，分布于四川西部、甘肃南部、贵州西部、云南。生于海拔 1 200～3 000 米林下、灌丛、山坡湿润草地、水边、田边。

松村：*Inula ciliaris* Miq.；《纲要》3：429、《中志》75：259 和吴批：*Inula helianthus-aquatica* C. Y. Wu ex Y. Ling。

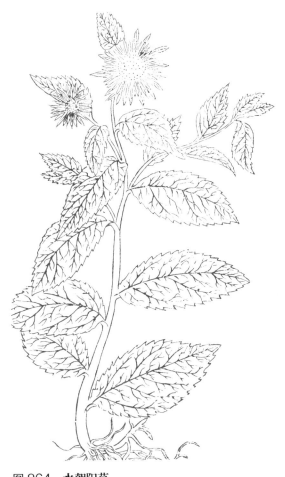

图 864　水朝阳草

814. 水朝阳花

水朝阳花，生云南海中。独茎，高四五尺，附茎对叶，柔绿有毛。梢、叶间开四瓣长筒紫花，圆小娇艳，映日有光。《滇本草》有水朝阳草与此异。此草花罢结角，细长寸许，老则迸裂，白絮茸茸，如婆婆针线包[1]而短，应亦可敷刀疮。

[新释]

吴其濬新描述的云南物种。据《图考》文、图（图865），本种为水生植物；茎不分枝（但原因上叶腋间有短而末伸展的小枝），高 1 米余；叶对生，椭圆状披针形，基部楔形，先端锐尖至渐尖，近无柄，边全缘，有毛；花单生上部叶腋间，似集成穗状，长柱形，萼片 4 枚，花瓣紫色，4 枚，倒卵形，先端凹陷；蒴果长角状，长约 3 厘米，成熟后开裂，种子有白毛（实则为种缨）。以上性状，与《中志》53（2）：87 和《云志》4：161 所描述的柳叶菜科柳叶菜属植物柳叶菜 *Epilobium hirsutum* L. 在概貌上基本相似。

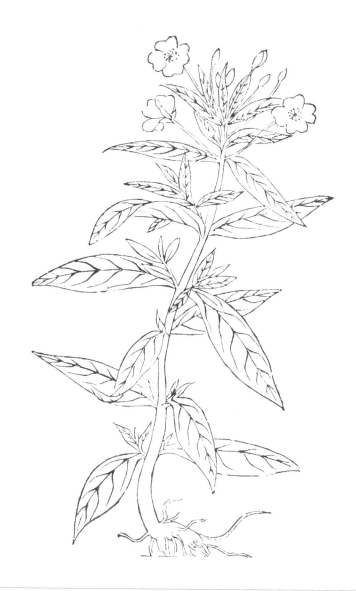

图 865　水朝阳花

原文中有"《滇本草》有水朝阳草"及性状描述，查《滇南本草》，水朝阳草即菊科的水朝阳旋覆花，详见上条。

松村：*Epilobium*；吴：*Epilobium hirsutum* L.。

815. 荇米

荇米，生陂塘，直隶谓之荇米，固始谓之荼菱，江西义宁谓之藻心蔓，生水中。长柄圆叶，似初生小葵而扁。一边生叶，一边结筒子，长四五分。端有三叉，俗亦呼三叉草。筒内实如莲，须长二寸许。以芝麻拌炒，香气扑鼻，可以钉盘。亦用为茶素，洁馨颇宜脾胃。

[新释]

吴其濬新描述的分布于直隶、云南、江西的类群。据《图考》图（图866）、文，可得知本种为一水生草本植物，但其图有多处不实之处，其叶应有二种，沉水叶为对生的披针形叶，浮水叶为菱状卵形，边缘具细齿，也为对生并有柄；但原图只绘有浮水叶，并与果实对生，实误。谅系为水生植物，吴其濬没有亲自观察或观察不仔细，绘工所绘的只有浮水的上半部植株。其果实圆柱形，腋生，成熟后再宿存花萼上生出五细刺，三长二短，长者顶端弯曲成钩状，正如原文所描"端有三叉"。茶菱属 Trapella 隶东亚特有单属单种的一小科 Trapellaceae，虽《图考》原图多有不实之处，但因其形态特异，尤其果实上的刺，故可确认其为胡麻科茶菱属植物茶菱 Trapella sinensis Oliver 无误。该种在我国分布于黑龙江、吉林、辽宁、河北、安徽、江苏、浙江、福建、湖南、湖北、江西、广西，群生于池塘或湖泊中。

松村、《中志》69：64、《图鉴》4：108，图5629 和吴批：Trapella sinensis Oliver。

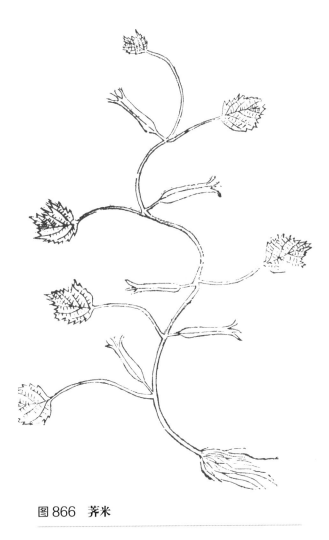

图866　荠米

816. 牙齿草

牙齿草，生云南水中。长根横生，紫茎，一枝一叶，叶如竹，光滑如荇，开花作小黄穗。《滇本草》：味苦涩，止赤白痢、大肠下血、妇人赤崩带下、恶血。

[新释]

吴其濬新描述的云南物种。据《图考》文、

图（图867），可知本种为云南产的水生多年生植物；根状茎匍匐生水中，节上着茎并生须根；叶浮水中互生或对生具长柄，托叶生叶柄内侧，长达叶柄之 1/3，在图上多数脱落；叶片椭圆形，基部楔形至钝，先端锐尖，具多条平行直脉，脉在叶端近汇合；花黄色，作穗状，具几与叶柄等长之梗，生枝端鞘腋中。综合上述性状，与《云志》4：773 所描述的眼子菜科眼子菜属鸭子草 *Potamogeton tepperi* A. Benn. 在概貌上基本相似。本种在我国各省区都有，在云南产于中甸、丽江、宁蒗……生于海拔 1 200～3 300 米水稻田中。

松村：*Potamogeton polygonifolius* Pour.；《纲要》：*Potamogeton distinctus* A. Benn.；吴批：*Potamogeton tepperi*（*P. delavayi*）。

附记：

（1）《云志》4：772，在 *Potamogeton tepperi* 附记中云：本类型在东亚居群，通常定名为眼子菜 *Potamogeton distinctus* A. Benn.。又吴批：*Potamogeton delavayi* A. Benn. 作为 *Potamogeton tepperi* 的异名，却被《云志》4：770 作为 *Potamogeton heterophyllus* Schreb. 的异名，可见这三种可成为一复合种，实有必要作进一步居群研究。

（2）《综论》P. 185 中，将牙齿草订为 *Potamogeton distinctus*（*P. franchetii*），又《中志》8：68 认为，我国《秦岭植物志》1（1）：45《华东水生维管束植物》11，图 9，所订 *Potamogeton frachetii* A. Benn et Bagg.；《北京地区植物志》（单子叶植物）10，图 8，《秦岭植物志》1（1）：44，图 44，《中国高等植物图

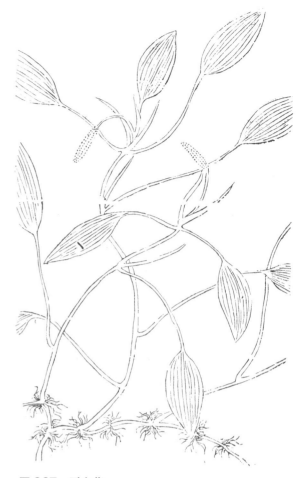

图 867　牙齿草

鉴》5：6，图 6842 所订的 *Potamogeton matans* 以及 Kitagawa, Linean. Fl. Manchur. 53 和《东北植物检索表》448，图版 165，图 5 所订的 *Potamogeton tepperi* Benn. 均是眼子菜（《救荒本草》）*Potamogeton distinctus* A. Benn.。又《中志》不提及 *Potamogeton delavayi*，待查其模式产地。

《植物名实图考》

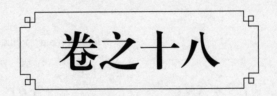

卷之十八

固始吴其濬　著　蒙自陆应谷　校刊

水草类

817. 泽泻

泽泻,《本经》上品。《救荒本草》谓之水荇菜,叶可煠食。《抚州志》:临川产泽泻,其根圆白如小蒜。

[**新释**]

《长编》卷十三收泽泻历代主要文献。《救荒本草译注》释作泽泻科泽泻属植物泽泻 *Alisma plantago-aquatica* L. 或东方泽泻 *Alisma orientale* (Sam.) Juz.。前者在我国分布于黑龙江、吉林、辽宁、内蒙古、河北、山西、陕西、新疆、云南等省区,生于湖泊、河湾、溪流、水塘的浅水带,沼泽、沟渠及低洼湿地亦有生长;后者我国产于黑龙江、吉林、辽宁、内蒙

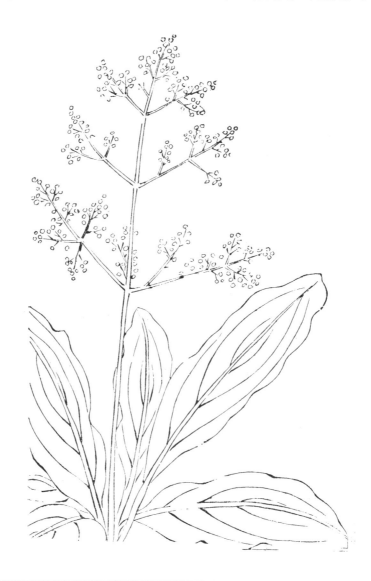

图 868 泽泻

古、河北、山西、陕西、宁夏、甘肃、青海、新疆、山东、江苏、安徽、浙江、江西、福建、河南、湖北、湖南、广东、广西、四川、贵州、云南等省区，生于海拔几十米至 2 500 米左右的湖泊、水塘、沟渠、沼泽中。《本经》时代，在两种分布区内，都有采用的可能。

《图考》图为新绘（图 868），但未绘制花部细部特征。如果《图考》绘图据临川产实物绘图，则《抚州志》记载的临川产泽泻，块茎较大。又从地理分布上推测，当为东方泽泻 Alisma orientale (Sam.) Juz.。该种与泽泻外部形态十分相似，但是花果较小，花柱很短，内轮花被片边缘波状，花托在果期中部呈凹形；瘦果在花托上排列不整齐等明显有别。这在绘图上，很难体现出来。块茎入药，主治肾炎水肿、肾盂肾炎、肠炎泄泻、小便不利等症。

吴批：*Alisma plantago-aquatica* var. *orientale*。

818. 菖蒲

菖蒲，《本经》上品，石菖蒲也。凡生名山深僻处者，一寸皆不止九节，今人以小盆莳之。愈剪愈矮，故有钱蒲诸名。

零娄农曰：沈存中谓荪即今菖蒲，而《抱朴子》谓菖蒲须得石上，一寸九节，紫花尤善。菖蒲无花，忽逢异萼，其可遇不可必得者耶？然《平泉草木记》[1]又谓茅山溪中有溪荪，其花紫色，则似非灵芝天花，神仙奇药矣。若如陶隐居所云，溪荪根形气色，极似石上菖蒲，而叶如蒲无脊，俗人误呼此为石上菖蒲。按其形状，乃似今之吉祥草，不入药饵。沈说正是。隐居所谓俗误，而《抱朴子》乃并二物为一汇耶？《离骚草木疏》引证极博，不无调停。诗人行吟，徒揣色相。仙人服饵，尤务诡奇。隐居此注，似为的矣。

[新释]

《长编》卷十三收菖蒲历代主要文献。记录的是天南星科菖蒲属 Acorus 多种植物。《图考》所述，包含以下几种。

（1）《本经》上品菖蒲，也即菖蒲正品，应是菖蒲 Acorus calamus L.。全国各省区均产。生于海拔 2 600 米以下的水边、沼泽湿地或湖泊浮岛上，也常有栽培。汉至魏晋，入药当多用该种。即李时珍谓"生于水石之间，叶具剑脊，瘦根节密，高尺余者，石菖蒲也"。

（2）石上菖蒲，应为石菖蒲 Acorus tatarinowii Schott（该名称 FOC 并入 Acorus gramineus），该种产于黄河以南各省区。常见于海拔 20～2 600 米的密林下，生于湿地或溪旁石上。在江浙一带又被称为九节菖蒲。溪荪（《平泉草木记》），日人释为 Iris，所依据可能是文字记录的紫花。推测即该种。

（3）钱蒲，通常指金钱蒲 Acorus gramineus Soland，产于浙江、江西、湖北、湖南、广东、广西、陕西、甘肃、四川、贵州、云南、西藏。生于海拔 1 800 米以下的水旁湿地或石上。

各地常栽培。根茎入药，同菖蒲。栽培的金钱蒲，个体很小，一般高仅3～5厘米，应属本种范畴。但在野生植物的干标本上，本种与石菖蒲 *Acorus tatarinowii* 很难识别。据《中志》记录：中医和老药工的经验，鲜植物较易区分。石菖蒲叶片质地薄，较宽长，揉之气味辛辣，多生于沼泽或浅水域；金钱蒲叶片厚，较窄小，芳香，手触摸之后香气长时不散，因谓"随手香"，多生长于湿地或石上，医药上多用后者。《抱朴子》记载的石菖蒲，吴批为 *Acorus pusilla*，今已处理为金钱蒲 *Acorus gramineus* 的异名。

《图考》图（图869）非新绘。所图显然为菖蒲属 *Acorus* 植物两株，一野生，一盆栽。未见花果，如据绘图形态，很难鉴定各为哪一种。如据文字中说明，应据金钱蒲 *Acorus gramineus* Soland. 绘图。

附记：该属植物分类学研究最近有新进展，详见龙春林研究团队论文 Cheng, et al. Frontiers in Plant Science, 2020。

［注］

1 《平泉草木记》：即《平泉山居草木记》，唐

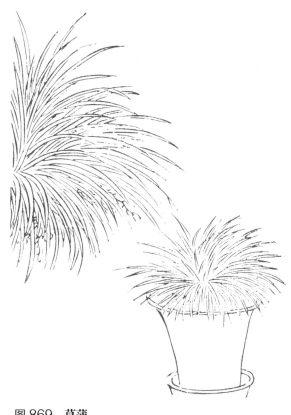

图 869　菖蒲

代李德裕（787—850）创作的杂著。《郡斋读书志》云："记其别墅奇花异草树石名品，仍以叹咏其美者诗二十余篇附于后。平泉即别墅地名。"李德裕，字文饶，赵郡赞皇（今河北赞皇）人，政治家、文学家。

819. 香蒲

香蒲，《本经》上品。其花为蒲黄，俗名蒲棒。《唐本草》注：根可菹者为香蒲，菖蒲为臭蒲。李时珍谓香蒲有脊而柔；泥菖蒲根大，节白而疏；水菖蒲根瘦，节赤稍密，即溪荪云。

雩娄农曰：蒲槌怒擎池中物耳，而《本草》以为香。《楚词》：岂独纫夫蕙茝。旧说皆以茝为白芷，独《草木疏》据《说文》楚蘺、晋藭、齐茝之说，以为即莞苻。蘺乃莞蒲也。然则蒲为香草信矣。出汗不染，沁粉屑金，媲之莲、芰、芝、兰，纵不邻其发越，亦当结此幽贞。吴氏之说，独标颖异，故不糠粃其言。

〔新释〕

《长编》卷十三，收香蒲、蒲黄历代主要文献。《唐本草》注的文字，说明中国古代，已混淆香蒲科香蒲属 *Typha* 和菖蒲科菖蒲属 *Acorus* 两属植物。《本经》上品的香蒲，为香蒲科香蒲属 *Typha* 植物，应为黄河流域常见的种，推测为《中志》8：3 描述的香蒲 *Typha orientalis* Presl，该种在我国分布于黑龙江、吉林、辽宁、内蒙古、河北、山西、河南、陕西、安徽、江苏、浙江、江西、广东、云南、台湾等省区，生于湖泊、池塘、沟渠、沼泽及河流缓流带。蒲棒即为香蒲的花序，蒲黄，当为蒲棒雄花序上的花粉。

《图考》图（图 870）似非新绘，所绘植物，其花葶长或等长于叶，花序圆柱状，似香蒲属 *Typha* 的特征。但叶的形态非条形，侧面观似为剑形，又基部似为套叠，并未绘出叶鞘包茎的特征，很难判断其为香蒲属 *Typha*。倒不如说叶更似鸢尾科 Iridaceae 植物的特征。

松村：*Typha latifolia* L.。

文中有"泥菖蒲"，应即上条菖蒲条中描绘的菖蒲 *Acorus calamus* L.。又有溪荪，本卷上

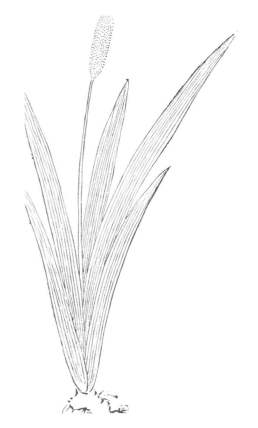

图 870　香蒲

条已经释为石菖蒲 *Acorus tatarinowii* Schott。

雩娄农曰中提及的蓠、莞蒲，吴批：*Scirpus sp.*。存以备考。

820. 水萍

水萍，《本经》中品。《尔雅》：萍，荓，其大者蘋。《吴普本草》始别出。蘋，即俗呼田字草。

〔新释〕

《长编》卷十三收水萍文献。《图考》图似非新绘图。据《图考》图（图 871）、文，本品为飘浮植物；叶状体小，近椭圆形，全缘，长、宽很小，背面垂生丝状根 1 条；根白色，比叶状体长。上述性状，颇似《中志》13（2）：210 描述的浮萍科浮萍属植物浮萍 *Lemna minor* L.。本种产于南北各省区，生于水田、池沼或其他静水水域。

《吴普本草》之蘋，吴批作水鳖科水鳖属植物水鳖 *Hydrocharis dubia* (Bl.) Backer，不知所

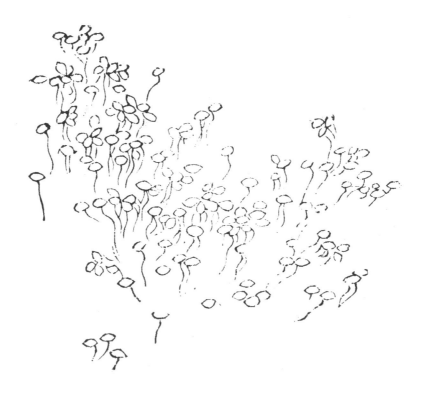

图 871　水萍

据，存以备考。而本条文中提及的田字草，应为苹科苹属植物苹 *Marsilea quadrifolia* L.，详见本卷"苹"条。

松村、《纲要》和吴批：*Lemna minor* L.。

821. 苹

苹，四叶合成一叶，如田字形。或以其开小白花，因呼白苹。或谓生水中者为白苹，生陆地者为青苹，水生者可茹云。

[**新释**]

《长编》卷十三收"蘋"历代主要文献。《图考》绘图（图 872）为蕨类苹属 *Marsilea* 植物，可以释作《中志》第 6（2）：337 描述的苹科苹属植物苹 *Marsilea quadrifolia* L.。该种广布于长江以南各省区，北达华北和辽宁，西到新疆，生于水田或沟塘中，是水田中的有害杂草，可作饲料。其全草入药，清热解毒，利水消肿，外用治疮痈，毒蛇咬伤。"或以为开小白花"，当是误以孢子囊为花。

松村、《纲要》和吴批：*Marsilca quadrifolia* L.。

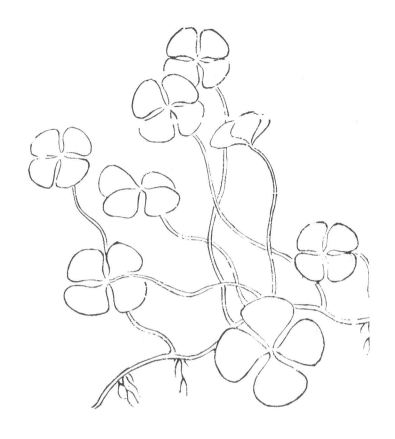

图 872　苹

822. 海藻

海藻，《本经》中品。《尔雅》：薚，海藻[1]。《注》：如乱发，生海中，盖即俗呼头发菜之类。又《拾遗》有海蕴。蕴，训乱丝。亦其类也。

[新释]

《长编》卷十三收海藻历代主要文献。本条文字中，记录的可能不是一个类群的植物。

从《本经》《名医别录》和《本草纲目》的记载以及附图，可以确定古代文献上的"海藻"是指马尾藻科马尾藻属植物羊栖菜 *Hizikia fusiforme* (Harv.) Setch（原隶马尾藻属羊栖菜 *Sargassum fusiforme*）。《图考》图（图873）似非新绘，所图也接近该种。

《图考》的头发菜，吴其濬首次提及该种，非海藻，即今之发菜，基原为念珠藻科念珠藻属的念珠藻 *Nostoc flagelliforme* Born. et Flah.。吴批：*Nostoc commune*。

《拾遗》的海蕴，今本草释其为海蕴科海蕴 *Nemacystus decipiens* (Sur.) Kuck.。本卷海蕴，却非指本种。

[注]

1 薚：同"藻"。

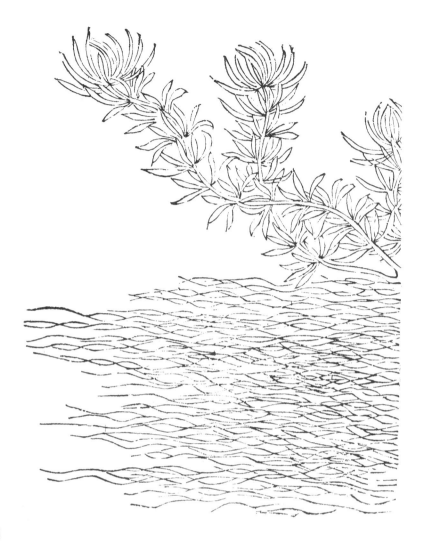

图 873　海藻

823. 羊蹄

羊蹄，《本经》下品。《诗经》：言采其蓫[1]。《陆疏》：蓫，牛蘈，扬州人谓之牛蹄。《毛传》：蓫，恶菜。《尔雅》：蓨，牛蘈。《郭注》未指为蓫，所述状亦与羊蹄稍异。今通呼牛舌科，亦曰牛舌大黄，子名金荞麦，以治癣疥。

[新释]

《长编》卷十三收羊蹄主要文献。《图考》文字可能包含蓼科酸模属 *Rumex* 植物羊蹄 *Rumex japonicus* Houtt. 及其近缘类群。

《图考》图（图 874）为新绘，所图叶基部楔形，叶柄不长，叶边缘略有皱波，花序狭圆锥状，概貌颇似《中志》25（1）：156 描述的羊蹄 *Rumex japonicus* Houtt.，产于东北、华北、陕西、华东、华中、华南、四川及贵州，生于

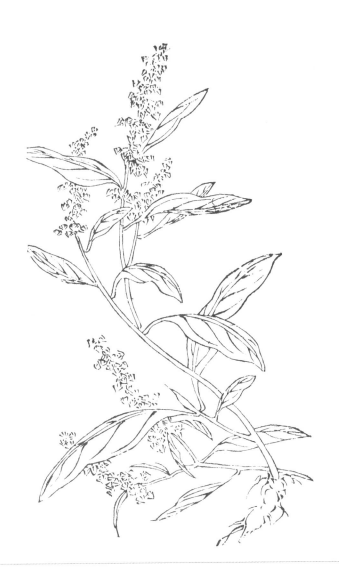

图 874 羊蹄

田边路旁、河滩、沟边湿地，海拔 30～3 400 米。朝鲜、日本、俄罗斯远东地区也有。根入药，清热凉血。

金荞麦，现《中志》25（1）：111 释《图考》金荞麦作蓼科荞麦属植物金荞麦 *Fagopyrum dibotrys* (D. Don) Hara。所指似为本书赤地利条

下"江西、湖南通呼为天荞麦，亦曰金荞麦"。

松村：*Rumex*；《纲要》：*Rumex japonicus* Houtt.；吴批：*Rumex*（日人所释）。

[注]

1 言采其蓫：出《诗经·小雅·我行其野》。

824. 酸模

酸模，陶隐居云，一种极似羊蹄而味醋，呼为酸模，亦疗疥。《日华子》[1]始著录。《本草拾遗》以为即山大黄。引《尔雅》：须，葑芜。《郭注》：似羊蹄而稍细，味

酸可食为证。亦可通。《诗经》采葑。《毛传》：葑，须也。《郑注》：坊记以葑为蔓菁，掌禹锡之说本此。李时珍驳之，过矣。

[新释]

《长编》卷十三羊蹄下有附酸模文献。《图考》文中提及陶隐居记录的性状"味醋"，名"酸模"，强调的是该种植物味酸的特点。《图考》图（图875）为新绘。绘图显示茎下部叶披针状长圆形，顶端急尖，基部狭楔形，边缘微波状，具柄短，边缘微波状；圆锥花序，具叶，叶小，具短柄，多花轮生。描绘的似为果期内花被片边缘具针刺的形态。据上述性状，较接近《中志》25（1）：164描述的酸模属植物刺酸模 *Rumex maritimus* L. 的特征，该种在我国主要分布于东北、华北、陕西北部及新疆，生于河边湿地、田边路旁，海拔40～1 800米。

松村：*Rumex acetosa* L.；《纲要》：*Rumex maritimus* L.；吴批：*Rumex* 待查。

[注]

1 《日华子》：即《日华子本草》，宋掌禹锡："国初开宝中四名人撰，不著姓氏。"书散佚，内容散见《证类本草》《本草纲目》中。

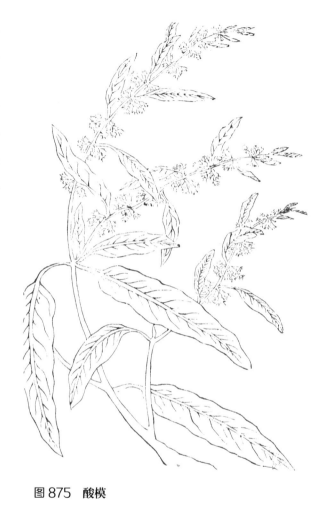

图875　酸模

825. 陟厘

陟厘，《别录》下品。即侧理海中苔，缠牵如丝绵之状。以为纸，亦可干为脯。

[新释]

《长编》卷十三收陟厘文献。《图考》图（图876）非新绘，据图，很难判断为何种，干后为纸，疑为刚毛藻属 *Cladophora* 植物。

有学者考证为双星藻科水绵 *Spirogyra nitida* (Dillw.) Link.，但图考《图考》图不似该种。

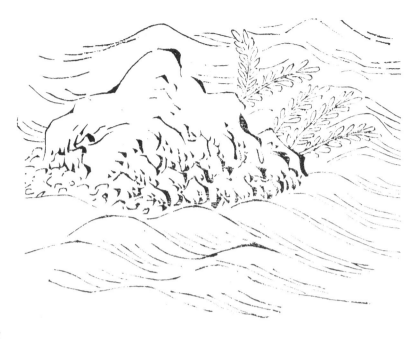

图 876　陟厘

826. 石发

石发，原附海藻下，《本草纲目》始分条。生海中曰龙须菜，与石衣同名。司马温公[1]诗：万古风涛浸石岩，老苔垂足细鬖鬖；传闻海底珠无数，何事从来散不簪。盖生海涯石上。今海呼头发菜。

[新释]

《长编》卷十三收石发文献，应为石莼目石莼科浒苔属 Enteromorpha 植物。《图考》绘图（图 877）简单，恐非吴其濬新绘图。所图亦应为浒苔属植物 Enteromorpha sp.。吴批：似 Nemalion 一种。

文中提及的龙须菜，现释为江蓠目江蓠科江蓠属的龙须菜 Gracilaria lemaneiformis。

[注]

[1] 司马温公：指北宋政治家、史学家司马光。司马光死后被封"温国公"，古称司马温公。

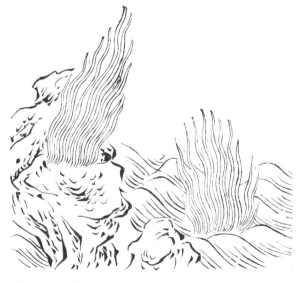

图 877　石发

827. 昆布

昆布，《别录》中品。今治瘿瘤、瘰疬多用之。

〔新释〕

《长编》卷十三收昆布文献。昆布和海带，在中国的用药历史较早。《吴普本草》《名医别录》的昆布，为海带科海带属海带 *Laminaria japonica* Aresch.。陶弘景曰"今惟出高丽"。该种我国不产，本草利用一直自朝鲜、日本进口。我国20世纪才引种，五六十年代才实现栽培。日本将海带属 *Laminaria* 的海藻称为昆布，盖沿用古称。这也是我们在国内市场上看到常有将海带产品标为昆布，尤其有日文介绍的商品中标注昆布的原因。

《本草拾遗》的昆布，属于海带科昆布属植物昆布 *Ecklonia kurome* Okam。该种在我国分布在浙江和福建沿海。福建沿海居民称其为"鹅掌菜"。《图考》绘图（图878）即此。

吴批：*Laminaria*（待查）。

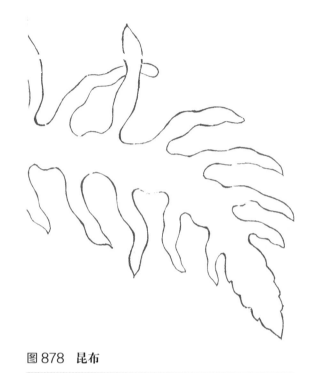

图 878　昆布

828. 菰

菰，《别录》下品。或谓之菱，亦谓之蒋。中心苔谓之菰首，俗呼茭白，亦曰茭瓜。宋《图经》谓[1]《尔雅》出隧，蘧蔬，即此。秋时结实，谓之雕胡米。《救荒本草》：菰根谓之茭笋，今京师所谓茭耳菜也。《湘阴志》：茭草吐穗，开小黄花，实结茎端，细子相胶，大如指，色黑。小儿剥出，煨熟食之，味亦香美，谓之茭杷，即菰米也。

〔新释〕

《长编》卷十三收"菰根"历代主要文献。《图考》绘图（图879）似非新绘。未见匍匐根

状茎和粗壮须根，未见直立茎秆，无花果，叶片扁平宽大，较长。如仅据《图考》图，很难判断是何种。如据文字提供的性状特征，即《中志》9（2）：17描述的禾本科菰属植物菰

Zizania latifolia (Griseb.) Stapf。该种古代用其颖果作米食用，曾被列入"九谷"之一，叫菰米。由于菰黑粉菌 Ustilago edulis P. Henn 寄生在菰的茎基部，使茎基部膨大，形成茭白。植株开花结实也因此受到抑制。南北朝时期，茭白是上层社会推崇的"佳蔬"。宋元以后，茭白在我国江南地区普遍栽培，利用颖果作菰米的食用传统反而逐渐被淡忘了。本种我国产于黑龙江、吉林、辽宁、内蒙古、河北、甘肃、陕西、四川、湖北、湖南、江西、福建、广东、台湾，水生或沼生，常见栽培。

松村：*Hydropyrum latifolium* Led.= *Zizania aquatica* L.；《纲要》：*Zizania caduciflora* (Turcz. ex Trin.) Hand.-Mazz.；吴批：*Zizania latifolia*。

〔注〕

1 谓：商务 1957 本作"调"。

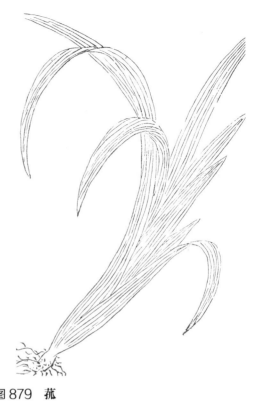

图 879　菰

829. 莼

莼，《别录》下品。《诗经》：言采其茆[1]。《陆疏》：茆与荇菜相类，江东谓之莼菜，或谓之水葵。今吴中自春及秋皆可食。湖南春夏间有之，夏末已不中啖。昔人有谓张季鹰秋风莼鲈，及杜子美《祭房太尉》诗，为非莼菜时者，盖因湘中之莼而致疑也。

〔新释〕

《长编》卷十三收"蓴"主要文献。据《图考》图（图 880）、文，本种为水生草本；根状茎具叶及匍匐枝，匍匐枝在节部生根，并生具叶枝条及其他匍匐枝；叶椭圆状矩圆形，叶柄细长；江东称莼菜；春夏嫩叶可食用。据上性状，较符合《中志》27：5 描述的睡莲科莼属植物莼菜 *Brasenia schreberi* J. F. Gmel.。本种产于江苏、浙江、江西、湖南、四川和云南，生于池塘、河湖或沼泽。本种富胶质，嫩茎叶作蔬菜食用。

松村：*Brassenia peltata* Pursh.；吴批：*Brassenia schreberi*。

〔注〕

1 言采其茆：出《诗经·鲁颂·泮水》，原作"思乐泮水，薄采其茆"。

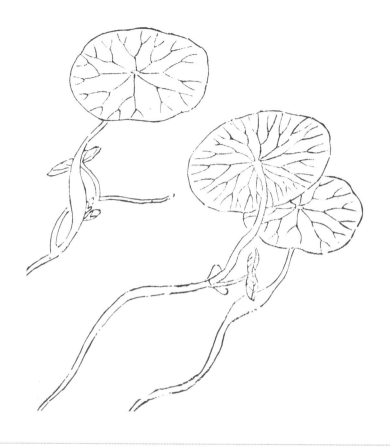

图 880 莼

830. 荇菜

荇菜,《尔雅》: 莕, 接余。陆玑《诗疏》谓可以按酒。《唐本草》云凫葵即此。《救荒本草》谓之荇丝菜, 一名金莲儿。《湘阴志》: 水荷, 茎叶柔滑, 茎如钗股, 根如藕, 人多以为糁食, 亦即此类。

雩娄农曰:《诗传》茆, 凫葵; 荇, 接余。二名了然。《唐本草》注以猪莼为荇, 遂并凫葵属之, 盖误以莼为荇也。《埤雅》从之, 而凫葵为荇、莼通称矣。物之在水者多名凫, 象凫之出没波际耳。芍曰凫此, 人之泅水者亦曰凫, 其义同也。古人于菜之滑者多曰葵; 终葵, 叶不似葵, 其滑同也。二物处水而滑, 故名易淆。陆元恪云可案酒, 后世食者绝鲜。《南史》: 沈觊采莼、荇根供食。《救荒本草》: 嫩苗煠熟, 皆为荒计。《岩栖幽事》云: 烂煮味如蜜, 曰荇酥。然亦得于所闻。

[新释]

《长编》卷十三收 "凫葵即荇" 文献。《图考》文、图 (图 881) 所涉及植物, 可能非一种, 分述之。

(1)《诗经》首篇有 "参差荇菜", 此荇菜,

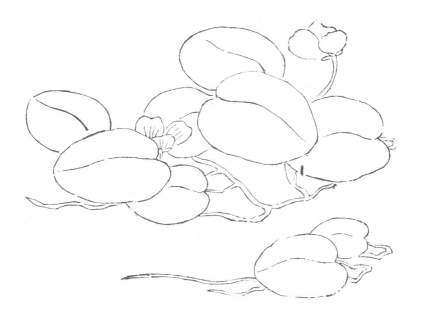

图 881　莕菜

吴征镒认为应为眼子菜科眼子菜属 *Potamogeton* 植物。

（2）《救荒》的荇丝菜、金莲儿，《救荒本草译注》释其绘图作龙胆科莕菜属植物莕菜 *Nymphoides peltata* (S. G. Gmelin) Kuntze。

（3）《湘荫志》的水荷，吴批作莼菜 *Brasenia schreberi* J. F. Gmel. 或 *Nymphaea crassifolia* (Hand.-Mazz) Nakai（即睡莲 *Nymphaea tetragona* Cesrgi 的异名）。但其既不可能是 *Brasenia schreleri* J. F. Gmel.，因其根状茎细，叶全缘，即使两侧内卷，不像茎如钗股。也不可能是睡莲，吴其濬在《图考》32：748 另立莲藕条，谅其捻知。考虑其地理分布，疑其似《中志》27：14 描述的中华萍蓬草 *Nuphar sinensis* Hand.-Mazz. [*Nuphar pumila* (Timm) DC. subsp. *sinensis* (Hand.-Mazz.) D. E.

Padgett]。该种叶片基部弯缺，在初期未完全开展而两侧内卷，作者将叶柄误作为茎，因此有原文"茎如钗股"。本属根状茎较粗，如常见的 *Nuphar pumilum* (Hoffm.) DC. 直径 2～13 厘米，致使作者描述"根如藕"。存以备考。

（4）本条绘图，似非吴其濬绘图，出处待考。《图考》图所绘花部特征，非 5 基数，实为 3 基数。如严格按照分类学形态，与其说其隶睡菜科莕菜属 *Nymphoides*，不如说更似水鳖科水车前属 *Ottelia* 植物特征。但叶形、水中叶柄和茎的特征，又符合。或许是两种植物性状的混淆？存疑。

松村：*Limnanthemum nymphoides* Hoffm. et Link.；《纲要》：*Nymphoides peltata*；吴批：*Nymphoides indicum* (*Limanthemum*)。

831. 莕草

莕草，《唐本草》始著录。叶似泽泻，堪蒸啖，江南人用以蒸鱼云。

[新释]

《长编》卷十三收薪草文献。《图考》图（图882）非新绘，花序及花，似泽泻科泽泻属 *Alisma* 植物。

《唐本草》的薪草，据"薪菜所在有之，生水旁。叶圆，似泽泻而小。花青白色。亦堪蒸啖，江南人用蒸鱼，食深美。五六月采茎叶，暴干用"。此薪菜，今本草将薪菜基原订为雨久花科雨久花属鸭舌草 *Monochoria vaginalis* (Burm.

f.) Presl。其花蓝紫色，本书另有"鸭舌草"条，可参考。但江南食用的非鸭舌草。疑为《中志》8：153 描述的水鳖科水车前属龙舌草 *Ottelia alismoides* (L.) Pers.。该种为沉水植物，花白色，或淡粉色、淡蓝色。在我国产于东北地区以及河北、河南、江苏、安徽、浙江、江西、福建、台湾、湖北、湖南、广东、海南、广西、四川、贵州、云南等省区，常生于湖泊、沟渠、水塘、水田以及积水洼地，全株可作蔬菜食用。

吴批：图似泽泻一种。

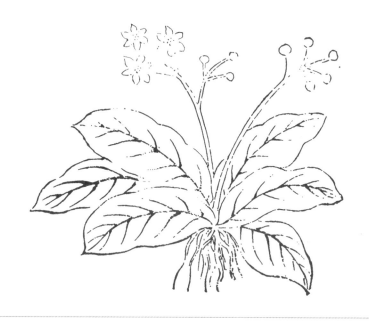

图 882　薪草

832. 紫菜

紫菜，《本草拾遗》始著录。诸家皆以附石。正青色，干之即紫。然自有一种青者，滇南谓之石花菜，深山石上多有之。或生海中者色紫，生山中色青耳。

[新释]

《长编》卷十三收紫菜文献。紫菜，在我国指国产紫球藻科紫菜属 *Porphyra* 多个种的通称。海中呈绿色，晾晒干后，呈现紫色。《图考》图（图883）、文中，未有石花菜具体的性状描绘，难以判断具体类群。

石花菜，云南南部现在仍然有食用"青苔"

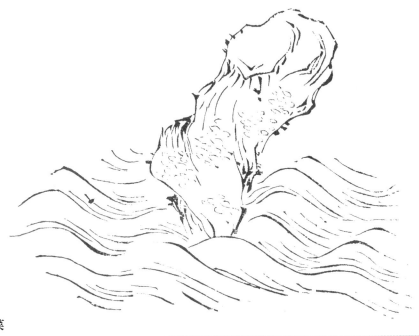

图 883　紫菜

的习惯，这些"青苔"，有刚毛藻科刚毛藻属 *Cladaphora* 植物，也有水绵科水绵属 *Spirogyra* 植物，或还有其他。

吴批：*Porphyra*。滇南石花菜：苔或藻（红藻）。

833. 海蕴

海蕴，《本草拾遗》始著录。主治瘿瘤、结气在喉间，下水。盖海藻之细如乱丝者。

〔新释〕

《长编》卷十三收海蕴文献。《本草拾遗》中的海蕴，本草学现释其基原为海蕴科海蕴属植物海蕴 *Nemacystus decipiens* (Sur.) Kuck.。但《图考》绘图（图884）所绘，非海蕴 *Nemacystus decipiens*。具体物种待考。

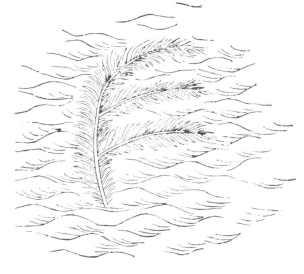

图 884　海蕴

834. 海带

海带，《嘉祐本草》始著录，今以为海错。俗云食之能消痰、去痔。

〔新释〕

《长编》卷十三收海带文献。《嘉祐本草》云：海带出东海水中石上，比海藻更粗，柔韧而长，今登州（今山东蓬莱）人干之以束器物。此海带，应是眼子菜科大叶藻属植物大叶藻 Zostera marina L.，该种在山东沿海仍被称为"海带草"。今辽宁仍入药，称为海带。该种分布于我国辽宁至山东沿海潮间带。

《图考》所附海带图（图885），非《嘉祐本草》记载的海带，而是海带科海带属植物海带 Laminaria japonica Aresch.。该种非我国原产，之前入药皆自日本购入。1927年方才引种到我国栽培。大约20世纪五六十年代开始大规模在辽宁、山东及以南，浙江、福建沿海等地栽培生产。

《纲要》：Laminaria japonica Aresch.；吴批：Liminaria。

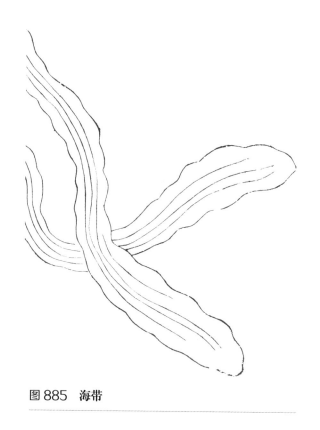

图885 海带

835. 鹿角菜

鹿角菜，《食性本草》[1]始著录，《通志》以为即纶。李时珍所述即今鹿角菜，与原图不甚符，存以俟考。

〔新释〕

《长编》卷五、卷十三收鹿角菜文献。《食性本草》的鹿角菜，现今学者们多释其为属杉藻科角叉菜属植物角叉菜 Chondrus ocellatus Holmes.。

中国古籍中的"鹿角菜"，指的是现在内枝藻科海萝属植物海萝 Gloiopeltis furcata。而《图考》绘图的鹿角菜（图886），应为红翎菜科琼枝藻属植物琼枝 Betaphycus gelatinae (Esp.) Doty。该种在我国分布于海南省的海南岛及东沙群岛，台湾省的澎湖列岛，生于低潮线附近

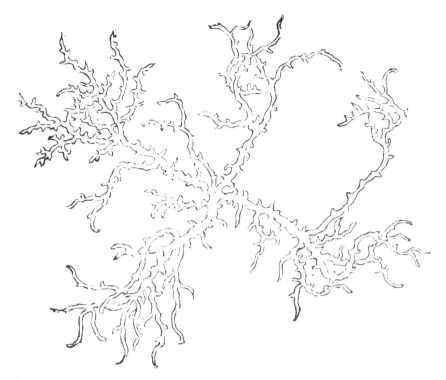

图886 鹿角菜

碎珊瑚上，深可达低潮线下 2～4 米，但以低潮线下 1 米处生长旺盛。

附记：Doty（1988）将麒麟菜属 *Eucheuma* 分成了三个不同的属：麒麟菜属 *Eucheuma*、琼枝属 *Betaphycus* 和卡帕藻属 *Kappaphycus*。

吴批：*Gelidium* 待查。

[注]

❶《食性本草》：南唐陈仕良撰，集之前本草中有关食疗内容而成。今佚。

836. 石花菜

石花菜，《本草纲目》始著录。生海礁上，有红、白二花，形如珊瑚，粗者为鸡脚菜。今海菜中有凤尾菜，如珊瑚而扁，亦其类也。

[新释]

《长编》卷十三收石花菜文献。石花菜，即是石花菜科石花菜属石花菜 *Gelidium amansii* Lamx.，又名海冻菜、红丝、凤尾菜等，主要分布于黄、渤海，东海也有分布，通体透明，如胶冻，可作拌凉菜，又能制成凉粉（即琼脂）。

《本草纲目》记载描述的"石花菜"在形态、习性和利用等方面的描述，符合琼枝 *Betaphycus gelatinae* (Esp.) Doty 特征，这种海藻在广东的商品名称仍沿用"石花菜"。《图考》绘图（图887），应为该种。

吴批：*Gelidium*；鸡脚菜 *Gelidium*；凤尾菜 *Gelidium*。

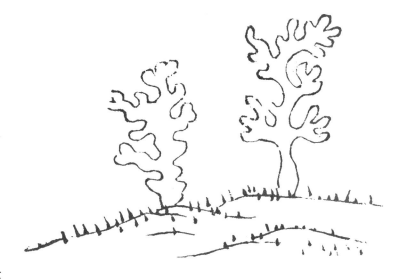

图 887　石花菜

837. 藻

藻，《尔雅》：莙，牛藻。《注》：似藻而大。陆玑《诗疏》有二种：一似蓬蒿，一如鸡苏，皆可为茹。《本草纲目》始收入水草。《湘阴志》：马藻，两两叶对生如马齿。牛尾蕰[1]，亦藻类，俗名丝草，即大小二种也。

雩娄农曰：藻火缔绣[2]尚矣。涧溪蕰藻，可羞可荐[3]；后世屋上覆，橑[4]谓之藻井[5]。以画以织，名之曰黼[6]。取其洁、取其文、取其禳火[6]，不以贱而遗之也。鱼朝恩有洞，四壁夹安琉璃，板中贮水及鱼藻，号鱼藻洞[7]，侈极矣，富者亦复效之。

杨子云：吾见斧藻其棁，未见斧藻其德[8]。惟师旷[9]云：岁欲恶，恶草先生。恶草者，藻也。藻为恶草，岂以水潦将至之征耶？凡浮生不根荄者，生于萍藻，君子观于藻，得澡身[10]之义，而戒其无根，则免于恶矣。

〔新释〕

《图考》藻图（图 888）为两种植物，图中上图植物，叶细，轮生，微弯向上，似《云志》4：136，图版 43 描绘的金鱼藻科金鱼藻属植物金鱼藻 Ceratophyllum demersum L.。《图考》藻图中下方所绘植物，疑似《中志》8：52 描述的眼子菜科眼子菜属 Potamogeton 植物，与菹草 Potamogeton crispus L. 多少相似。

《湘阴县志》的马藻，吴批为水马齿科水马齿属植物水马齿 Callitriche stagnalis Scop.。该种植物为水生植物，茎纤细；叶对生，有二型，浮于水面者，倒卵形或倒卵匙形，小，长约 3 毫米，密集排列呈莲座状，沉水者匙形或长圆状披针形，较浮水者为长，长 6～9 毫米，《云志》8：216，图版 56:5-7，《图鉴》2：628，图 2985。核对《中志》45（1）：14，图版 4：8-10，和《图鉴》2：628，图 2985，其浮在水面上的叶确实形如马齿苋的叶，为倒卵形。其中名为水马齿，亦如原名相似。附记：Makino 在其《牧野日本植物图鉴》374，图 1121 载，*Callitriche fallax* Petrov.，中国古名水马齿。

［注］

1 牛尾蕰：吴批疑其为狐尾藻属 *Myriophyllum* spp.。

2 藻火缔绣：藻火，古代官员衣服上所绣作为等差标志用的水藻及火焰形图纹。借指官服。缔绣：古代贵族礼服上的刺绣。引申为辞采，文采。

3 可羞可荐：出《左传·隐公三年》"可荐于鬼神，可羞于王公"。

4 橑：屋椽。

5 藻井：中国传统建筑井形大梁中间的一种装饰，上有各种彩绘和雕刻。

6 禳（ráng）：祭名。去邪除恶之祭。

7 鱼朝恩有洞……号鱼藻洞：《南康记》"鱼朝恩有洞房，四壁夹安琉璃板，中贮江水及萍藻、诸色虾，号鱼藻洞"。鱼朝恩，唐玄宗时擅权宦官，泸州泸川（今四川泸州）人，安史之乱时，随玄宗出逃，侍奉太子李亨，颇得信任，历任三宫检责使、左监门卫将军，主管内侍省，成为当时宦官中的显赫人物。

8 扬子云：吾见斧藻其楶，未见斧藻其德：出扬雄《扬子法言·学行卷》"吾未见斧藻其德若斧藻其楶者也"。斧藻：修饰。楶：柱头斗拱。扬：底本作"杨"。

9 师旷（前 572—532）：字子野，又称晋野。冀州南和（今河北省南和县）人，封于晋国羊

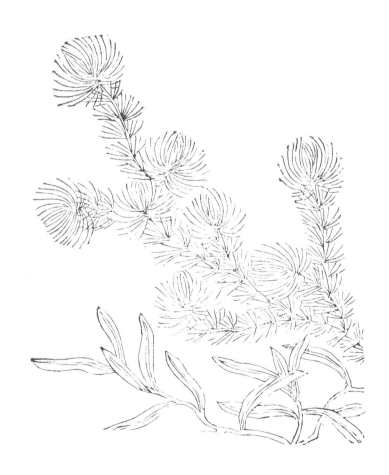

图 888　藻

舌食邑（今山西省洪洞县曲亭镇师村），大约生活在春秋末年晋悼公、晋平公执政时期。著名乐师。他生而无目，故自称盲臣、瞑臣。为晋大夫，亦称晋野，博学多才。以"师旷之聪"闻名于后世。

❿ 澡身：洗身使洁净。引申为修持操行。

838. 水豆儿

《救荒本草》：水豆儿，一名蕨菜，生陂塘水泽中。其茎、叶比菹草又细，状类细线，连绵不绝。根如钗股而色白；根下有豆，如退皮绿豆瓣。味甘。采秧及根豆，择洗洁净，煮食，生腌食亦可。

[新释]

《救荒本草译注》释水豆儿为狸藻科狸藻属植物狸藻 *Utricularia vulgaris* L.，《图考》图（图889）仿绘《救荒》图，所绘仍为该种。该种产于黑龙江、吉林、辽宁、内蒙古、河北、山西、陕西、甘肃、青海、新疆、山东、河南和四川（西北部），生于湖泊、池塘、沼泽及水田中，海拔50～3 500米，广布于北半球温带地区。

松村：*Utricularia vulgaris* L.；吴批：*Potamogeton pectinatus*。

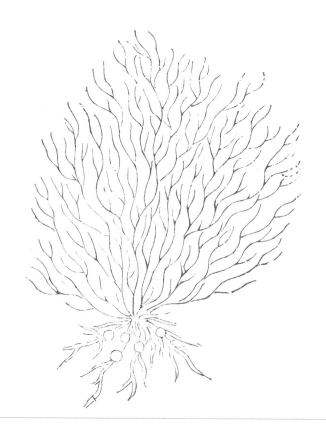

图889 水豆儿

839. 黑三棱

《救荒本草》：黑三棱，旧云河、陕、江、淮、荆、襄间皆有之，今郑州贾峪山涧水边亦有。苗高三四尺，叶似菖蒲叶而厚大，背皆三棱，剑脊。叶中撺莛，莛上结实，攒为刺球，状如楮桃样而尖，颗瓣甚多。其颗瓣形似草决明子而大，生则青，熟则红黄色。根状如乌梅而颇大有须，蔓延相连。比京三棱体微轻，治疗并同。其莛味甜，根味苦，性平，无毒。采嫩莛剥去粗皮煤熟，油盐调食。

〔新释〕

《长编》卷十二收京三棱文献。含《图考》引《救荒》"黑三棱"。

《救荒本草译注》释黑三棱为黑三棱科黑三棱属植物黑三棱 *Sparganium stoloniferum*(Buch.-Ham. ex Graebn.) Buch.-Ham. ex Juz.，块茎去皮后可供药用。《图考》图（图890）仿绘《救荒》图，多绘制了圆形块茎，但仍可释为该种。该种产于黑龙江、吉林、辽宁、内蒙古、

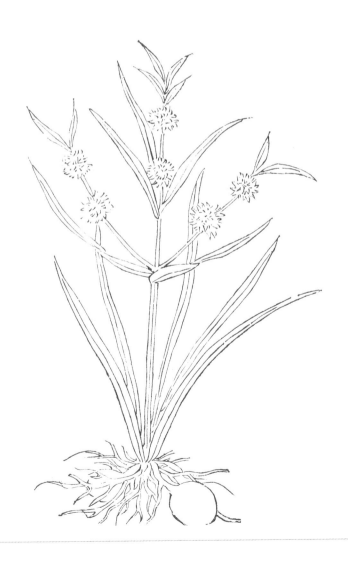

图 890 黑三棱

河北、山西、陕西、甘肃、新疆、江苏、江西、湖北、云南等省区，通常生于海拔1 500米以下的湖泊、河沟、沼泽、水塘边浅水处，仅在我国西藏见于3 600米高山水域中。阿富汗、朝鲜、日本、中亚地区和西伯利亚及远东其他地区亦有分布。本种块茎是我国常用的中药，即"三棱"，具破瘀、行气、消积、止痛、

通经、下乳等功效，是本科中重要经济植物；亦用于花卉观赏。

京三棱，为 *FOC* 描述的莎草科三棱草属植物荆三棱 *Bolboschoenus yagara* (Ohwi) Y. C. Yang & M. Zhan。块茎入药。

松村：*Sparganium longifolium* Turcz.；《纲要》：*Sparganium*。

840. 水胡芦苗

《救荒本草》：水胡芦苗，生水边，就地拖蔓而生。每节间开四叶，而叶如指顶大，其叶尖上皆作三叉。味甜。采嫩秧连叶煠熟，水浸淘净，油盐调食。

[新释]

《图考》图（图891）仿绘《救荒》图，性

状略有改变。《救荒本草译注》释其为毛茛科碱毛茛属植物水葫芦（裂叶碱毛茛）*Halerpestes sarmenotosa* Kom. var. *multisecta* (S. H. Li et Y.

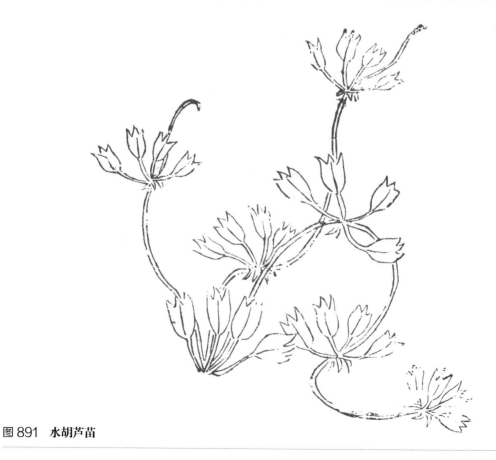

图891　水胡芦苗

H. Huang) W. T. Wang，原图描述的是匍匐茎和
节间的叶，并非全株。

《纲要》：*Halerpestes cymbalaria* (Parsh) Green；
吴批：*Halerpestes sarmenotosa*。

841. 砖子苗

《救荒本草》：砖子苗，一名关子苗。生水边。苗似水葱而粗大，内实又似蒲，葶
梢开碎白花，结穗似水莎草穗，紫赤色。其子如黍粒大，根似蒲根而坚实，味甜；子
味亦甜。采子磨面食，及采根择洗净，换水煮食。或晒干磨为面食亦可。

[**新释**]

《图考》图（图 892）仿绘《救荒》图，
略有改变。《救荒本草译注》释其绘图似

为 *FOC* 描述的莎草科三棱草属植物荆三棱
Bolboschoenus yagara(Ohwi) Y. C. Yang et M.
Zhan 或扁秆蔍草 *Bolboschoenus planiculmis* (F.
Schmidt) T. V. Egorova。

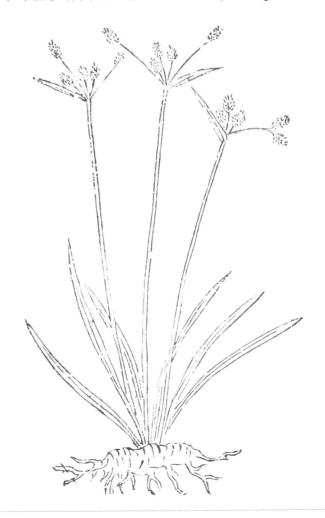

图 892　砖子苗

842. 鱼蘘草

鱼蘘草，生湖北陂泽。独茎，淡紫色。长叶如柳叶，圆齿，黄筋。

[新释]

吴其濬新描述的湖北物种。据《图考》图（图893）、文，为一水生植物，茎似柔弱，叶互生，披针形（长叶如柳叶），波缘，几无柄，中脉明显，黄色（黄筋）。综合上述性状，颇似眼子菜科眼子菜属 *Potamogeton* 植物。与《中志》8：52描述的菹草 *Potamogeton crispus* L. 较似。该种产于我国南北各省区，生于池塘、水沟、水稻田、灌渠及缓流河水中。本种为草食性鱼类的良好天然饵料，我国一些地区选其为围水田养鱼的草种。

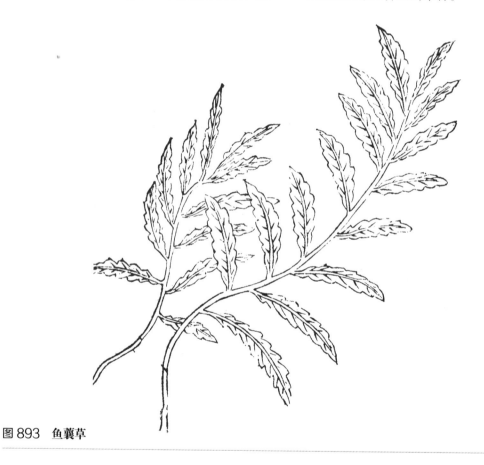

图893　鱼蘘草

843. 水粟草

水粟草，生湖北陂泽。独茎，褐色。叶似菊而瘦。梢端开小黄花，如野菊而小。

〔**新释**〕

吴其濬新描述的湖北物种（图894）。应隶菊科 Compositae，具体物种待考。

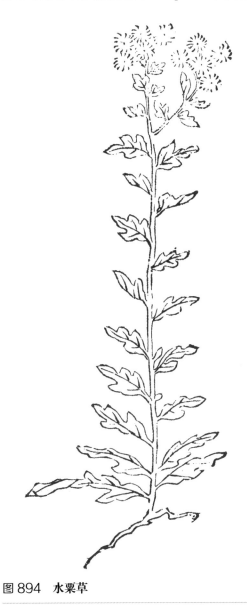

图894　水粟草

《植物名实图考》

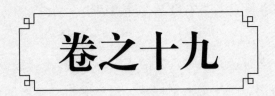

卷之十九

固始吴其濬　著　蒙自陆应谷　校刊

蔓草类

844. 红梅消

红梅消，江西、湖南河滨多有之。细茎多刺，初生似丛，渐引长蔓，可五六尺。一枝三叶，叶亦似藕田藨。初发面青背白，渐长背即淡青。三月间开小粉红花，色似红梅，不甚开放。下有绿蒂，就蒂结实，如覆盆子，色鲜红，累累满枝，味酢甜可食。

按藨属甚多，李时珍亦未尽考，故不云有红花者。《辰溪县志》：山泡有三月泡、大头泡、田鸡泡、扒船泡。泡即藨，语音轻重耳。名随地改，殆难全别。江西俚医以红梅消根浸酒，为养筋、治血、消红、退肿之药。又取花汁入粉，可去雀斑。盖色、形、味与蓬蘽[1]、覆盆相类，其功用应亦不远。李时珍分别入药不入药，亦只以《本草》所有者言之，而山乡则可食者即多入药，未可刻舟胶柱[2]也。此草滇呼红琐梅，采作果食。湖南、北谓之过江龙。《简易草药》收之。其枝梢下垂，及地则生根，黔中谓之倒筑伞。《遵义府志》：枝叶结子，与薅秧藨[3]绝似，枝末挂地则生根，复起再长，挂地复然，大者不知其本末所在。根可入药云。

[新释]

吴其濬新描述的江西物种。从《图考》文、图（图895），可得知本种为有刺灌木，后枝呈蔓状；叶互生，为三小叶的复叶，有柄顶生小叶卵状椭圆形，先端尖，基部楔形有柄，侧生小叶较顶生小叶为小，卵形，两者边缘具不规则锯齿；花粉红色，3～7朵，呈腋生伞房状花序，花萼5片，绿色；果实甚多，鲜红色。据上述特征，可以释作《中志》37：68和《图鉴》2：279，图2288所描述的蔷薇科悬钩子属植物茅莓 *Rubus parvifolius* L.。本种在我国分布于黑龙江、吉林、辽宁、河北、河南、山西、陕西、甘肃、湖北、湖南、江西、安徽、山东、江苏、浙江、福建、台湾、广东、广西、四川和贵州，生于山坡杂木林下、向阳山谷、路旁或荒野，海拔400～2 600米，果实酸甜多汁，可供食用、酿酒及制醋等，全株入药，有止痛、活血、祛风湿及解毒之效。

松村、《纲要》《中志》37：68：*Rubus parvifolius* L.；吴批：所图江西种应是 *Rubus phoenicolasius* 一系。与上种同隶 Subsect. 4. Stimulantes，但《中志》记载该种产于山西、河南、陕西、甘肃、山东、湖北、四川；江西不产，相比广布的 *Rubus parvifolius* L.，它的分布区大致只局限黄河流域。

[注]

[1] 蓬蘽：蔷薇科悬钩子属植物蓬蘽 *Rubus hirsutus* Thunb.。

[2] 刻舟胶柱：为两成语"刻舟求剑"和"胶柱鼓瑟"的缩合。

[3] 薅秧藨：蔷薇科悬钩子属之一种 *Rubus* sp.。

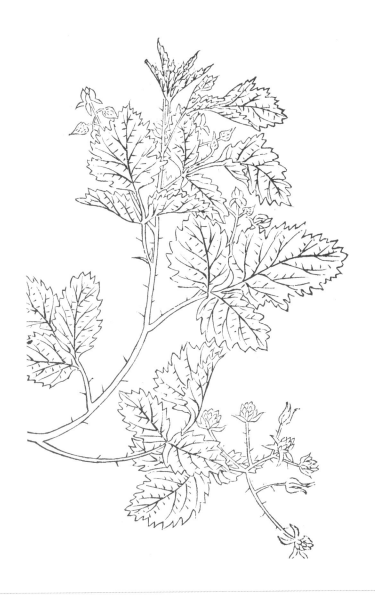

图895 红梅消

845. 泼盘

　　《救荒本草》：泼盘，一名托盘，生汝南荒野中，陈蔡间多有之。苗高五七寸，茎叶有小刺。其叶仿佛似艾叶稍团，叶背亦白，每三叶攒生一处。结子作穗，如半柿大，类小盘堆石榴颗状，下有蒂承，如柿蒂形。味甘酸，性温。以泼盘颗粒红熟时采食之。彼土人取以当果。

　　按李时珍云，一种蔓小于蓬虆，一枝三叶，叶面青、背淡白而微有毛，开小白花，四月实熟。其色红如樱桃者，俗名薅田藨，即《尔雅》所谓藨者也。故郭璞《注》云：藨即莓也。子似覆盆而大，赤色，酢甜可食，此种不入药用，即此。

[新释]

《救荒本草译注》释泼盘绘图作蔷薇科悬钩子属植物茅莓 *Rubus parvifolius* L.。

《图考》图为新绘（图896）。该图的花序单生于侧枝顶端，三小叶复叶，与《救荒》绘图并非一种。宜释作《中志》37：101描述的蓬蘽 *Rubus hirsutus* Thunb.。该种产于河南、江西、安徽、江苏、浙江、福建、台湾、广东，生于山坡路旁阴湿处或灌丛中，海拔达1500米。全株及根入药，能消炎解毒、清热镇惊、活血及祛风湿。

松村：*Rubus thunbergii* S. et Z.；《中志》37：101、《纲要》：*Rubus hirsutus* Thunb.。吴批为 *Rubus idaeopsi*s，该种小叶5～7枚，花形成较短总状花序或近圆锥状花序。与《图考》绘图不似。

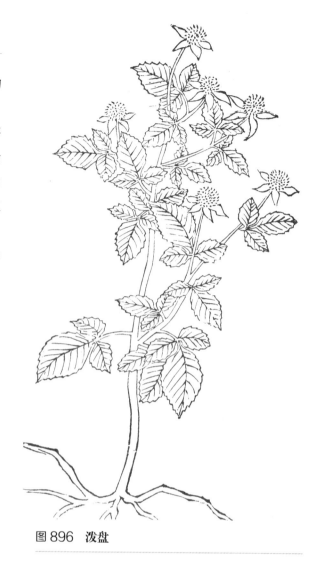

图896　泼盘

846. 蛇附子

蛇附子，产建昌。蔓生，茎如初生小竹，有节。一枝三叶，叶长有尖，圆齿疏纹。对叶生须，须就地生，根大如麦冬。俚医以治小儿，退热、止腹痛，取浆冲服。

[新释]

吴其濬新描述的江西物种。从《图考》文、图（图897）可知本种为草质藤本；根膨大如麦冬；对叶生一卷须，叶互生，为三小叶，中间小叶稍大，卵状椭圆形至卵状长圆形，具短柄，三小叶的边缘均具疏锯齿，先端尖。据上述性状特征，宜释作《中志》《云志》《图鉴》2：785，图3299所考订的葡萄科崖爬藤属植物三叶崖爬藤 *Tetrastigma hemsleyanum* Diels et Gilg。本种为我国特产，分布于江苏、浙江、江西、福建、台湾、广

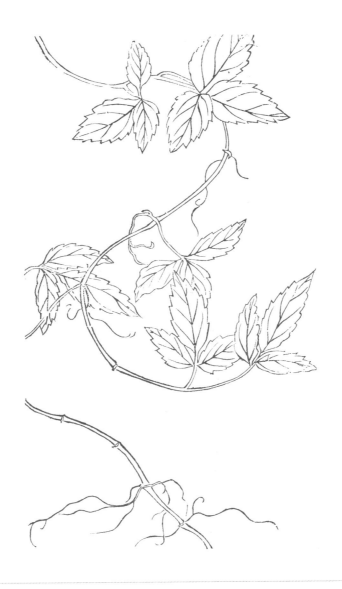

图 897　蛇附子

东、广西、湖北、湖南、四川、贵州、云南、西藏，生于海拔 300～1 300 米的山坡灌丛、山谷、溪边林下岩石缝中。全株供药用，有活血散瘀、解毒、化痰的作用，临床上用于治疗病毒性脑膜炎、流行性乙型脑炎、病毒性肺炎、黄疸型肝炎等。其块茎对小儿高热有特效。

松村：Vitaceae；吴批：*Tetrastigma hemsleyanum*。

847. 大血藤

宋《图经》：血藤，生信州。叶如蓑荷[1]叶，根如大拇指，其色黄。五月采，行血治气块，彼土人用之。李时珍按虞抟[2]云：血藤即过山龙，未知的否。姑附之茜草下。

按过山龙，俗名甚多，不图其形，无从审其是否。罗思举《简易草药》：大血藤即千年健，汁浆即见血飞，又名血竭。雌雄二本。治筋骨疼痛，追风，健腰膝。今江西庐山多有之，土名大活血。蔓生，紫茎，一枝三叶，宛如一叶擘分。或半边圆，或有角而方，无定形，光滑厚韧。根长数尺，外紫内白。有菊花心，掘出曝之，紫液津润。浸酒一宿，红艳如血。市医常用之。广西《梧州志》：千年健浸酒，祛风、延年，彼中人以遗远，束以色丝，颇似降真香。

[新释]

本条文、图（图898）涉及多种植物，分述之。《图考》绘图为吴其濬新描述的江西物种。本种为木质藤本，具硕大而长的根；叶互生，三出复叶（原文"一枝三叶"，谅系误认其叶柄为枝），顶生小叶椭圆形，先端尖，基部钝至楔形，近无柄，侧生小叶斜卵形至戟状椭圆形，无柄。上述性状特征，与《中志》29：305、《江西植物志》2：224、《图鉴》1：753，图1506所描述的木通科大血藤属植物大血藤 Sargentodoxa cuneata (Oliv.) Rehd. et Wils. 在概貌上基本吻合。该种在我国产于陕西、四川、贵州、湖北、湖南、云南、广西、广东、海南、江西、浙江、安徽，常见于山坡灌丛、疏林和林缘等，海拔常为数百米。根及茎均可供药用，有通经活络、散瘀痛、理气行血、杀虫等功效。大血藤，始载于《图经本草》，当时称血藤，其描述较为简略，并附有信州血藤图，与本种近似。

千年健，《纲要》3：546：首载于《本草纲目拾遗》。《中志》13（2）：48，《图考》引《广西梧州志》，二书均考释为天南星科天南星属植物千年健 Homalomena occulta (Lour.) Schott。因各书所引证原书不同，姑且录之，以备考。但《图考》此处提及的千年健为藤本，绝非该种。

《图考》只文"罗思举《简易草药》：大血藤即千年健，汁浆即见血飞，又名血竭，雌雄二本"。千年健《纲要》3：546 释为天南星科天

南星属植物千年健 Homalomena occulta (Lour.) Schott，为一草本植物，其药用部分为根状茎。"大血藤即千年健"，显然是一藤本，《简易草药》又描述其有雌雄二本，故使吴征镒怀疑，批为 Mezoneurum cuculatum (Roxb.) Wright et Arn.，此名《中志》39：109 已经处理为豆科云

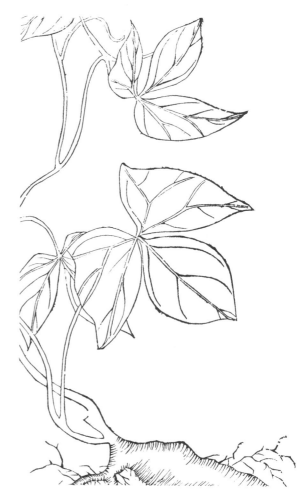

图898　大血藤

实属植物见血飞 *Caesalpinia cucullata* Roxb. 的异名。据该种俗名有"麻药"，推测与狩猎有关，同意释"见血飞"作该种。该种产于云南南部，生于山坡疏林或灌丛中，海拔 500～1 200 米。无论《中志》和《云志》均认为"见血飞"之名出自《中国主要植物图说·豆科》，查该书第 98 页，确名为"见血飞"，但并未指出该名来源，想来汪发赞、唐进两位先生已有思考。

《中志》39：109、《云志》8：489：*Caesalpinia cucullata* Roxb.。吴批：或是 *Mezonenron cuculatum*。

[注]

[1] 蒉荷：植物名，待考。

[2] 虞抟（1438—1517）：明代著名医学家，字天民，自号华溪恒德老人。著《医学正传》《方脉发微》等医学著作。

848. 三叶挐藤

三叶挐藤，生长沙山中。蔓生，黑茎，新蔓柔细。一枝三叶，叶长寸余而末颇团；面青，背白，直横纹皆细。俚医以为治跌损、和筋骨之药。

[新释]

吴其濬新描述的湖南类群。据《图考》文、图（图 899），可得本种为木质藤本，老茎黑色，嫩茎柔细；叶互生，三出复叶（"一枝三叶"），三小叶基本相似，长圆形，先端钝至钝圆，基部钝，边全缘，各具短柄，似为基出三脉，二侧脉沿着边缘伸长，中脉为羽状脉，小羽脉多条。据上述特征，与《中志》29：9、《图鉴》1：756，图 1512、《江西植物志》2：218 所描述的木通科木通属三叶木通之白木通亚种 *Akebia trifoliata* (Thunb) Koidz. var. *australis* (Deils) T. Shimizu 在概貌上基本吻合。该变种产于我国长江流域各省区，向北分布至河南、山西和陕西，生于海拔 300～2 100 米的山坡灌丛或沟谷疏林中。果可食和药用；茎、根用途同三叶木通。

附记：《中志》将 *Akebia trifoliate* 分为三个亚种，*Akebia trifoliata* subsp. *longisepala* H. N. Qin 除形态不同外，特产文县，可以接受为亚种等级外；其他两个亚种，仅在叶缘有变异，

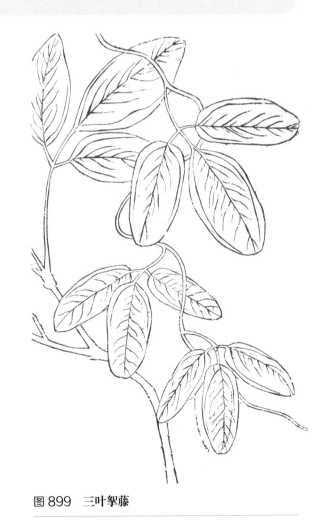

图 899　三叶挐藤

其分布区基本重叠，给予变种等级为宜。

松村：*Akebia*；《云志》：*Akebia trifoliata* (Thunb.) Koidz. var. *australis* (Diels) Rehd.；吴批：*Akebia trifolia* var. *auster*。即 *Akebia trifoliata* (Thunb.) Koidz. var. *australis* (Deils) Rehd.，《中志》作亚种 *Akebia trifoliata* subsp. *australis* (Diels) T. Shimizu。

849. 山木通

山木通，长沙山中有之。粗茎长蔓，三叶攒生一枝，光滑厚韧。叶际开花，花罢残蕊茸茸，尚在茎上。俚医用以通窍、利水。

按《图经》：木通一枝五叶，叶如石韦。此藤老茎亦中空，叶亦似石韦，而只三叶，无实，又别一种。

[新释]

吴其濬新描述的湖南物种。据《图考》文、图（图900），可得知本种为木质藤本；叶对生，为三出复叶，小叶卵状披针形，先端尖，基部圆钝至微心形，具柄；花梗，单生叶腋（原图讹画为生于小叶腋）；长瘦果具宿存有毛的花柱（"花罢残蕊茸茸"）。据上述特征，概貌既符合毛茛科铁线莲属植物山木通 *Clematis finetiana*，也与小木通 *Clematis armandii* Franch. 相合。据《中志》28：174-175，这两种极近似，通常以瘦果残存的喙的长短来区别，这个特征在《图考》原图、文上是不明显的。因此本研究倾向于将"山木通"释为《中志》28：174-175 描述的山木通 *Clematis finetiana* Lévl. et Vant. 及其近缘种小木通 *Clematis armandii* Franch.。如若按地理分布，《图考》的"山木通"和"小木通"只能订为山木通 *Clematis finetiana* Lévl.，因它在江西和湖南有分布。据《中志》，该种全株清热解毒、止痛、活血、利尿，治感冒、膀胱炎、尿道炎、跌打劳伤；花可治扁桃体炎、咽喉炎。又能祛风利湿、活血解毒，治风湿关节肿痛、肠胃炎、疟疾、乳痈、牙疳、目生星翳。

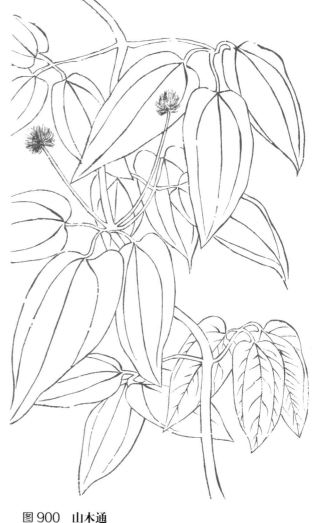

图 900　山木通

《中志》11：225 在 *Clematis meyeniana* WalP. 下有一附记，云 *Clematis finetiana* Lévl. et Vant. 和本种接近，但腋生花序较少（1～7）花，宿存花序的毛茎褐色而不同，《中志》记载云南有分布，但我们没有见到标本。

文中提及《图经》记载的木通，当为木通科木通属植物木通 *Akebia quinata* (Houtt.) Decne.。木通三叶者：为同属植物三叶木通 *Akebia trifoliata* (Thunb.) Koidz.。

松村：*Clematis recta* L. var. *mandshurica* Maxim.；《纲要》1：119，《中志》28：174：*Clematis finetiana* Levl. et Vant.；吴：*Clematis armandii*。

850. 小木通

小木通，产湖口县山中。茎叶深绿，长蔓袅娜。每枝三叶，叶似马兜铃[1]而细。俚医用以利小便。

按俗间木通多种，以木通本功通利九窍，故藤本能利水者，多以木通名之。

〔新释〕

吴其濬新描述的江西物种。如据《图考》绘图（图901），无花果，很难鉴定到种。据《图考》的文、图，又与山木通 *Clematis finetiana* Lévl. et Vant. 无法区分。如依分布而论，湖口县在今江西北部。据《中志》28：175、《云志》11：226 二志，*Clematis armandii* Franch 在江西无分布。则小木通暂时只能订为毛茛科铁线莲属植物小木通 *Clematis finetiana* Lévl.。详可参见上条讨论，不赘述。

松村：*Clematis longiloba* DC.；《中志》28：175 和《纲要》1：118；《云志》11：226：*Clematis armandii* Franch；吴批：*Clematis*。

〔注〕

[1] 马兜铃：马兜铃科马兜铃属植物马兜铃 *Aristolochia debilis* Sieb. et Zucc.。

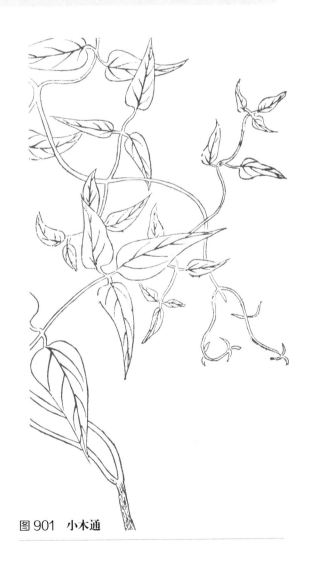

图901　小木通

851. 大木通

大木通，产九江山中。一名接骨丹。粗藤如树，短枝青绿。对叶排生，浓绿大齿。俚医捣叶敷治脚疮、烂毒；茎利小便。

按形状与《本草》图异。苏颂引《燕吴行纪》，扬州甘泉东院有通草，其形如椿子垂梢际。所说不同，或别一物。此草颇似椿叶，惟大齿不类。

〔新释〕

吴其濬新描述的江西类群。据《图考》文、图（图902）可知本种为粗大木质藤本；叶为二回奇数羽状复叶，对生，有长柄，侧生小叶3对，卵状椭圆形，先端渐尖至锐尖，基部钝，边具粗锯齿，具羽状脉，侧脉7～8对，几乎延伸至齿，顶生小叶如侧生小叶。原图和文中未提及有卷须。据上述性状特征，倾向本种释为葡萄科蛇葡萄属 *Ampelopsis* 植物。吴

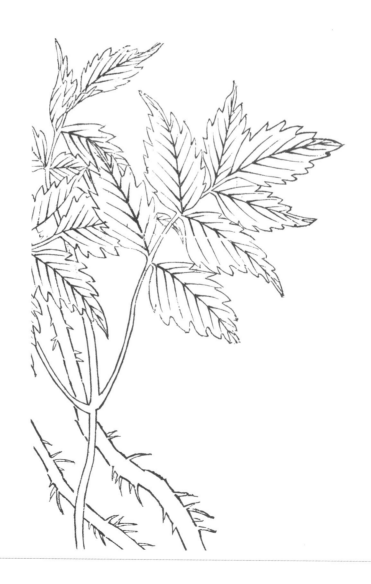

图902　大木通

批其为 Ampelopsis magalophylla Diels et Gilg，该种下有一变种柔毛大叶蛇葡萄 Ampelopsis megalophylla Diels & Gilg var. jiangxiensis (W. T. Wang) C. L. Li in Chin J.，分布于江西。与原变种区别性状为叶柄、花序轴和花梗均被短柔毛。模式标本采自江西安远。

《纲要》1：117 和《中志》28：195 释为粗齿铁线莲 Clematis argentilucida，《图考》文、图未提及卷须，但原文"粗藤如树"，谅系一大木质藤本。其叶具粗锯齿，在 Clematis delavayi Franch. 一类中无此特征。

《图经》和《燕吴行纪》的通草，当为五加科通脱木属植物通脱木 Tetrapanax papyrifer (Hook.) K. Koch。

852. 三加皮

三加皮，产建昌山中。大根赭黑，似何首乌。丛生，细茎，老赭新绿。对发短枝，一枝三叶。叶劲无齿，形似豆叶而长，面绿，背青白，中直脉纹亦稀疏。俚医以治风气，故名三加皮。非与一名金盐之五加皮一类也。

[新释]

吴其濬新描述江西物种。绘图（图 903）所绘植物，的确不似不直立乔木，应为藤本植物，对叶三小叶。具体物种待考。

吴批非五加科的三加皮。此三加皮为五加科五加属植物白簕 Acanthopanax trifoliatus (L.) Merr. ［今修订作 Eleutherococcus trifoliatus (L.) S. Y. Hu］。吴批疑其似山柑科鱼木属植物沙梨木 Crateva nurvala Buch.-Ham. ［FOC 修订作 Crateva magna (Lour.) Candolle］。该种产于广东（信宜）、广西（龙州）、海南、云南（河口、勐腊）等省区，生于溪边、湖畔或平地，有时也见于开阔地带的林中，在不太干燥与湿润的气候条件下，分布可达海拔 1 000 米。文中虽未提藤本，但本卷植物均属"蔓草"，似非。

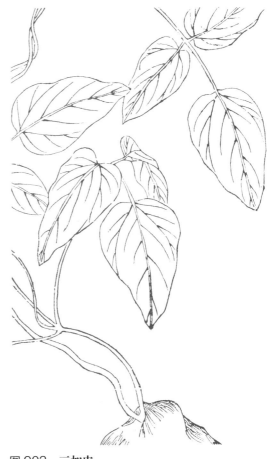

图 903　三加皮

853. 石猴子

石猴子，产南安。蔓生细茎，茎距根近处有粗节手指大，如麦门冬黑褐色。节间有细须缭绕，短枝三叶，叶微似月季花叶。气味甘温。土人取治跌打损伤、妇人经水不调，敷一切无名肿毒。

按《本草拾遗》，江西山林间有草生叶，头有瘿子似鹤膝，叶如柳，亦名千金藤，或即此。

[新释]

吴其濬新描述的江西物种。据《图考》图（图904），是分辨不到属的。《中志》48（2）：122有葡萄科崖爬藤属植物三叶崖爬藤 *Tetrastigma hemsleyanum* Diels et Gilg，中文俗名有"石猴子"（参见《中国高等植物图鉴》），该种为草质藤本，卷须不分枝，相隔2节间与叶对生；3小叶，小叶披针形、长椭圆形或卵披针形，顶端渐尖，基部楔形或圆形，侧生小叶基部不对称，边缘有4～6个锯齿，叶柄长2～7.5厘米，中央小叶具短柄。该种所具性

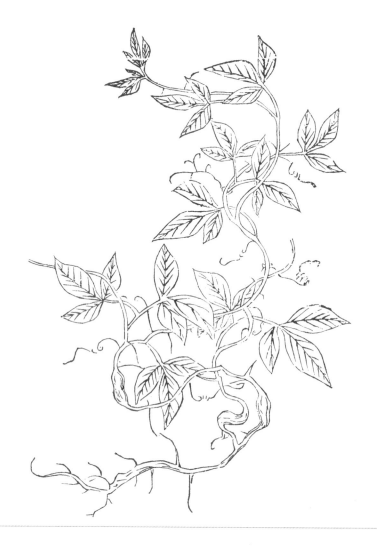

图904 石猴子

状，较接近《图考》图、文描绘性状。本种产于江苏、浙江、江西、福建、台湾、广东、广西、湖南、湖北、四川、贵州、云南和西藏，生于山坡灌丛、山谷、溪边林下岩石缝中，海拔 300～1 300 米，功效活血散瘀、解毒。

吴批：*Cayratia trifolia*，乌蔹莓科乌蔹莓属植物三叶乌蔹莓 *Cayratia trifolia* (L.) Domin，

仅产于云南，恐非是。若吴批订乌蔹莓属 *Cayratia* 是正确的话，本属的叶几大部分为乌足状的 5 小叶，三小叶者很少。

《本草拾遗》的千金藤，吴批作防己科千金藤属植物千金藤 *Stephania japonica* (Thunb.) Miers。该种产于江西山林间，草本，头有瘿子似鹤膝，叶如柳。存以备核。

854. 贴石龙

贴石龙，生南安。赤根无须，细茎青赤。一枝三叶，叶如柳叶。俚医以治头痛、脑风、牙痛，井水煎服。蛇咬擦伤处，亦可服。

[新释]

吴其濬细描述的江西物种。《图考》图（图905）无花果，据叶可知为豆科植物，具体类群待考。

吴批：豆科 *Phaseolus* 一种？

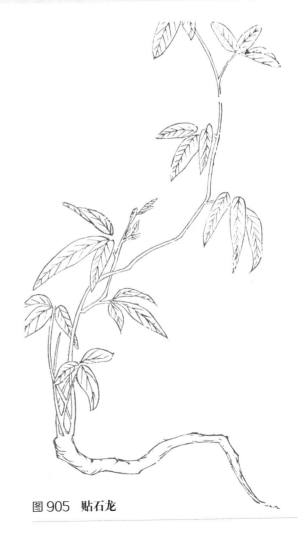

图 905　贴石龙

855. 野扁豆

野扁豆，长沙坡阜有之。茎、叶俱似扁豆而小，开花亦如扁豆花而色黄。结扁角长寸许，子大如蒺藜。俚医以洗无名肿毒。

[新释]

吴其濬新描述的湖南物种。从《图考》文、图（图906），可得知本种为缠绕草本；叶互生，有柄，具三小叶，顶生小叶较大，广卵状菱形，具短柄，先端尖，基部圆形，两者均具三出基脉；花黄色，蝶形，2～3朵成腋生总状花序，微弯，长约4厘米，具6～7粒种子。据上述性状特征，与《中志》41：311 和《图鉴》2：505，图2740 所描述的豆科野扁豆属植物野扁豆 Dunbaria villosa (Thunb.) Makino 在概貌上基本吻合。该种在我国产于江苏、浙江、安徽、江西、湖南、湖北、广西和贵州，常见于旷野、山谷路旁灌丛中。

松村：Dunbaria subrhombea Hemsl.；《纲要》2：135、《中志》41：311：Dunbaria villosa (Thunb.) Makino。吴批：Dunbaria（待查）。

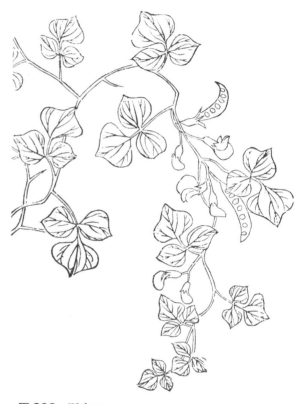

图906 野扁豆

856. 九子羊

九子羊，产衡山。蔓生，细绿茎。叶如蛾眉豆叶，一枝或三叶，或五叶。秋开淡绿花如豆花，而内有郭如人耳。结短角。根圆如卵，数本同生。秋时掘取，辄得多枚。俚医用之。

[新释]

吴其濬新描述的湖南物种。从《图考》文、图（图907），可得知本种为缠绕草本；具数枚球状块根；叶互生，有柄，为奇数羽状复叶，小叶3～5片，顶生小叶卵状圆形，先端尖，基部钝圆，具短柄，侧生小叶较小，椭圆状卵形至卵形，先端尖，基部钝至钝圆；花淡绿色，2～9朵成腋生总状花序，蝶形，龙骨瓣及花柱都卷成半圆形（"秋开淡绿花如豆花，而内有郭如人耳"）；豆荚短，弯曲（？未成熟）。据上特征，与《中志》41：200和《图鉴》2：495，图2719所描述的豆科土圞儿属土圞儿 *Apios fortunei* Maxim. 在概貌上基本吻合。本种在我国产于甘肃、陕西、河南、四川、贵州、湖北、湖南、江西、浙江、福建、广东、广西等省区，通常生于海拔300～1 000米山坡灌丛中，缠绕在树上。模式标本采自厦门。块根含淀粉，味甜可食，可提制淀粉或作酿酒原料。

松村、《中志》41：200和吴批：*Apios fortunei* Maxim.。

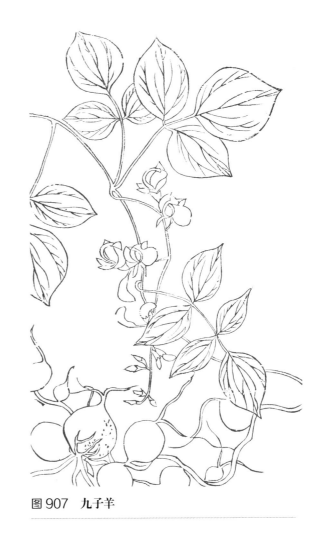

图907　九子羊

857. 山豆

山豆，产宁都。赭茎小科，茎短而劲。一枝三叶，如豆叶而小，面青，背微白。秋结小角，长三四分，四五成簇，有豆两粒。赭根如树根，长四五寸。俚医以治跌打，能行两脚，与广西山豆根主治异。

[新释]

吴其濬新描述的江西类群。从《图考》文、图（图908）可知本种为小灌木，茎短而劲；叶互生，具短柄，具三小叶，顶生小叶宽椭圆形，先端尖，基部钝，侧生小叶稍小，椭圆形，稍偏斜，先端尖，基部钝，两者均三出基脉，近无柄；荚果4～5成簇（实为很短的总状花序），腋生，长10～14厘米，有种子2粒。据上述性状，与《中志》41：329和《图鉴》2：510，图2749（采用 *Moghania philippinensis* Merr. et Rolfe）所描述的豆科千斤拔属植物千斤拔 *Flemingia philippinensis* Merr. et Rolfe［今修订为 *Flemingia prostrata* Roxb. C. Y. Wu］在

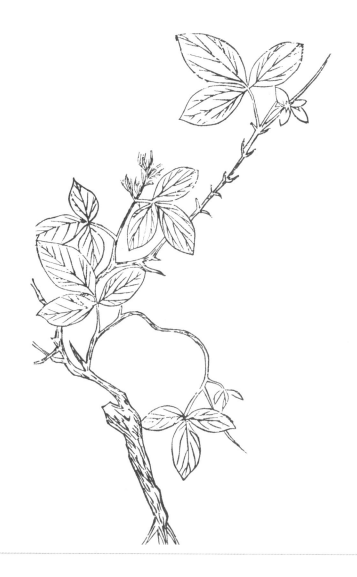

图 908　山豆

概貌上似相吻合。本种我国产于云南、四川、贵州、湖北、湖南、广西、广东、海南、江西、福建和台湾，常生于海拔 50～300 米的平地旷野或山坡路旁草地上。根供药用，有祛风除湿、舒筋活络、强筋壮骨、消炎止痛等作用。

《中志》41：329 和《纲要》2：139：*Flemingia philippinensis* Merr. et Rolfe；吴批：*Dendrolobium*（待查）。

858. 金线草

金线草，生长沙冈阜间。蔓生，方茎，四叶攒生一处。茎叶皆有涩毛，棘人衣。与茜草同，唯叶大而圆为异。考《本事方》：蒨草似茜，治血证极效。此草能行血、治腰痛，俚医用之，或即《本事方》之蒨草。湖南呼茜草皆曰锯子草，二草形颇相类，而土人分辨甚晰。

［新释］

吴其濬新描述的湖南物种。据《图考》文、图（图909），可得知本种为蔓生草本，茎四棱，与叶和叶柄有刺（叶下面也有刺，原图不显示）；叶片4片轮生，宽卵形，先端尖，基部钝圆至微心形，具5条掌状基出脉。据上分析和原文、图的性状特征，与《中志》71（2）：316，《云志》15：321所描述的茜草科茜草属植物东南茜草 Rubia argyi (Lévl. et Vant) Hara ex L. A. Lauener et D. K. Ferguson 在概貌上基本吻合。本种产于陕西南部（秦岭南坡）、江苏、安徽、浙江、江西、福建（北部）、台湾、河南（商城、嵩县）、湖北（房县）、湖南、广东（北部）、广西（北部）、四川东部和东北部，常生于林缘、灌丛或村边园篱等处。《中志》71（2）：316该种中文别名有"主线草"（《图考》），谅系为"金线草"讹写。

Rubia cordifolia L. 是一个复杂的聚合种，宜另作研究。在本条下附有①《本事方》之蒴草。② 湖南呼茜草，皆曰锯子草。这些茜草属 Rubia 种类，恐均为 Rubia cordifolia L. 聚合种的成员，需全面研究后才能确定。

松村：Rubia cordifolia L. var. muniista Miq.。《纲要》2：454：Rubia cordifolia L.；《云志》15：321：Rubia argyi (Lévl. et Vant) Hara ex L. A.

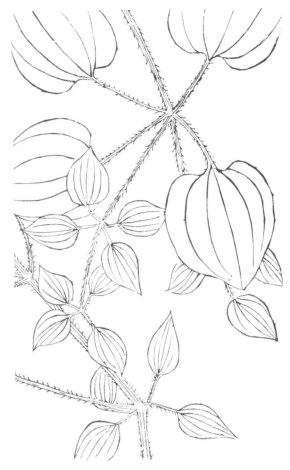

图909　金线草

Lauener et D. K. Ferguson (R. akene Nakai.)。吴批：Rubia chinensis。即中国茜草 Rubia chinensis Regel et Maack，是一直立草本，与《图考》原文"蔓生"不符。

859. 五爪金龙

五爪金龙，产南安。横根抽茎，茎叶俱绿。就茎生小枝，一枝五叶，分布如爪。叶长二寸许，本宽四五分，至末渐肥。复出长尖，细纹无齿。根褐色，硬如草薢。

［新释］

吴其濬新描述的江西物种。据《图考》文、图（图910），可得知本种为木质藤本，具硕大的褐色横根；叶互生，常5小叶掌状复叶（"一枝五叶"），亦有小叶为4片者，小叶长圆形至长圆状披针形，各具短柄，先端锐尖至长渐尖（"至末渐肥。复出长尖"），基部钝，边全缘，具羽状脉，侧脉 6～11 对，无齿。据以上特征，与《中志》29：29、《江西植物志》2：220、《图鉴》1：757，图 151 和《云志》2：10 所描述的木通科野木瓜属植物野木瓜 *Stauntonia chinensis* DC. 在概貌上较为接近。本种产于广东、广西、香港、湖南、贵州、云南、安徽、浙江、江西和福建，生于500～1 300 米的山腰灌丛、山地密林和山谷溪边密林中。据《中志》29：29，该种全株药用，民间记载有舒筋活络、镇痛排脓、解热利尿、通经导湿的作用，可用于治腋部生痛、膀胱炎、风湿骨痛、跌打损伤、水肿脚气等。据研究，对三叉神经痛、坐骨神经痛有较好的疗效。

《纲要》1：164 和《云志》2：10：*Stauntonia chinensis* DC.。吴批：*Stauntonia*（待查）。

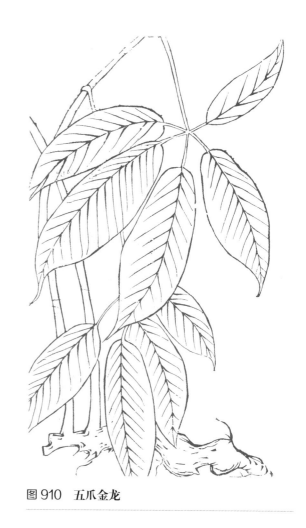

图 910　五爪金龙

860. 无名一种[1]

江西、湖南多有之。长蔓缘壁，圆节如竹。对节发小枝，五叶同生，似乌蔹莓而长，叶头亦秃，深齿粗纹，厚涩如皱。节间有小须，粘壁如蝇足，与巴山虎[2]相类。

[新释]

吴其濬新描述但尚未命名的江西、湖南物种。据文"节间有小须，粘壁如蝇足"，本种应隶葡萄科地锦属 *Parthenocissus* 而非俞藤属 *Yua*，此特征前者有而后者无。至于宜订为 *Parthenosissus* 何种？本种具五小叶，据《中志》48（2）：20 地锦属 *Parthenocissus* 植物具五小叶性状者有三种：一种为五叶地锦 *Parthenocissus quinquefolia* (L.) Planch.，此种系原产于北美，在东北、华北各地栽培，谅非是。其次为绿叶地锦 *Parthenocissus laetevirens* Rehd. 和花叶地锦 *Parthenocissus henryaua* (Hemsl.) Diels et Gilg，它们两者的叶形均似倒卵长椭圆形至倒卵披针形，合《图考》原图（图 911），但不能以此为区别。从地理分布观之，似宜

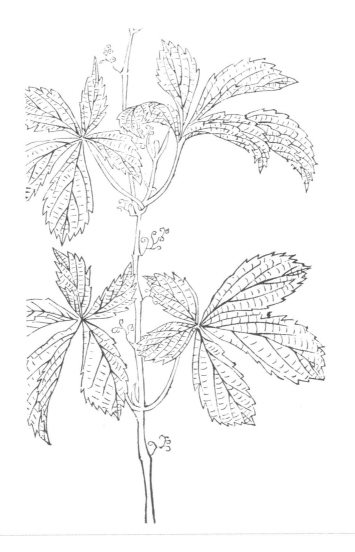

图 911　无名一种

订为《中志》48（2）：25 描述的绿叶地锦 *Parthenocissus laetevirens* Rehd.，因该种产于河南、安徽、江西、江苏、浙江、湖北、湖南、福建、广东、广西，生于山谷林中或山坡灌丛，攀援树上或崖石壁上，海拔 140～1 100 米。《图考》文字记载在江西、湖南有分布，而 *Parthenocissus henryana* 江西不产。

吴批：*Parthenocissus* 或 *Yua thomsonii*。

〔注〕

无名一种：底本无名，存目"无名一种"，据存目补。

巴山虎：吴批为地锦 *Parthenocissus tricuspidata* (Sieb. & Zucc.) Planch.，本种在《图考》卷之二十，指《本草拾遗》始著录的"常春藤"，又名"土鼓藤"。

861. 过山龙

过山龙，江西山中有之。根大如小儿臂，长硬赭黑，茎碧有节。附茎对叶，大如油桐，有歧不匀，粗纹大齿。俚医以治闭腿风，敷肿毒。

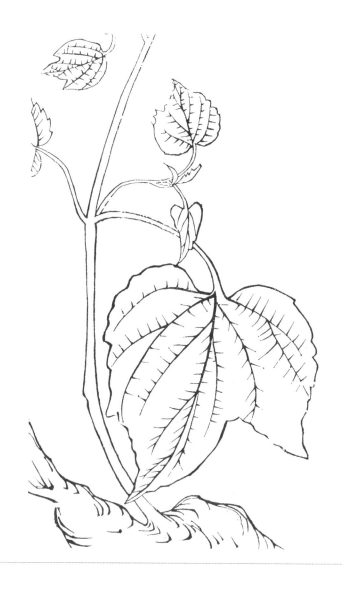

图 912　过山龙

[新释]

　　吴其濬新描述的江西物种。从《图考》原文、图（图912）观之，叶单叶对生，枝上无卷须，很难判断为葡萄科植物，遑论其为葡萄属 *Vitis*。待考。

　　吴批：*Vitis*。

862. 山慈姑

　　山慈姑，江西、湖南皆有之。非花叶不相见者。蔓生绿茎，叶如蛾眉豆叶而圆大，深纹多皱。根大如拳，黑褐色，四围有白须长寸余，蓬茸如猬。建昌土医呼为金线吊虾蟆，微肖其形。以为败毒、通气、散痰之药。余曾求坐拏草于永丰令，以此草应命，殆未必确。

[新释]

吴其濬新描述的江西、湖南物种。从《图考》文、图（图913），可得知本种为草质藤本，块茎球状，大如拳，多须、黑褐色；叶互生，宽卵形，有长柄，先端尖急，基部深心形，具5～8条基出纵脉，横脉整齐多皱，叶腋有小球状的珠芽（或称另余子）。综合以上性状特征，和《中志》《云志》及《图鉴》565，图7960所描述的薯蓣科薯蓣属植物黄独 *Dioscorea bulbifera* L. 在概貌上基本吻合。本种在我国产于河南（南部）、安徽（南部）、江苏（南部）、浙江、江西、福建、台湾、湖北、湖南、广东、广西、陕西（南部）、甘肃（南部）、四川、贵州、云南、西藏。生于海拔几十米至2 000米，多生于山谷、杂木林缘、路旁。块茎入药，主治甲状腺肿大、淋巴结核、咽喉肿痛、吐血、咯血、百日咳；外用治疮疖。《牧野日本植物图鉴》719，图2157释"金线吊虾蟆"为 *Dioscorea bulbifera* L.；文中提及的坐挐草，都应为该种。《长编》卷六"山慈菰"文献，似非本种。但"花叶不相见者"，非本种，疑为兰科杜鹃兰属 *Cremastra* 植物。

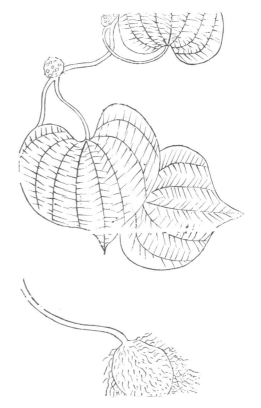

图 913　山慈姑

松村：*Dioscorea sativa* L. f. *domestica* Mak.；《纲要》1：516、《中志》16（1）：88 和《云志》3：725：*Dioscorea bulbifera* L.。吴批：*Dioscorea bulbosa*.。

863. 万年藤

万年藤，产建昌山中。蔓生硬茎，就茎两叶对生，圆如马蹄有微尖，横直细纹，梢叶有缺，颇似白英。赭根长尺许，圆节。俚医以洗疮毒，滋阴生凉。

[新释]

吴其濬新描述江西物种。据《图考》图（图914）、文，该植物顶端叶确似白英，参见《图考》卷之二十二，茄科茄属植物白英 *Solanum lyratum* Thunb.。但整株观之，恐非茄科植物。其

叶对生，宽卵形，基部心形，出主脉外，具明显横生细脉，原文作"就茎两叶对生……细纹"。具有对生叶和有横生细脉者，常见的为薯蓣科薯蓣属 *Dioscorea* 和 *Stemona* 属植物。

吴批：叶无齿，有缺叶者似 *Solanum cathayanum*。猜测吴征镒视原图的梢叶基部

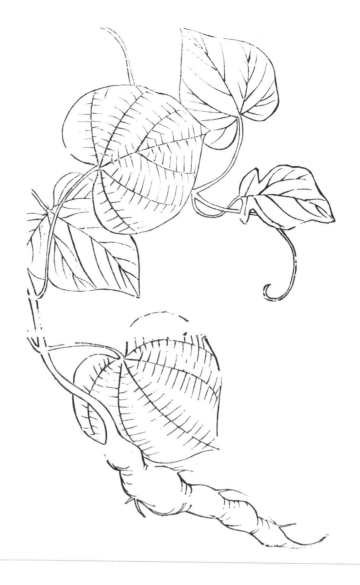

图 914　万年藤

载形，疑缺叶者似茄科茄属植物千年不烂心 Solanum cathayanum C. Y. Wu et S. C. Huang （FOC 修订作 Solanum lyratum Thunb. ）。但为什么梢叶绘图有出入，存疑。

864. 大打药

大打药，产建昌山中。蔓生绿茎，紫节如竹，一叶一须。须赭色，叶圆大如马蹄有尖，绿润疏纹。赭根长一二尺余。俚医以治打伤，取根一段，煎酒服。

〔新释〕

吴其濬新描述的江西物种（图915），藤本植物；叶互生，全缘，叶基心形，具卷须。待考。

吴批：叶互生，全缘，叶基心形？

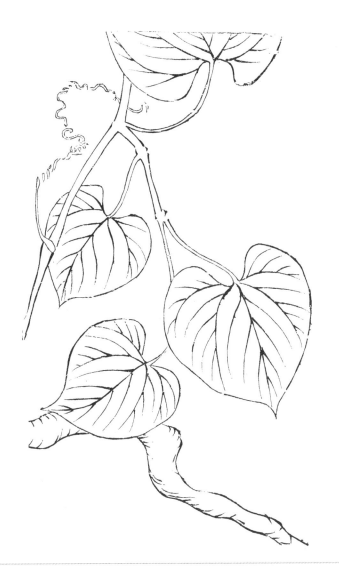

图 915　大打药

865. 钻地风

钻地风，长沙山中有之。蔓生褐茎，茎、根一色，不坚实。叶如初生油桐叶而圆，碎纹细齿。俚医以治筋骨，行脚气。

〔新释〕

吴其濬新描述的湖南物种。据《图考》图（图 916）、文，本种为藤本，茎褐色，不坚实；叶互生，宽卵形，基本心形，先端尖，边缘细锯齿，具明显细而密的横纹。据上述特征，性状较接近《中志》49（2）：212 描述的猕猴桃科猕猴桃属植物猕枣猕猴桃 Actinidia kolomikta (Maxim. & Rupr.) Maxim.。

据《中志》，本种① 枝紫褐色，髓片状和原文"褐茎""不坚实"相符。② 本种叶……阔卵形，长方卵形至长方倒卵形，基部心形，《中志》49（2）：212 所附图版 59 之一和《图考》附图的叶十分相似，尤其和《云志》1：62 薄叶猕猴桃 Actinidia leptophylla C. Y. Wu 所附图版 17：4-6 极为相似，该种下附注曰："本种……叶的特征颇似光果组 Actinidia kolomikta (Maxim. & Rupr.) Maxim. var. gagnepainii (Nakai) H. L. Li。"这个名称被《中志》49：（2）：212 归并入猴枣猕猴桃 Actinidia kolomikta。若考订正确的话，在植物分布上，Actinidia kolomikta 产于俄罗斯远东地区、朝鲜、日本和我国（黑龙江、吉林、辽宁、河北、四川），Actinidia leptophylla 产云南东北（永善、镇雄），而钻地风产湖南（"长沙山中有之"），填补了两者的中间空白；三者相连，实为中国-日本成分由东亚的东北向我国西南成一个系列的替代种。若以"小种"概念观之，钻地风可能为一个新种，若以大种观之，三种可合为一个种，宜采用 Actinidia kolomikta (Maxim. et Rupr.) Maxim. 之名。

吴批：图上叶互生，缘似纤毛，Actinidia（待查）。

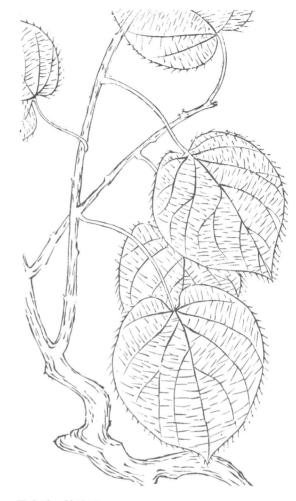

图 916　钻地风

866. 飞来鹤

飞来鹤，生江西庐山。茎叶似旋花，惟叶纹深紫，嫩根红润，小如箸头，与他种异。

[新释]

吴其濬新描述的江西物种，据《图考》文、图（图 917），本种为一木质藤本，叶对生，椭圆状卵形，先端短渐尖，基部深心形，全缘，略呈波状。根粗如筷子（箸）头。图文所示的性状过简，姑妄同意《中志》63：318，《云志》3：591，《图鉴》3：473，图 4899 的考订意见，

订为萝藦科鹅绒藤属植物牛皮消 Cynanchum auriculatum Royle ex Wight.。本种产于河北、山东、河南、陕西、甘肃、安徽、江苏、浙江、福建、台湾、江西、湖南、湖北、广东、广西、贵州、四川、云南、西藏，生于低海拔直至 3 500 米，山坡、林缘、灌丛及水沟边湿地。

吴批：叶对生，全缘。Cynancum（待查）。

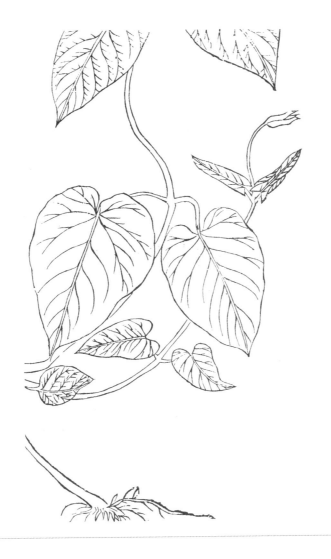

图 917　飞来鹤

867. 金线壶卢

金线壶卢，生江西建昌山中。硬根劲蔓，俱黑赭色。嫩枝细绿叶，柄长韧，叶本圆缺如马蹄，而末出长尖，中腰微凹，有似细腰壶卢。俚医用根醋磨，敷乳吹。

[**新释**]

吴其濬新描述的江西物种。据《图考》原文、图（图918），本种为一木质藤本（"劲蔓"），具粗而长的根（"硬根"）；叶互生，具长柄，宽心形至长圆状心形，基部心形，有时中部稍狭隘而先端成长尾状（"末出长长尖，中

腰微凹"），边全缘，具3～5条基出脉；原图、文均无花果描述。据上述性状描述，查《江西植物志》，似为防己科木防己属植物木防己 *Cocculus orbiculatus* (L.) DC.，参见《中志》30（1）：32；《江西植物志》2：226，《图鉴》1：781，图1561，《云志》3：237。本种在我国大部分地区都有分布（西北部和西藏尚未见过），

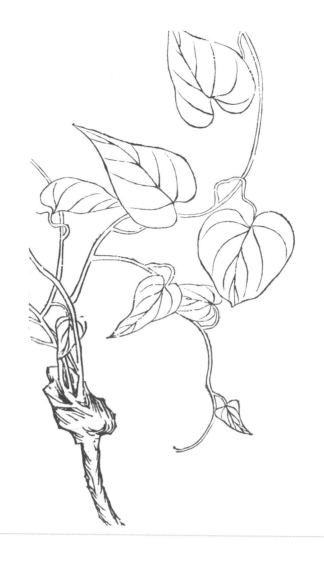

图918　金线壶卢

以长江流域中下游及其以南各省区常见，生于灌丛、村边、林缘等处。模式标本采自福州市附近的犬岛。据《纲要》1：169，本种通称

"木防己"始载《伤寒论》……《本草纲目》卷十八作"防己"收载。

吴批：防己科一种，待查。

868. 称钩风

称钩风，江西有之。蔓延墙垣，绿茎柔韧。叶有尖而秃涩糙，有直纹数缕。土人未知所用。

〔新释〕

吴其濬新描述的江西物种。据《图考》文、

图（图919），可知本种系木质藤本；茎绿色，柔韧；叶互生，有长柄，宽卵形，先端圆钝，基部微心形，边全缘至微波状，无毛，糙涩

（"叶……秃涩糙"），具掌状 3～5 脉；原图无花果。据上述性状，与《中志》30（1）：30 所描述的防己科秤钩风属植物秤钩风 *Diploclisia affinis* (Oliv.) Diels 基本吻合。本种产于湖北（西部）、四川（东部和东南部）、贵州（北部）、云南（产地不详）、广西（北部）、广东（北部和东部）、湖南（西北部）、江西（各地）、福建（永安）和浙江（南部至东部），生于林缘或疏林中。模式标本采自宜昌附近南沱。

附记：秤钩风属 *Diploclisia* 和秤钩风 *Diploclisia affinis* (Oliv.) Diels，中文名见于《种子植物名称》（1954）。1953 年的科属检索表（《植物分类学报》第 2 卷第 3 期）未附中文属名。

《纲要》1：171、《中志》30（1）：30：*Diploclisia affinis* (Oliv.) Diels。吴批：*Diploclisia*（待查）。

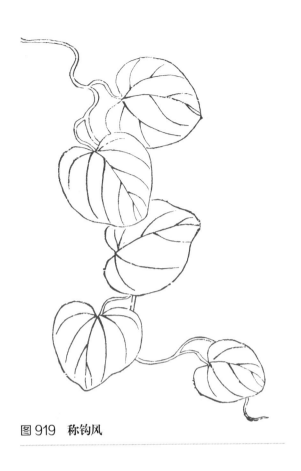

图 919　称钩风

869. 癞虾蟆

癞虾蟆，产南康庐山。赭根细须，大如指。青茎蔓生。近根四叶对生，极似玉簪花叶而小，梢叶错落。近叶发小枝，上缀青菁葵，细如粟米成穗，开五瓣小黄花。庐山灵药塞壑填溪，记载缺如，服食无方。余遣采访，多不识名。偶逢樵牧，随其指呼。姑纪形状，以俟将来。

[新释]

吴其濬新描述的江西物种。据《图考》文、图（图 920），本种为草质藤本；块茎圆柱状，多须如指大；叶在茎基部为四叶轮生（此特征在薯蓣属 *Dioscorea* 植物少见，恐在我国种类仅本种有时具此特征），其他者为互生，宽卵状心形，至狭卵状心形，先端尖至渐尖；雄花序穗状，生叶腋，具多花，花小而黄色（但原作"五瓣小黄花"，实误，花被片应该为 6）。据以上性状特征，较宜释作《中志》16（1）：69，《图鉴》5：558，图 7946 所描述的薯蓣科薯蓣属植物纤细薯蓣 *Dioscorea gracillima* Miq.。该种在我国产于安徽（南部）、浙江、福建（北部）、江西、湖北（西南）、湖南（东部），生于海拔 200～2 200 米山坡疏林下、山谷或河谷的阴湿地处。

松村、《牧野日本植物图鉴》719，图 2157、《中志》和《纲要》：*Dioscorea gracillima* Miq.。吴批：*Dioscorea*。

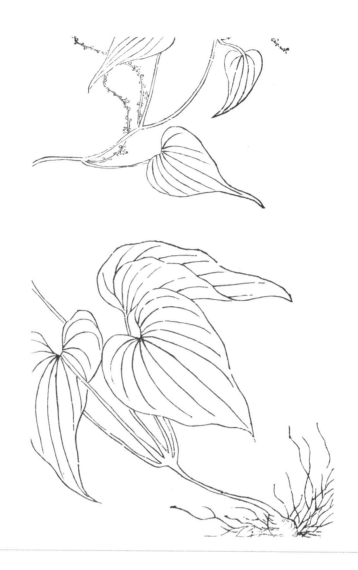

图 920　癞虾蟆

870. 阴阳莲

阴阳莲，一名大叶莲，产建昌山中。蔓生细绿，茎淡红，节有小刺。就节参差生叶，叶本如马蹄，宽寸余，末尖长二寸许，面浓绿，背黄白，粗纹微涩。根大如指，横发枝蔓。俚医以治妇科调经，取根干同桃仁煎酒服。

[新释]

吴其濬新描述的江西物种。据《图考》文、图（图921），本种为灌木，由于有些枝条抱蔓，故吴其濬将本种入卷之十九蔓草类；茎淡红色，有小刺；单叶互生，有长柄，茎下部叶宽卵形，先端锐尖至渐尖，基部微心形，边全缘（实际上应为不规则锯齿至重锯齿，谅系当时刻工限水平而未表示），具掌状三出基脉，枝端之叶狭小，略呈椭圆状卵形；原图无花果。

查《中志》检索表，蔷薇科悬钩子属 *Rubus* 单叶类隶 Subsect. Ⅱ Corcharifoii (Focke) Yu et Lu，《中志》37：112，该组合 8 种，其中仅 2 种江西有产，即山莓 *Rubus corchorifolius* L. f. 和三花悬钩子 *Rubus trianthus* Focke。此处宜订为《中志》37：12，《图鉴》2：271，图 2271 描述的蔷薇科悬钩子属植物山莓 *Rubus corchorifolius* L. f.。该种叶浓绿，背面具有毛。在我国除东北、甘肃、青海、新疆、西藏外，各地均有分布，普遍生于向阳山坡、溪边、山谷、荒地和疏密灌丛中潮湿处，海拔 200～2 200 米。该种果味甜美，可生食、制果酱及酿酒。果、根及叶入药，有活血、解毒、止血之效。三花悬钩子 *Rubus trianthus* Focke（《中志》37：116，《图鉴》2：273，图 2275）的叶为卵状披针形至长圆状披针形，叶上面色较浅，两面无毛。据《纲要》3：124，*Rubus corchorifolius* L. f. 也被释指《本草拾遗》的"悬钩子"。

吴批：*Rubus* 一种；陆玲娣：隶单叶类 *Rubus* 植物。

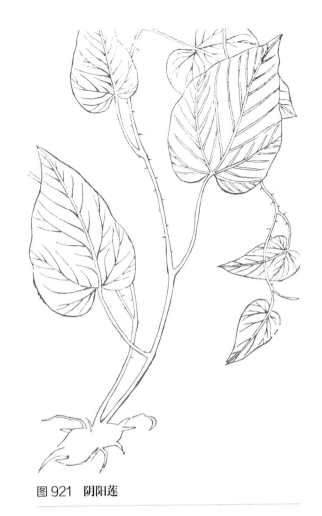

图 921　阴阳莲

871. 狂风藤

狂风藤，江西赣南山中有之。赭根绿茎，蔓生柔苒。参差生叶，长柄细韧，似山药叶而长，仅有直纹数道。土人以治风疾。

[**新释**]

吴其濬新描述的江西物种。据《图考》文、图（图 922），可得知本种为草质藤本，块茎横生，地上茎柔嫩；叶互生，长圆状卵形至椭圆状卵形，先端渐尖，基部心形，具长柄，边缘波状，具 6～8 条平行纵脉。据上述性状，与《中志》16（1）：105，图 14：10～16，和《图鉴》5：567，图 7963 所描述的薯蓣科薯蓣属植物日本薯蓣 *Dioscorea japonica* Thunb. 在叶形上基本吻合。如此叶形，在我国薯蓣属 *Dioscorea* 植物中也属少见。本种在我国产于安徽（南部）、江苏、浙江、江西、福建、台湾、湖北、湖南、广东、广西、贵州、四川，喜生于向阳山坡、山谷、杂木林下、草丛中。

吴批：*Dioscorea*。

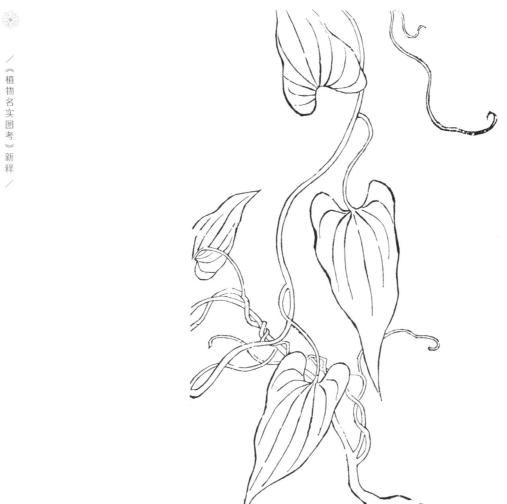

图 922 狂风藤

872-1. 金钱豹

金钱豹，产南安。蔓生绿茎，叶圆而尖，近枝有微缺，深纹有皱，似牛皮冻叶而长。梢头结实，赭谷垒垒，薄如蝉蜕，内含青子，土人以治嗽。又一种，同名异类。余再至南安，遣人寻采，仅一见之。

[新释]

吴其濬新描述的江西物种。据《图考》文、图（图 923），本种为蔓生灌木；叶互生，卵状长圆形至卵状披针形，先端尖，基部心形，具羽状脉，横脉皱；荚果生于二较大贝状苞片内，此等贝状苞成串顶生于枝端。据上述性状特征，与《中志》41：319，《云志》10：667 和《图鉴》2：509，图 2748〔采用 *Moghania strobilifera* (L.) J. St.-Hilaire ex

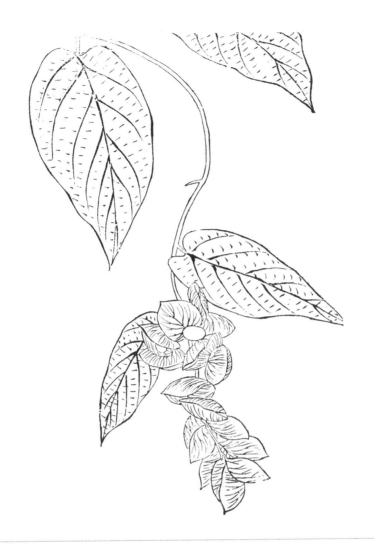

图923 金钱豹

Jacks. 之名］所描述的豆科千斤拔属植物球穗千斤拔 *Flemingia strobilifera* (L.) Ait. 在概貌上基本吻合。该种在我国产于云南、贵州、广西、广东、海南、福建、台湾，常生于海拔 200～1 580 米的山坡草丛或灌丛中。

吴批：*Flemingia strobilifera*。

872-2. 金钱豹 又一种

金钱豹，亦生南赣。蔓生，绿茎细柔。叶似婆婆针线包而窄，有细齿。绿蒂紫花，花瓣层叠下垂作筒子，微向外卷，不甚开放。与前一种名同类异。

[新释]

吴其濬新描述的江西物种。据《图考》文、图可知本种为草质藤本；叶对生或互生，宽卵形至卵状椭圆形，先端尖，基部心形，具柄，边有细锯齿；花单生，花萼裂片椭圆形，先端尖，反折，花冠管圆筒形，紫色，裂片5，外反。据《图考》原文、图（图924），与上述各书所描述的桔梗科金钱豹属植物金钱豹 *Campanumoea javanica* Bl. 在概念上基本吻合。按《中志》73（2）：71，结合地理分布，宜订为金钱豹原亚种大花金钱豹 *Campanumoea javanica* Bl. subsp. *javanica* (Makino) Hong，因该亚种与原亚种的主要区别在于花冠较短，果较小。惜在《图考》原文未说明花果大小，但作"绿蒂紫花"，其色却与原亚种相似。恐其花色有变异。本亚种在我国产于云南、贵州西南部及南部（兴义、兴仁、册亨、长顺）、广西和广东的大部分。

松村、《中志》73（2）：71：*Campanumoea javanica* Bl.；《图鉴》4：384，图6182 释作：*Campanumoea javanica* var. *japonica* Makino，《纲要》1：439：*Campanumoea javanica* Bl. subsp. *javanica* (Makino) Hong。

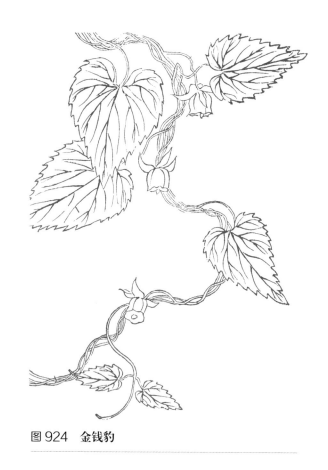

图924　金钱豹

873. 挐藤

挐藤，一名毛藤梨。产南城麻姑山。黑茎，大叶如麻叶，深齿疏纹。叶端尖长，结青实如棠梨而小。

[新释]

吴其濬新描述的江西物种。据《图考》文、图（图925），为一藤本植物；叶多数为互生（仅有一小枝顶生二叶似为对生），叶宽椭圆形，边具锯齿；图上果为幼果，但描述为"结青实如棠梨而小"，此"棠梨"，当可理解其为《图考》卷之三十一"棠梨"；一名毛藤梨，说明具毛（果实？）。吴旧批为蔷薇科梨属杜梨 *Pyrus betulifolia* Bunge，据《图鉴》2：233，图

2195，其果近球形，直径0.5～1厘米。而据《中志》49（2）：205 对软枣猕猴桃 *Actinidia arguta* (Sieb. & Zucc.) Planch. ex Miq. 果实描述"球形至柱状长圆形，长2～3厘米"，看来吴其濬所描述的为幼果。将《图考》所描绘的叶形，和《中志》49（2）：图版57所绘 *Actinidia arguta* var. *arguta* 相比较，的确甚似。但概貌又似猕猴桃科藤山柳属 *Clematoclethra* 植物。该种有待江西南城麻姑山野外核实解决。

吴批：*Actinidia arguta*。

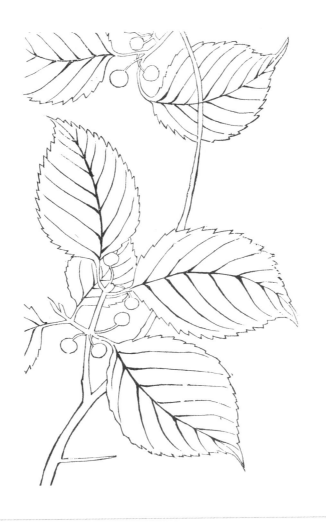

图 925　挐藤

874. 石血

宋《图经》：石血，与络石极相类，但叶头尖而赤耳。

按江西山坡及墙壁木石上极多。叶红如霜叶，掩映绿卉，尤增鲜明。但细审其叶，一茎之上，或尖，或团；团如人手指，尖如竹叶。秋时结长角如豇豆，长六七寸，初青后赤。破之有子如萝藦子，半如针、半如绒，绒亦白软。大约与络石同种，而结角则异。或以为雌雄耳。

〔新释〕

吴其濬新描述的江西物种。《图考》绘图（图 926）显示为一藤本，茎和枝条以气根攀援树木、岩石或墙壁上（"按江西山坡及墙壁木石上极多"）；叶对生，具短柄，异形叶（"或尖，或团；团如人手指，尖如竹叶"），通常披针形（"尖如竹叶"）；蓇葖双生，线状披针形，细长。上述性状，与《中志》63：218 描述的夹竹桃科络石属植物络石的石血变

种 *Trachelospermum jasminoides* (Lindl.) Lem. var. *heterophyllum* Tsiang 的概貌相接近。现循 *FOC* 将石血变种处理作络石 *Trachelospermum jasminoides* (Lindl.) Lem.。本种分布很广，山东、安徽、江苏、浙江、福建、台湾、江西、河北、河南、湖北、湖南、广东、广西、云南、贵州、四川、陕西等省区都有分布，生于山野、溪边、路旁、林缘或杂木林中，常缠绕于树上或攀援于墙壁上、岩石上，亦有移栽于园圃，供观赏。其根、茎、叶、果实供药用，有祛风活络、利关节、止血、止痛消肿、清热解毒之效能，我国民间有用来治关节炎、肌肉痹痛、跌打损伤、产后腹痛等；安徽地区有用作治血吸虫腹水病。乳汁有毒，对心脏有毒害作用。茎皮纤维拉力强，可制绳索、造纸及人造棉。花芳香，可提取"络石浸膏"。

松村：*Trachelospermum*；《纲要》《中志》63：218：*Trachelospermum jasminoides* (Lindl.) Lem. var. *heterophyllum* Tsiang；吴批：*Trachelospermum*，待查。

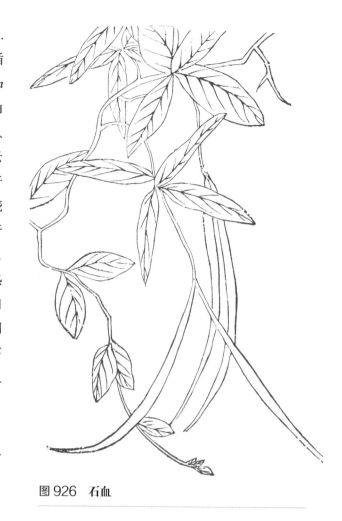

图 926　石血

875. 百脚蜈蚣

百脚蜈蚣，生江西庐山。缘石蔓衍，就茎生根，与络石[1]、木莲[2]同。叶似山药，有细白纹，面绿背淡，新茎亦绿。

[新释]

吴其濬新描述的江西物种。据《图考》文、图（图 927），本种为木质藤本；茎和枝条上有许多附生根；叶互生，有柄，三角状卵形或戟形，椭圆形至长圆状披针形，先端尖至渐尖，基部心形，边全缘（实则叶有二型，前一类型长生不育枝上，后一类型常生花枝上，吴其濬

没有观察如此细致，把它们两者均混绘在一起，我们不能苛求前人）。据上特征，和《中志》54：74，《云志》2:426，《图鉴》2：1031，图 3791 所描述的五加科常春藤属植物常春藤 *Hedera nepalensis* K. Koch var. *sinensis* (Tobl.) Rehd. 在概貌上基本吻合。原变种 *Hedera nepalensis* var. *nepalensis* 产于尼泊尔，我国不产。常春藤 var. *sinensis*(Tobl.) Rehd. 分布北起甘肃（东南）、陕

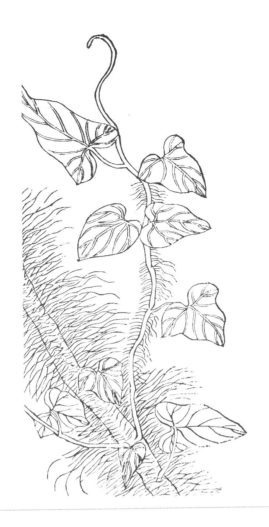

图 927　百脚蜈蚣

西（南部）、山东、河南，南至广东，西南达西藏（东），东至江苏、浙江广大地区，生于3 500米下林缘、路旁、岩石屋壁上。该植物即药用的常春藤（《本草纲目拾遗》）。

松村：*Hedera helix* L.；吴批：图说均是*Hedaera nepalensis* var. *sinensis*。《云志》认为我国植物学家订的 *Hedera helix* L. 是对 *Hedera repalensis* var. *sinensis* (Tobl.) Rehd. 的误订，故松村和我们的鉴定结果是相同的。

〔注〕

1 络石：见《图考》卷之二十二"络石"条，《本经》络石，所指乃夹竹桃科络石属植物络石 *Trachelospermum jasminoides* (Lindl.) Lem.，《图考》的络石绘图，却是桑科榕属植物薜荔 *Ficus pumila* L.。

2 木莲：见《图考》卷之二十"木莲"条，绘图乃桑科榕属植物薜荔 *Ficus pumila* L.。

876. 千年不烂心

千年不烂心，产建昌山中。蔓生如木根，茎坚硬。就老茎发软枝，附枝生叶，微似山药，叶色淡绿，背青黄。秋结圆实攒簇，生碧熟红。俚医用之。

[新释]

本条为吴其濬新描述的江西物种。据《图考》文、图，可知本种为蔓生小灌木，原文作"蔓生如木根，茎坚硬。就老茎发软枝"，故绝非直立之草本，或直立小灌木；叶互生，有长柄，长圆形至长圆状披针形，基部微心形，先端渐尖，全缘，原文"微似山药"；果序作聚伞状，圆锥花序，果实小圆球形，"秋结圆实攒簇，生碧熟红"。如据上述性状，较宜订为《中志》67（1）：84，图版20：5-7描述的茄科茄属植物千年不烂心 Solanum cathayanum C. Y. Wu et S. C. Huang。该种产于陕西、甘肃、河南、山东、江苏、安徽、浙江、福建、江西、湖南、湖北、四川、贵州、云南、广西、广东诸省。其茎入药，可治疗小儿惊风；枝叶有清血之效。今 FOC 并入白英 Solanum lyratum Thunb.。本书卷之二十二"白英"条，也释为该种，可参考。

附记：《中志》作者对茄属 Solanum 植物分类过细，特别是白英组 sect. Dulcamara 的种类。

松村：Solanum dulcamara L.；《纲要》3：296，《中志》67（1）：84，《云志》2：572 释

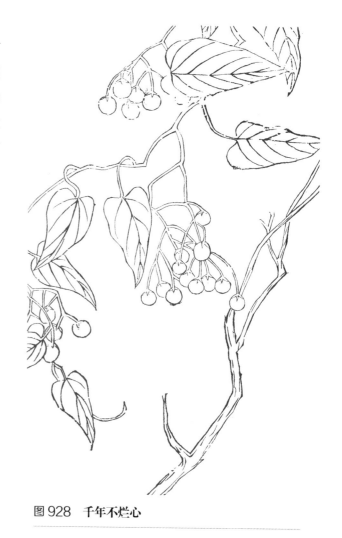

图928　千年不烂心

Solanum cathayanum C. Y. Wu et S. C. Huang；吴批：图似 Solanum（待查）。

877. 石盘龙

石盘龙，江西山中多有之。横根赭黑，络石蔓衍，绿茎纠结。叶比木莲小而尖，亦薄弱，面青，背黄绿。俚医采根，同槟榔煎酒，治饱胀。

[新释]

吴其濬新描述的江西物种。从《图考》文、图（图929），可得知本种为一种藤本植物，叶互生，有柄，卵状椭圆形，先端尖，基部钝，边全缘，具羽状脉，侧脉4～5对。若据上述性状，推测可能是《中志》23（1）：209描述的桑科榕属植物匍茎榕的白背爬藤榕变种 Ficus

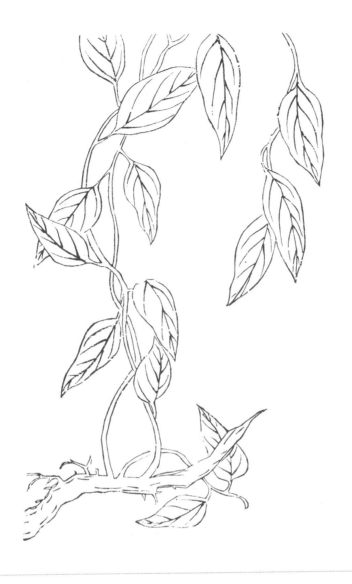

图 929　石盘龙

sarmentosa Buch.-Ham. ex J. E. Sm. var. *nipponica* (Fr. et Sav.) Corner。据《中志》，该种广布，江西有分布，且叶形相似，叶背浅黄色或灰黄色。

吴批：*Ficus asarmentosa* var.，待查。

878. 香藤

香藤，产南安。蔓生，褐茎有节，节间有须。叶如柳叶而宽，叶本有黑须数茎如棕。气味甘温，主治和血去风。

〔新释〕

吴其濬新描述的江西物种。据《图考》文、图（图 930），本种为藤本，茎基部匍匐，节上生根，基部叶若贴地，则其叶柄处也可生须根（"叶本有黑须数茎如棕"）；叶互生，长圆状披针

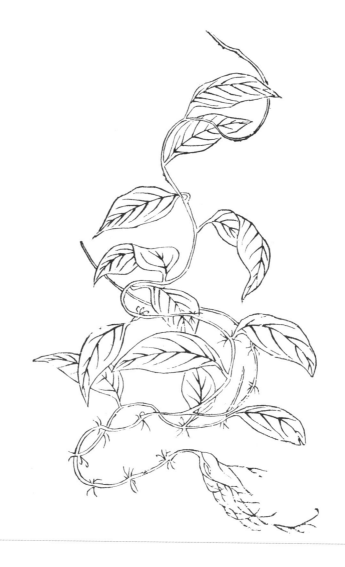

图930 香藤

形至椭圆形，先端尖，基部钝至楔形，边全缘，有短柄，具羽状脉，侧脉4～5条。据上述性状，与《中志》21（1）：60和《云志》8：52所描述的胡椒科胡椒属植物山蒟 *Piper hancei* Maxim. 在概貌上基本吻合。另《纲要》1：192和《云志》8：52，列出该种的江西土名即为"香藤"。本种为我国特产，分布于浙江、福建、江西（南部）、湖南（南部）、广东、广西、贵州、云南（东南）；生于山地溪涧边，密或疏林中，攀援树上或石上。茎、叶药用，治风湿、咳嗽、感冒等。

附记：据《中志》，我国胡椒属 *Piper* 植物60余种，多分布于华南至西南，越过南岭而达华中地区者不多。据《江西植物志》，江西仅5种。

吴批：*Piper*（待查）。

879. 野杜仲

野杜仲，抚建山中有之。蔓生盘屈，黑茎有星，劲脆如木。叶如橘叶而不光泽，疏纹无齿。短枝枯槎，颇似针刺。根亦坚实。俚医以治腰痛。取皮浸酒，功似杜仲，故名。

[新释]

吴其濬新描述的江西物种。据《图考》文、图（图931），本种为木质藤本，似非卫矛科卫矛属植物大花卫矛 *Euonymus grandiflorus* Wall.（该种为灌木或乔木）。仅叶对生，椭圆形，全缘有些相似。且 *Euonymus grandiflorus* Wall. 分布于云南、四川、贵州、湖南、湖北、广西、陕西，而江西不产。但本书卷之三十六"滇桂"条，《云志》考证为卫矛科卫矛属大花卫矛 *Euonymus grandiflorus* Wall.，其小枝顶端作刺状，似"野杜仲"，原文作"短枝枯槎，颇似针刺"。又使人怀疑该种为 *Euonymus grandiflorus* Wall. 矣。《中志》记录了其俗名"金丝杜仲"，该条有疑问。

《图鉴》2：680，图 3093、《云志》16：238 均列"野杜仲"作 *Euonymus grandiflorus* Wall. 中文名，该名来自《云南种子植物名录》上册 754。

吴批：图上叶对生，无齿 *Euonymus*（待查）。

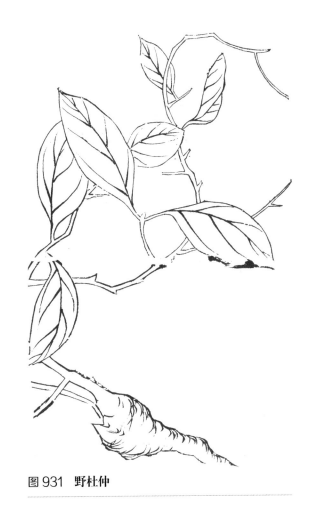

图 931　野杜仲

880. 广香藤

广香藤，产南安。绿叶毛涩，黄背赭纹，极似各树寄生，惟褐茎长劲为异。俚医用以解毒、养血清热。

[新释]

吴其濬新描述的江西物种。据《图考》文、图（图932），本种为木质藤本，茎褐色；叶互生，长圆形，先端尖，基部楔形，具短柄，边全缘，具羽状脉，侧脉上弯多大十对。从原图观之，其叶似番荔枝科瓜馥木属 *Fissistigma* 植物，但因无花果性状，姑妄从《纲要》1：72 意见，暂定为瓜馥木 *Fissistigma* *oldhamii* (Hemsl.) Merr.。本种广布于我国云南、广西、湖南、广东、福建、台湾、江西、浙江，生于低海拔山谷或水旁灌木中。该种据《中志》30（2）：162，其皮纤维可编麻绳、麻袋和造纸，花可提制瓜馥木花油或浸膏，用于调制化妆品、皂用香精的原料；种子油供工业用油和调制化妆品。根可药用，治跌打损伤和关节炎。果成熟时味甜，可食用。

吴批：*Piper* 或 *Sabia*。

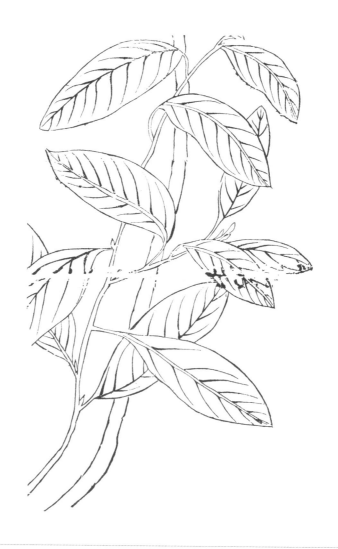

图 932　广香藤

881. 清风藤

《图经》：清风藤，生天台山中。其苗蔓延木上，四时常有。彼土人采其叶入药，治风有效。

按清风藤近山处皆有之。罗思举《草药图》[1]云：清风藤又名青藤，其木蔓延木上，四时常青。采茎用治风疾、风湿，凡流注、历节、鹤膝、麻痹、瘙痒、损伤、疮肿，入酒药中用。南城县寻风藤即清风藤，蔓延屋上，土人取茎治风湿。余询之南城人，云藤以夤缘枫树而出树梢者为真，夺枫树之精液，年深藤老，故治风有殊效，余皆无力。遣人求得，大抵与木莲相类。厚叶木强，藤硬如木，粗可一握，黑子隆起，盖即络石一种，而所缘有异。又《本草拾遗》，扶芳藤[2]，以枫树上者为佳，恐即一物。清风、扶芳，一音之转，土音大率如此。

[新释]

吴其濬新描述的江西物种。《南城县志》的寻风藤，附青风藤条下，吴批为榕科榕属植物匍茎榕一变种 *Ficus sarmentosa* Buch.-Ham. ex J. E. Sm. var.。

据《图考》图（图933）、文，本种同木莲和络石相类，且是一种大藤本（"粗可一握"）。据《中志》23（1）：205-214 *Ficus pumila* 和匍茎榕 *Ficus sarmentosa* 极近缘，并同属一组。但 *Ficus sarmentosa* 是一个多型种，《图考》绘图显示幼枝密被毛，叶卵状椭圆形。又产南城县。故本品倾向释为匍茎榕珍珠变种珍珠莲 *Ficus sarmentosa* Buch.-Ham. ex J. E. Sm. var. *henryi* (King ex Oliv.) Corner。

《图经》的青风藤，日人释为 *Sabia japonica*，现本草基原用青风藤科清风藤属植物青风藤 *Sabia japonica* Maxim.，或非。疑其似防己科木防己属 *Cocculus* 植物。

[注]

1️⃣ 罗思举《草药图》：待考。本书所引有罗思举《草药图》和罗思举《简易草药》，或为同一人。

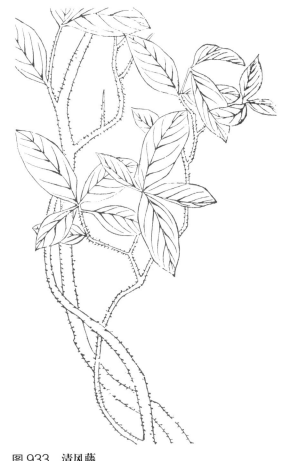

图933　清风藤

2️⃣《本草拾遗》，扶芳藤：卫矛科卫矛属植物扶芳藤 *Euonymus fortunei* (Turcz.) Hand.-Mazz.，可能为日人的考证结论。

882. 南蛇藤

南蛇藤，生长沙山中。黑茎长韧，参差生叶。叶如南藤[1]，面浓绿，背青白，光润有齿。根、茎一色，根圆长，微似蛇，故名。俚医以治无名肿毒，行血气。

[新释]

吴其濬新描述的湖南物种。《图考》绘图（图934）为一藤本，下部枝条粗大，小枝光滑无毛；叶互生，卵形，具短柄，有齿较长（睫毛状）；果单生叶腋，合萼，近圆形，果实近球状。上述性状，与《中志》45（3）：112描述的南蛇藤科南蛇藤属植物南蛇藤 *Celastrus orbiculatus* Thunb.（今 *Celastrus articulatus* Thunb. 处理为该种异名）概貌相似。该种我国产于黑龙江、吉

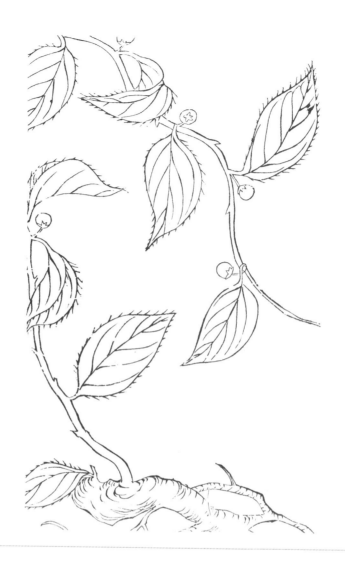

图934　南蛇藤

林、辽宁、内蒙古、河北、山东、山西、河南、陕西、甘肃、江苏、安徽、浙江、江西、湖北、四川，为我国分布最广泛的种之一，生长于海拔450～2 200米山坡灌丛。模式标本采自日本。

松村：*Celastrus articulatus* Th.；《纲要》《中志》45（3）：112：*Celastrus orbiculatus* Thunb.；《云志》：*Celastrus angulatus* Maxim.，该种叶片

圆阔，聚伞圆锥花序顶生，花多数。果实非单生叶腋。吴批：日人释为 *Celastrus articulatus*，大概不对。

[注]

1 南藤：胡椒科胡椒属 *Piper* 植物，参见本书卷之二十南藤条。

883. 无名一种[1]

江西山冈皆有之，多与金刚草藓[2]丛厕纠缠。绿茎柔细，一叶一须。长叶大齿，

深纹粗涩。根紫黑色，大于草薢而坚。按《本草从新》有开金锁，根、叶亦如草薢、菝葜[3]，皆此类。

[新释]

吴其濬新描述但尚未命名的江西物种。据《图考》图（图935），本种在葡萄属 *Vitis* 中较为特殊，其叶为单叶，椭圆形至长圆形，边具疏粗齿，基部钝形至近圆形，先端锐尖至尖，近无柄。一卷须与一叶对生，不分叉。以上特征，与《中志》48（2）：161描述的葡萄科葡萄属植物菱叶葡萄 *Vitis hancockii* Hance［*Vitis fagifolia* Hu 为异名］在概貌上基本吻合。该种为我国特种，产于安徽、江西、浙江、福建，生于海拔100～600米山坡林下或灌丛中。

《本草从新》开金锁，待考。

吴批：图上一叶一须，*Vitis fagifolia*。

[注]

1 无名一种：底本无名，存目"无名一种"，据存目补。

2 金刚草薢：疑为制作金刚丸的草薢 *Smilax* sp.。

3 菝葜：见本书卷之二十二"菝葜"条，为百合科菝葜属植物菝葜 *Smilax china* L.。

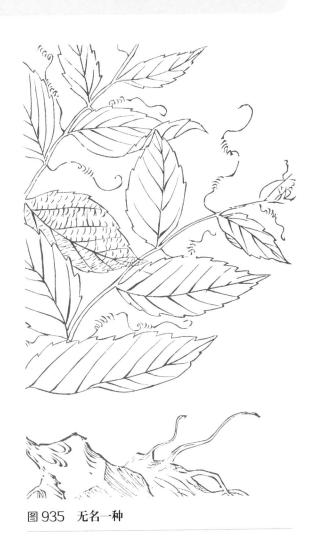

图 935　无名一种

884. 川山龙

川山龙，产南安。蔓生挺立，赤茎有星。参差生叶，叶圆而长，面绿，背青黄，直纹稀疏，圆齿不匀。根如老姜，褐黄色，赭须数茎。俚医以为跌打损伤要药。

[新释]

吴其濬新描述的江西物种。据《图考》图

（图936）、文，该种为藤本；根姜状，褐黄色；茎红色，具点状皮孔（"赤茎有星"）；叶互生，卵状椭圆形，先端短渐尖，基部宽楔形或近圆

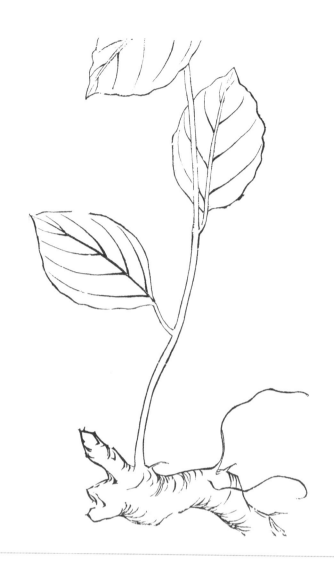

图 936　川山龙

形，全缘，或波缘（不均匀的圆齿），侧脉明显。具细叶柄。产南安，俗名过山龙，功效可治疗跌打损伤。上述性状，颇似《中志》30（1）：238 描述的木兰科南五味子属植物异形南五味子

Kadsura heteroclita (Roxb.) Craib。该种在福建、广东、广西、贵州、海南、湖南、陕西、四川和云南都有分布。南安可能也会有分布。

吴批：*Kadsura*（待查）。

885. 扳南根

扳南根，湖南园圃多有之。蔓生如葛，茎细而韧。叶亦似葛而小，褐根粗如巨擘。俚医以治疗毒，江西呼为鸡屎葛根。

按苏恭注黄环云：今太常所收剑州者，皆鸡屎葛根。当即此。

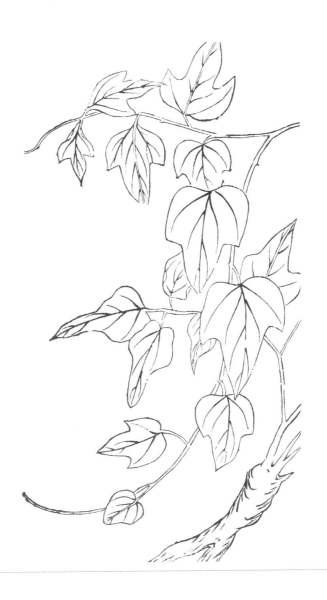

图 937　扳南根

〔新释〕

吴其濬新描述的湖南物种（图 937）。吴批：

Pueraria。但豆科葛属 *Pueraria* 均为三小叶羽状复叶，绘图似单叶。待考。

886. 鹅抱蛋[1]

　　鹅抱蛋，生延昌山中。蔓生，细茎有节，本紫梢绿。叶如菊叶，深齿如歧，叶下有附茎，叶宽三四分。根如麦冬而大，赭长有横黑纹，五六枚一窠。俚医取根炖酒，云散寒气，能补益。

　　按宋《图经》有鹅抱蔓，似大豆，治热毒。形与此异，主治亦别。

[新释]

吴其濬新描述的江西物种。据《图考》文、图（图938），本植物为藤本，根椭圆状，可多至5～6枚；叶互生，3～5掌羽复叶，一部分小叶作羽状分裂、深裂或浅裂，叶轴上有阔翅，这一特征凸显。据上述性状，与《中志》所描述的葡萄科蛇葡萄属植物白蔹 *Ampelopsis japonica* (Thunb.) Makino 在概貌上基本吻合，也可参考《图鉴》2：780，图3290。本种在我国产于辽宁、吉林、河北、山西、陕西、江苏、浙江、江西、河南、湖南、湖北、广东、广西、四川，生于海拔100～900米山坡地边、灌丛或草地。本种呈块状膨大的根及全草供药用，有清热解毒和消肿止痛之效。

文中提及宋《图经》记载的鹅抱蔓，疑似豆科植物，待考。

松村：*Ampelopsis serjaniaefolia*；《纲要》3：166、《中志》48（2）：46：*Ampelopsis japonica* (Thunb.) Makino（包括 *Ampelopsis serjaniaefolia* B），《纲要》指出该学名是指《本经》《名医别录》《蜀本草》及《图经本草》的白蔹。吴批：*Ampelopsis serjaniaefolia*（图似）。

[注]

1 蛋：底本作"蜑"，即"蛋"之古字。其性

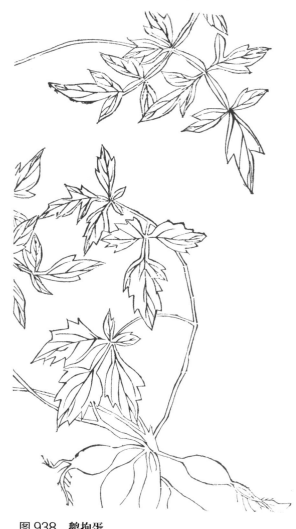

图938 鹅抱蛋

状"根如麦冬而大，赭长有横黑纹，五六枚一窠"，似蛋。

887. 顺筋藤

顺筋藤，南安、长沙皆有之。蔓生缭曲，绿茎赤节，节间有绿须缠绕。叶如威灵仙[1]叶，无歧斜纹。叶间结小青实如豆硬。根赭红色，磥砢盘错，复有长叶攒之。气味甘温。土人取通经络，和血温补。

[新释]

吴其濬新描述的江西、湖南物种。据《图

考》文、图（图939），可得知本种为攀援灌木，根状茎粗而长，赭褐红色，其上着生着很多的须根；茎绿，节红色，节间有卷须（实则由于

叶片脱落后残留叶鞘上的卷须），叶互生，叶鞘上有卷须，叶片椭圆形至长圆形，先端尖，基部钝，具短柄，边全缘，具三条基出主脉，主脉在叶先端不汇合；果实小圆球形，有果柄，青色1～3个成伞形，有果序总梗，生叶腋。据目前菝葜属 *Smilax* 的研究进展，该属具有粗壮的根状茎者一般有两种，一为菝葜 *Smilax china* L.，另一为土茯苓 *Smilax glabra* Roxb.。前者的块根状茎粗硬而长，后者的粗短作块状。《图考》绘图较接近《中志》15：193 描述的百合科菝葜属植物菝葜 *Smilax china* L.。茯苓在《图考》卷之二十二另立一条，惜该图的根状茎粗，反不如本条。*Smilax china* 在我国产于山东半岛、江苏、浙江、福建、台湾、江西、安徽、河南、湖北、四川（中部至东部）、云南（南部）、贵州、湖南、广西和广东，生于海拔 2 000 米以下的林下、灌丛中、路旁、河谷或山坡上。

松村：*Smilax*；吴批：图说为 *Smilax*（待查）。

[注]

1 威灵仙：见本书卷之二十"威灵仙"条，似毛茛科铁线莲属植物威灵仙 *Clematis chinensis* Osbeck。

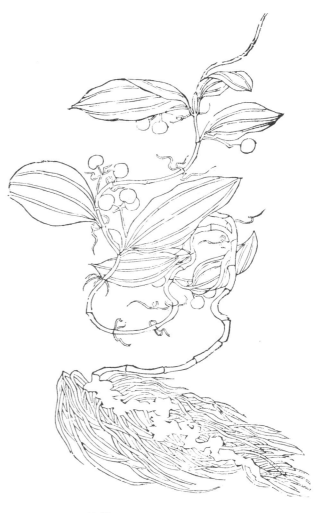

图 939　顺筋藤

888. 紫金皮

紫金皮，江西山中多有之。蔓延林薄，紫根坚实，茎亦赭赤。叶如橘柚，光滑无齿。叶节间垂短茎，结青蒂，攒生十数子，圆紫如球，鲜嫩有汁出。俚医用根藤治饱胀腹痛有效，兼通肢节。

按宋《图经》有紫金藤，不具形状。《和剂方》有紫金藤丸。

[新释]

吴其濬新描述的江西物种。据《图考》文、图（图940）可知本种为一木质藤本；根

坚实，紫色，茎赭色；叶互生，有短柄，椭圆形至长圆形，先端尖，边全缘，基部钝至楔形，羽状脉，侧脉 3 对；小浆果，肉质，球形，紫色，十数个集成球状聚合果，有长梗。

若按叶形视之,尤其边缘为全缘,使人怀疑本种,与其订为木兰科南五味子属植物南五味子 *Kadsura longipedunculata* Finet et Gagnep.,毋宁订为《中志》30（1）：234 描述的黑老虎 *Kadsura coccinea* (Lem.) A. C. Smith 为妥。但原图果梗较长,似和 *Kadsura coccinea* 不合。也可能叶和边缘的齿有变异? 黑老虎 *Kadsura cocccinea* 在我国产于江西、湖南、广东、香港、海南、广西、四川、贵州、云南,生于海拔 1 500～2 000 米的林中。基于上述,暂仍订为南五味子 *Kadsura longipedunculata* Finet et Gagnep.,但原图边无疏齿有疑问。本种产于江苏、安徽、浙江、江西、福建、湖北、湖南、广东、广西、四川、云南,生于海拔 1 000 米以下的山坡、林中。

但该种是否为《图经》与《太平惠民和剂局方》的紫金藤,尚待考。

松村：*Kadsura japonica* Dun.；《纲要》1：64,《云志》11：17 和吴批：*Kadsura longipedunculata* Finet et Gagnep.。

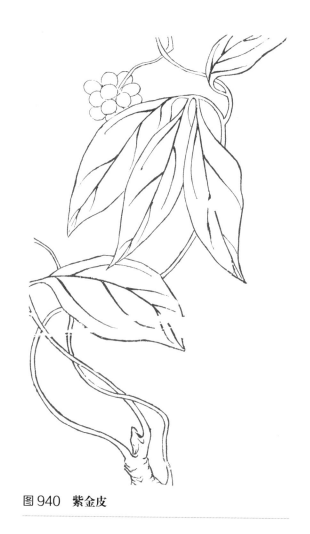

图 940　紫金皮

889. 内风消

内风消,江西、湖南皆有之。蔓生,紫茎,结实攒聚如球,极类紫金皮。惟叶不攒排,有细齿,无光泽。倮医以为内托和血之药。

[**新释**]

吴其濬新描述的江西、湖南物种。据《图考》文、图（图 941）,本种的叶为长圆状披针形,先端渐尖,基部楔形,边具疏齿,羽状脉,侧脉 3～6 对,小浆果比紫金皮多,集成球状聚合果,有长梗。据上特征,与《云志》11：17 和《图鉴》1：803, 图 1605 所描述的木兰科南五味子属南五味子 *Kadsura longipedunculata* Finet et Gagnep. 在概貌上基本吻合。该种产于江苏、安徽、浙江、江西、福建、湖北、湖南、广东、广西、四川、云南。生于海拔 1 000 米以下的山坡、林中。

《纲要》1：64,《云志》11：17 释本种和"紫金皮"：*Kadsura longipedunculata* Finet et Gagnep.。吴批：*Kadsura*（待查）。

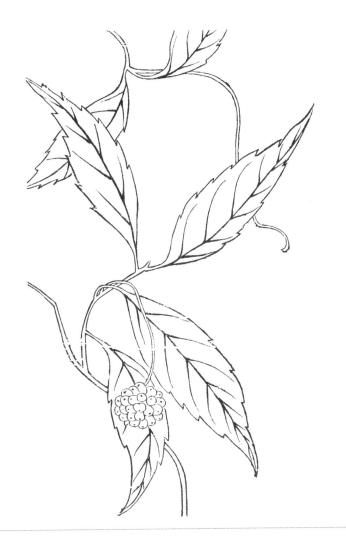

图 941　内风消

890. 无名一种^[1]

生抚州山坡。蔓生，赭藤对叶，如柳叶而柔润。秋结青实七八粒，圆簇下垂，顶有白晕。

[新释]

吴其濬新描述，但尚未命名的江西物种。《图考》文、图（图942）可知本种为藤本；叶对生、椭圆形至长圆形，先端尖，基部楔形，具短柄至近无柄；聚合果由6~7朵花发育而成，近圆球状，生枝端，下垂，果顶端残留花萼基部。

据《中志》71（2）：190，茜草科巴戟天

属植物羊角藤 *Morinda umbellata* L. 的原变种 *Morinda umbellata* var. *umbellata* 产印度和斯里兰卡，而我国不产，另立新亚种 subsp. *obovata* Y. Z. Ruan。但《云志》15：292 认为叶形有变异，不宜存之为一亚种。本研究同意《云志》这一意见，并据上述特征，认为本品和《云志》及《图鉴》4：244，图5901 所描述的羊角藤 *Morinde umbellate* L. 在概貌上基本吻合。该

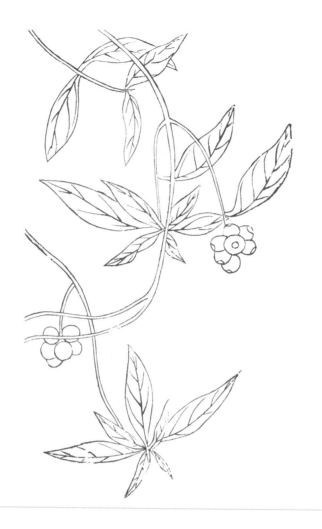

图 942　无名一种

种在我国产于江苏、安徽、浙江、江西、福建、
台湾、湖南、广东、香港、海南、广西等地，
攀援于山地林下、溪旁、路旁等疏阴或密阴的
灌木上，海拔 300～1 200 米。抚州：指抚州
府，1912 年废。治所在今江西临川区。

吴批：*Morinde umbellate*。

〔注〕

1 无名一种：底本无名，存目"无名一种"，
据存目补。

891. 臭皮藤

臭皮藤，江西多有之。一名臭茎子，又名迎风子。蔓延墙屋，弱茎纠缠。叶圆如
马蹄而有尖，浓纹细密。秋结青黄实成簇，破之有汁甚臭。土人以洗疮毒。

〔新释〕

　　吴其濬新描述的江西物种。据《图考》文、

图（图 943），隶茜草科鸡矢藤属 *Paederia* 植物
无疑。臭皮藤与牛皮冻、鸡矢藤最主要的区别在
于臭皮藤的果序紧密成簇，而牛皮冻和鸡矢藤则

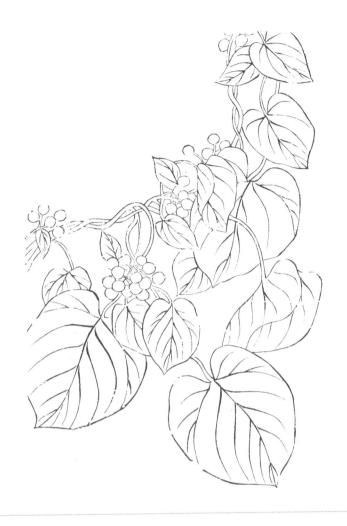

图 943　臭皮藤

为疏散的圆锥花序。据此，本种宜订为耳叶鸡矢藤 *Paederia cavaleriei* Lévl.。该种产于我国南部、中部和西部及台湾，生于海拔 300～1 400 米的山地灌丛。模式标本采自贵州。

松村：*Paederia tomentosa* Bl.；《纲要》2：452：*Paederia scandens* (Lour.) Merr. var. *tomentosa* (Bl.) Hand.-Mazz.；《云志》15：258：*Peaderia cavaleriei* Lévl.。

吴批：*Paederia foetida* L.。据《中志》61（2）：112，该种仅产于我国福建、广东，且其花生于柔弱的三歧常作蝎尾状的聚伞花序上，再成腋生或顶生圆锥花序，与《图考》文、图不符。

892. 牛皮冻

牛皮冻，湖南园圃林薄极多。蔓生绿茎，长叶如腊梅花叶，浓绿光亮。叶间秋开白筒子花，小瓣五出，微卷向外，黄紫色。结青实有汁。俚医云与臭皮藤一种，圆叶为雌，长叶为雄，用敷无名肿毒，兼补筋骨。

[新释]

　　吴其濬新描述的湖南物种。据《图考》文、图（图944），本种系木质藤本，茎绿；叶对生，有柄，卵状椭圆形至卵状长圆形，先端尖，基部心形，具羽状脉，基出1对又可分枝，中脉具4～5对侧脉；花白色，呈多花的聚伞花序，腋生或顶生呈圆锥状，花冠管筒状，裂片5，向外反卷，黄紫色；果实小圆球形，有汁，未熟时青色。据上特征，与上述二志和《图鉴》4：270，图2954所描述的茜草科鸡矢藤属植物鸡矢藤 Paederia scandens (Lour.) Merr. 在概貌上基本吻合。该种产于我国陕西、甘肃、山东、江苏、安徽、江西、浙江、福建、台湾、河南、湖南、广东、香港、海南、广西、四川、贵州、云南，生于海拔200～2000米的山坡、林中、林缘或沟谷灌丛或缠绕在灌木上。

　　松村：Paederia tomentosa Bl.；《纲要》2：451、《中志》71（2）：118和《云志》15：257：Peaderia scandens (Lour.) Merr.。吴批：Paederia。

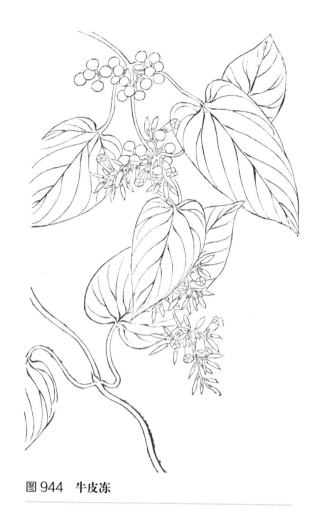

图944　牛皮冻

893. 墓莲藕

　　墓莲藕，湖广园圃中多有之。绿茎蔓延，附茎对叶，如王瓜叶微尖，无毛。秋开五瓣小白花，数十朵攒簇。长根近尺，色赭。土人以治吐血。

[新释]

　　吴其濬新描述的湖广物种。据《图考》文、图（图945），本种为草质藤本，根圆柱状，长达30厘米，从其名称莲藕推测，其直径达10厘米；叶对生，宽卵形，先端尖，基部心形，有柄；花冠裂片5，白色；在湖广园圃多有之。据四个主要特征：① 根为粗圆柱状。② 叶宽卵形而基部微心形。③ 花冠白色。④ 湖广地区有分布。据此，暂订为《中志》63：321描述的萝藦科鹅绒藤属植物朱砂藤 Cynanchum officinale (Hemsl.) Tsiang et Zhang。该种产于陕西、甘肃、安徽、江西、湖南、湖北、广西、贵州、四川和云南等省区，在北纬25～35°之间，生于海拔1300～2800米的山坡、路边或水边或灌木丛中及疏林下。

　　吴批：Cynanchum。

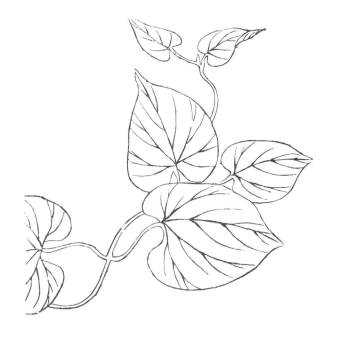

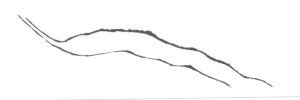

图 945　墓莲藕

894. 鸡矢藤

鸡矢藤，产南安。蔓生，黄绿茎。叶长寸余，后宽前尖，细纹无齿。藤梢秋结青黄实，硬壳有光，圆如绿豆稍大，气臭。俚医以为洗药，解毒、去风、清热散寒。

[新释]

吴其濬新描述的江西物种。据《图考》文、图（图 946），本种系一藤本，茎黄绿色；叶（原图为互生。茜草科植物叶为对生，原图为茎梢，或有变异）卵状椭圆形，先端尖，基部圆钝至微心形，边全缘，具羽状脉，侧脉 4 对；成熟果实青黄色，壳英有光泽，小圆球形，稍

大于绿豆，有臭气，呈多果实的疏散聚伞花序，腋生。据上特征，与上述二志和《图鉴》4：270，图 2954 所描述的茜草科鸡矢藤属植物鸡矢藤 *Paederia scandens* (Lour.) Merr.（*Paederia chinensis* 为异名）在概貌上基本吻合。该种产于陕西、甘肃、山东、江苏、安徽、江西、浙江、福建、台湾、河南、湖南、广东、香港、海南、广西、四川、贵州、云南；生于海拔

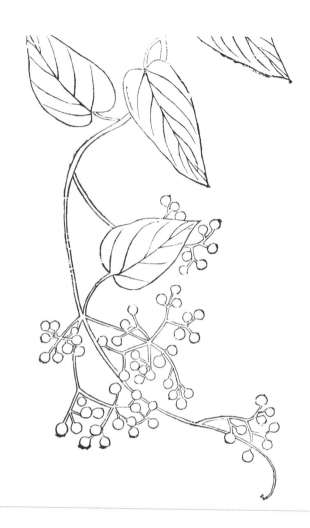

图 946　鸡矢藤

200～2 000 米的山坡、林中、林缘、沟谷边灌丛中或缠绕在灌木上。

松村：*Paederia tomentosa* Bl.；《纲要》2：451，《中志》71（2）：118，《云志》15：257：*Paederia scandens* (Lour.) Merr.；吴批：*Paederia chinensis*。

895. 金灯藤

金灯藤，一名毛芽藤，南赣皆有之。寄生树上，无枝叶。横抽一短茎，结实密攒如落葵而色青紫。土人采洗疮毒，兼治痢证，同生姜煎服。

[**新释**]

吴其濬新描述的江西物种。据《图考》文、图（图947），本种为一寄生草本植物，无叶；花序穗状而基部有分支，花冠管筒状，上部浅裂，裂片5；蒴果小球形，青紫色，密集成果序。据上特征，较宜释作旋花科菟丝子属植物金灯藤 *Cuscuta japonica* Choisy。本种在我国南

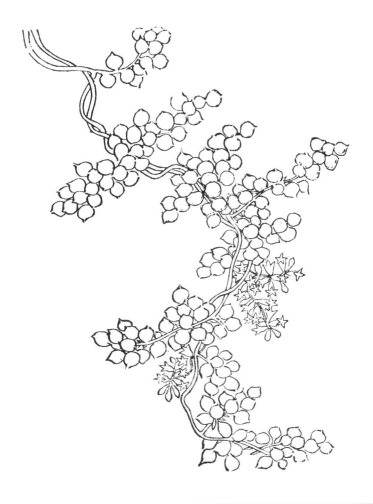

图947　金灯藤

北各省都有，寄生于草本或灌木上。种子药用，功效同菟丝子。

　　松村、《中志》64（1）：147、《纲要》2：

468、《云志》2：688、《图鉴》3：523，图4999和吴批：*Cuscuta japonica* Choisy。

896. 两头挈[1]

　　两头挈，生广信。草似野苎麻，有淡红藤一缕，寄生枝上，盖即毛芽藤生草上者。土医以治跌打，利小便。

[新释]

　　吴其濬新描述的江西物种。本条与上条"金灯藤"为一种植物：旋花科菟丝子属植物金灯

藤 *Cuscuta japonica* Choisy。如下理由：① 两头挈，别名毛芽藤，与金灯藤之别名相同。《图考》原文：即毛芽藤生草上者，所绘原图与寄主野苎麻相比则显得很不显著，仅茎一缕，

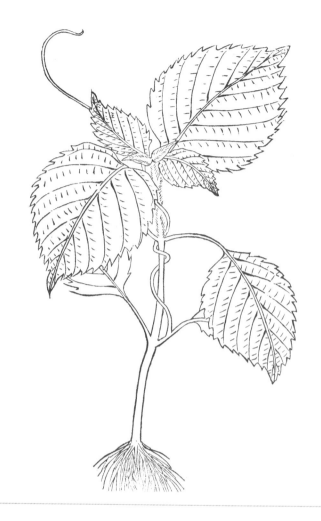

图 948　两头拏

无花果，故容易被忽略。② 描写两头拏之茎为淡红色，《图考》原文"有淡红色藤一缕"，与《中志》64（1）：148 描述旋花科菟丝子属植物金灯藤 *Cuscuta japonica* Choisy 茎的颜色相吻合。"茎……黄色，常带红色瘤状斑点。"

原文提及："草似野苎麻……寄生枝上。"即绘图（图 948），所绘为两头拏的寄主，乃荨麻科苎麻属植物野苎麻 *Boehmeria nivea* (L.) Gaud.。

吴批：毛芽藤 *Cuscuta*。

［注］

1 拏：商务 1957 本作"拿"，但据文意，为藤本缠绕野苎麻显示的"纷乱"之意，应作拏 rú。